国家卫生和计划生育委员会住院医师规范化培训规划教材

口腔医学

口腔病理科分册

Clinically Oral Pathology

主　编　钟　鸣　王　洁

副主编　李铁军　陈　宇　周　峻　肖　晶

编　者（按姓氏笔画排序）

王　洁　河北医科大学口腔医学院

田　臻　上海交通大学医学院附属第九人

刘荣森　解放军总医院

李铁军　北京大学口腔医学院

肖　晶　大连医科大学口腔医学院

陈　宇　四川大学华西口腔医学院

陈小华　中山大学光华口腔医学院

陈新明　武汉大学口腔医学院

周　峻　第四军医大学口腔医学院

胡　赟　贵州医科大学口腔医学院

钟　鸣　中国医科大学口腔医学院

人民卫生出版社

图书在版编目（CIP）数据

口腔医学. 口腔病理科分册/钟鸣，王洁主编. —北京：人民卫生出版社，2015

国家卫生和计划生育委员会住院医师规范化培训规划教材

ISBN 978-7-117-21873-3

Ⅰ. ①口… Ⅱ. ①钟…②王… Ⅲ. ①口腔科学-医师-职业培训-教材②口腔颌面部疾病-病理-医师-职业培训-教材 Ⅳ. ①R78

中国版本图书馆 CIP 数据核字（2015）第 304580 号

口腔医学 口腔病理科分册

主 编：钟 鸣 王 洁
出版发行：人民卫生出版社（中继线 010-59780011）
地 址：北京市朝阳区潘家园南里 19 号
邮 编：100021
E - mail：pmph @ pmph. com
购书热线：010-59787592 010-59787584 010-65264830
印 刷：北京人卫印刷厂
经 销：新华书店
开 本：889×1194 1/16 **印张**：41
字 数：1128 千字
版 次：2016 年 1 月第 1 版 2018 年 11 月第 1 版第 2 次印刷
标准书号：ISBN 978-7-117-21873-3/R · 21874
定 价：138. 00 元

出版说明

为深入贯彻国家卫生计生委、中央编办、国家发展改革委、教育部、财政部、人力资源社会保障部、国家中医药管理局联合发布的《关于建立住院医师规范化培训制度的指导意见》文件精神，满足全国各地住院医师规范化培训的要求，在国家卫生和计划生育委员会科教司领导和支持下，全国高等医药教材建设研究会、全国住院医师规范化培养教材评审委员会组织编写了《住院医师规范化培训规划教材》，人民卫生出版社正式出版。

本套教材的编写原则是：①坚持"三个对接"：与5年制的院校教育对接，与执业医师考试对接，与专科医师的准入和培训对接；②强调"三个转化"：在院校教育强调"三基"的基础上，本阶段强调把基本理论转化为临床实践、基本知识转化为临床思维、基本技能转化为临床能力；③强化"三个临床"：早临床、多临床、反复临床；④提高"四种能力"：职业道德、专业能力、人际沟通与团队合作能力、教学与科研的能力；⑤培养"三种素质"：职业素质、人文素质、综合素质；⑥实现"三医目标"：医病、医身、医心。不仅要诊治单个疾病，而且要关注患者整体，更要关爱患者心理。

本套教材强调"规范化"和"普适性"，实现培训过程与内容的统一标准和规范化。其中临床流程、思维与诊治均按照各学科临床诊疗指南、临床路径、专家共识及编写专家组一致认可的诊疗规范进行编写。在编写过程中不断地征集带教老师和学员意见并不断完善，实现"从临床中来，到临床中去"。本套教材的编写模式不同于本科院校教材的传统模式，注重体现PBL和CBL的教学方法，符合毕业后教育特点，并为下一阶段专科医师培训打下坚实的基础。

本套教材共47种。根据新近印发的《住院医师规范化培训内容与标准（试行）》的文件要求，分为临床学科（42种）、医学人文（5种）两类。本套教材充分考虑各学科内亚专科的培训特点，能够满足不同地区、不同层次的培训要求。

本套教材是在全面实施以"5+3"为主体的临床医学人才培养体系，深化医学教育改革，培养和建设一支适应人民群众健康保障需要的临床医师队伍的背景下组织编写的，希望全国广大住院医师培训基地在使用过程中提供宝贵意见。

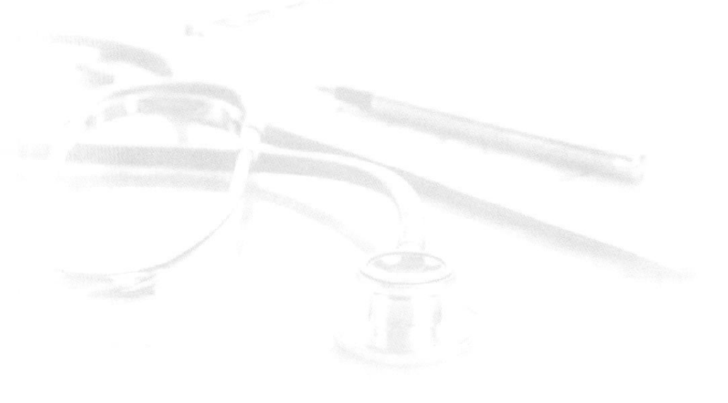

国家卫生和计划生育委员会住院医师规范化培训规划教材

教材目录

序号	教材名称	主编	副主编
1	内科学 心血管内科分册	张 澍 霍 勇	陈 红 高海青 何 奔 周玉杰
2	内科学 呼吸与危重症医学科分册	王 辰 高占成	康 健 王 虹 李海潮 代华平
3	内科学 消化内科分册	唐承薇 张澍田	陈旻湖 房静远 陈卫昌 王蔚虹
4	内科学 血液内科分册	黄晓军 吴德沛	王健民 邵宗鸿 侯 明 卢振霞
5	内科学 肾脏内科分册	梅长林 余学清	陈江华 陈 楠 付 平 倪兆慧
6	内科学 内分泌科分册	童南伟 邢小平	郭晓蕙 肖海鹏 余学锋 陈 兵
7	内科学 风湿免疫科分册	张奉春 栗占国	鲍春德 刘 毅 毕黎琦 杨念生
8	内科学 感染科分册	魏 来 李太生	范学工 张文宏 党双锁 赵龙凤
9	儿科学	申昆玲 黄国英	母得志 薛辛东 罗小平 黄松明
10	急诊医学	于学忠 黄子通	陆一鸣 陈玉国 陈旭岩 张连阳
11	皮肤性病学	张学军 涂 平	徐金华 高兴华 陆前进 晋红中
12	精神病学	唐宏宇 方贻儒	李占江 刘铁桥 胡 建 贾福军
13	神经病学	贾建平 陈生弟	黄一宁 洪 震 周 东 唐北沙
14	全科医学	于晓松 季国忠	霍洪军 赵 钢 李双庆 王 敏
15	康复医学	励建安 黄晓琳	燕铁斌 何成奇 岳寿伟 吴 毅
16	外科学 普通外科分册	刘玉村 朱正纲	王 杉 胡三元 刘青光 程南生
17	外科学 神经外科分册	李新钢 王任直	赵世光 游 潮 刘建民 康德智
18	外科学 胸心外科分册	胡盛寿 王 俊	孙立忠 高长青 庄 建 肖颖彬
19	外科学 泌尿外科分册	叶章群 周利群	黄翼然 张小东 吴 斌 黄 翔

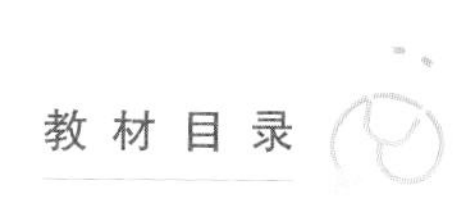

序号	教材名称	主编	副主编
20	外科学 整形外科分册	祁佐良 李青峰	郭树忠 王晓军 郭 澍 江 华
21	骨科学	裴福兴 陈安民	翁习生 阎作勤 林建华 贺西京
22	小儿外科学	孙 宁 郑 珊	冯杰雄 刘文英 高 亚 董 蒨
23	妇产科学	杨慧霞 狄 文	王建六 赵 霞 薛凤霞 漆洪波
24	眼科学	黎晓新 王宁利	许 迅 刘奕志 刘 平 沈 晔
25	耳鼻咽喉头颈外科学	韩东一 肖水芳	许 庚 唐安洲 张 榕 潘新良
26	麻醉学	刘 进 于布为	王国林 李文志 赵国庆 任家顺
27	临床病理学	陈 杰 步 宏	王连唐 李 挺 吴 强 戚基萍
28	临床检验医学	王 前 王建中	府伟灵 李 莉 续 薇 欧启水
29	放射影像学	郭启勇 王振常	胡道予 龚启勇 滕皋军 刘士远
30	超声医学	姜玉新 张 运	王金锐 田家玮 唐 杰 李建初
31	核医学	黄 钢 李亚明	李 方 王全师 石洪成 王 铁
32	肿瘤放射治疗学	王绿化 朱广迎	郎锦义 郭小毛 马 骏 刘晓冬
33	医学遗传学	邬玲仟 张 学	赵彦艳 张咸宁 余细勇 刘睿智
34	预防医学	朱启星 傅 华	张正东 王 彤 宿 庄
35	口腔医学 口腔全科分册	周学东 白玉兴	宋宇锋 刘洪臣 章锦才 徐 欣
36	口腔医学 口腔内科分册	凌均棨 陈 智	孙 正 牛玉梅 俞立英 潘亚萍
37	口腔医学 口腔颌面外科分册	俞光岩 王慧明	王佐林 周 诺 胡勤刚 董福生
38	口腔医学 口腔修复科分册	周延民 陈吉华	高 平 陈 江 余占海 麻健丰
39	口腔医学 口腔正畸科分册	王 林 沈 刚	周 洪 邓 锋 毛 靖 王建国
40	口腔医学 口腔病理科分册	钟 鸣 王 洁	李铁军 陈 宇 周 峻 肖 晶
41	口腔医学 口腔颌面影像科分册	王铁梅 余 强	郑广宁 傅开元 程 勇 曾东林
42	重症医学	于凯江 杜 斌	管向东 王祥瑞 马晓春 康 焰
43	循证医学	王吉耀 何 耀	徐佩茹 祁艳波 王聪霞 王小钦
44	医学科研方法	陈世耀 刘晓清	张宏家 吕 明 肖志波
45	医学伦理学实践	邹和建 陈晓阳	纪宗正 张 欣 杨 薇 王兆良
46	医患沟通技能训练	李惠君 郭 媛	王 颖 刘惠军 韩新生 曹素艳
47	住院医师英语手册	唐熠达 冉志华	蔡世荣 潘 慧 金泽宁 李 刚

全国住院医师规范化培养教材

评审委员会名单

主编简介

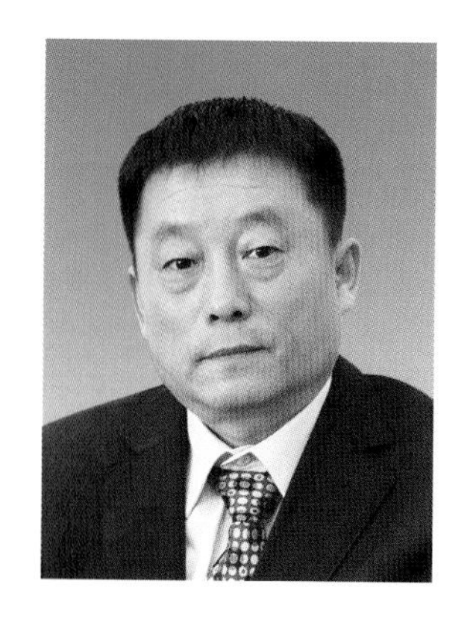

钟鸣

男，1955 年 7 月 22 日出生于辽宁省沈阳市。教授(二级)，主任医师，博士生导师。国际牙医师学院院士，国务院政府特殊津贴专家，国际牙科研究会会员。中国医科大学口腔医学院首席专家，终身教授，病理教研室主任，中心实验室主任，口腔医学院教授委员会主任委员。辽宁省口腔疾病重点实验室副主任，辽宁省口腔医学研究所副所长，辽宁省口腔疾病转化医学研究所副所长。

现任中华口腔医学会口腔病理学专业委员会候任主任委员，中华口腔医学会口腔生物医学专业委员会常委，辽宁省口腔病理专业委员会主任委员，辽宁省口腔医学理事会常务理事，中国医科大学第七届学术委员会委员，全国医师定期考核口腔专业编辑委员会委员，辽宁省口腔疾病重点实验室第一届学术委员会委员，国家口腔医师规划培训教材口腔病理学主编，国家教育部、国家卫计委“十一五”、“十二五”规划教材《口腔组织病理学》编委，《上海口腔医学杂志》等四本杂志编委。

承担国家自然科学基金 3 项(第一负责人)，承担省市级课题 15 项(第一负责人 11 项，第二负责人 4 项)，总计 200 余万。获辽宁省政府科学技术二等奖 2 项(第一完成人)，辽宁省教育厅科学技术二等奖 1 项(第一完成人)，辽宁省科学技术三等奖 4 项，沈阳市科学技术研究成果二等奖 1 项。在国内外核心杂志发表相关论文 160 余篇，多数被 SCI、Medline、CA、BA 等收录。副主编出版论著 4 部，编委出版论著 7 部。先后培养博士研究生 13 人，硕士研究生 28 人，博士后 2 名。

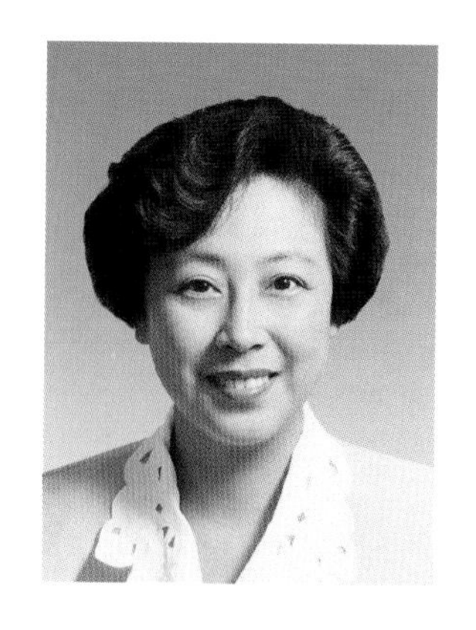

王洁

女，1955 年 11 月 14 日出生于重庆市。医学博士，教授，主任医师，博士生导师。1982 年 12 月毕业于四川大学华西临床医学院，获医学学士学位。1993 年 7 月毕业于北京大学口腔医学院口腔病理学专业，获医学博士学位。1999 年 1 月至 2001 年 2 月，工作于美国东田纳西州大学医学院，从事博士后研究。现任河北医科大学口腔医院病理科主任，口腔基础医学教研室主任，河北省口腔医学重点实验室主任。享受国务院政府津贴专家，河北省有突出贡献的中青年专家。国际牙学院院士、中华口腔医学会理事、中华口腔医学会口腔病理专业委员会常务委员。教育部高等学校口腔医学类专业教学指导委员会委员，全国高等学校口腔医学专业第五届教材评审委员会委员。《中华口腔医学杂志》特约审稿专家，《实用口腔医学杂志》编委，《现代口腔医学杂志》常编委。

从事口腔病理医疗、教学、科研工作 30 余年。长期以来进行唾液腺肿瘤研究，在国内外首次揭示了唾液腺肿瘤性肌上皮细胞分泌蛋白多糖与肿瘤转移迁徙，嗜神经侵袭及种植性生长等生物学行为的关系。培养博士生 23 人，硕士生 18 人。主持国家自然科学基金课题 2 项，河北省自然科学基金课题 5 项。在国内外发表论文 100 余篇，SCI 收录论文 9 篇，参编学术著作 6 部，获省部级科技进步奖 5 项，获发明专利 1 项。

副主编简介

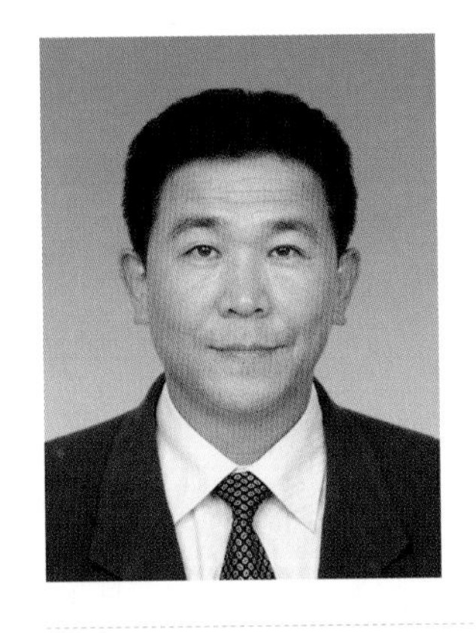

李铁军

男，1963 年 1 月出生于河南省。现任北京大学口腔医学院副院长，口腔病理科教授、博士生导师。兼任中华口腔医学会常务理事、中华口腔医学会口腔病理学专业委员会主任委员、中华口腔医学会口腔生物医学专业委员会副主任委员等职。

主要研究方向为颌骨牙源性囊肿和肿瘤的生长特征与临床行为。迄今在国内外发表学术论文 100 余篇，其中 SCI 收录 56 篇；主编专著 4 部；2001 年获中国高校自然科学奖二等奖，2005 年获教育部提名国家科学技术奖自然科学奖二等奖，2006 年北京市科技进步三等奖；先后获国家自然科学基金（重点、面上）、863 子课题、北京市自然科学基金等多项科研基金。2006 年获国家杰出青年科学基金资助，享受国务院颁发的政府特殊津贴待遇，2011 年获卫生部有突出贡献中青年专家称号，2012 年获中国科协全国优秀科技工作者称号。

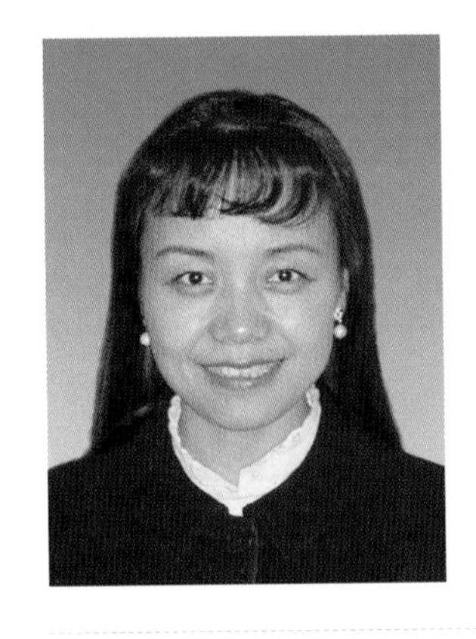

陈宇

女，1963 年 12 月出生于四川省成都市。现任四川大学华西口腔医学院口腔病理教研室主任，教授，博士生导师。中华口腔医学会口腔病理专业委员会副主任委员，四川省口腔医学会理事，四川省口腔医学会生物医学专业委员会副主任委员，四川省医学会病理专业委员会委员，中国抗癌协会四川省分会常务委员，成都市医学会病理专业委员会常委，四川省政协委员。从事教学工作 30 年。担任过大专班，五年制、七年制、八年制本科生，研究生的《口腔组织病理学》大课教学及实验教学。指导硕士生 20 余人，博士生 8 名。曾获四川大学青年骨干教师奖，四川大学优秀教师奖，和“培养口腔医学生自主学习和创新能力平台的建设”国家级教学成果奖二等奖。

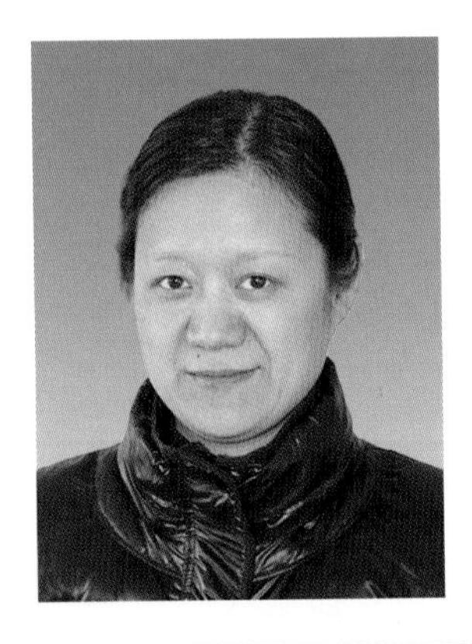

周峻

女，1972 年 2 月生于四川省。医学博士、教授。现任第四军医大学口腔医学院口腔组织病理学教研室（病理科）主任。中华口腔医学会口腔病理学专业委员会副主任委员。国际牙医师学院（ICD）院士。

1997 年从事教学工作至今，参编出版较高学术价值著作 9 部。主持国家自然科学基金 3 项。参与科技部“863”计划重大专项课题 1 项；“973”计划重大专项课题 1 项；国家重大新药创制专项课题 1 项；国家科技重大专项 1 项。共发表学术论文 40 余篇，其中 SCI 收录论文 9 篇。获陕西省科技进步一等奖 1 项。军队医疗成果二等奖 1 项。实用新型专利 1 项。

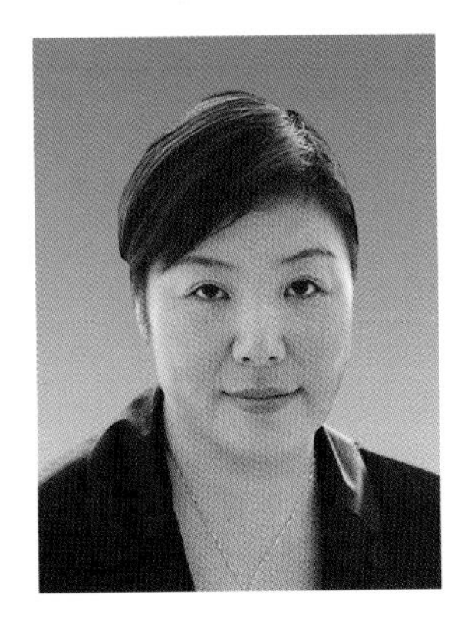

肖晶

女，1969 年 4 月出生于辽宁省大连市。大连医科大学教授、博士生导师、学科建设处处长，辽宁省口腔基础重点学科带头人。日本东京医科齿科大学获博士学位，先后担任美国南加州大学博士后研究员、日本学术振兴会研究员等。学术兼职有中华口腔医学会口腔生物医学专委会、口腔病理专委会常务委员，辽宁省口腔医学会常务理事、口腔病理专委会常务副主任委员以及多部专业杂志编委。先后主持国家自然科学基金项目四项、教育部博士学科点专项基金（博导类）两项，主持日本学术振兴会科学研究项目等其他课题 10 余项。发表学术论文 50 余篇，其中在 *Developmental Biology*，*Developmental Dynamics Scientific Reports* 以及 *Oncotarget* 等 SCI 收录期刊发表学术论著 30 余篇，参编专著 2 部，参编统编教材 5 部，主持获得辽宁省科技进步二等奖与三等奖。

前 言

口腔病理学是病理学的分支学科，是口腔医学的重要组成部分。在口腔医学教育中，口腔病理学是口腔临床医学与基础医学的桥梁课程，它揭示疾病的病理变化及发生发展规律。在口腔临床医学中，口腔病理学为口腔颌面部疾病、肿瘤和瘤样病变的诊断、鉴别诊断及临床治疗，提供最后的也是最权威的临床诊断。随着免疫病理及分子病理的不断发展，拓宽了口腔临床病理的视野，为口腔临床病理的诊断提供了新技术和新方法。

本教材是口腔住院医师规范化培训的系列教材之一，根据口腔病理科住院医师培训的目的和要求，注重口腔临床病理的理论知识与临床技能相结合。全书共分十二章，系统介绍了口腔临床病理技术学、牙体与牙周组织疾病、口腔黏膜疾病、口腔黏膜肿瘤及瘤样病变、唾液腺非肿瘤性疾病、唾液腺肿瘤、口腔颌面部囊肿、牙源性肿瘤、颞下颌关节病、颌骨疾病、软组织肿瘤和恶性淋巴瘤的诊断及鉴别诊断，附有临床病例及病例讨论。每章着重于口腔颌面部的常见病和多发病，个别介绍疑难和少见病例。从临床病理诊断的实际出发，针对具体问题，提出解决问题的思路框架，以培养年轻医师建立正确的临床病理诊断思路。各章节以大量的组织学图片阐述疾病的病理变化，并将重要的知识点总结列出，便于年轻医师理解掌握。在各章节的知识拓展中，还介绍了口腔临床病理的新进展、分子遗传学研究等内容。

在口腔临床病理技术学中，介绍了口腔病理科住院医师需要掌握的基本知识和基本技能。如常规的标本固定取材方法，染色方法，包括特殊染色及免疫组织化学方法，还介绍了电子显微镜技术和分子生物学技术。每种方法都附有结果图片，做到图文并茂。本教材不仅作为口腔病理科住院医师规范化培训教材，同时也可作为病理医师、研究生、进修生、口腔临床医师的参考教材。

借此书完成之际，谨向为口腔病理事业奉献一生的老一辈口腔病理学家，致以最崇高的敬礼！感谢他们对我们的言传身教和辛勤培养！我们将铭记教诲，不辱使命。把口腔临床病理的基本知识、基本理论和基本技能传承下去，使口腔病理学科不断发展壮大。

此版教材尚有很多不足之处，敬请各位专家同行批评指正。

钟鸣　王洁

2015 年 10 月

目　录

第一章 口腔临床病理技术学

第一节 大体标本的处理

一、大体标本的固定

1. 常规外检标本的固定　手术或活检下来的新鲜标本立即固定于10%中性甲醛(福尔马林)中。标本应放入体积适宜的容器,完全浸泡在固定液里,固定液量应是组织体积的5倍以上。大标本通常固定24小时以上,小标本固定12小时以上。10%中性甲醛可长期保存标本。一般在标本制作切片之前,转入酒精-甲醛固定液(AF液)中1~2小时,AF液通常是一种过渡固定液。

(1) 10%中性甲醛固定液:40%甲醛(原液)100ml,磷酸氢二钠6.5g,磷酸二氢钠4g,蒸馏水900ml。混匀,溶解。

(2) 酒精-甲醛固定液(AF液):甲醛100ml,95%酒精900ml。

2. 组织化学染色(特殊染色)标本的固定

(1) 糖原染色采用新鲜标本,固定于Carnoy液中。

(2) 酶组织化学染色标本,采用冷丙酮(4℃)固定。

(3) 脂肪组织染色标本,加上OCT包埋剂后冷冻切片。

(4) 其他组织化学染色标本,采用10%中性甲醛固定。

附:Carnoy固定液的配制　无水酒精60ml,氯仿30ml,冰醋酸10ml(即无水酒精∶氯仿∶冰醋酸=6∶3∶1),现用现配,4℃固定保存。

3. 免疫组织化学标本的固定

(1) 免疫荧光标记的新鲜组织标本,采用冷冻切片,丙酮固定。

(2) 细胞涂片或细胞爬片,采用丙酮固定。

(3) 其他免疫组织化学染色的组织标本,采用10%中性甲醛固定。

4. 电镜标本的固定　新鲜组织标本或细胞采用1/15M磷酸盐缓冲液(PBS)稀释戊二醛原液作为固定液。戊二醛需要新鲜配制,放置于4℃冰箱保存。当固定液出现混浊,絮状物或pH值(pH 7.2~7.4)不准确时,不能使用,需要重新配制。

(1) 透射电镜的新鲜组织标本,固定于4%戊二醛(磷酸盐缓冲液A液11ml与B液55ml混合,再加入50%戊二醛(原液)6ml,混匀,pH 7.2~7.4)2~4小时以上。

(2) 透射电镜的细胞标本,细胞离心成团后,沿离心管壁加入2.5%戊二醛(磷酸盐缓冲液A液20ml与B液80ml混合后取95ml,再加入50%戊二醛(原液)5ml,混匀,pH 7.2~7.4),固定4小时以上,4℃保存,静止不晃动。

(3) 扫描电镜标本,固定于2.5%戊二醛(配制方法同上)1~3小时。

(4) 磷酸盐缓冲液(PBS)的配制:

1) A液:磷酸二氢钾1.816g溶于200ml双蒸水。

2) B液:磷酸氢二钠5.5g溶于200ml双蒸水。

3) 1/15M磷酸盐缓冲液:A液25ml加入B液75ml(pH 7.2);或A液20ml加入B液80ml(pH 7.4)。

学习笔记

5. 遗传学研究的标本固定

（1）原位杂交：

1）组织标本采用10%中性甲醛固定，石蜡包埋。

2）冷冻切片或细胞涂片，采用4%多聚甲醛固定。

（2）提取DNA和RNA：新鲜标本经液氮冷冻后，保存于-80℃或-150℃冰柜中。

（3）染色体核型分析：

1）新鲜标本培养于含20%的小牛血清、植物血凝素和双抗的RPMI 1640培养液中68～70小时。

2）细胞培养后，固定于甲醇∶冰醋酸=3∶1的固定液中（详见第七节 分子生物学技术）。

【问题】为什么不宜单独采用酒精直接或长期固定大体标本？

思路：酒精具有很强的脱水能力。单独使用酒精固定后的标本收缩变形，质地变硬，给切片制作带来困难。酒精可以破坏和吸收大体标本中的一些成分，如破坏黏液细胞，吸收水分和黏液等，造成人工假象，给病理诊断带来困难和误区。

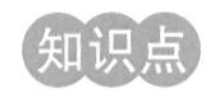

标本的固定方法

1. 常规石蜡标本采用10%中性甲醛液固定。
2. 骨标本采用10%中性甲醛液固定后，5%硝酸脱钙液或EDTA脱钙液脱钙。
3. 冷冻标本不固定，加上包埋剂（OCT包埋剂）后冷冻切片。
4. 免疫荧光标记的标本或细胞涂片采用丙酮固定。
5. 透射电镜组织标本采用4%戊二醛液固定。
6. 透射电镜细胞标本采用2.5%戊二醛固定。
7. 扫描电镜标本采用2.5%戊二醛固定。
8. 糖原特殊染色标本采用Carnoy液固定。
9. 酶组织化学标本采用冷丙酮（4℃）固定。
10. 原位杂交的组织标本采用10%中性甲醛固定。
11. 原位杂交的冷冻切片或细胞涂片采用4%多聚甲醛固定。
12. 遗传学提取DNA和RNA的标本经液氮冷冻后，保存于-80℃或-150℃冰柜中。
13. 染色体核型分析的新鲜标本经细胞培养后，固定于甲醇∶冰醋酸=3∶1的固定液。

二、大体标本的取材

首先验收送检的大体标本，核对患者姓名、登记、编号。取材前先描述和记录标本的体积、数量、形态和质地。取材时需要锋利的长刀、剪子、尺子和镊子。分切标本时，右手持刀，从刀根部下刀（图1-1-1A）。由后往前切下，从标本的最大径切开（图1-1-1B）。如果一刀没切透，将刀提起，再从刀根部下刀，切开标本。切忌来回拉刀，造成组织挤压。标本打开后，从最大径取一个平面的组织（图1-1-1C，D）。然后分切成小块（图1-1-1E），取材的组织块大小不宜超过2.0cm×1.5cm×0.3cm。用镊子轻轻地将标本放入包埋盒内（图1-1-1F），不可用力挤压标本。用铅笔在包埋盒上写明标本的病理号及小号。分切后的组织块平放在包埋盒中，闭合包埋盒的盖子（图1-1-1G，H），标本继续固定于10%中性甲醛中。

1. 肿瘤标本的取材 取材前首先观察肿瘤大体形态，有无包膜，包膜是否完整。采用长刀从肿瘤最大径切开。描述肿瘤剖面，如实性，囊性，部分实性或部分囊性，边界是否清楚。取材一个平面，将肿瘤平面分切，编小号，绘图。病理诊断时在显微镜下重建肿瘤的平

学习笔记

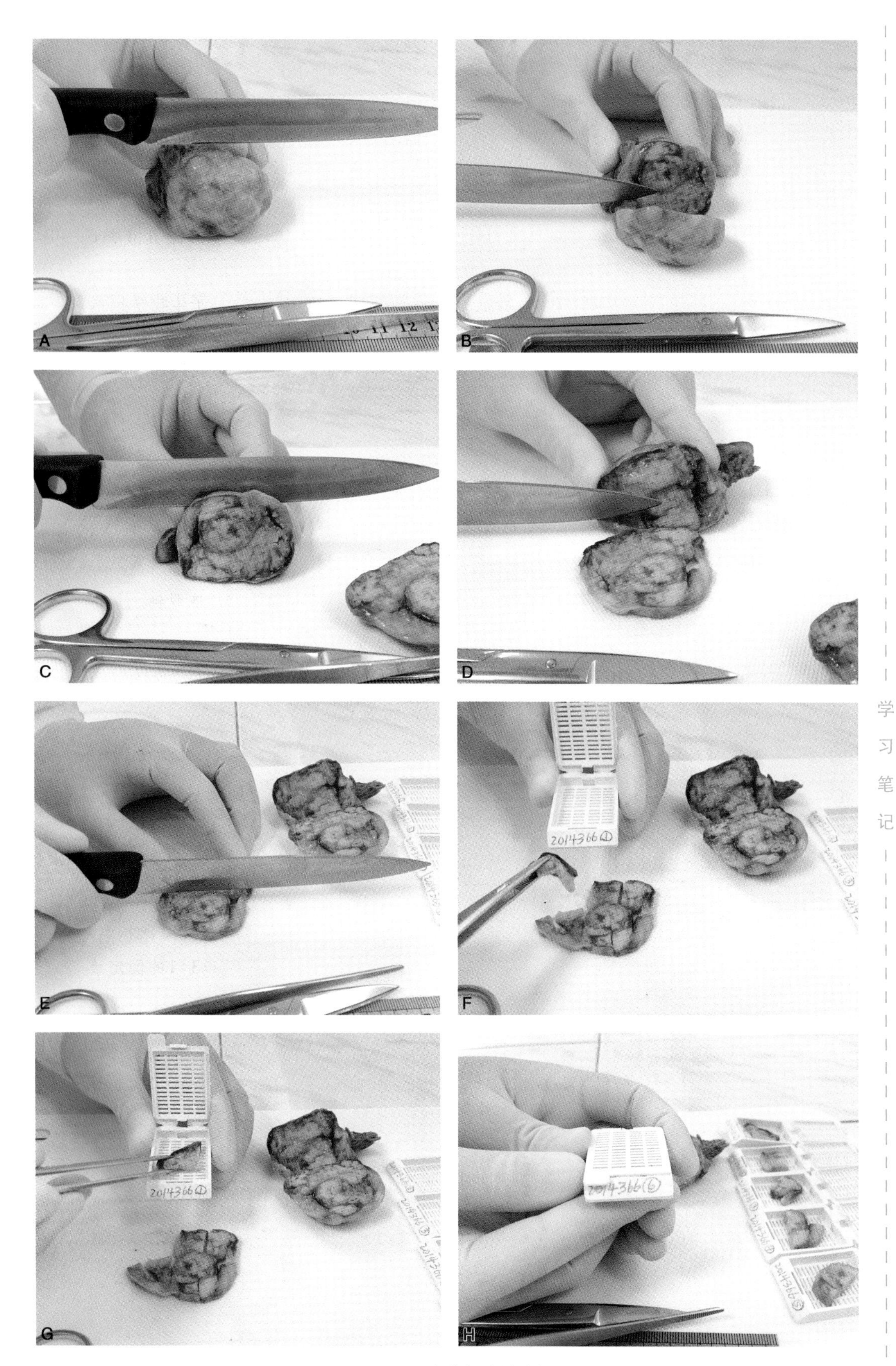

图 1-1-1　大体标本的分切

A. 从刀根部下刀。B. 沿标本的最大径切开。C,D. 从最大径取一个平面的组织。E. 将标本分切成小块。F. 用镊子将标本放入写有病理号的包埋盒内。G,H. 平放标本块后,闭合包埋盒的盖子面结构。

2. 囊肿标本的取材　采用剪刀剪开部分囊壁,观察和计算囊内容物的性质,含量和颜色。再用长刀切开囊肿的实性部分,取材一个平面。囊壁在石蜡包埋时,包埋面应包括纤维囊壁和上皮衬里。标本编小号,绘图。病理诊断时在显微镜下重建囊壁的平面结构。

3. 黏膜或皮肤标本的取材　首先需要分清黏膜面(一般黏膜面颜色发白)或皮肤表面。取材时从黏膜表面或皮肤表面下刀分切。取材一个平面,编小号。取材的平面将是石蜡包埋的包埋面,它应包括黏膜组织的黏膜层和黏膜下层,或是皮肤组织的表皮和真皮。

4. 颌骨标本的取材　颌骨标本不规则,常带有牙齿。取材时可采用钢丝锯,钢锯或在骨组织病理切割机上分切。骨组织病理切割机分切颌骨标本时,先调节机器挡板,控制标本分切厚度(图 1-1-2A,B)。从标本最大径打开,上颌骨沿唇腭面或颊腭面方向分切,下颌骨沿唇舌面或颊舌面方向分切(图 1-1-2C ~ H)。取材标本的大小为 1.5cm×1.0cm×0.3cm,厚度不宜超过 0.5cm。

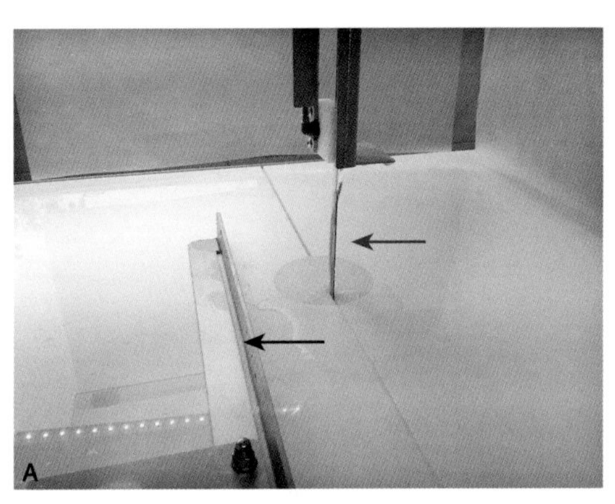
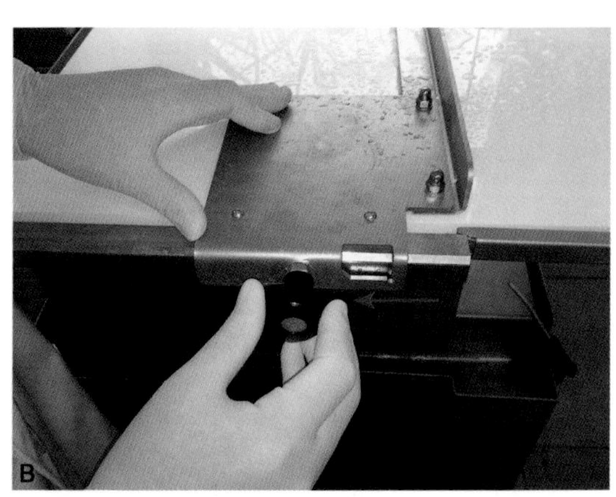
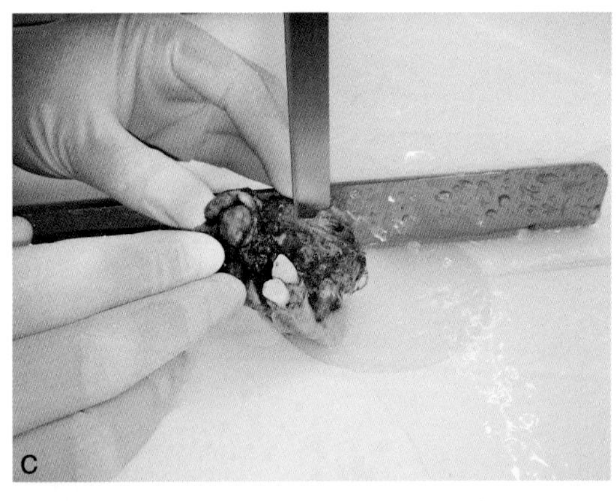
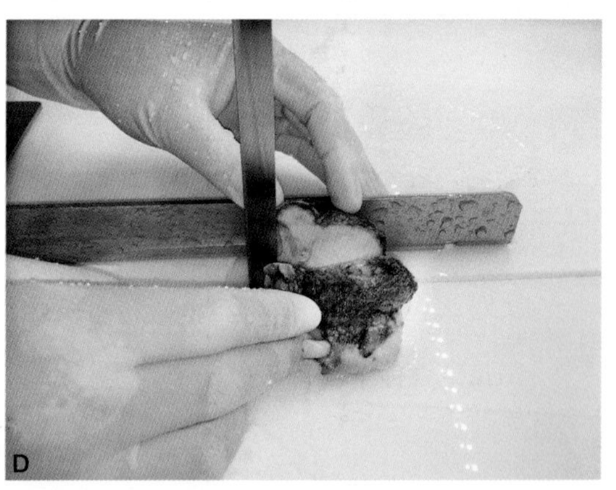
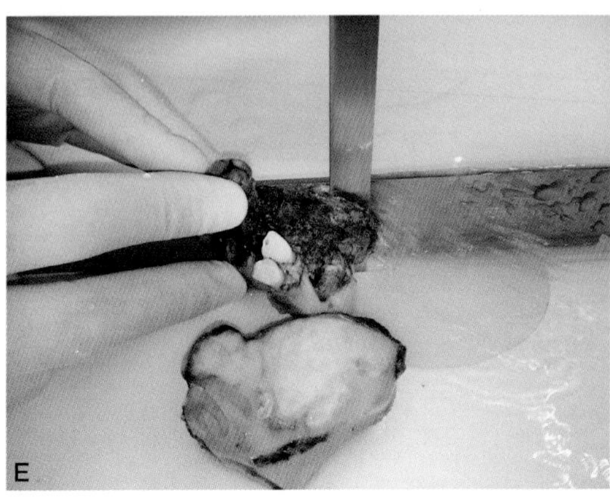
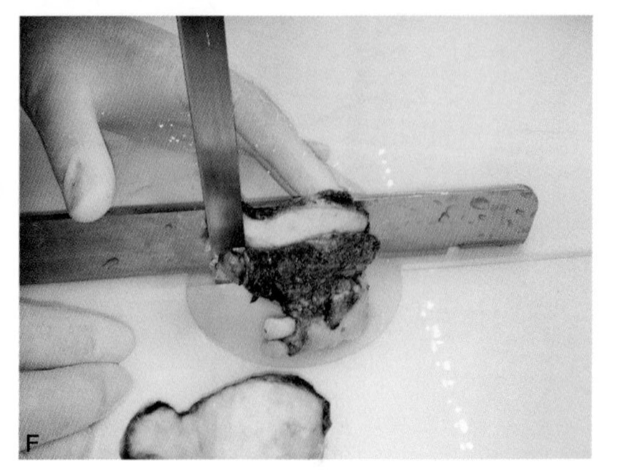

学习笔记

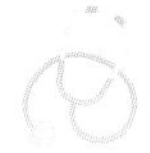

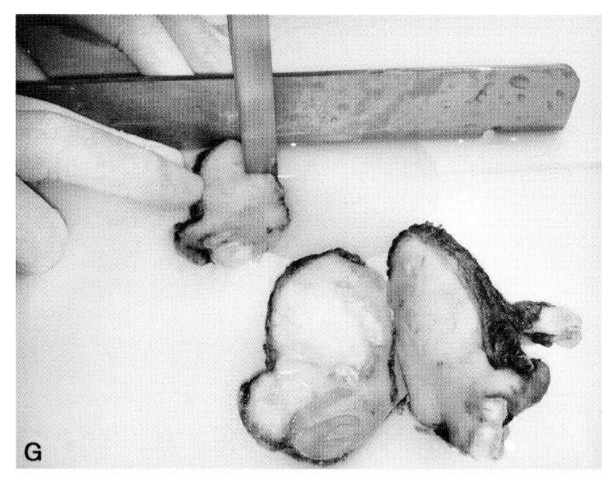

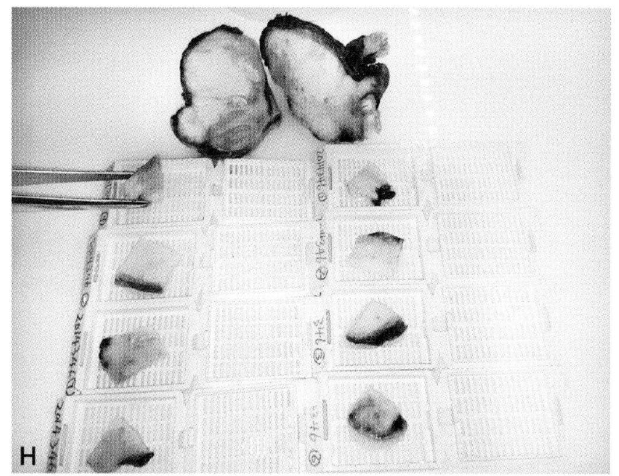

图 1-1-2　骨标本的分切

A. 红色激光线显示标本推进方向，切割刀片（红色箭头示）垂直分切标本，分切时标本紧贴挡板（黑色箭头示）。B. 松动旋钮（红色箭头示），调节挡板与标本的距离，控制标本分切厚度。C，D. 从最大径切开骨标本。E，F. 切取肿瘤组织一个平面。G，H. 分切标本，放入写有病理号的包埋盒内

5. 冷冻切片标本的取材　首先需要仔细观察送检的标本，选取最具有代表性的组织进行冷冻切片。冷冻切片剩余的组织（冰剩）以及冷冻切片同一组织块（冰对）的标本都必须进行石蜡包埋切片，与冷冻切片对照。

6. 活检标本的取材　当活检标本最大径大于 1cm 时，应进行分切。当活检标本最大径小于 0.2cm 时，采用伊红点染标本，使之容易辨认。小标本用纱布包裹后，放入写有病理号的包埋盒中。

7. 针吸标本的取材

（1）针吸的软组织标本，采用伊红点染标本。纱布包裹，放入写有病理号的包埋盒中。

（2）针吸的细胞标本，进行细胞涂片。采用乙醇-冰醋酸液（95%乙醇∶冰醋酸=99∶1）固定。如果细胞量较大，可用纱布包裹，放入写有病理号的包埋盒中。

（3）针吸的液体标本，离心后收集沉淀进行涂片。采用乙醇-冰醋酸液（95%乙醇∶冰醋酸=99∶1）固定。如果离心后获取的沉淀物较多，可用纱布包裹，放入写有病理号的包埋盒中。

8. 淋巴结标本的取材　从淋巴结的最大径切开，保留淋巴结及被膜的完整性。切取淋巴结的一个平面，厚度为 0.2～0.3cm。放入写有病理号的包埋盒中。

9. 电镜标本的取材　电镜标本浸泡在适当浓度的戊二醛中，置于蜡片上分切。将双面剃须刀片对折后，十字交叉分切标本（图 1-1-3A）。透射电镜标本分切为 1mm×1mm×1mm 大小的组织块。扫描电镜标本分切为直径不超过 2mm，高度不超过 5mm 的组织块。用两根牙签将分切后的标本放入装有适当浓度的戊二醛小瓶中（图 1-1-3B）。不要采用镊子，以免挤压组织。

学习笔记

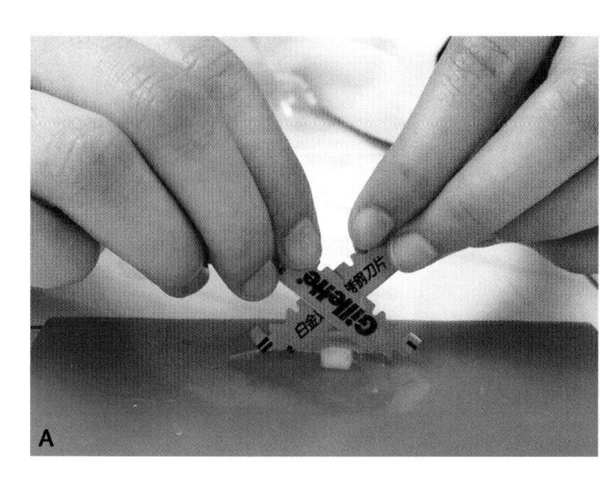

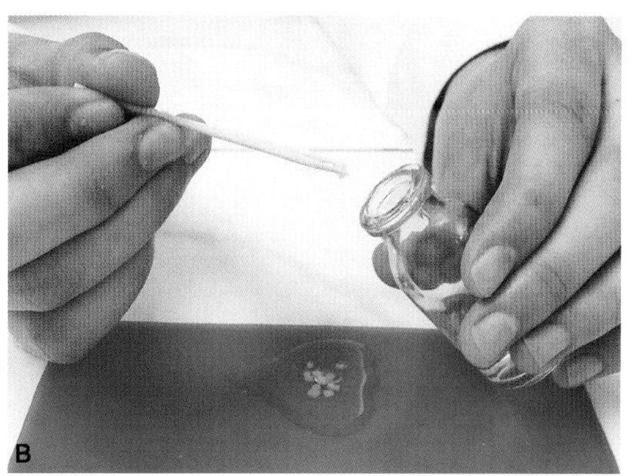

图 1-1-3　电镜标本的分切

A. 将刀片十字交叉分切电镜标本。B. 用牙签将分切后的标本放入瓶中

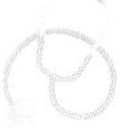

三、大体标本的拍摄

1. 选择大小适当的背景（垫布或垫板），背景不吸水，不反光，其颜色能衬托标本的颜色。

2. 放置尺子在大体标本旁，垂直或平行于大体标本，尺子不应反光。

3. 拍摄大体标本时需同时拍摄标本的正面观（图 1-1-4A）和剖面观（图 1-1-4B）。

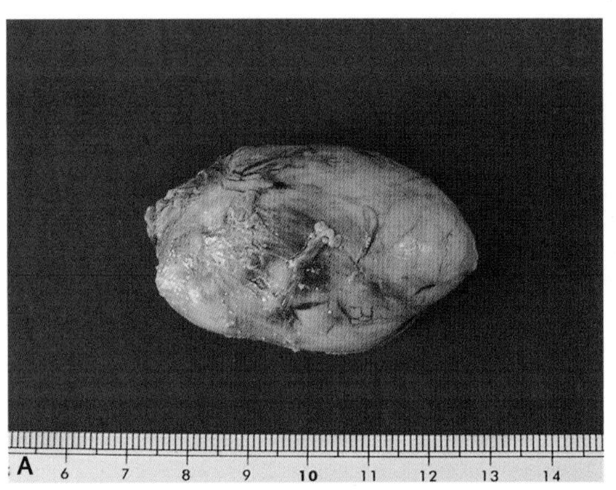

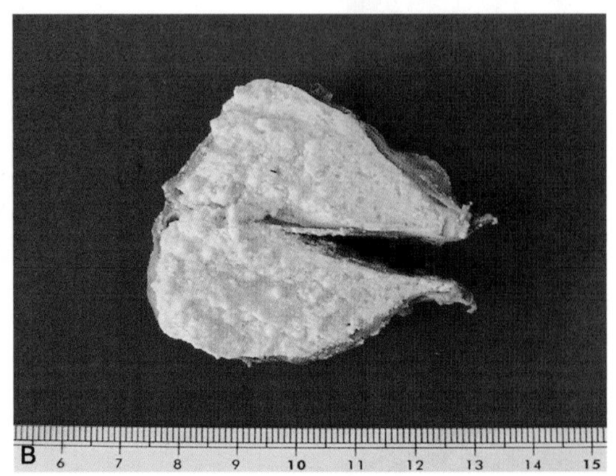

图 1-1-4　大体标本的拍摄
A. 正面观。B. 剖面观

第二节　大体标本的制作

一、大体标本的石蜡切片制作

1. 标本组织块的固定，脱水，浸蜡（图 1-2-1A ~ D）。

10% 中性甲醛固定标本→AF 液固定标本→酒精梯度上行脱水→二甲苯透明、浸蜡。

2. 标本的石蜡包埋（图 1-2-2A ~ H）。

打开标本包埋盒，检查标本→将组织包埋面紧贴包埋模具底部→带有病理号的包埋盒压在包埋模具上→灌注液体石蜡→形成蜡块。

3. 标本的石蜡切片（图 1-2-3A ~ F）。

蜡块在石蜡切片机上切片（通常厚度 4 ~ 5μm）→展片池中展开蜡带，捞片→烤片仪上烤片→收集切片插入载片框内。

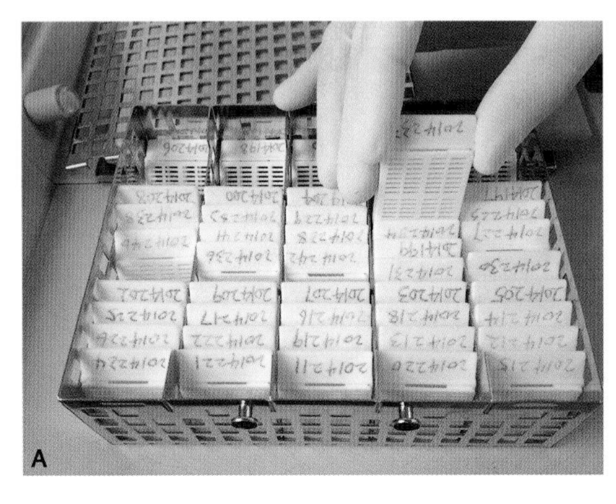

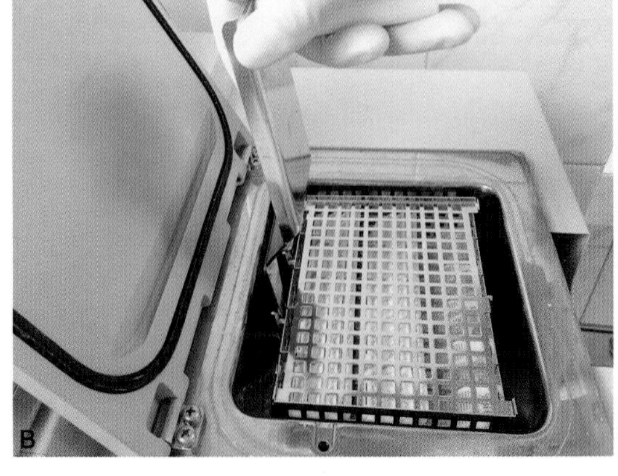

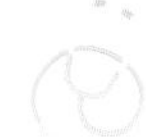

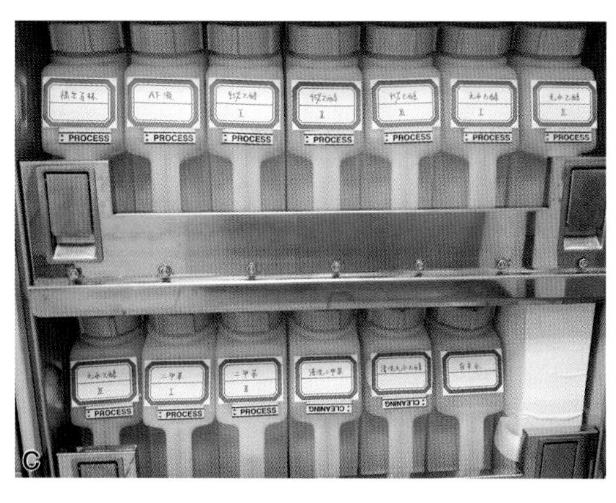

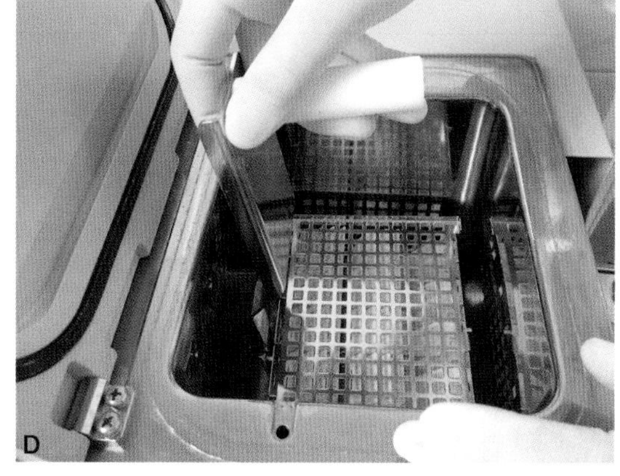

图 1-2-1　标本组织块的固定，脱水，浸蜡

A. 将装有标本组织块的包埋盒放入自动脱水机的样品框内。B. 用手柄将样品框放入脱水机内。C. 自动脱水机按程序进行标本的固定，脱水，浸蜡。D. 用手柄取出浸蜡后的样品框

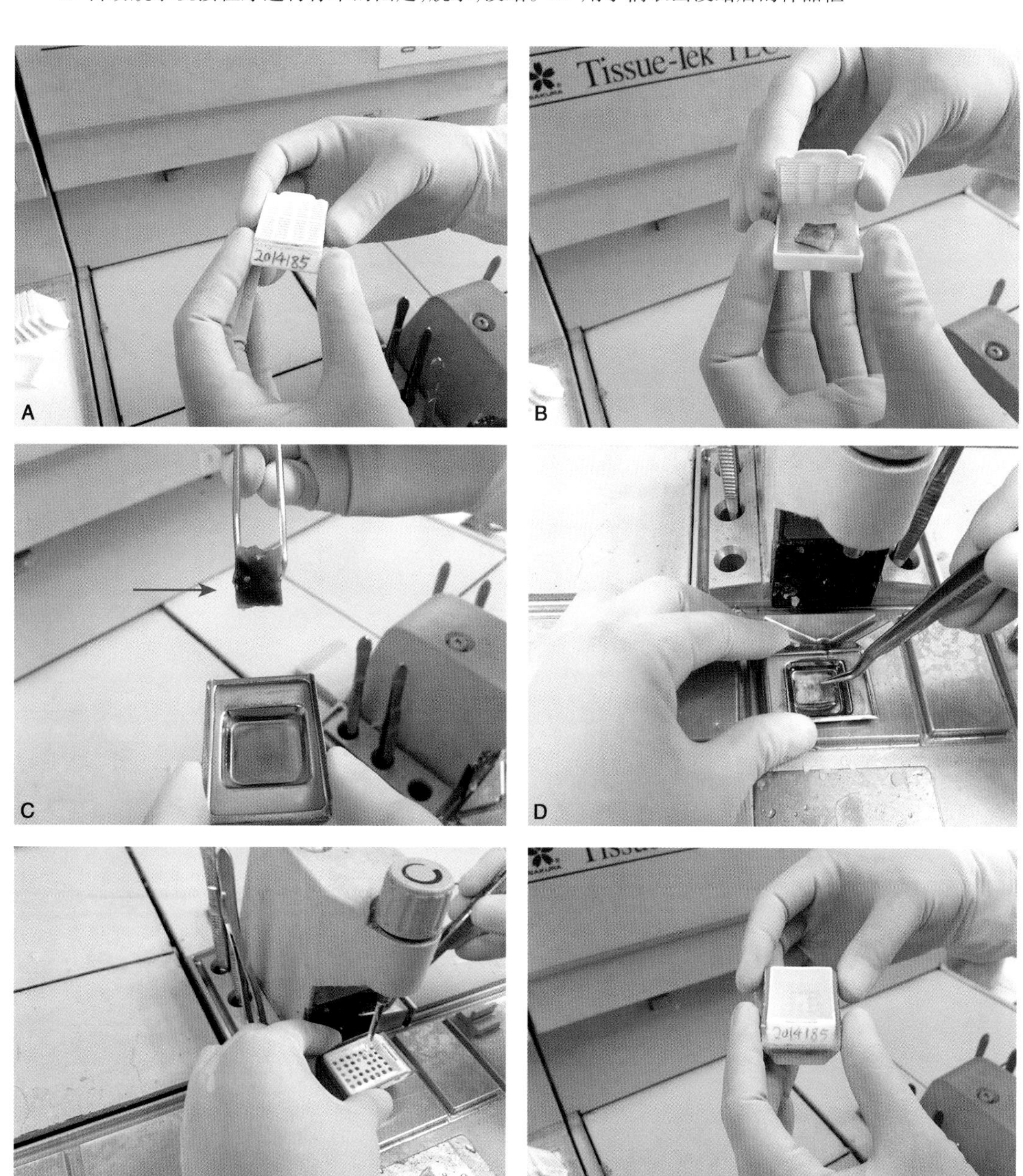

学习笔记

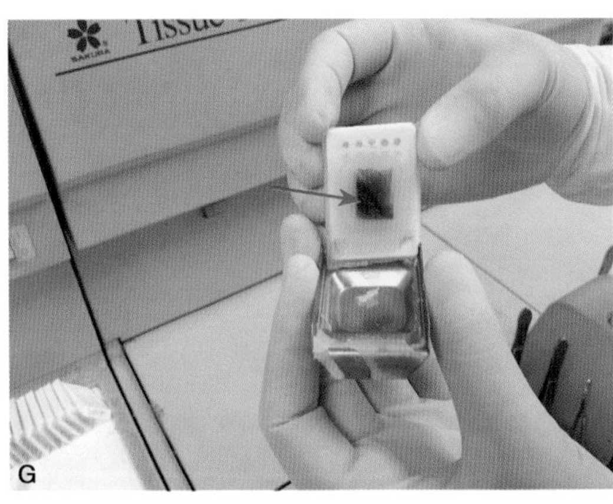

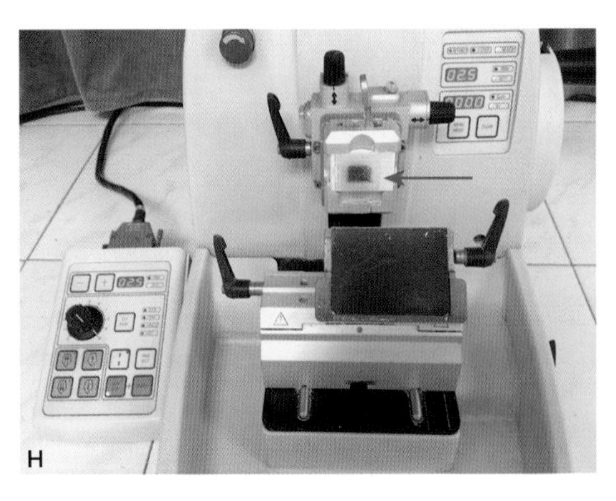

图 1-2-2　标本的石蜡包埋

A. 取出浸蜡后的标本包埋盒。B. 打开包埋盒，检查标本。C. 将标本的包埋面（箭头示）紧贴不锈钢包埋模具的底部。D. 用镊子或填塞块压紧标本。E. 将带有病理号的包埋盒压在包埋模具上，灌注液体石蜡（石蜡包埋）。F. 组织石蜡包埋后冷却。G. 打开包埋模具，标本的包埋面位于蜡块最表面（箭头示）。H. 将蜡块放置切片机上待切，标本的包埋面即为切片上组织的观察面（箭头示）

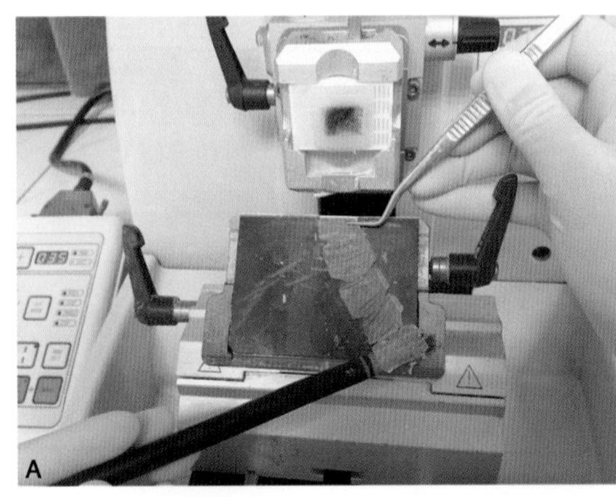

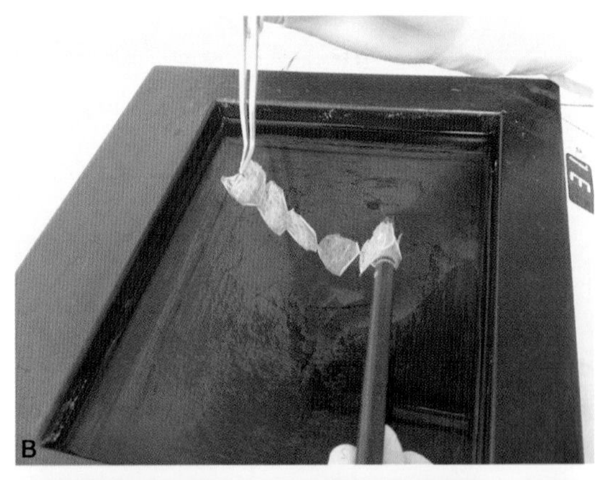

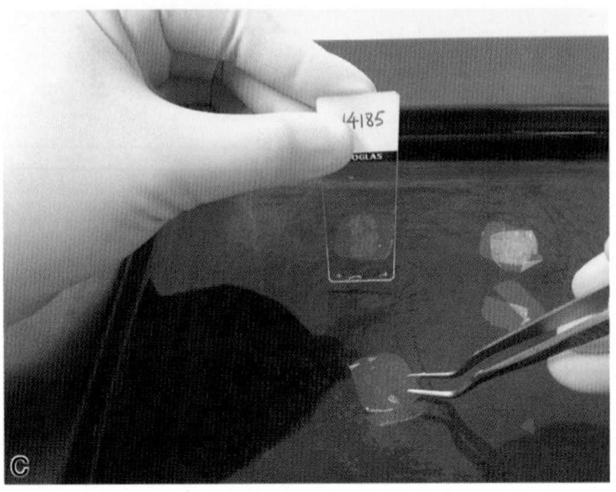

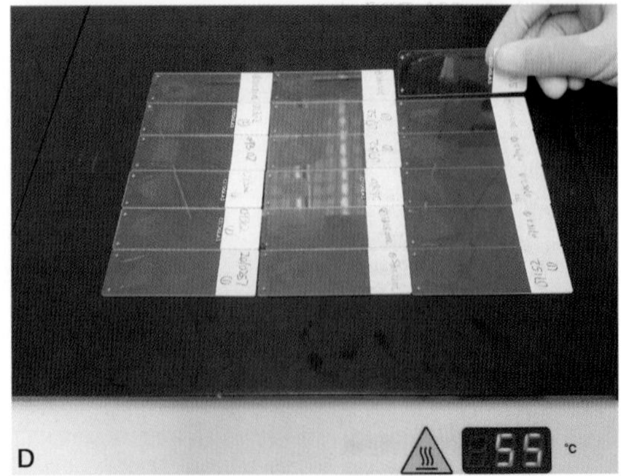

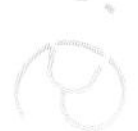

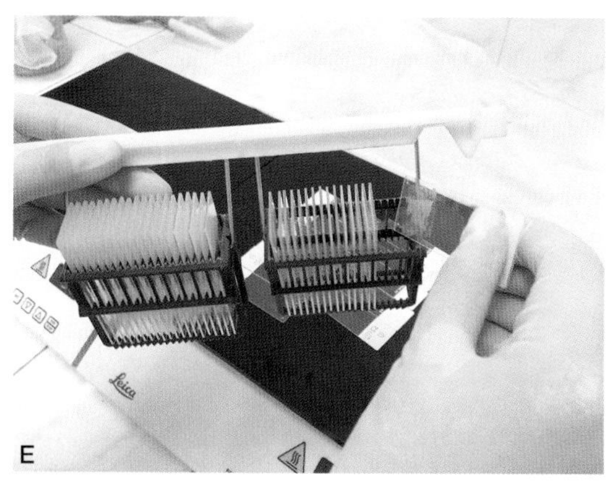

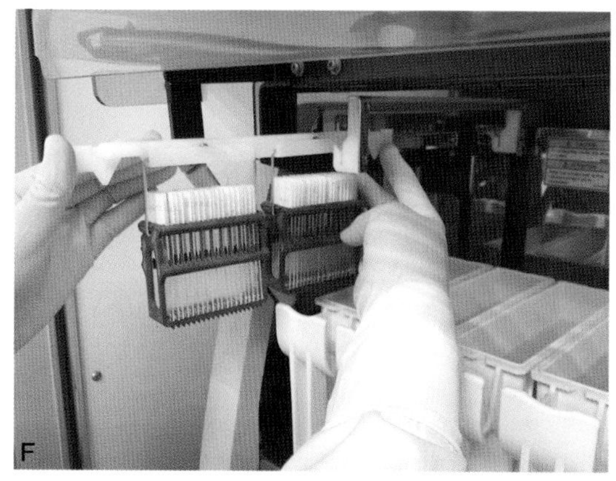

图 1-2-3　标本的石蜡切片

A. 在石蜡切片机上切片。B. 将蜡带在展片池中展开。C. 用写有病理号的载玻片捞取组织蜡片。D. 将切片放置烤片仪上。E. 将烤好的切片插入载片框内。F. 将载片框挂入自动染色机内

【问题】为什么在切片制作中可以采用酒精脱水？

思路：大体标本在经过10%中性甲醛完全固定后，组织细胞的形态得到了很好的保存。在制作切片过程中采用酒精梯度上行缓慢脱水，组织细胞的形态不会受到明显影响，这与新鲜大体标本直接采用酒精固定是不一样的。

二、颌骨标本的脱钙

颌骨标本在经过10%中性甲醛固定24小时后，再置于5%硝酸脱钙液或EDTA脱钙液中脱钙。脱钙液的体积应是标本体积的30倍，每日更换一次新液。脱钙标本放置摇床上24小时摇动（图1-2-4A）。用镊子取出标本，直至用大头针扎动骨组织，脱钙结束（图1-2-4B，C）。自来水流水冲洗过夜或24小时（图1-2-4D）（将酸从骨组织中完全洗出来），进行酒精上行脱水，二甲苯透明，石蜡包埋。

1. 5%硝酸脱钙液　硝酸5ml，10%中性甲醛（福尔马林）95ml。

2. EDTA脱钙液　EDTA（分子式 $C_{10}H_{14}N_2O_8Na_2\cdot 2H_2O$，分子量372.2）7g，0.1M PBS 100ml，甘油3ml，蒸馏水定容至1000ml。

3. 0.1M磷酸盐缓冲液（PBS）的配制

（1）0.2M Na_2HPO_4：Na_2HPO_4-$12H_2O$ 71.6g，蒸馏水1000ml。

（2）0.2M NaH_2PO_4：NaH_2PO_4-$2H_2O$ 6.2g，蒸馏水1000ml。

（3）0.2M PBS：0.2M NaH_2PO_4 95ml，0.2M Na_2HPO_4 405ml，蒸馏水500ml，NaOH或HCl调节pH值至7.4。

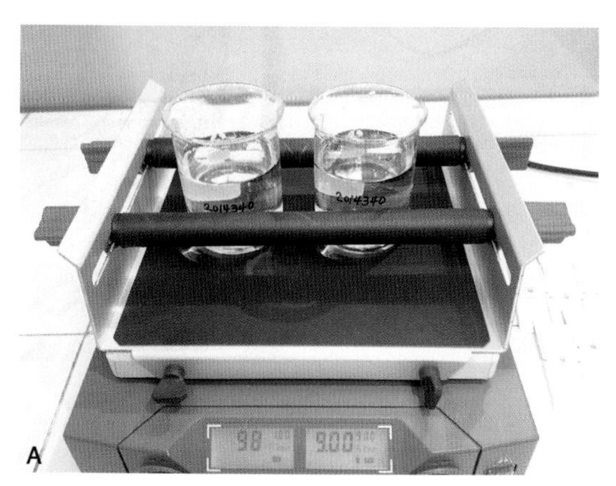

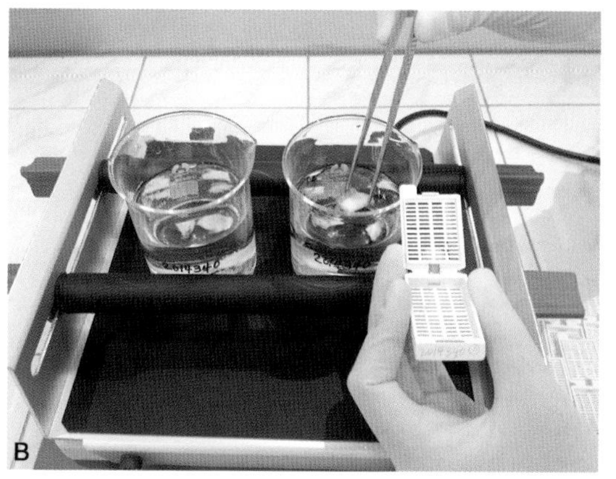

学习笔记

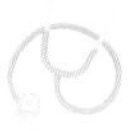

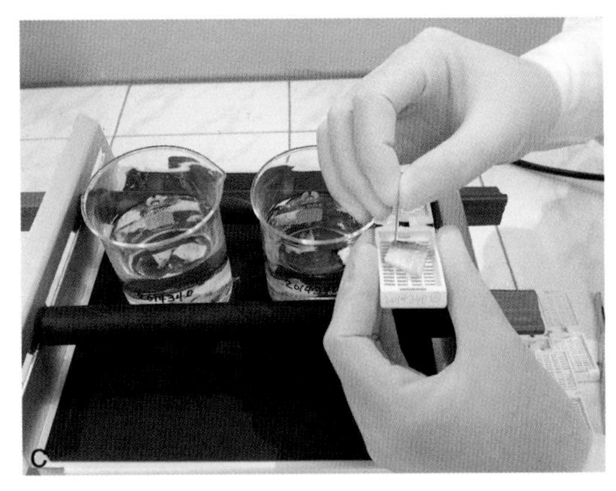

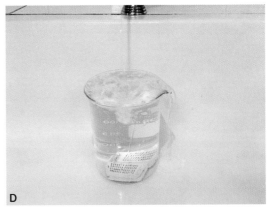

图 1-2-4 标本的脱钙处理

A. 脱钙标本浸泡于脱钙液中，摇动。B. 取出标本。C. 用大头针扎试骨组织。D. 脱钙后标本流水冲洗

（4）使用时加入等量蒸馏水，1∶1稀释 0.2M PBS 为 0.1M PBS。

三、冷冻切片标本的制作

新鲜组织浸没在冷冻切片包埋剂（OCT 包埋剂）中→放入冷冻切片机样本托上，编号→组织块置于液氮或-80℃低温冰柜冷冻→上机进行冷冻切片→切下来的组织片贴在载玻片上，自然晾干→95%酒精 3 分钟→无水酒精 2 分钟→95%酒精 1 分钟，入水→苏木精和伊红（HE）染色→二甲苯透明，封固（图 1-2-5A～F）。

学习笔记

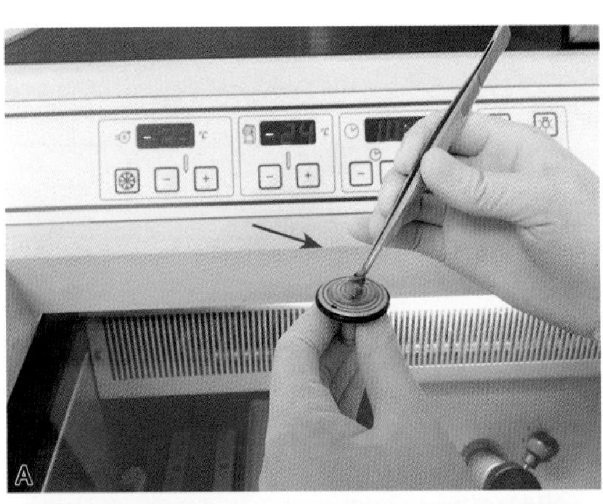

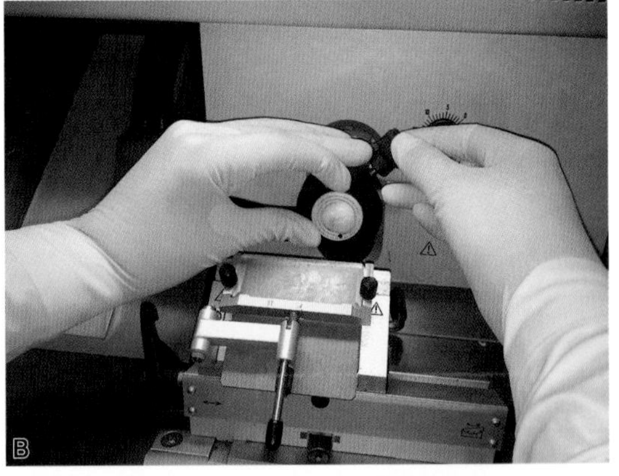

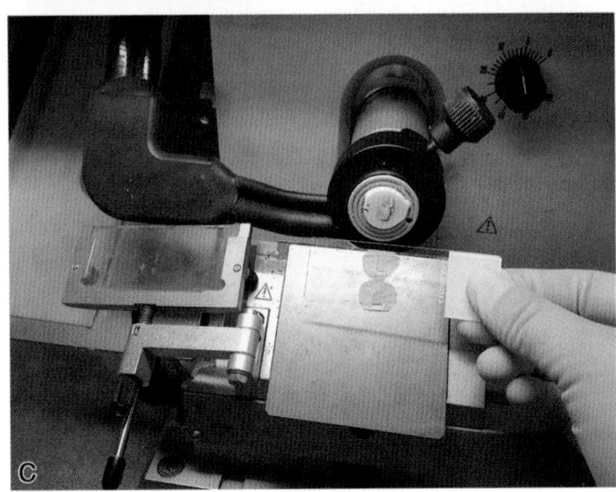

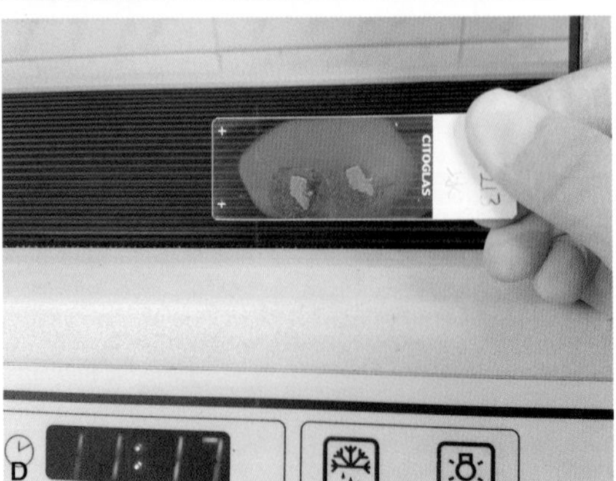

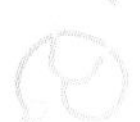

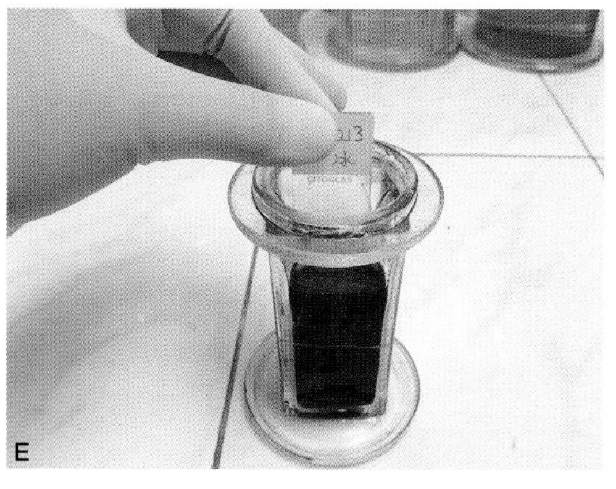

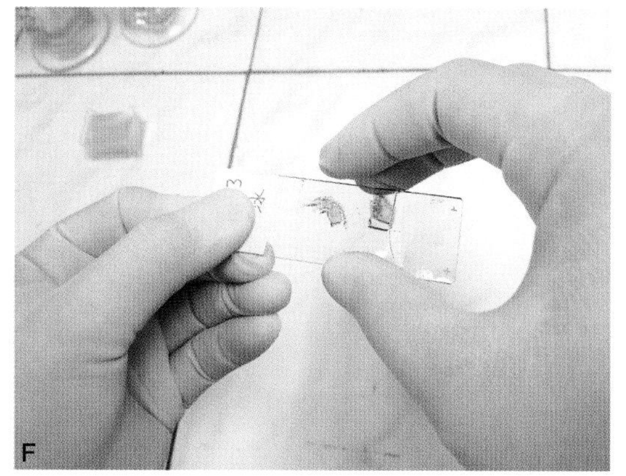

图 1-2-5　标本的冷冻切片过程

A. 新鲜组织浸没在冷冻切片包埋剂(OCT 包埋剂)中(箭头示),冷冻标本。B. 上机进行冷冻切片。C. 将切下来的组织片贴在写有病理号的载玻片上。D. 自然晾干,95%酒精固定。E. 苏木精和伊红染色。F. 二甲苯透明,中性树胶封固

附：冷冻切片 HE 染色结果(图 1-2-6A,B)。

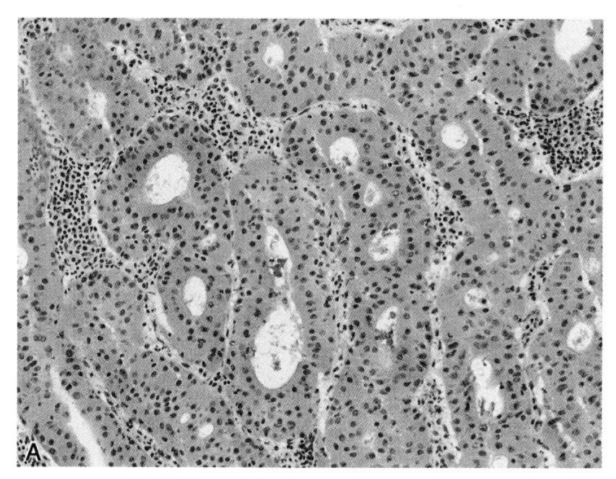

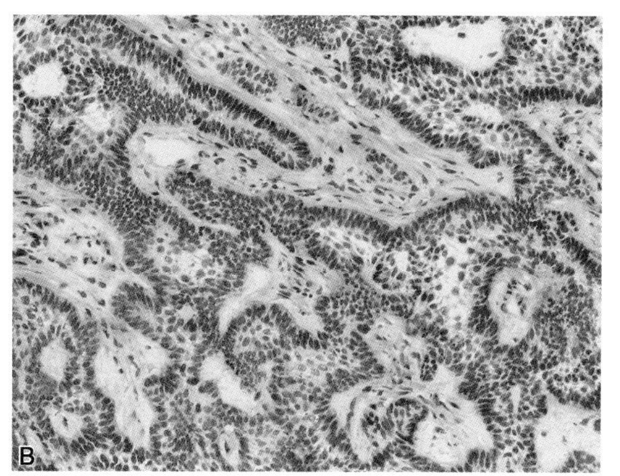

图 1-2-6　冷冻切片 HE 染色

A. 细胞浆呈红色。HE,×200。B. 细胞核呈蓝色或蓝紫色。HE,×200

学习笔记

知识拓展

硬组织磨片技术

1. 标本固定　固定液常采用 10% 中性甲醛。

2. 标本冲洗　自来水冲洗标本 30 分钟。

3. 标本脱水　75% 酒精,80% 酒精,95% 酒精,100% 酒精各 7 天。

4. 标本浸透　30% Technovit 7200 VLC(无水酒精稀释),50% Technovit 7200 VLC,70% Technovit 7200 VLC,100% Technovit 7200 VLC 各 7 天。

5. 标本包埋　包埋模具底部依次放置模具填充粒料,标本,Technovit 7200 VLC 包埋材料进行标本包埋。

6. 标本固化　通常需要 24 小时,也可根据标本大小调节固化时间。

7. 标本切片及磨片

(1) 粘下载玻片:将样本固定于粘有双面胶的载玻片上,然后再取一载玻片即下载玻片将样本粘于其上,而后取下粘有双面胶的载玻片。

（2）分切。

（3）饰面。

（4）粘上载玻片。

（5）切薄片。

（6）磨片：分别用 P500，K1200 研磨纸，P2500，K4000 抛光纸进行磨片和抛光。

8. 标本封固　采用 Technovit 7200 VLC 封固磨片。

9. 光镜下观察（图 1-2-7A，B）。

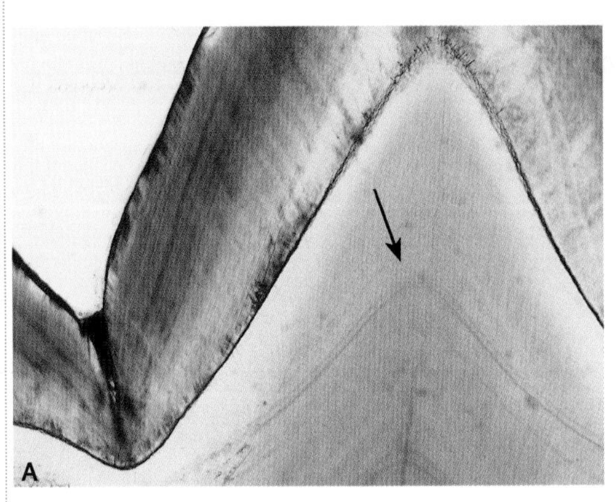

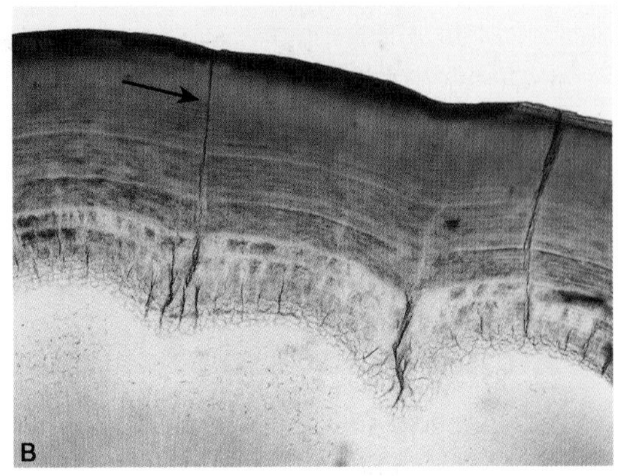

图 1-2-7　牙体组织磨片

A. 牙体纵磨片，可见牙本质内四环素沉积线（箭头示）。牙磨片，×40。B. 牙体横磨片，可见釉质内釉板（箭头示）。牙磨片，×40

学习笔记

第三节　苏木精-伊红染色（HE 染色）

苏木精（hematoxylin）和伊红（eosin）染色（HE 染色）。细胞核的 DNA 带有负电荷，呈酸性，容易被带有正电荷的苏木精着色。苏木精在碱性溶液中呈蓝色，所以细胞核被染成蓝色。细胞浆的蛋白质，带有正电荷，伊红 Y 在水中离解成带负电荷的阴离子，能够与蛋白质的氨基阳离子结合，成为红色和粉红色。

一、试　剂

1. 苏木精染色液　苏木精（分子式 $C_{16}H_{14}O_6$，分子量 302. 29）2. 5g，钾明矾（硫酸铝钾）50g，红色氧化汞 1. 25g，无水酒精 50ml，蒸馏水 500ml。

在 1000ml 烧杯里装入 500ml 蒸馏水，加热溶解 50g 钾明矾，待完全溶解后，停止加热。用另一烧杯装入 50ml 无水酒精，溶解 2. 5g 苏木精，完全溶解后缓慢倒入已溶解的钾明矾溶液中，加热煮沸 5 分钟。待稍冷却后，缓慢加入红色氧化汞 1. 25g，搅拌，继续加热 5 分钟至染液变为紫红色。冷却后过滤，放置 1 周后，在 500ml 苏木精溶液中加入冰醋酸 3ml，即可使用。如不急于使用，则装入三角瓶中，用纱布盖瓶口。使用前过滤，加入冰醋酸。

2. 伊红染色液　伊红 Y（分子式 $C_{20}H_8Br_4O_5$，分子量 647. 90）0. 5g，95% 酒精 500ml，冰醋酸 5 滴。

先将 0. 5g 伊红溶于 95% 酒精 250ml 中，用玻璃棒搅拌。充分溶解后再加入 250ml 的 95% 酒精，最后加入冰醋酸 5 滴，至溶液呈半透明状。

3. 1% 盐酸酒精分化液　75% 酒精 495ml 加入浓盐酸 5ml。

4. 1% 氨水　蒸馏水 495ml 加入氨水 5ml。

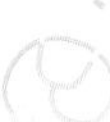

二、染色方法

1. 石蜡切片，二甲苯脱蜡 12 分钟，共 2 次。
2. 无水酒精 2 分钟。
3. 95% 酒精 2 分钟。
4. 85% 酒精 2 分钟。
5. 75% 酒精 2 分钟。
6. 自来水流水 2 分钟。
7. 苏木精染液 8 分钟。
8. 自来水流水洗 2 分钟。
9. 1% 盐酸酒精分化 3 秒（需经常更换新液体）。
10. 自来水流水洗 2 分钟。
11. 1% 氨水返蓝 30 秒（需经常更换新液体）。
12. 自来水流水洗 1 分钟。
13. 75% 酒精脱水 1 分钟。
14. 85% 酒精脱水 1 分钟。
15. 伊红染液 5 分钟（95% 酒精配制）。
16. 95% 酒精脱水 2 次，每次 1 分钟。
17. 无水酒精脱水 2 次，每次 2 分钟。
18. 二甲苯透明 2 次，每次 2 分钟。
19. 中性树胶 1～2 滴，加盖玻片封片。
20. 在载玻片上贴上病理号标签（图 1-3-1A～F）。

学习笔记

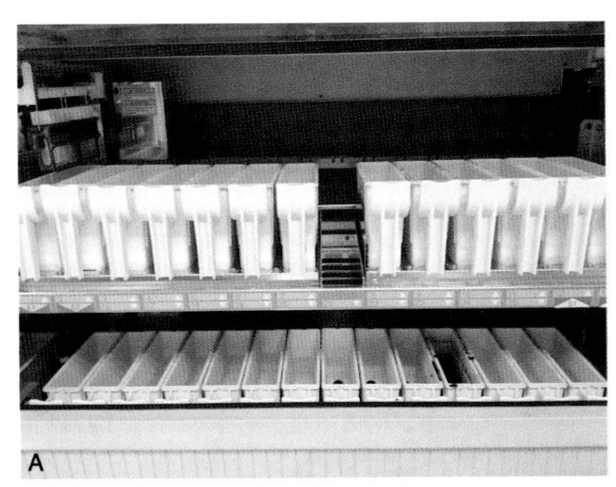

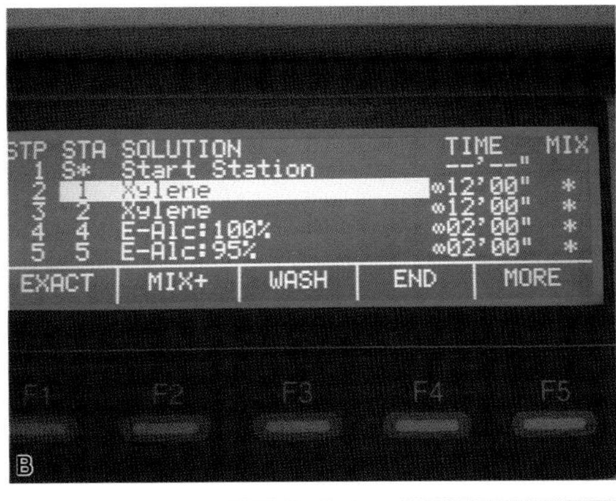

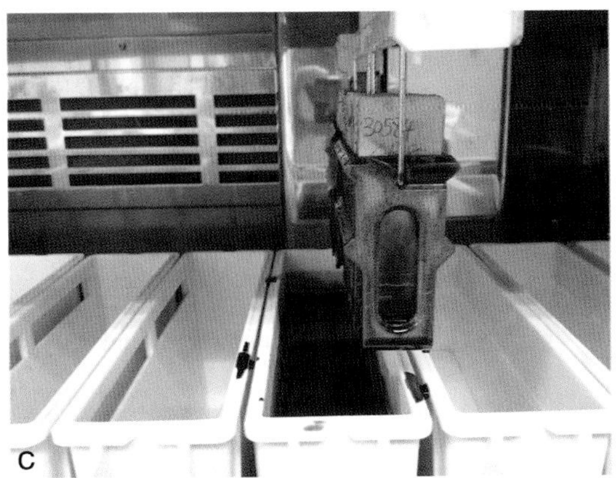

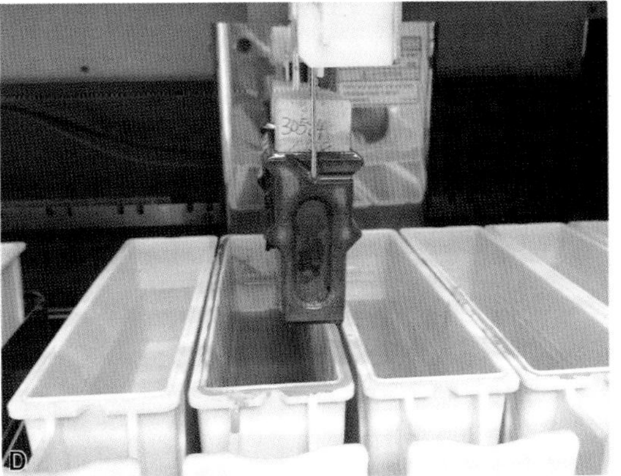

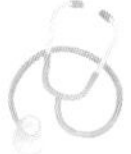

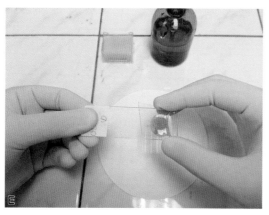

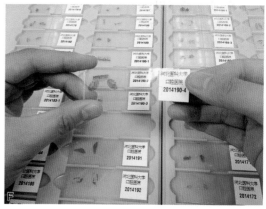

图 1-3-1　切片 HE 染色程序

A. 将 HE 染色试剂放入自动染色机内。B. 在操作面板上设置染色程序。C. 苏木精染色。D. 伊红染色。E. 加滴中性树胶，封固切片。F. 切片粘贴病理号标签

三、染色结果

细胞浆、肌肉、结缔组织、红细胞以及嗜伊红颗粒呈红色（图 1-3-2A）。细胞核呈蓝色，钙盐以及各种微生物染成蓝色或蓝紫色（图 1-3-2B）。

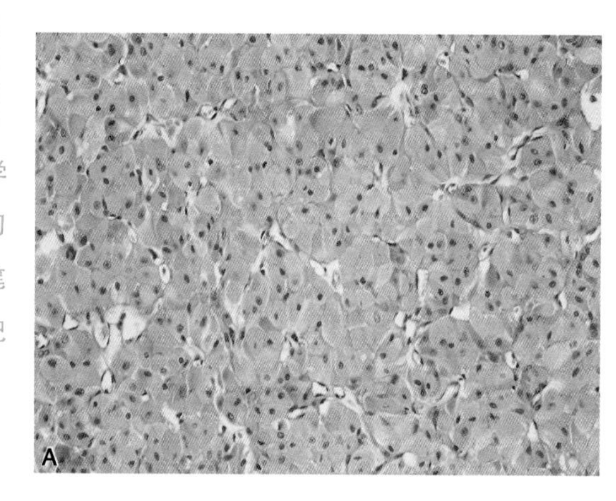

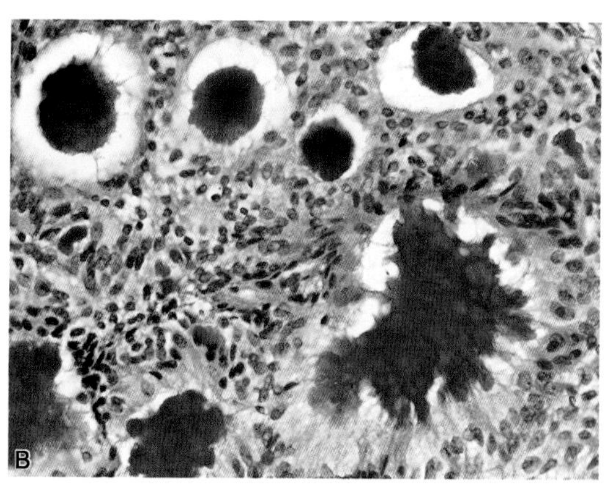

图 1-3-2　石蜡切片的 HE 染色

A. 细胞浆呈红色。HE，×200。B. 细胞核及钙盐呈蓝色或紫蓝色。HE，×400

知识点

临床病理常规染色方法——苏木精-伊红（HE）染色法。

第四节　组织化学染色（特殊染色）

采用物理学和化学的技术研究组织与细胞内的化学成分，显示并定位、定性组织细胞内的化学成分，特殊结构或特殊物质，如蛋白质，核酸，碳水化合物，脂类，无机盐，酶类等。观察和研究各种疾病状态下的病理变化和病理反应，如钙盐沉积，淀粉样变等。在肿瘤研究中，用于研究和判断肿瘤细胞的组织来源，分化及其功能。

一、脂类染色

脂肪和类脂（磷脂、糖脂、固醇脂等）统称为脂类。在病理诊断中，脂类染色法常用以鉴别脂

学习笔记

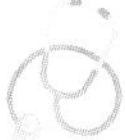

肪变性，脂肪栓子以及脂类来源的肿瘤。脂类染色的组织需采取冷冻切片，染色方法包括油红O，苏丹Ⅲ和苏丹Ⅳ染色法等。

（一）油红O染色法

1. 试剂　油红O(oil red O)干粉0.5g，无水酒精100ml。

将0.5g油红O溶于100ml酒精中，搅拌至完全溶解。装入小口磨塞瓶备用，使用前过滤两遍。

2. 染色方法

（1）冷冻切片后，自然干燥2～5分钟。

（2）50%酒精稍洗。

（3）浸入油红O酒精溶液20分钟。

（4）50%酒精洗去多余染液。

（5）蒸馏水稍洗。

（6）苏木精复染3分钟。

（7）蒸馏水稍洗。

（8）甘油明胶封固。

3. 染色结果　中性脂肪，脂肪酸，胆固醇酯染成深红色（图1-4-1）。磷脂，脑苷脂染成粉红色。细胞核染成蓝色。

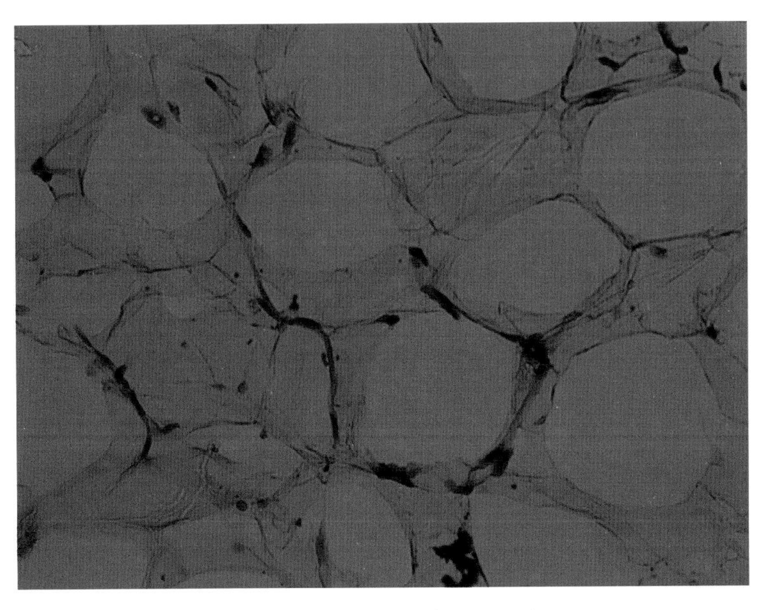

图1-4-1　脂肪组织油红O染色
中性脂肪呈深红色，细胞核呈蓝色。油红O染色，×400

（二）苏丹Ⅳ染色法

1. 试剂　苏丹Ⅳ0.5g，70%酒精50ml，丙酮50ml。

取一只洁净的100ml小口砂塞瓶，先倒入70%酒精50ml和50ml丙酮混合，再加入0.5g苏丹Ⅳ，不时摇动，使尽量溶解至饱和。1～2天后过滤，密封保存于小口砂塞瓶内，用时吸其上清液。

2. 染色方法

（1）冷冻切片，自然干燥2～5分钟。

（2）70%酒精稍洗。

（3）浸入苏丹Ⅳ染液5分钟。

学习笔记

（4）70%酒精洗去多余染液。

（5）蒸馏水稍洗。

（6）苏木精复染2分钟。

（7）蒸馏水洗。

（8）甘油明胶封固。

3. 染色结果　中性脂肪呈猩红色，细胞核呈蓝色（图1-4-2）。

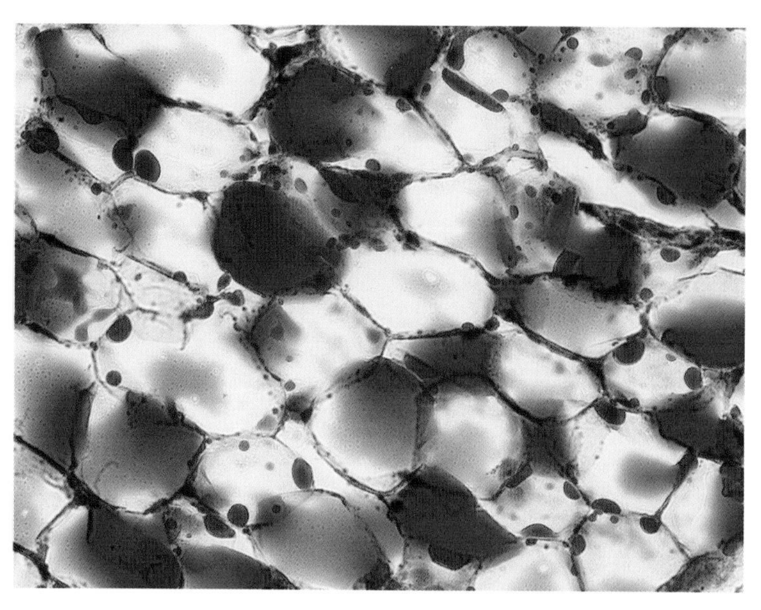

图1-4-2　脂肪组织苏丹Ⅳ染色
中性脂肪呈猩红色，细胞核蓝色。苏丹Ⅳ染色，×400

学习笔记

二、淀粉样蛋白染色

淀粉样蛋白的特殊染色包括甲基紫染色法和甲醇刚果红染色法，这里主要介绍甲醇刚果红染色法。甲醇刚果红染色中需用碱性酒精分化，分化时在显微镜观察下调控染色效果。

1. 试剂

（1）甲醇刚果红液：刚果红0.5g，甲醇80ml，甘油20ml，室温下混匀。

（2）碱性酒精分化液：氢氧化钾0.2g，80%酒精100ml，室温下混匀，现用现配。

2. 染色方法

（1）石蜡切片，脱蜡至水。

（2）甲醇刚果红液10分钟。

（3）碱性酒精分化2秒。

（4）蒸馏水1分钟。

（5）苏木精染液3分钟，水洗。

（6）无水酒精脱水，二甲苯透明，中性树胶封固。

3. 染色结果　淀粉样物质染成砖红色，细胞核呈蓝色（图1-4-3）。

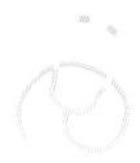

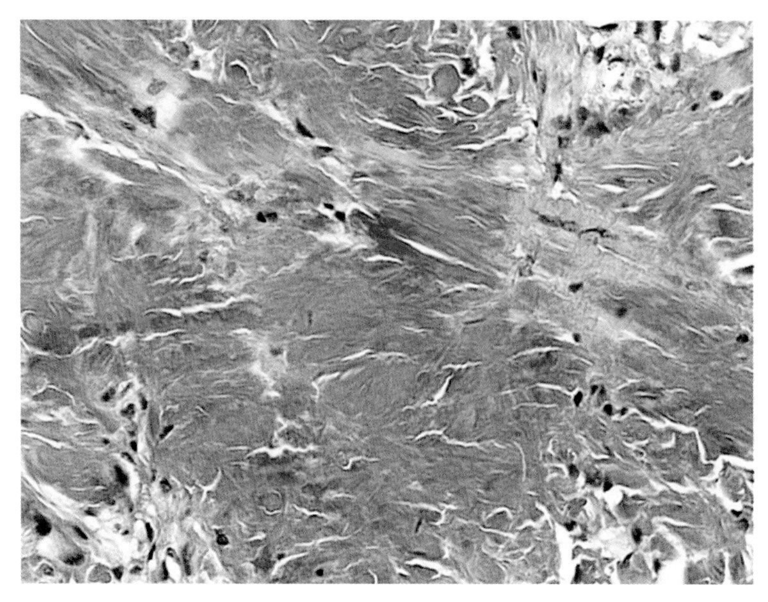

图 1-4-3　舌淀粉样变刚果红染色
淀粉样物质呈砖红色，细胞核蓝色。刚果红染色，×400

三、横纹肌纤维染色

主要采用磷钨酸苏木精染色法。在磷钨酸苏木精染色法中，需采用苏木精（分子式 $C_{16}H_{14}O_6$，分子量 302.29）配制磷钨酸苏木精染液，不要采用苏木素配制。

1. 试剂

（1）磷钨酸苏木精染液：苏木精 0.1g，磷钨酸 2g，黄色氧化汞 0.1g，蒸馏水 100ml。

1）A 液：将 0.1g 苏木精溶于 30ml 蒸馏水中，加热溶解。

2）B 液：将 2g 磷钨酸溶于 70ml 蒸馏水中。

将 A 液倒入 B 液中，加热煮沸后离开火。加入 0.1g 黄色氧化汞，摇匀后煮沸 5 分钟，冷却待用。

（2）0.25% 高锰酸钾水溶液：高锰酸钾 0.25g，蒸馏水 100ml。

（3）2% 草酸水溶液：草酸 2g，蒸馏水 100ml。

（4）4% 铁明矾水溶液：铁明矾 4g，蒸馏水 100ml。

2. 染色方法

（1）石蜡切片，脱蜡至水。

（2）4% 铁明矾水溶液 15 分钟。

（3）自来水洗 10 秒。

（4）0.25% 高锰酸钾水溶液 15 分钟。

（5）自来水洗 10 秒。

（6）2% 草酸水溶液漂白至无色，约 1 分钟。

（7）自来水洗 10 秒。

（8）磷钨酸苏木精染液于恒温水浴（50℃）30～60 分钟。

（9）95% 酒精洗去多余染液。

（10）无水酒精脱水、二甲苯透明、中性树胶封固。

3. 染色结果　横纹肌纤维、细胞核和神经胶质纤维呈蓝色（图 1-4-4）。胶原纤维，网状纤维呈棕红色，弹力纤维呈紫色。

学习笔记

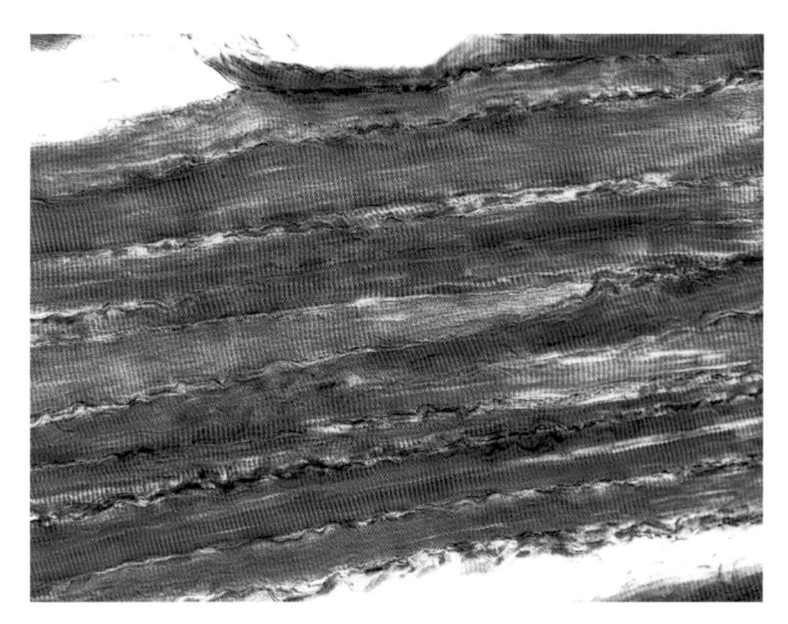

图 1-4-4　横纹肌组织磷钨酸苏木精染色
横纹肌纤维呈蓝色,可见横纹。磷钨酸苏木精染色,×400

四、胶原纤维染色

胶原纤维的特殊染色包括 Van Gieson(VG)和 Masson 三色法等。

(一) Van Gieson(VG)染色法

1. 试剂　1%酸性品红 1ml,苦味酸饱和水溶液 9ml。

将 1g 酸性品红溶于 100ml 蒸馏水中,配制 1%酸性品红。取 1ml 酸性品红与 9ml 苦味酸饱和水溶液混合,配制 Van Gieson(VG)苦味酸-酸性品红染液。

2. 染色方法

(1) 石蜡切片,脱蜡至水。

(2) 苏木精染液 4 分钟。

(3) 自来水洗 2 分钟。

(4) Van Gieson 苦味酸-酸性品红染液 1 分钟。

(5) 95%酒精 2 秒。

(6) 无水酒精脱水,二甲苯透明,中性树胶封固。

3. 染色结果　胶原纤维呈红色(图 1-4-5),肌纤维,红细胞呈黄色。

(二) Masson 三色法

Masson 复合液和亮绿染色液的染色时间可以根据染色情况进行调整。

1. 试剂

(1) Masson 复合染色液:酸性复红 1g,丽春红 2g,橘黄 G 2g,0. 25%醋酸 300ml。混匀,过滤后备用。

(2) 亮绿染色液:亮绿干粉 0. 1g,0. 2%醋酸 100ml。充分混匀,过滤后备用。

(3) 2. 5%磷钼酸:磷钼酸粉末 2. 5g,蒸馏水 100ml。

2. 染色方法

(1) 石蜡切片,脱蜡至水。

(2) 苏木精染色 10 分钟,水洗。

(3) 1%盐酸酒精分化 2 秒,水洗。

(4) 0. 2%醋酸水溶液 2 秒。

学习笔记

（5）Masson 复合染色液 20 分钟。
（6）0.2% 醋酸水溶液 2 次，每次 2 秒。
（7）2.5% 磷钼酸 10 分钟。
（8）0.2% 醋酸水溶液 2 秒。
（9）0.2% 醋酸水溶液 1 分钟。
（10）亮绿染色液 10 分钟。
（11）0.2% 醋酸水溶液 2 秒。
（12）0.2% 醋酸水溶液 1 分钟。
（13）无水酒精脱水，二甲苯透明，中性树胶封固。
3. 染色结果　胶原纤维呈绿色，肌纤维呈红色（图 1-4-6），红细胞呈橘红色。

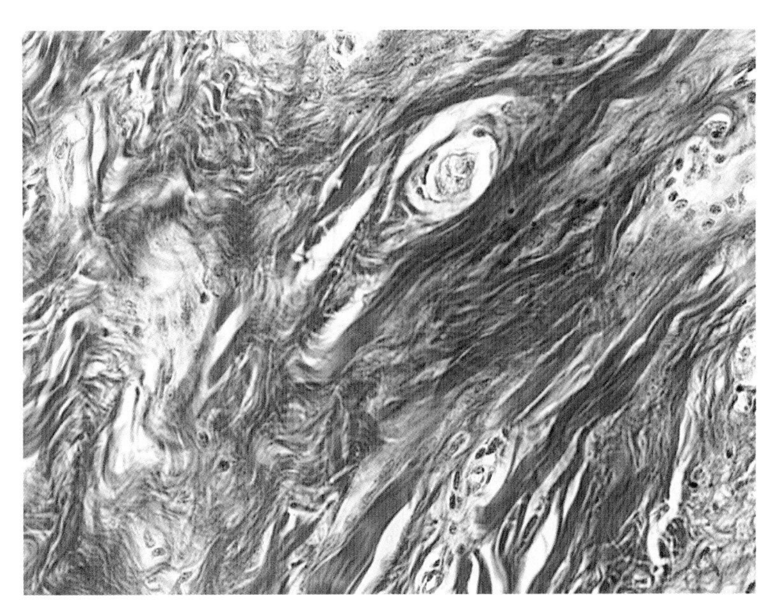

图 1-4-5　皮肤组织 VG 染色
胶原纤维呈红色，红细胞呈黄色。VG 染色，×400

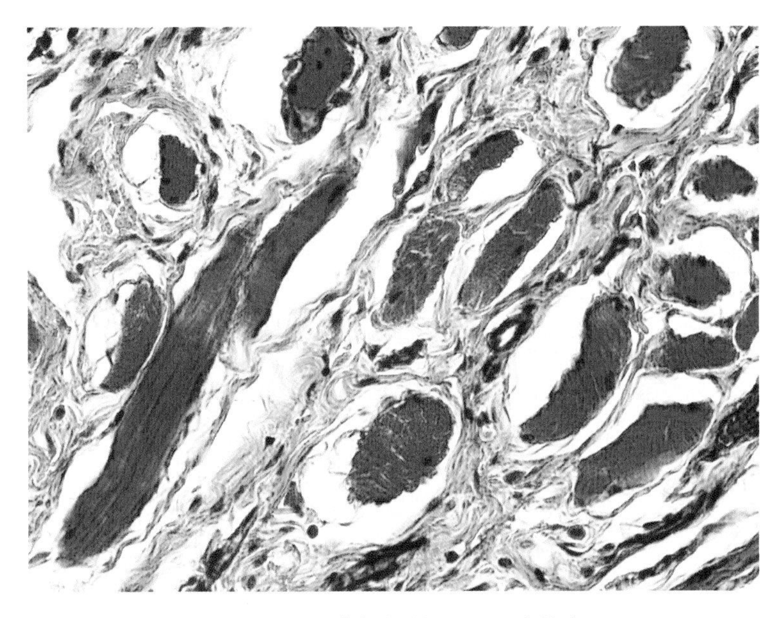

图 1-4-6　舌体组织 Masson 三色染色
胶原纤维呈绿色，肌纤维呈红色。Masson 染色，×400

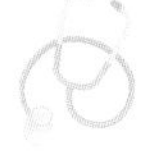

五、糖原染色

糖原是糖类的一种。贮藏于肝细胞和肌细胞胞浆中,其形状为大小不等的颗粒。当机体组织坏死后,糖原即受到破坏。因此须采取新鲜标本,及时固定于 Carnoy 固定液中。糖原染色主要采用过碘酸雪夫(PAS)染色法。

1. 试剂

(1) 0.5% 过碘酸溶液:过碘酸 0.5g,蒸馏水 100ml。溶解后,用小口砂塞瓶盛装,置于 4℃保存。

(2) 0.5% 偏重亚硫酸钠溶液:偏重亚硫酸钠 0.5g,蒸馏水 100ml。溶解后,用小口砂塞瓶盛装,置于 4℃保存。

(3) 无色品红液(schiff 试剂):碱性品红 1g,蒸馏水 200ml,1M/L 盐酸 20ml,偏重亚硫酸钠 2g。

先将 200ml 三蒸馏水煮沸后改为小火,加入 1g 碱性品红,再煮沸 1 分钟,冷却到 50℃时加入 20ml 1M/L 盐酸,35℃时加入 2g 偏重亚硫酸钠。室温放置 2 小时后见液体稍带红色,5 小时后变为无色液体,储存于棕色瓶内封口备用,4℃保存(液体变红即失效,此时可以加入少量偏重亚硫酸钠,观察颜色变为无色后,即可使用)。

(4) 1% 淀粉酶:淀粉酶 1g,蒸馏水 100ml。

附:Carnoy 固定液:无水酒精 60ml,氯仿 30ml,冰醋酸 10ml(即无水酒精∶氯仿∶冰醋酸 = 6∶3∶1),现用现配,4℃固定保存。

2. 染色方法

(1) 取新鲜薄片组织,立即固定于 Carnoy 液中 3 ~ 6 小时,其间更换 2 次固定液,然后转入 95% 酒精。

(2) 无水酒精脱水,石蜡包埋,切片厚度 4 ~ 5μm。

(3) 取两张连续切片,分别作 A 和 B 记号,然后将 B 片脱蜡至水。

(4) 将 B 片置入预热至 37℃的 1% 淀粉酶液,于 37℃温箱内消化 1 小时。

(5) 取出 B 片,稍水洗。

(6) 在消化过程中,将 A 片脱蜡至水。

(7) 在 A、B 两片同时滴入 0.5% 过碘酸水溶液 10 分钟。

(8) 流水冲洗 2 分钟,再用蒸馏水洗 1 次。

(9) 于暗处,无色品红液染色 15 分钟。

(10) 用 0.5% 偏重亚硫酸钠液滴洗 2 次,每次约 1 分钟。

(11) 流水冲洗 2 分钟。

(12) 苏木精染液 3 ~ 5 分钟。

(13) 稍水洗。

(14) 常规脱水,透明,中性树胶封固。

3. 染色结果 A 片细胞内糖原呈现亮红色颗粒,细胞核呈蓝色(图 1-4-7A)。B 片经 1% 淀粉酶消化后,糖原染色阴性(图 1-4-7B)。

学习笔记

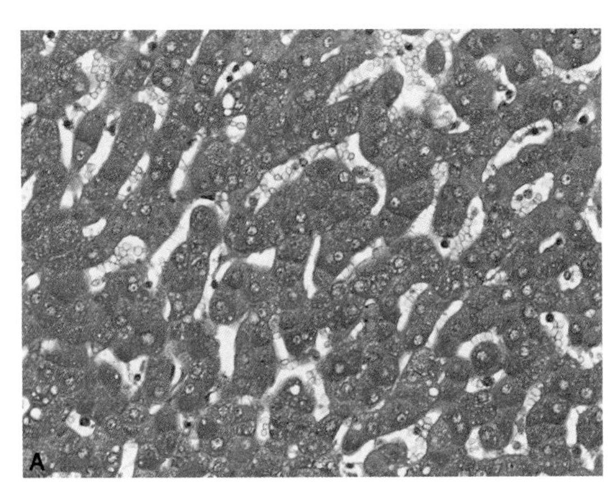

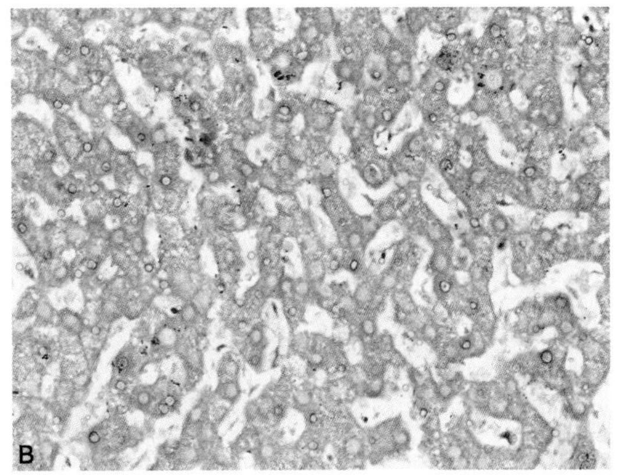

图 1-4-7　肝组织糖原染色

A. 细胞内糖原呈红色。PAS 染色，×400。B. 1% 淀粉酶消化后，糖原染色阴性。PAS 染色，×400

六、黏液染色

黏液卡红（胭脂红）染色和阿辛蓝（alcian blue）染色，主要用于酸性黏液物质的鉴别。过碘酸雪夫（PAS）染色用于中性黏液或某些酸性黏液物质的鉴别。

（一）黏液卡红（胭脂红）染色法

1. 试剂　胭脂红 1g，氢氧化铝 1g，氯化铝 0.5g，50% 酒精 100ml。

将胭脂红 1g 和氢氧化铝 1g 倒入 250ml 的三角瓶中，加入 50% 酒精 100ml，混匀后再加入氯化铝 0.5g。水浴加温逐级煮沸并搅拌，充分溶解（当心染液外溅）。数分钟后，染液由红色变为透明深紫红色（储存液）。冷却后倒入量筒，再补充 50% 酒精至 100ml。过滤后放入冰箱备用。使用时储存液与蒸馏水按 1∶4 比例稀释。储存液能长期保存，稀释液不能长期保存。

2. 染色方法

（1）石蜡切片，脱蜡至水。

（2）苏木精染液 4 分钟，水洗。

（3）1% 盐酸酒精分化 2 秒，水洗。

（4）1% 氨水返蓝 3 秒，水洗。

（5）黏液卡红染液 20 分钟，水洗。

（6）无水酒精脱水，二甲苯透明，中性树胶封固。

3. 染色结果　酸性黏液呈红色，细胞核呈蓝色（图 1-4-8）。

（二）阿辛蓝（alcian blue）染色法

1. 试剂

（1）1% 阿辛蓝水溶液（pH 2.5）：阿辛蓝 1g，蒸馏水 97ml，冰醋酸 3ml，麝香草酚 50mg，混匀。

（2）0.1% 核固红染液：核固红 0.1g，硫酸铝 5g，蒸馏水 100ml，麝香草酚 50mg。

先将 5g 硫酸铝溶于 100ml 蒸馏水，然后加入 0.1g 核固红，加温溶解，冷却后过滤，最后加入 50mg 麝香草酚。

2. 染色方法

（1）石蜡切片，脱蜡至水，蒸馏水洗。

（2）0.1% 核固红染液 20～30 分钟。

（3）蒸馏水洗 2 次，每次 2 分钟。

学习笔记

（4）1%阿辛蓝水溶液30分钟。

（5）蒸馏水洗，滤纸吸干。

（6）95%酒精迅速脱水。

（7）无水酒精脱水、二甲苯透明、中性树胶封固。

3. 染色结果　酸性黏液和一般黏液呈蓝色，细胞核呈红色（图1-4-9）。

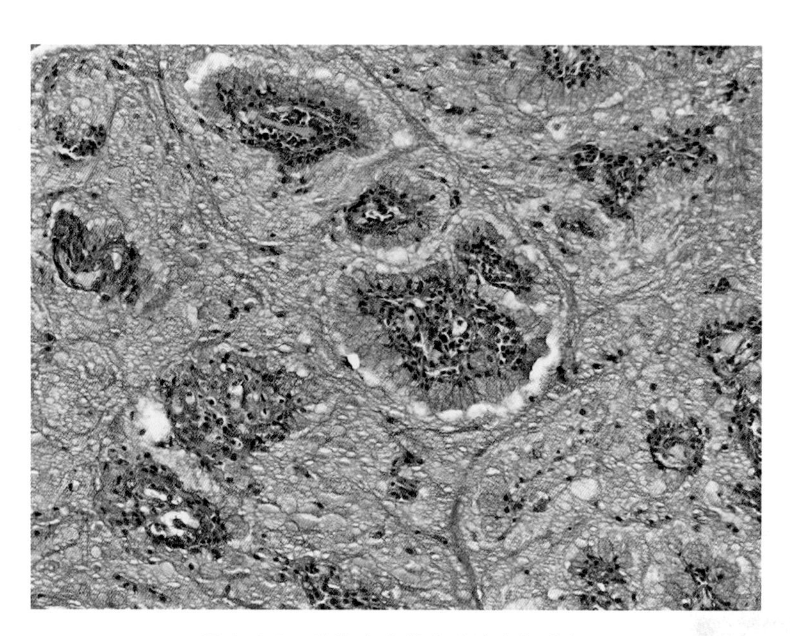

图1-4-8　黏液表皮样癌黏液卡红染色
黏液呈红色，细胞核呈蓝色。黏液卡红染色，×200

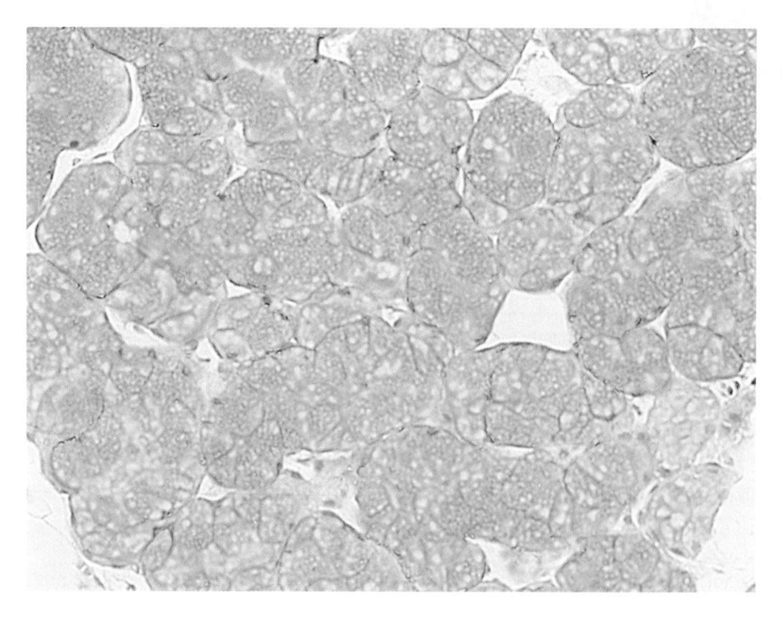

图1-4-9　舌下腺阿辛蓝染色
黏液呈蓝色，细胞核呈红色。阿辛蓝染色，×400

学习笔记

（三）过碘酸雪夫（PAS）染色法

雪夫液从冰箱取出后，恢复到室温后再进行染色。整个染色过程需避光操作。

1. 试剂

（1）过碘酸氧化液：过碘酸0.5g，蒸馏水100ml，溶解后于4℃冰箱避光保存。

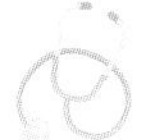

（2）雪夫（Schiff）液：碱性品红1g，1M/L盐酸20ml，偏重亚硫酸钠2g，蒸馏水200ml。

先将200ml蒸馏水煮沸，改为小火。加入1g碱性品红，再煮沸1分钟。待冷却到50℃时，加入1M/L盐酸20ml；再待冷却到35℃时，加入2g偏重亚硫酸钠。室温放置5小时后溶液变为无色液体，装入棕色瓶中，封口避光保存于4℃冰箱内。

2. 染色方法

（1）石蜡切片，脱蜡至水，蒸馏水洗。

（2）将对照的B片置于37℃的1%淀粉酶液中消化1小时；A片不处理。

（3）过碘酸氧化液10分钟。

（4）蒸馏水洗3次，每次1分钟。

（5）雪夫液30分钟。

（6）自来水流水冲洗3分钟。

（7）苏木精染液3分钟，水洗。

（8）无水酒精脱水，二甲苯透明，中性树胶封固。

3. 染色结果　中性黏液性物质，某些酸性黏液物质呈红色，细胞核呈蓝色（图1-4-10A）。经1%淀粉酶消化后，黏液PAS染色阳性不消失（图1-4-10B）。

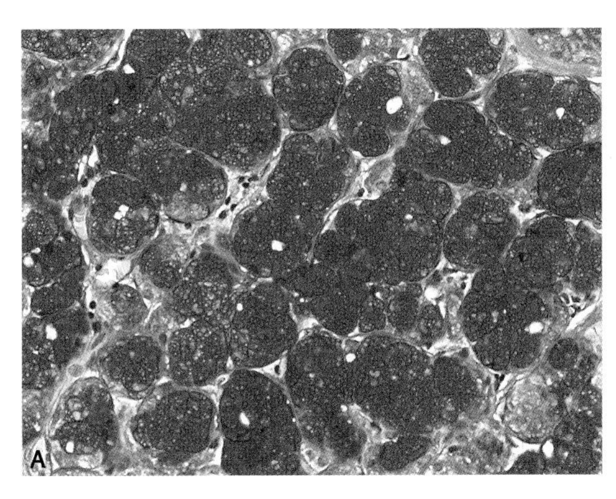

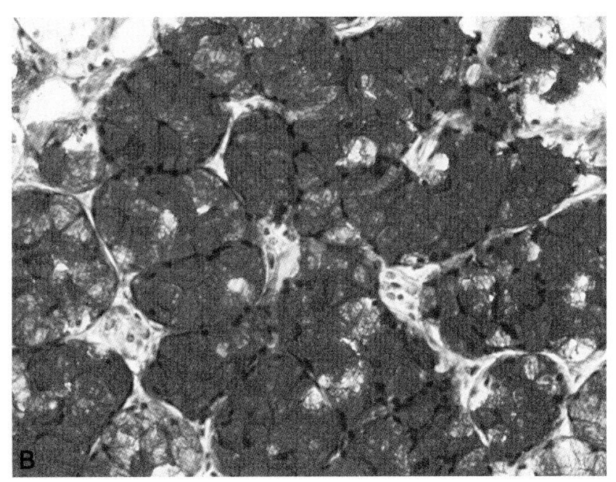

图1-4-10　舌下腺PAS染色

A. 黏液呈红色，细胞核呈蓝色。PAS染色，×400。B. 经1%淀粉酶消化后，黏液红色不消失。PAS染色，×400

七、黑色素染色

黑色素呈深褐至黑色的颗粒状色素，常见于皮肤色素细胞，恶性黑色素瘤。黑色素的特殊染色包括硫酸亚铁法和银氨液浸染法，这里主要介绍硫酸亚铁法。

1. 试剂

（1）硫酸亚铁水溶液：硫酸亚铁（$FeSO_4 \cdot 7H_2O$）2.5g，蒸馏水100ml。搅拌溶解后，过滤后取其澄清液。

（2）铁氰化钾醋酸液：铁氰化钾1g，蒸馏水99ml，冰醋酸1ml。用99ml蒸馏水，溶解1g铁氰化钾后，再加入1ml冰醋酸。

（3）Van Gieson染液：酸性品红（粉末）1g，蒸馏水100ml，苦味酸饱和水溶液90ml。用蒸馏水100ml溶解酸性品红1g，成为1%酸性品红溶液。取1%酸性品红溶液10ml，苦味酸饱和水溶液90ml混匀配成100ml的Van Gieson染液。

（4）1%冰醋酸：蒸馏水99ml，冰醋酸1ml。混匀。

2. 染色方法

（1）石蜡切片，脱蜡至水。

(2) 硫酸亚铁水溶液 30 分钟,37℃恒温水浴箱中。

(3) 蒸馏水洗 3 次,每次 5 分钟。

(4) 铁氰化钾醋酸液 30 分钟,37℃恒温水浴箱中。

(5) 1% 冰醋酸 3 秒。

(6) Van Gieson 染液 1 分钟,水洗。

(7) 95% 酒精脱水 3 秒。

(8) 无水酒精脱水,二甲苯透明,中性树胶封固。

3. 染色结果　黑色素呈绿色至墨绿色,胶原纤维呈红色(图 1-4-11),肌纤维呈黄色。

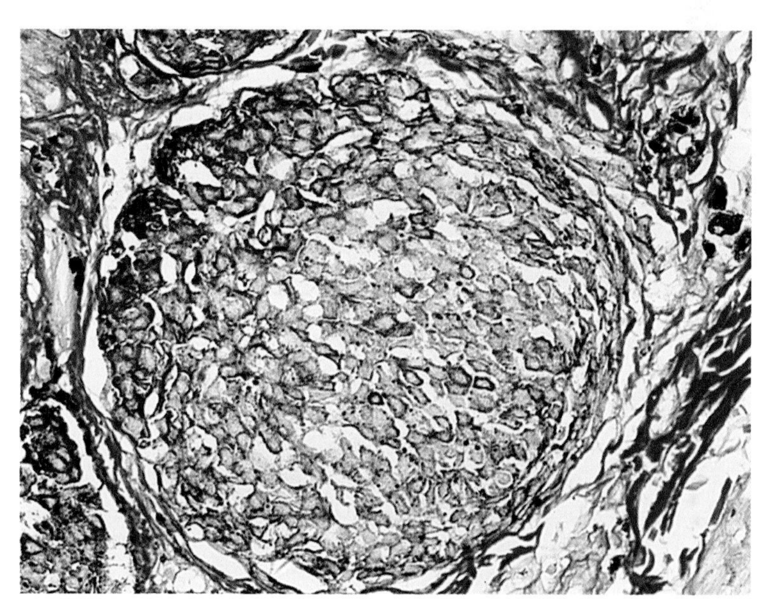

图 1-4-11　皮内痣硫酸亚铁染色

黑色素呈墨绿色,胶原纤维呈红色。硫酸亚铁染色,×400

八、神经纤维染色

神经纤维的特殊染色有甘氨酸银浸镀法和改良的银浸镀法,这里主要介绍银浸镀染色法。银浸镀法染色中 10% 甲醛溶液还原时需在显微镜观察下控制,颜色呈棕色为止。0.2% 氯化金液分化时也需在显微镜观察下控制,背景清晰即可。

1. 试剂

(1) 氨银溶液:20% 硝酸银($AgNO_3$)30ml,无水酒精 20ml,混匀后逐渐加入氨水(NH_4OH),使形成的沉淀颗粒恰好溶解,再加入氨水 0.5ml,pH 10.0。

(2) 酸化高锰酸钾液:0.5% 高锰酸钾 50ml,0.5% 硫酸溶液 50ml,使用前等量混合。

(3) 0.2% 氯化金液:0.2g 氯化金,溶于 100ml 蒸馏水。

(4) 2.5% 草酸液:2.5g 草酸,溶于 100ml 蒸馏水。

(5) 2.5% 铁明矾液:2.5g 铁明矾,溶于 100ml 蒸馏水。

(6) 10% 甲醛溶液:甲醛原液 10ml,溶于 90ml 蒸馏水。

2. 染色方法

(1) 石蜡切片,脱蜡至水,蒸馏水洗 3 次。

(2) 酸化高锰酸钾液 5 分钟,流水洗 3 次。

(3) 2.5% 草酸液 2 分钟,流水洗 3 次。

(4) 2.5% 铁明矾液 7 分钟,流水洗,蒸馏水洗 3 次。

(5) 氨银溶液 2 分钟。

（6）10%甲醛3分钟，流水洗3次。

（7）0.2%氯化金液2分钟，流水冲洗，蒸馏水洗。

（8）酒精梯度上行脱水，二甲苯透明，中性树胶封固。

3. 染色结果　神经纤维呈棕黑色至黑色（图1-4-12）。

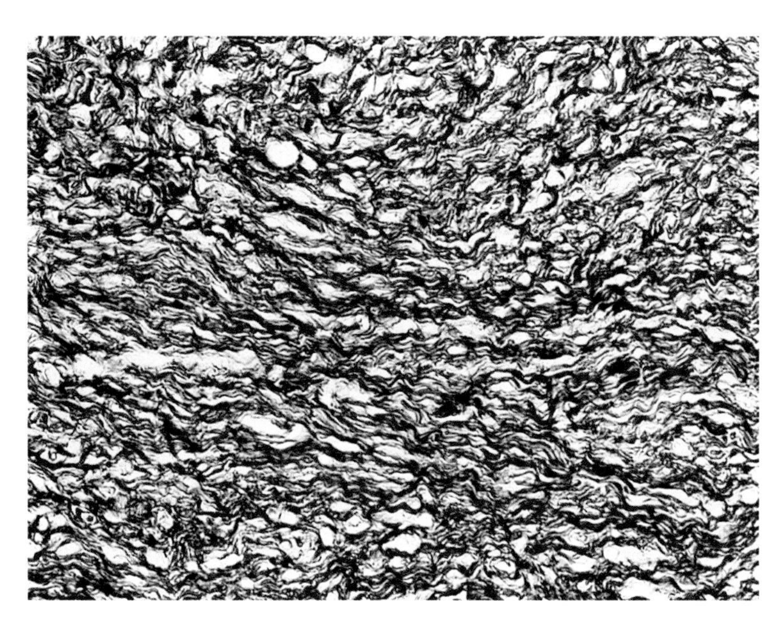

图1-4-12　神经纤维瘤银浸镀染色
神经纤维呈黑色。银浸镀染色，×400

九、弹性纤维染色

弹性纤维染色法有间苯二酚-品红染色法，醛品红染色法和地衣红染色法。这里主要介绍间苯二酚-品红法。

1. 试剂

（1）间苯二酚-品红溶液：碱性品红2g，间苯二酚4g，30%氯化铁溶液25ml，蒸馏水200ml，浓盐酸4ml。

将碱性品红，间苯二酚与蒸馏水加热溶解，玻璃棒搅拌，煮沸后缓慢加入30%氯化铁水溶液，搅拌继续煮沸3～5分钟，冷却过滤，倾去滤液，将滤纸与沉淀物一起放回烧杯内，温箱中烘干。取出后加入95%酒精200ml，隔水煮至沉淀物完全溶解后取出滤纸。冷却后再过滤，并以95%酒精补足总量至200ml。最后加浓盐酸4ml，冰箱保存。

（2）酸化高锰酸钾液：0.5%高锰酸钾50ml，0.5%硫酸溶液50ml，使用前等量混合。

（3）2%草酸液：2g草酸，溶于100ml蒸馏水。

2. 染色方法

（1）石蜡切片，脱蜡至水，蒸馏水洗3次。

（2）酸化高锰酸钾氧化5分钟。

（3）流水洗3次。

（4）2%草酸漂白2分钟。

（5）流水洗3次。

（6）间苯二酚-品红液染色2.5小时（37℃水浴）。

（7）95%酒精洗涤。

（8）1%盐酸酒精分化。

学习笔记

（9）流水冲洗。

（10）95%酒精脱水，二甲苯透明，中性树胶封片。

3. 染色结果　弹性纤维呈深蓝色（图 1-4-13）。

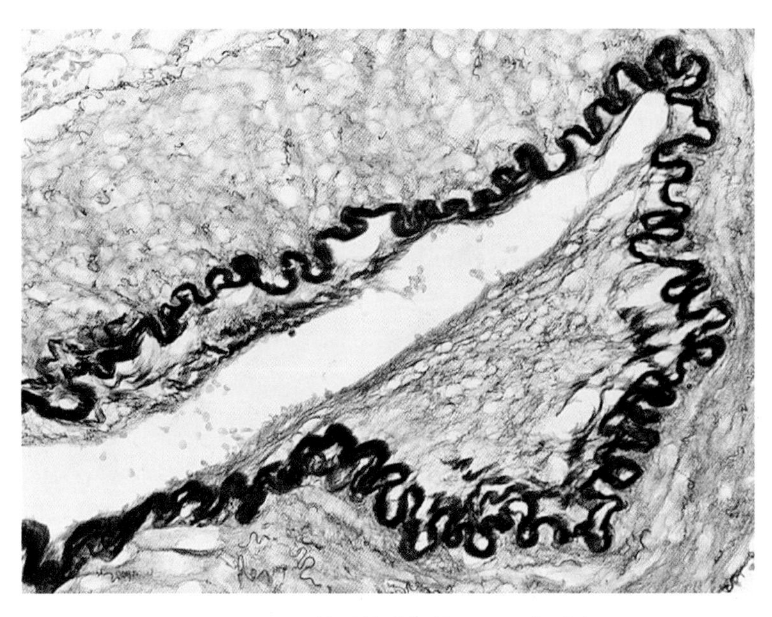

图 1-4-13　血管弹性膜间苯二酚-品红染色

弹性纤维弯曲呈深蓝色。间苯二酚-品红染色，×400

学习笔记

十、网状纤维染色

网状纤维染色法有氢氧化银氨液浸染法Ⅰ和氢氧化银氨液浸染法Ⅱ。这里主要介绍氢氧化银氨液浸染法Ⅰ。

1. 试剂

（1）Gordon-Sweets 银氨液：用小量杯盛 10% 硝酸银水溶液 2ml，逐滴加入氢氧化铵，边滴边摇动容器。先出现沉淀物，继续滴入氢氧化铵至所形成的沉淀物恰好溶解。加入 3% 氢氧化钠水溶液 2ml，再次形成沉淀。继续滴入氢氧化铵，直至沉淀物再次恰好溶解。最后加蒸馏水至 40ml，配好后用棕色砂塞瓶盛装，置于 4℃冰箱内保存，使用前取出恢复到室温。

（2）酸化高锰酸钾水溶液：

1）甲液：0.5% 高锰酸钾水溶液（高锰酸钾 0.5g，蒸馏水 100ml）。

2）乙液：0.5% 硫酸水溶液（硫酸 0.5ml，蒸馏水 99.5ml）。

甲乙两液分瓶盛装，使用前等份混合。

（3）2% 草酸液：草酸 2g，蒸馏水 100ml。

（4）2% 硫酸铁铵液：硫酸铁铵 2g，蒸馏水 100ml。

（5）10% 中性甲醛液：40% 甲醛（原液）10ml，蒸馏水 90ml。碳酸钙加至饱和，使用时取其上清液。

（6）核固红染液：核固红 0.1g，硫酸铝 5g，蒸馏水 100ml，麝香草酚 50mg。

先把硫酸铝溶于蒸馏水，然后加入核固红，稍加温溶解。冷却后过滤，最后加入麝香草酚。

（7）5% 硫代硫酸钠：硫代硫酸钠 5g，蒸馏水 100ml。

（8）0.2% 氯化金液：氯化金 0.2g，蒸馏水 100ml。

2. 染色方法

（1）石蜡切片，脱蜡至水，蒸馏水洗。

（2）酸化高锰酸钾液 5 分钟。

（3）稍水洗。

（4）2%草酸水溶液1～2分钟。

（5）稍水洗。

（6）2%硫酸铁铵水溶液5分钟。

（7）稍水洗，再用蒸馏水洗1次。

（8）滴加Gordon-Sweet银氨液1分钟。

（9）蒸馏水稍洗。

（10）10%中性甲醛液1分钟。

（11）流水冲洗5～10分钟。

（12）0.2%氯化金调色1～2分钟。

（13）蒸馏水洗。

（14）5%硫代硫酸钠2分钟。

（15）核固红液复染5～10分钟。

（16）稍水洗。

（17）酒精梯度上行脱水，二甲苯透明，中性树胶封固。

3. 染色结果 网状纤维呈黑色，细胞核呈红色（图1-4-14）。

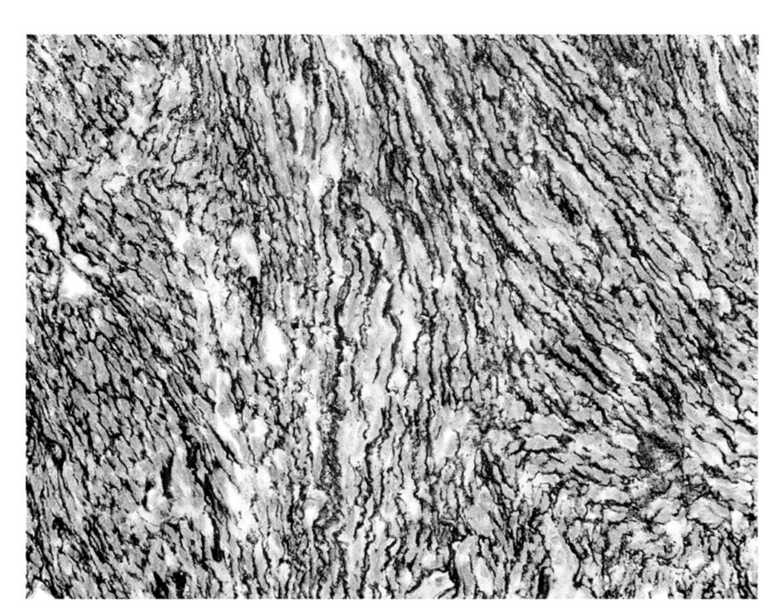

图1-4-14 纤维肉瘤氢氧化银氨液染色
网状纤维呈黑色，细胞核呈红色。氢氧化银氨液染色，×400

十一、含铁血黄素染色

主要采用亚铁氰化钾染色法。

1. 试剂

（1）2%亚铁氰化钾水溶液：亚铁氰化钾2g，蒸馏水100ml。

（2）2%盐酸水溶液：盐酸2ml，蒸馏水98ml。

（3）核固红液：核固红0.1g，硫酸铝5g，蒸馏水100ml，麝香草酚50mg。先将硫酸铝溶于蒸馏水，然后加入核固红，稍加温溶解，冷却后过滤，最后加入麝香草酚。

2. 染色方法

（1）石蜡切片，脱蜡至水，蒸馏水洗。

（2）2%亚铁氰化钾水溶液与2%盐酸水溶液等量（1∶1）混合，滴染15～20分钟。

（3）蒸馏水洗。

（4）核固红液复染细胞核10分钟。

（5）蒸馏水洗。

（6）酒精梯度上行脱水。

（7）二甲苯透明，中性树胶封固。

3. 染色结果　含铁血黄素呈蓝色，细胞核呈红色（图1-4-15）。

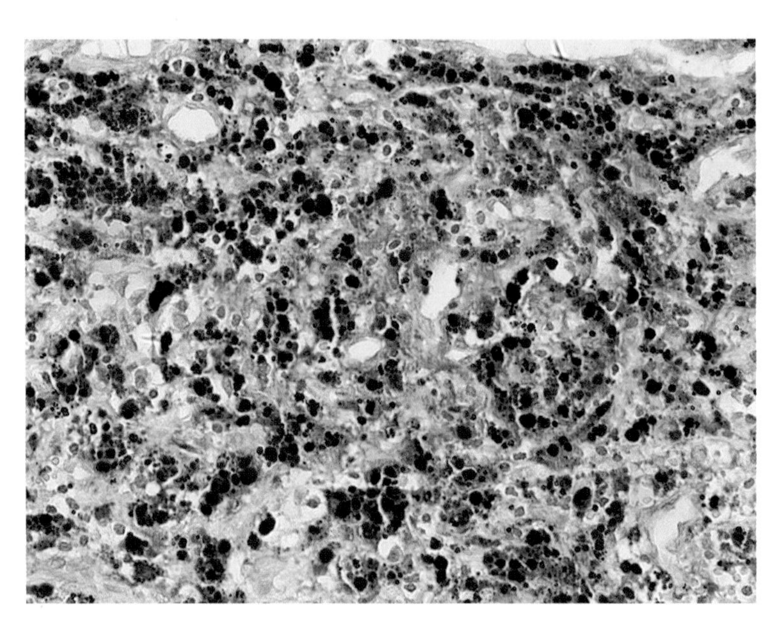

图1-4-15　根尖囊肿亚铁氰化钾染色

纤维囊壁中含铁血黄素呈蓝色，细胞核呈红色。亚铁氰化钾染色，×400

十二、钙盐染色

钙盐染色主要有硝酸银染色法和茜素红S染色法。

（一）硝酸银染色法

1. 试剂

（1）1%硝酸银液：硝酸银1g，蒸馏水100ml。

（2）2%硫代硫酸钠液：2g，蒸馏水100ml。

2. 染色方法

（1）石蜡切片，脱蜡至水，蒸馏水洗。

（2）1%硝酸银染色，置于强阳光处60分钟。

（3）蒸馏水洗3分钟。

（4）2%硫代硫酸钠液2分钟。

（5）流水冲洗5分钟。

（6）苏木精复染2分钟。

（7）流水冲洗。

（8）1%盐酸酒精分化。

（9）流水冲洗10分钟。

（10）伊红染色1分钟。

（11）酒精梯度上行脱水。

（12）二甲苯透明，中性树胶封固。

3. 染色结果　钙盐呈褐黑色或紫黑色（图1-4-16）。

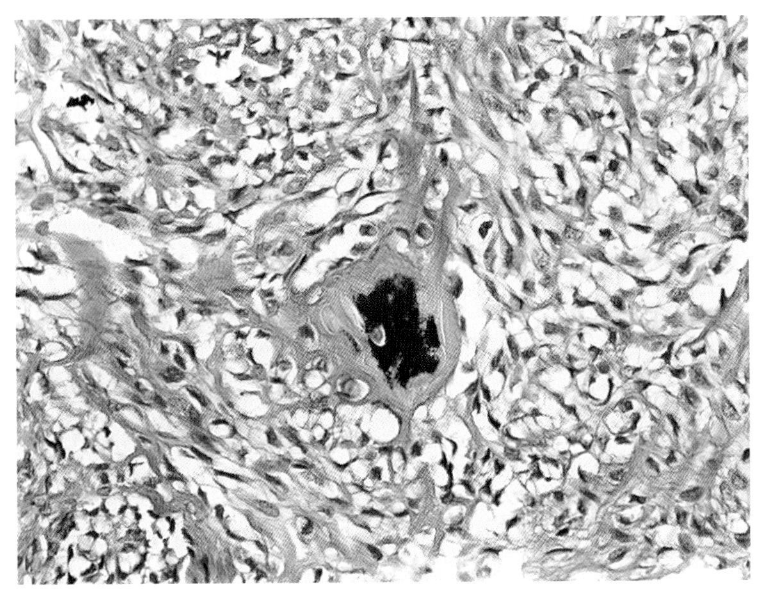

图 1-4-16　骨肉瘤硝酸银染色
钙盐沉积处呈紫黑色。硝酸银染色，×400

（二）茜素红 S 染色法

1. 试剂　茜素红 S 液：茜素红 S 2g，蒸馏水 100ml。
2. 染色方法
（1）石蜡切片，脱蜡至水。
（2）茜素红 S 液滴染 3～5 分钟。
（3）滤纸吸干载玻片周围染液。
（4）丙酮洗数秒。
（5）丙酮二甲苯等量（1∶1）混合液洗数秒。
（6）二甲苯透明，中性树胶封固。
3. 染色结果　钙盐沉积处呈橘红色（图 1-4-17）。

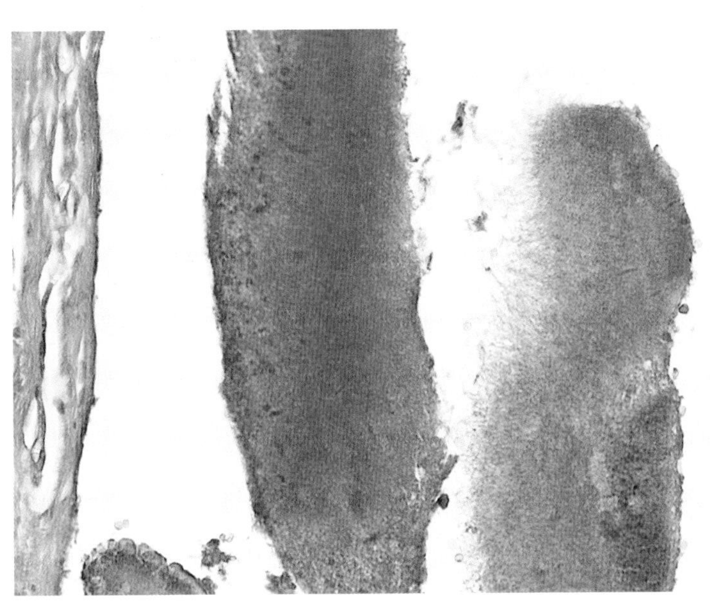

图 1-4-17　涎石病茜素红 S 染色
钙盐沉积处呈橘红色，位于扩张的管腔内。茜素红 S 染色，×400

学习笔记

学习笔记

十三、细菌染色

主要采用苯胺结晶紫染色法。

1. 试剂

（1）1%伊红溶液：伊红 Y 1g，蒸馏水 100ml。

（2）苯胺结晶紫染液：结晶紫 2g，无水酒精 10ml，苯胺 2ml，蒸馏水 88ml。将结晶紫溶于无水酒精中，苯胺与蒸馏水装于小口砂塞瓶内，摇匀，再与结晶紫无水酒精混合。使用前过滤，混合后染液可保存数月。

（3）Weigert 碘液：碘片 1g，碘化钾 2g，蒸馏水 100ml。

（4）苯胺二甲苯液：苯胺与二甲苯等量（1∶1）混合。

2. 染色方法

（1）石蜡切片，脱蜡至水。

（2）苏木精液浅染细胞核。

（3）流水冲洗。

（4）1%伊红液染 10 分钟，置于 50℃温箱内。

（5）流水稍洗。

（6）苯胺结晶紫液染 6～10 分钟。

（7）用滤纸吸干切片周围染液。

（8）Weigert 碘液滴染 2 分钟。

（9）流水稍洗，滤纸吸干水分。

（10）苯胺二甲苯液分化，至无颜色脱出。

（11）二甲苯多次清洗，至切片清晰。

（12）中性树胶封固。

3. 染色结果　革兰阳性细菌呈蓝色或蓝紫色（图 1-4-18）。

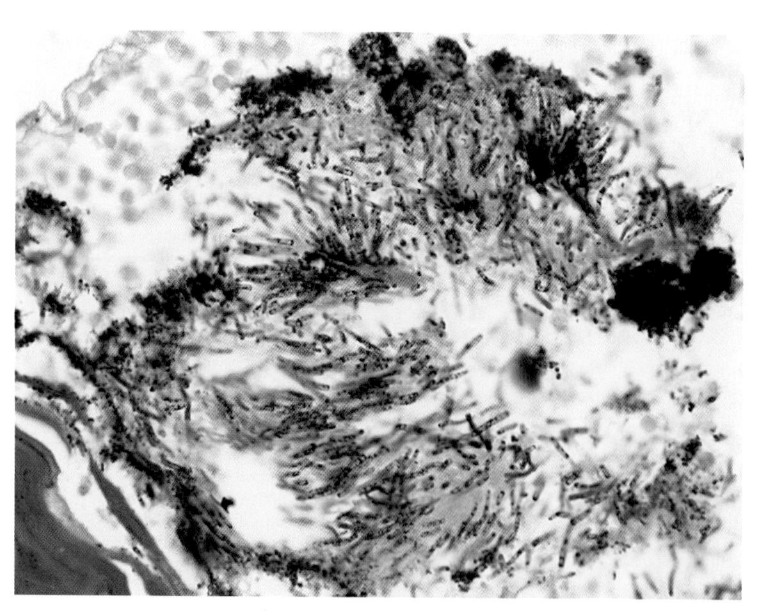

图 1-4-18　舌乳头炎苯胺结晶紫染色

革兰阳性细菌呈蓝色，位于黏膜表面。苯胺结晶紫染色，×1000

十四、真菌染色

真菌染色法有 Grocott 六胺银染色法和过碘酸-无色品红（PAS）染色法。真菌中的新型隐球菌,白念珠菌和球状孢子菌等对 PAS 染色效果理想。这里主要介绍 PAS 染色法。

1. 试剂

(1) 0.5% 过碘酸水溶液:过碘酸 0.5g,蒸馏水 100ml。溶解后装入小口砂塞瓶,保存于 4℃ 冰箱内,使用前取出恢复到室温。

(2) 0.5% 偏重亚硫酸钠液:偏重亚硫酸钠 0.5g,蒸馏水 100ml。溶解后装入小口砂塞瓶保存于 4℃ 冰箱内,使用前取出恢复到室温。

(3) 无色品红液(又名雪夫液,Schiff 试剂):碱性品红 1g,蒸馏水 200ml,1M/L 盐酸 20ml,偏重亚硫酸钠 2g。

先将 200ml 三蒸馏水煮沸后改为小火,加入 1g 碱性品红,再煮沸 1 分钟,冷却到 50℃ 时加入 20ml 1M/L 盐酸,35℃ 时加入 2g 偏重亚硫酸钠。室温放置 2 小时后见液体稍带红色,5 小时后变为无色液体,储存于棕色瓶内封口备用,4℃ 保存(液体变红即失效,此时可以加入少量偏重亚硫酸钠,观察颜色变为无色后,即可使用)。

2. 染色方法

(1) 石蜡切片,脱蜡至水。

(2) 0.5% 过碘酸溶液 5~8 分钟。

(3) 流水冲洗 2 分钟,蒸馏水洗。

(4) 无色品红液染 10~20 分钟,于暗处加盖。

(5) 0.5% 偏重亚硫酸钠液滴洗 1 分钟,共 2 次。

(6) 流水冲洗 5 分钟。

(7) 苏木精浅染细胞核。

(8) 蒸馏水洗,酒精梯度上行脱水。

(9) 二甲苯透明,中性树胶封固。

3. 染色结果　真菌呈品红色(图 1-4-19)。

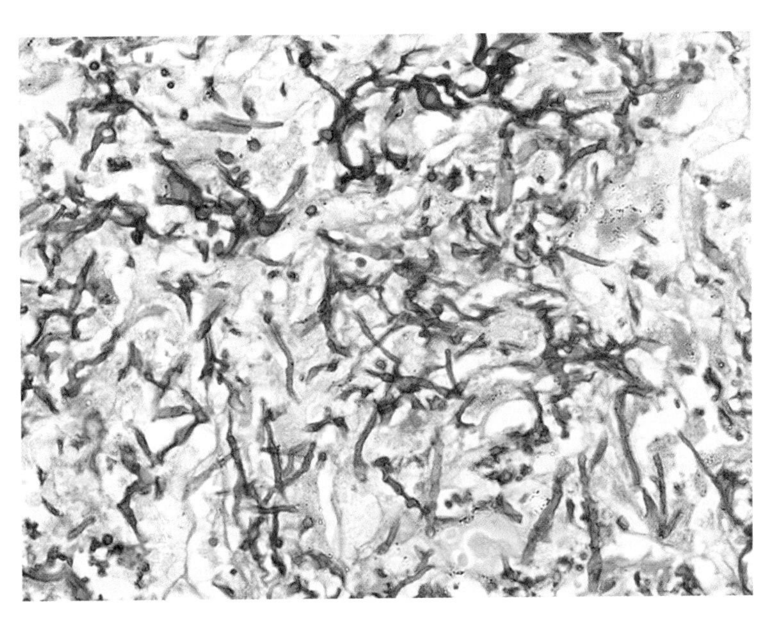

图 1-4-19　白念珠菌 PAS 染色

白念珠菌呈品红色。PAS,×1000

十五、抗酸杆菌染色

抗酸杆菌染色法有碱性复红染色法(Ziehl-Neelsen 染色法)和苯酚碱性品红染色法,这里主

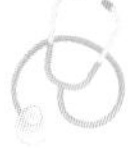

要介绍 Ziehl-Neelsen 染色法。

1. 试剂

（1）石炭酸（苯酚）复红溶液：

1）碱性复红 1g，无水酒精 10ml。

2）5% 石炭酸（苯酚）水溶液：石炭酸（苯酚）5g，蒸馏水 100ml。将 1g 碱性复红溶于 10ml 无水酒精，再与 100ml 5% 苯酚水溶液混合。使用前过滤。

（2）5% 盐酸酒精溶液：盐酸 5ml，95% 酒精 95ml。

（3）0.1% 亚甲基蓝水溶液：亚甲基蓝 0.1g，蒸馏水 100ml。

（4）汽油松节油等量（1∶1）混合液：汽油 100ml，松节油 100ml。

2. 染色方法

（1）石蜡切片，汽油松节油混合液脱蜡 5～10 分钟，共 2 次。

（2）脱蜡后不经酒精，用纱布擦干切片周围的液体。

（3）流水稍冲洗。

（4）苯酚复红溶液 5～10 分钟。

（5）流水稍冲洗。

（6）5% 盐酸酒精溶液 1 分钟。

（7）流水稍冲洗。

（8）0.1% 亚甲基蓝水溶液 2 分钟。

（9）流水稍冲洗。

（10）滤纸吸干切片，空气干燥。

（11）二甲苯透明，中性树胶封固。

3. 染色结果　抗酸杆菌（结核分枝杆菌或麻风杆菌）呈红色（图 1-4-20）。

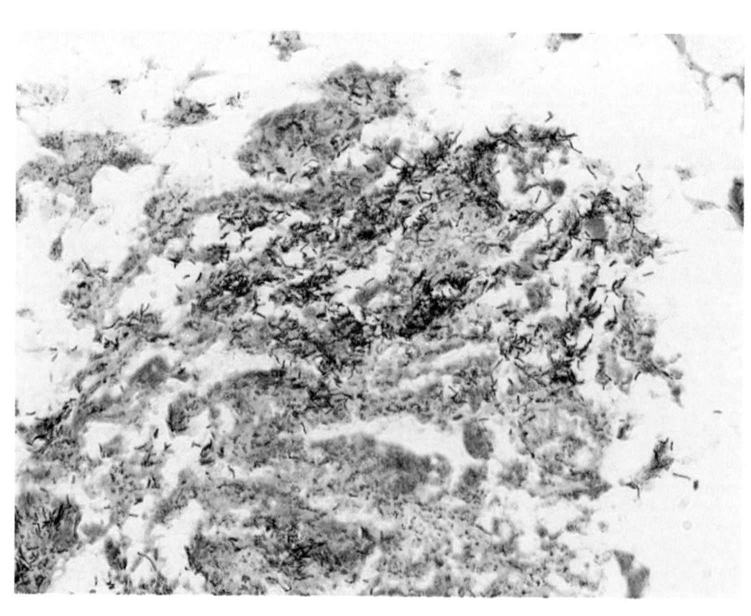

图 1-4-20　肺结核 Ziehl-Neelsen 染色

结核分枝杆菌呈红色。Ziehl-Neelsen，×1000

十六、幽门螺杆菌染色

幽门螺杆菌染色方法有瑞氏染色法，硝酸银染色法和硼酸亚甲蓝染色法。这里主要介绍瑞氏染色法。

学习笔记

1. 试剂

（1）瑞氏染液：瑞氏粉 1.5g，甲醇 500ml。

称取干燥瑞氏粉 1.5g 放入研磨器内，加入少量甲醇溶解研磨。将研磨后的上层液体倒入小口瓶中，再加入甲醇研磨，直至甲醇用完为止。摇匀，密封瓶口，存室温暗处。

（2）磷酸盐缓冲液（pH 6.4～6.8）：0.067M/L KH_2PO_4 50.4ml，0.067M/L Na_2HPO_4 49.6ml。加蒸馏水至 1000ml。

2. 染色方法

（1）石蜡切片，脱蜡至水，蒸馏水洗。

（2）将瑞士染液与磷酸盐缓冲液等量（1∶1）混合，浸染 10～15 分钟。

（3）蒸馏水洗，空气干燥。

（4）二甲苯透明，中性树胶封固。

3. 染色结果　幽门螺杆菌呈蓝色（图 1-4-21）。

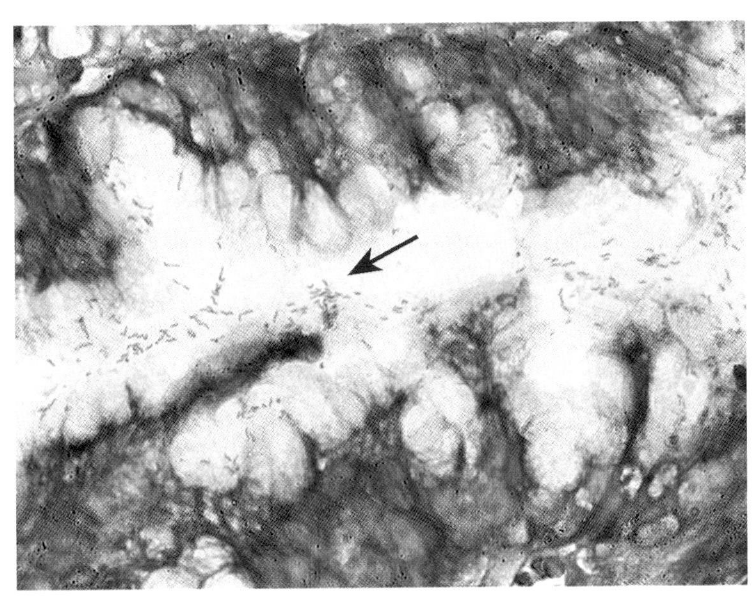

图 1-4-21　慢性胃炎瑞氏染色
幽门螺杆菌呈蓝色，位于腺腔内（箭头示）。瑞氏染色，×1000

十七、活体细胞染色

活体细胞染色方法有吉姆萨（Giemsa）染色法，中性红染色法，詹纳斯绿 B（Janus green B）染色法和锥虫蓝染色法。这里主要介绍 Giemsa 染色法。

1. 试剂

（1）Giemsa 原液：Giemsa 粉剂 0.8g，甘油 50ml，甲醇 50ml。

将 Giemsa 粉剂溶解于甲醇中，充分研磨后，加入甘油溶解，混匀。置于 37℃ 温箱内 8～12 小时，原液保存于棕色瓶中。

（2）Giemsa 工作液：取 Giemsa 原液 5ml，加入 1/15M 磷酸盐缓冲液（pH 6.4～6.8）50ml。

2. 染色方法

（1）细胞涂片或爬片晾干后，甲醇固定 10～15 分钟。

（2）Giemsa 工作液染色 10～15 分钟。

（3）蒸馏水冲洗。

（4）滤纸吸干切片上的水分，空气干燥。

学习笔记

（5）二甲苯透明，中性树胶封固。

3. 染色结果　细胞核呈紫蓝色或紫红色，颗粒呈紫红色（图 1-4-22）。

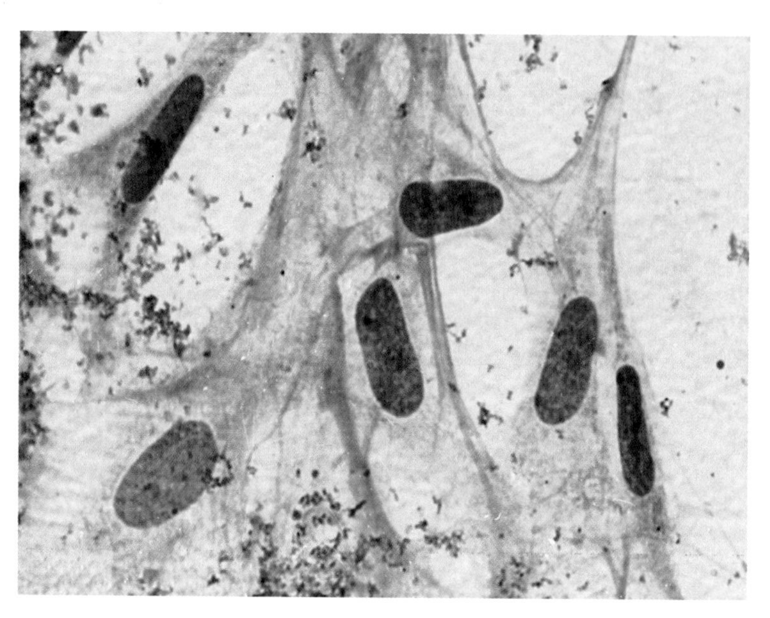

图 1-4-22　唾液腺多形性腺瘤体外培养细胞 Giemsa 染色
肿瘤性肌上皮细胞呈多边形，细胞核呈紫红色。细胞外可见大量紫红色的分泌颗粒。Giemsa，×1000

学习笔记

十八、成骨细胞染色

主要采用碱性磷酸酶钙-钴染色法。

1. 试剂

（1）孵育液：2% β-甘油磷酸钠 10ml，2% 巴比妥钠 10ml，2% 氯化钙 20ml，2% 硫酸镁 1ml，蒸馏水 5ml。

（2）2% 硝酸钴水溶液：硝酸钴 2g，蒸馏水 100ml。

（3）1% 硫化胺水溶液：硫化胺 1g，蒸馏水 100ml。

（4）核固红液：核固红 0. 1g，硫酸铝 5g，蒸馏水 100ml，麝香草酚 50mg。先将硫酸铝溶于蒸馏水，然后加入核固红，稍加温溶解，冷却后过滤，最后加入麝香草酚。

2. 染色方法

（1）石蜡切片，脱蜡至水。

（2）孵育液染 1～3 小时，37℃。

（3）蒸馏水洗 2 分钟。

（4）2% 硝酸钴水溶液 2 分钟。

（5）蒸馏水洗 2 分钟。

（6）1% 硫化胺水溶液 1 分钟。

（7）流水冲洗。

（8）核固红液复染。

（9）酒精梯度上行脱水。

（10）二甲苯透明，中性树胶封固。

3. 染色结果　成骨细胞胞浆呈灰白色至黑色，细胞核呈红色（图 1-4-23）。

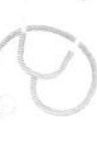

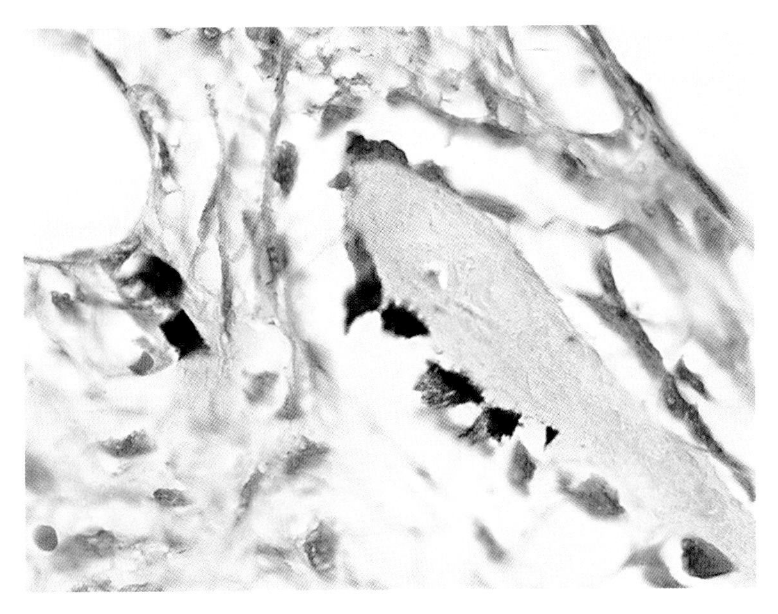

图 1-4-23　骨组织碱性磷酸酶钙-钴染色

骨小梁周围的成骨细胞胞浆呈黑色，细胞核呈红色。碱性磷酸酶钙-钴染色，×1000

十九、破骨细胞染色

主要采用抗酒石酸酸性磷酸酶染色法。

1. 试剂　孵育液：α-萘酚磷酸钠 20mg，N，N-二甲基甲酰胺 1ml，0.2M 醋酸盐缓冲液 18ml，62mM/L 副品红 1ml，50mM/L 酒石酸钾钠 282mg。

2. 染色方法

（1）石蜡切片，脱蜡至水。

（2）孵育液染 1～4 小时，37℃。

（3）蒸馏水速洗。

（4）苏木精复染。

（5）酒精梯度上行脱水。

（6）二甲苯透明，中性树胶封固。

3. 染色结果　破骨细胞胞浆呈红色，细胞核呈蓝色（图 1-4-24）。

知识点

组织化学染色（特殊染色）在临床病理诊断中的应用

1. 鉴定脂肪组织或脂类组织——采用油红 O，苏丹Ⅳ染色。
2. 鉴定淀粉样蛋白——采用甲醇刚果红染色。
3. 鉴定横纹肌纤维——采用磷钨酸苏木精，Masson 三色染色。
4. 鉴定胶原纤维——采用 Van Gieson（VG），Masson 三色染色。
5. 鉴定糖原——采用过碘酸雪夫（PAS）染色。
6. 鉴定黏液——采用黏液卡红（胭脂红），阿辛蓝（alcian blue），过碘酸雪夫（PAS）染色。
7. 鉴定黑色素——采用硫酸亚铁染色法。
8. 鉴定神经纤维——采用银浸镀染色。
9. 鉴定弹性纤维——采用间苯二酚-品红染色。

学习笔记

10. 鉴别网状纤维——采用氢氧化银氨液浸染。
11. 鉴别含铁血黄素——采用亚铁氰化钾染色。
12. 鉴别钙盐——采用硝酸银染色或茜素红 S 染色。
13. 鉴别细菌——采用苯胺结晶紫染色法。
14. 鉴别真菌——采用过碘酸雪夫液(PAS)法。
15. 鉴别结核分枝杆菌——采用 Ziehl-Neelsen 染色法。
16. 鉴别幽门螺杆菌——采用瑞氏染色法。
17. 鉴别活体细胞——采用 Giemsa 染色法。
18. 鉴别成骨细胞——采用碱性磷酸酶钙-钴染色法。
19. 鉴别破骨细胞——采用抗酒石酸酸性磷酸酶染色法。

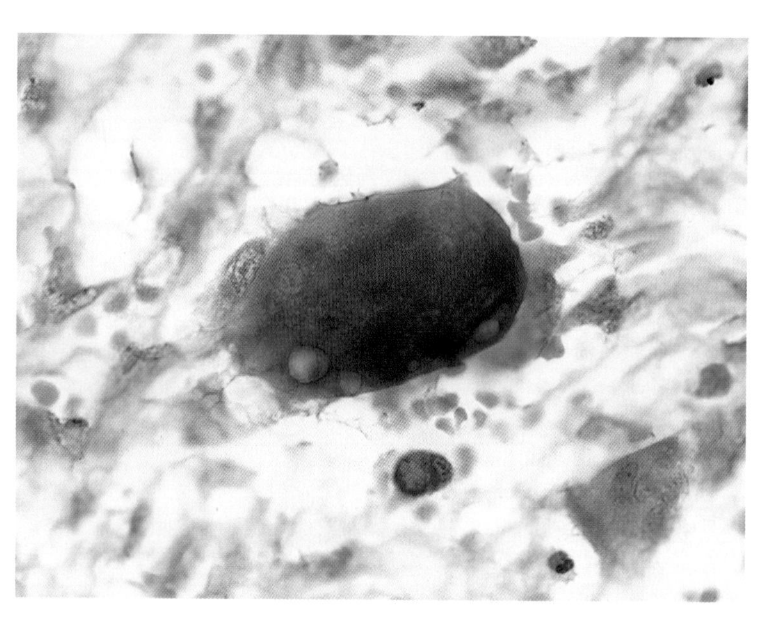

图 1-4-24　骨巨细胞瘤抗酒石酸酸性磷酸酶染色
破骨细胞胞浆呈红色，细胞核呈蓝色。抗酒石酸酸性磷酸酶染色，×1000

第五节　免疫组织化学技术

免疫组织化学是利用抗原-抗体反应的原理，用已知的抗体检测组织或细胞内未知的抗原。从而判断组织或细胞的组织来源及其分化，用于病理诊断和鉴别诊断。免疫组织化学通常采用特异性抗体(一抗)与机体组织或细胞中的抗原结合(表 1-5-1)，选用标记的桥抗体(二抗)特异与一抗结合，并能与显色剂或荧光色素结合，在光学显微镜或荧光显微镜下观察。

表 1-5-1　常用抗体一览表

抗体名称	主要用途(标记)
actin(Smooth Muscle)	平滑肌、唾液腺及肿瘤中的肌上皮细胞
AACT(抗胰糜蛋白酶)	组织细胞及其来源的肿瘤
calponin	平滑肌、唾液腺及肿瘤中的肌上皮细胞
CD3	成熟 T 细胞
CD20	B 细胞、前 B 细胞

续表

抗体名称	主要用途(标记)
CD31	单核细胞、B 细胞、内皮细胞
CD34	髓样细胞、内皮细胞
CD45RB	B 细胞
CD45RO	T 细胞
CEA(癌胚抗原)	腺上皮来源的腺癌
CK8	腺癌、导管癌
CK10&13	鳞状上皮及其来源的肿瘤
EMA(上皮膜抗原)	正常上皮细胞及其肿瘤
GFAP	星形胶质瘤、唾液腺肿瘤中的肌上皮细胞
Lysozyme(溶菌酶)	组织细胞及其来源的肿瘤
Melan A(黑色素 A)	恶性黑色素瘤
MyoD1	横纹肌肉瘤
S-100 蛋白	黑色素瘤细胞、软骨细胞、唾液腺肌上皮细胞
vimentin(波形蛋白)	间叶来源的肿瘤
LF(乳铁蛋白)	腺上皮成分

一、抗体的选择

首先了解抗体标记的适用范围及反应谱。不同的英文缩写表明不同用途的抗体,Flow cyt 用于流式细胞术;ICC/IF 用于免疫组织化学/荧光;IHC(PFA fixed)用于多聚甲醛固定的标本;IHC-Fr 用于冷冻切片;IHC-P 用于石蜡包埋的标本;IP 用于免疫沉淀;WB 用于免疫印迹。尽量选择单克隆抗体,按说明书要求进行稀释,通常采用 0.01M 磷酸盐缓冲液(PBS,pH 7.2)稀释抗体,然后分装保存于 4℃冰箱或-20℃冻存。

二、抗原的修复

对于石蜡包埋的组织,抗原决定簇被封闭,需要按说明书的要求进行抗原修复。通常采用 0.01M 枸橼酸缓冲液修复抗原。而新鲜组织或细胞,不需要进行抗原修复。

1. 抗原修复方法　组织切片脱蜡至水(用多聚赖氨酸处理后的防脱片的载玻片捞片),切片浸泡于装有抗原修复缓冲液的玻璃容器中。置于水浴锅或微波炉中,加热至 95～98℃,15 分钟,修复缓冲液不沸腾。修复完毕后置于室温中冷却至 60℃,然后放入 0.01M 磷酸盐缓冲液中。

2. 抗原修复常用试剂

(1) 0.01M 枸橼酸缓冲液:

1) A 液(0.1M 枸橼酸溶液):2.1g 枸橼酸溶于 100ml 蒸馏水。

2) B 液(0.1M 枸橼酸钠溶液):2.9g 枸橼酸钠溶于 100ml 蒸馏水。

3) 工作液:9ml A 液与 41ml B 液加入 450ml 蒸馏水中,pH 6.0。

(2) 0.01M 磷酸盐缓冲液(PBS):NaCl 8.5g,KCl 0.2g,$Na_2HPO_4 \cdot 12H_2O$ 2.85g,KH_2PO_4 0.27g,溶于 1000ml 双蒸水中,pH 7.4。

3. 载玻片的预处理　为避免抗原修复时组织从切片上脱落,载玻片需经蒸馏水冲洗后

60℃烤干。放入多聚赖氨酸(0.1mg/ml)中浸泡至少40分钟后,烤40分钟,备用。

【问题1】一抗是怎样产生的?

思路:将从人体上提取纯化的抗原,免疫不同的哺乳类和禽类动物。得到如鼠抗人,兔抗人的抗体,即一抗。因每种抗原都具有几个抗原决定簇,产生多个决定簇的抗体,即多克隆抗体。单克隆抗体是针对某一抗原决定簇的,因而特异性强,亲和力高。

【问题2】二抗是怎样产生的?

思路:将一抗作为抗原,免疫动物得到的抗一抗的抗体称为二抗。二抗应选用与一抗相同的物种来源,如一抗是鼠源的单克隆抗体,二抗则选抗鼠的二抗(如羊抗鼠或兔抗鼠)。二抗还需与一抗的类别或亚类相匹配,这通常是针对单克隆抗体而言。多克隆抗体主要是IgG类免疫球蛋白,因此相应的二抗就是抗IgG抗体。

【问题3】抗体是怎样标记的?

思路:标记抗体的方法主要有:①标记特异性抗体(一抗),其方法为一步法或直接法;②标记抗特异性抗体(二抗),其方法为二步法或间接法;③标记免疫复合物,其方法为多步法或桥连法;④利用生物素-抗生物素间的亲和特性建立的ABC法,其方法为多步法或桥连法。通常每一步抗体结合反应都会产生免疫染色的放大效应。所以从方法的敏感性而论,多步法优于二步法,二步法优于一步法。

三、免疫组织化学ABC法

即卵白素-生物素-酶复合物(avidin-biotin-peroxidase complex,ABC)法。

1. 操作步骤

(1) 石蜡切片,脱蜡至水。

(2) 3% H_2O_2 浸泡10分钟后,蒸馏水洗涤。

(3) 0.01M枸橼酸缓冲液修复抗原15分钟,冷却到60℃。

(4) 0.01M PBS洗涤3次。

(5) 正常血清(0.01M PBS按1∶50稀释)孵育20分钟。

(6) 一抗(0.01M PBS按1∶100稀释,同时设有PBS液代替一抗的阴性对照)37℃湿盒内孵育60分钟。

(7) 0.01M PBS洗涤3次。

(8) 生物素标记的二抗(0.01M PBS按1∶100稀释)37℃湿盒内孵育30分钟后。

(9) 0.01M PBS洗涤3次。

(10) ABC复合物(Reagent A与Reagent B等两混合后按1∶100稀释)湿盒内孵育60分钟。

(11) 0.01M PBS洗涤3次。

(12) DAB(二氨基联苯胺四盐酸)-3% H_2O_2 液显色5分钟,水洗。

(13) 苏木精浅染细胞核。

(14) 酒精梯度上行脱水、二甲苯透明、中性树胶封固。

2. 染色结果　阳性呈棕黄色或深黄色。阳性部位可分布于细胞浆,细胞膜或细胞核(图1-5-1)。

附:DAB液的配制方法:15mg的DAB粉末溶入30ml 0.01M PBS液中,混匀,加入3~4滴3% H_2O_2。DAB液需现用现配。废弃的DAB液必须收集在废液瓶内。不能倒入下水道,以免污染水源。

学习笔记

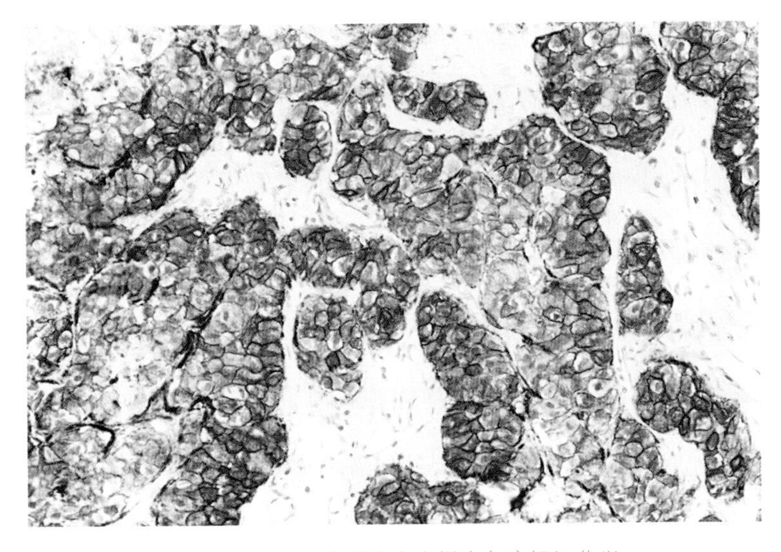

图 1-5-1　唾液腺黏液表皮样癌免疫组织化学
肿瘤细胞表达 c-erbB-2，阳性呈棕黄色，分布于细胞浆和细胞膜。ABC，×200

四、免疫组织化学 PAP 法

即过氧化物酶-抗过氧化物酶（peroxidase-antiperoxidase，PAP）法。

1. 操作步骤

（1）石蜡切片，脱蜡至水。

（2）3% H_2O_2 浸泡 10 分钟后，蒸馏水洗涤。

（3）0.01M 枸橼酸缓冲液修复抗原 15 分钟，冷却到 60℃。

（4）0.01M PBS 洗涤 3 次。

（5）正常血清（0.01M PBS 按 1∶50 稀释）孵育 20 分钟。

（6）一抗（0.01M PBS 按 1∶100 稀释，同时设有 PBS 液代替一抗的阴性对照）37℃湿盒内孵育 60 分钟。

（7）0.01M PBS 洗涤 3 次。

（8）过氧化物酶标记的二抗（0.01M PBS 按 1∶100 稀释）37℃湿盒内孵育 30 分钟。

（9）0.01M PBS 洗涤 3 次。

（10）滴加 PAP 复合物湿盒内孵育 30 分钟。

（11）0.01M PBS 洗涤 3 次。

（12）DAB（二氨基联苯胺四盐酸）-3% H_2O_2 液显色 5 分钟，水洗。

（13）苏木精浅染细胞核。

（14）酒精梯度上行脱水、二甲苯透明、中性树胶封固。

2. 染色结果　阳性部位呈黄色或棕黄色，位于细胞浆或细胞核（图 1-5-2）。

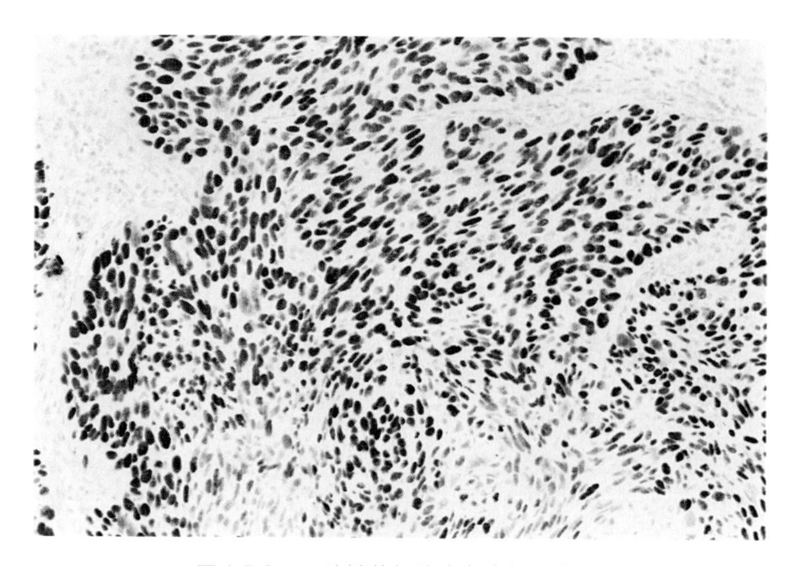

图 1-5-2　口腔鳞状细胞癌免疫组织化学
肿瘤细胞表达 p53，阳性呈棕黄色位于细胞核。PAP，×200

五、免疫组织化学 SP 法

即链霉素抗生物素蛋白-过氧化物酶连接（streptavidin-peroxidase，SP）法。

1. 操作步骤

（1）石蜡切片，脱蜡至水。

（2）3% H_2O_2 浸泡 10 分钟后，蒸馏水洗涤。

（3）0.01M 枸橼酸缓冲液修复抗原 15 分钟，冷却到 60℃。

（4）0.01M PBS 洗涤 3 次。

（5）正常血清（0.01M PBS 按 1∶50 稀释）孵育 20 分钟。

（6）一抗（0.01M PBS 按 1∶100 稀释，同时设有 PBS 液代替一抗的阴性对照）37℃湿盒内孵育 60 分钟。

（7）0.01M PBS 洗涤 3 次。

（8）生物素标记的二抗（0.01M PBS 按 1∶100 稀释）37℃湿盒内孵育 30 分钟。

（9）0.01M PBS 洗涤 3 次。

（10）辣根过氧化物酶标记的链霉素卵白素工作液，37℃湿盒内孵育 30 分钟。

（11）0.01M PBS 洗涤 3 次。

（12）DAB（二氨基联苯胺四盐酸）-3% H_2O_2 液显色 5 分钟，水洗。

（13）苏木精浅染细胞核。

（14）酒精梯度上行脱水、二甲苯透明、中性树胶封固。

2. 染色结果　阳性部位呈棕黄色或黄色，分布于细胞浆或细胞核（图 1-5-3）。

学习笔记

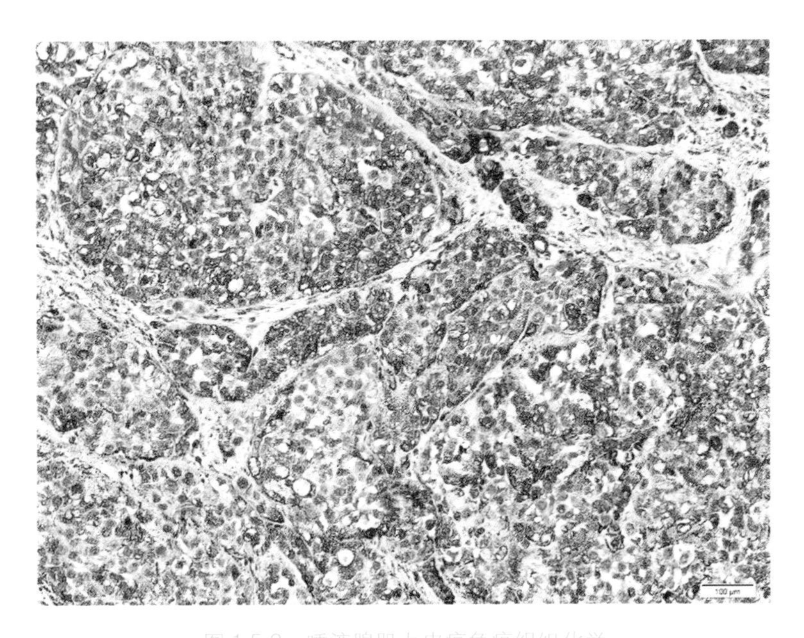

图 1-5-3 唾液腺肌上皮癌免疫组织化学
肿瘤细胞表达平滑肌 actin(SMA),阳性呈棕黄色位于细胞浆。SP,×100

六、免疫组织化学 Polymer 法

即非生物素型聚合物(polymer)法。

1. 操作步骤

(1) 石蜡切片,脱蜡至水。

(2) 3% H_2O_2 浸泡 10 分钟后,蒸馏水洗涤。

(3) 0.01M 枸橼酸缓冲液修复抗原 15 分钟,冷却到 60℃。

(4) 0.01M PBS 洗涤 3 次。

(5) 正常血清(0.01M PBS 按 1∶50 稀释)孵育 20 分钟。

(6) 一抗(0.01M PBS 按 1∶100 稀释,同时设有 PBS 液代替一抗的阴性对照)37℃湿盒内孵育 60 分钟。

(7) 0.01M PBS 洗涤 3 次。

(8) 滴加反应增强剂(primary antibody enhancer)室温下孵育 20 分钟。

(9) 0.01M PBS 洗涤 3 次。

(10) 辣根过氧化物酶标记的 IgG 聚合物(HRP polymer,酶标记的二抗)室温下孵育 30 分钟。

(11) 0.01M PBS 洗涤 3 次。

(12) DAB(二氨基联苯胺四盐酸)-3% H_2O_2 液显色 5 分钟,水洗。

(13) 苏木精浅染细胞核。

(14) 酒精梯度上行脱水、二甲苯透明、中性树胶封固。

2. 染色结果 阳性呈棕黄色,阳性部位可分布于细胞浆,细胞膜或细胞核(图 1-5-4)。

学习笔记

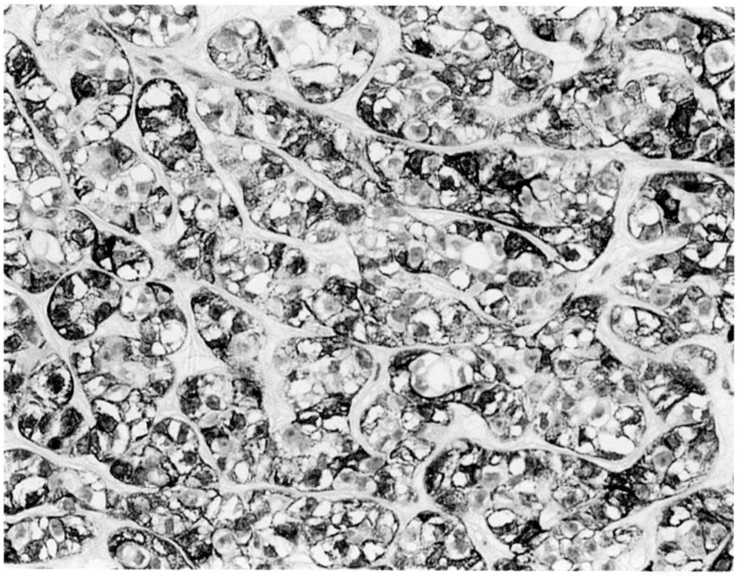

图 1-5-4　唾液腺上皮-肌上皮癌免疫组织化学
肿瘤细胞表达 calponin，阳性呈棕黄色位于细胞浆。Polymer，×200

七、免疫荧光标记法

（一）直接免疫荧光法

1. 操作步骤

（1）新鲜组织冷冻切片，厚度 4～5μm。细胞涂片或细胞爬片。

（2）空气干燥 10 分钟。

（3）室温下，丙酮固定 5～10 分钟。

（4）0.01M PBS 洗涤 2 分钟，共 3 次。

（5）荧光素 FITC 或 TRITC 标记的抗体（0.01M PBS 按 1∶50 或 1∶100 稀释），37℃孵育 30 分钟，避光。

（6）滴加 25μg/ml DAPI 染色剂复染细胞核，37℃孵育 30 分钟。

（7）0.01M PBS 洗涤 2 分钟，共 3 次。

（8）蒸馏水洗 1 分钟，共 2 次。

（9）甘油封片。

（10）荧光显微镜下观察。

2. 染色结果　FITC 标记阳性为绿色（图 1-5-5）；TRITC 标记阳性为红色；细胞核呈蓝色。

（二）间接免疫荧光法

1. 操作步骤

（1）新鲜组织冷冻切片，厚度 4～5μm。细胞涂片或细胞爬片。

（2）空气干燥 10 分钟。

（3）室温下，丙酮固定 5～10 分钟。

（4）0.01M PBS 洗涤 2 分钟，共 3 次。

（5）3% H_2O_2 孵育切片 10 分钟。

（6）0.01M PBS 洗涤 2 分钟，共 3 次。

（7）滴加适当浓度的一抗（0.01M PBS 按 1∶50 或 1∶100 稀释），37℃孵育 2 小时。双重标记分别采用鼠抗人和兔抗人的一抗孵育切片。

（8）0.01M PBS 洗涤 2 分钟，共 3 次。

学习笔记

(9) 滴加 25μg/ml DAPI 染色剂复染细胞核,37℃孵育 30 分钟。

(10) 0.01M PBS 洗涤 2 分钟,共 3 次。

(11) 滴加荧光素 FITC 或 TRITC 标记的二抗,37℃孵育 30 分钟,避光。双重标记分别采用抗鼠和抗兔的荧光素 FITC 和 TRITC 标记的二抗孵育切片。

(12) 0.01M PBS 洗涤 2 分钟,共 3 次。

(13) 蒸馏水洗 1 分钟,共 2 次。

(14) 甘油封片。

(15) 荧光显微镜下观察。

2. 染色结果　FITC 标记阳性为绿色;TRITC 标记阳性为红色;细胞核呈蓝色(图 1-5-6)。

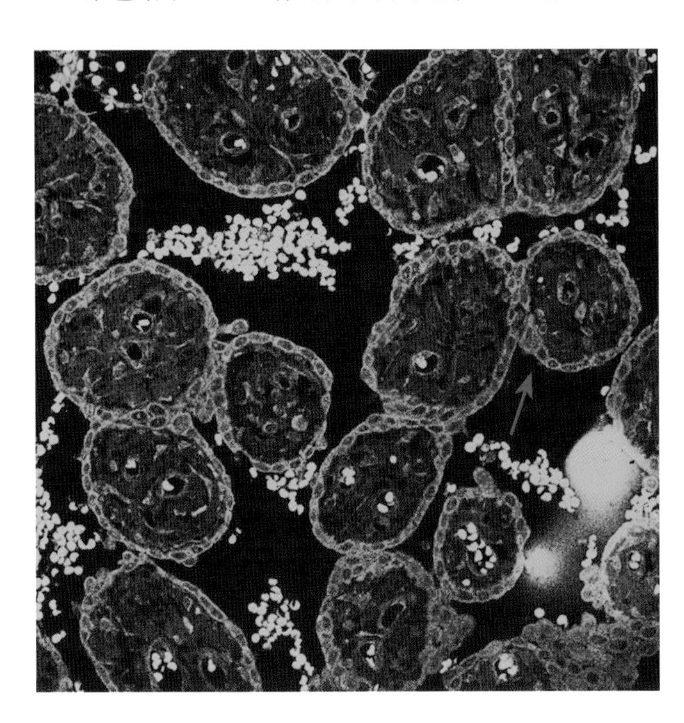

图 1-5-5　口腔黏膜天疱疮直接免疫荧光

在上皮内疱中,结缔组织乳头突入疱腔内,乳头表面排列单层基底细胞。细胞周围呈绿色(FITC)荧光环(箭头示),显示 C3 补体沉积。直接免疫荧光,×400

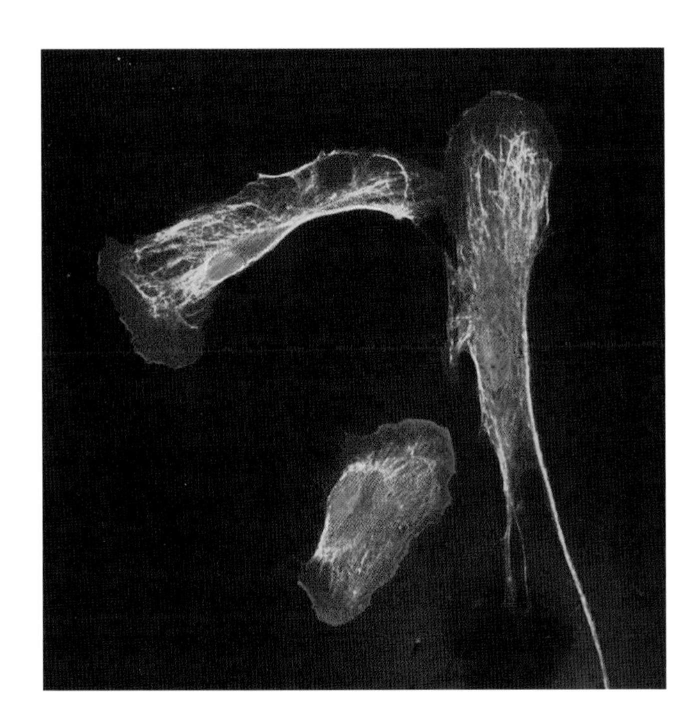

图 1-5-6　牙龈成纤维细胞间接免疫荧光双重标记

细胞对 vimentin 反应阳性,绿色荧光(FITC)位于细胞浆。细胞对 EGFR 反应阳性,红色荧光(TRITC)位于细胞膜。细胞核呈蓝色。间接免疫荧光双重标记,×400

学习笔记

【问题4】几种免疫组织化学方法有哪些特点?

思路:ABC法和PAP法灵敏度较高,不易引起非特异性染色。ABC法的敏感性和特异性比PAP法更高。SP法因链霉抗生物素内无糖,背景着色浅,敏感度强。Polymer法可以有效防止内源性生物素的干扰,灵敏度高。免疫荧光技术特异性强,敏感度高,且速度快。但免疫荧光标记存在非特异性染色问题,荧光容易消失,需在短时间内观察拍照。

知识点

免疫组织化学在临床病理诊断中的应用

1. 鉴别癌与肉瘤——采用CK,vimentin抗体。
2. 鉴别淋巴瘤——采用CD20,CD3抗体。
3. 鉴别血管内皮细胞——采用CD31,CD34抗体。
4. 鉴别唾液腺肌上皮细胞——采用calponin,actin,S-100蛋白抗体。
5. 鉴别组织细胞——采用AACT,Lysozyme抗体。
6. 鉴别横纹肌肉瘤——采用MyoD1抗体。
7. 鉴别黑色素瘤——采用Melan A抗体。
8. 鉴别口腔黏膜疱性疾病——采用IgG或C3补体直接免疫荧光。

第六节　电子显微镜技术

电子显微镜是使用电子来展示物件的内部或表面的显微镜,以电子束作光源,电磁场作透镜。其理论分辨率(约0.1nm)远高于光学显微镜的分辨率(约200nm)。常用的电子显微镜技术有透射电子显微镜和扫描电子显微镜(以下简称透射电镜和扫描电镜)。

学习笔记

一、透射电镜

透射电镜(transmission electron microscope,TEM),常用于观察组织和细胞内部的超微结构,以及辨认在普通光学显微镜所不能分辨的细微物质。

1. 新鲜组织标本立即固定于4%戊二醛(磷酸盐缓冲液A液11ml与B液55ml混合,加入50%戊二醛(原液)6ml,混匀,pH 7.2～7.4)4～6小时。

2. 新鲜细胞标本离心成团后,弃上清,沿离心管加入2.5%戊二醛(磷酸盐缓冲液A液20ml与B液80ml混合后取95ml,再加入50%戊二醛(原液)5ml,混匀,pH 7.2～7.4),固定4小时以上,置于4℃冰箱,静止不晃动。

附:1/15M磷酸盐缓冲液(PBS)的配制　取A液(磷酸二氢钾1.816g溶于200ml双蒸水)25ml加入B液(磷酸氢二钠5.5g溶于200ml双蒸水)75ml(pH 7.2)或A液20ml加入B液80ml(pH 7.4)。

3. 组织标本在4%戊二醛液浸泡下,置于蜡片上。采用剃须刀片十字交叉,分切标本为1mm×1mm×1mm大小的组织块(图1-1-3)。

4. 1/15M PBS液10～15分钟,3次。

5. 1%锇酸后固定1～2小时,4℃冰箱保存。

6. 1/15M PBS液10～15分钟,共3次。

7. 丙酮逐级上行脱水,每次10～15分钟。

8. 37℃下丙酮:Epon 812包埋液=1:1浸透60分钟。

9. 37℃下丙酮:Epon 812包埋液=1:3过夜。

10. 37℃下 Epon 812 包埋 5 小时。

11. 置入烤箱聚合,37℃,24 小时;60℃,48 小时。

12. 超薄切片,厚度为 50～70nm。

13. 醋酸双氧铀染色 30～45 分钟,枸橼酸铅染色 5～30 分钟。

14. 透射电子显微镜观察照相(图 1-6-1)。

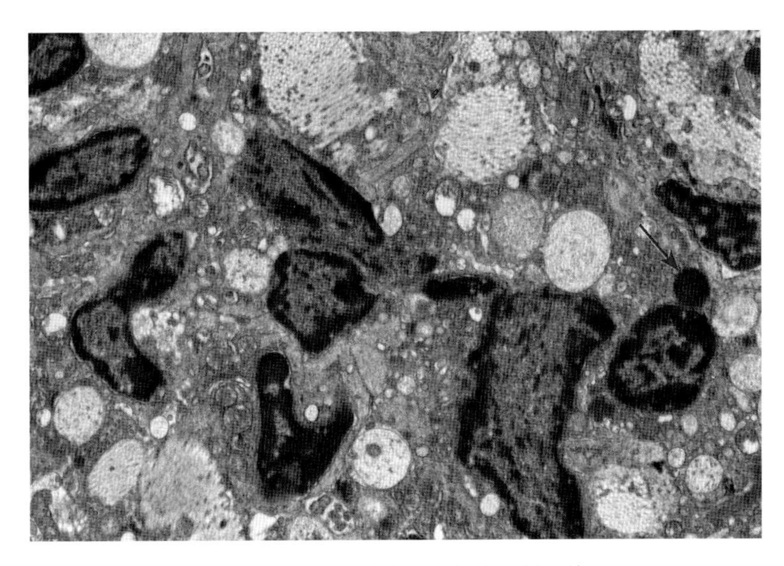

图 1-6-1　唾液腺腺样囊性癌透射电镜

肿瘤细胞出现凋亡,可见凋亡小体(箭头示)。TEM,×6000

二、免疫电镜

将电镜技术与免疫组织化学技术相结合,采用高电子密度的标记物显示抗原抗体特异结合的部位。如胶体金表面带有负电荷的疏水性颗粒,能与抗体相吸附,在细胞超微结构上定位和定性。免疫电镜分为透射免疫电镜和扫描免疫电镜,可采用铁蛋白标记,过氧化物酶标记和胶体金标记,这里主要介绍胶体金标记的透射免疫电镜。

1. 新鲜标本立即固定于 0.5% 戊二醛(磷酸盐缓冲液 A 液(磷酸二氢钾 1.816g 溶于 200ml 双蒸水)20ml 与 B 液(磷酸氢二钠 5.5g 溶于 200ml 双蒸水)80ml 混合后取 99ml,再取 50% 戊二醛(原液)1ml,混匀,pH 7.2～7.4(含 4% 多聚甲醛)2 小时以上。

2. 标本置于蜡片上,浸泡于固定液中。采用剃须刀片十字交叉,分切标本为 1mm×1mm×1mm 大小的组织块(图 1-1-3)。

3. NH_4Cl 溶液冲洗 2 次。

4. 蔗糖冲洗 3 次,4℃冰箱过夜。

5. 低温 4℃下丙酮逐级上行脱水。

6. Lowicryl K_4M 包埋剂浸透包埋,半薄切片定位。

7. 超薄切片 50～70nm,捞在载网上。

8. 0.1M PBS(含 1% 牛血清白蛋白),室温下孵育载网 5 分钟。

9. 标记一抗(0.1M PBS 按 1∶50 或 1∶100 稀释一抗),室温下孵育载网 1 小时。采用 0.1M PBS 代替一抗作为阴性对照。

10. 0.1 MPBS 液冲洗载网 5 分钟。

11. 20mM Tris-盐溶液(pH 8.2),洗载网 5 分钟。

12. 20mM Tris-盐溶液按 1∶20 稀释 IgG-胶体金标记的二抗。室温下二抗孵育载网 30 分钟。

13. 20mM Tris-盐溶液(pH 8.2),洗载网 5 分钟。

学习笔记

14. 双蒸水洗5分钟。

15. 待载网自然晾干后，醋酸双氧铀染色30～45分钟，枸橼酸铅染色5～30分钟。

16. 透射电镜显微镜下观察拍照（图1-6-2）。

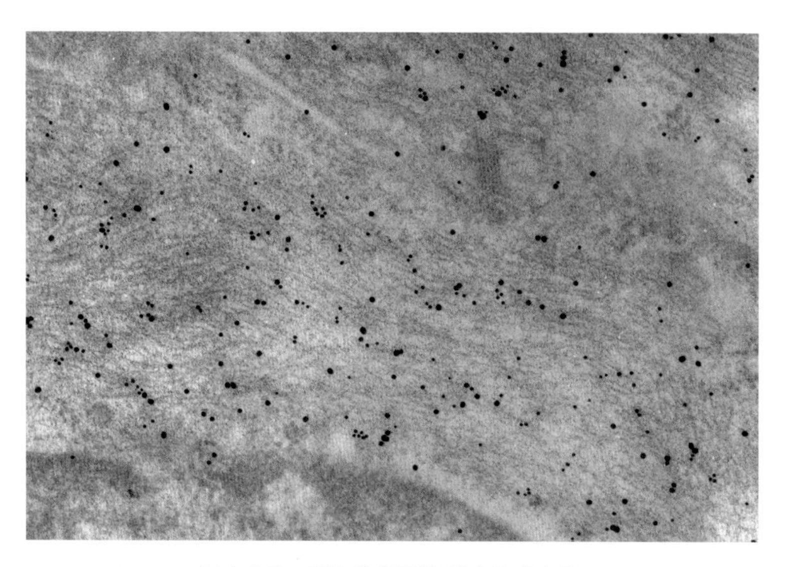

图1-6-2　唾液腺多形性腺瘤免疫电镜
肿瘤性肌上皮细胞胞浆内含有GFAP中间丝（20nm胶体金标记）和vimentin中间丝（10nm胶体金标记）。TEM，×42 000

三、电镜组织化学

又称电镜细胞化学，是将透射电镜技术与组织（细胞）化学技术相结合，在细胞超微结构原位上显示和示踪其化学成分或化学反应的一种技术。

（一）钌红电镜组织化学

重金属钌红能够选择性与细胞内和细胞外间质中蛋白多糖的葡萄糖胺聚糖结合。在超微结构上呈现为一种高电子密度的细小颗粒，用以示踪细胞内和细胞外间质中的蛋白多糖。

1. 新鲜标本立即固定于2.5%戊二醛（磷酸盐缓冲液A液（磷酸二氢钾1.816g溶于200ml双蒸水）20ml与B液（磷酸氢二钠5.5g溶于200ml双蒸水）80ml混合后取95ml，再取50%戊二醛（原液）5ml，混匀，pH 7.2～7.4）（含0.2%钌红）24小时以上。

2. 标本置于蜡片上，浸泡于固定液中。采用剃须刀片十字交叉，分切标本为1mm×1mm×1mm大小的组织块（图1-1-3）。

3. 0.1M二甲砷酸钠缓冲液冲洗3次，过夜。

4. 1%锇酸（1% OsO_4）后固定1小时。

5. 丙酮逐级上行脱水。

6. Epon 812与丙酮按1∶1浸透1小时。

7. Epon 812包埋。

8. 半薄切片定位。

9. 超薄切片，厚度50～70nm。

10. 醋酸双氧铀染色30～45分钟，枸橼酸铅染色5～30分钟。

11. 透射电子显微镜下观察拍照（图1-6-3）。

（二）鞣酸电镜组织化学

鞣酸又名单宁酸，能够沉淀蛋白质。与细胞内外的弹性蛋白和胶原蛋白结合，形成电子致密物，以示踪细胞产生弹性蛋白和胶原蛋白的情况。

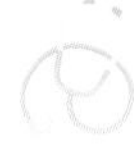

1. 新鲜标本立即固定于3%戊二醛(磷酸盐缓冲液A液(磷酸二氢钾1.816g溶于200ml双蒸水)20ml与B液(磷酸氢二钠5.5g溶于200ml双蒸水)80ml混合后取94ml,再取50%戊二醛(原液)6ml,混匀,pH 7.2~7.4)(含4%鞣酸)2小时以上。

2. 标本置于蜡片上,浸泡于固定液中。采用剃须刀片十字交叉,分切标本为1mm×1mm×1mm大小的组织块(图1-1-3)。

3. 0.1mM二甲砷酸钠缓冲液冲洗标本至液体完全透明。

4. 2%锇酸后固定1小时。

5. 酒精梯度上行脱水。

6. Epon 812包埋,半薄切片定位。

7. 超薄切片,厚度50~70nm。

8. 醋酸双氧铀染色30~45分钟,枸橼酸铅染色5~30分钟。

9. 透射电子显微镜下观察拍照(图1-6-4)。

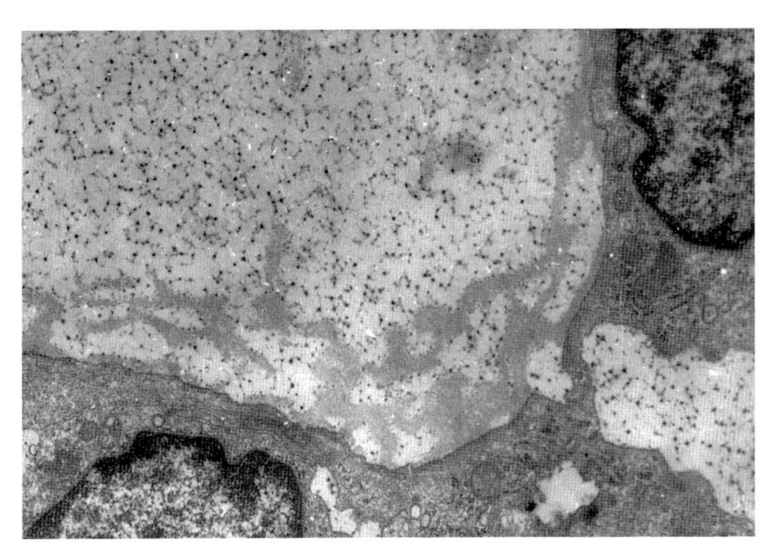

图1-6-3　唾液腺腺样囊性癌钌红电镜组织化学

肿瘤囊样腔隙中充满钌红阳性的蛋白多糖颗粒。TEM,×16 000

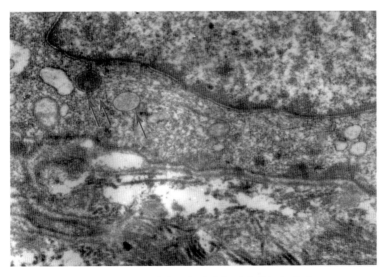

图1-6-4　唾液腺多形性腺瘤鞣酸电镜组织化学

肿瘤性肌上皮细胞胞浆内含有低电子密度的前胶原蛋白分泌囊泡(箭头示)和高电子密度的前弹性蛋白分泌囊泡(双箭头示)。TEM,×12 000

学习笔记

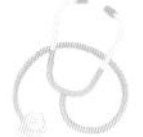

四、扫描电镜

扫描电子显微镜(scanning electron microscope,SEM),利用电子束扫描样品表面获得样品信息,利用样品的二次电子发射产生样品表面放大的图像,来观察样品的表面形态和表面结构。

1. 组织标本固定于2.5%戊二醛(磷酸盐缓冲液A液(磷酸二氢钾1.816g溶于200ml双蒸水)20ml与B液(磷酸氢二钠5.5g溶于200ml双蒸水)80ml混合后取95ml,再取50%戊二醛(原液)5ml,混匀,pH 7.2~7.4)1~3小时。

2. 组织标本置于蜡片上,浸泡于固定液中。采用剃须刀片十字交叉,分切标本直径小于2mm,高度3~5mm之间(图1-1-3)。

3. 细胞标本需要培养细胞传代后,进行细胞爬片(细胞爬在圆形盖玻片上)。待细胞生长至70%融合后,用0.01M PBS液洗涤,2.5%戊二醛固定1小时。

4. 1/15M PBS洗10~15分钟,共3次。

5. 酒精梯度上行脱水,各15~30分钟。

6. 75%,100%叔丁醇干燥2次后,置冰箱冷冻10分钟,真空抽气1~1.5小时。

7. 真空镀膜法和离子镀膜法,离子喷镀仪喷金。

8. 扫描电子显微镜观察照相(图1-6-5)。

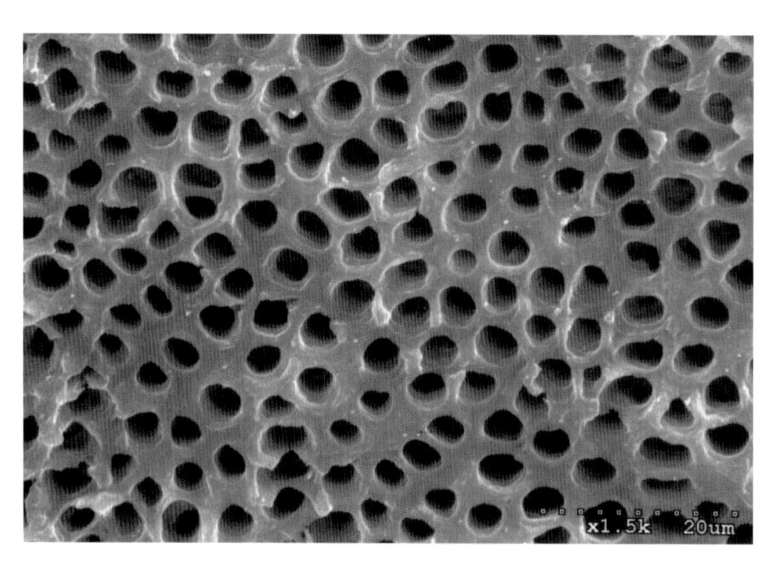

图1-6-5　牙本质小管扫描电镜
SME,×1500

第七节　分子生物学技术

1953年Watson和Crick提出的DNA双螺旋结构模型,成为现代分子生物学诞生的里程碑。现代分子生物学的研究内容包括DNA重组技术(又称基因工程)、基因组/功能基因组与生物信息学的研究、基因表达调控研究等。基因表达与生命的异常状况关系密切,如肿瘤发生,遗传性疾病等。这已成为现代生物学和医学分子生物学研究的重点,尤其是癌基因的发现是目前分子生物学研究的重大成果。分子生物学技术为临床的基因诊断和基因治疗,提供了崭新的手段和方法。

一、原位杂交

原位杂交技术(in situ hybridization)是利用核酸分子碱基互补的基本原理,采用核素或非核素(如地高辛)标记核酸探针,在组织切片或细胞涂片原位上检测某种DNA或RNA序列。原位

学习笔记

杂交技术又名杂交组织化学，细胞杂交或原位杂交组织化学。

1. 标本固定及处理

（1）石蜡包埋标本：

1）组织标本采用10%中性甲醛固定，石蜡包埋。

2）切片厚度4～5μm，用有机硅烷处理过的载玻片捞片。

3）55～60℃烤片2～16小时。

4）二甲苯脱蜡，10分钟，共2次。

5）无水酒精10分钟。

6）空气干燥切片10分钟。

（2）冷冻切片：

1）切片厚度4μm，用有机硅烷处理过的载玻片捞片。

2）空气干燥切片10分钟。

3）室温下，4%多聚甲醛固定10分钟。

4）梯度酒精上行脱水。

5）空气干燥切片10分钟。

（3）细胞涂片：

1）用有机硅烷处理过的载玻片涂片。

2）空气干燥10分钟。

3）室温下，4%多聚甲醛固定10分钟。

4）PBS缓冲液（NaCl 30g，$Na_2HPO_4 \cdot 12H_2O$ 6g，$NaH_2PO_4 \cdot 2H_2O$ 0.4g，定容于1000ml蒸馏水中，PH 7.2～7.6）洗1分钟，共3次。

5）酒精梯度上行脱水。

6）空气干燥10分钟。

2. 酶处理

（1）石蜡切片滴加300～400μl胃酶工作液（胃酶1g溶于4ml去离子水中，取10μl溶于1ml 0.1N HCl），37℃，30分钟。

（2）冷冻切片滴加300～400μl胃酶工作液（胃酶1g溶于4ml去离子水中，取2μl溶于100ml 0.01N HCl），37℃，10分钟。

（3）细胞涂片滴加300～400μl胃酶工作液（胃酶1g溶于4ml去离子水中，取4μl溶于100ml 0.01N HCl），37℃，10分钟。

（4）弃去胃蛋白酶工作液。

（5）酒精梯度上行脱水。

（6）空气干燥切片10分钟。

3. 变性及杂交

（1）滴加20μl适量浓度的地高辛标记的探针杂交液。

（2）同时设阳性对照和阴性对照，分别加入20μl的阳性对照探针和阴性对照探针。

（3）加盖用有机硅烷处理过的盖玻片。

（4）橡胶水泥封住盖玻片四周，晾干。

（5）95℃探针变性5分钟（RNA探针不进行此项）。

（6）37℃杂交16小时。

4. 洗涤

（1）取出切片，去除封片胶。

（2）DNA探针杂交的切片：

学习笔记

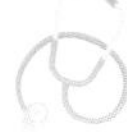

1）置于 TBS(1.0M/L Tris·HCl 10ml,NaCl 8.8g,三蒸水至 1000ml)缓冲液漂洗 10 分钟,盖玻片自然脱落。

2）TBS 缓冲液洗 10 分钟。

3）滴加 PanWash 缓冲液(杂交后洗液)5～6 滴,37℃,15 分钟。

4）TBS 缓冲液漂洗,1 分钟,共 3 次。

(3) RNA 探针杂交的切片:

1）置于 PBS 缓冲液 10 分钟,盖玻片自然脱落。

2）PBS 缓冲液漂洗 2 分钟,共 3 次。

5. 免疫标记

(1) 滴加 2～3 滴辣根过氧化物酶 HRP 的标记物,37℃,30 分钟。

(2) DNA 探针杂交的切片 TBS 缓冲液漂洗,1 分钟,共 3 次。

(3) RNA 探针杂交的切片 PBS 缓冲液漂洗,2 分钟,共 3 次。

(4) 蒸馏水洗,1 分钟,共 3 次。

6. 显色

(1) 滴加 2～3 滴 AEC 工作液(也可用 DAB 显色),置于暗处。37℃,5～15 分钟。

(2) 每 5 分钟在显微镜下观察显色情况。

(3) 蒸馏水洗,1 分钟,共 3 次。

7. 复染

(1) 2% 甲基绿(1g 甲基绿溶于 50ml 蒸馏水中。取 20ml 甲基绿水溶液,加入 20ml 三氯甲烷,充分混匀后沉淀。取上清液,再加入 10ml 三氯甲烷,使其沉淀,取上清液。直到沉淀物无紫色为止)复染细胞核,1～4 分钟。

(2) DAB 显色的可用苏木精浅染细胞核。

(3) 蒸馏水洗,1 分钟,共 3 次。

(4) 甘油封片(DAB 显色的可用中性树胶封片)。

(5) 显微镜下观察,拍照。

8. 结果判断　阳性为红色(AEC 显色)或棕黄色(DAB 显色);细胞核为绿色(甲基绿复染)(图 1-7-1)或蓝色(苏木精复染)。

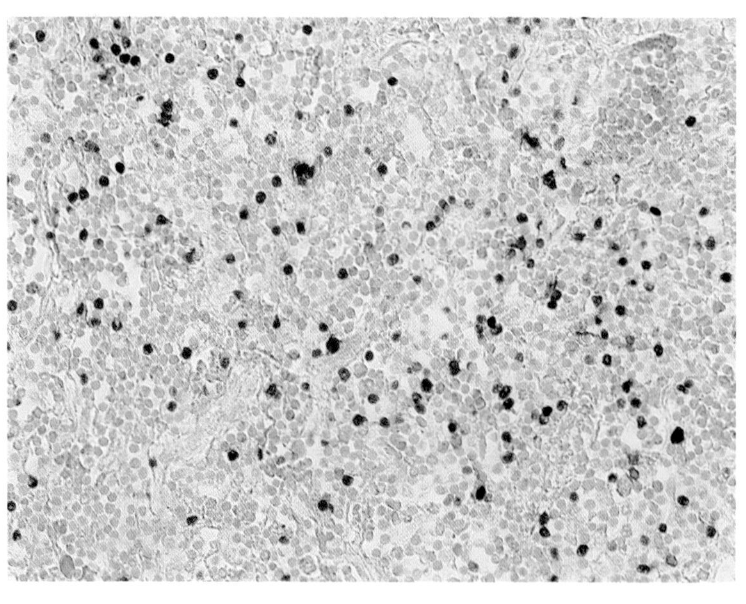

图 1-7-1　淋巴瘤细胞 EB 病毒(EBER)检测
阳性呈红色,细胞核呈绿色。原位杂交,×400

学习笔记

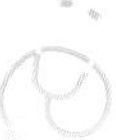

二、多聚酶链式反应(PCR)

多聚酶链式反应(polymerase chain reaction，PCR)是一种体外扩增特异DNA片段的技术，可以在短时间内获得数百万个特异DNA序列的复制。这种技术在临床上可用于某些疾病的基因诊断或检测肿瘤的基因突变。

1. DNA模板的制备

(1) 取100mg新鲜组织，加入1ml的TES裂解液，冰水中研磨至匀浆，加入5% SDS 100μl(终浓度为0.5%)。

(2) 加入蛋白酶K 20μl(10mg/ml)，置50℃水浴3小时或37℃过夜。

(3) 加入等体积Tris饱和酚，混匀，室温离心5000转/分，10分钟。

(4) 取上清，加入等体积的酚∶氯仿∶异戊醇=25∶24∶1混合液，混匀。室温离心5000转/分，5分钟。

(5) 取上清，加入等体积的氯仿∶异戊醇=24∶1混合液，混匀。室温离心5000转/分，5分钟。

(6) 取上清，加入1/10体积的3M醋酸钠(pH 5.2)。加入2倍体积的无水酒精，放-20℃过夜。

(7) 室温离心5000转/分，5分钟，弃上清，加入1ml的80%酒精。

(8) 室温离心5000转/分，5分钟，弃上清，室温下晾干，TE溶解后，放入-20℃冰柜保存。

(9) 用2%琼脂糖凝胶(琼脂糖2g溶于1×TBE 100ml中，加热溶解。电泳时加入EB(终浓度0.5μg/ml)电泳，定性检查有无降解，并用Specgene仪进行定量并检测纯度。

2. 引物设计　从GenBank中找出需要检测的基因序列。应用Primer Express Software Version 3.0软件(AB Applied Biosystem公司)设计引物。引物通常分为上游引物和下游引物。

3. PCR反应体系

(1) 10×缓冲液2.5μl。

(2) $MgCl_2$(25mM)2μl。

(3) dNTP(10mM)各0.5μl。

(4) Taq DNA聚合酶1U。

(5) 上、下游引物各25pmol。

(6) 模板DNA 300ng。

(7) 加去离子水至25μl。

4. PCR扩增

(1) 94℃预变性2分钟。

(2) 94℃ 45秒，55℃ 45秒，72℃ 45秒，35次循环。

5. 取PCR产物10μl，加入上样液(0.25%溴酚蓝；0.25%二甲苯青；40%蔗糖)1μl，于2%琼脂糖凝胶中电泳。

6. 凝胶成像系统观察并照相(图1-7-2)。

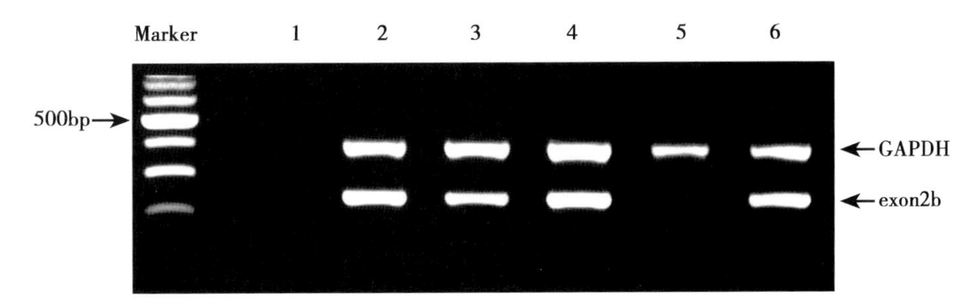

图1-7-2　PCR检测颊癌p16基因纯合子缺失

1. 阴性对照；2. 正常颊黏膜；3. 颊黏膜白斑；4～6. 颊癌，其中5为纯合子缺失

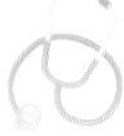

三、多聚酶链式反应-单股构型多态分析(PCR-SSCP)

PCR-SSCP 技术是一种 DNA 单链凝胶电泳技术,由日本 Orita 等在 1989 年创建用于筛查基因突变的一种新技术。它根据 PCR 扩增后的 DNA 片段变性成单链 DNA,在聚丙烯酰胺凝胶电泳时形成不同的立体构型,影响电泳的泳动速度。与正常组织相比较,在电泳中出现迁移率的变化来检测基因变异。

1. DNA 模板的制备同前。

2. PCR 反应程序同前,扩增产物于 2% 琼脂糖凝胶电泳(图 1-7-3)。

3. 聚丙烯酰胺凝胶电泳制胶

(1) 清洗两块玻璃板,晾干,95% 酒精擦拭,自然干燥。

(2) 用密封条密封两块玻璃板的周边,2% 琼脂糖密闭玻璃板与胶条之间的缝隙。

(3) 配制 10% 聚丙烯酰胺凝胶(30% 丙烯酰胺 7.5ml;灭菌双蒸水 12.6ml;5×TBE 2.25ml;10% 过硫酸铵 157.5μl;TEMED 10.13μl),轻轻摇匀后灌胶。

(4) 插入梳子,室温放置 1 小时,待凝胶凝固。

(5) 放入垂直电泳槽,凹型玻璃贴紧电泳缓冲液。

(6) 上下电泳槽内灌入 1×TBE 电泳缓冲液,轻轻拔出梳子。

4. 聚丙烯酰胺凝胶电泳上样

(1) 上样液的配制:去离子甲酰胺 4.5ml;0.5M EDTA 20μl;溴酚蓝 2.5g;二甲苯青蓝 2.5g;灭菌三蒸水 300μl。

(2) 取 5μl PCR 扩增产物与上样液按 1∶1的比例混匀。

(3) 上样前 95℃ 变性 5 ~ 10 分钟,立即冰浴骤冷。

(4) 低温瞬时离心,取变性样品上样。

(5) 电泳液温度保持 4℃。

(6) 调整电压 140V,电泳 6 ~ 8 小时,低温 4℃ 电泳。

5. 银染色

(1) 凝胶放入固定液(150ml 无水乙醇,50ml 醋酸,加 300ml 双蒸水成 500ml)4 ~ 12 小时。

(2) 30% 酒精 30 分钟,洗 2 次。

(3) 三蒸水清洗 10 分钟,共 3 次。

(4) 0.1% $AgNO_3$ 染液 30 分钟(以上步骤均在摇床中进行)。

(5) 少许三蒸水洗 2 次,显色液(12.5g Na_2CO_3 溶于 500ml 三蒸水中,加 0.1ml 甲醛)中显色 10 分钟。

(6) 终止液(1% 醋酸)中 3 分钟,再用水洗。

(7) 晾干,玻璃纸装包装,扫描干胶记录结果。

6. 结果分析 以正常组织扩增产物作为对照,病例标本中出现电泳条带的增多,减少或位置的迁移,即为异常泳动条带,说明该样本中存在基因突变(图 1-7-4)。

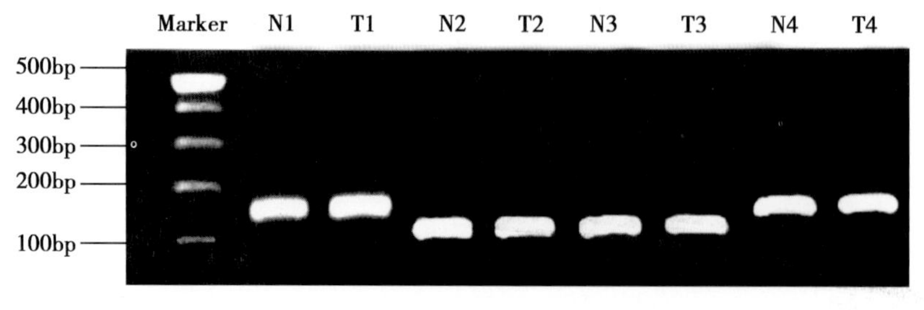

图 1-7-3 颊癌 p53 基因 5 ~8 外显子的 PCR 扩增

N:正常颊黏膜;T:颊癌;1. 第 5 外显子(171bp);2. 第 6 外显子(110bp);3. 第 7 外显子(130bp);4. 第 8 外显子(156bp)

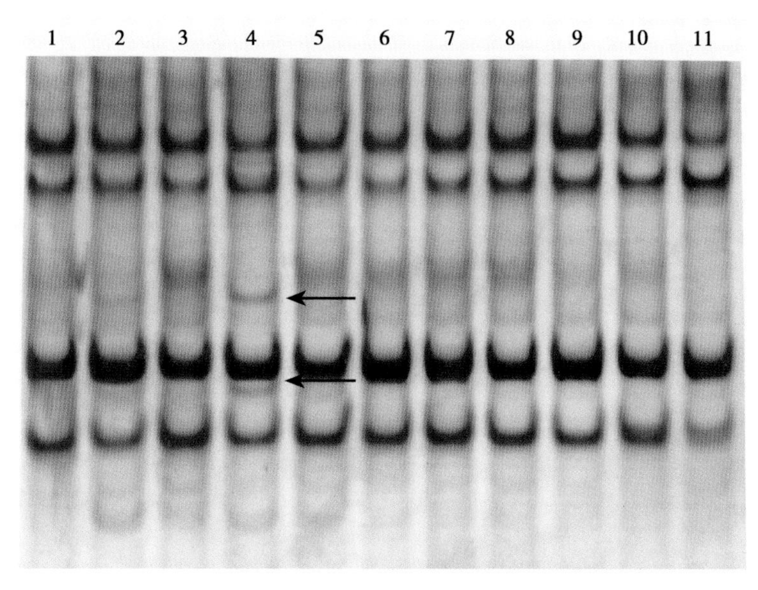

图 1-7-4　颊癌 p53 基因第 5 外显子突变的 SSCP 检测
1. 正常颊黏膜;2～11. 颊癌。其中 4 出现异常移动带(箭头示)

四、蛋白免疫印迹(Western blot)

Western blot 是检测蛋白质的方法,与 Southern blot(检测 DNA)或 Northern blot(检测 RNA)杂交方法类似。Western blot 是将聚丙烯酰胺凝胶电泳(SDS-PAGE)分离的蛋白质,通过电转移到一张印迹膜上,用抗体取代探针来识别结合在膜上的一种或几种蛋白质。该技术广泛应用于检测蛋白水平的表达。

1. 细胞总蛋白的提取

(1) 取新鲜组织标本 100mg。

(2) 加入 500μl 细胞裂解液,匀浆,冰浴 30 分钟。

(3) 4℃放置 30～40 分钟,期间轻摇。

(4) 4℃离心 10 分钟,8000 转/分,取上清,-80℃保存。

2. 蛋白定量　采用福林-酚法进行蛋白定量。

(1) 取 3mg 牛血清白蛋白,溶于生理盐水 0. 3ml(30μg/μl)。

(2) 依次稀释为 300μg/ml,150μg/ml,75μg/ml,27. 5μg/ml,13. 25μg/ml 的标准溶液。

(3) 采用双管测定,分别加入标准蛋白和样品蛋白溶液,生理盐水至 1ml。

(4) 各管分别加入试剂 A(酒石酸钾钠 2g,Na_2CO_3 100g,溶于 500ml 的 1M NaOH 液体中,蒸馏水至 1000ml)0. 9ml,混匀后置于 50℃水浴中 10 分钟,冷却。

(5) 各管分别加入试剂 B(酒石酸钾钠 2g,硫酸铜晶体($CuSO_4 \cdot 5H_2O$)1g,溶于 90ml 蒸馏水中,再加入 10ml 的 1M NaOH)0. 1ml,混匀,室温放置 10 分钟。

(6) 分别加入试剂 C(福林酚,使用时 1∶13 稀释)3ml,立即混匀,置于 50℃水浴中 10 分钟,冷却后比色。

(7) 以生理盐水管为空白管,在核酸蛋白分析仪上测量 650nm 吸光度值。

(8) 以标准蛋白含量为横坐标,各管的 650nm 吸光度值(ABS)为纵坐标,得到标准曲线。

(9) 在直线上找出样品 ABS 所对应的含量,计算样品中的蛋白含量浓度。

3. SDS-PAGE 电泳

(1) 清洗玻璃板,晾干,95% 酒精擦拭,自然干燥。

(2) 制胶:

学习笔记

1）8%分离胶（30%丙烯酰胺2.7ml，1M Tris-HCl 3.75ml，10% SDS 100μl，10%过硫酸铵100μl，TEMED 6μl，双蒸水3.32ml）10ml灌注胶板下方约4/5的体积。

2）5%的浓缩胶（30%丙烯酰胺0.67ml，1M Tris-HCl 0.5ml，10% SDS 40μl，10%过硫酸铵40μl，TEMED 4μl，双蒸水2.7ml）4ml灌注胶板上方约1/5的体积。

（3）样品上样：取200μg样品，与5×上样缓冲液（0.5M Tris. HCl 5ml，SDS 1g，β-巯基乙醇0.6ml，50%甘油8ml，0.05%溴酚蓝1ml，双蒸水4.4ml）混匀，100℃水浴5分钟，冷却后加样。

（4）电泳：浓缩胶8V/cm，分离胶15V/cm，直至溴酚蓝到达分离胶的底部。

4. 转膜

（1）PVDF膜置100%甲醇中2分钟，用水漂洗2次，用转移缓冲液B（Tris 1.51g，溶于400ml蒸馏水中，加入甲醇100ml）漂洗2次。

（2）将与凝胶大小一致的滤纸和膜分别浸入缓冲液A（Tris 18.2g，容于400ml蒸馏水中，加入甲醇100ml）中2张；缓冲液B中2张；缓冲液C（Tris 1.5g，溶于350ml蒸馏水中，硼酸调pH值至9.5，蒸馏水定容400ml，加入甲醇100ml）中2张，各15分钟。

（3）将缓冲液A中的2张滤纸置正极底盘上。

（4）将缓冲液B中的2张滤纸置缓冲液A的滤纸上。

（5）将转移膜置浸有缓冲液B的滤纸上。

（6）将凝胶置转移膜上。用针从胶向膜面做记号。

（7）将缓冲液C中的滤纸置凝胶上，以上各层之间不留气泡。

（8）放上固定门，盖上负极盖。4℃低温电泳。

（9）接通电源，每平方厘米不超过5mA通电，电压不超过25V。时间20～25分钟。

（10）转移结束，取出转移膜，进行免疫显色。

5. 免疫显色

（1）将转移膜放入1×丽春红（丽春红S 0.2g，三氯醋酸3g，磺基水杨酸3g，蒸馏水100ml）染液中，出现蛋白条带后，用双蒸水漂洗脱色。

（2）5%脱脂牛奶封闭，4℃过夜（或室温2小时）。

（3）弃封闭液，加入TPBS（NaCl 137mM/L，KCl 2.68mM/L，$Na_2HPO_4 \cdot 12H_2O$ 8.10mM/L，KH_2PO_4 1.47mM/L，0.05% Tween-20）1∶100稀释的一抗，室温下3～4小时。

（4）TPBS洗膜30分钟，3次。

（5）TPBS稀释过氧化物酶标记的二抗，室温1～2小时。

（6）TTBS（1.0M/L Tris·HCl 10ml，NaCl 8.8g，三蒸水至1000ml，0.05% Tween-20）洗膜30分钟，3次。

（7）TBS（1.0M/L Tris·HCl 10ml，NaCl 8.8g，三蒸水至1000ml）洗膜5分钟。

（8）DAB显色，拍照记录。

6. 结果判断 p53蛋白在53kDa处出现蛋白条带为阳性（图1-7-5）。p16蛋白为在16kDa处出现蛋白条带为阳性（图1-7-6）。

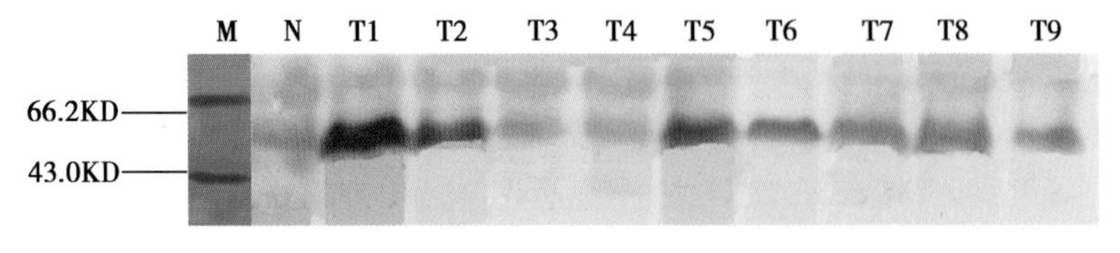

图1-7-5 颊癌p53蛋白Western blot

M：蛋白Marker；N：正常颊黏膜；T1～T9. 颊癌，其中T1，T2，T5～T9为p53蛋白高表达

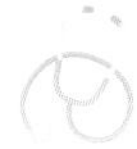

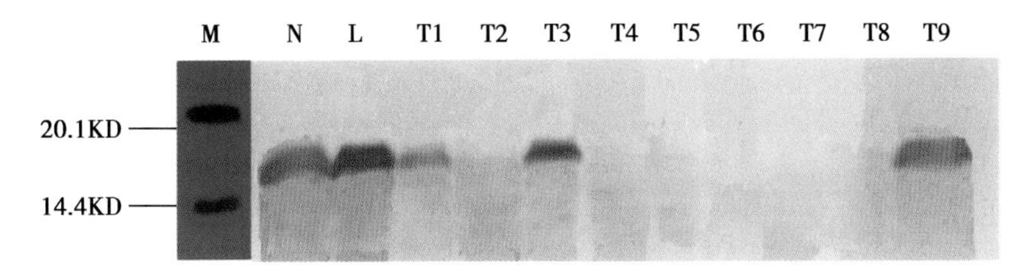

图 1-7-6　颊黏膜白斑和颊癌 p16 蛋白 Western blot

M:蛋白 Marker;N:正常颊黏膜;L:颊黏膜白斑;T1 ~ T9:颊癌,其中 T2,T4 ~ T8 为 p16 蛋白的失表达

五、实时定量荧光 PCR(Real-time PCR)

常用方法分为荧光染料掺入法(SYBR Green)和探针法(Taqman probe),这里主要介绍相对定量 SYBR Green 染料法($\Delta\Delta C_T$法)。

1. 总 RNA 提取

(1) TRIzol 法提取总 RNA:

1) 新鲜组织 50mg 加入 1ml TRIzol,室温静置 5 分钟。

2) 加入 0.2ml 氯仿,振荡混匀 15 ~ 30 秒。室温静置 2 ~ 3 分钟,4℃,离心 12 000 转/分,15 分钟。

3) 取上清液,加入 0.5ml 异丙醇,混匀,室温静置 10 分钟。4℃,离心,12 000 转/分,10 分钟,可见乳白色或云雾状 RNA 沉淀。

4) 弃上清,加入 1ml 75% 酒精(含 0.1% DEPC 水配制)混匀。4℃下离心,7500 转/分,5 分钟。风干 RNA 提取沉淀物,用 40μl DEPC 水溶解。

(2) RNA 纯度鉴定:以分光光度法测定总 RNA 的 OD(260)/OD(280)比值等于 2.0。并于 260nm 波长处测定总 RNA 浓度。

(3) RNA 完整性鉴定:采用 1% 琼脂糖凝胶电泳鉴定 RNA 完整性。其 28S 条带的亮度和宽度约为 18S 条带的两倍,表明总 RNA 完整性良好。

2. 反转录合成 cDNA 第一链

(1) RNA 变性的反应体系:

1) 总 RNA3.0μg。

2) Oligo(dT)$_{18}$(10mM)1μl。

3) 去离子水(无 RNA 酶)至 12μl。

(2) RNA 变性的反应条件:60℃,5 分钟;冷却,瞬时离心。

(3) 反转录的反应体系:

1) 5×反应缓冲液 4μl。

2) 10mM dNTP 2μl。

3) RevertAid™ M-MuLV Reverse Transcriptase(200U/μl)1μl。

4) RiboLock™ RNase inhibitor 1μl。

(4) 反转录反应条件:42℃,60 分钟;70℃,5 分钟。

3. 取合成的 cDNA 第一链作为模板,进行 Real-time PCR 扩增

(1) Real-time PCR 反应体系:

1) Power SYBR Green PCR Master Mix 10μl。

2) 上游引物(10μM/L)0.3μl。

3) 下游引物(10μM/L)0.3μl。

学习笔记

4）cDNA 1μl。

5）去离子水（无 RNA 酶）至 20μl。

（2）Real-time PCR 反应条件：50℃，2 分钟；95℃，10 分钟；95℃变性 20 秒，57℃退火 20 秒，72℃延伸 31 秒，共 40 个循环。

（3）生成溶解曲线（The Melt Curve）：95℃，15 秒；60℃，1 分钟；95℃，30 秒；60℃，15 秒。

4. 结果分析　反应结束后，打印溶解曲线图和扩增曲线图（图 1-7-7A，B），采用 $\Delta\Delta C_T$ 相对定量法（relative quantitation，$\Delta\Delta C_T$ analysis）进行计算和统计学分析。

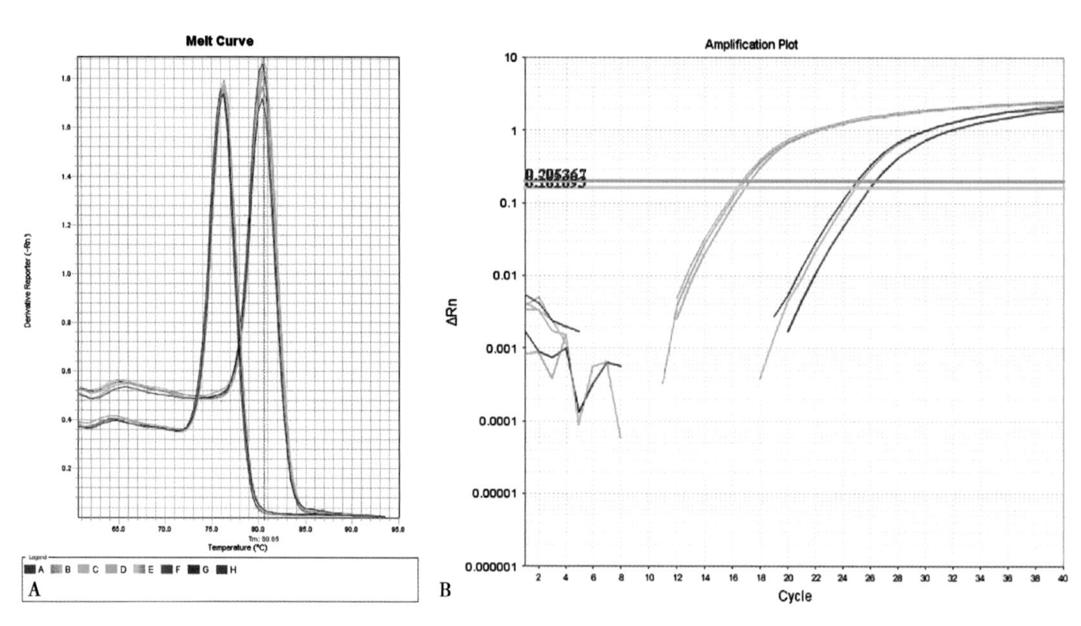

图 1-7-7　唾液腺腺样囊性癌细胞木糖基转移酶Ⅰ（XT-Ⅰ）基因沉默的表达
A. *XT-Ⅰ* 基因（左）与 *GAPDH* 基因（右）产物溶解曲线。B. 扩增曲线

六、核酸序列测定

核酸序列测定，又名 DNA 测序或基因测序。1977 年由 Sanger 等创建的利用 DNA 聚合酶和双脱氧核苷酸末端终止法（Sanger 双脱氧末端终止法）测序，是目前最佳的测序方案。它的原理是在 DNA 聚合酶作用下进行引物延伸，双脱氧核糖核苷三磷酸（ddNTP）作为链终止剂。采用聚丙烯酰胺区分长度仅差 1 个碱基的单链 DNA。在反应过程中，采用荧光标记 DNA 片段或 dNTP，DNA 自动测序仪上测序。

1. 测序胶的制备

（1）胶板的清洗和组装：

1）两块制胶玻璃板洗净后，95% 酒精擦洗，晾干。

2）放置玻璃间隔片，调整制胶玻璃板的水平位。

（2）测序胶的成分：

1）40% 聚丙烯酰胺（丙烯酰胺 38g，N，N'-亚甲双丙烯酰胺 2g，溶于 60ml 灭菌三蒸水中，37℃溶解，定溶于 100ml）16ml。

2）10×TBE（1.0mol/L Tris・HCl 10ml，NaCl 8.8g，灭菌三蒸水至 1000ml）8ml。

3）尿素 40g。

4）10% 过硫酸铵 270μl。

5）四甲基乙二胺（TEMED）50μl。

6）灭菌三蒸水 24ml。

取灭菌三蒸水 24ml，加入 10×TBE 8ml，40% 聚丙烯酰胺 16ml，加热至 72℃。加入尿素 40g，溶解。稍凉后加入 10% 过硫酸铵 270μl 和 TEMED 50μl，立即灌胶。

（3）灌胶：

1）两人配合，一人倒胶，一人推板。缓慢灌注，避免气泡出现。

2）灌胶结束后，在胶板上方插入梳子。

2. 测序反应体系

（1）PCR 产物 8μl。

（2）上、下游引物 2μl。

（3）ddNTP 2μl。

（4）10×测序缓冲液 4μl。

（5）测序级 Taq DNA 聚合酶 2μl。

（6）去离子水 2μl。

采用荧光素标记核苷酸，提高检测灵敏度。也可荧光素标记引物，适用于以引物渐进法测序。

3. 测序反应条件　95℃ 20 秒；50℃ 20 秒；60℃ 1 分钟，30 次循环。4℃保存。

4. 测序电泳

（1）样品加入上样缓冲液（去离子甲酰胺 4.5ml；0.5M EDTA 20μl；溴酚蓝 2.5g；二甲苯青蓝 2.5g；灭菌三蒸水 300μl），90℃加热变性 5 分钟，立即置于冰块中。

（2）将胶板固定在自动测序仪上，倒入 1×TBE 电泳液。

（3）预电泳 15～20 分钟。

（4）每一样品各取 5～8μl 上样，重复 3 个泳道。

（5）电泳电压 220V，25mA，50W。

5. 测序结果直接输入电脑，打印测序图，分析结果（图 1-7-8）。

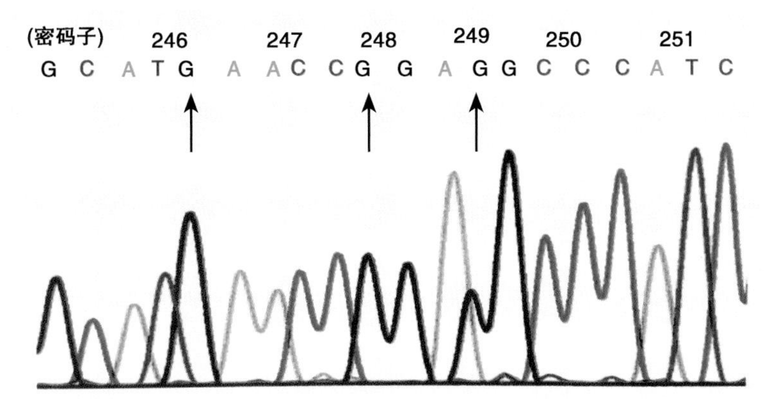

图 1-7-8　颊癌 p53 基因突变的核酸序列测定
碱基突变位点（箭头示）

七、染色体核型分析

人类正常细胞染色体为 46 条，配成 23 对。其中 22 对为常染色体，一对为性染色体，男性为 XY，女性为 XX。根据染色体大小及着丝粒位置的不同，将人类染色体分为 A～G 组共七个组。在一些疾病或肿瘤情况下，染色体出现数目异常或结构畸形。常见的染色体结构异常如平衡易位和倒位以及数量异常。染色体疾病可导致患者的智力障碍或器官发育异常，如唐氏综合病和

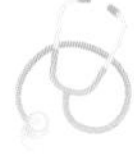

微缺损症。染色体核型分析是常用的研究染色体异常的方法。

1. 细胞培养及固定

（1）无菌抽取静脉血 2ml（加肝素 250U/ml）。

（2）培养于含 20% 的小牛血清，植物血凝素和双抗的 RPMI 1640 培养液中（5ml 培养液中加入 0.4～0.5ml 抽取的血液）。

（3）放入 37℃ 含 5% CO_2 培养箱中培养 68～70 小时。

（4）加入秋水仙素（终浓度为 0.04%～0.8% μg/ml），继续培养 2～3 小时。

（5）收集细胞离心（1000 转/分，10 分钟）。

（6）弃上清，加入低渗液（0.075M KCl）8ml。

（7）37℃ 水浴保温 20 分钟。

（8）加入固定液（甲醇：冰醋酸＝3：1，新鲜配制）2ml。

（9）吹打混匀，离心（1000 转/分，10 分钟）。

（10）弃上清，加入 8～10ml 固定液。

（11）轻轻吹打混匀，室温 30 分钟。

（12）弃上清，再次加入 8～10ml 固定液。

（13）轻轻吹打混匀，室温 30 分钟。

（14）弃上清，加入 1ml 新鲜固定液，放入 4℃ 冰箱。

2. 制片及染色观察

（1）载玻片和盖玻片采用洗涤剂洗涤后，浸泡在 75% 酒精中。绸布擦干，保存于 −20℃ 冰箱。

（2）使用前取出载玻片，滴上 2～3 滴细胞悬液。

（3）轻轻用嘴吹散悬液，室温下自然干燥。

（4）切片置于烤箱中 75℃ 1 小时或 60℃ 过夜。

（5）2.5% 胰酶 37℃ 消化 45 秒～1 分钟（G 显带）。

（6）Giemsa 染色 8～10 分钟（pH 7.2 的磷酸盐缓冲液 9ml 加入 Giemsa 原液 1ml）。

（7）自来水洗后，二甲苯透明，中性树胶封固。

（8）显微镜油镜观察，采集图像（图 1-7-9A，B）。

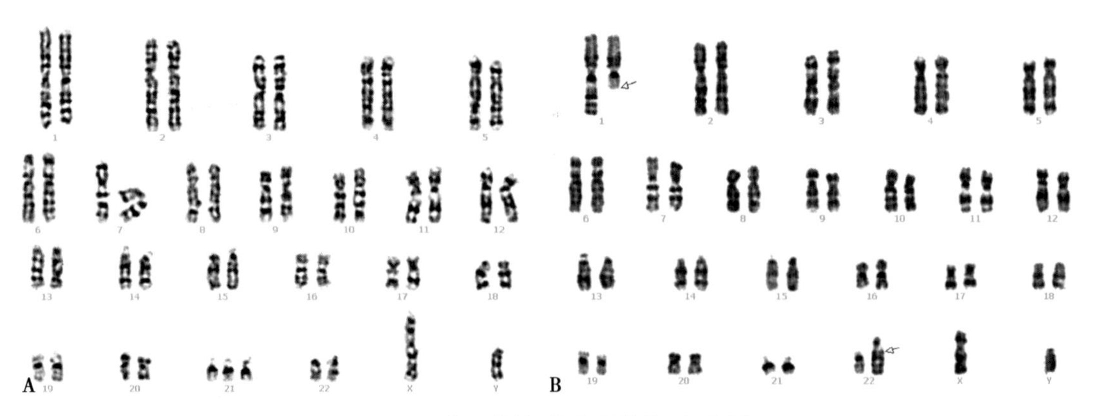

图 1-7-9　染色体核型（G 显带核型）分析

A. 21 号染色体三体。B. 1 号 22 号染色体平衡易位（箭头示）（图片由河北医科大学四院分子生物学实验室李琰主任技师提供）

学习笔记

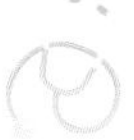

第八节　光学显微镜的使用

一、显微镜的操作方法

1. 面对显微镜端坐，双腿合拢。调整椅位，使双目与目镜平齐。

2. 右手打开显微镜电源，调节灯光亮度。

3. 右手取出一张切片，左手旋转左目镜高度，调节双目镜在一同水平上（图 1-8-1A）。

4. 左手掰开显微镜载物台上推进尺的卡环，右手将切片放置于推进尺中（图 1-8-1B）。

5. 双手调节目镜的瞳距（图 1-8-1C）。

6. 双手操作显微镜观察切片。左手调节微调（图 1-8-1D），右手操作推进尺摇柄（大拇指不动，分别移动示指和中指，使推进尺前后左右移动）（图 1-8-1E）。

7. 右手旋转物镜盘，切换观察倍数。观察切片从低倍到高倍（×4，×10，×20，×40，×100 为油镜）（图 1-8-1F）。

8. 观察完毕后，右手将物镜盘旋转至低倍镜头。

9. 左手掰开载物台上的卡环，右手取出切片，放入切片盒。

10. 右手将灯光光源调弱，关闭电源。

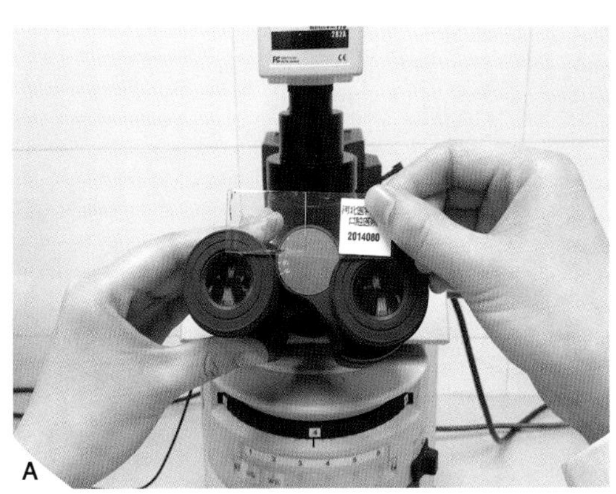

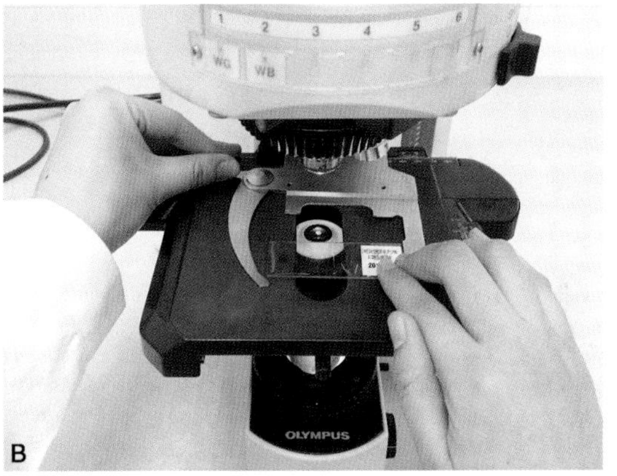

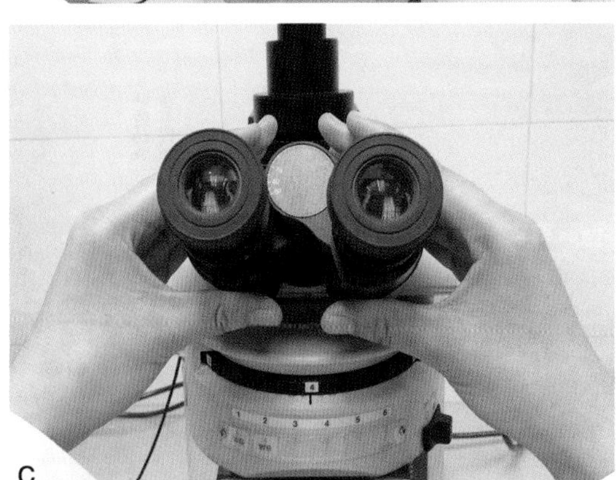

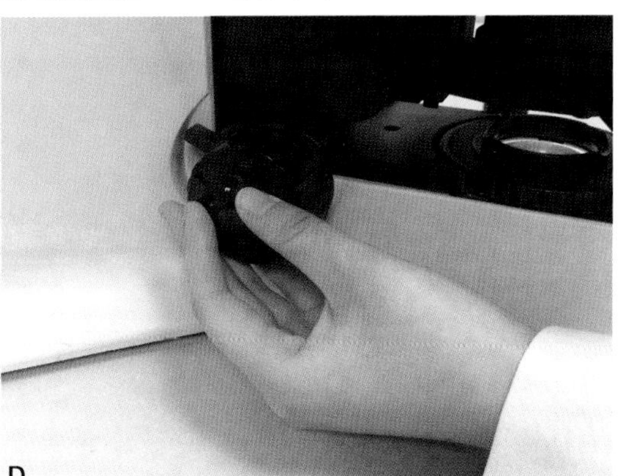

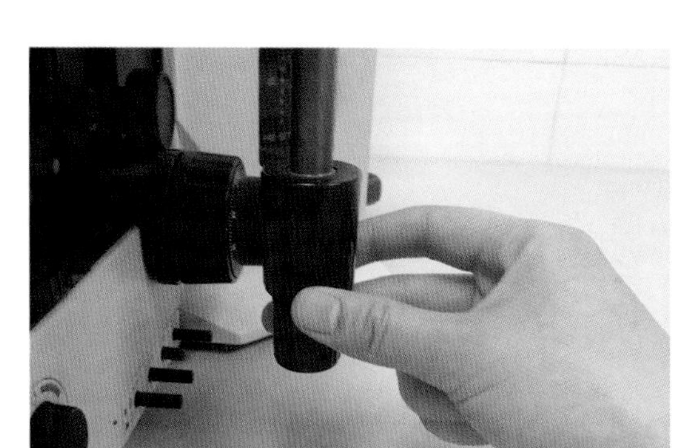

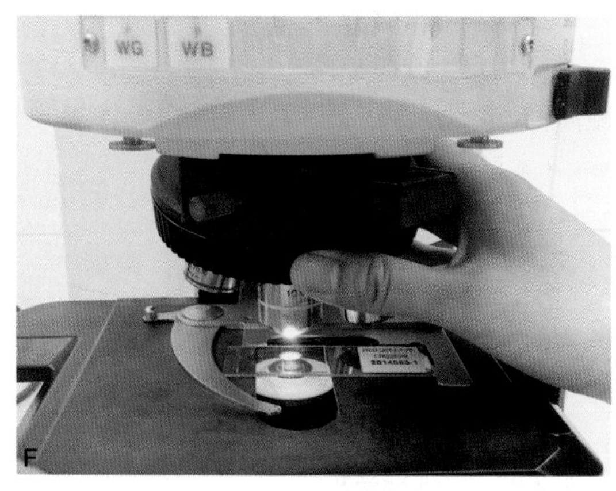

图 1-8-1　光学显微镜的操作方法

A. 调节双目镜在一同水平上。B. 放置切片。C. 双手调节目镜瞳距。D. 左手调节微调。E. 右手操作推进尺摇柄。F. 右手旋转物镜盘

二、油镜的使用方法

1. 待切片上的树胶完全风干后，再使用油镜观察。
2. 首先在低倍镜下观察，选择油镜观察的区域。
3. 在切片的观察区上滴 1～2 滴镜油(显微镜专用镜油 immersion oil，不要使用香柏油 cedarwood oil，以免损害油镜头)。
4. 右手旋转物镜盘，从低倍镜头直接旋转至油镜镜头，避免镜油污染其他镜头。
5. 左手缓慢调节微调，将油镜视野的焦距调节清楚，观察同时进行拍照。
6. 观察结束后，旋转物镜盘到低倍镜头。
7. 取出切片，用二甲苯擦净切片上的镜油。
8. 用擦镜纸擦干油镜镜头上的镜油后，用二甲苯擦净，再用干净的擦镜纸将镜头上残留的二甲苯擦干。

三、显微照片的拍摄

1. 拍摄者需将视力校正到 1.0 以上。
2. 拍摄照片需同时拍摄低倍和高倍视野。
3. 拍摄时应尽量选择典型视野。
4. 拍摄时应躲避切片上的刀痕、刀颤和甲醛沉渣。
5. 拍摄荧光染色的切片，要在避光的条件下进行。

【问题】为什么拍摄显微照片时，对拍摄者的视力有要求？

思路：当用相机拍摄照片时，可以通过自动调焦来实现对物体的清晰度调控。而显微照相则不同，它通常需要人工调焦。只有万能显微镜具有自动调焦功能。在显微镜下观察时，无论拍摄者的视力如何，都可以通过细微调节，清楚地看到显微镜下的视野。所以拍摄者看得清楚，并不能反映拍摄出来的照片是清晰的。当拍摄者的视力在正常视力范围以外，近视或远视时，拍摄出来的显微照片就可能图像模糊，焦距不清。所以拍摄者需要矫正视力在 1.0 以上，才能确保显微照片拍摄的质量。

四、显微照片放大倍数的计算

1. 显微照片的放大倍数等于显微镜目镜的倍数乘以物镜的倍数。例如，目镜放大倍数为×10，物镜倍数为×20，最后放大倍数为×200。

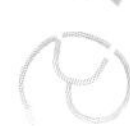

2. 如果显微镜具有中间放大功能，还需乘上中间放大倍数。

3. 如果显微照片进行了裁剪，其放大倍数增加。计算方法首先在照片上选择两点，测量其距离，再除以原始照片上两点间的距离，所得的商乘以原有的放大倍数。

（本章图片由王洁教授提供）

（王洁　钟鸣）

参考文献

1. 王伯沄，李玉松，黄高昇. 病理学技术. 北京：人民卫生出版社，2000
2. 贲长恩，李叔庚. 组织化学. 北京：人民卫生出版社，2001
3. 中华医学会. 临床技术操作规范. 病理学分册. 北京：人民军医出版社，2004
4. 张丽华. 细胞生物学及细胞培养技术. 北京：人民卫生出版社，2003
5. 卢圣栋. 现代分子生物学实验技术. 第2版. 北京：中国协和医科大学出版社，2001

学习笔记

第二章 牙体与牙周组织疾病

第一节 牙体组织疾病

一、龋 病

龋病(dental caries)是人类最常见的慢性细菌感染性疾病之一,是在产酸性细菌、可发酵碳水化合物及牙齿和唾液等宿主因素的交互作用下,造成牙齿硬组织脱矿和破坏,有机基质分解的疾病。

【临床要点】

龋病好发于菌斑滞留不易清洁的部位,最好发的位点依次是咬合面沟窝点隙,邻面接触点下方,唇颊面牙颈部和磨牙颊侧点隙。

龋病的最初临床表现为釉质表面的白垩色斑点,这是釉质脱矿的结果,这一阶段的龋损可通过再矿化恢复。随着脱矿的进展,病变区呈黄色或棕黑色,釉质表面粗糙,最终釉质、牙本质崩解,形成龋洞。冷热酸甜等刺激可引发疼痛,食物嵌入窝洞也可引起疼痛。

【病理学特征】

(一)釉质龋

釉质为高度矿化的硬组织,96%~97%为无机物,釉质龋的基本病理改变为脱矿和再矿化。根据龋损的部位不同,分类为平滑面龋和窝沟龋。由于釉柱排列方向不同的缘故,平滑面龋病损呈三角形,顶部向着釉牙本质界,基底部向着釉质表面;窝沟龋虽也呈三角形,但基底部向着釉牙本质界,顶部向着窝沟壁。釉质龋的病理变化特征基本上通过透射光或偏光显微镜观察平滑面龋磨片得来。

龋病早期,主要表现为白垩色斑点,此时菌斑下方的釉质表面尚保持完整,但脱钙可达50%以上,脱钙使病损区的釉柱横纹和生长线显得比较明显。显微镜下,典型的早期平滑面龋由病变深部至表面可分为四个区域(图2-1-1)。

1. 透明层 位于釉质龋的最深部,龋损最前沿的首个可辨识组织学变化。此层釉质的孔隙增多,孔隙容积达到1%,而正常釉质的孔隙容积只有0.1%。孔隙的直径也大于正常釉质。脱矿主要发生在釉柱和柱间隙的交界处。

2. 暗层 暗层紧接透明层,位于透明层的表面。其暗黑色是龋损导致的釉质过度脱钙的结果。进展较快龋损的暗层较窄,进展缓慢龋损的暗层较宽。暗层部位的孔隙容积为2%~4%。暗层内的孔隙大小不一,部分孔隙较透明层大,部分较小。暗层中有不同程度的釉质再矿化。

3. 病损体部 位于暗层和釉质表面之间,是龋损中脱矿最严重的部位。体部的孔隙容积介于5%~25%之间。与正常釉质相比,体部存在一些较大的羟基磷灰石晶体,这些大晶体可能来自深层溶解矿物质的再沉积。随着持续的酸蚀作用,釉质羟基磷灰石晶体的外周和核心进一步脱矿,并被非结合水和有机物替代。病变体部的横纹和生长线显得更加清楚。

4. 表层 位于龋损的最外表,厚约40μm。龋损初期,虽然表层下脱矿,但表层相对正常。表层的完整与再矿化有关,这些不断沉积的矿物离子来自菌斑和唾液。在未经治疗的龋损中,表层通常被破坏,形成龋洞。

学习笔记

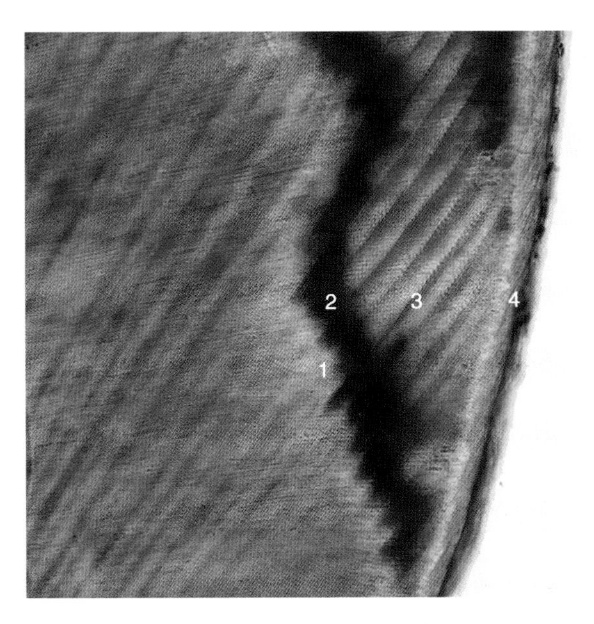

图 2-1-1　釉质平滑面龋
1. 透明层;2. 暗层;3. 病损体部;4. 表层。牙磨片,高倍

在超微结构上,釉质矿物质溶解首先发生在釉柱边缘,然后釉柱内部和釉柱之间脱矿,导致釉柱间和晶体间的空隙加大(图 2-1-2)。釉质的晶体结构发生改变,可能是脱矿和再矿化联合作用的结果。

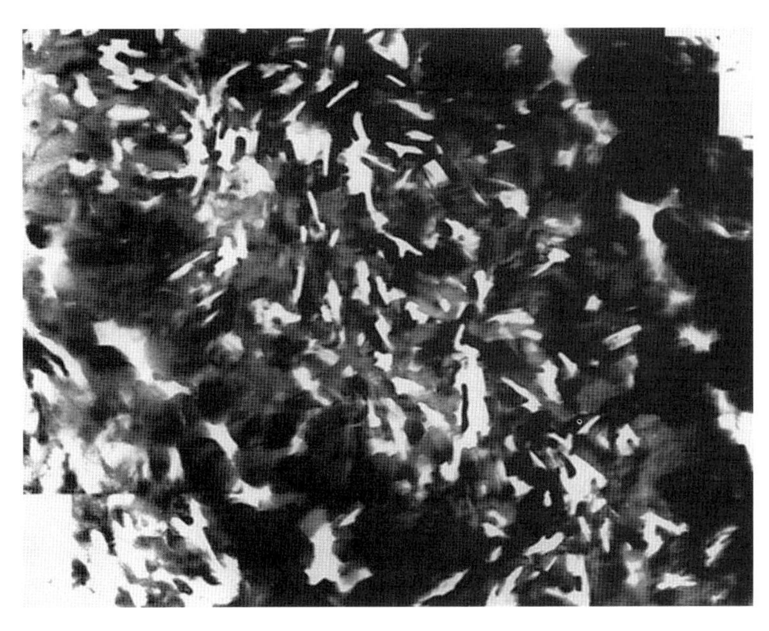

图 2-1-2　龋损区晶体破坏
釉柱柱间区增宽,釉柱中心晶体出现溶解。扫描电镜

(二) 牙本质龋

牙本质矿化程度较低,有机成分约占重量的 20%。另外,牙本质内有牙本质小管,细菌容易通过小管深入,因而牙本质龋的进展较快。牙本质龋的病理学改变由深部到表面分为四个区(图 2-1-3):

1. 透明层　为牙本质龋最深层的改变,也称牙本质硬化层,透射光下呈均质透明状。牙本质小管内有细小的晶体沉积。牙本质小管内的成牙本质细胞突起可发生脂肪变性等损害,但小管内无细菌侵入。部分区域发生脱矿,也有再矿化现象。

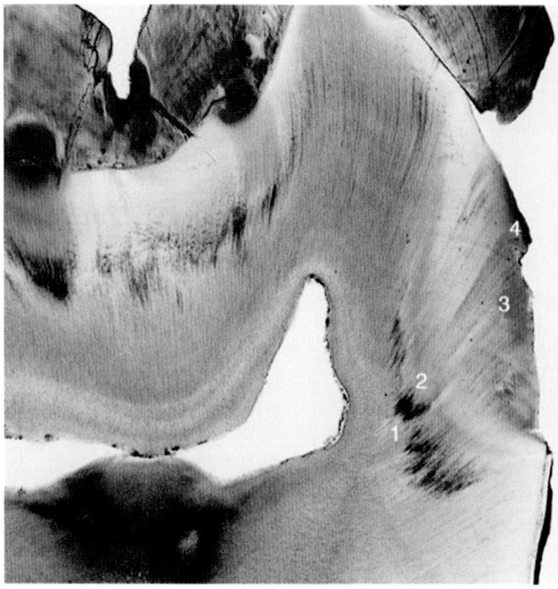

图2-1-3　牙本质邻面龋

1. 透明层；2. 脱钙层；3. 细菌侵入层；4. 坏死崩解层。牙磨片，低倍

2. 脱矿层　管周及管间牙本质脱矿更加明显，但胶原纤维结构基本完好。牙本质小管内和管周有较大的晶体，部分小管内的成牙本质细胞突起变性坏死，内含空气，形成暗黑色的死区。病损牙本质软化，但小管内无细菌侵入。有自我修复的再矿化能力。

3. 细菌侵入层　牙本质严重脱矿，胶原纤维等有机成分变性分解，牙本质小管管腔内充满细菌，膨胀，变形。膨胀的小管挤压邻近的小管，造成相邻小管相互融合，形成串珠样改变（图2-1-4）。病变的小管进一步融合可形成与小管走向平行的液化坏死灶。随着牙本质破坏的加重，致龋菌侧向扩散，形成与牙本质小管垂直的称作横向裂隙的坏死区（图2-1-5）。横向裂隙的形成可能与牙本质生长线的走向有关，也可能是相邻小管液化坏死灶融合的结果，另外，还可能与沿成牙本质细胞突的侧支交通的广泛有机质分解有关。

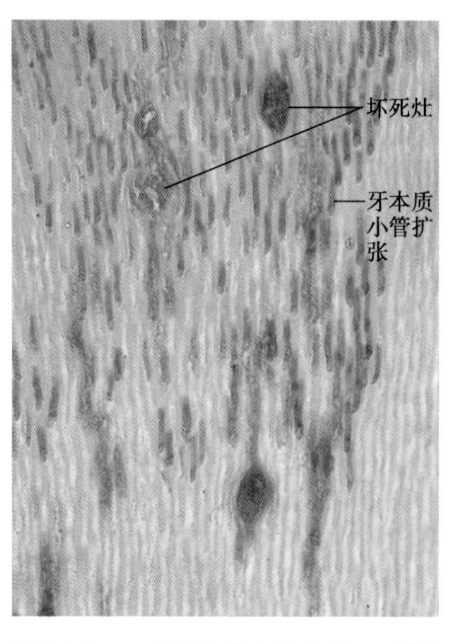

图2-1-4　牙本质小管内细菌侵入，部分区域小管呈串珠状（脱钙切片）

HE，高倍

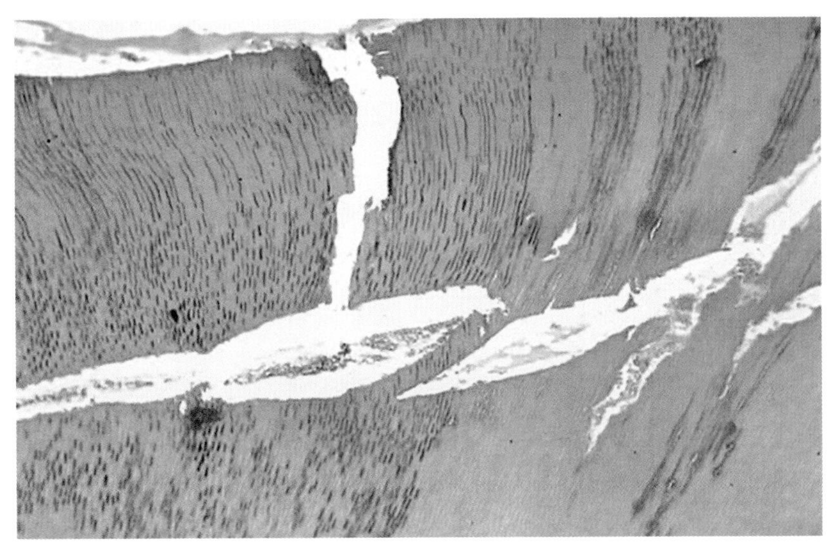

图 2-1-5　牙本质龋中的横向裂隙（脱钙切片）
HE，低倍

4. 坏死崩解层　位于牙本质龋的最外层，细菌不仅局限在牙本质小管内，也侵入到管周和管间牙本质。牙本质结构完全破坏崩解。

（三）牙骨质龋

多发生于牙龈萎缩，牙骨质暴露的牙齿，牙骨质表面有菌斑形成。早期表现为表面脱矿与再矿化。细菌所产的酸可沿穿通纤维向深部侵入，细菌产生的蛋白酶破坏有机质。病变沿牙骨质生长线或层板状结构扩展，造成牙骨质剥脱（图 2-1-6）。牙骨质较薄，矿化程度低，牙骨质龋进展较快，龋形成后很快可达牙本质，引起牙本质龋。

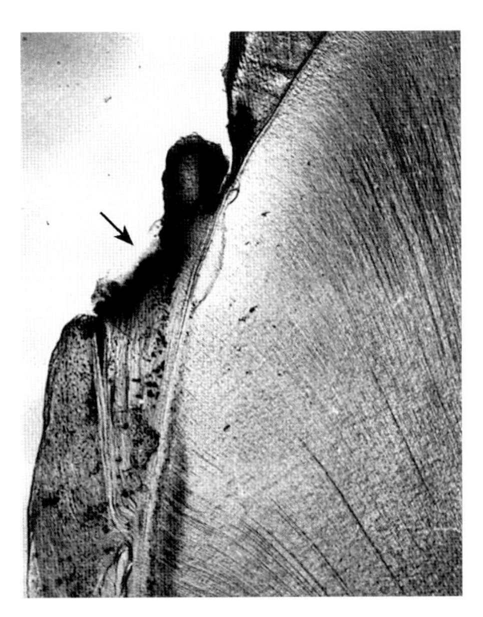

图 2-1-6　牙骨质龋（箭头示）
牙磨片，低倍

【鉴别诊断】

根颈吸收（cervical root resorption）是一种临床罕见的牙外吸收，发生在上皮附着下方的牙根颈部表面，可涉及多牙，是牙周膜中的吸收性细胞进行性破坏牙体硬组织的结果。X 线片可见

学习笔记

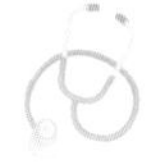

牙颈部基底在外的三角或半圆形透射区，根管轮廓完整（图 2-1-7），看上去与根面龋相似，由于牙吸收部位充满坚韧的纤维血管组织，探诊一般探不到窝洞。

病理学特点为病变处的牙体硬组织表面呈虫蚀状吸收，病变组织中充满血管纤维性组织，其内存在有大量单核/巨噬细胞来源的单个核和多核巨细胞及新生钙化团块（图 2-1-8）。

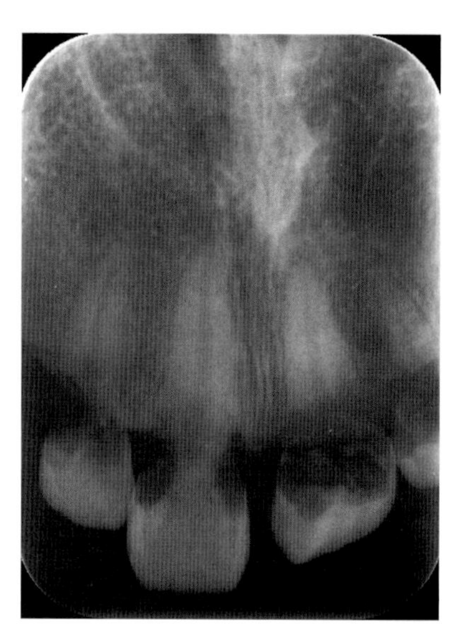

图 2-1-7　根颈吸收 X 线影像

牙颈部外吸收形成基底在外的三角或半圆形透射区，根管轮廓完整

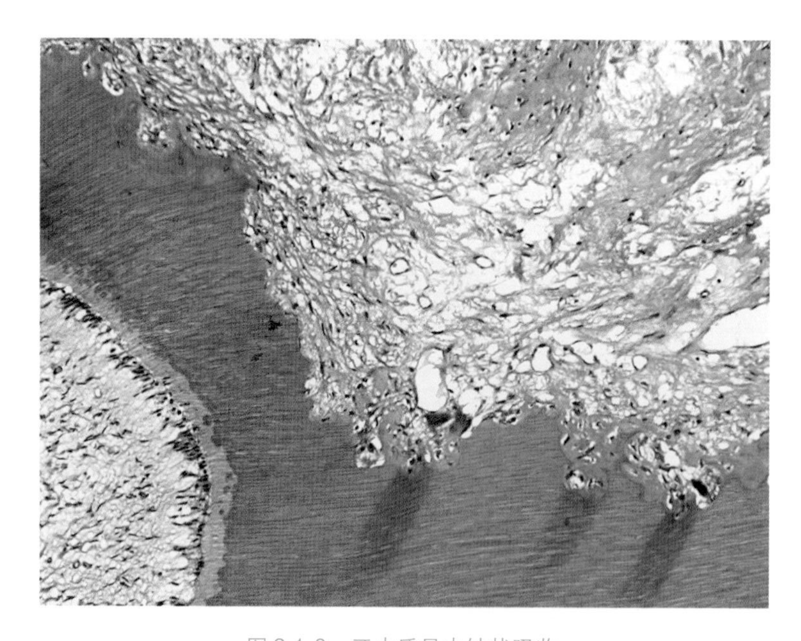

图 2-1-8　牙本质呈虫蚀状吸收

病变组织中充满血管纤维性组织，其内存在有大量单核/巨噬细胞来源的单个核和多核巨细胞。HE，×200

【问题】影响龋病发生的因素有哪些？

思路：

1. 牙面菌斑的细菌构成特点（牙面黏附力强，有产酸性和耐酸性）。
2. 食物的致龋性及可产酸食物的摄入频度。
3. 宿主的年龄（饮食习惯，羟基磷灰石晶体的成熟度）和口腔卫生状况。

学习笔记

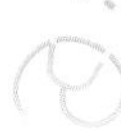

4. 牙齿的构成成分，特别是氟化物的含量。
5. 唾液的流速和稠度。
6. 唾液中的抗微生物物质（IgA，乳铁蛋白，溶菌酶等）。
7. 食物中的抗龋性物质（富含维生素，钙、磷酸盐等矿物质的食物）。

知识点

牙髓牙本质复合体及其对龋齿的保护性反应

牙髓是位于牙本质形成的髓腔内的疏松结缔组织，牙本质是一种活的细胞性硬组织，虽然结构和组织成分不同，二者在胚胎发生和功能上关系密切，作为一个整体应对外来刺激，常合称为牙髓牙本质复合体。龋病发生后，牙髓牙本质复合体会产生一些保护性反应，主要包括发生牙本质硬化以降低牙本质的渗透性，以及形成第三期牙本质等。

1. 牙本质硬化是对应龋病的最常见反应，几乎所有龋损的周围都能见到这种改变。由于各种刺激都可通过牙本质小管扩散到牙髓，因而牙本质小管的渗透性决定了牙髓所受刺激的强弱。受到龋病刺激后，小管内的成牙本质细胞突起发生变性，然后羟基磷灰石和磷酸钙晶体沉积，小管部分或完全被矿化封闭。硬化的牙本质能够降低牙本质的渗透性，其产生的前提是小管内的成牙本质细胞突起尚有活力。

2. 在迅速进展的龋损中，成牙本质细胞在形成硬化牙本质前死亡，小管内成牙本质细胞突起分解并充满空气，形成显微镜下呈黑色的死区。如果牙髓尚相对健康，则在对应死区的髓腔壁上形成修复性牙本质。

3. 牙髓组织受到龋损刺激后，成牙本质细胞分泌牙本质基质，继而矿化形成第三期牙本质。第三期牙本质可细分为反应性牙本质和修复性牙本质。形成反应性牙本质的细胞为残存的原有成牙本质细胞，一般发生在刺激比较温和的部位。形成修复性牙本质的细胞为新分化的成牙本质细胞，一般发生在刺激比较严重的部位。第三期牙本质中的小管数量少且排列紊乱，有些区域不含小管，矿化程度低。

学习笔记

二、牙　髓　病

牙髓是位于牙本质所形成的髓腔内的疏松结缔组织，含有细胞、神经、血管、淋巴管、胶原纤维（Ⅰ型和Ⅲ型胶原）和其他细胞外基质。其细胞成分包括成牙本质细胞、成纤维细胞、未分化间充质细胞、巨噬细胞、淋巴细胞（主要是T淋巴细胞）、树突状细胞等。牙髓组织对外来刺激的反应与身体其他部位的组织相同，此外，由于牙髓组织局限在实性牙本质壁围成的髓腔内，其血供全部依靠经细小的根尖孔出入的小血管，牙髓对炎性水肿的耐受力较差，引流不畅，轻度的刺激可引发较重的临床症状和牙髓损伤。

最常见的牙髓病是牙髓炎症，牙髓一旦发生急性感染，病变不可逆转易导致牙髓坏死。

（一）牙髓炎（pulpitis）

细菌感染是牙髓炎的主要原因。龋损下方的牙髓炎症程度主要取决于两点，一是细菌侵入的深度，其次是牙本质硬化和修复性牙本质形成降低牙本质渗透性的程度。细菌越接近牙髓，炎症反应越重，细菌侵及修复性牙本质时，就可引发急性牙髓炎症。

1. 急性牙髓炎　急性牙髓炎多因深龋感染牙髓所致，或由牙髓充血发展而来，或为慢性牙髓炎的急性发作。

【临床要点】

主要症状为剧烈的自发性、阵发性和放射性疼痛，常难以明确定位患牙。患者多有冷热刺

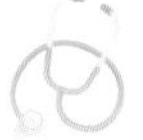

激痛史，疼痛多发于夜间或入睡后加剧，冷热刺激可激发患牙剧痛或使疼痛加剧，后期可出现热刺激疼痛而冷刺激缓解的现象。经穿髓孔引流后疼痛即刻缓解。除非炎症超出根尖孔波及根尖周组织，患牙一般无叩痛。

【病理学特征】

初始急性炎症反应发生在龋损下方的牙髓局部，最终可扩散至整个牙髓组织。牙髓组织明显充血水肿，中重度多形核白细胞浸润，成牙本质细胞局灶性或全部变性坏死，病变部位也有单核细胞、淋巴细胞、浆细胞浸润（图 2-1-9）。随着炎症发展，形成多处微小脓肿，其中心为液化坏死组织，外周被密集的中性粒细胞等白细胞环绕。在严重的病例中，牙髓组织全部液化坏死，称为急性化脓性牙髓炎（图 2-1-10）。

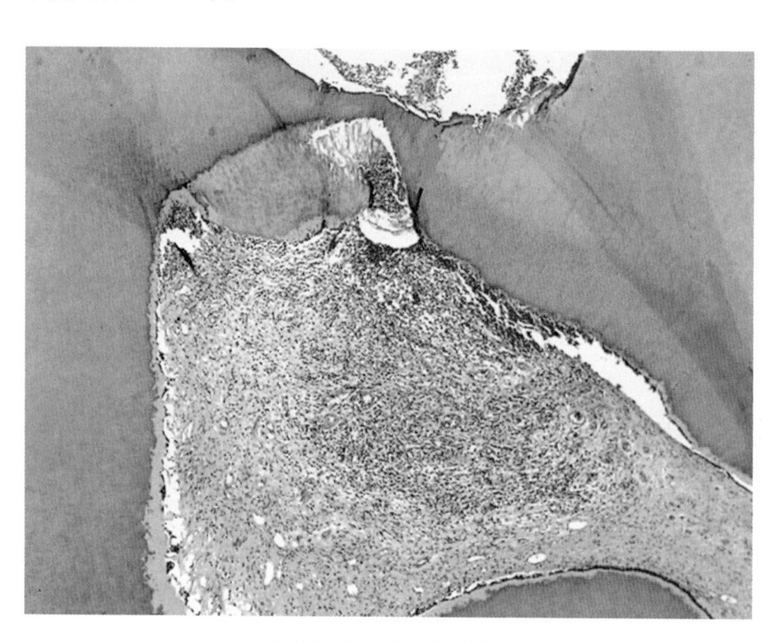

图 2-1-9　急性牙髓炎

牙髓血管扩张，髓角部密集炎细胞浸润。HE，低倍

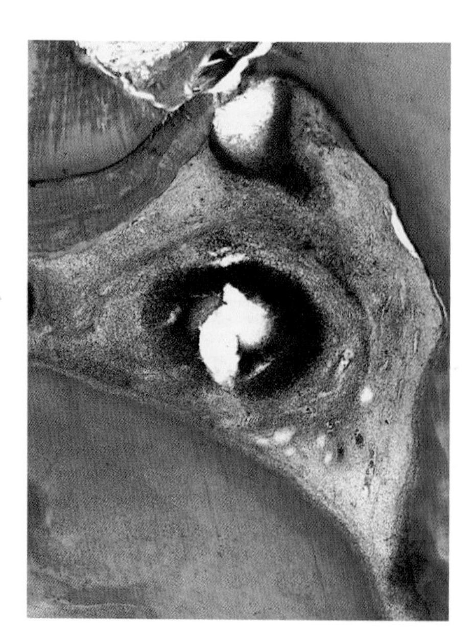

图 2-1-10　急性化脓性牙髓炎

牙髓内形成多处脓肿。HE，×10

学习笔记

2. 慢性牙髓炎 慢性牙髓炎是临床上最常见的牙髓炎类型，多由龋病发展而来。髓腔未穿通的情况下称为慢性闭锁性牙髓炎；在穿髓孔较大、髓腔开放或急性牙髓炎开放引流后未继续治疗的情况下，牙髓组织暴露于口腔，称为慢性溃疡性牙髓炎；在根尖孔粗大，牙髓血运丰富且穿髓孔较大的情况下，牙髓组织经穿髓孔呈息肉状向外增生，称慢性增生性牙髓炎或牙髓息肉。

【临床要点】

与急性牙髓炎相比，慢性牙髓炎的症状和体征总体上缓和得多，常有冷热刺激痛，疼痛可放射到患侧头面部，去除刺激后疼痛仍持续较长时间，部分患者表现为阵发性钝痛，持续时间较长，常有咬合痛和叩痛，在髓腔暴露的情况下，食物嵌入龋洞时可出现剧痛，进食酸甜食物时疼痛；若穿髓孔较大且血运丰富，则疼痛不明显，炎性增生的暗红色或粉红色息肉自穿髓孔突出，可充满整个龋洞，进食时易出血。

【病理学特征】

牙髓组织呈慢性炎症改变，血管扩张充血，毛细血管和成纤维细胞增生，淋巴细胞、浆细胞、巨噬细胞、中性粒细胞浸润，局部可出现急性炎症反应，形成脓肿，周围被肉芽组织包围（图 2-1-11）。可形成胶原纤维束，将慢性炎症区与正常牙髓组织隔离。慢性炎症可造成牙内吸收。髓腔暴露时，穿髓孔处的溃疡面被炎性渗出物、食物残渣及坏死组织覆盖，有时可见不规则的钙化物或修复性牙本质沉积，其下方为炎性肉芽组织和新生的胶原组织，更深部的组织中毛细血管增生扩张，散在慢性炎细胞浸润（图 2-1-12）。牙髓息肉在镜下有溃疡型和上皮型两种表现，溃疡型表现为充满龋洞的炎性肉芽组织，表面被覆炎性渗出物和坏死组织，深层为成纤维细胞、淋巴细胞、浆细胞等炎细胞浸润及新生的毛细血管；上皮型息肉的外表覆盖复层鳞状上皮，下方的息肉由大量成纤维细胞和胶原纤维构成，其间散在慢性炎细胞浸润（图 2-1-13）。

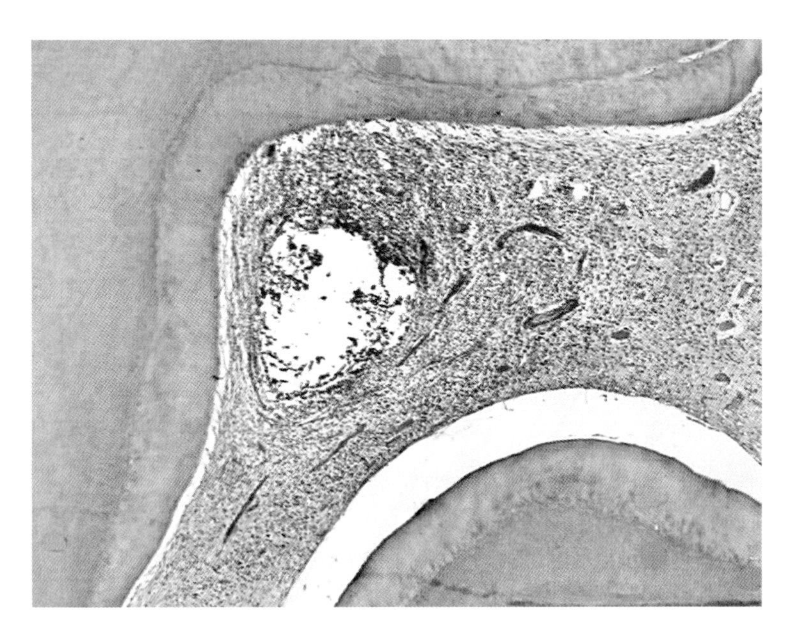

图 2-1-11 慢性牙髓炎急性发作

牙髓充血，慢性炎细胞和中性粒细胞浸润，髓角脓肿形成

学习笔记

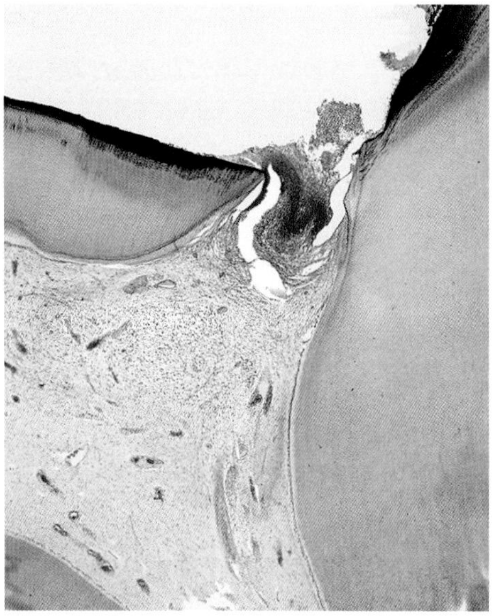

图 2-1-12　慢性溃疡性牙髓炎
溃疡面下方大量炎细胞浸润，周围有钙化物沉积。HE，×40

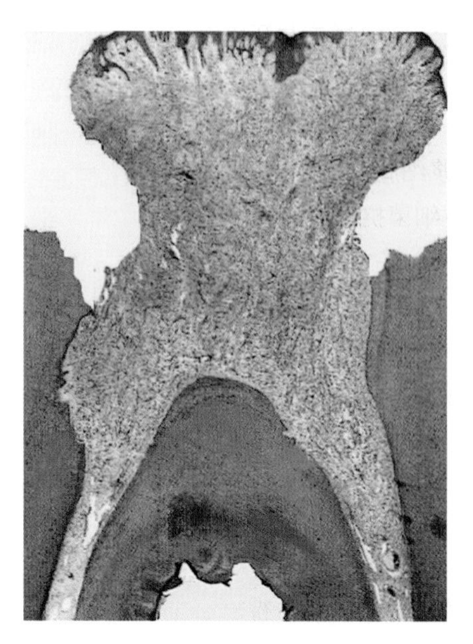

图 2-1-13　慢性增生性牙髓炎（上皮型）
炎性肉芽组织增生凸出龋洞，表面被覆复层鳞状上皮。HE，低倍

3. 牙髓坏死　牙髓炎以及可导致根尖血管断裂或栓塞的损伤是造成牙髓坏死的主要原因，牙体预备过程中过度产热也可导致牙髓坏死。

【临床要点】

多无自觉症状，常造成牙冠变色，多有牙髓炎病史或外伤史。检查时多数患牙有大补料或较深龋洞，探诊无疼痛，牙髓活力测试无反应，合并根尖周炎时有咀嚼痛和叩痛。

【病理学特征】

炎症性牙髓坏死为液化性坏死，镜下牙髓结构消失，充满脓液（图 2-1-14）。因循环障碍缺氧造成的牙髓坏死为凝固性坏死，镜下细胞轮廓仍完整，但细胞核固缩、碎裂、消失，最后整个牙髓组织变成无结构的红染颗粒。牙髓坏死伴有腐败菌感染时，牙髓外观呈黑绿色，称为牙髓坏疽。腐败菌分解牙髓组织产生硫化氢，与分解血红蛋白中的铁结合形成硫化铁，导致坏死组织呈现黑绿色。开髓治疗时会闻到恶臭气味，气味来自腐败菌分解蛋白质产生的吲哚类物质。

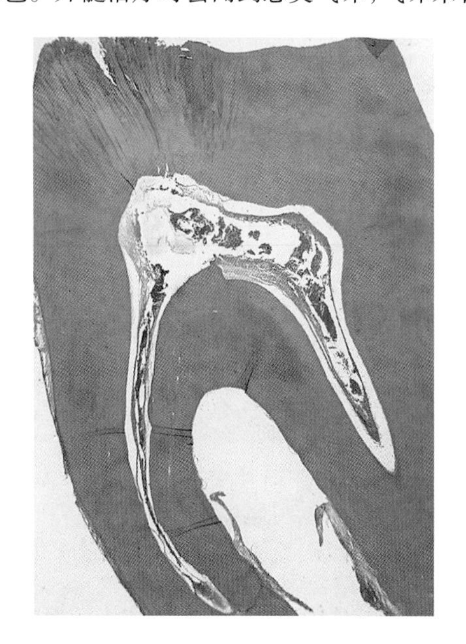

图 2-1-14　牙髓炎性坏死
牙髓组织液化坏死，结构消失。HE，×4

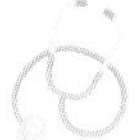

【问题】龋病与牙髓炎症的关系有哪些？

思路：

1. 龋病是一种慢性病变，最初导致的牙髓反应是轻度的慢性炎症，表现为淋巴细胞、巨噬细胞、浆细胞等慢性炎细胞浸润，并伴有小血管和成纤维细胞增生及胶原沉积。其实质是牙髓组织对细菌抗原的温和免疫应答反应。

2. 一般认为牙髓的慢性炎症反应为一种修复性反应，并不一定会导致永久性的牙髓损害。若在细菌侵入牙髓组织之前清除或终止龋损，牙髓的炎性病损有可能愈合。因此，临床牙体修复的主要目的之一就是尽量清除牙本质中的细菌感染，使炎症牙髓组织恢复健康。这也是间接盖髓术技术的理论基础。

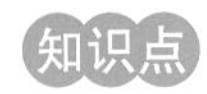

知识点

修复治疗对牙髓的影响

虽然大部分活髓牙修复治疗只对牙髓造成轻度的可逆性影响，但必须清楚这一过程中会对牙髓造成损伤的各种因素。

1. 牙体预备（包括备洞）过程的影响

（1）虽然牙本质的热扩散性较低，磨切产热仍可对牙髓造成损害。牙髓内温度升高6℃可致牙髓不可逆损伤。若磨切牙体时喷水降温，可使牙髓内温一过性降温6～7℃。

（2）磨切牙本质表面会造成牙本质小管的管液迅速内流；干燥牙本质表面（吹干窝洞等）会造成小管液外流。这类刺激过大会导致成牙本质细胞损伤。

（3）正常的成牙本质细胞突起伸入到小管中0.1～1.0mm，窝洞较深或备牙过度时，车针会直接磨切到成牙本质细胞突起。磨切牙体时只要距离牙髓0.5mm以上就不会直接损伤细胞。备牙过度（距牙髓不足0.3mm）可直接损伤成牙本质细胞，使细胞坏死。

2. 牙体修复材料的影响

（1）修复材料本身的毒性作用。包括复合树脂和玻璃离子在内的常用材料都能引起牙髓的炎症反应，但除非用于深窝洞或与牙髓直接接触，这种作用轻微且短暂。

（2）充填银汞材料时的压力可引起局部牙髓一过性中性粒细胞浸润；冠粘结时形成的压力可将粘结材料或细菌毒素压入牙髓内；复合树脂聚合放热会产生内向静压作用，其聚合收缩会对牙髓产生持续性压力，导致术后牙髓敏感。

3. 修复后发生微渗漏

（1）修复材料和洞壁间封闭不严密造成微渗漏，细菌可进入到二者间的空隙并深入到牙本质小管内。

（2）细菌毒素可向更深处扩散。

（3）发生微渗漏的牙齿的牙髓常出现中重度牙髓炎症。

修复治疗对牙髓的影响是以上多因素相互作用的总和，其中细菌微渗漏是造成牙髓损伤的主导因素。

三、根尖周炎

根尖周炎（periapical periodontitis）是发生在牙齿根尖周组织的炎症性疾病，绝大多数继发于牙髓疾病。龋病、不当的牙体预备、外伤等因素导致牙髓被革兰阴性厌氧菌为主的混合细菌感染后，结局往往是牙髓组织完全坏死，并引发根尖周组织的继发性免疫反应，形成根尖周炎。根据根尖周炎的临床和病理特点，可分为急性根尖周炎和慢性根尖周炎。

学习笔记

（一）急性根尖周炎

【临床要点】

病变早期患牙轻度疼痛不适，随着根尖周组织炎症的发展，疼痛逐渐加重至剧痛。患牙有浮出感，轻叩或咀嚼可导致患牙剧痛，疼痛为自发性持续性跳痛，定位准确但对冷热刺激无反应。患牙牙根对应的牙龈黏膜红肿压痛，脓肿穿破牙槽骨和骨膜后患牙疼痛缓解，形成黏膜下或皮下脓肿，波动感明显，脓肿穿破表面可留下瘘口。部分患者可发生蜂窝织炎。引流区淋巴结肿大触痛，可出现发热等全身症状。

急性根尖周炎的X线片显示根尖周间隙增宽，慢性根尖周炎急性发时则可发现根尖周透射阴影。

【病理学特征】

病变早期为急性浆液性根尖周炎阶段，表现为根尖周组织血管扩张充血水肿，浆液渗出，少量中性粒细胞浸润。

随着炎症发展，根尖周组织血管扩张充血加重，大量中性粒细胞浸润，根尖周牙周膜组织坏死液化形成脓肿，进入急性化脓性根尖周炎阶段（图2-1-15）。脓肿早期局限在根尖孔周围的牙周膜内，边缘有淋巴细胞、浆细胞和巨噬细胞等浸润。

随着炎症进一步加重，形成大脓肿，可扩散至周围的牙槽骨组织，牙槽骨骨髓腔内有大量中性粒细胞浸润，形成局限性牙槽突骨髓炎，也称急性牙槽脓肿。

常见的脓肿引流途径包括：①脓液通过骨髓腔达到骨外板，形成骨膜下脓肿，最后穿破骨膜达黏膜下（或皮下）排脓；②根管粗大和根尖孔较大的牙齿，脓液经根管从龋洞排出；③严重牙周炎患者可经深的牙周袋排脓。

学习笔记

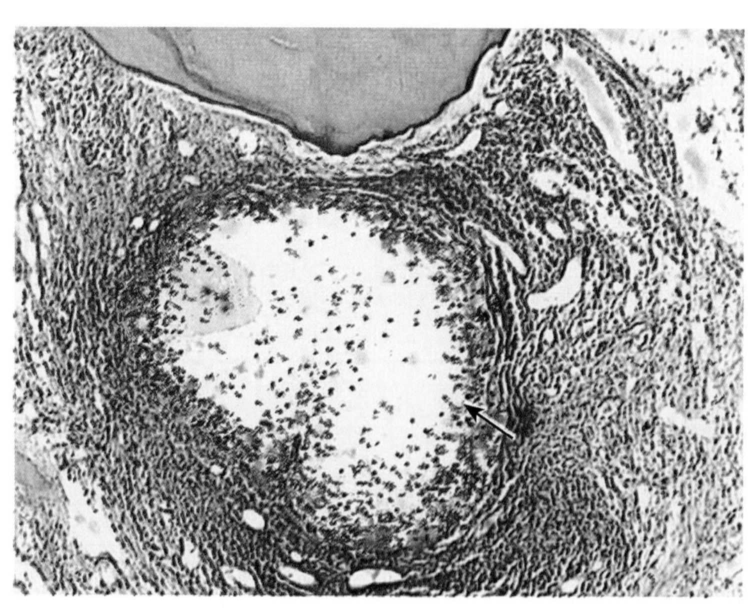

图2-1-15　根尖脓肿

根尖区牙周膜组织液化坏死形成脓肿，中心为脓液流失后的脓腔。HE，高倍

（二）慢性根尖周炎

在根管内的感染或病原刺激物长期缓慢刺激下，根尖周组织发生的慢性炎症反应称为慢性根尖周炎。根尖周组织病损中破坏与修复反应反复交错，多表现为以增生为主的炎症，常波及根尖周牙骨质和牙槽骨。慢性根尖周炎的常见病变类型为根尖周肉芽肿、慢性根尖周脓肿及根尖周囊肿。

1. 根尖周肉芽肿(periapical granuloma)　是指在较弱的根管内感染或炎症的慢性刺激下，根尖周正常组织结构破坏，被肉芽组织所取代。根尖周肉芽肿是一种以增生为主的炎性病损。

【临床要点】

患牙多无自觉症状，牙髓对温度和电活力试验无反应，叩诊异样感，有时咀嚼乏力不适。病变早期，X 线片显示根尖区牙周膜间隙增宽；病程较长病损的根尖区呈现大小不一的圆形透射影。透射影界限清楚，与根尖相延续，有时被阻射的薄层硬骨缘环绕，与周围的正常骨组织区别明显。

【病理学特征】

光镜下表现为炎性肉芽组织团(图 2-1-16)，含有增生的成纤维细胞和血管内皮细胞、淋巴细胞、巨噬细胞、浆细胞、多形核白细胞等，毛细血管明显增生；部分病变中可见上皮细胞团索(图 2-1-17)，吞噬了脂质的泡沫细胞(图 2-1-18)和胆固醇裂隙(图 2-1-19)，裂隙周围偶见巨细胞。

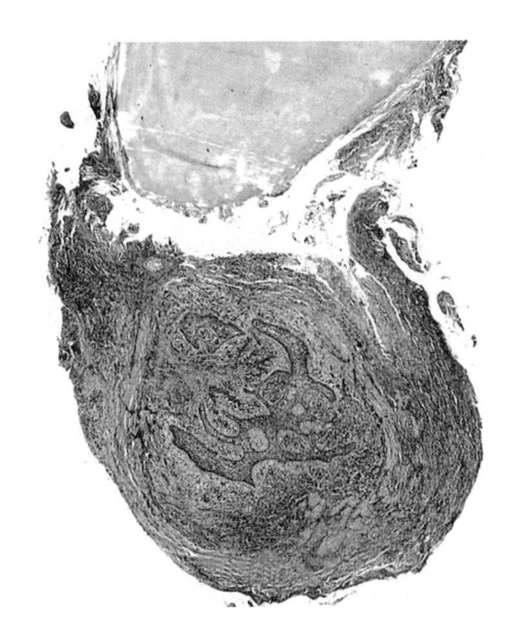

图 2-1-16　根尖肉芽肿
根尖区炎性肉芽肿增生，外周包绕纤维组织。HE，低倍

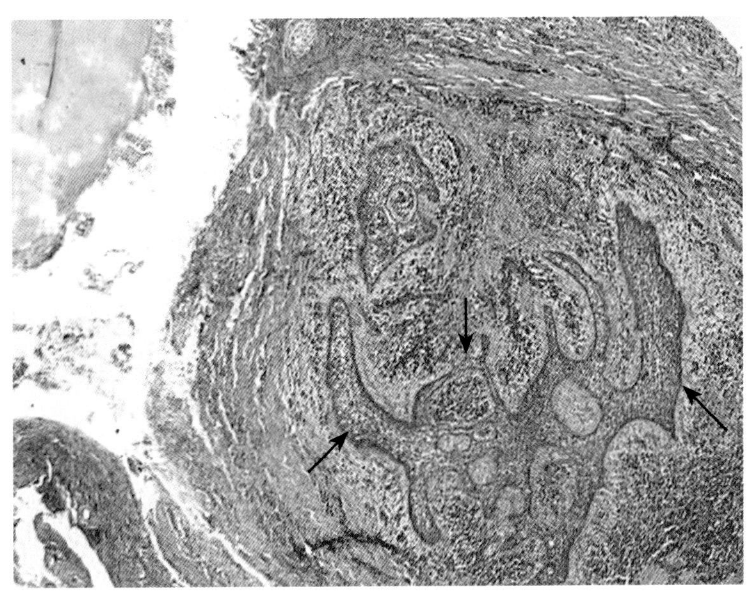

图 2-1-17　上皮性根尖肉芽肿
炎性肉芽肿组织内增生的上皮细胞团索(箭头示)。HE，高倍

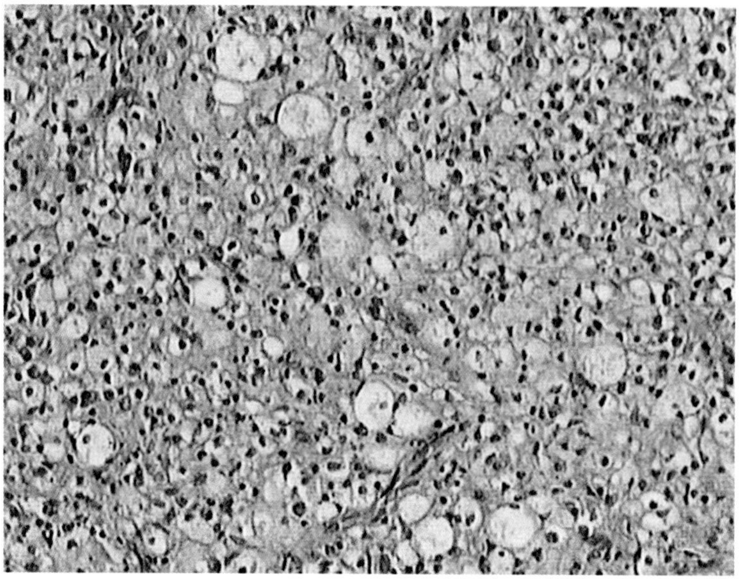

图 2-1-18　根尖肉芽肿中的泡沫细胞
HE,高倍

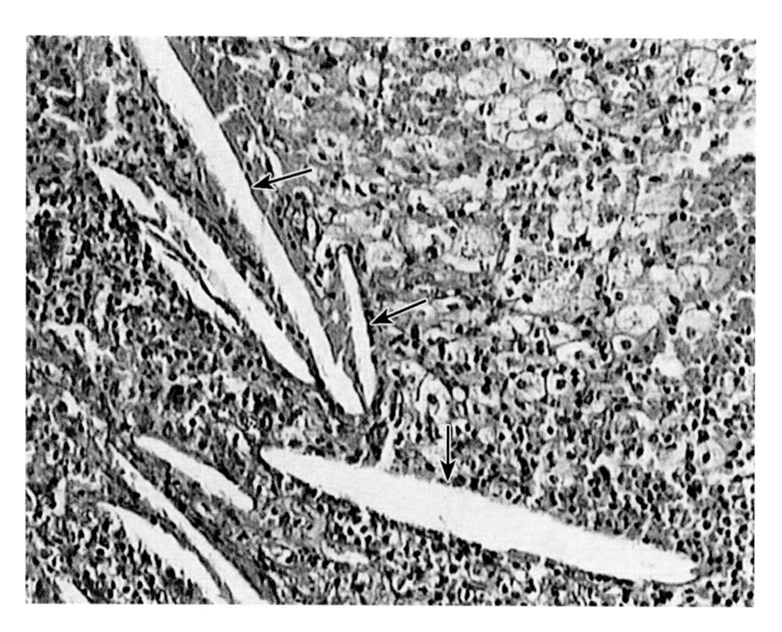

图 2-1-19　根尖肉芽肿中的胆固醇晶体裂隙(箭头示)
HE,高倍

随着机体抵抗力和病原刺激强弱的改变,根尖肉芽肿的病理学特点可发生以下变化:

(1) 病原刺激较弱时,病变组织中纤维成分增加,炎细胞减少,有新牙槽骨和牙骨质形成,病变缩小;病原刺激较强时,炎症反应加重,炎细胞增多,破骨细胞被激活,牙槽骨和根尖周牙骨质吸收破坏,病变区扩大(图 2-1-20)。

(2) 根尖肉芽肿体积增大的情况下,肉芽肿中央组织因缺血而坏死液化,形成脓肿。向急性炎症转化,则形成急性牙槽脓肿;脓肿引流后可迁延为慢性根尖周脓肿。

(3) 根尖周肉芽肿内的上皮细胞增生,可形成根尖周囊肿。

(4) 有时在轻度感染刺激下,肉芽肿炎症缓解,病损缩小,根尖周牙槽骨重新沉积,骨密度增大,骨髓腔缩小,X 线片显示根尖周局灶性阻射影,与周围正常骨分界不清,称为致密性骨炎。这种弱感染刺激也会导致根尖周牙骨质发生修复性过度增生。

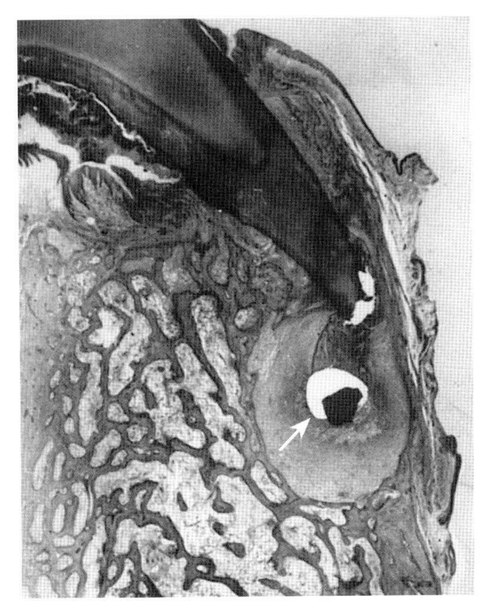

图 2-1-20　根尖周肉芽肿

根尖肉芽肿组织造成牙槽骨和根尖周牙骨质吸收破坏，肉芽肿中央组织坏死（箭头示）。HE，低倍

2. 慢性根尖周脓肿（chronic periapical abscess）　多由急性牙槽脓肿引流或急诊处理后未彻底治疗迁延而来，也可由根尖周肉芽肿发展而来，也称慢性牙槽脓肿。

【临床要点】

慢性根尖周脓肿无明显症状，咀嚼时可感觉不适或钝痛。患牙为死髓牙，多数有反复疼痛或肿胀史，对应的牙槽黏膜或皮肤可存在瘘口，可有脓液流出。X 线片显示根尖周不规则透射影，边界模糊呈云雾状。

【病理学特征】

根尖部牙周膜内脓肿形成，脓肿内为液化坏死的组织和大量变性坏死的中性粒细胞。脓肿周围为炎性肉芽组织，其内有淋巴细胞、浆细胞、巨噬细胞和中性粒细胞浸润和毛细血管增生，外周由纤维组织包绕。病损部位的牙骨质和牙槽骨有不同程度的吸收。部分病变有瘘形成，与口腔黏膜或皮肤相通，瘘管壁由复层鳞状上皮衬里。

【问题】根尖周炎发病的免疫学机制是什么？

思路：牙髓组织被细菌感染后，根管中的细菌或其抗原性产物在根尖周部位引发免疫反应，形成根尖周炎或根尖周病，其实质是一种对根管细菌感染的第二线保护性反应，作用是将细菌感染局限在根管内，防止其向外扩散。

1. 根尖周炎症和牙槽骨吸收主要由受感染影响的宿主细胞产生的炎症介质所引发，而不是细菌和宿主细胞之间直接作用的结果。根尖周炎可发生在牙髓组织坏完全死之前。

2. 初期的根尖周炎免疫反应是固有免疫反应，主要是吞噬性白细胞聚集和释放促炎性细胞因子。随着炎症的慢性化进程，涉及 T 和 B 淋巴细胞的特异性免疫机制也开始发挥作用，表现为典型的混合性炎症细胞应答反应。

3. 在这一复杂的免疫反应体系中，有的起到保护根尖周组织的作用，有的引发根尖周牙槽骨吸收等破坏反应。

4. 多形核白细胞（PMNs）对控制根尖周组织炎症和降低根尖周骨吸收起到主要保护作用。

同时，宿主细胞产生的促炎性细胞因子 IL-1α、IL-1β、TNF-α、TNF-β、IL-6、IL-11 等通过刺激破骨细胞的活化或形成引发牙槽骨吸收。

5. 根尖周炎的病变进展受调节性细胞因子系统的调控，这些免疫因子有调节促炎性细胞因子/骨吸收因子的表达和活化的作用。

知识点

根尖周炎的发病机制对临床治疗的启示

根尖周炎的病变实质是继发于根管细菌感染的保护性免疫反应，了解这一点对临床治疗根尖周炎有一定的指导意义。

1. 免疫缺陷病患者或使用免疫抑制剂的患者比较容易罹患根尖周炎，或患根尖周炎后较难治愈。

2. 根管治疗取得成功的关键在于尽量减少根管系统中的细菌和抗原量。目前最有效的措施包括彻底的机械化学根管清理，次氯酸钠冲洗，以及至少一周的氢氧化钙根管封药等。

第二节 牙周组织疾病

牙周组织疾病（periodontal diseases）是指发生在牙支持组织（牙周组织）上的疾病，当前为牙周病学界认可的牙周病分类是美国牙周病学会（AAP）在1999年提出的方案（表2-2-1）。牙周病所涉及的疾病和病变众多，这里着重介绍菌斑性牙龈病（dental plaque-induced gingival diseases）和牙周炎（periodontitis）。

表 2-2-1 1999 年 AAP 牙周组织疾病分类

牙龈病	牙周组织脓肿
1. 菌斑性牙龈病	1. 牙龈脓肿
2. 非菌斑性牙龈病	2. 牙周脓肿
慢性牙周炎	3. 冠周脓肿
1. 局限型	伴牙髓病变的牙周炎
2. 广泛型	1. 牙髓-牙周病变
侵袭性牙周炎	2. 牙周-牙髓病变
1. 局限型	3. 牙周-牙髓联合病变
2. 广泛型	发育性或获得性异常
反映全身疾病的牙周炎	1. 促进菌斑性牙龈病或牙周炎的局部牙齿因素
坏死性牙周病	2. 牙齿周围的膜龈异常
1. 坏死性溃疡性牙龈炎（NUG）	3. 缺牙区牙槽嵴膜龈异常
2. 坏死性溃疡性牙周炎（NUP）	4. 咬合创伤

牙龈炎和牙周炎的实质是宿主对应牙菌斑生物膜中微生物的炎症和免疫反应，以防止细菌及其产物侵入或扩散，但这些“防御性”炎症和免疫反应也会损伤周围的宿主细胞和组织，如果反应根向延展到釉牙骨质界以下，就会造成结缔组织附着丧失和牙槽骨吸收。一般来说，牙龈炎是牙周炎的先期病变，但不是所有的牙龈炎患者都会进一步发展成牙周炎。菌斑性牙龈炎症的初期为急性炎症反应，后伴发长期的慢性炎症。急性炎症为主的病变在采取清除菌斑措施后可逆转恢复。只有部分以慢性炎症为主的牙龈炎症对清除菌斑治疗的反应不明显，发展成牙周炎。

学习笔记

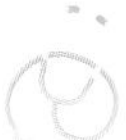

一、牙菌斑性牙龈病

牙菌斑引起的慢性龈炎(chronic gingivitis)是最常见的牙龈病,又称边缘性龈炎,归类为仅与牙菌斑有关的牙龈炎。发生慢性龈炎的牙周组织通常没有附着丧失,或虽有附着丧失但稳定不再发展。菌斑性牙龈病是牙菌斑生物膜中的微生物和宿主组织及炎细胞相互作用的结果。此外,一些局部和全身性因素以及用药和营养状况会影响到牙菌斑性牙龈病的临床表现。

【临床要点】

临床上慢性龈炎的主要表现为牙龈红肿,袋深增加(无附着丧失),探诊出血,牙龈外形不规则,存在菌斑结石,X线检查牙槽嵴无吸收等(图2-2-1)。牙龈组织中破坏和修复改变共存,据此将慢性龈炎分为两型:

1. 炎症水肿型(破坏改变为主)　牙龈脆弱,红肿光亮,虚软,点彩消失,易出血。
2. 纤维增生型(修复改变为主)　牙龈坚实、肿胀,呈皮革状炎性增生。

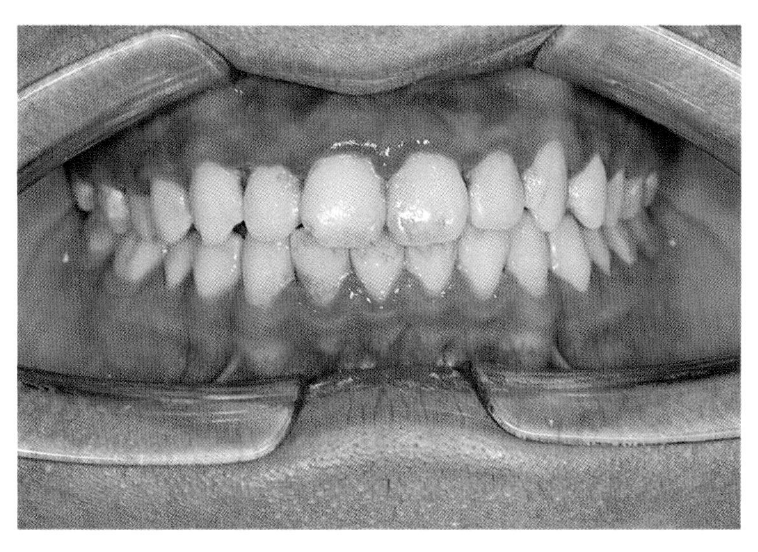

图2-2-1　慢性龈炎

【病理学特征】

1. 病变初始期　主要病理变化为结合上皮下方的结缔组织急性炎症反应,表现为小静脉和毛细血管扩张,较多的白细胞(主要是中性粒细胞)黏附、游出,进入结缔组织、结合上皮和龈沟。初始期病变一般持续2~4天,不会造成形态学上可以识别的组织破坏。

2. 病变早期　结合上皮下方的结缔组织中有白细胞浸润,主要为T淋巴细胞,还有少量的中性粒细胞、巨噬细胞和浆细胞等,毛细血管扩张充血,胶原破坏。龈沟上皮和结合上皮增生,上皮和龈沟内有大量中性粒细胞浸润,结合上皮开始出现上皮钉突。

3. 慢性病变期　结缔组织水肿变性,有大量的浆细胞和B淋巴细胞等白细胞浸润,年轻患者中以淋巴细胞浸润为主,老年患者以浆细胞为主。毛细血管增生,扩张充血明显。龈沟上皮增生,局部溃疡,结合上皮形成钉突伸入到结缔组织中,上皮间隙增宽,上皮间有较多的中性粒和淋巴细胞浸润,基底膜局部破坏。部分以修复改变为主的慢性龈炎表现为上皮下纤维结缔组织增生成束,其间有浆细胞和淋巴细胞浸润,毛细血管增生不明显(图2-2-2,图2-2-3)。一类慢性龈炎的炎症病变比较稳定,可多年只局限在牙龈组织内;另一类的炎症活跃,波及深部的牙周膜和牙槽骨,较快转化到进展性破坏性的牙周炎阶段。

学习笔记

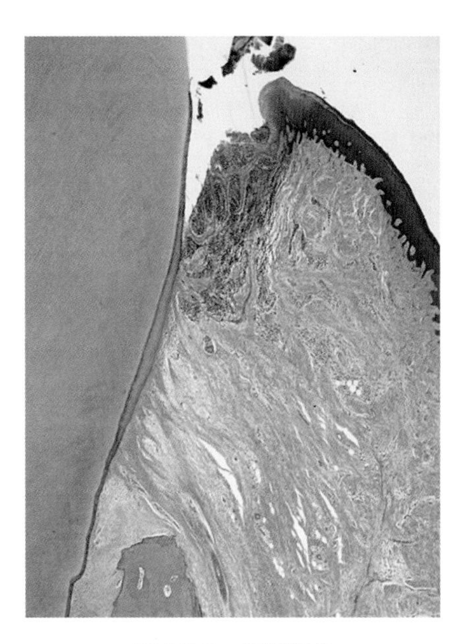

图 2-2-2　慢性龈炎
龈沟底炎细胞浸润范围局限，牙周膜及牙槽骨尚未受到侵害。HE，低倍

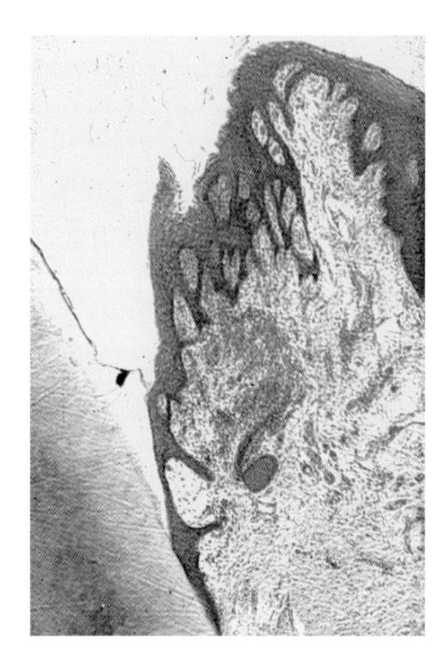

图 2-2-3　慢性龈炎
上皮向结缔组织内增生呈条索或网眼状，周围其见大量炎细胞浸润。HE，低倍

【组织化学特征】

慢性牙龈炎组织中除中性黏多糖水平降低外，酸性和碱性磷酸酶、细胞色素氧化酶、酯酶、氨肽酶、β-葡萄糖苷酸酶、β-葡糖苷酶、β-半乳糖苷酶的水平升高。

学习笔记

【免疫组织化学特征】

病变早期龈炎组织中的浸润炎细胞主要是淋巴细胞（可达 75%），其中大部分为 T 淋巴细胞。病变进一步发展到慢性炎症期，在慢性龈炎组织内的浸润炎细胞中，浆细胞数量明显增加，浆细胞和 B 淋巴细胞是主要的炎细胞。

【问题】发生在牙周组织的疾病有哪些？

思路：虽然与牙菌斑相关的牙龈炎和牙周炎是最常见的牙周组织疾病，还有许多其他局部性病变会发生在牙周组织中（例如特异性细菌，病毒、真菌引起的牙龈病，创伤等），一些系统性异常或疾病（例如过敏反应、白血病、Down 综合征、白细胞功能异常等）也可有牙周组织病变的表现。有些疾病造成特异性的牙周病损，有些疾病加重了牙周组织对菌斑的反应，医生应对这些可造成牙周病变的局部和系统疾病有充分的了解，善于辨别表现多样的牙周疾病的实质，作出正确的临床诊断。

二、慢性牙周炎

牙周炎是引起牙齿支持组织炎症的细菌感染性疾病，是破坏人类咀嚼器官的最主要疾病。存在于牙齿和牙龈表面的菌斑是牙周炎发病的主要始动因素，在宿主等因素参与下，形成慢性牙龈炎，只有部分患者的牙龈炎症不可逆转地根向进展，波及结合上皮根方的结缔组织和牙槽骨，持续性地导致牙周膜、牙槽骨和牙骨质破坏，造成附着丧失并形成牙周袋，进入牙周炎阶段。慢性牙周炎（chronic periodontitis）是最常见的牙周炎形式。

知识点

牙周炎的发病机制

牙周炎的发病涉及复杂的分子作用机制，一方面是龈下菌斑生物膜中的革兰阴性厌氧菌及其毒性产物直接破坏；另一方面是宿主免疫系统对细菌的应答反应，其中涉及多种细胞和炎症调节因子：

1. 细菌生物膜首先导致牙周组织中固有免疫系统的细胞（主要是多形核白细胞，PMNs）和因子产生初期的非特异性炎症反应。

2. 进入牙周炎阶段后，树突状细胞激发更加严重的特异性免疫应答反应，除B和T淋巴细胞、多形核白细胞、巨噬细胞以外，局部的上皮细胞、成纤维细胞等也通过产生炎症介质（白介素和肿瘤坏死因子等细胞因子，蛋白酶，前列腺素等）参与牙周炎的发病过程。

3. 上述分子间的应答机制相互关联且十分复杂，并涉及对许多相关蛋白表达的信号调整，对炎症过程的延展和持续发挥至关重要的介导作用。

【临床要点】

慢性牙周炎最常见于成年人，儿童也可发病。慢性牙周炎有位点特异性现象，即只有部分而不是所有的牙齿同时发生牙周组织破坏；或即使在发生病变的牙齿中，也只有部分位点有炎症破坏，而其他位点无病变。病变位点有龈下菌斑聚集，是菌斑直接作用的结果。临床上可根据病变范围将慢性牙周炎分为局限型（病变位点少于30%）和广泛型（病变位点多于30%）。也可根据临床附着丧失（CAL）值将慢性牙周炎分为轻中重三级，轻度：CAL=1～2mm；中度：CAL=3～4mm；重度：CAL≥5mm。此外还有主要发生于青少年的侵袭性牙周炎（aggressive periodontitis），其主要特点是身体其他方面健康，但有迅速的牙周附着丧失及牙槽骨吸收破坏，有家族性集聚。慢性牙周炎的主要临床表现是龈上下菌斑聚集，结石形成，牙龈红肿出血，牙龈退缩，附着丧失，牙周袋形成，牙周溢脓，牙齿松动移位等。X线检查发现牙槽嵴顶吸收，牙周膜增宽，牙槽骨硬骨板吸收破坏（图2-2-4）。

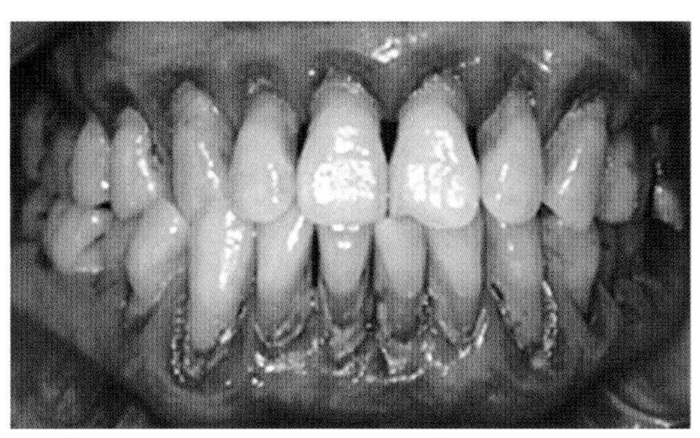

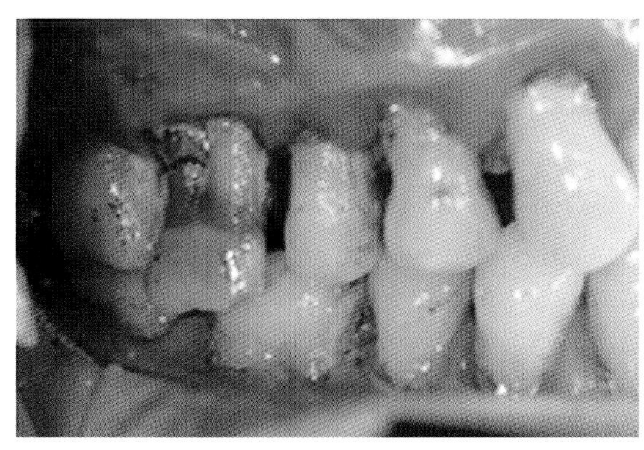

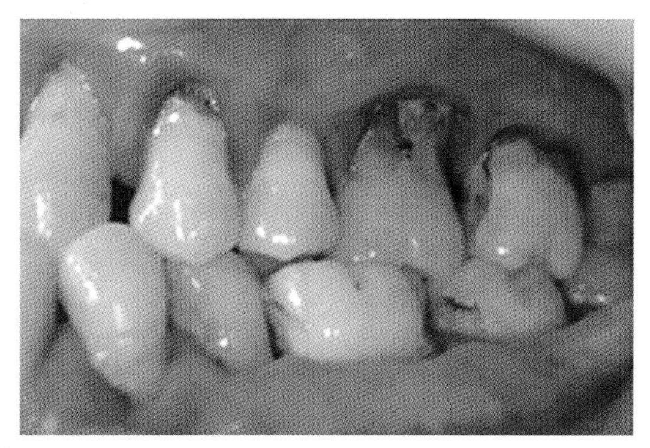

A

学习笔记

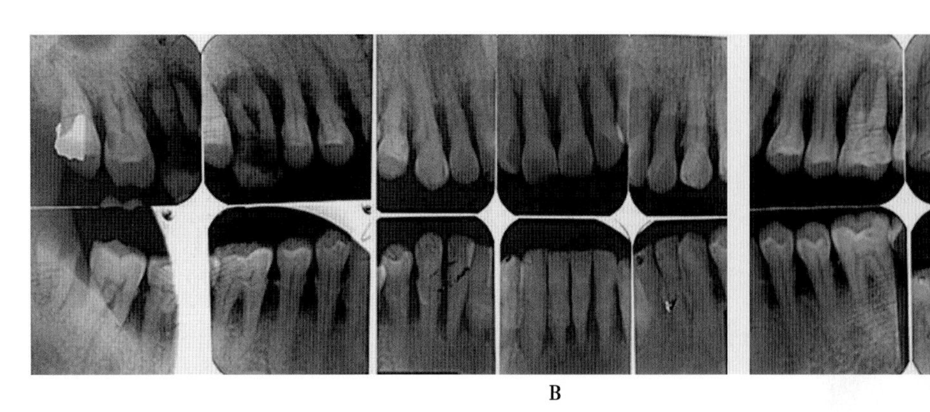

B

图 2-2-4　重度慢性牙周炎

A. 全口大量牙石菌斑，牙龈红肿伴明显退缩，普遍溢脓和出血，探诊深度 5～9mm。B. X 线片显示全口牙槽骨水平型吸收达根长的 1/2～2/3，磨牙根分叉区可见骨低密度影像

【病理学特征】

慢性牙周炎病变呈活动期和非活动期交替出现的特征。

1. 活动期牙周炎的病理变化　指已经出现牙周袋及牙槽骨吸收时牙周组织的各种病理改变（图 2-2-5）。牙根面有菌斑/牙结石堆积，牙周袋内有大量的细菌，脱落的上皮细胞，食物残渣，白细胞等炎性渗出物。位于牙周袋底的结合上皮有不同程度的变性并根向迁移增殖，形成牙周袋，结合上皮整体的冠根向长度缩短。牙周袋侧壁的沟内上皮增生和变性明显，呈条索或网眼状深入相邻的结缔组织内，严重时可延展到结合上皮的根向。袋壁上皮内有大量以中性粒为主的白细胞浸润，局部可见沟内上皮坏死形成溃疡（图 2-2-6）。

上皮下结缔组织水肿，胶原纤维变性，破坏，偶见坏死灶。小血管充血增生，大量炎症细胞浸润，其中以浆细胞为主，还有淋巴细胞和多形核中性粒细胞（图 2-2-7）。

随着牙周袋加深，埋在牙骨质中的胶原纤维水解破坏，牙骨质暴露，细菌侵入牙骨质造成其坏死分解。牙龈炎症沿胶原纤维束和小血管扩散到牙槽骨，牙槽骨表面出现较多的多核破骨细胞和单核-吞噬细胞，形成骨吸收陷窝（图 2-2-8），造成牙槽嵴顶破坏吸收（图 2-2-9）。

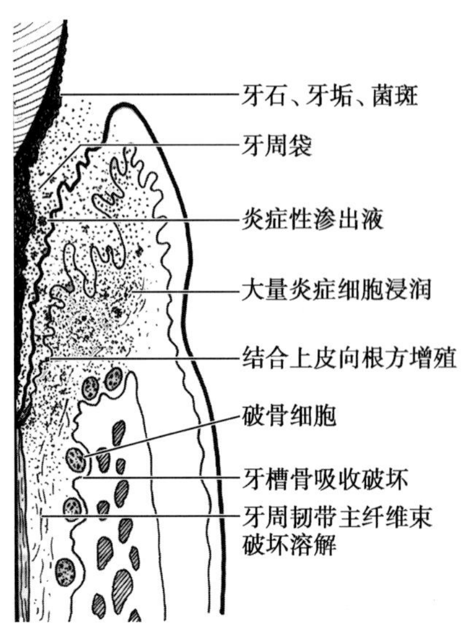

图 2-2-5　活动期牙周炎的病理变化模式图

炎症扩散进入牙槽骨骨髓腔，炎细胞、新生小血管和增生的成纤维细胞取代原有的骨髓腔组织，从内部吸收周围的骨小梁，使骨髓腔不断扩大，造成牙槽骨吸收破坏和高度降低。根据牙周袋底与牙槽嵴顶的位置关系，可将牙周袋分为骨上袋和骨下袋（图 2-2-10）。

2. 静止期牙周炎（修复期）的病理变化　牙周袋壁上皮和沟内上皮内有少量炎细胞浸润，上皮细胞有轻度的水肿变性，沟内上皮无糜烂溃疡。上皮下结缔组织有轻度的水肿和炎细胞浸润，可见大量新生的结缔组织细胞和胶原纤维束（图 2-2-11）。

牙槽骨吸收停止，无破骨细胞，在原有吸收陷窝部位可见新骨生成（图 2-2-12）。

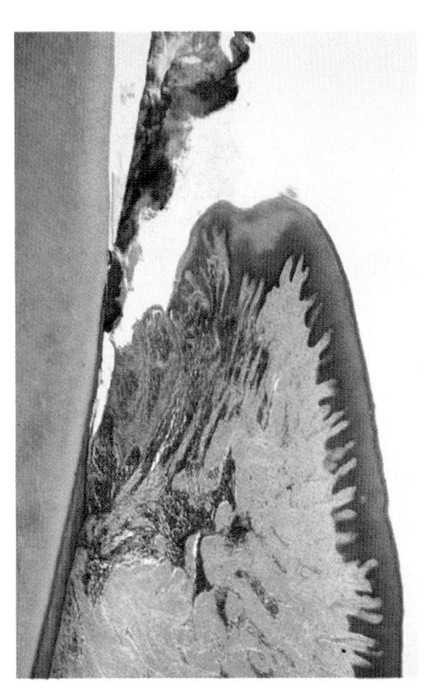

图 2-2-6　牙周炎的沟内上皮
沟内上皮糜烂，大量炎细胞浸润，牙面上可见菌斑和结石。HE，低倍

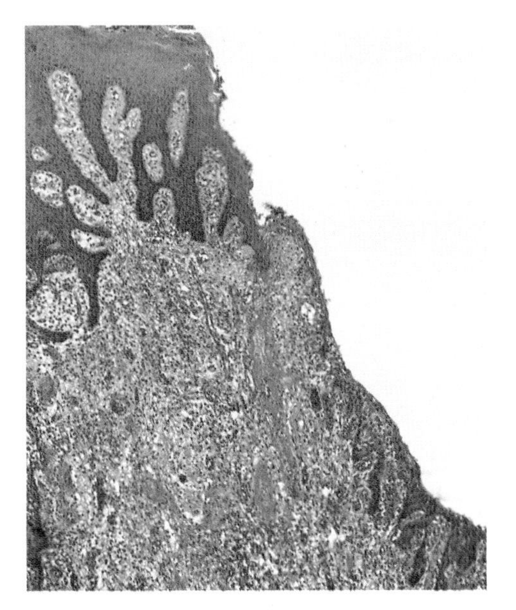

图 2-2-7　牙周炎结缔组织破坏
沟内上皮及结合上皮下方的胶原纤维水解破坏，大部分被炎细胞取代。HE，×100

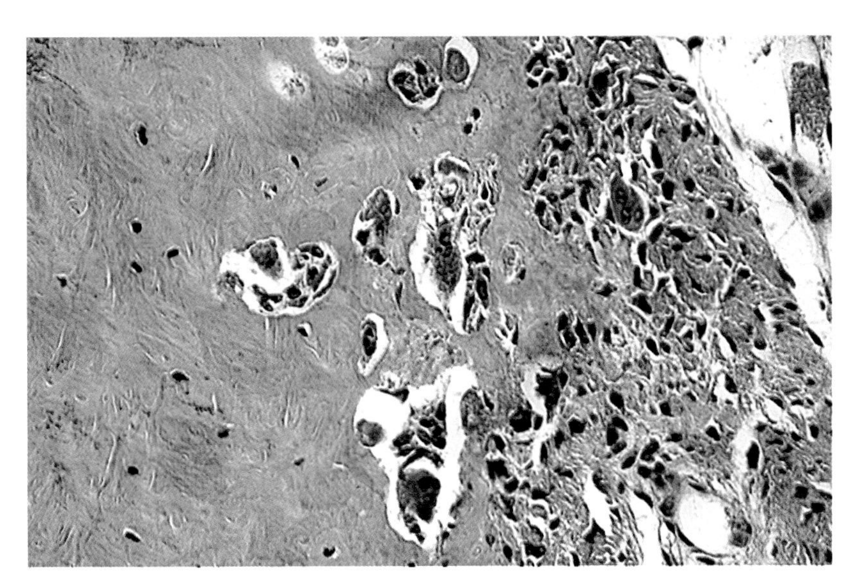

图 2-2-8　牙周炎牙槽骨吸收
固有牙槽骨见活跃的破骨细胞性骨吸收。HE，低倍

学习笔记

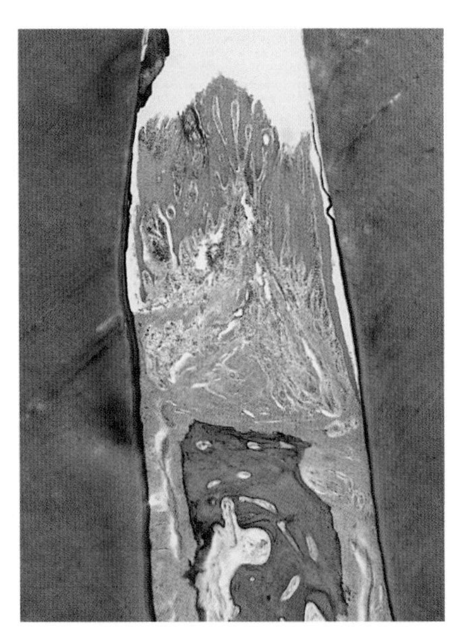

图 2-2-9　牙槽嵴顶骨吸收
牙周袋下方牙槽嵴顶部水平性骨吸收。HE，×40

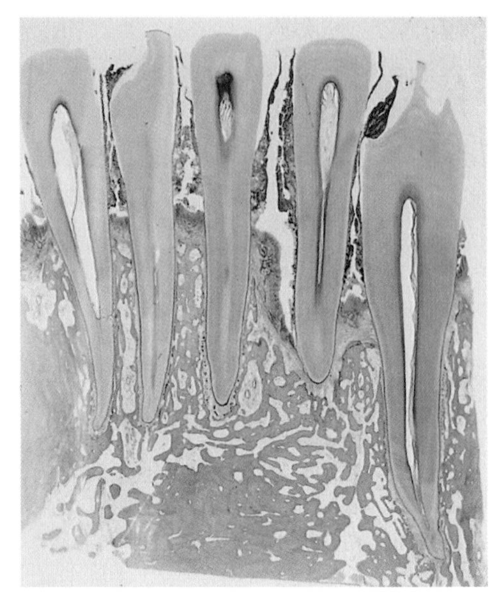

图 2-2-10　活动期牙周炎
牙槽骨呈不同程度的吸收破坏，局部牙周袋底位于牙槽嵴顶的根方，形成骨下袋。HE，低倍

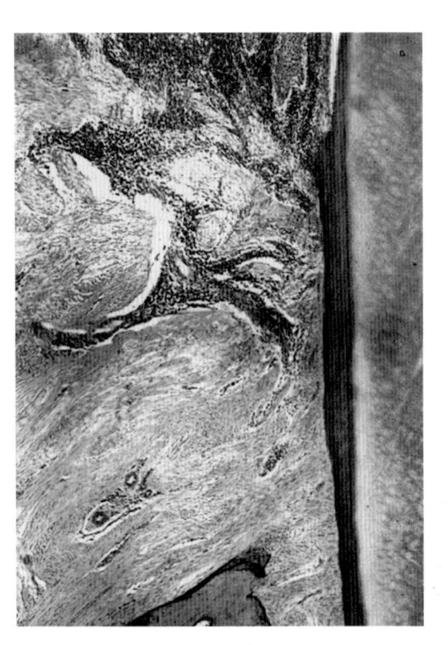

图 2-2-11　静止期牙周炎
牙周袋壁及龈沟底处炎症减轻，可见大量新生的纤维组织。HE，低倍

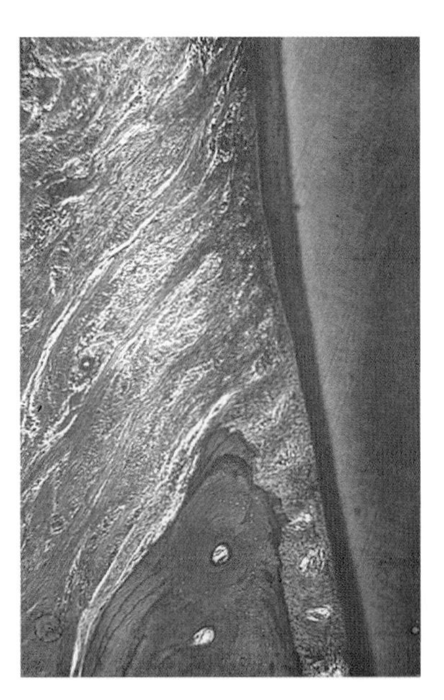

图 2-2-12　静止期牙周炎
牙槽嵴顶上方可见粗大的胶原纤维束增生，牙槽嵴顶有新骨形成。HE，低倍

学习笔记

【组织化学和免疫组织化学特征】

慢性牙周炎的组织和龈沟液中，来自宿主的炎症介质的水平升高，这些炎症介质主要包括三类：细胞因子（cytokines，主要是 IL-1β 和 TNF-α），前列腺素（PGs），基质金属蛋白酶（MMPs）。

【问题 1】牙菌斑导致的牙周组织炎症和免疫反应的特点。

思路：牙菌斑微生物感染牙周组织所引发的炎症和免疫反应是导致牙龈炎和牙周炎的主要原因，与发生在身体其他部位的这类反应相比，有以下特点：

1. 牙周组织解剖有其特殊性，介于牙体硬组织和牙龈之间的结合上皮的通透性很高，其间的细胞和体液交通游移非常容易。

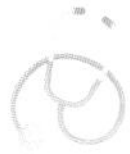

2. 引发牙周组织防御性反应的菌斑微生物主要位于紧靠牙龈的牙面上而不是位于龈组织内，细菌容易积聚且不易被组织内的防御机制所控制。

3. 牙菌斑生物膜中的细菌种群繁多，种群间可通过维持适宜环境或提供防护因子等交互作用共生，某些所谓有益细菌可能通过对牙周病原菌的支持作用影响牙周炎的进程。

4. 牙周生物膜中的细菌种群处于不断变迁状态，不同种群的细菌组合可能导致不同阶段的牙周病变。

5. 除了牙周致病菌的直接作用，宿主对微生物的免疫应答反应是造成牙周炎的主要原因。宿主-微生物相互作用的状况决定了牙周组织破坏的程度。在易感个体中，这种宿主-微生物相互作用出现不平衡，就会相应地发生牙龈炎或牙周炎，即使在同一患者的不同牙位或位点，也存在这一现象。

【问题2】牙周感染对系统健康的影响。

思路：牙周炎是一种主要由革兰阴性菌导致的感染，重度牙周炎患者牙周袋内壁的炎性溃疡面积与手掌大小相当，牙周局部的细菌和其毒性产物会通过血流影响到全身。目前有证据显示，牙周感染可能与以下器官和系统的疾病有关联：

1. 心脑血管系统疾病　如动脉粥样硬化，冠心病，心绞痛，心肌梗死，脑血管意外。

2. 内分泌系统疾病　如糖尿病。

3. 呼吸系统疾病　如慢性阻塞性肺病，急性细菌性肺炎。

4. 生殖系统疾病　如子痫前期，生产早产低体重儿。

【问题3】种植体周围组织的特点及其临床意义。

思路：

1. 正常情况下钛种植体表面与牙槽骨直接整合在一起，其间无类似牙周膜的结缔组织。种植体周围也存在类似自然牙生物学宽度的结构，也由结合上皮和牙槽嵴顶上方的结缔组织构成，但这些结缔组织纤维的走向都与种植体表面平行，无横向的插入纤维（Sharpey 纤维），因而与种植体间的结合不如自然牙紧密。

2. 健康种植体周围的探诊深度可达牙槽嵴顶上方 1～2mm 的水平，但炎症状态下可直接探到牙槽嵴水平，所以对种植体进行牙周探诊时应十分轻柔，避免损伤种植体周围脆弱的结缔组织附着。

3. 种植体周围有充分的角化龈组织对维持种植体健康非常重要，必要时可考虑角化龈移植术。

4. 应加强种植体周围的菌斑控制，每 3 个月左右就要进行 1 次牙周维护治疗。

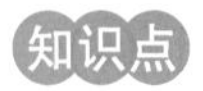

牙周炎的宿主易感因素

牙周炎是宿主抵御龈下菌斑生物膜的炎症和免疫反应，个体间发生牙周炎的易感性不同，由牙周静止位点进展成炎症活动位点的起点也不同。这种差异主要是多种环境风险因素共同作用的结果，这些因素有的是先天性的，有的是可改变的，这些因素的结合在个体一生的不同时期可能是不同的。

1. 遗传因素　遗传因素可改变宿主对微生物的反应并决定牙周炎的进展速度和严重程度，但牙周炎不是单基因疾病，其发病可能是多基因相互关联或叠加、并与其他因素协同作用的结果。

2. 性激素　牙周组织是雌激素、黄体酮和睾丸素的靶器官，雌激素水平升高可使牙龈对菌斑等刺激的反应增强，加重炎症反应。

3. 吸烟　吸烟可降低牙龈血液循环，削弱 PMN 的趋化和吞噬功能。

学习笔记

4. 精神压力　精神压力增加了激素及免疫介质的释放，从而影响宿主防御系统的功能。

5. 口腔卫生不良及有利于菌斑聚集的局部因素。

6. 有关的系统疾病　增加患牙周炎风险的常见系统疾病和状况包括白细胞减少症、白细胞黏附缺陷病、Down综合征、糖尿病、艾滋病、骨质疏松等。

（刘荣森）

参考文献

1. 孟焕新. 牙周病学. 北京：人民卫生出版社，2012
2. 于世风. 口腔组织病理学. 北京：人民卫生出版社，2012
3. 张震康，俞光岩. 实用口腔科学. 北京：人民卫生出版社，2009
4. Hargreaves KM，Goodis HE. Seltzer and Bender's Dental Pulp. Chicago：Quintessence Publishing Co Inc，2002
5. Newman MG，Takei H，Klokkevold PR，et al. Carranza's Clinical Periodontology. St. Louis：Elsevier，2006
6. Lindhe J，Lang NP，Karring T. Clinical Periodontology and Implant Dentistry，Volumes 1. 5th ed. Copenhagen：Blackwell Munksgaard，2008

学习笔记

第三章 口腔黏膜疾病

口腔黏膜疾病是指发生在口腔黏膜及其下方软组织的疾病。其病种繁多,主要为局部性病变,有一些是全身疾病在口腔中的表征。对口腔黏膜病的诊治需要病理与临床密切结合。发生在口腔黏膜的疾病,其病变皆发生在上皮层、固有层及黏膜下结缔组织。本章主要介绍常见的口腔黏膜斑纹性疾病、口腔黏膜溃疡及疱性疾病、口腔黏膜感染性疾病、口腔黏膜肉芽肿性疾病等。

第一节 口腔黏膜斑纹类病变

一、白 斑

口腔白斑(oral leukoplakia)是指"发生在口腔黏膜上的白色斑块,不能被擦掉,临床和组织病理学不能诊断为其他任何疾病者",不包括因局部因素去除后可以消退的单纯性过角化。口腔白斑属于癌前病变(precancerous lesion)或为潜在恶性病变(potentially malignant disorder)。

【病因】

白斑的发病可能与局部的长期刺激以及某些全身因素有关。吸烟是白斑最为常见的原因,据调查统计,白斑伴有吸烟习惯者占80% ~90%,且发病部位与烟的刺激部位相一致。喜饮烈性酒、食过烫或酸辣食物、嚼槟榔等局部理化刺激以及念珠菌感染等均可引起口腔黏膜白色病变。根据WHO以及有关白斑专门的国际研讨会的建议,可将白斑分为两类:即不明原因或特发性的与烟草相关的白斑;另一类为有明确原因(如磨损、不良修复体、咬颊等)的白色损害,此类可临时诊断为口腔白斑,确定诊断要在排除可疑诱因之后,经组织病理学检查后确诊。

【临床要点】

1. 白斑可发生在口腔各部位黏膜,以颊、舌黏膜最为多见。男性较为多发。

2. 白斑为灰白色或乳白色斑块,边界清楚,与黏膜平齐或略为高起,舌舔时有粗涩感。

3. 根据临床表现可分为均质型和非均质型两类。均质型发生于口腔黏膜的各个部位,病损为白色,表面平坦、起皱、呈细纹状或浮石状。非均质型白斑亦见于口腔各部位黏膜,其表现为白色病损中夹杂有疣状、结节、溃疡或红斑样成分。一般情况下,非均质型白斑较均质型白斑的恶变危险性高。

4. 白斑的发病部位也与恶变有重要关系,特别是发生在口底。舌腹部以及舌侧缘部位的白斑,被认为是高危险区,其癌变率比其他部位的口腔黏膜白斑要高。应进行定期的追踪观察。白斑癌变率为3% ~5%。

【病理学特征】

1. 白斑的组织病理学诊断主要有两方面:一是上皮良性过角化;二是上皮伴有异常增生的

学习笔记

白斑，属于癌前病变，上皮异常增生的程度不同。白斑的病理改变为上皮增生，有过度正角化或过度不全角化（图 3-1-1，图 3-1-2）。或两者同时出现为混合角化。

2. 上皮单纯性增生为良性病变，主要表现为上皮过度正角化，上皮粒层明显和棘层增生，没有非典型细胞。上皮钉突可伸长且变粗，但仍整齐且基底膜清晰。固有层和黏膜下层有淋巴细胞、浆细胞浸润（图 3-1-3）。

3. 上皮疣状增生见于疣状白斑，上皮表面高低不平呈刺状或乳头状增生，表层有过度角化，粒层明显，棘层增生。上皮下结缔组织内可有慢性炎症细胞浸润（图 3-1-4）。

4. 白斑伴有上皮异常增生时，其恶变潜能随上皮异常增生程度的增加而增大。上皮异常增生其特征为细胞的不典型增生，丧失正常细胞成熟及分层过程。上皮异常增生而分为轻、中、重度上皮异常增生（图 3-1-5，图 3-1-6，图 3-1-7）。

5. 重度异常增生实际上就是原位癌，其上皮层内细胞发生恶变，但基底膜尚完整，未侵犯结缔组织（图 3-1-7）。亦常可见到上皮重度异常增生与浸润癌同时存在（图 3-1-8）。

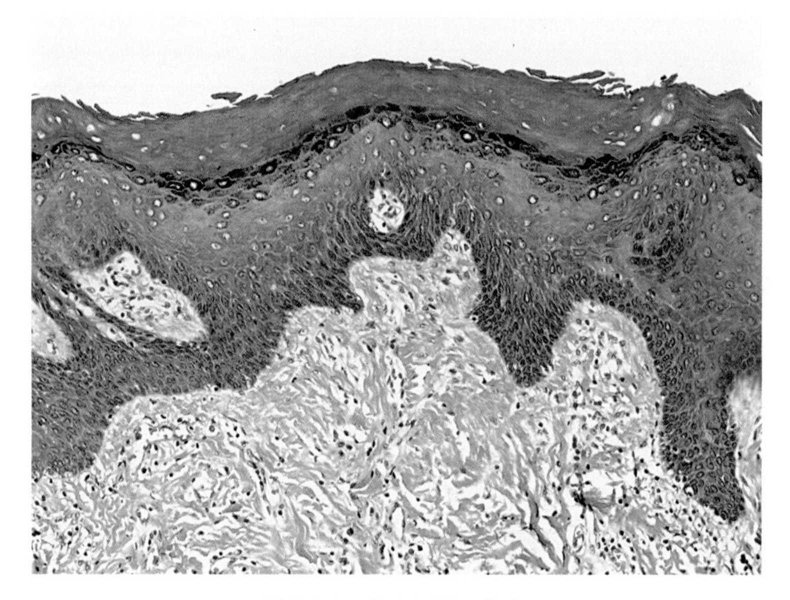

图 3-1-1　上皮过度正角化
HE，×200

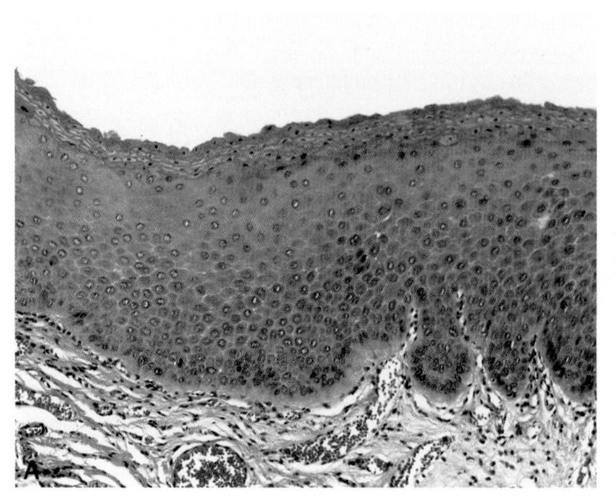

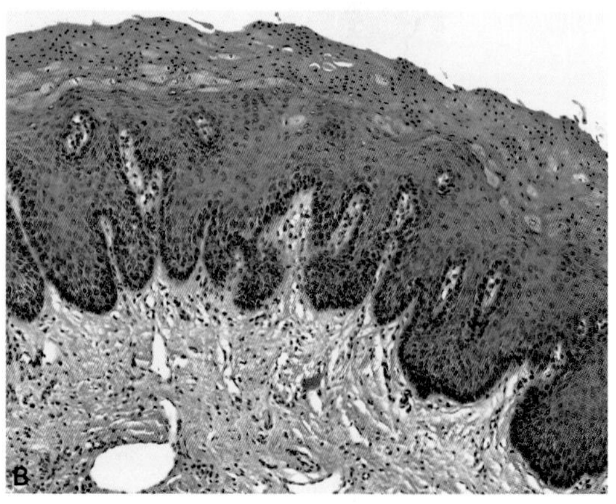

图 3-1-2　上皮过度不全角化
A，B. HE，×200

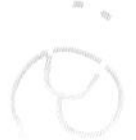

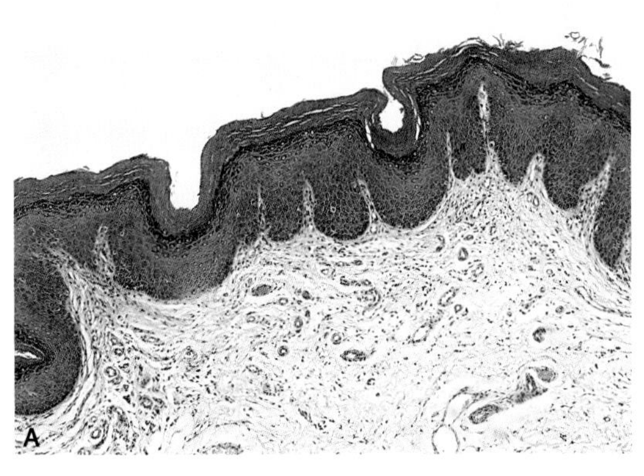

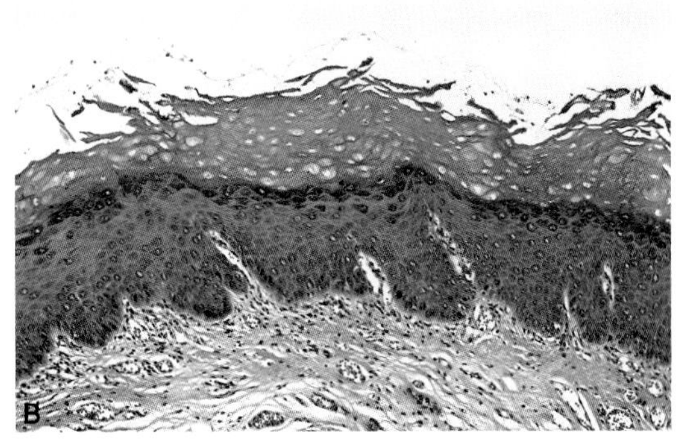

图 3-1-3　上皮单纯性增生

A. 上皮钉突可伸长且变粗，但仍整齐且基底膜清晰。HE，×100。B. 上皮单纯性增生。HE，×100
（图片 A 由河北医科大学口腔医学院王洁教授提供）

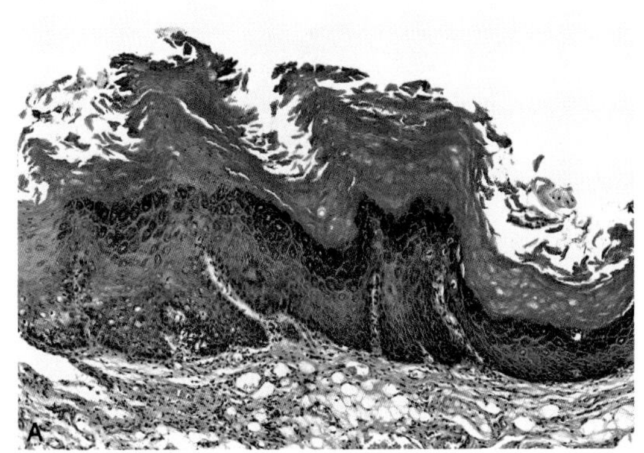

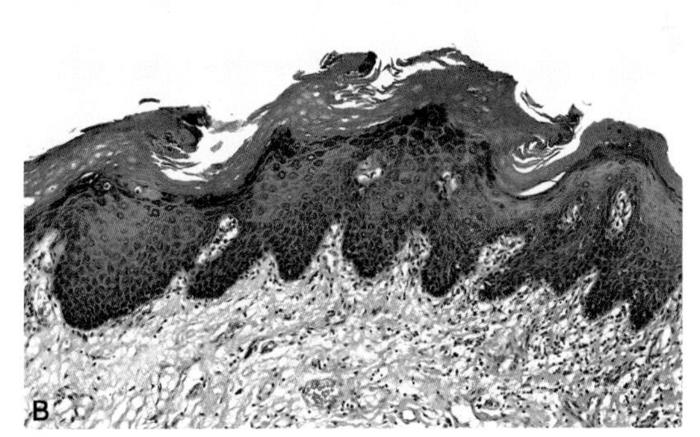

图 3-1-4　上皮疣状增生

A，B. 上皮表面高低不平呈刺状或乳头状增生，表层有过度角化，粒层明显，棘层增生。HE，×100

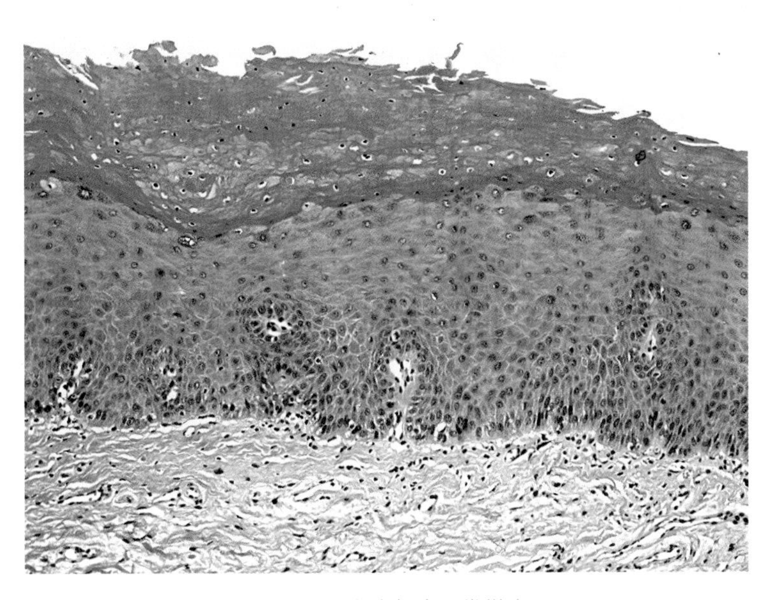

图 3-1-5　上皮轻度异常增生

HE，×100

学习笔记

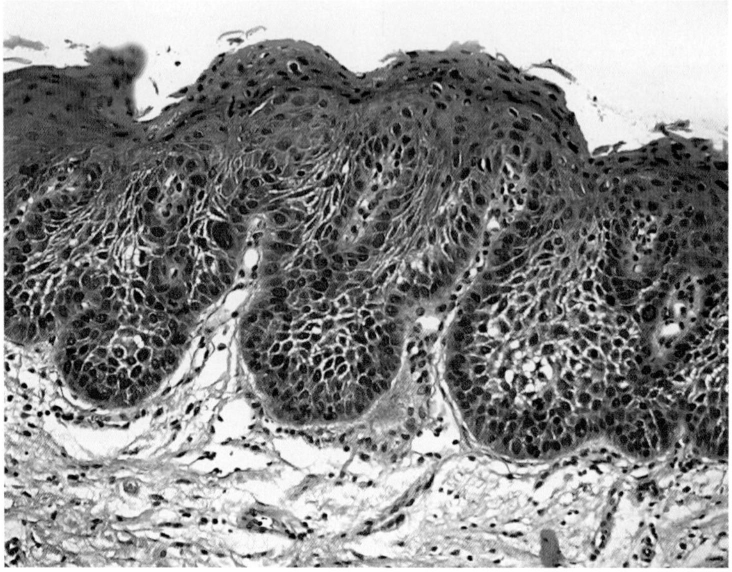

图 3-1-6 上皮中度异常增生
HE,×200

学习笔记

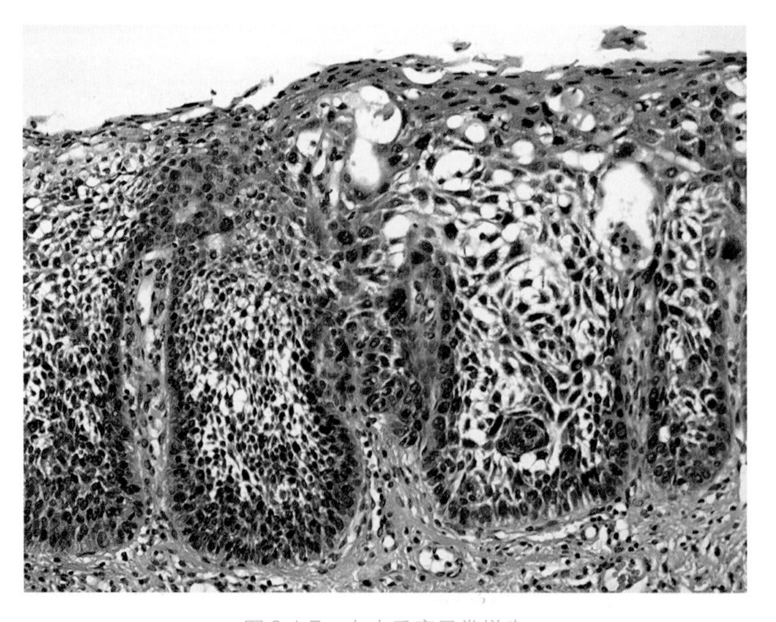

图 3-1-7 上皮重度异常增生
HE,×200

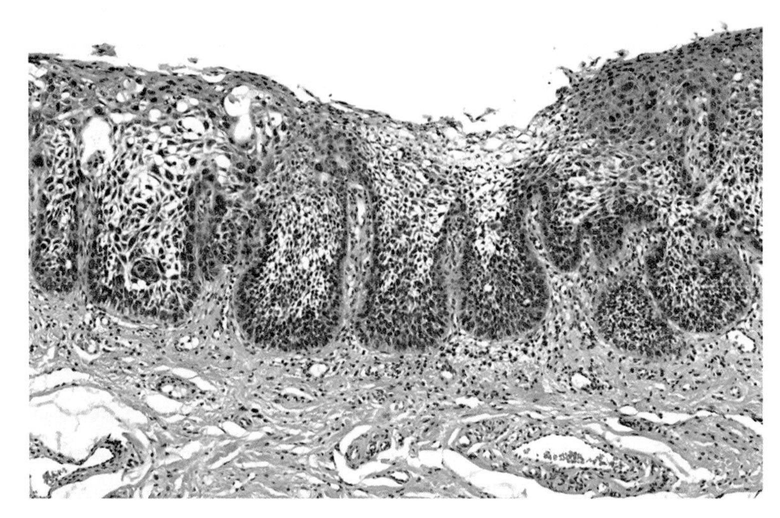

图 3-1-8 上皮重度异常增生与浸润癌同时存在
HE,×100

【鉴别诊断】

1. 白色水肿(leukoedema) 一般无自觉症状,发生于双颊咬合线附近。呈半透明或乳白色,牵拉时变浅,扪之柔软。白色水肿的镜下所见,主要是棘层明显增厚而无角质层,棘细胞肿胀,越近浅层越明显,核消失或浓缩,胞浆不染色,深层棘细胞与基底细胞无异常,上皮钉突不规则伸长,结缔组织有少量炎症细胞浸润。

2. 白色海绵状斑痣(white sponge nevus) 又名白皱褶病,本病在出生时已经存在,白皱褶病是少见的常染色体显性遗传疾病,除了口腔黏膜外,还可发生在鼻腔、肛门与外阴。损害呈灰白色或乳白色,表现为皱襞状、海绵状、鳞片状粗厚软性组织。镜下所见:鳞状上皮显著增厚,甚至可达 40~50 层以上而无粒层,棘细胞肿胀,越近表面越明显,胞浆不染色,结缔组织有少量炎症细胞浸润。

3. 扁平苔藓(lichen planus) 斑块型扁平苔藓与白斑有时难以鉴别,特别是舌背上的扁平苔藓与白斑鉴别时较困难,需要依靠组织病理检查来确诊。通常情况下斑块型扁平苔藓多伴有口腔其他部位的病损,可见不规则白色线状花纹,常有充血、糜烂;而白斑多为独立病损,黏膜不充血。扁平苔藓有时有皮肤病变,白斑没有皮肤病变。

4. 口腔黏膜下纤维化(oral submucous fibrosis) 以颊、咽、软腭多见,初期为小水疱与溃疡,随后为淡白色斑纹,似云雾状,并可触及黏膜下纤维性条索,后期可出现舌运动及张口受限,吞咽困难等自觉症状。

5. 梅毒(syphilis) Ⅱ期梅毒患者颊部黏膜可出现“梅毒斑”。初期为圆形或椭圆形红斑,周围可见乳白色边缘,逐步形成圆形或卵圆形灰白色黏膜斑。患者可同时伴有皮肤梅毒疹——玫瑰疹的出现。实验室检查,血浆反应素环状卡片快速试验(RPR)及螺旋体血凝素试验(TPHA)可确诊。

【问题 1】什么是口腔黏膜癌前病变与癌前状态?

思路: 口腔黏膜癌前病变(precancerous lesions of oral mucosa,PLOM)为“转变为鳞状细胞癌的可能性增加、形态学上有改变的组织”(WHO 2005)。目前公认的 PLOM 有口腔黏膜白斑、口腔黏膜红斑、黏膜良性淋巴组织增生病。口腔黏膜癌前状态(premalignant condition of oral mucosa,PCOM)为“有较广泛的癌前状态,与癌症发生风险显著增加有关”,包括梅毒、缺铁性吞咽困难、着色性干皮病、黏膜下纤维变性、盘状红斑狼疮及扁平苔藓。

【问题 2】口腔白斑为什么被归为癌前病变?

学习笔记

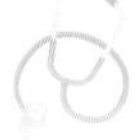

思路：口腔白斑一为上皮单纯性增生，另一为上皮伴有异常增生的白斑，所谓“异常增生”是指细胞的不典型增生，丧失正常细胞成熟及分层过程，上皮异常增生的程度不同，预示其恶变危险也不同，口腔白斑是一种癌前病变，癌变率为3%～5%。

知识点

口腔白斑的鉴别诊断

1. 白色水肿　主要是棘层明显增厚，棘细胞肿胀，越近浅层越明显，核消失或浓缩，胞浆不染色，深层棘细胞与基底细胞无异常。

2. 白色海绵状斑痣　鳞状上皮显著增厚，甚至可达40～50层以上而无粒层，棘细胞肿胀，越近表面越明显，胞浆不染色，结缔组织有少量炎症细胞浸润。

3. 口腔扁平苔藓　基底细胞液化、变性，基底膜界限不清，基底细胞液化严重时可形成上皮下疱。黏膜固有层有密集的淋巴细胞浸润带。

4. 口腔黏膜下纤维化　主要变化为结缔组织发生纤维变性，上皮下结缔组织胶原纤维排列致密，细胞成分少，血管数目减少。

【病例】

患者男性，40岁。2个月前偶然发现口底白色斑块，无疼痛和其他不适合。

专科检查：左侧口底近舌系带处灰白色斑块，1cm×1.2cm大小。边界清楚，表面略粗糙，稍高出黏膜表面，质稍硬。

临床诊断：（左口底）白斑。

光镜观察：上皮表层过度不全角化，上皮钉突肥大，上皮层次紊乱，基底细胞极性消失，细胞呈现多形性，上皮浅表出现核分裂象（图3-1-9）。

病理诊断：（左口底）符合白斑伴上皮中度异常增生。

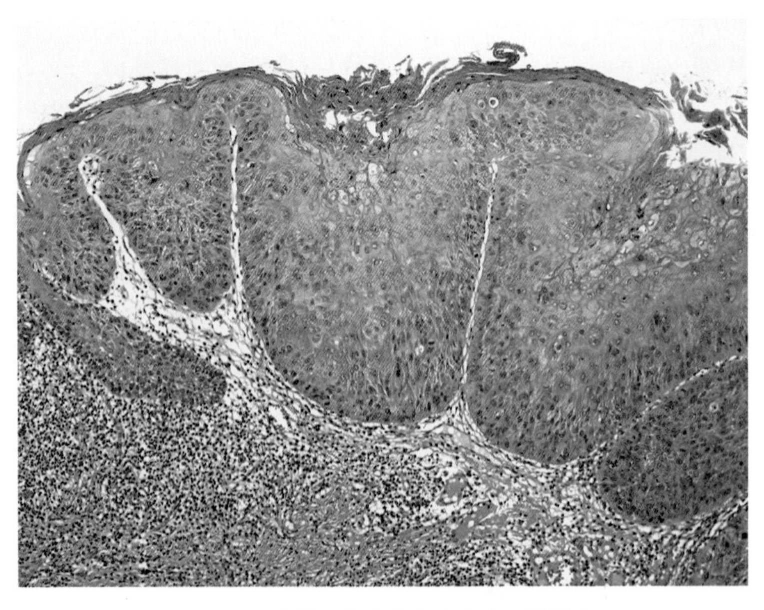

图3-1-9　病例　白斑伴上皮中度异常增生
HE，×100

【病例讨论】

1. 上皮异常增生的病理学特征：①上皮基底细胞极性消失；②出现一层以上基底样细胞；

学习笔记

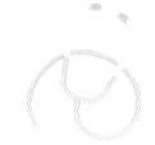

③核浆比例增加;④上皮钉突呈滴状;⑤上皮层次紊乱;⑥有丝分裂象增加,可见少数异常有丝分裂;⑦上皮浅表1/2出现有丝分裂;⑧细胞多形性;⑨细胞核浓染;⑩核仁增大;⑪胞黏着力下降;⑫在棘细胞层中单个或成团细胞角化。并不是以上12项均出现才诊断为上皮异常增生,根据以上项目出现的数目,而分为轻、中、重度上皮异常增生。

2. 口腔白斑的癌变倾向　一般情况下,非均质型白斑较均质型白斑的癌变危险性高。白斑的发病部位也与癌变有重要关系,特别是发生在口底、舌腹以及舌缘部位的白斑,被认为是高危险区,其癌变率比其他部位的口腔白斑要高。白斑伴上皮异常增生时,程度越重者越易癌变。

二、红　斑

红斑(erythroplakia)也称为增殖性红斑,1911年由奎来特(Queyrat)提出,因此又称为奎来特红斑。红斑的命名为当前国际统一的命名,是指口腔黏膜上出现的鲜红色、天鹅绒样斑块,在临床上及病理上不能诊断为其他疾病者。因此红斑这个含义不包括局部感染性炎症,如结核、真菌感染等,而是指癌和癌前病变的红斑。

【临床要点】

1. 红斑发病情况男性稍多见,最多见于41～50岁者。

2. 以舌缘、龈、龈颊沟、口底及舌腹较多见,有时出现多发病变。

3. 红斑边界清楚,范围固定,临床有不同表现:①均质型红斑(homogenous erythroplakia);②间杂型红斑(interspersed erythroplakia),红白间杂,红斑的基底上有散在的白色斑点;③颗粒型红斑(granular erythroplakia),有颗粒样微小的结节,似桑葚状或似颗粒肉芽状表面,微小结节为红色或白色。

【病理学特征】

1. 均质型红斑在镜下有的表现为上皮萎缩,有的为上皮异常增生或原位癌(图3-1-10,图3-1-11)。

2. 颗粒型红斑大多为原位癌或已经突破基底膜的早期浸润癌,只有少数为上皮异常增生,这种类型的癌可以面积较大,也有的表现为多中心性生长。

3. 颗粒型形成的机制是上皮钉突增大处的表面形成凹陷,而高突的结缔组织乳头形成红色颗粒。红斑的表面上皮由不全角化层所覆盖,钉突之间的上皮萎缩变薄,结缔组织中血管增生且扩张充血,因此临床表现为红斑。

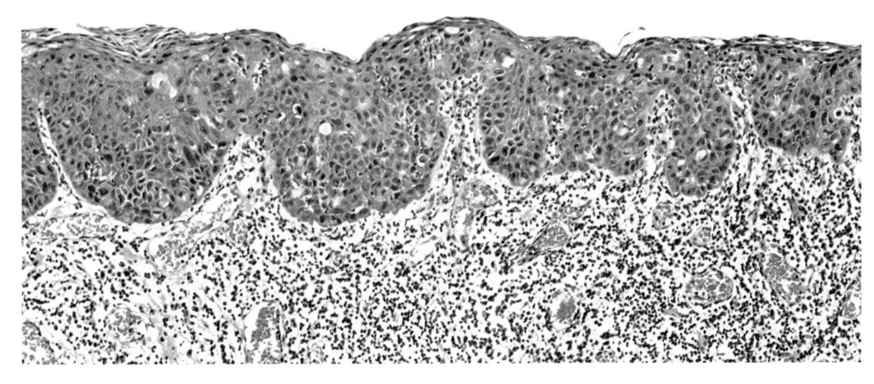

图3-1-10　红斑的组织学表现
HE,×100

学习笔记

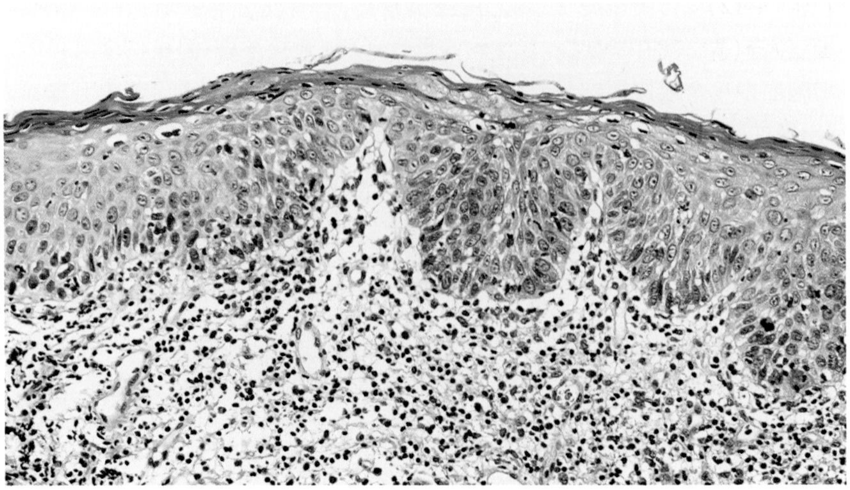

图 3-1-11　红斑的组织学表现
HE，×100

【鉴别诊断】

1. 糜烂性扁平苔藓(lichen planus)　病损往往左右对称，在充血糜烂区周围有白色条纹组成的病损。病理检查发现上皮细胞不全角化，基底细胞液化变性，固有层内有淋巴细胞带状浸润。

2. 白斑(leukoplakia)　稍高出黏膜表面白色斑块。颗粒状病损往往需与颗粒型红斑相鉴别。病理检查发现上皮增生，粒层明显，棘层增厚，上皮钉突增大，有时可见到上皮异常增生。

【问题 1】口腔黏膜类似红斑的红色损害有哪些?

思路:口腔黏膜类似红斑的红色损害有:红斑性念珠菌病、萎缩性口腔扁平苔藓、感染引起的各种黏膜炎，如口腔黏膜结核、组织胞质菌病，类天疱疮以及倒吸烟有关的腭部红斑。

【问题 2】口腔黏膜红斑的癌变率。

思路:口腔黏膜红斑为癌前病变，较口腔白斑癌变风险更大。颗粒型红斑往往是原位癌或早期浸润癌。国外有报道口腔黏膜红斑的癌变率高达 85%，国内的报道达 52%。

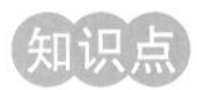

口腔黏膜红斑的鉴别诊断

1. 糜烂性扁平苔藓　病损往往左右对称，在充血糜烂区周围有白色条纹组成的病损。病理学表现为上皮细胞不全角化，基底细胞液化变性，固有层内有淋巴细胞带状浸润。

2. 白斑　稍高出黏膜表面白色斑块。颗粒状病损往往需与颗粒型红斑相鉴别。病理学表现为上皮增生，粒层明显，棘层增厚，上皮钉突增大，有时可见到上皮异常增生。

【病例】

患者男性，53 岁。半年前偶然发现右舌缘红色斑块，有轻微触痛。

专科检查:右舌缘红色斑块，2cm×0. 8cm 大小。边界清楚，表面鲜红，光亮，稍高出黏膜表面，可见颗粒状微小结节。

临床诊断:(右舌缘)红斑。

光镜观察:上皮表层不全角化，上皮萎缩，上皮层次紊乱，基底细胞极性消失，细胞多形性，细胞核浓染(图 3-1-12)。

病理诊断:符合(左口底)红斑伴上皮原位癌。

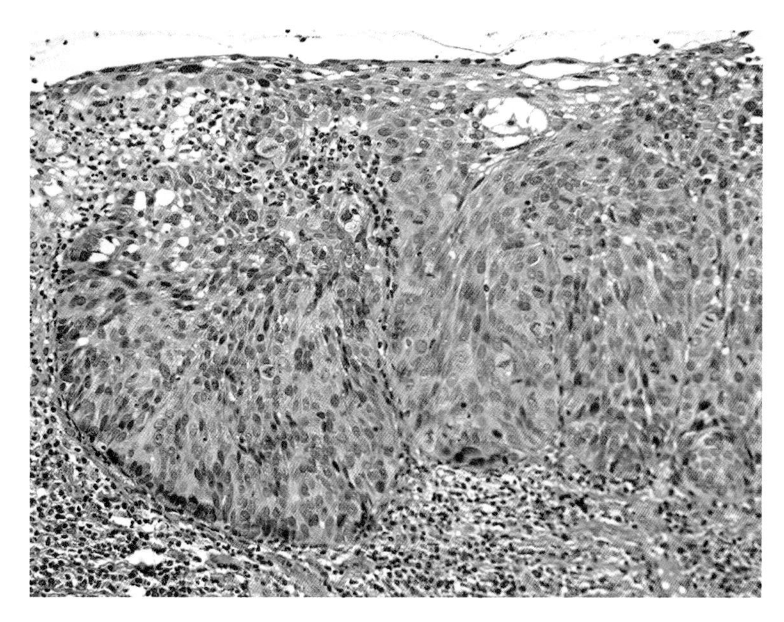

图 3-1-12　病例　红斑伴上皮原位癌
HE,×200

【病例讨论】

口腔黏膜红斑诊断过程中的注意事项:

对于口腔黏膜红斑病损,在去除可能的致病因素并观察 1～2 周,如果病损无明显改善则进行活检明确诊断。典型的天鹅绒样红斑似不难诊断,但红白相间的间杂型红斑,容易诊断为“扁平苔藓”。颗粒样微小结节可呈红色或呈白色,呈白色时往往诊断为“颗粒型白斑”。因此在诊断上必须依靠组织病理检查的结果。

甲苯胺蓝染色是一种简单、快速的检查口腔黏膜早期癌变的方法。甲苯胺蓝能与核酸结合后显色。当细胞代谢活跃,核酸大量增加时,黏膜呈现出深蓝色,可用于判断上皮细胞状态及指导临床确定组织部位。在染色阳性区取组织活检,准确性更高。

三、白色海绵状斑痣

白色海绵状斑痣(white sponge nevus)又称白皱褶病(white folded disease)。本病较为少见,为常染色体显性遗传病。近年研究表明,K4 及 K13 基因发生突变,导致上皮棘层细胞内角蛋白丝断裂,并聚集在细胞核周围,从而引起本病的发生。

【临床要点】

1. 本病好发于颊、口底及舌腹黏膜。
2. 黏膜为灰白色水波样皱褶,珠光色,有皱褶,触诊质软似海绵。
3. 病变从婴幼儿期即可出现,到青春期达到高峰,以后不再发展。除口腔病变外,鼻腔、外阴、肛门及直肠等处黏膜也可发生同样病变。

【病理学特征】

1. 上皮明显增厚,表层高低不平,为增厚的、未脱落的不角化细胞。
2. 棘细胞变化明显,细胞体积增大,层次增多。有些棘细胞空泡性变,胞核固缩或消失(图

3-1-13）。

3. 基底细胞增多，但细胞分化良好。

4. 结缔组织内有少量炎细胞浸润。

5. 电镜观察发现细胞内大量 Odland 小体，而细胞间 Odland 小体不足，病损区桥粒增多，可能是造成上皮表层细胞堆积，呈现海绵状外观的原因。

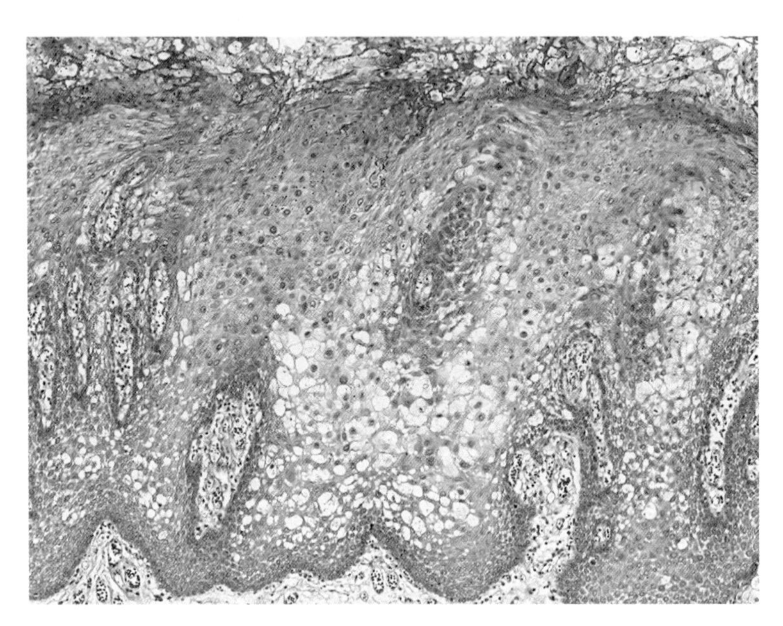

图 3-1-13　白色海绵状斑痣的组织学表现
HE，×100（图片由河北医科大学口腔医学院王洁教授提供）

学习笔记

【鉴别诊断】

1. 口腔白斑（leukoplakia）　病理表现为上皮过度正角化或过度不全角化，基层细胞增生但无空泡性变。有癌变倾向，无家族史。白色海绵状斑痣为有特殊的珠光色、灰白色的水波样皱褶或沟纹，扪之柔软形似海绵，棘层细胞增生伴有空泡性变。没有恶变倾向，可有家族遗传史。

2. 扁平苔藓（lichen planus）　病损为白色或灰白色小丘疹组成的线状花纹，有 Wickham 线。不能刮除或揭下。病理表现为基底层细胞液化变性，固有层有密集的淋巴细胞呈带状浸润。白色绵状斑痣发病年龄较早，损害表面散布小滤泡，状似海绵，无 Wickham 线。

四、白色水肿

白色水肿（leukoedema）本病原因不明，与吸烟、嚼槟榔等因素有关。

【临床要点】

多发生于颊黏膜，白色边界不清的斑块，颇似白斑，但较白斑软，有时出现皱褶。本病较白色海绵状斑痣多见，临床常误诊为白斑。未发现此病有上皮异常增生或恶变。

【病理学特征】

上皮增厚，棘细胞层呈轻度增生，上皮细胞内水肿，胞核固缩或消失，出现空泡变性（图 3-1-14），上皮下结缔组织无明显变化。

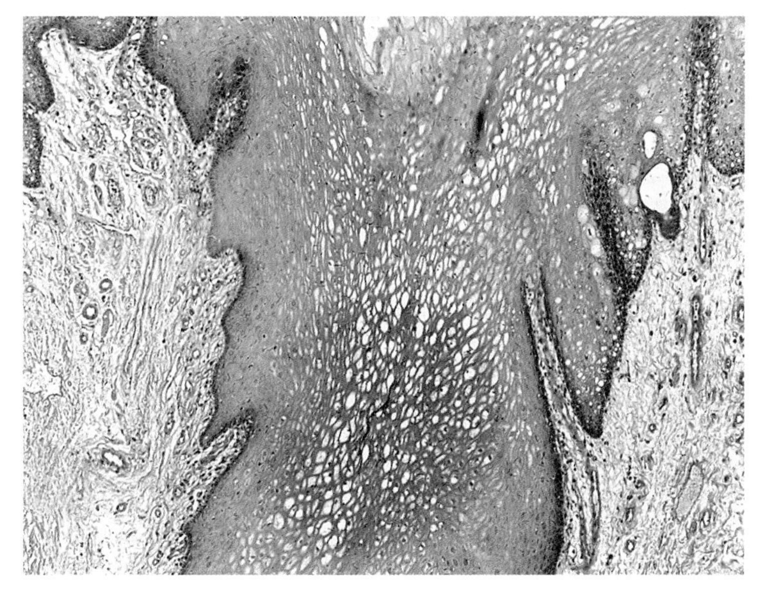

图 3-1-14　白色水肿的组织学表现
HE,×40(图片由河北医科大学口腔医学院王洁教授提供)

【鉴别诊断】

白色海绵状斑痣、白斑。

五、扁平苔藓

口腔扁平苔藓(oral lichen planus,OLP)是一种常见口腔黏膜慢性非感染性炎性疾病,患病率为0.1%~4%。皮肤及黏膜可单独或同时发病。大约28%的口腔扁平苔藓患者伴有皮肤病损。虽然皮肤病损与口腔黏膜病损在临床表现上不同,但其病理表现非常相似。因口腔扁平苔藓长期糜烂,病损有恶变现象,恶变率为0.4%~2%,WHO将其列入癌前状态。

【病因】

口腔扁平苔藓的病因和发病机制目前尚不明确。临床和基础研究结果显示,可能与多种致病因素有关,如免疫因素、精神因素、内分泌因素、感染因素、微循环障碍、遗传因素、系统性疾病以及口腔局部刺激因素等。其中细胞介导的局部免疫应答紊乱在口腔扁平苔藓的发生发展中具有重要作用。

【临床要点】

1. 本病好发于中年,女性多于男性。
2. 发病部位多见于颊、舌、唇、前庭及牙龈等黏膜,病变常为对称性分布,尤以颊黏膜最为多见。
3. 典型病损是小丘疹连成的线状白色、灰白色花纹,类似皮肤损害的威肯姆线(wickham straie),白色花纹可呈网状、线状、环状或树枝状,也可表现为白色斑块状。
4. 发生在舌黏膜的扁平苔藓一般为灰白色斑块状,似黏膜表面滴了一滴牛奶。比白斑色浅,且不似白斑高起、粗糙。
5. 本病在临床常分为六型:网状型、丘疹型、斑状型、萎缩型、溃疡型及疱型,以网纹型最为多见。皮肤病变的特征为圆形或多角形扁平丘疹,中心有凹陷,开始为鲜红色或紫红色,以后逐渐变浅成为褐色斑。

【病理学特征】

1. 在黏膜的白色条纹处,上皮为不全角化层,在黏膜发红部位,则上皮表层无角化,且结缔

学习笔记

组织内血管可有扩张充血。

2. 一般棘层增生较多，也有少数表现为棘层萎缩。上皮钉突显示不规则延长，少数上皮钉突下端变尖呈锯齿状（图 3-1-15）。

3. 基底细胞液化、变性，基底细胞排列紊乱，基底膜界限不清，基底细胞液化严重时可形成上皮下疱。

4. 黏膜固有层有密集的淋巴细胞浸润带，其浸润范围一般不达到黏膜下层（图 3-1-16）。研究证实这些浸润的淋巴细胞主要是 T 细胞。

5. 在上皮内可见白细胞移出，并有变性现象。

6. 在上皮的棘层、基底层或黏膜固有层可见圆形或卵圆形的胶样小体（colloid body）或称 civatte 小体，其直径平均为 10μm 左右，为均质性嗜酸性，PAS 染色阳性呈玫瑰红色。这种小体可能是细胞凋亡（apoptosis）的一种产物。

7. 电镜下可见基底细胞内线粒体和粗面内质网肿胀，胞浆内出现空泡，严重者空泡多而大，结构消失。基底细胞和基膜间半桥粒数量减少，可见基膜增殖、断裂和脱位。

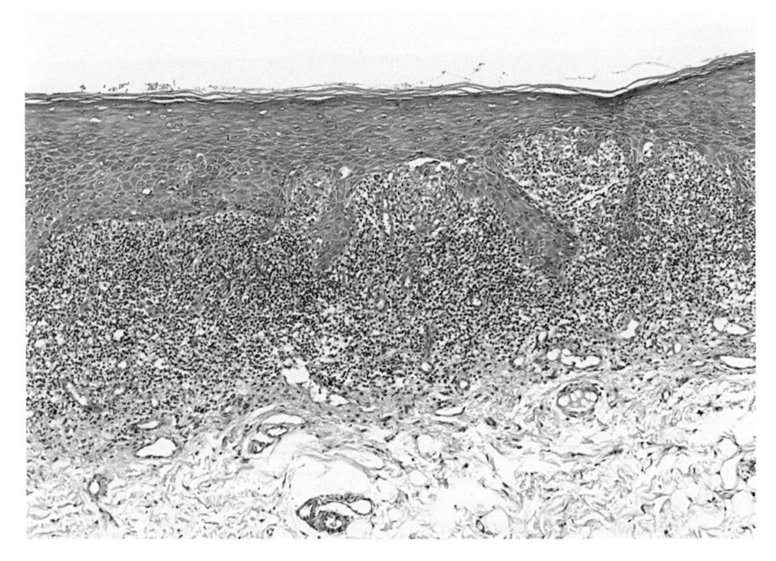

图 3-1-15　扁平苔藓的组织学表现

棘层萎缩，上皮钉突下端变尖呈锯齿状。HE，×100（图片由河北医科大学口腔医学院王洁教授提供）

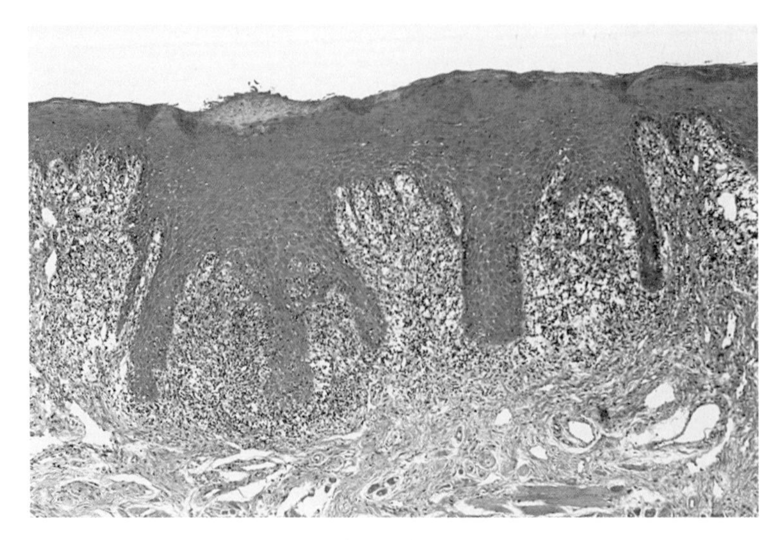

图 3-1-16　扁平苔藓的组织学表现

黏膜固有层有密集的淋巴细胞浸润带。HE，×100

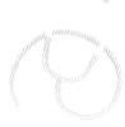

【鉴别诊断】

口腔扁平苔藓应与慢性盘状红斑狼疮、口腔白斑、口腔红斑、天疱疮、良性黏膜类天疱疮、苔藓样反应、多形性红斑等相鉴别。

1. 盘状红斑狼疮(discoid lupus erythematosus)　上皮表层角质栓形成,固有层炎症细胞呈散在浸润,胶原纤维变性、断裂,血管周炎细胞浸润及基膜区荧光带。

2. 白斑(leukoplakia)　斑块型口腔扁平苔藓与口腔白斑有时很难鉴别,特别是舌背部的病损。舌背部口腔扁平苔藓病损灰白色,舌乳头萎缩或部分舌乳头呈灰白色小斑块状突起,局部柔软。而舌白斑为白色或白垩状斑块,粗糙稍硬,病理检查对鉴别有重要意义。口腔白斑上皮基底细胞不会出现液化变性,基底膜界限清晰,黏膜固有层有少量炎症细胞浸润。

3. 红斑(erythroplakia)　口腔红斑病间杂性红斑有时与口腔扁平苔藓很易混淆。其表现为红白间杂,即在红斑的基础上有散在白色斑点,常需依靠组织病理检查确诊。镜下红斑上皮萎缩,角化层消失,棘细胞萎缩仅有 2 ~ 3 层,常有上皮异常增生或已是原位癌。

4. 天疱疮(pemphigus)　天疱疮临床检查可见尼氏征阳性,镜下可见棘细胞层松解,上皮内疱形成,脱落细胞检查可见天疱疮细胞。免疫荧光检查上皮棘细胞周围有 IgG 为主的免疫球蛋白沉积,翠绿色荧光呈网络状。

5. 良性黏膜类天疱疮(benign mucous membrane pemphigoid)　上皮完整,棘层无松解,上皮下疱形成。免疫荧光检查类天疱疮基底膜处可见均匀细线状翠绿色荧光带。

6. 苔藓样反应(lichenoid reaction)　某些患者服用甲基多巴、米帕林、氯喹、阿米苯唑、卡托普利、奎尼丁等药物后,或进行口腔治疗后,与填充材料、修复体材料相对应的口腔黏膜出现呈放射状白色条纹或白色斑块类似口腔扁平苔藓样病损。

苔藓样反应镜下表现为基底细胞液化,固有层有混合性炎细胞浸润,除淋巴细胞外,尚有嗜酸性粒细胞和浆细胞,可累及固有层浅层和深层血管周围。可有局灶性角化不全,血管增生,有色素颗粒和巨噬细胞出现。

当引起反应的药物停止使用,或去除引起病灶处的充填物后,苔藓样病变就明显减轻或消失。

7. 多形渗出性红斑(erythema multiforme exudativum)　疱型口腔扁平苔藓有时与多形渗出性红斑相类似,但多形渗出性红斑以唇红大面积糜烂,并附有厚血痂为其特点,往往伴有发热等急性过程。多形渗出性红斑皮肤上出现红斑,红斑中心有小水疱,损害外观似“虹膜”或“靶环”。

【问题 1】什么是丘疹?

思路:丘疹(papule)是黏膜上一种小的实体性突起,针头大小,直径一般小于 1cm。基底形状为圆形或椭圆形,表面形状可为尖形、圆形或扁平形。镜下可见上皮变厚,浆液渗出,炎性细胞浸润。口腔黏膜的丘疹,一般都由大量排列不一的针头大小的病损组成,颜色呈灰白色或为红色,消退后不留痕迹。扁平苔藓在口腔的表现为典型的丘疹,它排列成带状、斑块和环状。

【问题 2】基底细胞空泡性变病理改变有哪些?

思路:基底细胞空泡性变及液化(vaculation and liquefaction of basal cell)为基底细胞内水肿,较轻时细胞稍增大,胞浆呈空泡状,称空泡性变;水肿严重时,基底细胞即发生液化溶解破碎,基底细胞排列不齐,基底膜不清,甚至消失。此种病变常见与扁平苔藓和红斑狼疮。

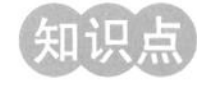

扁平苔藓的免疫学发病机制

近年研究表明,免疫调节异常与本病的发生密切相关。特别是 T 细胞介导的免疫反应对本病的发病起了重要作用。口腔扁平苔藓黏膜固有层内有大量淋巴细胞呈密集带状浸润,浸润的淋巴细胞以 T 细胞为主。应用抗 T 细胞亚群的单克隆抗体对其性质及分布情况

学习笔记

进行研究,发现在病损的早期主要由辅助-诱导性T细胞(TH)和单核-吞噬细胞介导,T4/T8比例增高。在病损的后期是以抑制-细胞毒性T细胞(Ts/Te)所介导,T8细胞增多,T4/T8比例下降,且T8细胞多靠近基底膜区分布,但B细胞与自然杀伤细胞很少出现。这表明由于T细胞被激活,产生了多种细胞因子(如IL-4、IL-6、TNF-α等),促进了T细胞介导的免疫反应过程。因此,T细胞功能缺陷或降低,是本病的一项客观检测标志。口腔扁平苔藓上皮固有曾内有大量淋巴细胞呈密集带状浸润是其典型病理表现之一,因而考虑口腔扁平苔藓与免疫因素有关。浸润的淋巴细胞以T细胞为主,提示口腔扁平苔藓可能是一种由T细胞介导的免疫反应性疾病。

【病例】

患者女性,47岁。下唇黏膜反复糜烂、灼痛一年多。

专科检查:下唇唇红、内侧唇黏膜处,黏膜充血剥脱糜烂,并可见白色斑纹状损害。

临床诊断:(下唇)慢性盘状红斑狼疮。

光镜观察:上皮表层过度不全角化,上皮萎缩变薄、基底细胞液化变性,基底膜界限不清。固有层淋巴细胞呈带状浸润。

病理诊断:(下唇)扁平苔藓(图3-1-17)。

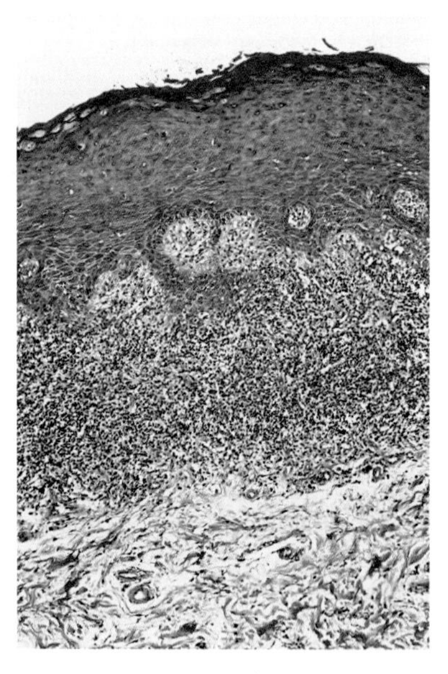

图3-1-17　病例　扁平苔藓的组织学表现

HE,×100

【病例讨论】

唇红部扁平苔藓病损特点:

唇红部也是扁平苔藓好发部位,下唇唇红多见,多为网状或环状白色条纹,病损累及部分唇红或波及整个唇红黏膜。但唇部扁平苔藓病损通常不会超出唇红缘而涉及皮肤,该特征是与慢性盘状红斑狼疮的鉴别要点。病损伴有秕糠状鳞屑,有时花纹模糊不清,用水涂擦后透明度增加,花纹较为清晰。唇红黏膜乳头层接近上皮表浅部分,基底层炎症水肿常导致水疱发生,黏膜糜烂、结痂。

六、慢性盘状红斑狼疮

慢性盘状红斑狼疮(chronic discoid lupus erythematosus)是一种慢性皮肤-黏膜结缔组织疾

病。红斑狼疮在临床上可分为六个亚型：盘状红斑狼疮（DLE）、深在性红斑狼疮（LEP）、亚急性皮肤型红斑狼疮（SCLE）、系统性红斑狼疮（SLE）、红斑狼疮综合征（LES）、新生儿红斑狼疮（NLE）。发生在口腔颌面部的多属于慢性盘状红斑狼疮，是红斑狼疮中最轻的一个亚型，很少累及内脏器官，预后良好。其中约5%的患者可能发展为SLE或SCLE。临床上DLE发生癌变者较为少见，DLE亦属于癌前状态。

【病因】

本病病因尚未明确，多认为是一种自身免疫性疾患。研究结果显示，其发病可能与免疫学改变、紫外线、创伤、感染、药物等多种因素有关。

【临床要点】

1. 主要发生于口颊部的皮肤与黏膜，多无全身性损害。
2. 先发现于皮肤的外露部位，鼻梁两侧皮肤呈鲜红色斑，状似蝴蝶形的区域，故称之为蝴蝶斑。还可发生于面部其他部位或手背等处，为圆形红斑。
3. 病损覆盖白色鳞屑，当揭去其上面的鳞屑，可见扩大的毛囊，在鳞屑的内面，可见呈棘状突起的角质栓塞。
4. 口腔部位多发生于唇颊黏膜，其特征为红斑样病损，中央萎缩凹陷呈。可有糜烂、出血，在唇红部可出现结痂。
5. 陈旧性病变可有萎缩、角化，病损周围可见白色放射状条纹。

【病理学特征】

1. 上皮表面有过度角化或不全角化，角化层可有剥脱，有时可见角质栓塞（图3-1-18）。
2. 粒层明显。
3. 上皮棘层变薄，有时可见上皮钉突增生、伸长。
4. 基底细胞发生液化、变性，上皮与固有层之间可形成裂隙或上皮下疱，基底膜不清晰。
5. 上皮下结缔组织内有淋巴细胞浸润，毛细血管扩张、管腔不整，血管内可见玻璃样血栓，血管周围有类纤维蛋白沉积，PAS染色阳性，管周有淋巴细胞浸润（图3-1-19）。
6. 胶原纤维发生类纤维蛋白变性，纤维水肿、断裂；基底膜增厚，PAS反应阳性。上述各种病理变化不一定同时存在。

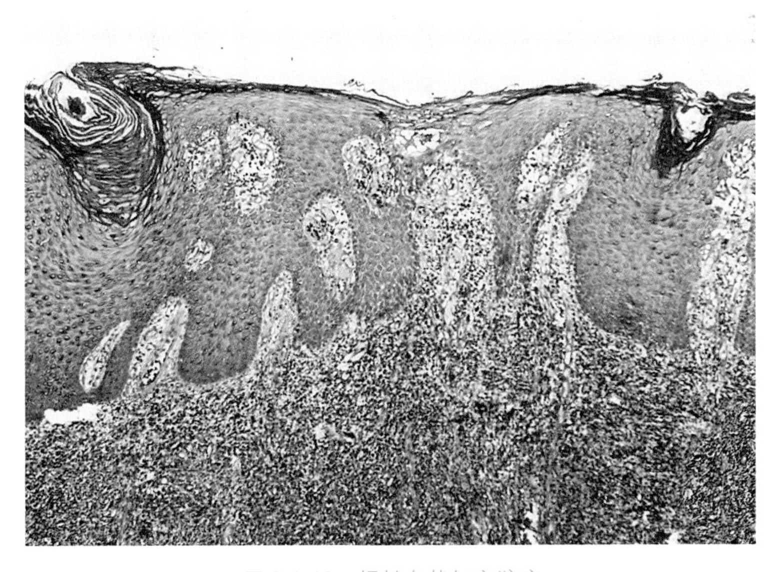

图3-1-18　慢性盘状红斑狼疮

上皮过度角化，角质栓塞形成。HE，×100

学习笔记

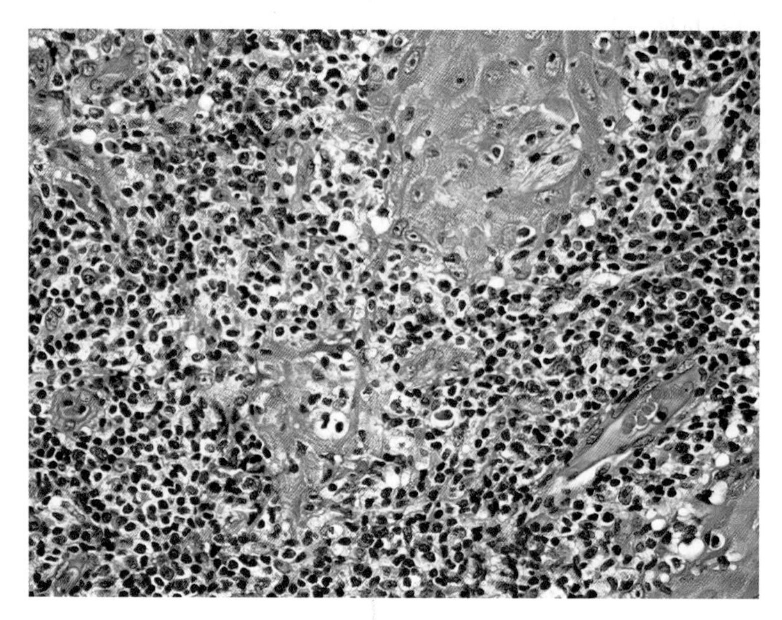

图 3-1-19 慢性盘状红斑狼疮的组织学表现
毛细血管扩张,管腔不整,管周有淋巴细胞浸润。HE,×200

【免疫组织化学】

1. 直接免疫荧光技术可检测病损部位上皮基底膜区域有免疫球蛋白、补体沉积,形成一条翠绿色的荧光带,又称为狼疮带(lupus band)(图 3-1-20)。

2. 采用间接免疫荧光技术可以检测患者自身循环抗体存在的情况及其滴度的改变。多数活动期的患者都可检测出抗核抗体(antinuclear antibody,ANA)以及抗天然 DNA 抗体,在病情缓解期,患者的自身循环抗体一般为阴性。

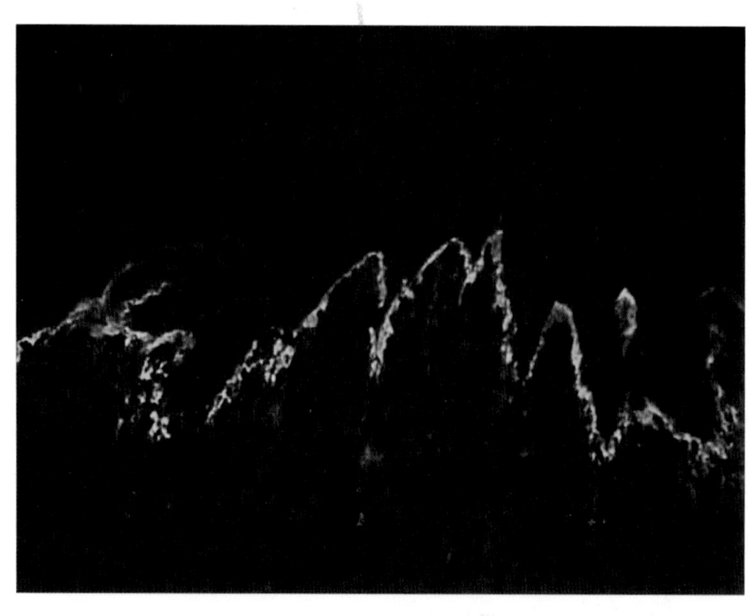

图 3-1-20 慢性盘状红斑狼疮
上皮基底膜免疫球蛋白沉积,为狼疮带阳性。免疫荧光染色,×100

【鉴别诊断】

慢性盘状红斑狼疮需与扁平苔藓、慢性唇炎、良性淋巴组织增生性唇炎、多形渗出性红斑等相鉴别。

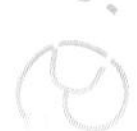

1. 扁平苔藓(lichen planus) 组织学上,上皮表层无角质栓形成,固有层有淋巴细胞浸润带,胶原纤维无变性、断裂,血管周炎细胞浸润不明显,基膜区无荧光带。

2. 慢性唇炎(chronic cheilitis) 慢性唇炎特别是慢性糜烂性唇炎也好发于下唇,与唇红部的盘状红斑狼疮易混淆。盘状红斑狼疮表现为棘层萎缩、基层细胞液化变性、深层及血管周围炎细胞浸润。直接免疫荧光检查盘状红斑狼疮在基底层有荧光带。慢性唇炎仅为一般慢性炎症,缺乏特征性。

3. 良性淋巴组织增生性唇炎 好发于下唇的以淡黄色痂皮覆盖的局限性损害,其典型症状为阵发性剧烈瘙痒。组织病理表现为黏膜固有层淋巴细胞浸润,并形成淋巴滤泡样结构。

4. 多形渗出性红斑(erythema exudativum) 可能是一种变态反应性疾病,发病急骤,病变为充血的红斑,继而形成水疱、脱皮、渗出、结痂、糜烂及溃疡等多形变化。上皮细胞内及细胞间水肿,可见上皮内疱形成,也可形成上皮下疱。结缔组织有水肿,血管扩张,血管周围主要为淋巴细胞浸润,其中也掺杂中性粒细胞和嗜酸性粒细胞。

【问题1】慢性盘状红斑狼疮与红斑狼疮的关系是什么?

思路: 目前认为红斑狼疮是一个谱性疾病,病谱的一端为盘状红斑狼疮,病变主要限于皮肤黏膜;另一端为系统性红斑狼疮,除皮肤黏膜损害外尚伴有系统受累,中间有许多亚型。国内报告约5% 盘状红斑狼疮可转变成系统性红斑狼疮,而系统性红斑狼疮有6% ~20% 以盘状皮疹为初发症状,且1/4 有口腔损害。

【问题2】系统性红斑狼疮诊断标准是什么?

思路: 美国风湿病学会 1997 年推荐的系统性红斑狼疮诊断标准:

①面部蝶形红斑;②盘状红斑狼疮;③日光过敏;④关节炎,不伴有畸形;⑤胸膜炎,心包炎;⑥癫痫或精神症状;⑦口、鼻腔溃疡;⑧尿蛋白 0.5g/日以上或有细胞管型;⑨抗 DNA 抗体,抗 Sm 抗体,LE 细胞,梅毒生物学试验假阳性;⑩抗核抗体阳性(荧光抗体法);⑪抗核性贫血,白细胞减少(4000/mm^3以下),淋巴细胞减少(1500/mm^3以下),血小板减少(10 万/mm^3以下)。

以上 11 项中 4 项或以上阳性者确诊为红斑狼疮(SLE),但应排除感染性疾病,肿瘤或其他风湿性疾病。

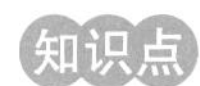

慢性盘状红斑狼疮病因和发病机制

慢性盘状红斑狼疮病因尚未明确,大多认为是一种自身免疫性疾病。研究结果显示,其发病可能与免疫学改变、紫外线、创伤、感染、药物等多种因素有关。

1. 免疫学改变 DLE 除体液免疫功能改变外,细胞免疫也有损害。现已证明 DLE 患者体内有多种自身抗体,其中以抗核抗体,尤其抗双链 DNA 抗体与发病关系最密切。由以上抗体形成的可溶性免疫复合物沉积于基底膜及小血管内膜下,激活补体造成炎症反应。细胞免疫反应能造成组织损伤,可能对本病的慢性病程起很大作用。

2. 紫外线 紫外性能诱发盘状红斑狼疮病损或使原有病损加剧。

3. 感染因素 有的患者在盘状红斑狼疮发病前曾有结核菌、链球菌等感染。

4. 其他因素 某些药物(如氯丙嗪、肼屈嗪、异烟肼、青霉胺等)可使有潜在盘状红斑狼疮的患者激化,并使免疫原性增强。

盘状红斑狼疮的发病机制可能是:在上述各种诱因的作用下,机体正常的自身免疫耐受机制被破坏,发生多种免疫异常。有学者认为,盘状红斑狼疮可能是由Ⅳ型超敏反应引起,其特异性黏膜(皮肤)病损是由 T 淋巴细胞介导的自身免疫性损伤所造成的。同时,也可合并体液免疫反应异常,导致免疫复合物沉寂后引起组织损伤。直接免疫荧光检查,在病损基底膜处有免疫球蛋白和补体等呈连续、粗细不均的带状沉积,称为"狼疮带"。

学习笔记

【病例】

患者女性,43岁。下唇反复脱皮糜烂、结痂一年多。

专科检查:下唇红斑,中心稍凹陷,色素缺失,红斑周围可见白色短条纹。

临床诊断:(下唇)慢性盘状红斑狼疮。

光镜观察:上皮表层过度不全角化,上皮萎缩变薄、基底细胞液化变性,基底膜界限不清。固有层可见大量炎症细胞浸润,毛细血管增生、扩张,血管周有淋巴细胞浸润,胶原纤维水肿,断裂(图3-1-21)。

病理诊断:(下唇)慢性盘状红斑狼疮。

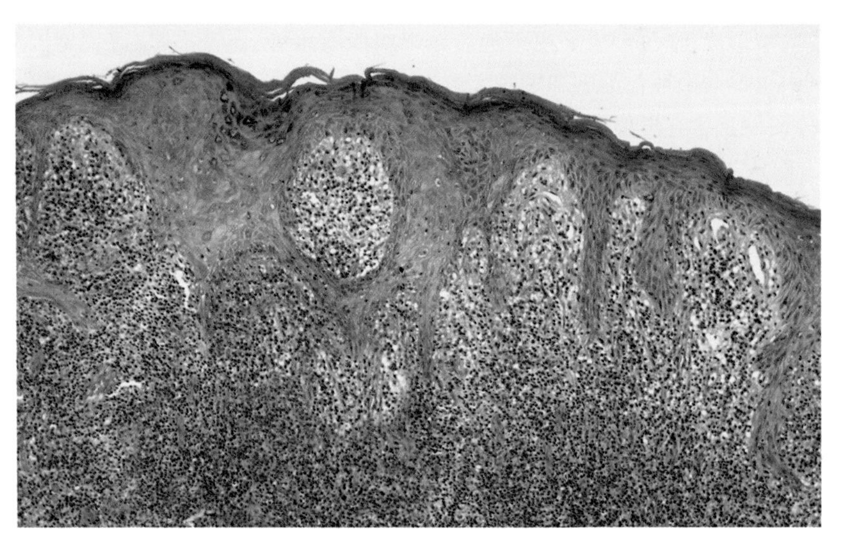

图3-1-21　病例　慢性盘状红斑狼疮
HE,×100

【病例讨论】

唇部常见的糜烂、结痂损害

1. 腺性唇炎:唇红肿胀,质较硬,表面糜烂,易出血及脓性分泌物,伴有结痂。

2. 唇部扁平苔藓:病损常表现为糜烂结痂,边缘有散在的白色斑纹损害,有时与慢性盘状红斑狼疮难以区别。

3. 盘状红斑狼疮:唇部的盘状红斑狼疮最常见,唇部损害有多种表现,如红斑、慢性剥落糜烂、白色条纹等。另一症状为浅表溃疡及结痂,常见下唇两侧,呈局限性圆形、椭圆形边缘微凸起的盘状损害,表面可出现浅表溃疡,易出血。溃疡面常有棕色痂皮,反复发作。

4. 多形红斑型唇炎:临床上常见于水疱破裂后,出现浅表溃疡糜烂面,极易出血,并形成唇部广泛性明显血痂。

七、口腔黏膜下纤维化

口腔黏膜下纤维化(oral submucous fibrosis,OSF)是一种慢性进行性具有癌变潜在性的口腔黏膜疾病。主要发生于印度、巴基斯坦等东南亚国家与地区,我国主要发生在湖南和中国台湾。WHO将口腔黏膜下纤维变性列为癌前状态。

【病因】

本病的病因不明,与咀嚼槟榔、食辣椒、吸烟、饮酒等因素有关。B族维生素和蛋白质缺乏也与发病有关。流行病学调查表明，咀嚼槟榔是口腔黏膜下纤维化主要致病因素。

【临床要点】

1. 本病好发于30～50岁，男女性别无明显差异。

2. 易发于颊、软腭、唇、舌、口底、咽等部位。

3. 口腔黏膜变白、不透明、无光泽、触诊发硬的纤维条索样损害。

4. 颊部常对称性发生，黏膜苍白，可扪及垂直向纤维条索；腭部主要是软腭受累，黏膜出现板块状白色病损，严重者软腭缩短、腭垂变小，组织弹性降低，舌、咽腭弓出现瘢痕样条索，常伴有口腔溃疡与吞咽困难。舌背、舌腹和口底黏膜苍白，舌乳头消失，严重时舌系带变短、舌活动度减低。

5. 早期仅表现为口腔黏膜灼痛感，尤其在进食刺激性食物时更明显。随后可表现为口干、味觉减退、唇舌麻木、黏膜水疱、溃疡等自觉症状。后期开口困难，张口受限、语言和吞咽困难。

【病理学特征】

1. 主要变化为结缔组织发生纤维变性。早期，出现一些细小的胶原纤维，并有明显水肿，血管有时扩张充血，有中性粒细胞浸润。继而上皮下方出现一条胶原纤维玻璃样变带，下方胶原纤维间水肿，有淋巴细胞浸润。中期，胶原纤维出现中度玻璃样变，有淋巴细胞、浆细胞浸润。晚期，胶原纤维全部玻璃样变，结构消失，血管狭窄或闭塞（图3-1-22）。

2. 上皮萎缩、上皮钉突变短或消失。有的上皮增生、钉突肥大。上皮细胞出现空泡性变。上皮有时出现异常增生。

3. 张口度严重受损的患者，则可见大量肌纤维坏死。

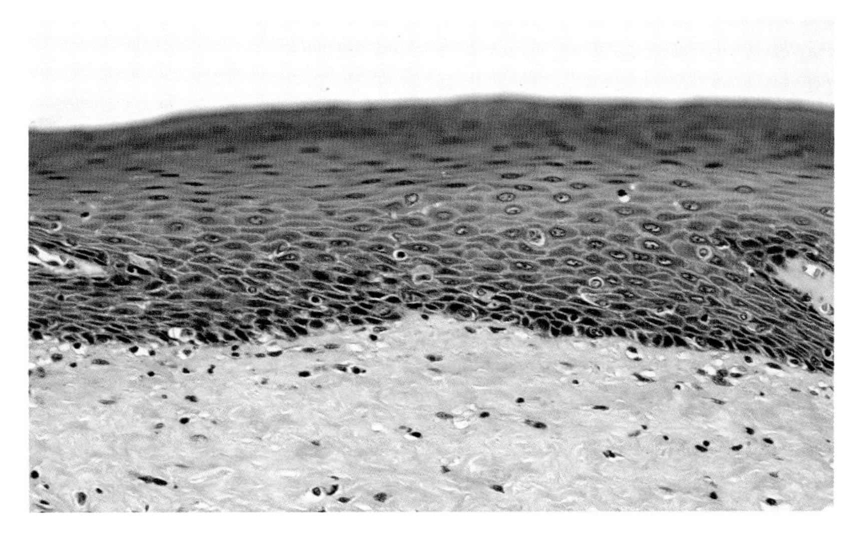

图3-1-22　口腔黏膜下纤维化

上皮下结缔组织胶原纤维玻璃样变，细胞成分少，血管数目减少。HE，×200

【鉴别诊断】

口腔黏膜下纤维化应与口腔黏膜白斑、扁平苔藓以及白色角化病等白色病变相鉴别。

1. 白斑（leukoplakia）　口腔黏膜白斑可无症状或轻度不适，不会出现张口受限、吞咽困难等症状，触之柔软，无板块或纤维条索。口腔黏膜白斑组织学上固有层无胶原纤维玻璃样变，结构消失，血管狭窄或闭塞。

2. 扁平苔藓（lichen planus）　扁平苔藓触之柔软，无板块状或纤维条索。黏膜有白色条纹，可有充血、糜烂、伴刺激性疼痛。有时因咽部病损溃疡、糜烂而影响吞咽，但不会出现张口受限、牙关紧闭、吞咽困难等严重症状。组织学上黏膜固有层有密集的淋巴细胞浸润带。

3. 白色角化病 白色角化病为灰白色、浅白色或白色斑块，平滑、柔软。不会触之有板块状或纤维状条索，不会有张口受限、吞咽困难等。局部有明显的机械或化学因素刺激，除去刺激因素后，病损可减轻或完全消退。

【问题1】在口腔黏膜下纤维化诊断时因考虑的因素。

思路：在口腔黏膜下纤维化诊断时因根据口腔黏膜下纤维化发病的地区性、临床典型症状和病理学检查结果作出诊断。

【问题2】哪些因素与口腔黏膜下纤维化相关。

思路：口腔黏膜下纤维化病因不明，但与下列因素有密切关系：①咀嚼槟榔，流行病学调查表明咀嚼槟榔是口腔黏膜下纤维化主要的致病因素；②刺激性食物，进食辣椒、吸烟、饮酒等因素可以加重口腔黏膜下纤维化；③营养因素，维生素A、B、C的缺乏，低血清铁、硒与高血清锌、铜是口腔黏膜下纤维化易感性增高的主要原因；④免疫因素，有学者认为黏膜纤维化可能与槟榔生物碱等外源性抗原刺激所知致的变态反应有关，部分口腔黏膜下纤维化患者血清免疫球蛋白、抗核抗体、抗平滑肌及抗壁细胞等自身抗体明显高于正常人；⑤遗传因素，研究发现口腔黏膜下纤维化患者中HLA-A10、DR3、DR7、B76表型，HLA-B48/Cw7、HLA-B51/Cw7、HLA-B62/Cw7单体型发生频率较高，外周血淋巴细胞姐妹染色体交换频率（SCE）显著高于对照组。

学习笔记

知识点

槟榔导致口腔黏膜下纤维化可能的致病机制

槟榔对口腔黏膜的危害主要是：①粗纤维对黏膜的机械刺激，造成微创伤；②化学成分对黏膜的刺激；③对细胞产生毒性作用；促进胶原合成等，早期的刺激导致了口腔黏膜的进一步萎缩和溃疡，持续的组织炎症导致了癌和组织的纤维化。

有研究表明，槟榔提取物可刺激体外培养的角质形成细胞分泌产生与纤维化有关的细胞因子，这些细胞因子对成纤维细胞的增殖有明显的促进作用，并能促进成纤维细胞合成Ⅰ、Ⅲ型胶原和糖胺聚糖。槟榔导致口腔黏膜下纤维化的机制主要是通过胶原合成通路和胶原降解通路实现的。过量的胶原形成和胶原的降解抑制导致了口腔组织中胶原纤维的沉积，从而导致了口腔黏膜的纤维性变。

国际癌症研究署认为槟榔咀嚼物是1级致癌物，槟榔碱本身可诱导姐妹染色体交换，染色体突变及细胞多种类型的微核变化，槟榔的致癌成分还可诱导基因发生突变，如抑癌基因失活、癌基因激活，最终导致癌变发生。所有口腔黏膜下纤维化患者都咀嚼槟榔，还没有发现未咀嚼槟榔者患口腔黏膜下纤维化。

【病例】

患者男性，40岁。发现左颊黏膜白色斑块1年，近期出现张口困难，有咀嚼槟榔史。

专科检查：左侧左颊大部分黏膜见灰白色斑块，波及至口角，中后部出现明显垂直性条索，张口受限。

临床诊断：（左颊）黏膜下纤维化。

光镜观察：上皮表层过度不全角化，上皮萎缩、上皮钉突消失，上皮细胞出现空泡性变，上皮有细胞多形性，核深染。上皮下结缔组织胶原纤维玻璃样变，细胞成分少，血管数目减少（图3-1-23）。

病理诊断：（左颊）黏膜下纤维化，伴上皮中度异常增生。

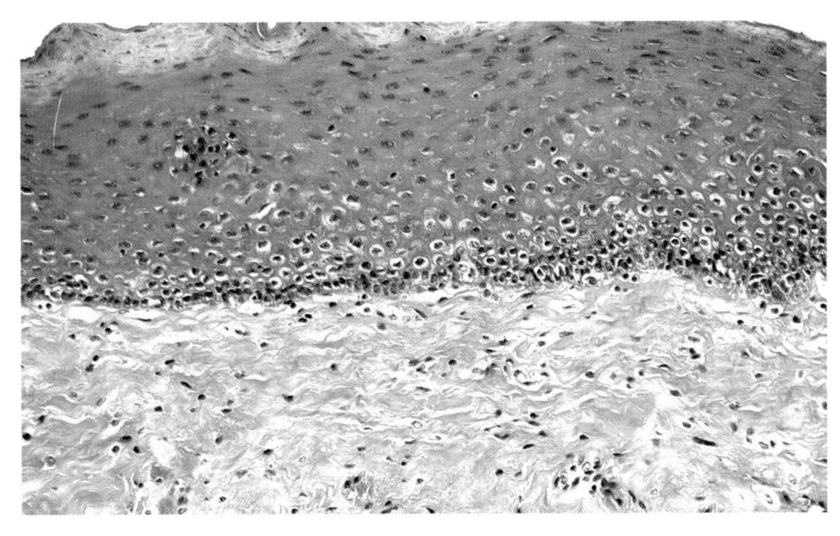

图 3-1-23　病例　口腔黏膜下纤维化伴上皮中度异常增生
HE,×200

【病例讨论】

口腔黏膜下纤维化的癌变倾向　口腔黏膜下纤维化属于癌前状态，它与口腔鳞状细胞癌的发生密切相关。印度、巴基斯坦等国家，由于广泛流行咀嚼槟榔的习惯，导致口腔黏膜下纤维化的发病率很高。Pindborg 对一组口腔黏膜下纤维化患者 17 年追踪观察，报道其癌变率为 7.6%，国内报道口腔黏膜下纤维化癌变率为 1.7%。

第二节　口腔黏膜溃疡疾病

一、复发性阿弗他溃疡

复发性阿弗他溃疡(recurrent aphthous ulcer,RAU)又称复发性阿弗他口炎(recurrent aphthous stomatitis,RAS)、复发性口腔溃疡。是最为常见的口腔黏膜病。本病具有周期性、复发性、自限性特征。“阿弗他”为希腊文意指“灼痛”。

重型复发性阿弗他溃疡亦称复发性坏死黏膜腺周围炎(periadenitis mucosa necrotica recurrent,PMNR)或腺周口疮。疱疹样复发性阿弗他溃疡又称口炎型口疮。

【病因】

目前病因及发病机制仍不明，存在明显的个体差异。目前较一致的看法是复发性阿弗他溃疡的发生是免疫、遗传、系统性疾病、感染因素、环境因素等多种因素联合作用的结果。

【临床要点】

1. 本病多发于女性，发病年龄多在 10～30 岁之间。
2. 好发于唇、舌、颊以及牙龈、口底、软腭等无角化或角化较差的黏膜，附着龈及硬腭等角化黏膜很少发病。
3. 本病开始黏膜有充血的红斑，中央部位形成溃疡，逐渐向周围扩散，为圆形或椭圆形的浅层溃疡，直径约为 0.5cm。通常为单发，也有时可多发。
4. 病损面覆盖黄色假膜，周边有充血红晕带，中心凹陷。
5. 主要表现为三种类型：轻型、重型及疱疹型溃疡。轻型约占本病的 80%，其他两型各占约 10%。
6. 疼痛明显，有周期性及自限性，一般在 7～14 日愈合，一般不留瘢痕，可复发。

学习笔记

【病理学特征】

1. 早期黏膜上皮水肿，细胞内及细胞间均可发生水肿，上皮细胞间有白细胞移出。

2. 之后上皮溶解、破溃、脱落，形成非特异性溃疡。有时在上皮下方形成疱，上皮脱落形成溃疡（图 3-2-1）。

3. 溃疡表面可有纤维性渗出物形成的假膜，有时表面覆盖坏死组织。

4. 黏膜固有层中胶原纤维水肿，玻璃样变性，结缔组织纤维弯曲紊乱、断裂，严重时胶原纤维破坏消失。

5. 炎症明显，大多为淋巴细胞，其次为浆细胞、中性粒细胞与及嗜酸性粒细胞。

6. 毛细血管扩张、充血、血管内皮细胞肿胀，管腔狭窄，甚至闭塞。

7. 重型病损可深及黏膜下层，除炎症表现外，还有小唾液腺腺泡破坏、导管扩张、导管上皮增生，甚至腺小叶结构消失（图 3-2-2）。

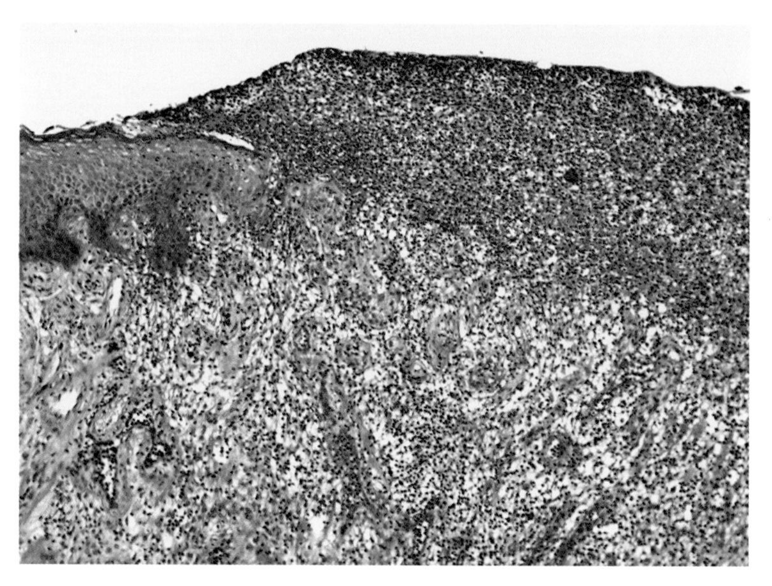

图 3-2-1 复发性阿弗他溃疡

上皮细胞水肿，部分上皮溃疡、结缔组织中有大量的炎症细胞浸润。HE，×100

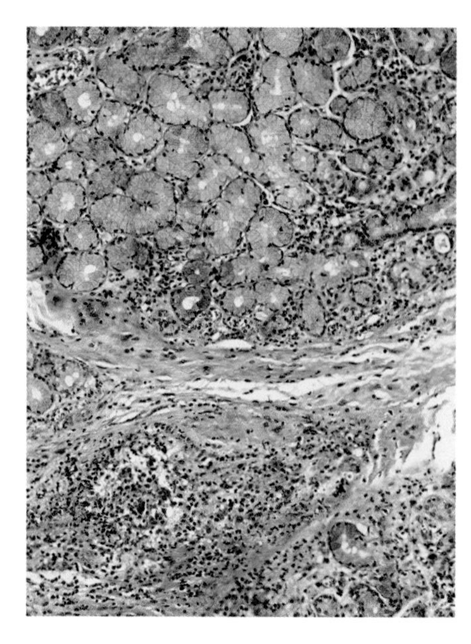

图 3-2-2 复发性坏死黏膜腺周围炎

炎症侵犯黏膜下层，腺泡被破坏。HE，×200

【免疫病理学】

病变组织周围上皮基底膜区可有免疫球蛋白和补体沉积，血清中可检测出抗口腔黏膜上皮抗体，唾液中的 SIgA 含量在发病期升高，缓解期降低。

【鉴别诊断】

复发性阿弗他溃疡应与创伤性溃疡、癌性溃疡、结核性溃疡等相鉴别。复发性阿弗他溃疡的诊断主要根据其特征性的病史及临床表现，一般不需做活检或实验室检查。临床上疱疹样复发性阿弗他溃疡有时还应与口腔黏膜单纯疱疹鉴别。

1. 创伤性溃疡　与复发性阿弗他溃疡组织病理均表现为慢性非特异性炎症，但创伤性溃疡无周期性复发的特点，溃疡深浅不一，形状不规则，与损伤因素吻合。

2. 癌性溃疡　深浅不一，边缘不齐，周围有浸润，质硬，底部菜花状，结缔组织中可见癌变细胞。

3. 结核性溃疡　溃疡深在，形状不规则，周围轻度浸润，呈鼠噬状，底部肉芽组织，镜下可见结核结节，朗罕巨细胞。

【问题 1】复发性阿弗他溃疡如何进行诊断？

思路：复发性阿弗他溃疡没有特异性的实验室检测指标，因此复发性阿弗他溃疡的诊断，主要以病史特点，如复发性、周期性、自限性及临床特征为依据，一般不需要作特别的实验室检查以及活检。

【问题 2】疱疹型复发性阿弗他溃疡的临床特点有哪些？

思路：疱疹型复发性阿弗他溃疡又称口炎型口疮，多发于成年女性，好发部位及病程与轻型相似。但溃疡直径较小，约 2mm，不超过 5mm。溃疡数量多，可达十个以上，甚至几十个。散在分布如"满天星"，相邻的溃疡可融合成片，黏膜充血发红，疼痛明显，唾液分泌增多，可伴有头疼，低热以及淋巴结肿痛等症状。

【问题 3】重型复发性阿弗他溃疡的临床特点是什么？

思路：重型复发性阿弗他溃疡亦称复发性坏死黏膜腺周围炎，其特征为溃疡深而大并有瘢痕形成的倾向。男女均可发病，年龄以 20 ~ 50 岁居多。溃疡大多为单发，直径常大于 5mm 以上，周围高起，深可达黏膜下层，波及腺体，有时侵及肌层。病程较长，一般 1 ~ 2 个月，少数可持续 1 年不愈，此起彼伏，愈合后遗留瘢痕。

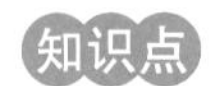

口腔黏膜溃疡

溃疡（ulcer）是黏膜上皮的完整性发生持续性缺损或破坏。因其表面坏死脱落而形成凹陷。浅层溃疡只破坏上皮层，愈合后无瘢痕，如轻型阿弗他溃疡。深层溃疡则病变波及黏膜下层，愈合后遗留瘢痕，如复发性坏死性黏膜腺周围炎。

溃疡是多种多样的，大小、数目、深浅均不一。检查溃疡时要注意边缘是否齐整，有无倒凹；溃疡面有无假膜形成；底部是平坦，还是有颗粒结节；基底部有无硬结；是否向周围浸润。这些现象对于确定诊断及分析黏膜病，特别是早期发现恶性病变都很重要。

学习笔记

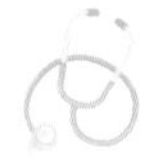

二、白 塞 病

白塞病(Behcet's disease)又名白塞综合征、贝赫切特综合征(Behcet's syndrome)。由土耳其医师Behcet(1937)首先报道,是一种以小血管炎为病理特征的慢性进行性、复发性、系统损害性疾病。同时或先后发生口腔黏膜溃疡以及眼、生殖器、皮肤病损是该病的主要临床特征,被称为"口、眼、生殖器三联症"。几乎所有病例均发生口腔黏膜溃疡。大部分患者预后良好,眼、中枢神经及大血管受累者预后不佳。

【病因】

病因尚不明确,研究表明本病与患者自身免疫异常有关。此外遗传因素、感染因素,微量元素缺乏等可能与本病有关。

【临床要点】

1. 本病特征为先后出现多系统、多脏器病损,且反复发作。
2. 常见体征包括口腔溃疡、生殖器溃疡、皮肤损害及眼部损害。
3. 少见体征包括关节炎,心血管损害,消化、神经、呼吸、泌尿等系统病变。
4. 早期一般仅出现口腔、生殖器溃疡,当出现眼部病变时,则预示已形成微血管炎损害,并将逐渐出现动脉血栓、破裂、出血以及中枢神经系统损害。

【病理学特征】

学习笔记

1. 病理变化与复发性阿弗他溃疡相似。
2. 血管变化明显,为非特异性血管周围炎。血管内可有玻璃样血栓,血管周围有类纤维蛋白沉积(图3-2-3)。
3. 部分血管内皮细胞肿胀且失去完整性。
4. 白细胞从血管壁移出,小动脉中膜均质化,小动脉及小静脉壁有炎症细胞浸润。
5. 结缔组织内大量淋巴细胞及浆细胞浸润。

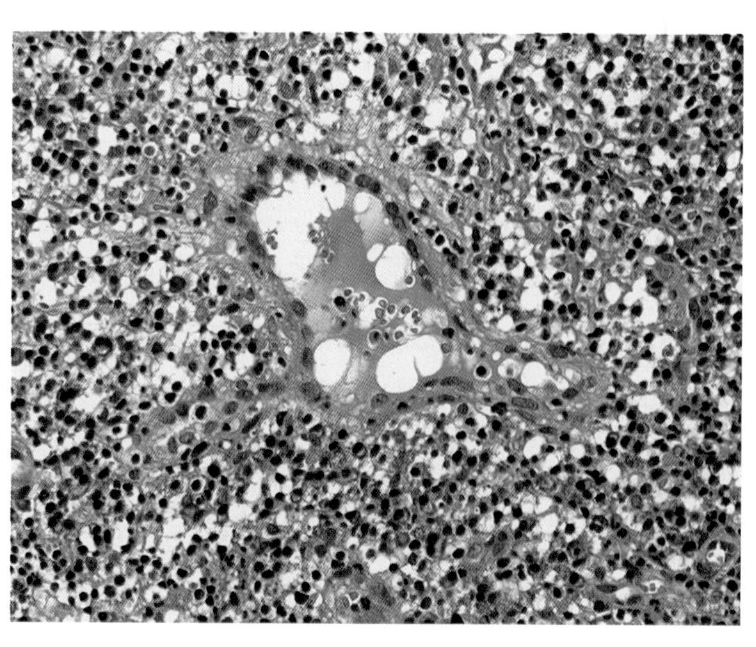

图3-2-3　白塞病

血管变化明显,为非特异性血管周围炎。HE,×400

【鉴别诊断】

1. 与口腔溃疡类疾病的鉴别　与复发性阿弗他溃疡、疱疹性口炎相鉴别。均以反复发作的口腔溃疡为基本特征，其病损形态相似，但白塞病累及多系统多脏器，且有先后出现的口腔以外病损症状。

2. 与多系统损害疾病的鉴别　包括克罗恩病、斯约综合征、Reiter 综合征。

【问题】白塞病的诊断。

思路：本病无特异性血清学及病理学特点，诊断主要根据临床症状，故应注意详尽的病史采集及典型的临床表现。

知识点

白塞病国际分类标准（1989 年）

1. 反复口腔溃疡　一年以内反复发作 3 次。有医生观察到或有患者诉说有阿弗他溃疡。

2. 反复外阴溃疡　有医生观察到或有患者诉说外阴部有阿弗他溃疡或瘢痕。

3. 眼病变　前和（或）后葡萄膜炎、裂隙灯检查时玻璃体内有细胞出现或有眼科医生观察到视网膜血管炎。

4. 皮肤病变　由医生观察到或患者诉说的结节性红斑、假性毛囊炎或丘疹性脓疱；或未服用糖皮质激素的青春期后患者出现痤疮样结节。

5. 针刺试验阳性　用 20 号无菌针头在前臂屈面中部垂直刺入约 0.5cm，沿纵向稍作捻转后退出，实验后 24～48 小时由医生看结果，24～48 小时后局部出现直径大于 2mm 的毛囊炎样小红点或脓疱样改变为阳性。

有反复口腔溃疡并有其他 4 项中 2 项以上者，可诊断为本病。

学习笔记

三、创伤性溃疡

创伤性溃疡（traumatic ulceration）是由长期物理性、机械性或化学性刺激引起的病因明确的黏膜损害。当刺激因素较强，机体反应较迅速时可引起血疱，黏膜血疱破溃和继发感染，则发生糜烂或者溃疡。长期刺激则可引起慢性创伤性溃疡。

【病因】

1. 机械性刺激　如残根残冠、尖锐的边缘嵴和牙尖对黏膜的长期慢性刺激。

2. 化学性灼伤　因误服强酸强碱等苛性化合物；或因口腔治疗操作不当，造成腐蚀性药物外溢而损伤黏膜。

3. 冷热刺激伤　因饮料、开水、食物过烫引起黏膜灼伤；或因口腔内低温治疗（如液氮）操作不当引起冻伤等。

【临床要点】

1. 因急食擦伤引起的血疱往往较大，可达 2～3cm，易发生于软腭、软硬腭交界处。疼痛不明显，有异物感。疱壁薄，容易破裂，留有鲜红色疱底创面，疼痛明显，影响吞咽，一般愈合较快。继发感染时形成糜烂或溃疡。

2. 热灼伤性溃疡　有确切的热灼伤史，初始为疱，疱壁破溃后形成糜烂或浅表溃疡，疼痛明显。

3. 压疮性溃疡　多见于残根残冠或不良修复体长期损伤黏膜，溃疡较深，边缘轻度隆起，灰白色，疼痛不明显。

4. Bednar 溃疡　由于婴儿吸吮拇指和过硬的橡皮奶头引起。固定发生在硬腭、双侧翼沟处黏膜表面，双侧对称型分布，溃疡表浅。

5. Riga-Fede 溃疡　专指发生于儿童舌腹的溃疡。因过短的舌系带或过锐的新萌出中切牙长期摩擦引起的溃疡，久不治疗则转变为肉芽肿性溃疡，门诊有坚韧感，影响舌活动。

6. 自伤性溃疡　好发于性情好动的青少年或患多动症的儿童，患者常有用铅笔尖捅刺黏膜不良习惯，或有咬唇咬颊咬舌不良习惯。溃疡好发于下唇黏膜或是两颊、舌背。溃疡深在，外形不规则，周围因长期的机械性刺激导致白色斑块，基底略硬，疼痛不明显。

7. 大多数慢性创伤性溃疡，常与慢性肉芽组织增生相伴。

【病理学特征】

表现为非特异性溃疡，上皮连续性破坏，表层脱落坏死形成凹陷，溃疡底部结缔组织有淋巴细胞、多形核白细胞和浆细胞浸润。后期可见肉芽组织增生（图 3-2-4）。

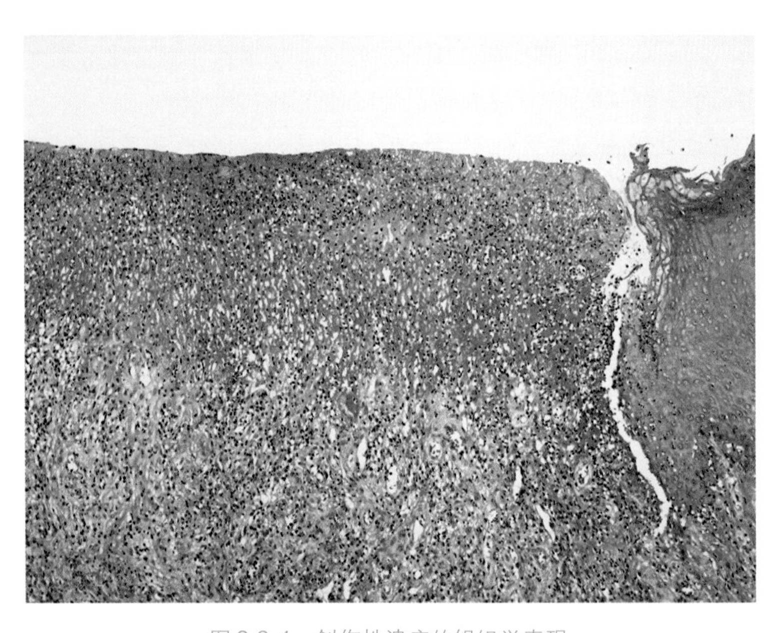

图 3-2-4　创伤性溃疡的组织学表现
HE，×100

【鉴别诊断】

对去除刺激因素后仍长期不愈的深溃疡应与一些特异性深溃疡鉴别。

1. 复发性坏死黏膜腺周围炎或腺周口疮　溃疡深大，常伴发小溃疡，有反复发作史，无创伤史和自伤性不良习惯。口内无机械性刺激因素存在。愈合后留有瘢痕。

2. 结核性溃疡　溃疡深凹，边缘呈鼠噬状，基底高低不平，呈粟粒状小结节，有红色肉芽组织。伴低热、盗汗、淋巴结肿大。结核菌素试验（OT）阳性。无理化刺激因素存在。

3. 癌性溃疡　溃疡深大，底部有菜花状细小颗粒突起，边缘隆起翻卷，扪诊有基底硬结，疼痛不明显。

【问题】口腔黏膜慢性创伤性溃疡与口腔癌之间有什么联系？

思路：值得注意的是口腔黏膜慢性创伤性溃疡，特别是口腔卫生状况差，残根残冠和不良修复体长期反复刺激会引起创伤性溃疡，或慢性炎症性溃疡进而导致口腔癌的发生。

学习笔记

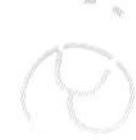

知识点

口腔慢性创伤性溃疡与癌性溃疡的鉴别

1. 慢性创伤性溃疡　口腔慢性创伤性溃疡，在临床上多与慢性肉芽组织增生相伴，因长期慢性刺激导致上皮组织破坏与防御性修复同步进行，固慢性溃疡虽深、形状不一，但常形成纤维肉芽肿样溃疡，周围增生凸起，中心是火山口。创伤性溃疡无周期性复发的特点，与损伤因素吻合。病理表现为慢性非特异性炎症。

2. 癌性溃疡　深浅不一，边缘不齐，周围有浸润，质硬，底部菜花状，病理表现为结缔组织中可见癌变细胞浸润。

四、放射性口炎

放射性口炎（radiation stomatitis）即放射性口腔黏膜炎（radiation oral mucositis），是放射线电离辐射引起的急慢性口腔黏膜损伤。常见于头颈部肿瘤接受放射治疗的患者。

【临床表现】

1. 主要见于颊、腭、口底、舌、龈以及咽部等部位的黏膜。
2. 可见黏膜水肿、充血、红斑、疼痛、牙龈出血、口腔黏膜干燥、放射性龋。
3. 出现乏力、恶心、头晕、失眠等全身症状。

【病理学特征】

1. 上皮细胞内水肿，棘细胞增大，也可见上皮细胞间水肿，类似海绵形成样结构。
2. 上皮下结缔组织内毛细血管增生、扩张充血，并见大量炎症细胞浸润以及炎症性渗出形成的假膜。
3. 上皮连续性破坏，形成糜烂及溃疡。

【鉴别诊断】

要与疱疹型阿弗他溃疡、干燥综合征鉴别，主要鉴别依据是放射线暴露史。

【问题】慢性放射性口炎的表现。

思路：放射治疗2年后出现的黏膜损害称“慢性损害”，因放射治疗导致唾液腺广泛萎缩，引起继发性损害，主要表现为口腔干燥，味觉异常、口腔黏膜广泛萎缩、变薄充血，舌体出现萎缩性舌炎，常常合并白色念珠菌感染。

知识点

放射性口炎的发病机制

X线、镭射线、核素射线、中子射线等放射线高能辐射机体，引起组织细胞和器官的一系列反应和损伤。例如蛋白质、酶、核酸等高分子有机化合物发生化学键断裂、结构破坏、分子变性，产生大量具有强氧化能力的超氧自由基，破坏细胞正常代谢，引起口腔黏膜上皮基底和基底上层快速分裂的干细胞坏死，导致黏膜上皮正常组织更新、细胞分布、上皮完整性障碍，使口腔黏膜上皮萎缩、变薄和溃疡。与此同时，上皮下固有层组织中的成纤维细胞、血管内皮细胞等组织细胞也受到损伤，其损伤甚至早于上皮内的角朊细胞。各类炎症细胞聚集、促炎症细胞因子等诸多因素也在加速口腔黏膜损伤。口腔黏膜损伤后细菌等感染因素放大炎症反应，而进一步增加了组织损伤。

学习笔记

第三节　口腔黏膜疱性疾病

一、天　疱　疮

天疱疮(pemphigus)是一种少见而严重的皮肤黏膜疱性疾病。临床上分为寻常型、增殖型、落叶型和红斑型四种类型,其中寻常型天疱疮发生口腔黏膜损害最为多见。天疱疮的发病情况为(0.5～3.2)/10万,可发生于任何年龄、种族和民族,但在犹太人群中发病率明显升高。在糖皮质激素使用以前,本病死亡率达到75%,如今10年生存率达到95%以上。

【病因】

本病为自身免疫性疾病,免疫学研究表明上皮细胞间的桥粒芯蛋白为自身抗原,桥粒结构破坏。

【临床要点】

1. 口腔是早期出现病损的部位。在起疱前,常先有口干、咽干或吞咽痛。有1～2个或广泛发生的水疱,疱壁薄而透明,疱易破。尼氏征或揭皮试验阳性。

2. 寻常型天疱疮几乎全部有口腔病损,好发在软腭、硬腭、咽旁及其他易受摩擦的任何部位,如咽、翼下颌韧带等处。黏膜损害可先于皮肤损害或与皮肤损害同时发生。

3. 皮肤易出现于前胸,躯干以及头皮、颈、腋窝、腹股沟等易受摩擦处。在正常皮肤上往往突然出现大小不等的水疱,疱不融合,疱壁薄。用手压疱顶,疱液向四周扩散,疱易破。

4. 全身症状有发热、无力、厌食等,随着病情的发展可不断地出现新的水疱,由于大量失水电解质和蛋白质从疱液中消耗,患者出现恶病质,常并发感染,若反复发作,不能及时有效控制病情,可因感染而死亡。

学习笔记

【病理学特征】

1. 各型天疱疮都是以上皮内棘细胞层松解和上皮内疱(或裂隙)为病理特征。

2. 镜下可见松解的单个或呈团的棘细胞,这种细胞较大,呈球形,核大而深染,核周胞质呈晕状,称为天疱疮细胞(Tzanck cell)(图3-3-1A,B),如疱顶破裂,疱底仍见有基底细胞附着于结缔组织上方(图3-3-2)。

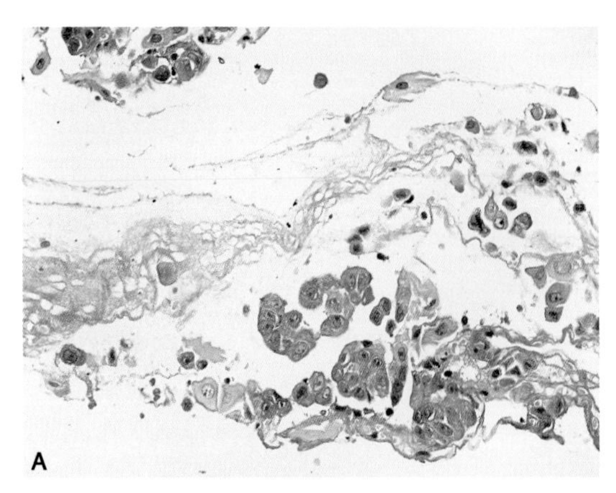

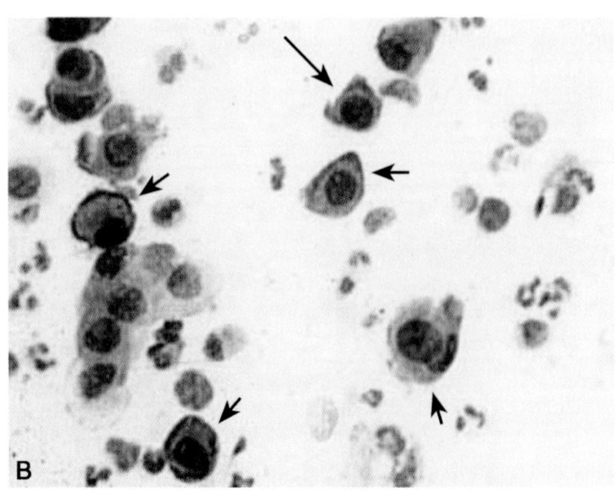

图3-3-1　天疱疮的组织学表现:天疱疮细胞

A. 天疱疮细胞 HE,×200。B. 寻常性天疱疮涂片　疱液涂片吉姆萨染色,可见松解的棘层细胞呈分散游离状(箭头示),称为Tzanck细胞

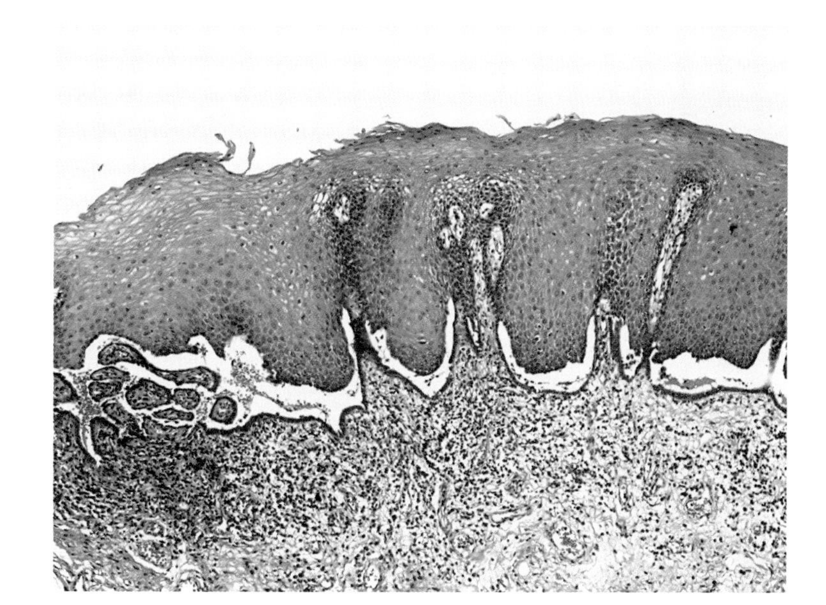

图 3-3-2　天疱疮的组织学表现
棘细胞层松解和上皮内疱。HE,×100

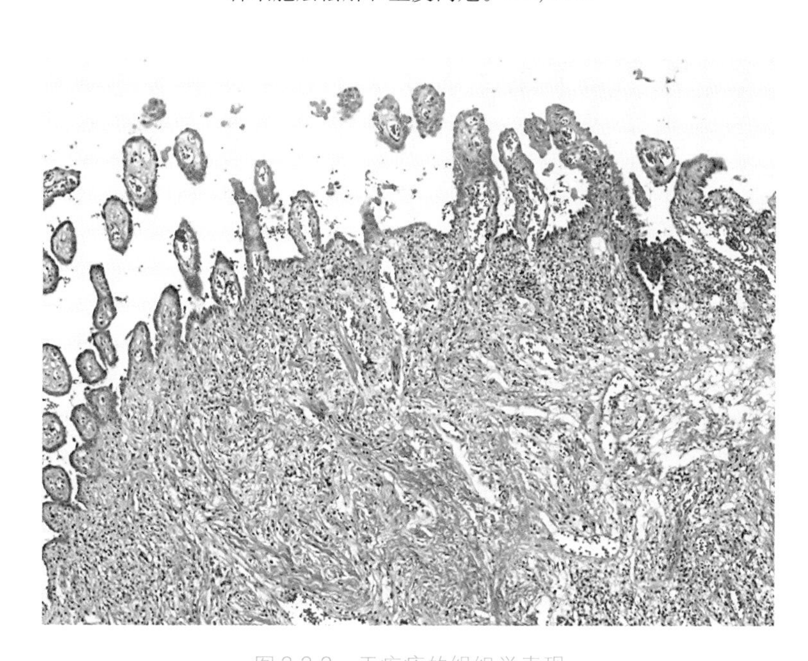

图 3-3-3　天疱疮的组织学表现
不规则的乳头向上突起呈绒毛状,乳头表面排列着单层的基底细胞。HE,×100

3. 上皮脱落,上皮的基底细胞附着于结缔组织上方,可见不规则的乳头向上突起呈绒毛状,这些乳头表面排列着单层的基底细胞(图 3-3-3)。

4. 在上皮下黏膜固有层中有中等程度的炎细胞浸润,主要为淋巴细胞为主及少量的嗜酸性粒细胞。

【免疫组织化学】

采用直接免疫荧光技术染色,可见病变部位及其相邻部位的上皮棘细胞层呈翠绿色的网状荧光图形(图 3-3-4),主要为 IgG 或 IgA 以及 IgM 免疫球蛋白在棘细胞间的沉积。松解的棘细胞膜周围亦可见翠绿色的荧光环,为异硫氰荧光抗体染色(图 3-3-5)。

学习笔记

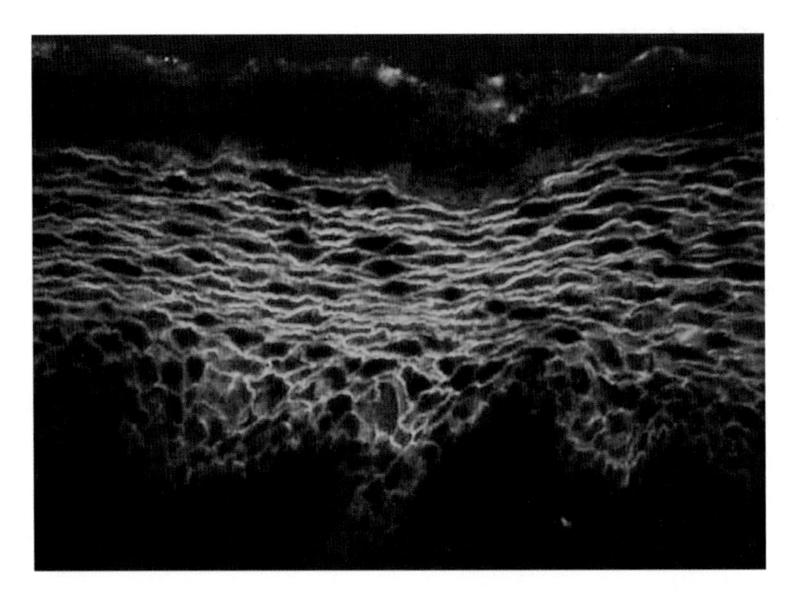

图 3-3-4　天疱疮
上皮棘细胞间桥粒部位有免疫球蛋白沉积呈网状荧光。免疫荧光染色，×200

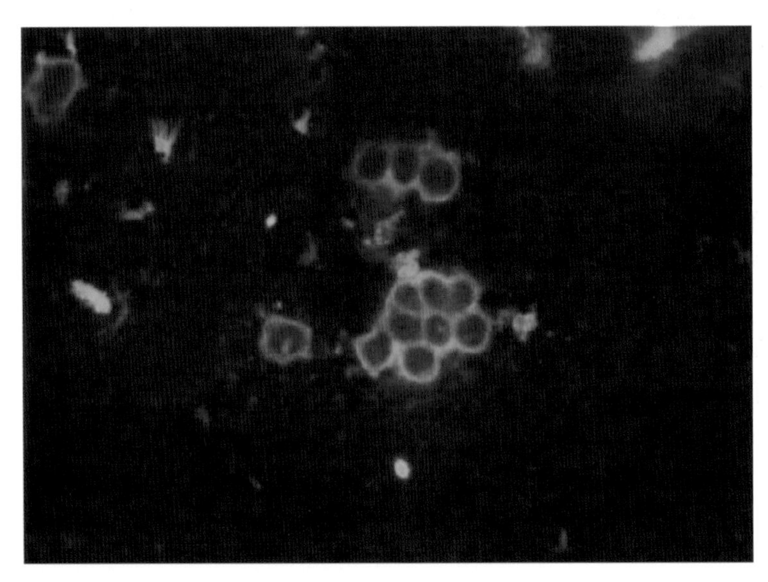

图 3-3-5　天疱疮
松解的棘细胞周围有绿色荧光环。免疫荧光染色，×200

【鉴别诊断】

临床上常与瘢痕性类天疱疮、多形渗出性红斑、剥脱性龈炎、大疱性表皮松解症家族性良性慢性天疱疮区别。

1. 瘢痕性类天疱疮　与寻常性天疱疮不同，该病无明显种族差异。上皮完整，无棘层松解，上皮与结缔组织之间有水疱或裂隙，形成上皮下疱。

2. 多形渗出性红斑　起病急，口腔黏膜内大小不等的红斑、糜烂，皮肤表面为靶形红斑。病理学特征上皮细胞内和细胞间水肿，上皮内可有疱或裂形成，也可在上皮下形成大疱。本病无棘细胞松解，可与寻常性天疱疮鉴别。

3. 剥脱性龈炎　剥脱性龈炎表现为牙龈缘及附着龈呈弥漫性红斑，亮红色，上皮剥脱，牙龈的剥脱性损害可能是糜烂型口腔扁平苔藓、天疱疮、瘢痕性类天疱疮在牙龈上的表现。

4. 大疱性表皮松解征　这是一种少见的先天性家族遗传性皮肤病，亦可无家族阳性史。由

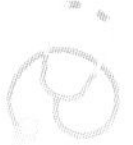

于先天性弹性纤维不全而导致皮肤脆弱，在外伤等因素作用下容易发生水疱。皮损的疱大小不等，数量不一。而天疱疮为大疱，在正常皮肤上起疱，尼氏征阳性，免疫病理有助于鉴别。

5. 家族性良性慢性天疱疮　本病是一种少见的常染色体显性遗传病，是 ATP2C1 基因突变导致的角质形成细胞黏附障碍，最终在摩擦或感染促进下发生棘层松解。病损表现为红斑基础上发生松弛性水疱，糜烂和结痂，尼氏征阳性。组织病理学为基底层上裂隙、水疱，棘层松解。直接免疫荧光检查阴性，电镜显示松解的棘细胞张力细丝与桥粒分离。根据家族史、临床特征、组织病理和免疫组织化学确诊。

【问题1】什么是尼氏征？

思路：尼氏征（Nikolsky）征，又称棘层松解征，指在外力作用下，表皮极易剥离，或轻轻地压迫完整的大疱，疱液即在大疱内从压迫点向四周扩散。

1. 推压水疱一侧，水疱沿推力方向移动。
2. 加压疱顶，疱液四周围移动。
3. 推擦外观正常皮肤，表皮剥离或起水疱。
4. 牵扯水疱壁，外观正常的皮肤一同剥离。

【问题2】什么是疱（vesicle）？

思路：疱为黏膜或皮肤内贮存液体而成疱。疱的内容物有浆液（水疱）、血液（血疱）及脓液（脓疱）。疱突出于黏膜，表面成半圆形，周围有的有红晕。疱的大小不一，小的肉眼仅可看出，大的如豌豆般大或更大一些，也可相互融合在一起，一般直径超过 5mm 者称大疱（bulla）。小的水疱直径在 1～3mm，若聚集成簇，称为疱疹。

在组织学上根据疱形成的部位可分为：①棘层内疱，疱在上皮棘层内或在基底层上，有棘层松解，上皮细胞失去内聚力而分离，见于天疱疮，也见于病毒性水疱。②基层下疱，疱在基底层之下，基底细胞变性，使上皮全层剥离，见于良性黏膜类天疱疮，多形渗出性红斑。

【问题3】棘层松解与棘层内疱的病理改变。

思路：棘层松解（acantholysis）是由于上皮棘层细胞间张力原纤维及黏合物质发生变性、断裂破坏，细胞间桥溶解，而使棘细胞间联系力松弛、断裂，严重时失去联系，解离，则在棘层形成裂隙或疱，疱在上皮棘层内或在基底层上，称为棘层内疱，此种病变见于天疱疮，也见于病毒性水疱等。

知识点

天疱疮发病机制

天疱疮发病机制的核心是棘层松解（acantholysis）的出现。研究表明天疱疮自身抗体结合的靶抗原是分子量为 130kD 和 160kD 的桥粒芯蛋白，依次定义为 desmoglein 3（Dsg3）和 desmoglein 1（Dsg1）。Dsg3 和 Dsg1 属于桥粒钙黏素家族的跨膜糖蛋白，在角化细胞桥粒中起黏附支持的作用，具有将相邻上皮细胞紧密连接的功能。寻常型天疱疮主要含有抗 Dsg3 的循环抗体，当天疱疮 Ig G-anti Dsg3 与 Dsg3 结合后破坏了钙黏素复合体的稳定性和构象，阻碍了正常桥粒的形成，影响了上皮细胞间的紧密连接，导致棘层松解的发生。此外天疱疮 IgG 还可引起蛋白水解酶，蛋白激酶 C、磷脂酶 C 的释放，增加纤溶酶含量，提高细胞内钙离子浓度，促进细胞间粘合物破坏。

【病例】

患者女性，51 岁。发现左颊黏膜溃烂疼痛近半年。

专科检查：左颊黏膜及口角区见上皮剥脱露出鲜红的糜烂面，推擦周围黏膜，有上皮剥离现象。

学习笔记

临床诊断:天疱疮、类天疱疮。

光镜观察:上皮脱落,上皮的基底细胞附着于结缔组织上方,可见不规则的乳头向上突起呈绒毛状,这些乳头表面排列着单层的基底细胞,在上皮下黏膜固有层中,可见大量淋巴细胞浸润(图 3-3-6)。

病理诊断:(左颊)黏膜天疱疮。

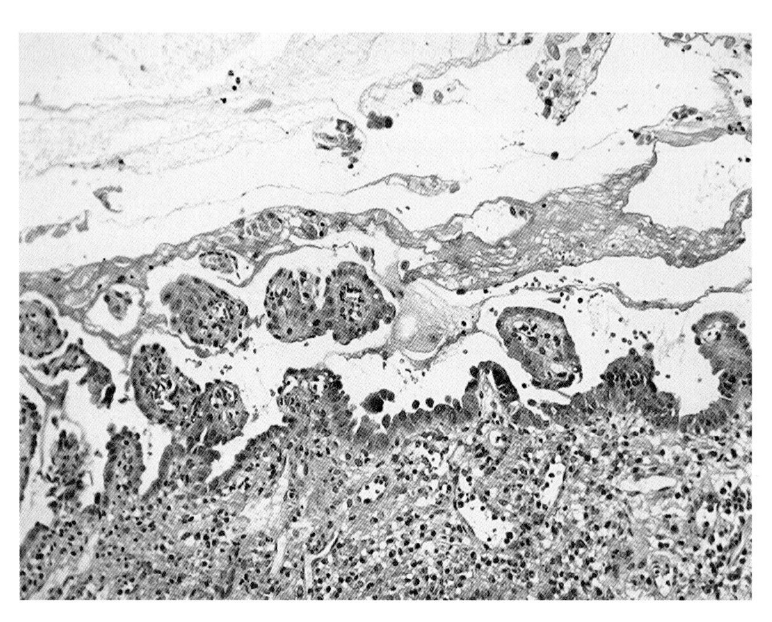

图 3-3-6　病例　天疱疮
HE,×200

学习笔记

【病例讨论】

寻常型天疱疮病理诊断要点:寻常型天疱疮的病理特征为棘层松解和上皮内疱的形成,但由于疱壁薄且脆弱易破,以及有周缘扩展现象,很难切取到完整的疱。因此并不是每个病例镜下都可见到典型的上皮内疱的形成,镜下仍能见到松解的棘细胞,或见到乳头状突起的绒毛状表面有一层基底细胞的附着。

二、良性黏膜类天疱疮

良性黏膜类天疱疮(benign mucous membrane pemphigoid)又名瘢痕性类天疱疮(cicatrical pemphigoid)。是类天疱疮中较常见的一型,以水疱为主要表现,好发于口腔、眼结膜等体窍黏膜。病程缓慢,严重的眼部损害可影响视力,甚至引起失明。

【病因】

本病属自身免疫性疾病。

【临床要点】

1. 以水疱为主要临床表现,疱小,疱不易破,尼氏征阴性。损害累及牙龈,表现呈剥脱性龈炎样损害。除口腔外,其他体窍黏膜少有累及。

2. 口腔黏膜病损愈合后形成瘢痕。

3. 皮肤常发生在腋窝、腹股沟、前臂内侧等处。在外观正常或有红斑的皮肤上发生张力性大疱,疱液饱满,疱壁较厚,不易破裂,尼氏征阴性。

【病理学特征】

1. 基底细胞变性，形成基层下疱，病损部位的上皮全层剥脱（图 3-3-7）。

2. 无棘层松解，上皮完整。

3. 结缔组织表面平滑，胶原纤维水肿，其中有大量淋巴细胞、浆细胞及嗜酸性粒细胞浸润，并见有血管扩张。晚期黏膜固有层纤维结缔组织增生。根据上皮剥脱后结缔组织表面无残留的基底细胞层且上皮层内无棘层松解，可与寻常性天疱疮进行区别（图 3-3-8）。

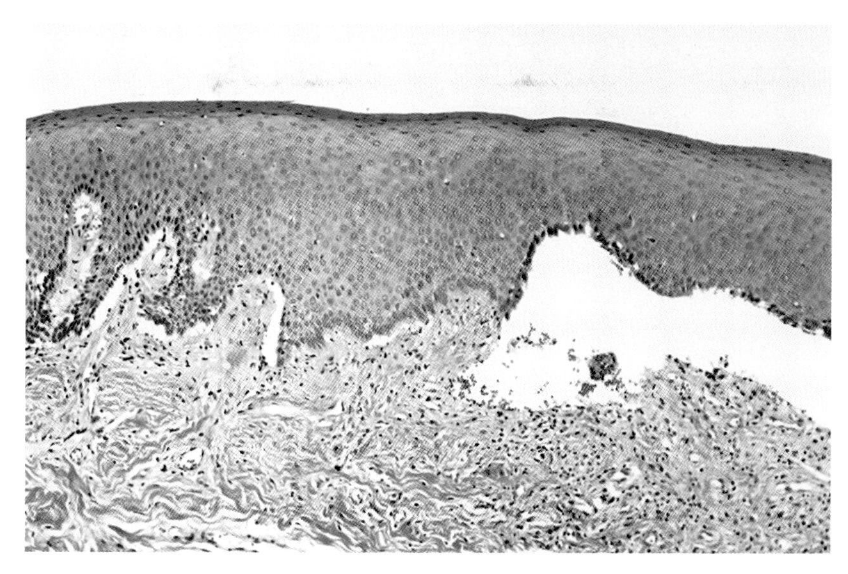

图 3-3-7　良性黏膜类天疱疮的组织学表现
HE，×100

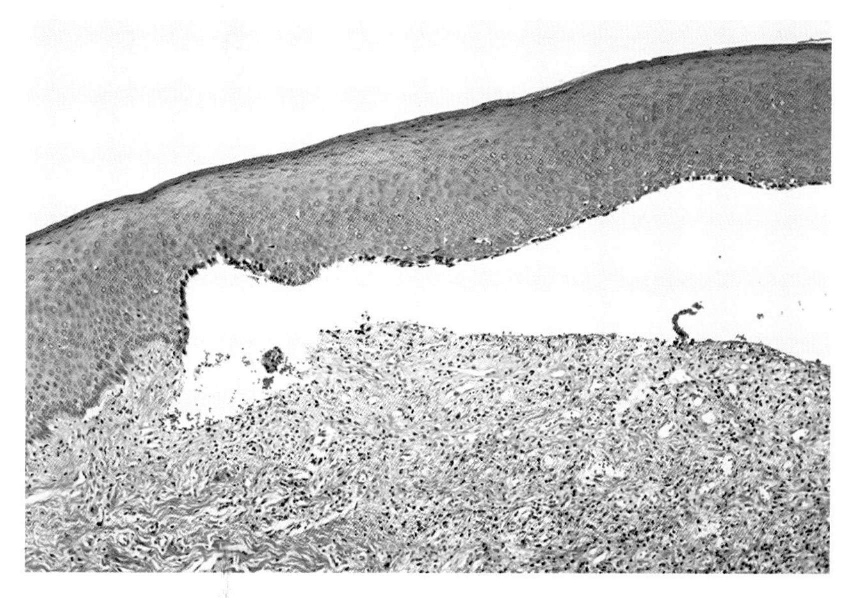

图 3-3-8　良性黏膜类天疱疮的组织学表现
HE，×100

【免疫组织化学】

1. 直接免疫荧光　病损组织的上皮基底膜区有免疫球蛋白及补体沉积，主要是 IgG 及 C3，呈翠绿色的荧光带，为抗基底膜抗体阳性，是本病特异性诊断标志（图 3-3-9）。

学习笔记

2. 间接免疫荧光 也可以测出抗基底膜区抗体，并且有70% ~80%患者血清中抗体效价较高。

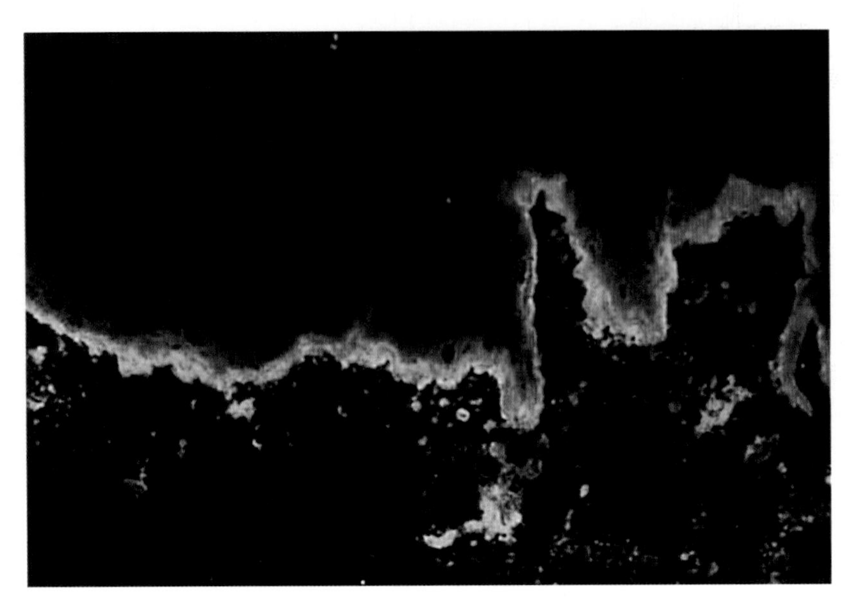

图3-3-9 良性黏膜类天疱疮

上皮下疱的基底膜部位有免疫球蛋白沉积，呈绿色荧光带

【鉴别诊断】

学习笔记

1. 寻常型天疱疮(pemphigus) 寻常型天疱疮皮损可见于皮肤的任何部位，但先躯干后四肢。口腔黏膜任何部位均可累及。正常皮肤上发生的松弛性大疱，壁薄，尼氏征阳性。病理特征是棘层松解和上皮内疱形成。直接免疫荧光反应抗棘细胞间粘合物质抗体(IgG)在上皮细胞间沉积，间接免疫荧光反应血清中可查见抗棘细胞层抗体。

2. 大疱性类天疱疮(bullous pemphigoid) 皮肤损害多见于易受摩擦的部位，口腔黏膜少见。外观正常或红斑皮肤上发生的张力性大疱，尼氏征阴性。无棘层松解，上皮下疱形成。直接免疫荧光反应可见IgG和C3沿基底膜呈线状沉积；间接免疫荧光反应约有80%查见抗基底膜带的抗体。预后良好，愈后一般不留瘢痕，可复发。

3. 多形渗出性红斑(erythema multiforme exudativum) 为急性炎症性病损，有时也可起疱，疱破后糜烂，且以唇部损害表现最突出。皮损多见于四肢，表现为靶状红斑。上皮细胞内和细胞间水肿，上皮内可有疱或裂形成，也可形成上皮下疱，无棘细胞松解。

4. 糜烂性扁平苔藓(lichen planus) 该病可表现为牙龈的剥落性损害，颜色鲜红，触之出血，其邻近区域或口腔其他部位可查见白色条纹，组织病理基底细胞液化变性和固有层淋巴细胞浸润带。

【问题】为什么良性黏膜类天疱疮又名瘢痕性类天疱疮？

思路：良性黏膜类天疱疮可发生在腭垂、软腭、扁桃体、舌腭弓和咽腭弓等处，损伤愈合后会出现瘢痕，容易与邻近组织粘连。发生在口角区可因瘢痕而导致张口受限或小口畸形，因此良性黏膜类天疱疮又名瘢痕性类天疱疮。

知识点

良性黏膜类天疱疮的鉴别诊断

1. 寻常型天疱疮　松弛性大疱,壁薄,尼氏征阳性。病理特征是棘层松解和上皮内疱形成。直接免疫荧光反应抗棘细胞间粘合物质抗体(IgG)在上皮细胞间沉积。

2. 大疱性类天疱疮　皮肤损害多见于易受摩擦的部位,口腔黏膜少见。外观正常或红斑皮肤上发生的张力性大疱,尼氏征阴性。无棘层松解,上皮下疱形成。直接免疫荧光反应可见 IgG 和 C3 沿基底膜呈线状沉积。

3. 多形性红斑　为急性炎症性病损,有时也可起疱,疱破后糜烂,且以唇部损害表现最突出。皮损多见于四肢,表现为靶状红斑。上皮细胞内和细胞间水肿,上皮内可有疱或裂形成,也可形成上皮下疱,无棘细胞松解。

4. 糜烂性扁平苔藓　该病可表现为牙龈的剥落性损害,颜色鲜红,触之出血,其邻近区域或口腔其他部位可查见白色条纹,组织病理基底细胞液化变性和固有层淋巴细胞浸润带。

【病例】

患者女性,37 岁。牙龈黏膜反复糜烂、出血 1 年多。

专科检查:右上牙龈黏膜广泛充血剥脱糜烂,触之易出血。

临床诊断:(右上牙龈)剥脱性龈炎。

光镜观察:上皮萎缩变薄、基底细胞液化变性,形成基层下疱,结缔组织中胶原纤维水肿,其中有大量淋巴细胞、浆细胞浸润,血管扩张(图 3-3-10)。

病理诊断:(右上牙龈)良性黏膜类天疱疮。

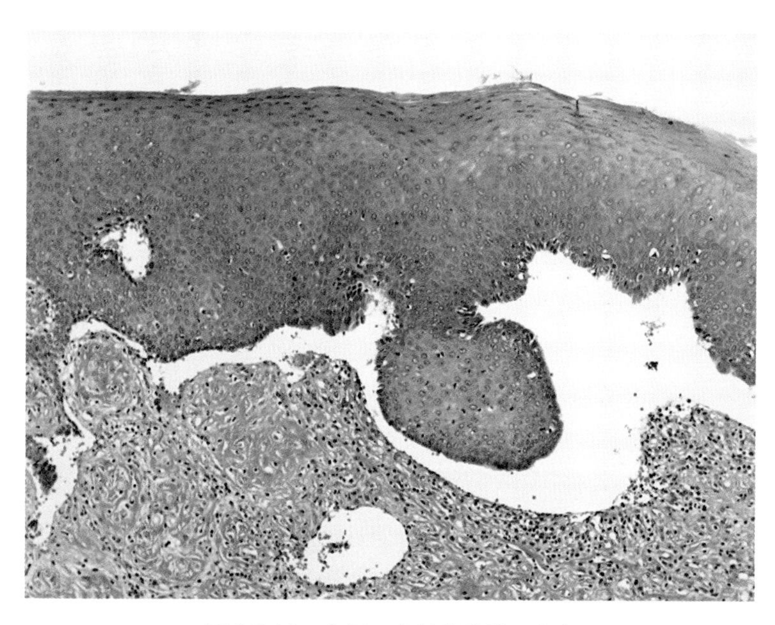

图 3-3-10　病例　良性黏膜类天疱疮
HE,×100

【病例讨论】

牙龈良性黏膜类天疱疮病损特点:牙龈是良性黏膜类天疱疮好发部位,牙龈最典型的表现为剥脱性龈炎样损害。损害早期在龈缘及附着龈有弥散性红斑,常见直径 2～6mm 水疱。疱壁

学习笔记

较厚，疱破后为一基底光滑的红色溃疡面，尼氏征阴性。

三、多形渗出性红斑

多形渗出性红斑（erythema multiforme exudativum）又称多形红斑。由于病变多种多样，其形态及颜色不一致，故有多形之称。其病因可能与抗原抗体引起的变态反应有关。

【临床要点】

1. 为皮肤、黏膜的急性渗出性炎症。

2. 男性多见，好发于青年人。

3. 发病时有全身症状　如高热、头痛、咽痛、关节痛及疲倦等。

4. 口腔黏膜病变为充血的红斑，继而形成水疱、脱皮、渗出、结痂、糜烂及溃疡等多形变化。好发于舌、腭、颊、唇及牙龈。一般水疱1～2天破裂，形成溃疡，表面可形成坏死性渗出物或假膜。

5. 典型病变可有虹膜样损害，即中央为大疱，周围为荨麻疹样水肿区，再外有红斑环绕。

6. 病变多见于手背、足背、四肢伸面、面、颈、躯干也可发生，多为对称性。生殖器及眼结膜也可发病。

7. 病程为1～4周。

【病理学特征】

1. 上皮细胞内和细胞间水肿，上皮内可有疱或裂形成，也可在上皮下形成大疱（图3-3-11）。

2. 无棘细胞松解。

3. 结缔组织水肿，有炎症细胞浸润，早期为嗜酸性粒细胞多见，逐渐为中性粒细胞居多。血管扩张，血管内皮细胞肿胀及管壁增厚。血管周围主要为淋巴细胞浸润，其中也掺杂中性粒细胞和嗜酸性粒细胞。有时血管周围有红细胞移出（图3-3-12）。

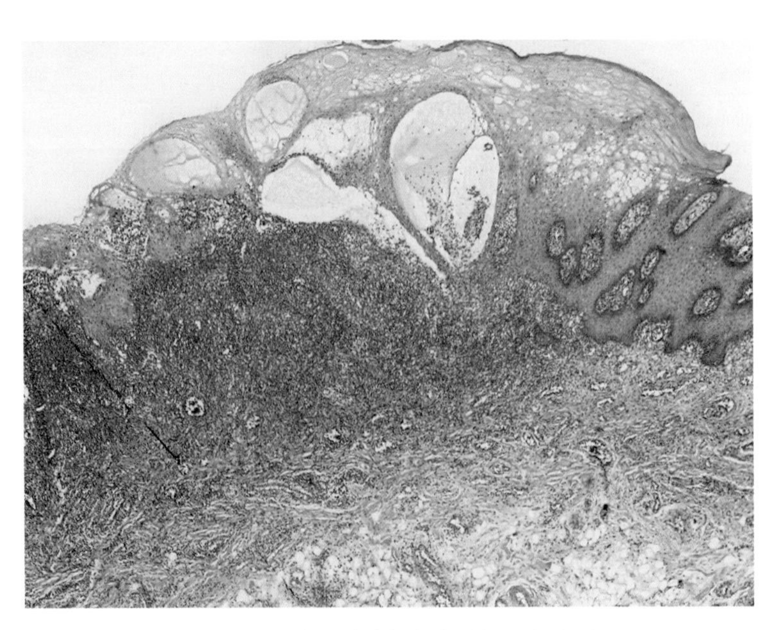

图3-3-11　多形渗出性红斑的组织学表现
HE，×40（图片由河北医科大学口腔医学院王洁教授提供）

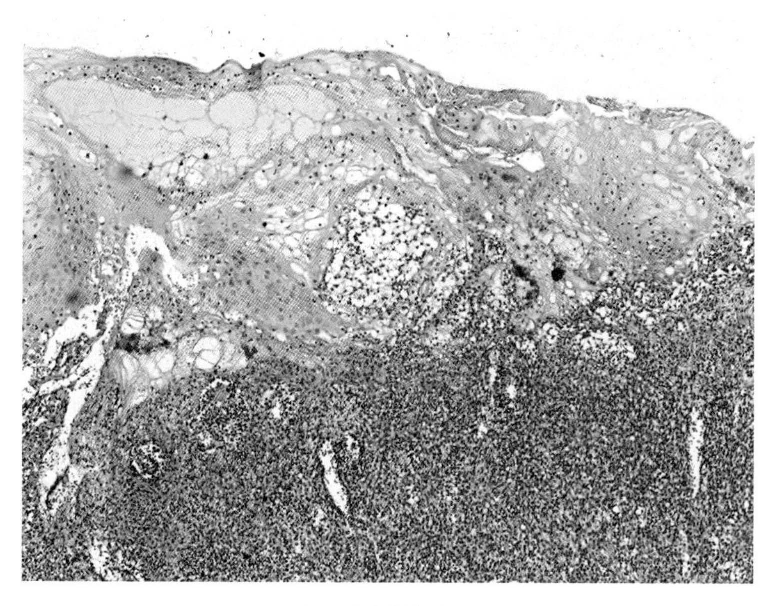

图 3-3-12　多形渗出性红斑的组织学表现
HE,×100(图片由河北医科大学口腔医学院王洁教授提供)

【鉴别诊断】

1. 疱疹性口炎(herpetic stomatitis)　临床表现为口腔黏膜上成簇的小水疱,小水疱可融合成疱。除口周皮肤有时有皮损外,一般无皮损。病理变化表现为上皮内疱,上皮细胞发生气球样变性,细胞核内有嗜酸性病毒包涵体。

2. 寻常型天疱疮(pemphigus)　临床表现为黏膜皮肤的疱疹。发疱此起彼伏,为长期性。而多形渗出性红斑为急性发病,病程有自限性,相对短暂。天疱疮病理变化为上皮内疱,棘层松解。而多形渗出性红斑为基层下疱,无棘层松解。

学习笔记

知识点

多形渗出性红斑的发病机制

近年研究认为细胞介导的免疫反应在多形渗出性红斑的发病中起重要作用。其发病机制是机体接触抗原后,T 淋巴细胞被致敏,这些致敏的淋巴细胞大量分化繁殖,使机体处于高度致敏状态。当再次接触同一特异抗原时即可导致超敏反应。抗原与致敏的 T 淋巴细胞直接作用,导致 T 淋巴细胞释放各种淋巴因子,引起以淋巴细胞为主的单核细胞浸润,发生血管炎症。

引起此型超敏反应的抗原可为细菌、真菌、病毒,原虫等,也可以是某些化学物质。

第四节　口腔黏膜感染性疾病

一、单纯疱疹

单纯疱疹(herpes simplex)是由单纯疱疹病毒(herpes simplex virus,HSV)所引起的皮肤黏膜病,又称为疱疹性口炎(herpetic stomatitis)。受此感染者较广泛,幼年时受感染后,机体内即具有抗体,但缺乏终身免疫。病毒潜伏在正常黏膜、血液、泪液以及神经节细胞,主要在三叉神经节中。当机体抵抗力降低时即可复发。病毒主要通过飞沫、唾液及疱疹液直接接触传播。

【临床要点】

1. 口腔、皮肤、眼、会阴部及中枢神经系统易受累。

2. 临床表现特征为出现簇集性小水疱，有自限性，易复发。

3. 原发性疱疹性口炎　由Ⅰ型 HSV 引起的口腔病损，多数临床症状不明显，有的表现为急性疱疹性龈口炎。

4. 复发性疱疹性口炎　原发性疱疹感染愈合以后，有 30% ~50% 的病例发生复发性损害。复发的部位一般在口唇或接近口唇处，可称复发性唇疱疹。特征为以起疱开始，常为多个成簇的疱。一般情况下疱可持续 24 小时，随后破裂，接着是糜烂，结痂，从开始到愈合约 10 天。愈合后不留瘢痕，可有色素沉着。

【病理学特征】

1. 形成上皮内疱，细胞显著肿胀，呈圆形，胞核为一个或多个或无细胞核。气球样变细胞失去了细胞间桥、彼此分离而形成水疱。开始为多房性水疱，待残余的细胞膜完全消失，多房水疱则变为单房性水疱。

2. 气球样变细胞的胞核内可见嗜伊红性的病毒包涵体，大小为 3 ~8μm。上皮下方的结缔组织内有水肿、充血和炎症细胞浸润。刮取早期水疱基底部细胞做涂片，巴氏染色可见毛玻璃样核、多核合胞体及核内包涵体。其中毛玻璃样核表现为核增大，核染色混浊暗淡，但均匀致密，胞浆及胞膜不清。

【鉴别诊断】

学习笔记

需与疱疹型口疮、三叉神经带状疱疹、手足口病、多形渗出性红斑相鉴别。组织病理学上应与其他可形成上皮内疱的病变相鉴别，如天疱疮。荧光免疫病理及临床表现也有助于鉴别。

1. 疱疹型口疮(recurrent herpetic stomatitis)　临床表现为散在分布的单个小溃疡，病情反复，不经过发疱期，溃疡数量较多，主要分布于口腔内角化程度较差的口腔黏膜处，无皮肤损害。病理变化表现上皮细胞水肿，部分上皮溃疡，结缔组织中有大量的炎症细胞浸润。

2. 三叉神经带状疱疹(herpes zoster)　是由水痘-带状疱疹病毒引起的颜面皮肤和口腔黏膜的病损。疱疹聚集成簇，沿三叉神经的分支排列成带状，但不超过中线，疼痛剧烈，愈合后不再复发。

3. 手足口病(hand-foot-mouth disease，HFMD)　由感染柯萨奇病毒 A16 所引起的皮肤黏膜病，但口腔损害比皮肤重。前驱症状有发热，困倦与局部淋巴结肿大，然后在口腔黏膜、手掌、足底出现散在的水疱。经 5 ~10 天后愈合。

4. 多形渗出性红斑(erythema multiforme exudativum)　为急性炎症性病损，有时也可起疱，疱破后糜烂，且以唇部损害表现最突出。皮损多见于四肢，表现为靶状红斑。上皮细胞内和细胞间水肿，上皮内可有疱或裂形成，也可在上皮下疱。

5. 寻常型天疱疮(pemphigus)　寻常型天疱疮皮损可见于皮肤的任何部位，但先躯干后四肢。口腔黏膜任何部位均可累及。正常皮肤上发生的松弛性大疱，壁薄，尼氏征阳性。病理特征是棘层松解和上皮内疱形成。

【问题 1】气球样变与网状变性的病理改变。

思路：气球样变为上皮细胞内水肿，上皮细胞体积明显增大变圆，色浅，故称气球样变见于病毒性黏膜病。网状变性为上皮细胞由于严重的细胞内水肿，部分细胞破裂残存的细胞壁相互连接成网状网眼内充满水肿液，严重时形成多房性水疱，此种病理改变多见于病毒感染的疾病，如单纯疱疹，疱疹性口炎等。

【问题 2】单纯疱疹病毒的主要种类和致病特点。

思路：疱疹病毒主要种类及致病特点：

1. 单纯疱疹病毒1型(HSV-1)　病毒经呼吸道和破损皮肤黏膜侵入机体，感染部位主要在腰以上。原发感染最常引起龈口炎、疱疹性角膜结膜炎、唇疱疹和皮肤疱疹性湿疹等。潜伏部位为三叉神经节和颈上神经节。潜伏的病毒可被激活，转为增殖性感染，病毒沿感觉神经纤维轴索下行返回末梢，在局部上皮细胞内增殖，引起局部复发性疱疹。

2. 单纯疱疹病毒2型(HSV-2)　主要通过直接密切接触和性接触传播，主要引起腰以下部位感染，是生殖器疱疹的病原体。病毒潜伏部位为骶神经节。受刺激后潜伏病毒可被激活，引起复发感染。HSV-2感染与子宫颈癌的发生有密切关系。

3. 水痘-带状疱疹病毒(VZV)　传染源为水痘患者，传染性极强，主要通过空气飞沫传播。儿童期初次感染表现为水痘，病毒潜伏多年后，在成人或老年人中复发感染则表现为带状疱疹感染。潜伏部位为脊髓后根神经节或脑神经的感觉神经节中。

知识点

单纯疱疹的鉴别诊断

1. 疱疹型口疮　临床表现为散在分布的单个小溃疡，病情反复，不经过发疱期，溃疡数量较多，主要分布于口腔内角化程度较差的口腔黏膜处，无皮肤损害。病理变化表现上皮细胞水肿，部分上皮溃疡，结缔组织中有大量的炎症细胞浸润。

2. 三叉神经带状疱疹　是由水痘-带状疱疹病毒引起的颜面皮肤和口腔黏膜的病损。疱疹聚集成簇，沿三叉神经的分支排列成带状，疼痛剧烈，愈合后不再复发。

3. 手足口病　由感染柯萨奇病毒A16所引起的皮肤黏膜病。前驱症状有发热，困倦与局部淋巴结肿大，然后在口腔黏膜、手掌、足底出现散在的水疱。经5～10天后愈合。

4. 多形渗出性红斑　为急性炎症性病损，有时也可起疱，疱破后糜烂，且以唇部损害表现最突出。皮损多见于四肢，表现为靶状红斑。上皮细胞内和细胞间水肿，上皮内可有疱或裂形成，也可在上皮下疱。

5. 寻常型天疱疮　寻常型天疱疮皮损可见于皮肤的任何部位。口腔黏膜任何部位均可累及。正常皮肤上发生的松弛性大疱，壁薄，尼氏征阳性。病理特征是棘层松解和上皮内疱形成。

二、口腔念珠菌病

口腔念珠菌病(oral candidiasis)由白念珠菌感染所致。念珠菌可寄生于正常人的皮肤和黏膜，为条件致病菌。当婴幼儿营养不良，全身重度消耗性疾病(如糖尿病、血液病、肿瘤等)，或长期大量使用广谱抗生素、皮质激素、免疫抑制剂等，皆可诱发念珠菌感染。

【临床要点】

1. 好发于新生儿和老年人。

2. 口腔念珠菌病包括念珠菌性口炎、念珠菌性唇炎、念珠菌性口角炎、慢性黏膜皮肤念珠菌病及艾滋病相关性口腔念珠菌病。

3. 分型　念珠菌性口炎分为下列亚型：①急性假膜型念珠菌口炎：又称新生儿鹅口疮或雪口病。口腔黏膜充血，且有白色斑点，呈鲜红色与雪白的对比。②急性红斑型念珠菌口炎：又称抗生素口炎、抗生素舌炎。多见于长期使用抗生素、激素后或HIV感染者，且大多数患者有消耗性疾病。③慢性萎缩型念珠菌病又称义齿性口炎。损害常位于与上颌义齿接触的腭、龈黏膜。④慢性增生性念珠菌病：又称念珠菌性白斑。颊黏膜病损对称性分布于口角内三角区，呈结节

学习笔记

或颗粒状，或似黏膜白斑。⑤肉芽肿性念珠菌病：为发生于口腔黏膜的特异性肉芽肿性反应。

【病理学特征】

1. 黏膜表现为亚急性或慢性炎症　黏膜上皮表层水肿，角化层内有中性粒细胞浸润，常形成微小脓肿（图 3-4-1）。

2. 在角化层或上皮浅表 1/3 处可见菌丝　菌丝与上皮表面多呈垂直或呈一定角度侵入角化层，并有大量孢子。菌丝为细长杆形，呈串珠状或分节状。孢子的直径约 4μm，有清楚的荚膜，革兰染色阳性，常聚集成团。真菌和孢子含有大量多糖类，PAS 染色为强阳性，呈玫瑰红色（图 3-4-2）。

3. 棘层增生，上皮钉突呈圆形。

4. 结缔组织内见血管充血及大量淋巴细胞、浆细胞及中性粒细胞浸润。

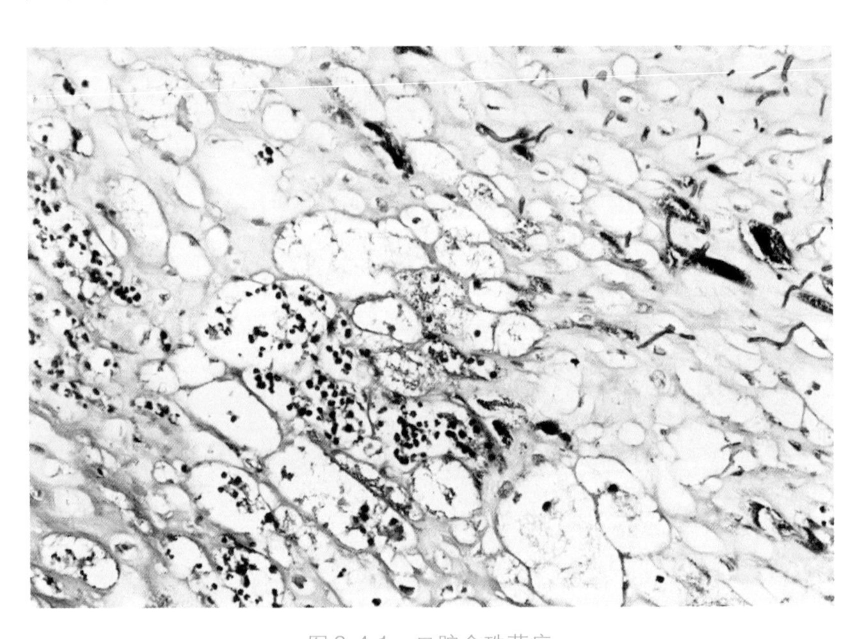

图 3-4-1　口腔念珠菌病
角化层内有中性粒细胞浸润，形成微小脓肿。PAS，×200

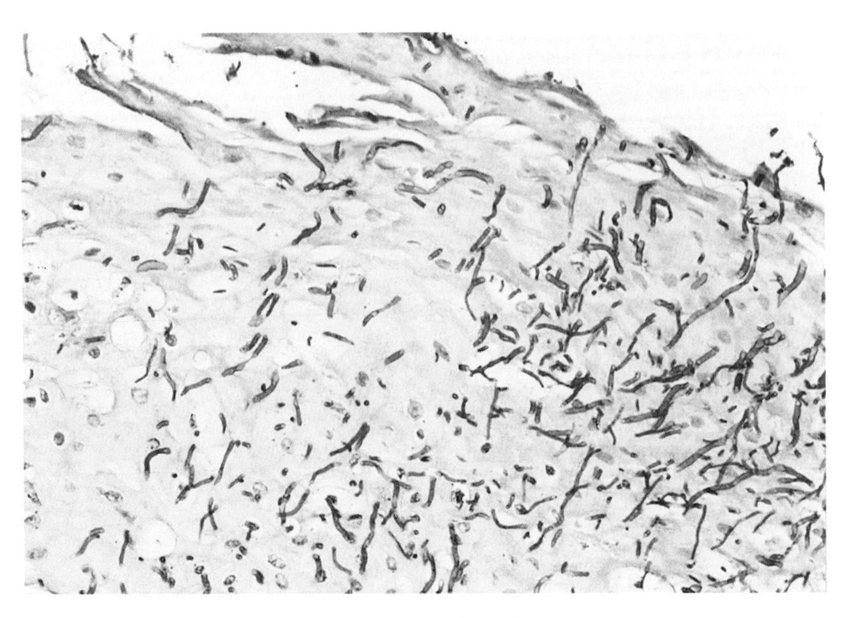

图 3-4-2　口腔念珠菌病
在角化层或上皮浅表 1/3 处可见菌丝。PAS，×200

学习笔记

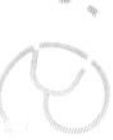

【鉴别诊断】

病变以白色假膜或白色凝乳状斑膜为特征，需与球菌性口炎、口腔白斑、扁平苔藓等病变相鉴别。

1. 球菌性口炎（coccigenic stomatitis）　是急性感染性口炎的一种，临床上已形成假膜损害为特征。应急性假膜型念珠菌口炎相鉴别。球菌性口炎黏膜充血水肿明显，有成片的灰黄色假膜，表面光滑致密，且易被拭去。

2. 口腔白斑（oral leukoplakia）　白斑稍高出黏膜表面白色斑块。应念珠菌性白斑相鉴别。病理学口腔白斑表现为上皮增生，粒层明显，棘层增厚，上皮钉突增大，有时可见到上皮异常增生。白斑性念珠菌病在角化层或上皮的外1/3处可可见菌丝，角化层内有中性粒细胞浸润，形成微小脓肿。

3. 扁平苔藓（lichen planus）　病损为白色或灰白色小丘疹组成的线状花纹，有Wickham线。不能刮除或揭下。病理表现为基底层细胞液化变性，固有层有密集的淋巴细胞呈带状浸润。口腔念珠菌病光学显微镜下可观察菌丝及孢子，或将涂片进行PAS染色。也可进行组织学检查及切片的PAS染色、念珠菌培养等。

【问题1】什么是假膜?

思路：假膜为灰白色或黄白色膜，由炎症性渗出的纤维素、坏死脱落的上皮细胞和炎性细胞聚集在一起而形成，假膜不是组织本身，固可以擦掉或撕脱。

【问题2】关于口腔念珠菌病上皮内炎症细胞浸润以及微脓肿形成。

思路：上皮内炎症细胞浸润特别是微脓肿形成是念珠菌感染的重要特征。微脓肿均位于角化层和棘细胞浅层。造成炎症细胞浸润和微脓肿形成的原因主要是：①念珠菌繁殖和生长产生机械刺激作用；②繁殖过程中产生酶和酸性产物可引起寄生部位的炎症反应和组织细胞病变；③机体对外来抗原侵入的防御反应。

学习笔记

知识点

慢性增殖性念珠菌病

慢性增殖性念珠菌病又称念珠菌性白斑，多见于颊黏膜、舌背及腭部。由于念珠菌丝深入到黏膜内，引起上皮过度不全角化，棘层增厚，角化层内微脓肿形成，固有层有较多的炎症细胞浸润，上皮可见到轻度到中度的异常增生。有人认为念珠菌性白斑约有4%的恶变率。有关念珠菌性白斑形成及其癌变的机制，目前比较一致的意见是由于白念珠菌的内毒素和代谢产物使口腔黏膜上皮细胞中抑制细胞增殖的物质等受到影响，从而导致口腔黏膜上皮过度角化，上皮细胞异常增生，甚至癌变。

【病例】

患者女性，61岁。发现左颊黏膜白色斑块1个月，有粗糙感。

专科检查：左颊黏膜可见1.5cm×2.0cm白色斑块，不易擦掉，周围黏膜充血发红。

临床诊断：（左颊黏膜）扁平苔藓。

光镜观察：上皮表面过度不全角、角化层有微脓肿形成并可见菌丝，棘层增生明显，钉突肥大，结缔组织中有大量淋巴细胞、浆细胞浸润（图3-4-3A～C）。

病理诊断：（左颊黏膜）念珠菌性白斑。

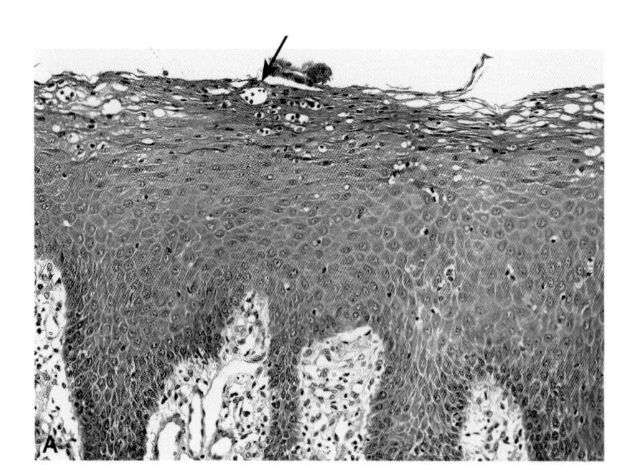

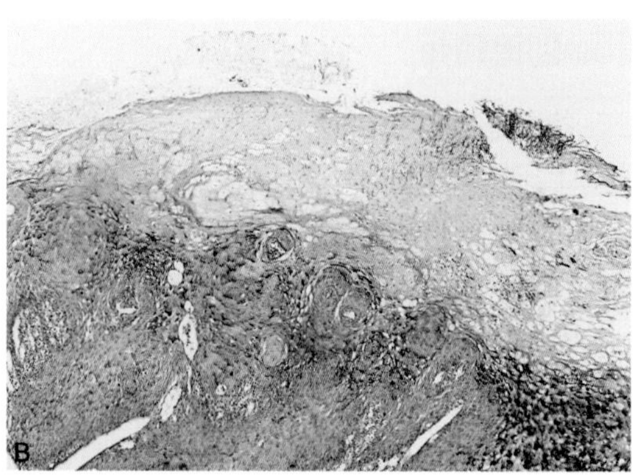

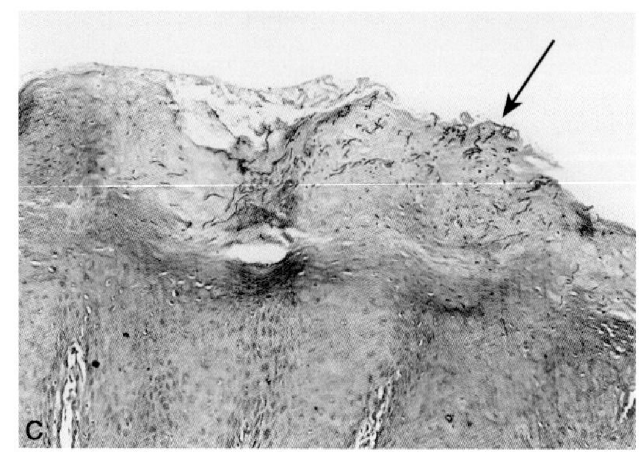

图 3-4-3　病例　口腔念珠性白斑

A. 黏膜上皮增厚，上皮内可见微小脓肿（箭头示）。HE，×100。B. 黏膜上皮表面可见红染的菌丝。PAS，×40。C. 菌丝呈垂直或呈一定角度分布于上皮浅表 1/3 处（箭头示）。PAS，×100

学习笔记

【病例讨论】

念珠菌性白斑有哪些病理学特点？

念珠菌性白斑病理特点：①上皮过度不全角化，不全角化是念珠菌性白斑的一个重要特征，而且常为过度不全角化；②上皮表层有念珠菌菌丝侵入；③角化层或上皮浅层炎症反应明显有时形成为脓肿；④上皮明显增厚，深层增生活跃，念珠菌白斑中有较高比例的上皮异常增生；⑤上皮下结缔组织中有混合性炎症细胞浸润。

三、口腔黏膜结核

口腔黏膜结核（tuberculosis）是由结核分枝杆菌所引起的口腔黏膜的慢性感染。临床病理表现与感染结核分枝杆菌的数量、毒力以及机体的抵抗力有关。

口腔软组织的结核包括口腔黏膜结核初疮、结核性溃疡、口腔寻常狼疮。

【临床要点】

1. 口腔黏膜结核初疮，多见于儿童，常发生于口咽部或舌部，表现为在口腔黏膜入侵处形成一小硬结。

2. 结核性溃疡是较常见口腔的结核性损害，常见于舌部。溃疡边缘微隆，呈鼠啮状，形成潜掘状边缘。但在边缘处可见黄褐色粟粒状小结节。小结节的位置不定，因此结核性溃疡的外形常不规则。

3. 继发感染后发生坏死，造成组织缺损，形似狼噬，故名狼疮。

【病理学特征】

特征性变化为结缔组织中形成多个结核结节。典型的结核结节表现为中心干酪性坏死,周围有上皮样细胞和朗格汉斯多核巨细胞,结节最外层为大量淋巴细胞(图 3-4-4,图 3-4-5)。抗酸染色可检测出结核分枝杆菌。

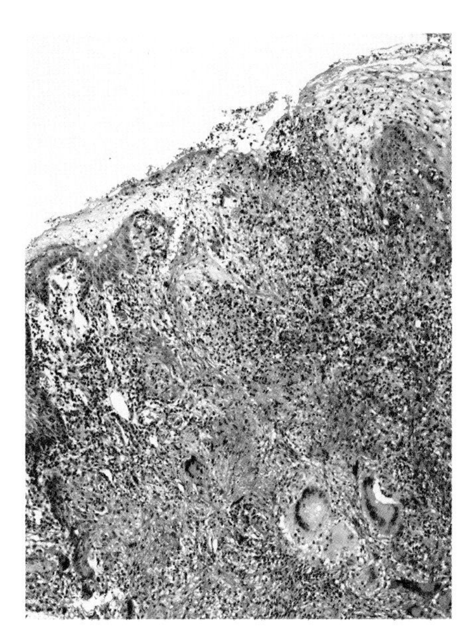

图 3-4-4　口腔黏膜结核
结缔组织中形成多个结核结节。HE,×100

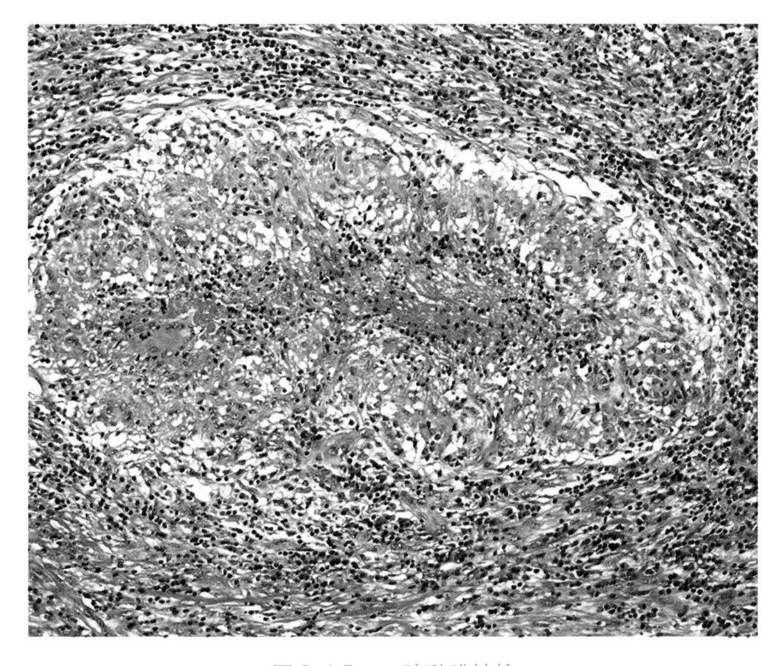

图 3-4-5　口腔黏膜结核
结核结节表现为中心干酪性坏死,周围有上皮样细胞。HE,×100

【鉴别诊断】

组织学检查需与创伤性溃疡、癌性溃疡等相鉴别;当干酪性坏死不明显时与其他上皮样肉芽肿类疾病易混淆,需结合临床表现及实验室检查结果来鉴别。

1. 慢性创伤性溃疡(traumatic ulceration)　慢性创伤溃疡深、形状不一,但常形成纤维肉芽肿样溃疡,周围增生凸起,中心是火山口。与损伤因素吻合。病理表现为慢性非特异性炎症。

2. 癌性溃疡(cancerous ulcer)　溃疡深大,底部有菜花状细小颗粒突起,边缘隆起翻卷,扪诊有基底硬结,疼痛不明显。病理表现为结缔组织中可见癌变细胞浸润。

3. 肉芽肿性唇炎(granulomatosa cheilitis)　可以表现为唇部皮肤的硬结及肿胀。病理表现为结缔组织下方有弥散性或灶性炎症细胞浸润,血管周围有上皮样细胞、淋巴样细胞及浆细胞形成的结节样聚集,有时结节内有多核巨细胞,类似结核结节的组织改变,但在结节中心部位无干酪样坏死。

【问题1】结核结节(tubercle)的病理结构特点。

思路: 结核结节由上皮样细胞(epithelioid cell),朗罕(Langhans)巨细胞,以及外周局部集聚的淋巴细胞和少量反应性增生的成纤维细胞构成。典型结核结节中央有干酪样坏死。吞噬有结核分枝杆菌的巨噬细胞体积增大逐渐转变为上皮样细胞。多数上皮样细胞互相融合成一个细胞,其核分裂而胞浆不分裂形成朗罕巨细胞。朗罕巨细胞为一种多核巨细胞,直径可达300μm,胞质丰富。核与上皮样细胞核相似,核数目由十几个到几十个不等,有超过百个者。核排列在胞质周围呈花环状、马蹄形或密集胞体一端。

【问题2】什么是干酪样坏死(caseous necrosis)?

思路: 结核性坏死灶由于含脂质较多呈淡黄色、均匀细腻,质地较实,状似奶酪,故称干酪样坏死。镜下为红染无结构的颗粒状物。

学习笔记

知识点

结核病病理改变与机体免疫状态的关系

结核病的免疫反应和变态反应(Ⅳ型)常同时发生和相伴出现。免疫反应的出现提示机体已获得免疫力,对病原菌有杀伤作用。变态反应除包含免疫力外,常同时伴随干酪样坏死,引起组织结构的破坏。结核分枝杆菌感染机体后所引起的病变与机体的免疫状态的有密切关系。当机体免疫力低,变态反应较强,结核分枝杆菌菌量多,毒力强,表现为渗出为主的改变,如浆液性或浆液纤维素性炎。当机体免疫力较强,变态反应较弱,结核分枝杆菌菌量少,毒力较低,表现为增生为主的改变,如结核结节。当机体免疫力低,变态反应强,结核分枝杆菌菌量多,毒力强,则表现为坏死为主的改变,如干酪样坏死。

【病例】

患者男性,54岁。发现左口底黏膜肿物1个月,疼痛明显。

专科检查:左口底黏膜可见2.5cm×2.0cm溃疡,溃疡深,不规则形,溃疡边缘稍隆起,基底稍硬,有红色肉芽。

临床诊断:(左口底黏膜)溃疡,性质待排。

光镜观察:黏膜上皮脱落,形成溃疡面,结缔组织中可见多个结核结节,周围有大量的淋巴细胞浸润(图3-4-6)。

病理诊断:(左口底黏膜)结核性溃疡。

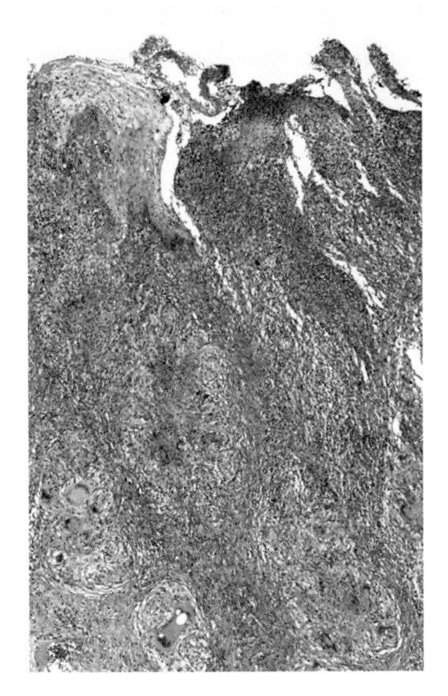

图 3-4-6　病例　口腔黏膜结核性溃疡
HE,×40

【病例讨论】

在诊断口腔黏膜结核性溃疡时还应注意的问题：

在口腔黏膜结核性溃疡诊断时，有时干酪样坏死不明显，朗罕巨细胞结构不典型，此时要注意与口腔黏膜具有上皮样细胞的肉芽肿性病变以及具有多核巨细胞的修复性肉芽肿相鉴别。

四、梅　毒

梅毒(syphilis)是由梅毒螺旋体(treponema pallidum)引起的慢性性传播疾病。主要经性接触传播，也可经胎盘传播。梅毒螺旋体几乎可侵犯人体所有器官，临床表现复杂多样。

【临床要点】

1. 梅毒螺旋体感染人体并经潜伏期后在入侵部位发生硬下疳，硬下疳自愈后进入无症状的潜伏期，为一期梅毒。

2. 一期梅毒　表现为硬下疳和淋巴结肿大。唇部或舌部下疳是较常见的口腔一期梅毒损害，可伴有相应部位的淋巴结肿大。

3. 二期梅毒　常发生于硬下疳出现后 6～8 周，主要引起皮肤、黏膜、骨骼、眼、内脏、心血管及神经损害。二期梅毒常见的口腔损害为梅毒黏膜斑、梅毒性咽峡炎及梅毒性舌炎。

4. 三期梅毒　早期梅毒未经治疗或治疗不充分，除皮肤黏膜、骨出现损害外，还侵犯内脏，特别是心血管及中枢神经系统等重要器官，危及生命。口腔黏膜三期梅毒损害主要是三期梅毒舌炎、舌白斑和树胶肿。

【病理学特征】

梅毒的基本病理变化有血管内膜炎，血管内皮细胞肿胀、增生，血管周围炎，有大量淋巴细胞浆细胞浸润。晚期梅毒除血管内膜炎和血管周围炎的组织病理学特征外，还可形成上皮样细胞和巨噬细胞肉芽肿，有时可见坏死组织。

【鉴别诊断】

1. 可根据病史、皮肤和黏膜的临床表现、梅毒血清学反应、组织病理学检查及抗生素治疗效

学习笔记

果等进行诊断。

2. 口腔硬下疳应与鳞状细胞癌相鉴别。

3. 梅毒黏膜斑应与白斑、盘状红斑狼疮、药疹、扁平苔藓、念珠菌病等相鉴别。

【问题】什么是硬下疳?

思路: 硬下疳是梅毒螺旋体在侵入部位发生的无痛性炎症反应。表现为圆形或卵圆形的单个无痛性溃疡,直径为1~2cm,边界清楚,周边呈堤状隆起,基底平坦,触之有软骨样感觉,肉红色,表面有少量浆液分泌物,内含大量梅毒螺旋体,周围有炎性红晕。

【问题】什么是梅毒黏膜斑?

思路: 梅毒黏膜斑多发生于口腔黏膜,如颊、舌及牙龈处,亦可出现在女性阴道黏膜。损害单发或多发,损害初为淡红色,后表面糜烂,呈乳白色,周围绕以红晕,稍硬,直径1~2cm,圆形或卵圆形,边界清楚,表面分泌物中含有大量梅毒螺旋体。

五、艾　滋　病

艾滋病即获得性免疫缺陷综合征(acquired immune deficiency syndrome,AIDS),由人类免疫缺陷病毒HIV感染所致。HIV侵入人体后,通过受体选择性地侵犯细胞表面CD4+抗原的细胞,使CD4+细胞依赖性免疫反应受影响。继而患者的细胞免疫功能严重缺陷,并由此导致多种机会性感染及罕见恶性肿瘤并发。

【临床要点】

可分为三个阶段:急性感染期、无症状感染期、症状感染期。多数HIV感染者都有口腔表现,与HIV感染密切相关或有关的口腔病损有真菌感染、毛状白斑、Kaposi肉瘤、口腔病毒感染、HIV相关性牙周病、坏死性口炎、溃疡性损害、非霍奇金淋巴瘤、唾液腺疾病、乳头状瘤/局灶性上皮增生等。

学习笔记

【病理学特征】

1. 口腔念珠菌病　主要为黏膜的亚急性或慢性炎症。可见上皮角化层水肿,内有中性粒细胞浸润,常形成微小脓肿。上皮棘层增生,基底膜常被炎症破坏。上皮外1/3处可见念珠菌丝,PAS染色呈强阳性,为玫瑰红色,菌丝与上皮表面呈垂直角度。

2. 口腔毛状白斑　一般认为是因EB病毒感染所致。病理变化为口腔黏膜上皮表面为厚薄不均的不全角化,可形成刺状突起,有时可有脱屑;钉突肥厚并伸长;棘层明显增生,靠近表层1/3的棘细胞常可见肿大的气球样细胞,单个或成簇排列,胞浆浅染,一部分细胞空泡变性或在胞核周围呈现环状透明区。电镜观察在上皮靠近表层部位的细胞之间以及细胞的胞浆内有大量病毒颗粒,也可位于细胞核中,其呈六角形或多边形,直径长短不一。上皮下结缔组织内的炎症不明显,发生真菌感染时,在菌丝周围可见单核细胞呈灶性浸润。

3. HIV牙龈炎　为典型的牙龈炎症表现,上皮下结缔组织中可有见明显的毛细血管增生、扩张及充血,并见大量炎症细胞浸润,严重者则表现为牙龈组织的变性、坏死、糜烂,溃疡,导致牙龈软组织局部脱落、形成缺损。

4. HIV牙周炎　具有HIV龈炎的各种表现。同时深部牙周组织受侵,呈现出牙周炎的病理改变。其中破骨细胞性骨吸收明显,重症者牙周软组织及牙槽骨组织均出现不同程度的变性、坏死。

5. 口腔卡波西(Kaposi)肉瘤　病理变化主要局限于黏膜固有层,密集的轻度异型性的梭形细胞聚集在大量管腔不整的血管腔隙周围,可见红细胞渗出及含铁血黄素沉积。不典型的血管样腔隙可被增殖的梭形细胞挤压而消失。在晚期,血管内皮细胞及周围的梭形细胞可出现有丝分裂象,异型性细胞增多。炎症细胞主要为浆细胞。并可见嗜酸小体,PAS 染色呈阳性,具有一定的辅助性病理诊断意义。

6. 非霍奇金淋巴瘤 艾滋病患者口腔淋巴瘤的组织像与口腔以外的淋巴瘤相似。主要为 B 淋巴细胞为主型,常有 EB 病毒感染,可检测出 EB 病毒 DNA 片段。有时可呈现出 burkitt 淋巴瘤的组织像,由于瘤细胞迅速死亡,其细胞碎片导致吞噬细胞反应,吞噬细胞的胞浆色淡,均匀分布在瘤细胞之间,而形成所谓的满天星图像。

【鉴别诊断】

艾滋病伴有严重的机会性感染,可见恶性肿瘤以及 CD4+细胞数明显下降。HIV 抗体或抗原检测可以确诊。临床上需与非 HIV 感染性的边缘性龈炎、口腔白斑、斑块型扁平苔藓、白念珠菌病、单纯疱疹、三叉神经带状疱疹、牙周炎等相鉴别。

知识点

艾滋病(HIV)的发病机制

1. CD T 淋巴细胞 HIV 感染最重要的特点是 CD T 辅助细胞的损耗。HIV 通过多种机制破坏 CD T 细胞。

2. 单核-吞噬细胞 HIV 还能感染表达 CD4 分子的其他细胞,如单核-吞噬细胞、树突状细胞、神经胶质细胞。HIV 可潜伏于这些细胞,随之播散至全身,并长期产毒,因此,单核-吞噬细胞是体内另一个 HIV 病毒库,且在 HIV 致病中起重要作用。

3. 淋巴器官 淋巴结的微环境很适合 HIV 感染和播散,淋巴结有大量 CD T 细胞激活,这些激活的 T 细胞对 HIV 高度易感。当 HIV 感染发展到晚期,淋巴结的组织结构也被破坏。

4. 机体对 HIV 的免疫应答 机体细胞免疫和体液免疫均对 HIV 产生应答,CLT、NK 的清除作用以及 ADCC 等是机体抗 HIV 的主要机制。

第五节 口腔黏膜肉芽肿性疾病

一、韦格内肉芽肿

韦格内肉芽肿(wegener granulomatosis)由 Wegener 在 1936 年首先报告,是以进行性坏死性肉芽肿和广泛的小血管炎为特征,可能属于自身免疫性疾病。

【临床要点】

1. 男性比女性稍多见,好发于 30~50 岁。
2. 特征为坏死性肉芽肿,好发于鼻、鼻窦及肺。
3. 全身性血管炎,侵犯小动脉及小静脉,引起灶性坏死性肾小球肾炎,可引起尿毒症。
4. 口腔表现为坏死性溃疡及肉芽肿,主要侵犯舌、龈、腭、咽等处黏膜。龈部病损发生于牙龈唇面的游离龈及附着龈,也可波及牙槽部黏膜,表现为多发性龈炎,出现增生、高起、易碎的肉芽肿样病变。
5. 病变过程中往往伴有发热、关节酸痛和体重减轻等症状。

学习笔记

【病理学特征】

1. 镜下见坏死性肉芽肿性病变。血管周围有炎症细胞浸润，主要为淋巴细胞及单核细胞，也见中性粒细胞，可见大小不一的坏死区。

2. 有坏死性血管炎，血管壁有玻璃样变、肌层及弹力纤维破坏，管周有大量炎症细胞浸润，血管内见玻璃样血栓，内膜变性肿胀。随后血管壁发生坏死，有时可见到栓塞（图 3-5-1）。

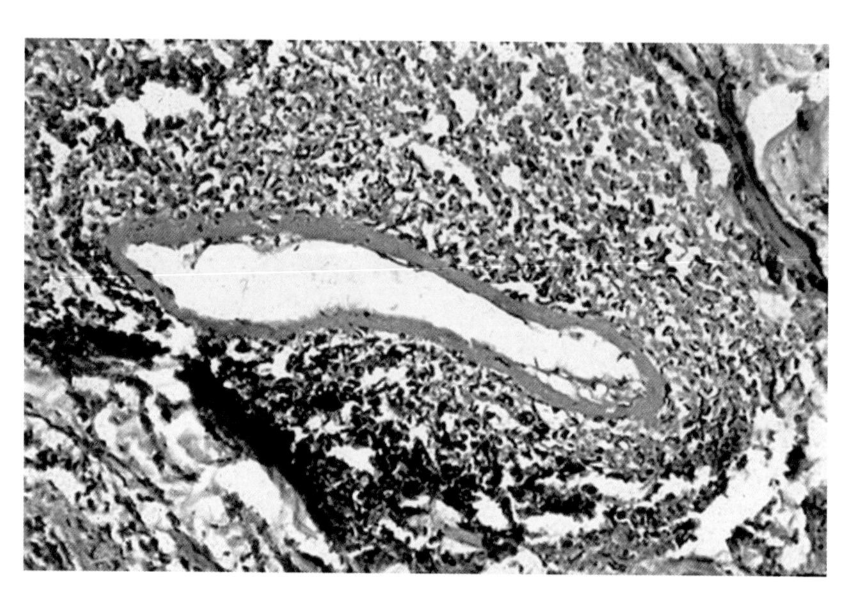

图 3-5-1　韦格内肉芽肿
血管壁有玻璃样变管周有大量炎症细胞浸润。HE，×100

学习笔记

【鉴别诊断】

1. 复发性坏死性黏膜腺周围炎（periadenitis mucosa necrotica recurrens）　有反复发作口腔溃疡病史，没有全身症状和身体其他系统病症，口腔溃疡发生在非角化黏膜，经 2～3 个月溃疡可痊愈，愈后留下瘢痕。

2. 结核性溃疡（tuberculosis ulcer）　口腔结核性溃疡多有口腔外部结核病史或结核病接触史，口腔溃疡深大而有潜掘性，疼痛剧烈。病理表现有干酪样坏死的结核性肉芽肿结节。

3. 结节病（sarcoidosis）　颌面部及全身多个系统出现慢性肉芽肿性病变，无坏死性血管炎性病变。口腔病损以肿胀和结节为特点，很少出现溃疡。病理变化为非干酪样坏死的肉芽肿结节。肺门淋巴结肿大、结核菌素试验阴性、Kveim 反应呈阳性、血沉加快等是本病的特点。

4. 恶性肉芽肿（granuloma malignant）　恶性肉芽肿的病变过程和病理表现与韦格纳肉芽肿相似。自身免疫性疾病恶性肉芽肿属于恶性肿瘤。恶性肉芽肿病损局限在口鼻部中线处。韦格纳肉芽肿被认为是自身免疫性疾病，累及全身系统导致血管炎和肾脏等变化。

二、结　节　病

结节病（sarcoidosis）旧称类瘤，是全身性、多器官的肉芽肿性疾患。最易侵犯纵隔及其附近的淋巴结、肺、肝、脾、皮肤及黏膜，还可侵犯眼、指骨及腮腺等组织。侵犯脑神经可引起面瘫。本病为细胞免疫功能缺陷起的疾病，结核菌素试验为阴性，Keim 试验阳性。

【临床要点】

1. 口腔颌面部结节病多发于唇、颊黏膜，引起组织肿胀增厚，颜色暗红。触诊可扪到结节样物。

2. 腮腺的病变多为双侧性，触诊不痛但较硬，口干。

3. 病变侵犯牙槽骨时为多囊性骨质破坏，且牙松动。

【病理学特征】

1. 形成以上皮样细胞为主的结节，由大量上皮样细胞、少量淋巴细胞和浆细胞组成（图3-5-2）。

2. 结节内有小血管，因此很少发生坏死，或偶见轻度坏死。

3. 结节内见多核巨细胞。巨细胞内偶见包涵体，称肖曼小体（schaumanns bodies），为圆形、卵圆形，呈层板样结构，红染，也可游离于巨细胞外。周围可钙化，呈深蓝色，有时见星形小体，大小不一，呈星状。位于巨细胞一侧，用磷钨酸一苏木素染色，星形小体中心染成褐红色，放射状结构染成蓝色。

4. 病变晚期可发生纤维化、上皮样细胞变性、坏死、结节缩小及玻璃样变。

5. 患者T细胞功能缺损，体液免疫功能亢进，血清中IgG、IgM、IgE升高。

6. 出现高蛋白血症，可检测出自身循环抗体（如抗核抗体阳性）。

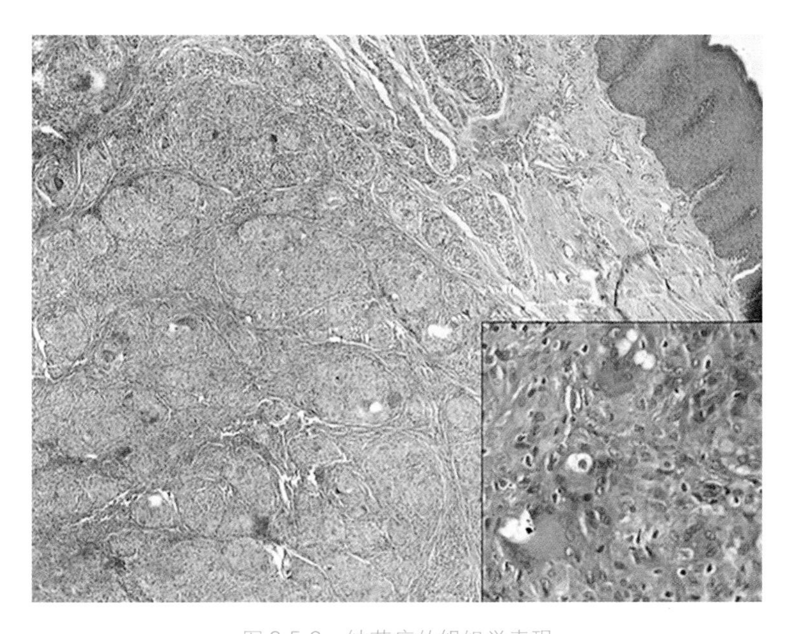

图3-5-2　结节病的组织学表现

上皮样细胞、巨细胞及淋巴细胞形成结节HE，×40（插图高倍，HE，×200）

【鉴别诊断】

1. 结核病　口腔结核性溃疡深大而有潜掘性，疼痛剧烈。病理表现有干酪样坏死的结核性肉芽肿结节；结核菌素实验呈阳性。

2. 梅-罗综合征　出现颌面部复发性肿胀，主要表现为肉芽肿性唇炎，可能同时出现面神经麻痹和沟纹舌，组织病理为非干酪性上皮样肉芽肿。

3. 克罗恩病　出现口腔黏膜线状溃疡。病理改变为非干酪化上皮样细胞肉芽肿，但回肠末端局限性肠炎、X线检查肠管狭窄可作为鉴别诊断的依据。

学习笔记

知识点

结节病结节与结核结节的结构特点

结节病和结核的病变在组织学上形态类似，但略有不同。结节病的结节内有大量上皮样细胞，淋巴细胞较少，而且掺杂排列；结核的结节中上皮样细胞周围有明显的淋巴细胞浸润。结节病的结节内有血管，很少发生坏死或仅有轻度坏死；结核的结节中无血管，故可有较明显的干酪样坏死。结节病的结节中可见丰富的网织纤维；结核的结节中无网织纤维，结节周围的网织纤维大多也被破坏。此外结节病的表面上皮可正常或萎缩，而结核病的表面上皮般为溃疡或增生，而上皮萎缩者较少见。

三、肉芽肿性唇炎

肉芽肿性唇炎（cheilitis granulomatosa）的病因不明，有人认为与结节病有关。也认为肉芽性唇炎是梅-罗综合征（Melkersson-Rosenthal syndrome）的不完全型。此综合征的特征为肉芽肿性唇炎伴有面神经麻痹和沟纹舌。

【临床要点】

1. 本病多在青春期后出现，一般从唇一侧发病，逐渐侵犯另一侧而形成巨唇。唇部皮肤潮红、硬结及肿胀，无可凹性水肿，唇肿胀可时轻时重，但不能痊愈。

2. 可伴有神经系统失调的症状，如偏头痛，耳鸣、味觉及唾液分泌改变等症状。

【病理学特征】

1. 镜下可见上皮下结缔组织内有弥漫性或灶性炎症细胞浸润，主要见于血管周围为上皮样细胞、淋巴细胞及浆细胞呈结节样聚集（图 3-5-3，图 3-5-4）。

2. 有时结节内有多核巨细胞，类似结节病的组织表现，在结节中心部位无干酪样坏死。

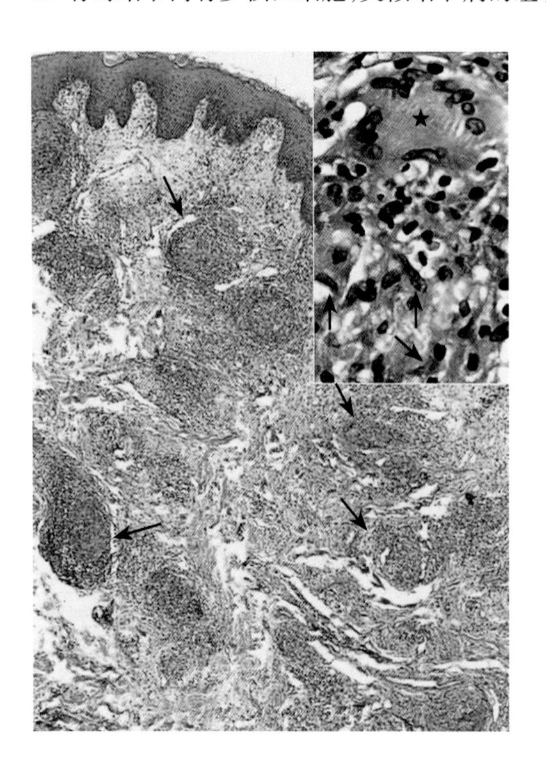

图 3-5-3　肉芽肿性唇炎

上皮下结缔组织中及血管周围见上皮样细胞、淋巴细胞及浆细胞呈结节样聚集（箭头示）。HE，×40（插图中箭头示上皮样细胞，星号示多核巨细胞。HE，×200）

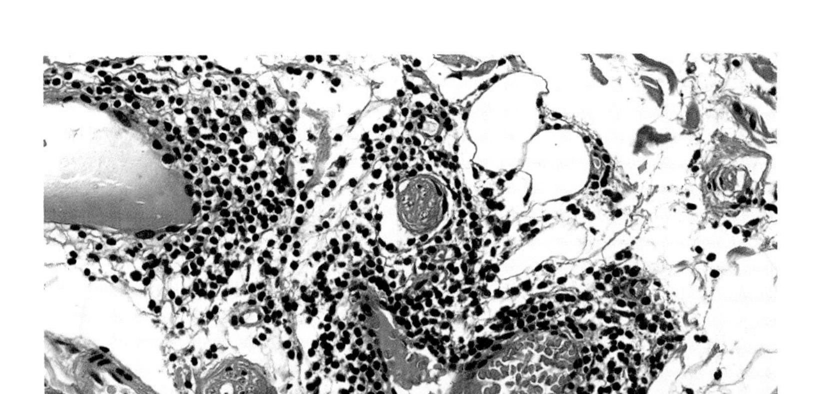

图 3-5-4　肉芽肿性唇炎
血管周围淋巴细胞及浆细胞呈结节样聚集。HE,×200

【鉴别诊断】

1. 黏膜良性淋巴组织增生(benign lymphadenosis of mucosa)　下唇病变也可引起肿胀,但伴有剧烈的瘙痒。病理改变黏膜固有层或黏膜下层有淋巴滤泡形成。

2. 克罗恩病(Crohn's disease)　也可发生弥漫性唇部肿胀,但伴有结节。病理改变为非干酪化上皮样细胞肉芽肿,但回肠末端局限性肠炎、X 线检查肠管狭窄可作为鉴别诊断的依据。

第六节　口腔黏膜其他病变

一、黏膜良性淋巴组织增生

黏膜良性淋巴组织增生(benign lymphadenosis of mucosa)是口腔中较为常见的一种淋巴组织反应性增生性疾病。目前病因不明。大部分病例为良性病变,据统计约 10% 的病例可发展为癌,故认为本病应属于癌前病变。

【临床要点】

1. 好发于 21 ~ 40 岁,男性比女性多见。

2. 好发于头面部的唇、颊、腭、舌及龈沟等处黏膜,也可为多个部位发病。

3. 下唇病变与慢性唇炎类似,又称为淋巴滤泡性唇炎。病变反复发作,致使唇部肿胀、发红、干裂、出血,也可出现糜烂、脱皮、渗出及结痂,局部有阵发性剧烈瘙痒感。

4. 在唇颊黏膜也可表现发红、糜烂,并可见角化条纹,则与慢性盘状红斑狼疮或糜烂型扁平苔藓难以区别。另一种表现为在潮红的黏膜表面上有多发的结节状突起,较软且无破溃及糜烂。

5. 可同时伴有皮肤病变,多发于面部、头部及耳部,为单发或多发的小结节,表面光滑、柔软,可为正常颜色或红褐色,一般多无自觉症状,但也可发痒。

【病理学特征】

1. 组织学上一般分为两型,滤泡型和非滤泡的弥散型。

2. 大多在黏膜固有层或黏膜下层有淋巴滤泡形成,滤泡周围是淋巴细胞,中心为组织细胞,淋巴滤泡间可见大量的淋巴细胞与浆细胞。血管扩张、充血。有的血管内可见玻璃样血栓(图3-6-1)。

3. 非滤泡的弥散型的淋巴滤泡不明显,可在大量淋巴细胞浸润中见到密集的淋巴细胞呈灶性聚集。

4. 病损处上皮可有萎缩、增生或形成溃疡,其中少数上皮细胞可出现异常增生甚至发生癌变。

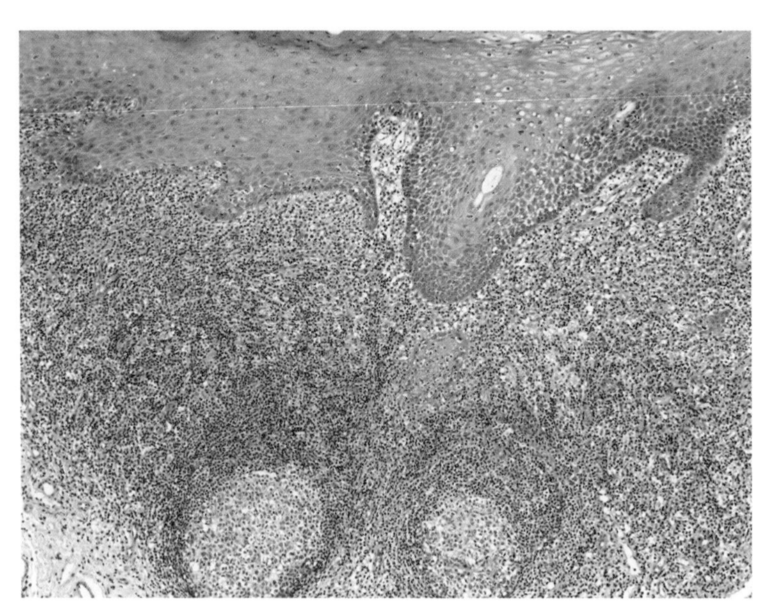

图3-6-1　黏膜良性淋巴组织增生

黏膜固有层或黏膜下层有淋巴滤泡形成。HE,×100(图片由河北医科大学口腔医学院王洁教授提供)

【鉴别诊断】

黏膜良性淋巴组织增生非滤泡弥散型应与扁平苔藓及慢性盘状红斑狼疮相鉴别。

【病例】

患者男性,59岁。右颊黏膜溃烂疼痛半年。

专科检查:右颊黏膜中后分可见2.5cm×2.0cm充血糜烂面,其上还可见白色斑片和条纹的病损。

临床诊断:(右颊黏膜)扁平苔藓。

光镜观察:上皮增生,上皮细胞出现重度异常增生,并有灶性癌变。固有层淋巴组织增生,淋巴滤泡形成(图3-6-2)。

病理诊断:(右颊黏膜)黏膜良性淋巴组织增生,伴上皮重度异常增生及灶性癌变。

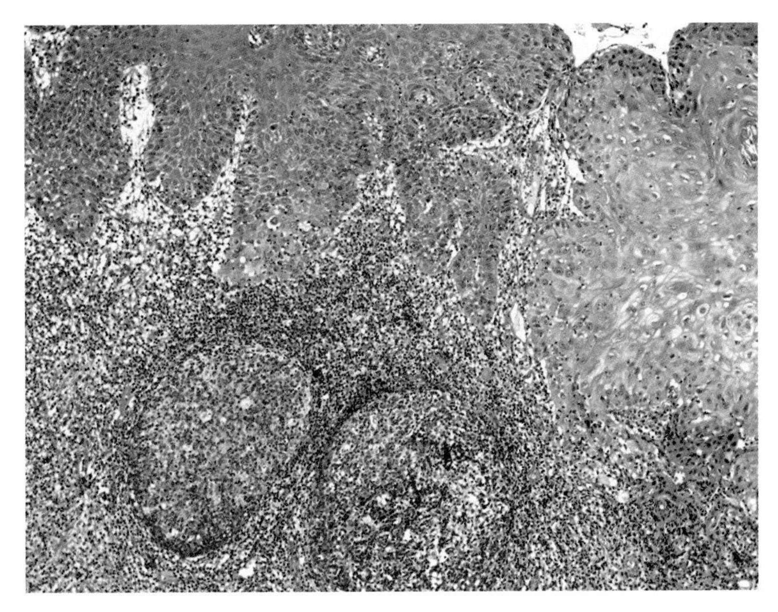

图 3-6-2　病例　黏膜良性淋巴组织增生，伴上皮癌变
HE，×100

【病例讨论】

黏膜良性淋巴组织增生与癌变潜在性。

本病的病因尚不明，有研究者认为是 B 淋巴细胞介导的增殖性局部体液免疫反应性疾病。大部分病例为良性病变，据统计约 10% 的病例可发展为癌，目前认为本病属于癌前病变。

二、良性游走性舌炎

良性游走性舌炎（benign migratory glossitis）是一种浅表性非感染性的舌部炎症。因其表现类似地图标示的蜿蜒国界，故名地图舌（geographic tongue）。其病损的形态和位置多变，故被称为游走性舌炎（migratory glossitis）。原因不明，有家族性聚集倾向。与遗传、免疫、精神心理因素、全身及口腔局部等因素有关。

【临床要点】

1. 多见于儿童。
2. 特征是舌背上游走性红斑。病损萎缩与修复同时发生，使病变位置及形态不断变化，似在舌背移动“游走”。
3. 病损可昼夜间发生明显的位置移动。往往有自限性，间歇缓解期时黏膜恢复正常。
4. 成人常伴沟纹舌。

【病理学特征】

1. 本病为一种浅层慢性剥脱性舌炎。分为萎缩区与边缘区。
2. 萎缩区丝状乳头消失，上皮表层剥脱，棘层可变薄，上皮内有明显的白细胞移出，近表层处有微脓肿形成（图 3-6-3）。
3. 边缘区上皮过度不全角化，棘层增生，上皮细胞水肿。

学习笔记

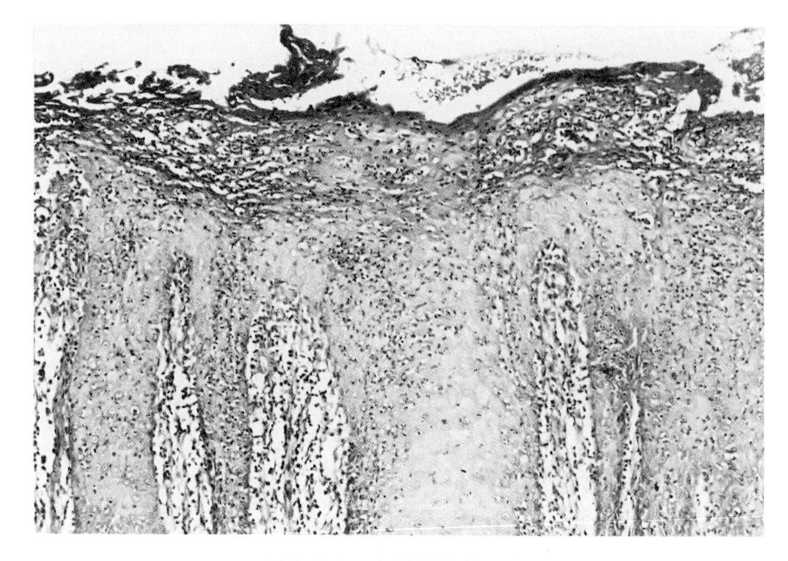

图 3-6-3　良性游走性舌炎

上皮表层剥脱，上皮内有明显的白细胞移出，近表层处有微脓肿形成。HE，×100

【鉴别诊断】

1. 扁平苔藓　病损边缘区条带状损害较宽时应与舌部扁平苔藓鉴别，扁平苔藓后以白色斑块和条纹损害为主，呈灰白珠光色，无游走特征。

2. 口腔念珠菌病　舌乳头萎缩区病损较大时应与萎缩性念珠菌感染相鉴别，口腔念珠菌病发生萎缩多在舌背中、后方，逐渐发展到整个舌背，周边无明显高起的舌乳头。

学习笔记

三、舌淀粉样变

舌淀粉样变（amyloidosis）是一种少见的蛋白质代谢紊乱引起的全身多脏器受累的综合征。这种蛋白质即淀粉样物质。

【病因】

发病机制尚不清楚，一般认为与蛋白质代谢紊乱有关。有两种淀粉样纤维蛋白：一是原因不明的淀粉样物质，是发生于慢性破坏性疾病的淀粉样物质；另一种是来自免疫球蛋白的淀粉样物质，发生于能产生大量免疫球蛋白的疾病。

【临床表现】

1. 淀粉样变分为原发型和继发性两类。

2. 口腔淀粉样变最常见、也最早出现的是舌淀粉样变（amyloidosis lingual）。舌淀粉样物质沉积的表现是进行性巨舌症，舌体增大变硬。晚期引起口唇闭合困难，舌体活动受限，舌痛明显，影响咀嚼、吞咽、语言等生理功能。

3. 牙龈黏膜常见淀粉样浸润，因此牙龈活检在诊断全身性淀粉样变时有较高的阳性率。

4. 继发性淀粉样变常见于多发性骨髓瘤、长期结核病、风湿性关节炎、严重贫血、肾脏疾病等，常累及肾脏、心脏、肝脏及皮肤等器官。

【病理学特征】

1. 淀粉样物质 HE 染色表现为粉染均质状物质。采用组织化学方法染色，如苯酚刚果红染色呈红色。

2. 淀粉样物质的条索或团块的边缘部分,着色常模糊,轮廓渐渐地淡起来。

3. 淀粉样物质的内部,着色深浅不一,不是完全均匀一致。与玻璃样变的边缘和轮廓较清晰、界限分明、着色一致不同。

4. 淀粉样物质沉积于黏膜的结缔组织乳头层及血管的周围。在舌部可在舌肌和间质中(图3-6-4)。

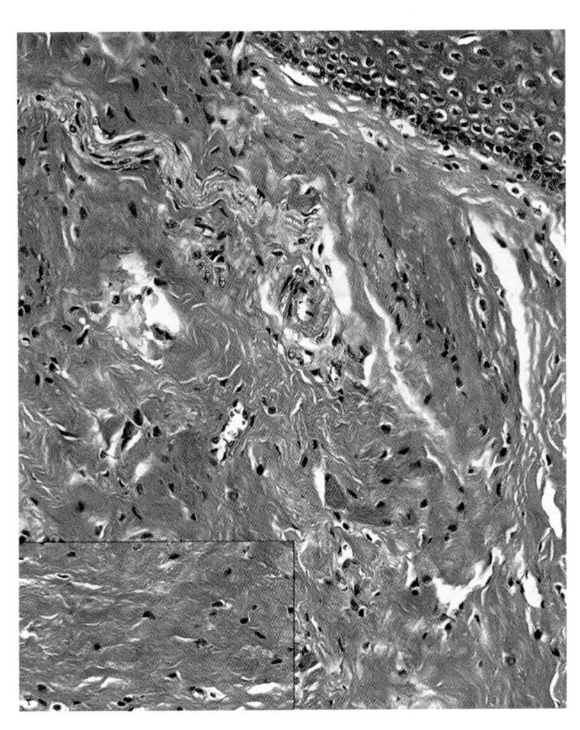

图3-6-4　舌淀粉样变的组织学表现

均质样淀粉样物质,刚果红染色为阳性(左下小图示)。HE,×200

【鉴别诊断】

早期应与沟纹舌、梅-罗综合征相鉴别,中晚期结节明显时应与舌部脉管瘤、舌部纤维瘤以及多发性神经纤维瘤相鉴别。主要是根据活检,并经刚果红染色来鉴定。

四、口 腔 黑 斑

口腔黑斑(melanotic macules)是指与种族性、系统性疾病、外源性物质所致的口腔黏膜色素沉着无关的黑素沉着斑。在正常情况下,上皮组织中的黑素细胞与角质细胞及朗格汉斯细胞相互调控上皮组织的代谢平衡。一旦出现某种障碍,就可导致黑素细胞产生黑色素过多或减少、缺如。生理性黑斑多为黑素细胞功能亢进所致。

【临床要点】

1. 黑斑多为单一的、范围清楚的黑色、蓝黑色或棕黑色斑,一般不高出于黏膜表面。

2. 直径为0.1～2.0cm,大多数黑斑在0.1～0.6cm之间。

3. 一般无自觉症状。其好发部位依次为:唇红部、龈、颊、唇、腭部黏膜,舌及口底黏膜很少见。

【病理学特征】

1. 口腔黏膜上皮基底层及固有层上方黑素细胞一般没变化或轻度增加,并见于基底膜附近有多量的色素颗粒,周围有较多的噬黑色素细胞浸润(图3-6-5)。

学习笔记

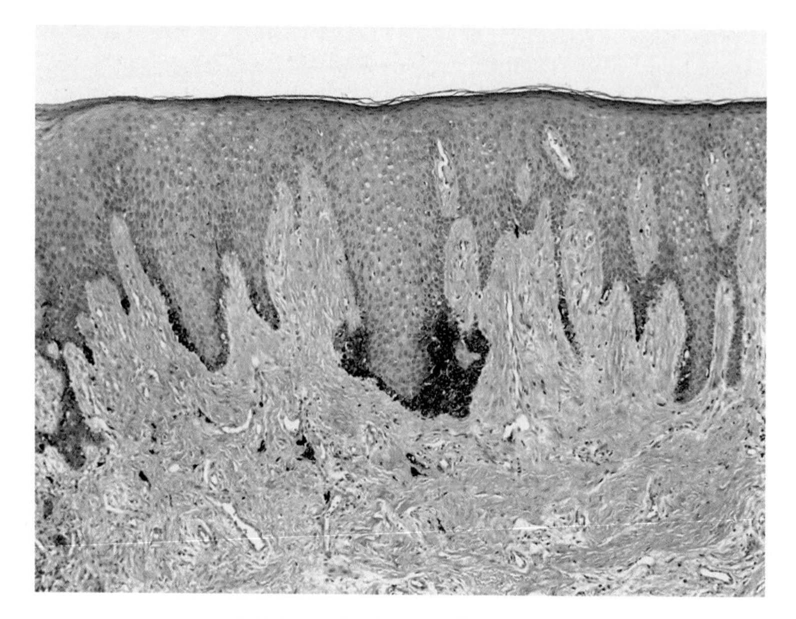

图 3-6-5　口腔黏膜黑斑的组织学表现
HE,×100(图片由河北医科大学口腔医学院王洁教授提供)

2. 一部分黑色素细胞还可散在分布于上皮下结缔组织中。

【鉴别诊断】

黏膜黑斑应与口腔黏膜色素痣、外源性色素沉积及恶性黑色素瘤相鉴别。

1. 色素痣(pigmented nevus)　为黑色素细胞的良性肿瘤,由圆形或多角形的痣细胞组成,典型是成巢状分布,可位于上皮和(或)结缔组织内。

2. 外源性色素沉积(exogenous pigmentation)　一些重金属如铅、汞、铋等可导致口腔色素沉着,大多会引起龈缘着色。

3. 恶性黑色素瘤(malignant melanoma)　当固有层深部组织出现大量含黑色素细胞时,应注意排除恶性黑色素瘤的可能性,后者免疫组织化学染色 S-100 蛋白呈阳性反应。

(陈小华)

学习笔记

参考文献

1. 于世凤. 口腔组织病理学. 第 7 版. 北京:人民卫生出版社,2012
2. 李铁军. 口腔病理诊断. 北京:人民卫生出版社,2011
3. 陈谦明. 口腔黏膜病学. 第 4 版. 北京:人民卫生出版社,2012
4. 李秉琦. 李秉琦实用口腔黏膜病学. 北京:科学技术文献出版社,2011
5. Abidullah M,Kiran G,Gaddikeri K,et al. Leuloplakia-review of a potentially malignant disorder. Journal of clinical and diagnostic research:JCDR,2014,8(8):ZE01-ZE04
6. Aloi FG,Colonna SM,Appino A,et al. Leukoedema of the oral mucosa. Minerva Stomatologica,1987,36(5):343-346
7. Al-Samadi A, Kouri VP, Salem A, et al. IL-17C and its receptor IL-17RA/IL-17RE identify human oral epithelial cell as an inflammatory cell in recurrent aphthous ulcer. Journal of oral pathology & medicine:official publication of the International Association of Oral Pathologists and the American Academy of Oral Pathology,2014,43(2):117-124
8. Aminzadeh A,Jahanshahi G,Ahmadi M. A retrospective comparative study on clinico-pathologic features of oral lichen planus and oral lichenoid lesions. Dental Research Journal,2013,10(2):168-172
9. Anura A,Das RK,Pal M,et al. Correlated analysis of semi-quantitative immunohistochemical features of E-cadherin,VEGF and CD105 in assessing malignant potentiality of oral submucous fibrosis. Pathology,Research and

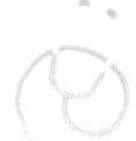

Practice,2014,210(12):1054-1063

10. Ataollahi M,Gharesi-Fard B,Aflaki E. Absence of autoantibodies against oral and vascular-related cell lines in the sera of patients with Behcet's disease. Clinical Laboratory,2013,59(11):1271-1276
11. Au J,Patel D,Campbell JH. Oral lichen planus. Oral and Maxillofacial Surgery Clinics of North America,2013, 25(1):93-100
12. Barnes L,Eveson JW,Reichart P,et al. WHO Classification of Tumours,Pathology and Genetics of Head and Neck Tumours. Lyon:IARC Press,2005
13. Baroni A,Capristo C,Rossiello L,et al. Lingual traumatic ulceration (Riga-Fede disease). International Journal of Dermatology,2006,45(9):1096-1097
14. Bascones C,Gonzalez-Moles MA,Esparza G,et al. Apoptosis and cell cycle arrest in oral lichen planus Hypothesis on their possible influence on its malignant transformation. Archives of Oral Biology,2005,50(10): 873-881
15. Boy SC. Leukoplakia and erythroplakia of the oral mucosa—a brief overview. SADJ:journal of the South African Dental Association=tydskrif van die Suid-Afrikaanse Tandheelkundige Vereniging,2012,67(10):558-560
16. Camus MS, Austel MG, Woolums AR, et al. Pathology in practice. Pemphigus foliaceous. Journal of the American Veterinary Medical Association,2010,237(9):1041-1043
17. Cataldo E. A clinico-pathologic presentation. Benign mucous membrane pemphigoid. Journal of the Massachusetts Dental Society,1997,46(3):60-61
18. Chen L,Yang B,Fan J,et al. Peripheral T-cell lymphoma complicated by immunoglobulin A pemphigus:A case report and literature review. Oncology Letters,2014,8(1):62-66
19. Desai RS,Mamatha GS,Khatri MJ,et al. Immunohistochemical expression of CD34 for characterization and quantification of mucosal vasculature and its probable role in malignant transformation of atrophic epithelium in oral submucous fibrosis. Oral Oncology,2010,46(7):553-558
20. Duncan SC,Su WP. Leukoedema of the oral mucosa. Possibly an acquired white sponge nevus. Archives of Dermatology,1980,116(8):906-908
21. Faccioli G,Bedeschi G,Confente G,et al. Leukoedema of the oral mucosa;about "white mucositis". Dental Cadmos,1988,56(11):72-76,79-80
22. Feng JQ,Xu ZY,Shi LJ,et al. Expression of cancer stem cell markers ALDH1 and Bmil in oral erythroplakia and the risk of oral cancer. Journal of oral pathology & medicine:official publication of the International Association of Oral Pathologists and the American Academy of Oral Pathology,2013,42(2):148-153
23. Fitz-Henley M. Images and diagnoses. Discoid lupus erythematosus. (Chronic cutaneous lupus erythematosus). The West Indian Medical Journal,2002,51(1):44,52
24. Freitas MD,Blanco-Carrion A,Gandara-Vila P,et al. Clinicopathologic aspects of oral leukoplakia in smokers and nonsmokers. Oral Surgery, Oral Medicine, Oral Pathology, Oral Radiology, and Endodontics, 2006, 102 (2):199-203
25. Grajewski S,Quarcoo D,Uibel S,et al. A scientometric analysis of leukoplakia and erythroplakia. Laryngo-rhino-otologie,2010,89(4):210-215
26. Gupta U,Barman KD,Saify K. Squamous cell carcinoma complicating an untreated chronic discoid lupus erythematosus (CDLE) lesion in a black female. The Journal of Dermatology,2005,32(12):1010-1013
27. Hamilton S,Yoo J,Hammond A,et al. Microvascular changes in radiation-induced oral mucositis. Journal of otolaryngology-head & neck surgery=Le Journal d'oto-rhino-laryngologie et de chirurgie cervico-faciale,2008, 37(5):730-737
28. Handschel J,Sunderkotter C,Prott FJ,et al. Increase of RM3/1-positive macrophages in radiation-induced oral mucositis. The Journal of Pathology,2001,193(2):242-247
29. Hegde RJ. Sublingual traumatic ulceration due to neonatal teeth (Riga-Fede disease). Journal of the Indian Society of Pedodontics and Preventive Dentistry,2005,23(1):51-52
30. Hitchings A, Murray A. Traumatic ulceration mimicking oral squamous cell carcinoma recurrence in an insensate flap. Ear,Nose,& Throat Journal,2004,83(3):192,194
31. Hosni ES,Salum FG,Cherubini K,et al. Oral erythroplakia and speckled leukoplakia:retrospective analysis of 13 cases. Brazilian Journal of Otorhinolaryngology,2009,75(2):295-299
32. Houston GD. Oral pathology:erythroplakia. Journal-Oklahoma Dental Association,2008,99(13):24-25

学习笔记

33. Hsu S, Wong TP. Progressive scarring of the conjunctiva. Cicatrical pemphigoid. Postgraduate Medicine, 2000, 107(3):85-86
34. Hussein MR, Aboulhagag NM, Atta HS, et al. Evaluation of the profile of the immune cell infiltrate in lichen planus, discoid lupus erythematosus, and chronic dermatitis. Pathology, 2008, 40(7):682-693
35. Isaac U, Issac JS, Ahmed Khoso N. Histopathologic features of oral submucous fibrosis: a study of 35 biopsy specimens. Oral Surgery, Oral Medicine, Oral Pathology, Oral Radiology, and Endodontics, 2008, 106(4): 556-560
36. Ishida K, Ito S, Wada N, et al. Nuclear localization of beta-catenin involved in precancerous change in oral leukoplakia. Molecular Cancer, 2007, 6:62
37. Jaju PP, Suvarna PV, Desai RS. Squamous papilloma: case report and review of literature. Int J Oral Sci, 2010, 2(4):222-225
38. Kalish P, Oreadi D. A clinico-pathologic correlation: oral lichen planus. Journal of the Massachusetts Dental Society, 2014, 63(2):46-49
39. Kavosh E, Bielory L. Ocular cicatrical pemphigoid. Allergy and asthma proceedings: the official Journal of Regional and State Allergy Societies, 2007, 28(5):606-607
40. Kershenovich R, Hodak E, Mimouni D. Diagnosis and classification of pemphigus and bullous pemphigoid. Autoimmunity Reviews, 2014, 13(4):477-481
41. Kolasa M, Stasior-Lejko M, Lesniak B, et al. Difficulties in diagnosis of recurrent neurological symptoms in a patient with chronic discoid lupus erythematosus. Przeglad Lekarski, 2006, 63(Suppl 7):S101-S103
42. Kose O, Stewart J, Waseem A, et al. Expression of cytokeratins, adhesion and activation molecules in oral ulcers of Behcet's disease. Clinical and Experimental Dermatology, 2008, 33(1):62-69
43. Khan S, Chatra L, Prashanth SK, et al. Pathogenesis of oral submucous fibrosis. Journal of Cancer Research and Therapeutics, 2012, 8(2):199-203
44. Kopsachilis N, Tsaousis KT, Tourtas T, et al. Severe chronic blepharitis and scarring ectropion associated with discoid lupus erythematosus. Clinical & Experimental Optometry: Journal of the Australian Optometrical Association, 2013, 96(1):124-125
45. Kose O, Lalli A, Kutulola AO, et al. Changes in the expression of stem cell markers in oral lichen planus and hyperkeratotic lesions. Journal of Oral Science, 2007, 49(2):133-139
46. Lipsker D, Chosidow O. White lesions of the oral mucosa. La Revue du Praticien, 2002, 52(4):389-393
47. Martorell-Calatayud A, Botella-Estrada R, Bagan-Sebastian JV, et al. Oral leukoplakia: clinical, histopathologic, and molecular features and therapeutic approach. Actas Dermo-sifiliograficas, 2009, 100(8):669-684
48. Martin JL. Leukoedema: a review of the literature. Journal of the National Medical Association, 1992, 84(11): 938-940
49. Mishra M, Mohanty J, Sengupta S, et al. Epidemiological and clinicopathological study of oral leukoplakia. Indian Journal of Dermatology, Venereology and Leprology, 2005, 71(3):161-165
50. Namba H, Narumi M, Sugano A, et al. Pathological findings of pemphigus vulgaris showing giant cobblestone-like conjunctival papillae. Case Reports in Ophthalmology, 2013, 4(3):114-121
51. Owosho AA, Bilodeau EA, Prasad JL, et al. Clinicopathologic review: erythematous ulcerative lesions of the oral cavity. Erosive lichen planus. Pennsylvania Dental Journal, 2014, 81(3):22-24
52. Rhodus NL. Oral cancer: leukoplakia and squamous cell carcinoma. Dental Clinics of North America, 2005, 49(1):143-165
53. Reichart PA, Philipsen HP. Oral erythroplakia—a review. Oral Oncology, 2005, 41(6):551-561
54. Rhee SH, Kim YB, Lee ES. Comparison of Behcet's disease and recurrent aphthous ulcer according to characteristics of gastrointestinal symptoms. Journal of Korean Medical Science, 2005, 20(6):971-976
55. Santoro FA, Stoopler ET, Werth VP. Pemphigus. Dental Clinics of North America, 2013, 57(4):597-610
56. Skorodumova LO, Muraev AA, Volodina EV, et al. Leukoplakia of the oral mucosa: classification, histopathology, diagnosis and treatment. Voprosy Onkologii, 2013, 59(5):548-554
57. Songu M, Adibelli H, Diniz G. White sponge nevus: clinical suspicion and diagnosis. Pediatric Dermatology, 2012, 29(4):495-497
58. Sousa FA, Paradella TC, Carvalho YR, et al. Immunohistochemical expression of PCNA, p53, bax and bcl-2 in oral lichen planus and epithelial dysplasia. Journal of Oral Science, 2009, 51(1):117-121

学习笔记

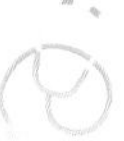

59. Sousa FA, Rosa LE. Oral lichen planus: clinical and histopathological considerations. Brazilian Journal of Otorhinolaryngology, 2008, 74(2): 284-292
60. Tak J, Gupta N, Bali R. Oral submucous fibrosis: a review article on etiopathogenesis. Kathmandu University Medical Journal, 2014, 12(46): 153-156
61. Tong JC, Sinha AA. Immunological hotspots analyzed by docking simulations: evidence for a general mechanism in pemphigus vulgaris pathology and transformation. BMC Immunology, 2008, 9: 30
62. van der Meij EH, de Vries TW, Eggink HF, et al. Traumatic lingual ulceration in a newborn: Riga-Fede disease. Italian Journal of Pediatrics, 2012, 38: 20
63. Villa A, Villa C, Abati S. Oral cancer and oral erythroplakia: an update and implication for clinicians. Australian Dental Journal, 2011, 56(3): 253-256
64. Yardimci G, Kutlubay Z, Engin B, et al. Precancerous lesions of oral mucosa. World Journal of Clinical Cases, 2014, 2(12): 866-872
65. Okada M, Hisajima T, Ishibashi H, et al. Pathological analysis of the Candida albicans-infected tongue tissues of a murine oral candidiasis model in the early infection stage. Archives of oral biology, 2013, 58(4): 444-450
66. Dixit R, Sharma S, Nuwal P. Tuberculosis of oral cavity. The Indian journal of tuberculosis, 2008, 55(1): 51-53
67. Ulmer A, Fierlbeck G. Images in clinical medicine. Oral manifestations of secondary syphilis. The New England journal of medicine, 2002, 347(21): 1677
68. Graboyes EM, Allen CT, Chernock RD, et al. Oral hairy leukoplakia in an HIV-negative patient. Ear, nose, & throat journal, 2013, 92(6): E12
69. Thompson LD. Wegener granulomatosis. Ear, nose, & throat journal, 2013, 92(1): 18-22
70. Jackowski J, Dragisic D, Arnold G, et al. Primary oral sarcoidosis preceding Lofgren's syndrome. Oral surgery, oral medicine, oral pathology, oral radiology, and endodontics, 2005, 100(2): 183-185
71. Critchlow WA, Chang D. Cheilitis granulomatosa: a review. Head and neck pathology, 2014, 8(2): 209-213
72. Sun KH. Benign lymphadenosis of the oral mucosa: ultrastructural and immunopathological study. Zhonghua kou qiang yi xue za zhi, 1992, 27(2): 104-106
73. Islam N, Bhattachayya I, Cohen D. Diagnostic discussion. Median rhomboid glossitis (MRG). Today's FDA: official monthly journal of the Florida Dental Association, 2013, 25(7): 47-49
74. Kumar D, Das A, Gharami RC. Benign migratory glossitis. Indian pediatrics, 2013, 50(12): 1178
75. Goswami M, Verma A, Verma M. Benign migratory glossitis with fissured tongue. Journal of the Indian Society of Pedodontics and Preventive Dentistry, 2012, 30(2): 173-175
76. Vasudevan JA, Somanathan T, Patil SA, et al. Primary systemic amyloidosis of tongue with chondroid metaplasia. Journal of oral and maxillofacial pathology: JOMFP, 2013, 17(2): 266-268
77. Wang Y. Melanoplakia of the oral mucosa. Zhonghua kou qiang yi xue za zhi, 1990, 25(1): 2-4, 60

学习笔记

第四章 口腔黏膜肿瘤及瘤样病变

口腔黏膜是覆盖于口腔表面的衬里，它前与唇部皮肤、后与咽部黏膜相连。其组织结构包括上皮和固有层，二者之间为基膜区。本章主要介绍口腔黏膜上皮和固有层发生的肿瘤及瘤样病变。

第一节 良性病变

一、鳞状细胞乳头状瘤

鳞状细胞乳头状瘤（squamous cell papilloma，WHO ICD code 8050/0）是一种鳞状上皮的外生性、局灶性的良性增生。部分与人类乳头状瘤病毒（human papillomavirus，HPV）感染有关，特别是 HPV6 和 HPV11 亚型。

【临床要点】

1. 口腔黏膜最常见的良性肿瘤，任何年龄均可发病，30～50 岁成人常见。男女比例相当。
2. 口腔任何部位均可发生，最常见的部位是腭、唇、舌和牙龈黏膜。
3. 临床表现为质软、无痛的外突性肿块，可呈白色、粉红色等改变，表面呈结节状、乳头状或疣状，基底有蒂或无蒂，直径常≤1cm，多为单发。

【病理学特征】

外生性生长的复层鳞状上皮呈指状突起，其中心为血管结缔组织（图 4-1-1A）。上皮表层通常有不全角化或正角化，也可能无角化。鳞状上皮常增厚，但是表现为正常成熟分化（图 4-1-1B）。增生的基底细胞可伴有较多核分裂。有时在肿瘤棘层可见与乳头状瘤病毒感染有关的凹空细胞。结缔组织轴心可有不同程度的感染性改变。

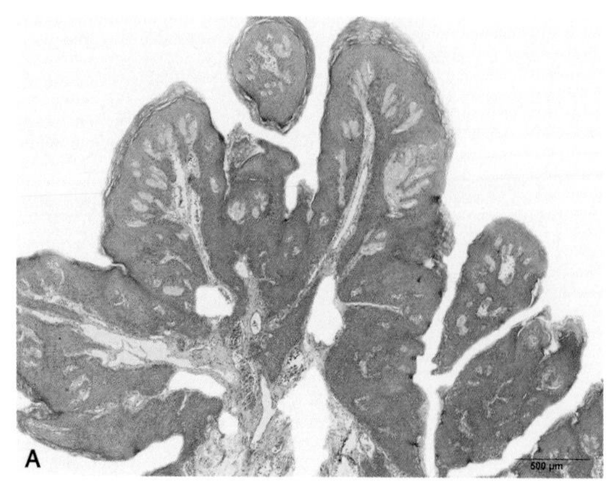

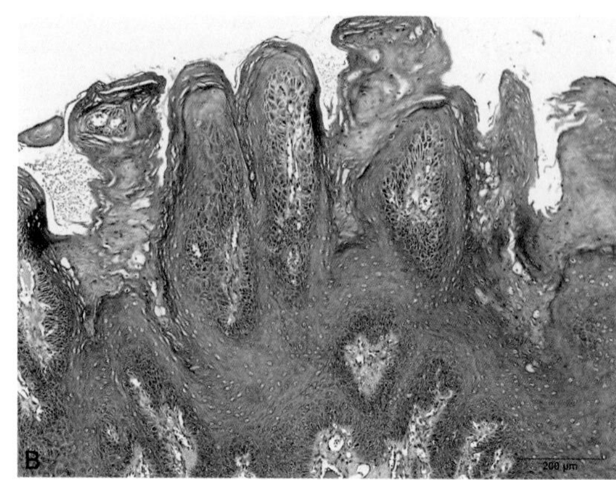

图 4-1-1 鳞状细胞乳头状瘤

A. 病变呈指状突起。HE，×40。B. 鳞状上皮无异型性，表层过度角化。HE，×100

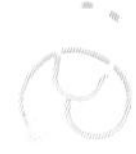

【鉴别诊断】

1. 寻常疣(verruca vulgaris)　寻常疣是一种良性的，病毒诱发的复层鳞状上皮局灶性增生，常与 HPV 亚型 1、2、4、57 等相关。常发生于儿童，好发于唇、腭、牙龈、舌等部位黏膜。临床表现为无痛性丘疹或结节伴有乳头状突起，口腔病变常为白色。组织学上，与鳞状细胞乳头状瘤相比，寻常疣有宽和扁平的基底，上皮钉突延长，边缘的上皮钉突向中心弯曲呈抱球状(图 4-1-2A)。广泛的过度角化，颗粒层明显(图 4-1-2B)，棘层常见大量的凹空细胞。

2. 尖锐湿疣(condyloma acuminatum)　尖锐湿疣是一种病毒诱发的复层鳞状上皮增殖性病变，病变中常可检测到 HPV 亚型 2、6、11、53、54 等。尖锐湿疣是一种性传播性疾病，常见于年轻人，好发于唇、软腭及舌等。临床表现为病变表面粉红色、界限清楚、宽基底的外生性结节，伴有短而圆钝的表面突起。通常比鳞状细胞乳头状瘤大，平均大小为 1～1.5cm。组织学上，尖锐湿疣表现为鳞状上皮良性增生，伴有轻度角化的乳头状突起，这些突起比鳞状细胞乳头状瘤更圆钝、更宽，突起之间有充满角质的凹陷。上皮钉突呈球根样、较短，钉突的长度均等，并不向内弯曲。凹空细胞比鳞状细胞乳头状瘤更常见(图 4-1-3)。

3. 局灶性上皮增生(focal epithelial hyperplasia)　又称为多灶性上皮增生(multifocal epithelial hyperplasia)、赫克病(Heck's disease)等，是一种罕见的病毒诱导的局限性鳞状上皮增殖，目前已明确该病是与 HPV 亚型 13 和 32 密切相关。该病变多发于儿童，无明显性别差异，最常见受累部位包

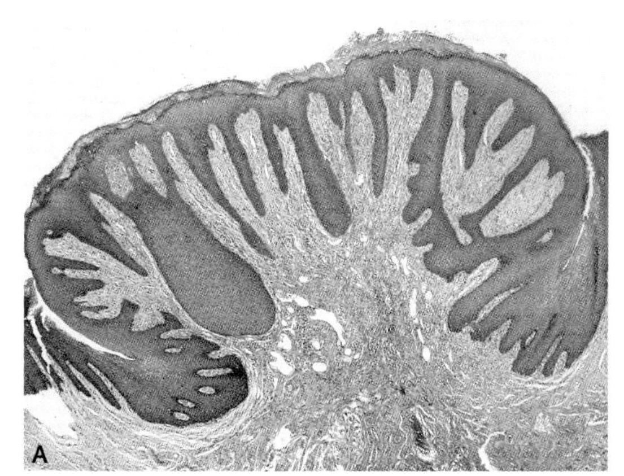

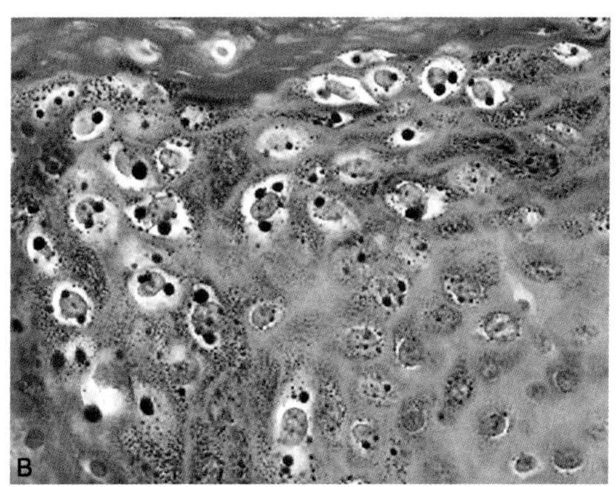

图 4-1-2　寻常疣

A. 上皮钉突延长并向中心弯曲呈抱球状。HE，×20。B. 颗粒层增厚，含大量粗的透明角质颗粒。HE，×400(A 图由河北医科大学口腔医学院王洁教授提供)

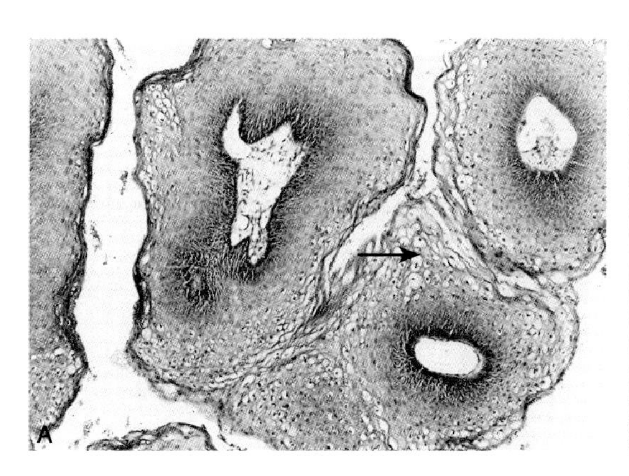

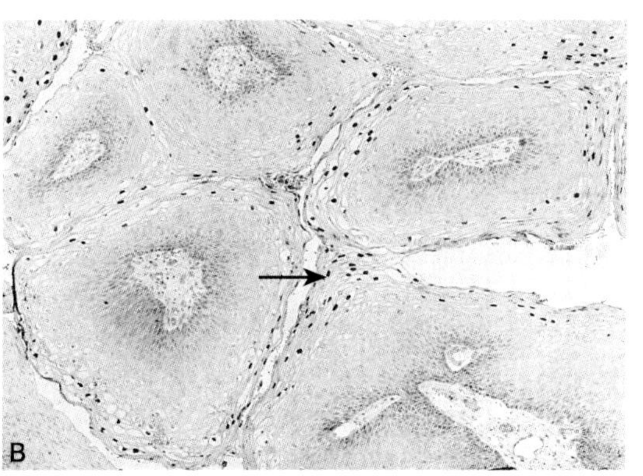

图 4-1-3　尖锐湿疣

A. 棘层常见凹空细胞(箭头示)，表现为核固缩、皱褶，核周空晕。HE，×200。B. HPV6 阳性(箭头示)。原位杂交，×200(此图由四川大学华西口腔医学院何志秀教授和南京医科大学口腔医学院刘来奎教授提供)

学习笔记

括唇、颊、舌和牙龈黏膜。临床表现为多发、质软、扁平的丘疹，常聚集成簇，颜色常与正常黏膜相同。病变小(1～10mm)，常无症状，多为偶然发现。组织学上，上皮增生伴棘层增厚和表层不全角化，增厚的上皮向上延伸而不向下延伸到固有层，上皮钉突变宽，常汇合在一起，有时呈球棒状。表

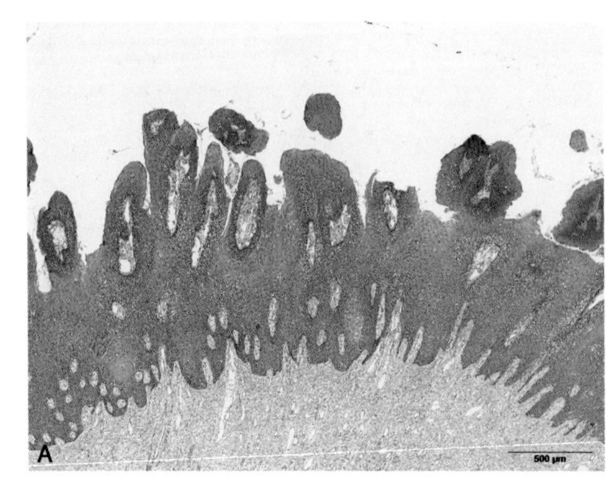

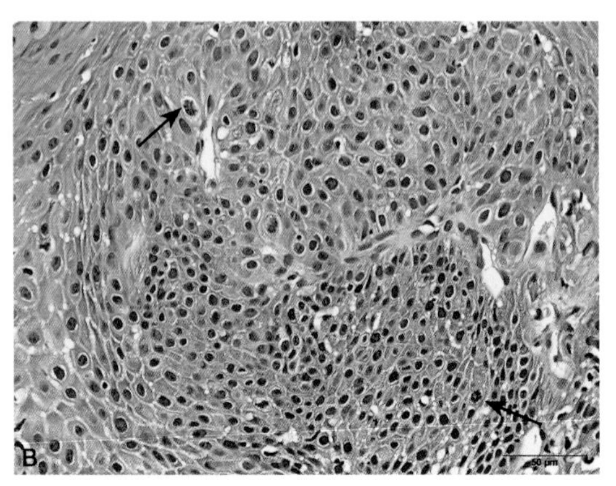

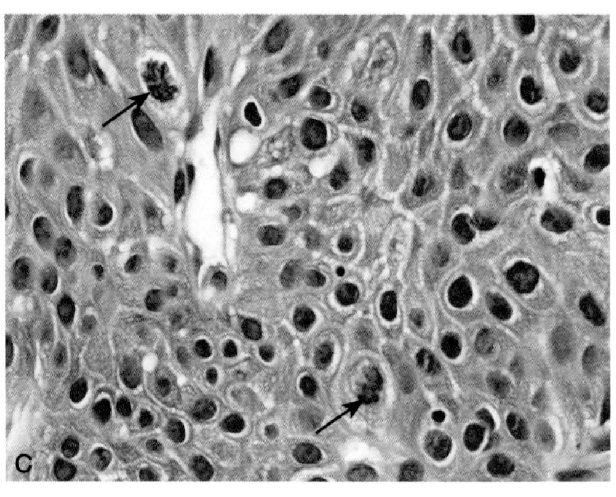

图 4-1-4　局灶性上皮增生

A. 上皮增生伴棘层增厚和表层不全角化。HE，×40。B. 可见有丝分裂样细胞（箭头示）。HE，×400。C. 有丝分裂样细胞（箭头示）。HE，×1000

浅棘层细胞常见凹空细胞样改变。有时可见表层细胞核呈有丝分裂样改变，称为有丝分裂样细胞(mitosoid cells)(图 4-1-4)。固有层常较疏松，血管丰富，有不同程度淋巴细胞浸润。

4. 乳头状增生(papillary hyperplasia)　是一种反应性组织增生，常见于佩戴义齿的患者的腭部。乳头状增生通常无临床症状，病损黏膜呈红斑状、砾石状或乳头状。组织学表现为黏膜上皮乳头状增生，其中心由纤维组织支持。乳头表面覆以过度不全角化的复层鳞状上皮，上皮可呈假上皮瘤样增生，乳头中心为结缔组织，可表现为疏松水肿或致密胶原化，常见较多的慢性炎细胞浸润，主要是淋巴细胞和浆细胞(图 4-1-5)。

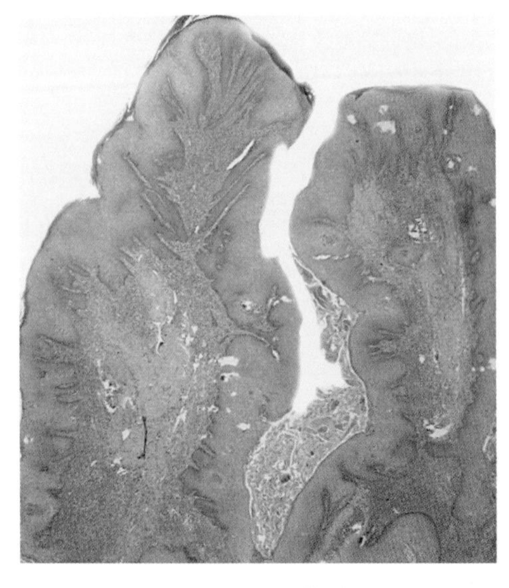

图 4-1-5　乳头状增生

HE，×100

5. 纤维上皮息肉(fibroepithelial polyp)　可发生于各年龄组。好发于颊部、唇、舌等部

学习笔记

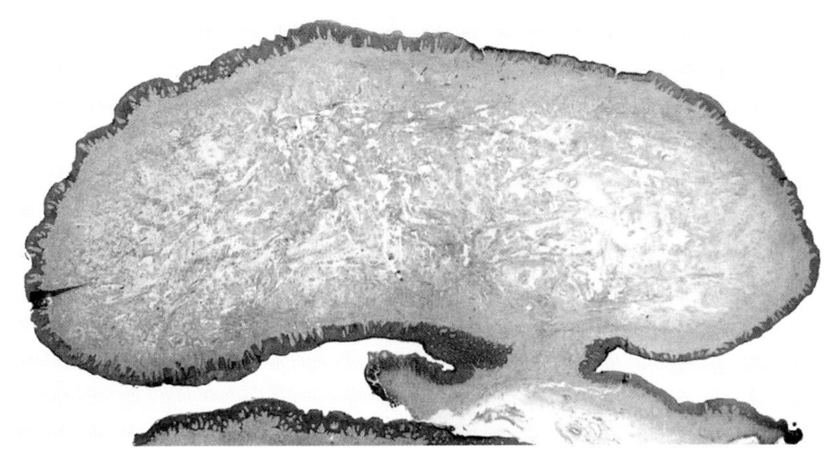

图 4-1-6 纤维上皮息肉
HE,×40

位。临床表现为坚实、粉红色、无痛、有蒂或无蒂性息肉样肿物。大小不等,直径几毫米至几厘米。组织学上病变由致密、相对无血管和少细胞的纤维组织构成,粗大胶原纤维束的交错排列是其明显特点并且与邻近正常组织之间无明显分界,表面覆盖一层复层鳞状上皮(图 4-1-6)。

6. 疣状黄瘤(verruciform xanthoma) 多见于中老年人,无明显性别差异,好发于牙龈和牙槽黏膜。组织学上,病变上皮常呈乳头瘤状增生,表面被覆角化过度、正常角化或角化不全的复层鳞状上皮,真皮乳头层内的结缔组织中可见大量的泡沫细胞聚集(图 4-1-7)。

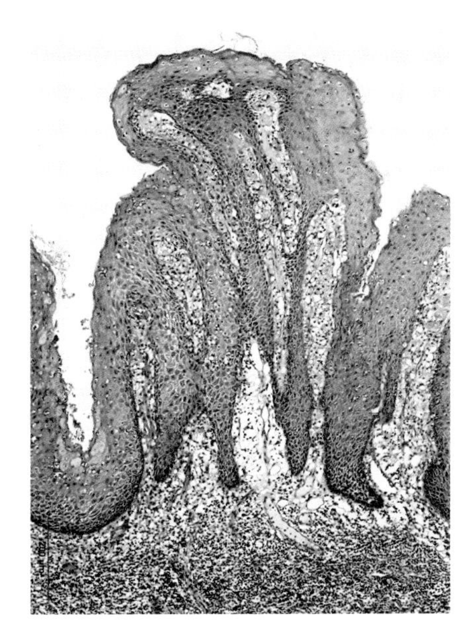

图 4-1-7 疣状黄瘤
HE,×100

【问题 1】与 HPV 感染有关的口腔病变主要有哪些?

思路:①鳞状细胞乳头状瘤主要与 HPV6、11 等有关;②寻常疣主要与 HPV2、4、等有关;③尖锐湿疣主要与 HPV6、11 等有关;④局灶性上皮增生主要与 HPV13、32 有关;⑤HPV 相关鳞状细胞癌:主要与 HPV16、18 有关。

【问题 2】HPV 检测常用的方法有哪些?

思路:常用检测方法包括核酸杂交技术(斑点印迹法、原位杂交法、Southern 杂交法等),聚合酶链式反应(PCR)法,杂交捕获法,基因芯片技术等。各种检测方法灵敏度和特异性存在较大差异。免疫组织化学方法检测 P16 的表达可作为 HPV 相关癌的一种筛查分子标记物。

知识点

鳞状细胞乳头状瘤的鉴别诊断

1. 寻常疣 有宽和扁平的基底,颗粒层明显,广泛的过度角化,棘层常见大量的凹空细胞。

2. 尖锐湿疣 鳞状上皮良性增生伴有轻度角化的乳头状突起,上皮钉突呈球根样,凹空细胞更常见。

学习笔记

3. 局灶性上皮增生　增厚的上皮向上延伸而不向延伸到固有层，上皮钉突变宽，有时呈球棒状，常见凹空细胞和有丝分裂样细胞。

4. 乳头状增生　常见于佩戴义齿的患者的腭部。黏膜上皮乳头状增生，乳头中心为疏松水肿或致密胶原化的结缔组织，常见较多的慢性炎细胞浸润。

5. 纤维上皮息肉　病变由致密、相对无血管和少细胞的纤维组织构成，表面覆盖一层复层鳞状上皮。

6. 疣状黄瘤　病变真皮乳头层内的结缔组织中可见大量的泡沫细胞聚集。

【病例】

患者男性，40岁。2个月前偶觉左舌腹新生物，无疼痛和其他不适合。来院就诊，以“左舌白斑伴乳头状增生”入院。

专科检查：双侧面部对称，表情自然，颌面部未见明显异常。双侧颌下及颈部未触及明显肿大淋巴结。开口度、开口型正常，双侧颞下颌关节无弹响、无压痛。口内见牙无缺失，口腔卫生尚可，左舌腹中份黏膜有一白色斑块状新生物，质地韧、约0.5cm×0.5cm大小、表面粗糙、伴乳头状增生、无触痛。

临床诊断：（左舌腹）白斑伴乳头状增生。

手术在局部麻醉下，沿左舌腹病变外围0.5cm正常组织行前后向梭形切口，完整切除病变，缝合伤口。

肉眼观察：病变约0.5cm×0.5cm大小肿物，表面粗糙，呈疣状增生，白色外观。

光镜观察：增生的鳞状上皮呈指状突起，其中心为血管结缔组织支持。上皮表层不全角化或正角化（图4-1-8）。

病理诊断：（舌腹）鳞状细胞乳头状瘤。

学习笔记

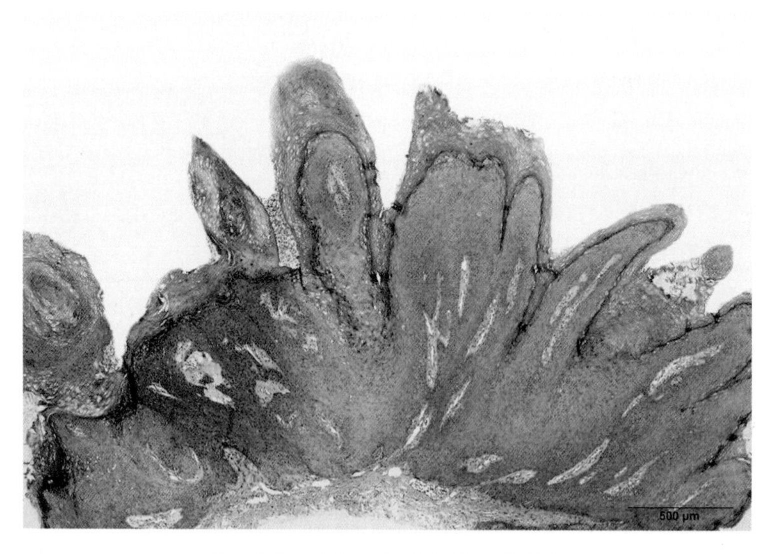

图4-1-8　病例　鳞状细胞乳头状瘤
典型乳头状结构。HE，×40

【病例讨论】

1. 乳头状瘤的概念　从某种意义讲，乳头状瘤（papillomas）似乎更像临床名称，非具体病变。它是一组局部上皮呈外生性和息肉样增生形成的疣状或菜花状外观的肿物，但不包括纤维上皮增生。广泛的多发乳头瘤或弥散的乳头瘤样改变提示人类乳头瘤病毒感染的可能。组织学上乳头状瘤应与纤维上皮增生、纤维上皮息肉、纤维性龈瘤和与真菌感染或义齿有关的纤维增生相鉴别。这些病变以纤维成分为主，无病毒感染。

2. 诊断过程中需要的注意事项　由于乳头状瘤是一组局部上皮呈外生性和息肉样增生形成的疣状或菜花状外观的病变，易与很多类似病变混淆，有时诊断较困难。因此，在诊断乳头状瘤的过程中，要了解病史和临床情况；熟悉该类病变的病理变化，仔细观察病变的特征表现，综合考虑，必要时行实验室检查。

二、角化棘皮瘤

角化棘皮瘤(keratocanthoma，WHO ICD code 8071/1)是一种起源于毛囊上皮的良性肿瘤。通常生长迅速、具有自限性，组织学表现类似高分化鳞癌，而临床上又多为良性表现。

【临床要点】

1. 好发于白种人，男性发病是女性的两倍。高发年龄在50～70岁之间，20岁以下患者罕见。

2. 病变主要发生于日光暴露的有毛发的皮肤，如唇部。无毛发的部位非常罕见。口腔内有发生孤立性病变的报道。

3. 常为单发，也有多发的角化棘皮瘤的报道，有时表现为单侧。

4. 病变表现为坚硬的、无触痛的、界限清楚、固着性生长、圆顶状结节，中心可见角质栓塞。口腔内角化棘皮瘤通常缺乏中心性角质栓塞。结节的外部质地正常，颜色可为红斑状。中心角质栓塞常为黑色、黄色或棕色，并且呈现为不规则、陈旧的疣状表面。

【病理学特征】

角化棘皮瘤表面呈疣状，向下形成角化裂隙，向深部生长的上皮的钉突见有角化珠(图4-1-9A)。细胞异型不明显，有丝分裂象罕见或无。可见明显的炎细胞浸润，尤其在邻近基质和肿瘤的深处(图4-1-9B)，因此边界不清。口腔角化棘皮瘤表现为疣状、颗粒状或者甚至溃疡。而且，也可表现为深的突起，穿过小唾液腺，达到深部骨的表面。

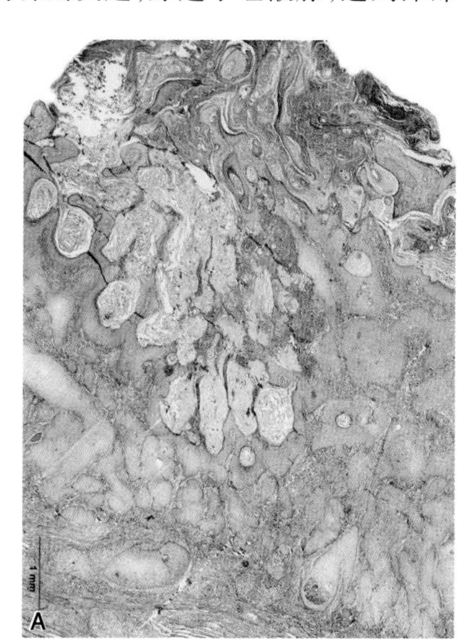

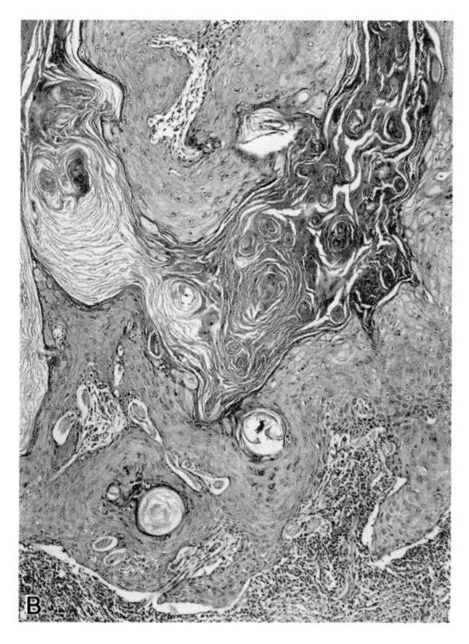

图4-1-9　角化棘皮瘤

A. 广泛的上皮增殖，可见中心角质栓塞。HE，×20。B. 肿瘤深处间质慢性炎细胞浸润。HE，×100

学习笔记

【鉴别诊断】

鳞状细胞癌(squamous cell carcinoma):目前还没有角化棘皮瘤与鳞状细胞癌鉴别诊断的足够敏感和特异的标准。组织学图像呈唇样上皮包绕、肿瘤与间质间清晰的分界,倾向于诊断角化棘皮瘤。而溃疡、大量有丝分裂象、明显的多形性和间变,则倾向于诊断鳞状细胞癌。

【问题1】角化棘皮瘤与棘皮瘤有哪些关系?

思路:根据WHO(2005年)肿瘤分类——皮肤肿瘤病理学与遗传学中关于该瘤的描述,棘皮瘤是表皮上皮细胞的良性肿瘤。增生上皮细胞可以显示正常的表皮角化,或大范围的异常角化,包括表皮松解型角化过度、角化不良伴棘层松解、或仅有棘层松解。脂溢性角化病、黑色棘皮瘤、透明细胞棘皮瘤、大细胞棘皮瘤、角化棘皮瘤都符合棘皮瘤标准。由此可见,角化棘皮瘤属棘皮瘤的一种组织学类型。

【问题2】口腔黏膜是否可以发生角化棘皮瘤?

口腔黏膜是否可以发角化棘皮瘤仍不明确。有关角化棘皮瘤的组织学发生的大量证据。事实上,起源于毛囊的理论使一些学者否认口腔存在角化棘皮瘤。这一观点也许可以被接受,因为口腔内罕见毛囊皮脂腺。然而,有些发生在颊部角化棘皮瘤病例的报道,这一部位最常有异位的皮脂腺。另外,如皮肤病损中提到,毛囊皮脂腺最表面部分上皮内的前体细胞可能是口内角化棘皮瘤的来源。

知识点

角化棘皮瘤的鉴别诊断

1. 鳞状细胞癌　溃疡、大量有丝分裂象、明显的多形性和间变,则倾向于诊断鳞状细胞癌。

2. 角化棘皮瘤　组织学图像呈唇样上皮包绕、肿瘤与间质间清晰的分界,倾向于诊断角化棘皮瘤。

学习笔记

【病例】

患者女性,58岁。左下唇近口角处唇红外侧缘肿物3个月余。

患者3个月前发现左下唇口角处肿物,起初如针尖大小,无不适,未治疗。最近病变逐渐增大,并伴轻微疼痛不适就诊。

专科检查:左下唇近口角处唇红外侧缘见一2.0cm×1.5cm隆起肿块,并波及红唇。肿块表面棕褐色痂皮,基底部较硬。

临床诊断:鳞状细胞癌待排。

手术在局部麻醉下行病变扩大切除。

肉眼观察:病损直径2.0cm,高起皮肤或唇红表面,且高低不平。

光镜观察:病变表面呈疣状,向下形成角化裂隙或囊样,向深部生长的上皮的钉突见有角化珠(图4-1-10A,B)。细胞异型不明显,有丝分裂象罕见或无。明显的炎细胞浸润,尤其在邻近基质和肿瘤的深处(图4-1-10C,D),因此边界不清。

病理诊断:(左下口角)角化棘皮瘤。

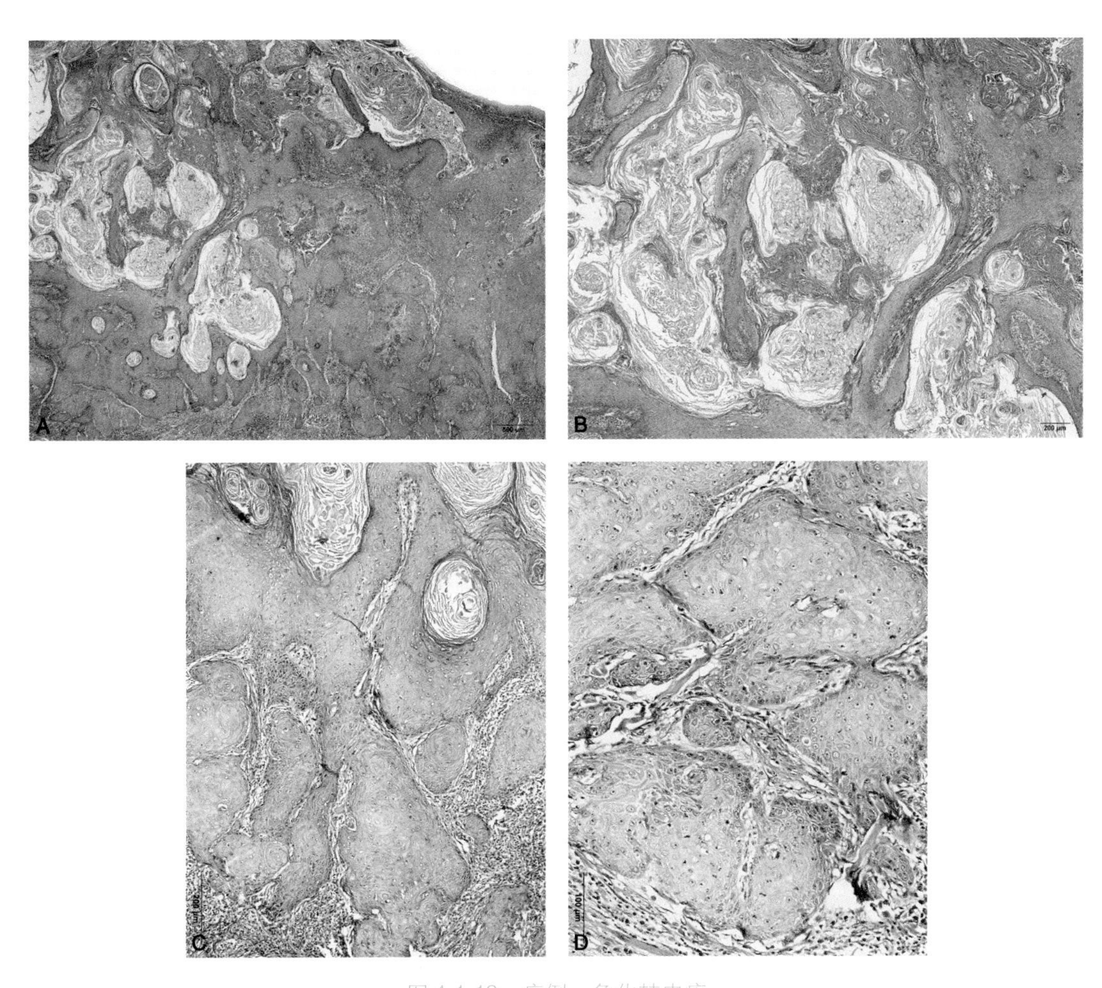

图 4-1-10　病例　角化棘皮瘤

A. 上皮钉突见有角化珠。HE,×40。B. 形成角化裂隙或囊样改变。HE,×100。C. 间质明显的炎细胞浸润。HE,×100。D. 增生上皮分化良好,无异型性。HE,×200

【病例讨论】

角化棘皮瘤与高分化鳞癌鉴别诊断要点:

1. 低倍镜下,角化棘皮瘤为境界清楚结节,向表面和真皮内膨胀性生长。中央形成火山口或倒置的烧杯样形绊状,其内充满角质栓。角质栓被乳头状鳞状上皮分隔成多房性,角质栓周围上皮呈衣领样,且对称分布。火山口周围上皮呈唇样突出或呈拱壁状围绕瘤体,底部表皮呈假上皮瘤样增生,形成不规则的上皮团块。高分化鳞状细胞癌可呈乳头状增生,角化不全的物质较多,在乳头之间常形成"漩涡状"结构,形态与深部上皮索中洋葱皮样角化珠相似。高分化鳞状细胞癌主要为棘细胞增生,上皮增厚,向下呈不同程度伸延,上皮索多呈由细变宽的棒槌形、杵状,伸延方向不一致,分支多,并可见分离之后又相互贴近、融合处或出现角化倾向,或出现角化珠。

2. 角化棘皮瘤不对称,微隆起或常有溃疡形成周围边缘宽,硬而隆起,中央角质栓少见,周围正常表皮在角化棘皮瘤与瘤细胞过渡突然;而在鳞状细胞癌则逐渐过渡,常呈团块状或条索状向基底部浸润,以内生性为主。

3. 角化棘皮瘤细胞巢基底部常有弹力纤维围绕及炎性肉芽组织形成,在上皮巢内常有微脓肿形成;而鳞状细胞癌炎细胞浸润常不明显,炎细胞围绕上皮脚或上皮索边缘。

4. 角化棘皮瘤几乎总伴有明显的炎细胞浸润,且有自愈特征,在增生的上皮巢前沿间质内常有炎性肉芽组织形成和纤维化。鳞状细胞癌伴随的纤维组织增生是围绕不规则的癌巢,缺乏角化棘皮瘤沿肿瘤基底部纤维化的特征。

5. 当瘤细胞呈丰富的嗜酸性胞浆和上皮巢内出现脓肿时,有助于角化棘皮瘤的诊断。

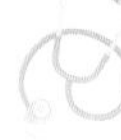

角化棘皮瘤与高分化鳞状细胞癌区别有时十分困难，并且有的认为皮肤角化棘皮瘤就是高分化鳞状细胞癌的一个亚型。此外，目前尚无区别两者的可靠标记物。就本病例而言，根据病变发生的部位、临床表现、组织学特征，诊断角化棘皮瘤是恰当的。

三、疣状黄瘤

疣状黄瘤(verruciform xanthoma)是好发于口腔黏膜的一种少见的无症状良性病损。最初由Shafer于1971年报道并命名，曾称为组织细胞增生症Y。

【临床要点】

1. 口腔疣状黄瘤可发生于任何年龄，多见于中老年人，平均年龄50岁。无明显性别差异。

2. 疣状黄瘤好发于口腔黏膜，以牙龈和牙槽黏膜多见，其他如腭、口底、唇和颊黏膜等也可发生。多为单发，偶有多发。

3. 临床上患者常无明显症状，多为偶然发现。病程为数月至数年。病损边界清楚，直径0.2~2cm不等，最大者可达4cm，呈灰白、淡黄或粉红色；表面呈疣状、乳头状、颗粒状或斑块状，基底部有蒂或无蒂。

【病理学特征】

1. 病变上皮呈乳头瘤状增生，表面被覆角化过度、正常角化或角化不全的复层鳞状上皮，可见角质栓塞。上皮钉突延长、增宽，无不典型细胞和核分裂增加。上皮各层存在不同程度的中性粒细胞和淋巴细胞浸润。

2. 根据病变表面上皮形态可分为：①疣状型；②乳头状型；③平坦型(病变向深部增生为主，表面平坦)(图4-1-11A~C)。

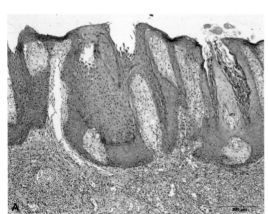
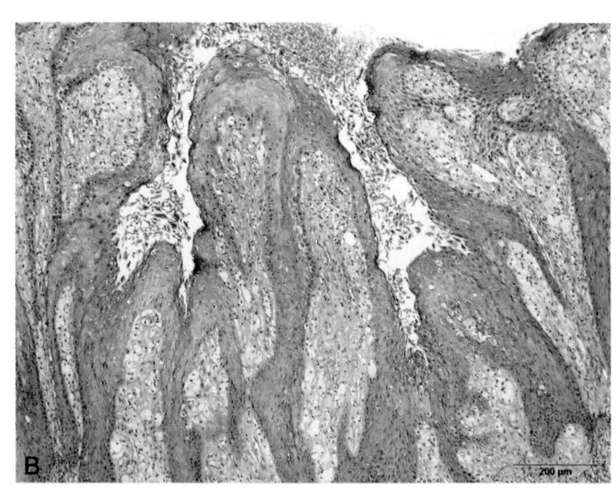
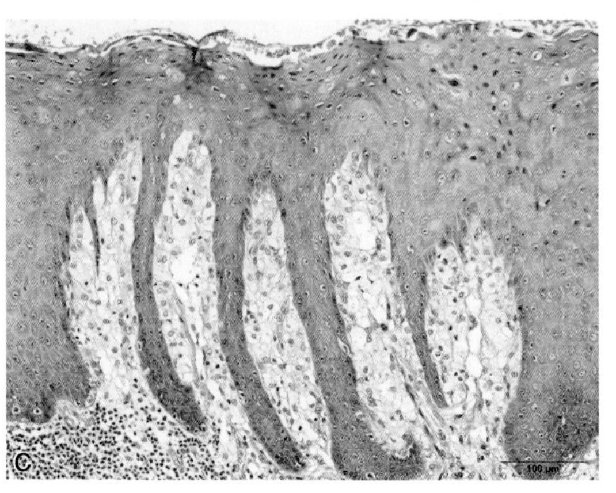

图4-1-11　疣状黄瘤

A. 疣状型。HE，×100。B. 乳头状型。HE，×100。C. 平坦型。HE，×200

3. 在上皮钉突间真皮乳头层内的结缔组织中可见大量的泡沫细胞（foam cells）或黄瘤细胞（xanthoma cells）聚集（图 4-1-12A），其间夹杂少量的中性粒细胞和淋巴细胞以及扩张的毛细血管。泡沫细胞胞体多边形，胞浆富含脂质，细胞核小、固缩深染。

4. 上皮钉突下方的组织内很少有泡沫细胞存在，可有多少不等的淋巴细胞、浆细胞或中性粒细胞浸润，偶尔可见淋巴滤泡形成（图 4-1-12B）。

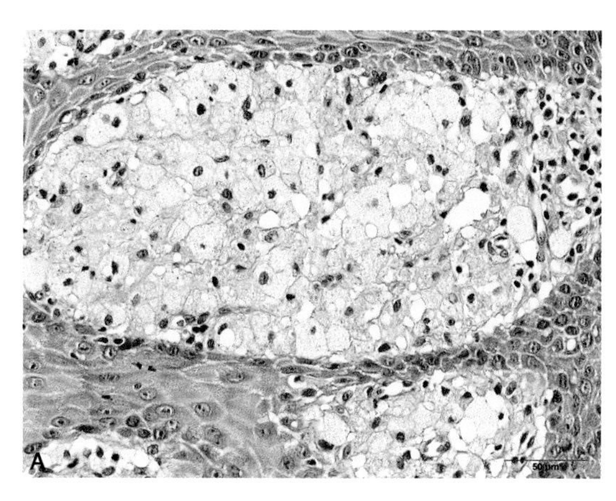

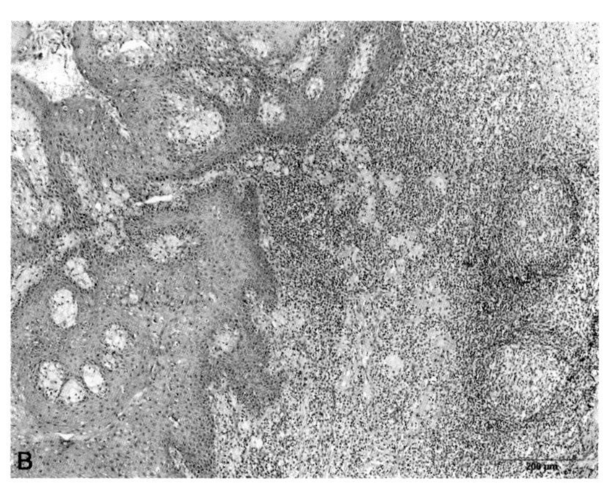

图 4-1-12　疣状黄瘤

A. 结缔组织乳头内大量的泡沫细胞聚集。HE，×400。B. 淋巴滤泡形成。HE，×100

【组织化学特征】

泡沫细胞在 PAS 染色淀粉酶消化前后均呈阳性。

【免疫组织化学特征】

泡沫细胞 vimentin、CD68 阳性，胞质内 CK（AE1/AE3）和 FⅧ弱阳性，S-100 蛋白阴性。原位杂交 HPV 一般为阴性。

【鉴别诊断】

疣状黄瘤发病率较低，临床表现无特异性，因此大多数临床上被误诊为乳头状瘤、寻常疣、纤维上皮息肉等。组织病理学特点明确，注意与以下疾病鉴别：

1. 黄色瘤（xanthoma）　多见于皮肤，一般与血脂代谢异常有关，临床上多伴有高胆固醇血症，镜下以增生的泡沫状组织细胞为主，部分病变可见多核巨细胞（杜顿型巨细胞）。疣状黄瘤中无杜顿型巨细胞出现，与脂质代谢无关，表皮呈特征性的疣状增生。

2. 颗粒细胞瘤（granular cell tumors）　肿瘤细胞较大，呈多角形或圆形，胞浆丰富，内含均匀分布的嗜伊红颗粒（图 4-1-13）。PAS 阳性，S-100 蛋白阳性，CD68 可阳性，目前认为颗粒细胞瘤是 Schwan 细胞来源。而疣状黄瘤泡沫细胞 S-100 蛋白阴性，CD68 阳性，目前认为是单核/巨噬细胞来源。

3. 寻常疣（verruca vulgaris）　颗粒层明显，含粗的透明角质颗粒，表面棘层可见大量的凹空细胞，真皮乳头层无泡沫细胞。

【问题】口腔黏膜常见的呈疣状/乳头状外观的病变有哪些？

思路：良性的病变：鳞状细胞乳头状瘤，寻常疣，尖锐湿疣，局灶性上皮增生，纤维上皮息肉，疣状黄瘤，乳头状增生，乳头状唾液腺瘤，黑棘皮病等。潜在恶性病变：疣状增生，乳头状异常增生，增殖性疣状白斑。恶性的病变：疣状癌，乳头状鳞状细胞癌。

学习笔记

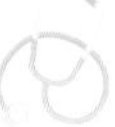

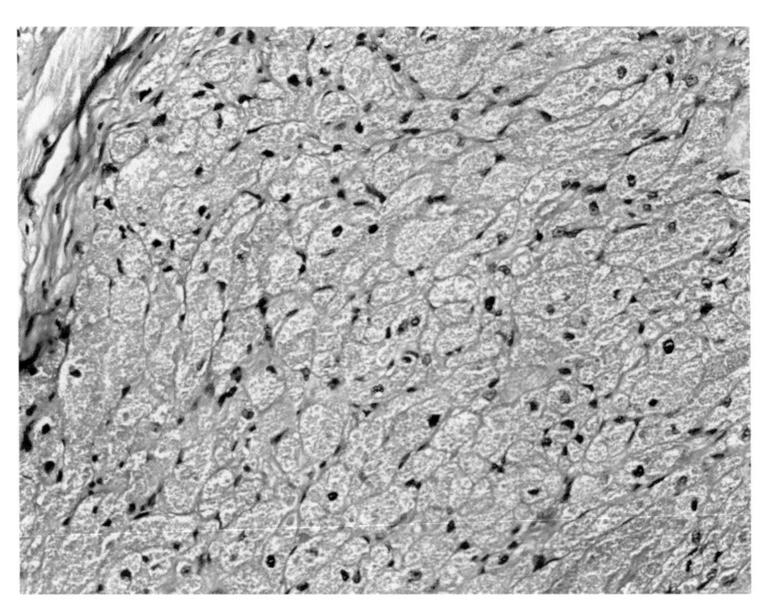

图 4-1-13　颗粒细胞瘤
HE,×400

知识点

疣状黄瘤的鉴别诊断

1. 黄色瘤　多见于皮肤,一般与血脂代谢异常有关,临床上多伴有高胆固醇血症。镜下以增生的泡沫状组织细胞为主,部分病变可见多核巨细胞(杜顿型巨细胞)。

2. 颗粒细胞瘤　肿瘤细胞较大,呈多角形或圆形,胞浆丰富,内含均匀分布的嗜伊红颗粒。颗粒细胞瘤 S-100 蛋白阳性,CD68 可阳性,而疣状黄瘤泡沫细胞 S-100 蛋白阴性,CD68 阳性。

3. 寻常疣　颗粒层明显,含粗的透明角质颗粒,表面棘层可见大量的空泡细胞,真皮乳头无泡沫细胞。

学习笔记

【病例】

患者女性,39 岁。左下磨牙颊侧牙龈黄豆大小肿物半年。

患者 6 个月前偶然发现左下磨牙区牙龈肿物,无任何不适,未治疗。来我院就诊,门诊以"右颊牙龈肿物"收入院。

专科检查:颌面部对称,开口度、开口型正常,双侧颞下颌关节动度一致,未闻及关节弹响、耳屏前无压痛。双侧颏下、颌下、颈部未触及肿大淋巴结。口内见 36、37 颊侧牙龈见 0.5cm×1.0cm 大小肿物,呈疣状外观,色苍白。余未见异常。

临床诊断:36、37 颊侧牙龈肿物。

手术在局部麻醉下于肿物外 0.5cm 行肿物切除。

肉眼观察:肿物大小约 0.5cm×10cm,突起黏膜,与周围组织界限清楚。

光镜观察:病变呈疣状/乳头状增生,黏膜上皮反复下陷折叠(图 4-1-14A)。上皮表面覆以增厚不全角化,并可见角质栓塞(图 4-1-14B)。上皮钉突延长,增宽,细胞分化良好,无核分裂象。结缔组织乳头向上高抬,黏膜固有层内毛细血管和胶原纤维之间瘤细胞聚集成片,胞体宽大、圆形或聚集挤压呈多边形细胞,界限清楚,细胞质丰富含脂质,细胞核小、固缩深染、位于中央的是泡沫细胞或黄瘤状细胞(图4-1-14C)。免疫组织化学显示,泡沫细胞CD68表达阳性(图4-1-14D)。

病理诊断:(36、37颊侧牙龈)疣状黄瘤。

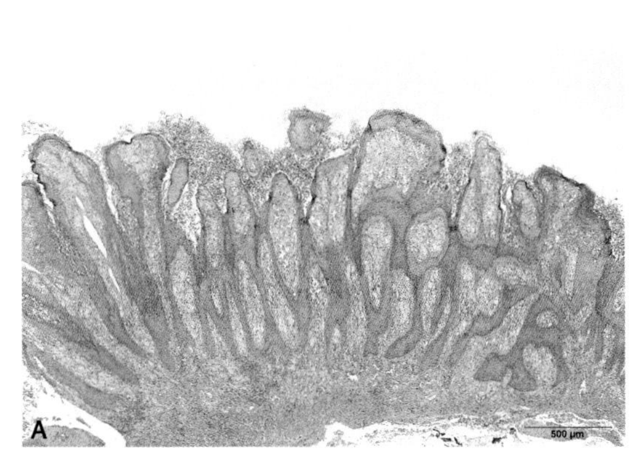

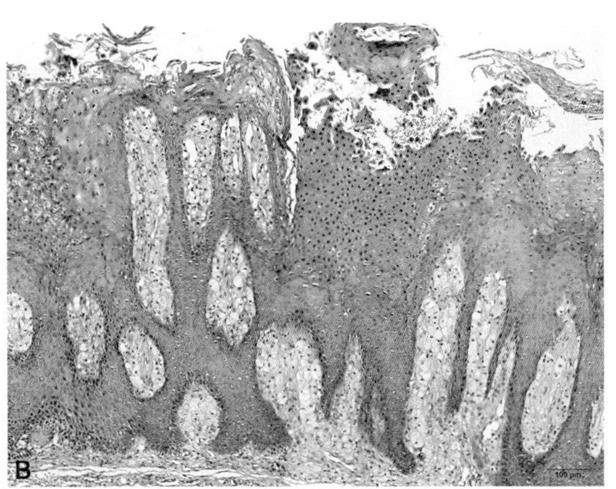

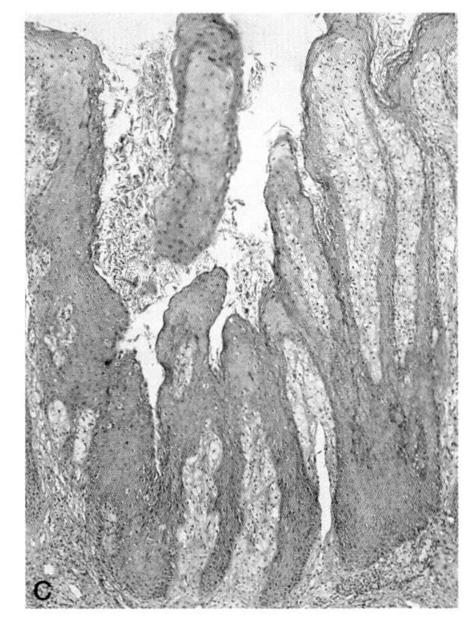

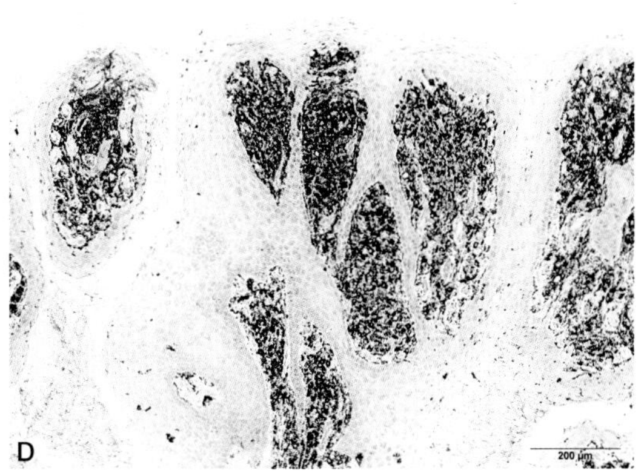

图4-1-14　病例　疣状黄瘤

A. 病变呈乳头状增生。HE,×40。B. 黏膜上皮增厚,表面不全角化。HE,×100。C. 黏膜固有层内泡沫细胞。HE,×200。D. 泡沫细胞CD68表达阳性。SP,×100

【病例讨论】

疣状黄瘤的病因和发病机制:疣状黄瘤的病因和发病机制尚不明确。本病不伴发全身性脂质代谢异常,可能与吸烟、外伤等局部刺激有关。多数研究表明:不明原因退变的上皮细胞诱导中性粒细胞到达表皮,吞噬了上皮细胞碎片;真皮层的泡沫细胞内的脂质来源于上皮细胞碎片的细胞膜系统中的脂质成分;泡沫细胞属于单核细胞-吞噬细胞系;病变为炎症性质的良性病变。

四、牙　龈　瘤

牙龈瘤(epulis)是指发生于牙龈的局限性反应性增生性病变,可能来源于牙周膜及颌骨牙槽突结缔组织。epulis一词来源于希腊文,原意为"龈上包块(on the gum)",因此牙龈瘤是一个根据部位命名的临床名词。

牙龈瘤分类和命名,国内不同书籍中的观点不尽一致。《口腔组织病理学》教材第7版中,组织病理学上牙龈瘤将分为三型,即纤维性龈瘤(fibrous epulis)、血管性龈瘤(vascular epulis)和巨细胞性龈瘤(giant cell epulis)。肉芽肿性龈瘤(granulomatous epulis)和血管性龈瘤在组织学上非常相似,难以区分,合并为一种类型。纤维性牙龈瘤中,如果含有较多的骨化成分,则可称其为钙化/骨化性纤维性龈瘤(calcifying/ossifying fibrous epulis)。由于牙龈瘤是一临床名词,国外口腔病理书籍常将牙龈瘤这一临床名词下常见的各种病变分开介绍，包括外周性纤维瘤（peripheral fibroma）、外周性骨化性纤维瘤（peripheral ossifying fibroma）、化脓性肉芽肿（pyogenic granuloma）和外周性巨细胞肉芽肿（peripheral giant cell granuloma），分别对应国内病理教材的纤维性龈瘤、钙化/骨化性纤维性龈瘤、血管性龈瘤和巨细胞性龈瘤。

本节从病理学角度出发介绍外周性纤维瘤、外周性骨化性纤维瘤、化脓性肉芽肿和外周性巨细胞肉芽肿。由于这些疾病与相关的其他一些疾病的名称较混乱，下面分别做一简要介绍。

"纤维瘤"是常见的口腔结缔组织增生性病变，绝大多数情况下并不是一种真性肿瘤，而是因局部刺激因素或创伤所引起的反应性纤维结缔组织增生，因此也称为刺激性纤维瘤（irritation fibroma），创伤性纤维瘤（traumatic fibroma），局灶性纤维组织增生（focal fibrous hyperplasia）、纤维性结节（fibrous nodule）或纤维上皮息肉（fibroepithelial Polyp）等。"纤维瘤"好发于颊黏膜，唇、舌、牙龈也是常见部位。发生于牙龈的纤维瘤即为外周性纤维瘤或纤维性龈瘤。

外周性骨化性纤维瘤是一种较常见的牙龈反应性增生性病变，尽管名称相似，外周性骨化性纤维瘤并不是骨内中央型骨化性纤维瘤的软组织型。外周性骨化性纤维瘤与外周性牙源性纤维瘤以前认为是同义词，但是现在认为后者是一种独特的肿瘤。

化脓性肉芽肿是局部刺激或创伤所引起的机体的一种强烈的组织反应，尽管其名称中有"肉芽肿"，但是这种疾病不是真正的肉芽肿。化脓性肉芽肿可以发生在口腔黏膜各部位，但是75%的病变发生于牙龈，此时又称为肉芽肿性龈瘤或血管性龈瘤。牙龈化脓性肉芽肿经常发生于妊娠期妇女，又称为妊娠性龈瘤（pregnancy epulis）或妊娠性肿瘤（pregnancy tumors）。

外周性巨细胞肉芽肿几乎都发生于牙龈（巨细胞性龈瘤），镜下表现与中央性巨细胞肉芽肿相似，一些学者认为外周性巨细胞肉芽肿是骨内中央型的软组织型，另一些学者认为两者为不相关的病变。

【临床要点】

1. 纤维性龈瘤/外周性纤维瘤　纤维性龈瘤可发生于各年龄组，但30～50岁者多见，女性多于男性（2∶1）。为有蒂或无蒂包块，质地坚实，颜色与附近牙龈相同，如有炎症或血管丰富者则色泽较红。如果表面溃疡则可覆盖黄色纤维素性渗出物。

2. 外周性骨化性纤维瘤　几乎都发生于牙龈或牙槽嵴，上颌骨比下颌骨稍多见，一半以上的病例发生在切牙-尖牙区，通常不累及牙齿。好发于青少年，高峰年龄为10～19岁，约2/3发生于女性。临床表现为结节状肿块，有蒂或无蒂，通常从牙间乳头发散出来。颜色红色或粉色，表面常溃疡。大多数病变直径小于2cm。

3. 化脓性肉芽肿/血管性龈瘤　上颌牙龈稍多于下颌牙龈，前部牙龈受累者多于后部牙龈，牙龈唇颊侧多于舌侧。可发生于任何年龄，但儿童和青少年多见。好发于女性，可能与女性激素对血管的作用有关。病损表现为质软、紫红色包块，常伴有溃疡和出血。出血可以是自发性或轻伤之后。妊娠性龈瘤可发生于妊娠期的第1～9个月的任何时间，以妊娠前3个月发生者多见。分娩之后，妊娠性龈瘤可以自发消退或缩小而表现为纤维性龈瘤。

4. 巨细胞性龈瘤/外周性巨细胞肉芽肿　几乎都发生在牙龈或无牙的牙槽嵴，下颌牙龈比上颌牙龈稍多见。可发生于任何年龄，常在10～70岁之间，平均年龄30～40岁。大约60%的病例发生于女性。女性较男性多见。包块有蒂或无蒂，呈暗红色，可发生溃疡。病变发生在牙间区者，颊和舌侧肿物与牙间狭窄带相连形成一种时漏状（hour-glass shape）外观。

【病理学特征】

1. 外周性纤维瘤/纤维性龈瘤　病变由纤维结缔组织构成，通常为致密的、纤维化的结缔组织，部分可表现为疏松结缔组织，胶原束呈放射状、环形或不规则排列（图4-1-15A）。病变周围

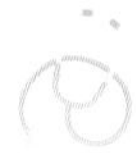

无明显包膜，与周围结缔组织相混合。表面覆有复层鳞状上皮，可有溃疡形成。上皮下方有多少不等的炎细胞浸润，以淋巴细胞、浆细胞为主（图 4-1-15B）。

2. 外周性骨化性纤维瘤　基本病理表现为纤维组织增生，伴矿化物质形成。矿化成分的种类多样，可以是骨、牙骨质样物质、或营养不良性钙化，通常混合出现（图 4-1-16A ~ C）。形成的骨通常为编织骨或小梁骨，但病程长的病变多为板层骨，未矿化的小梁状骨样组织并不少见。表面上皮可发生溃疡。

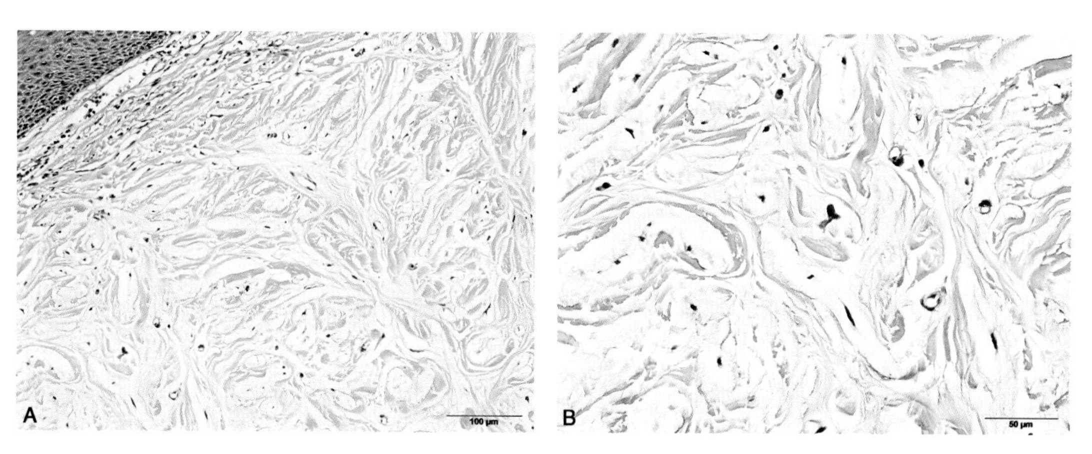

图 4-1-15　外周性纤维瘤

A. 鳞状上皮下致密纤维结缔组织不规则排列。HE，×200。B. 局部纤维黏液变性，少许慢性炎细胞浸润。HE，×400

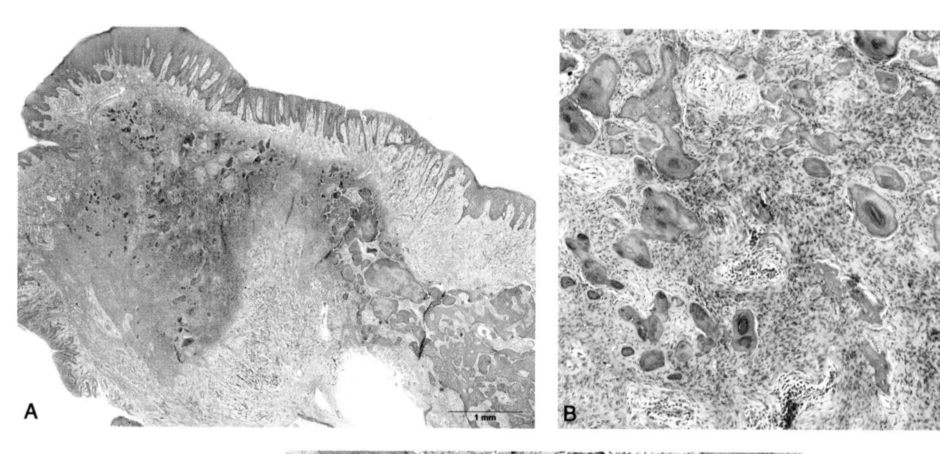

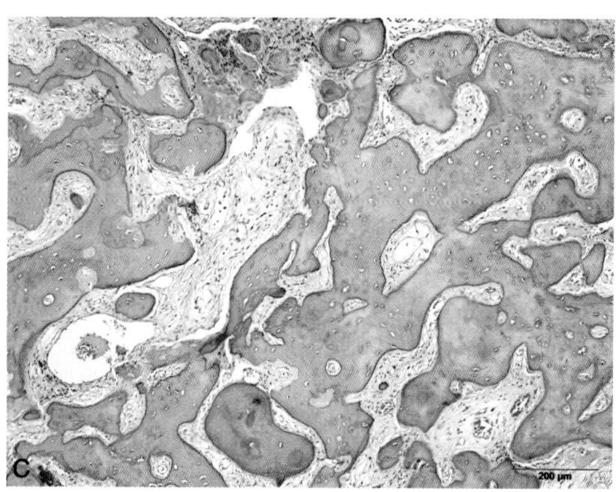

图 4-1-16　外周性骨化性纤维瘤

A. 鳞状上皮下纤维性肿块，中央牙骨质/骨化明显。HE，×20。B. 纤维结缔组织中大量牙骨质样矿化物。HE，×100。C. 小梁状骨样组织。HE，×100

学习笔记

3. 化脓性肉芽肿/血管性龈瘤　组织学特点是大量的血管增生，类似于肉芽组织，大量的小的或稍大的内衬内皮细胞的管腔形成，腔内充满红细胞（图 4-1-17A～C）。这些血管有时呈分叶状排列。表面常见溃疡形成，间质常水肿，中性粒细胞、浆细胞、淋巴细胞浸润，溃疡下区更明显。时间长的病变可有纤维化的区域。

4. 外周性巨细胞肉芽肿/巨细胞性龈瘤　镜下见富于血管和细胞的间质内含有多核破骨细胞样细胞，巨细胞大小和形态不一，常呈灶性聚集，巨细胞周界清楚或与邻近巨细胞或与周围的单核间质细胞混合不分。单核间质细胞呈卵圆形或梭形（图 4-1-18A，B）。毛细血管丰富，常见

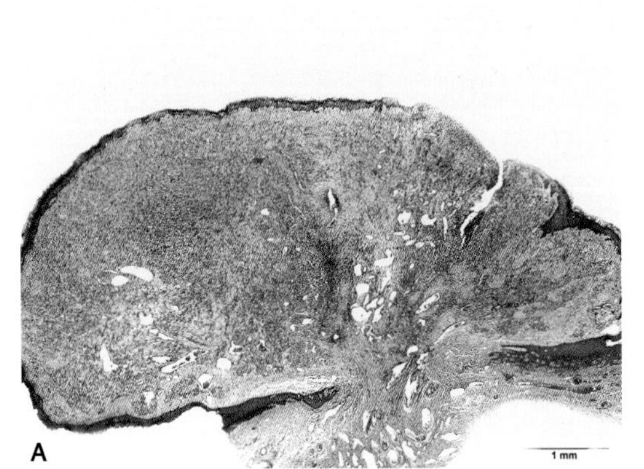

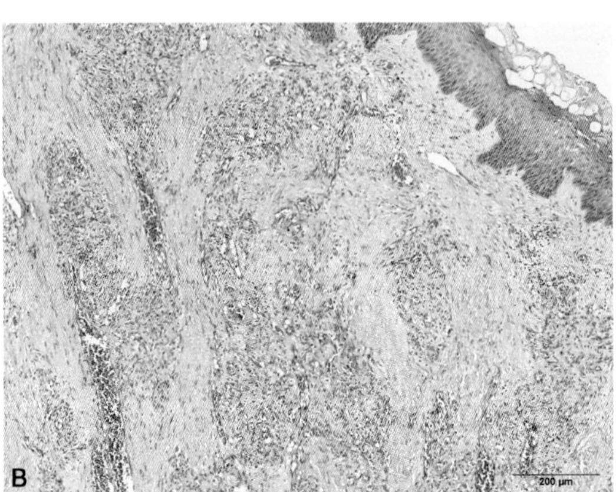

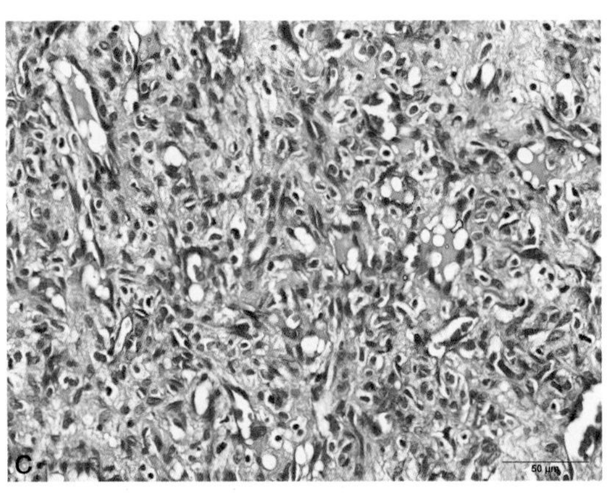

图 4-1-17　化脓性肉芽肿

A. 病变由肉芽样组织构成，表面溃疡，结缔组织内血管内皮细胞增生。HE，×20。B. 血管内皮细胞增生，管腔内充满红细胞。HE，×100。C. 血管内皮细胞增生，散在慢性炎细胞浸润。HE，×400

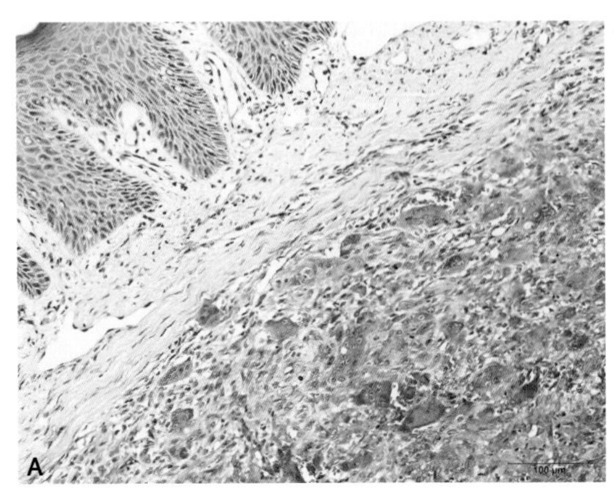

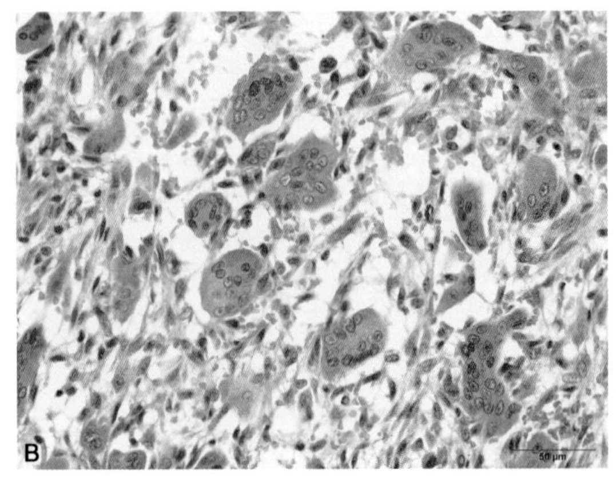

图 4-1-18　外周性巨细胞肉芽肿

A. 病变区与覆盖的鳞状上皮之间有纤维组织间隔。HE，×200。B. 高倍镜下示多核巨细胞和卵圆形、梭形的单核间质细胞。HE，×400

学习笔记

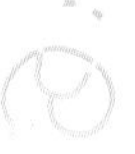

出血灶及含铁血黄素沉着。50%的病例表面黏膜溃疡形成。病变区与覆盖的鳞状上皮之间常有纤维组织间隔。邻近组织常有急性和慢性炎细胞浸润，病变内可见骨小梁或骨样组织形成。

【鉴别诊断】

1. 外周性纤维瘤　此诊断通常很容易，但与晚期的化脓性肉芽肿有时鉴别困难。事实上，许多外周性纤维瘤可能就是化脓性肉芽肿纤维化成熟后的产物。

2. 外周性骨化性纤维瘤　需与外周性牙源性纤维瘤相鉴别，后者基质中常见牙本质样物质而并常可见牙源性上皮岛或条索(图4-1-19A,B)。

3. 化脓性肉芽肿　需与分叶状毛细血管瘤相鉴别。后者增生的血管内皮细胞和毛细血管呈分叶状排列分布，除非受到刺激，分叶状毛细血管瘤中很少有炎细胞浸润(图4-1-20A,B)。化脓性肉芽肿有时也可呈分叶状排列，但是大量炎细胞浸润是其特点。

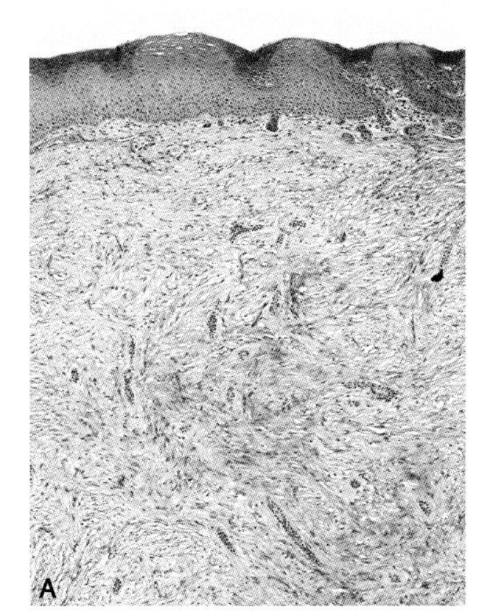

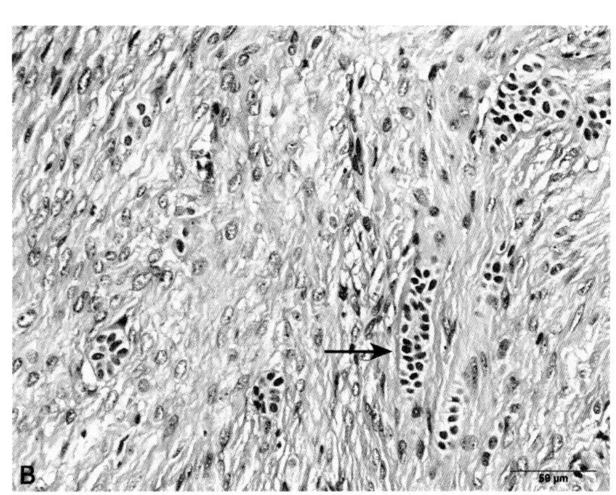

图4-1-19　外周性牙源性纤维瘤

A. 纤维组织增生及牙源性上皮条索。HE，×100。B. 牙源性上皮(箭头示)。HE，×400

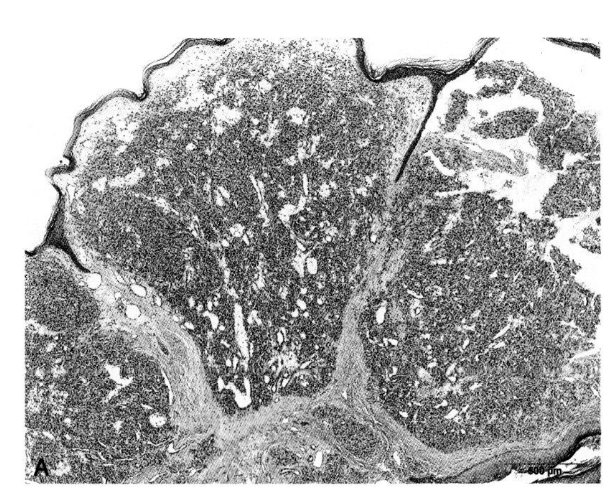

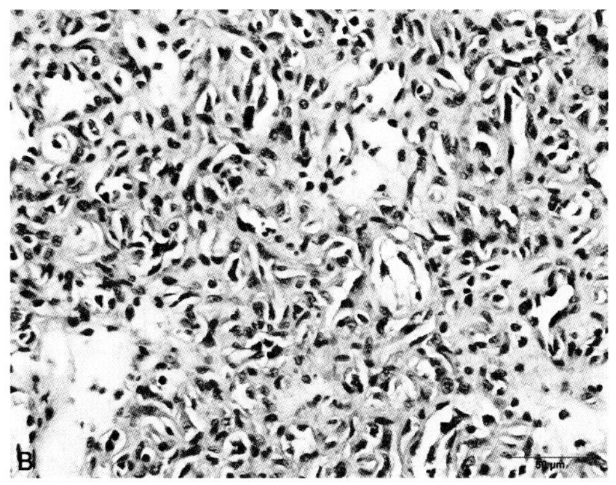

图4-1-20　分叶状毛细血管瘤

A. 病变呈分叶状。HE，×40。B. 血管内皮细胞增生。HE，×400

4. 外周性巨细胞肉芽肿　需与其他含有巨细胞的病变相鉴别，包括中心性巨细胞肉芽肿、棕色瘤、巨颌症及巨细胞纤维瘤等。中心性巨细胞肉芽肿、棕色瘤、巨颌症都发生于骨内，可通过临床表现和影像学鉴别。巨细胞纤维瘤是一种具有独特临床病理特征的纤维性肿瘤，临床表现为无症状、无蒂或有蒂的结节，直径常小于1cm，表面常呈乳头状。通常发生于年轻人，女性较

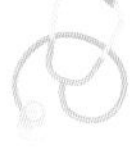

学习笔记

多见，大约50%的病例发生于牙龈，其次为舌和腭。下颌牙龈的发生率是上颌牙龈的两倍。组织学表现为血管纤维性结缔组织肿块，通常排列疏松，表面见大量体积较大的、星形的、多核的成纤维细胞浸润(图4-1-21A～D)。

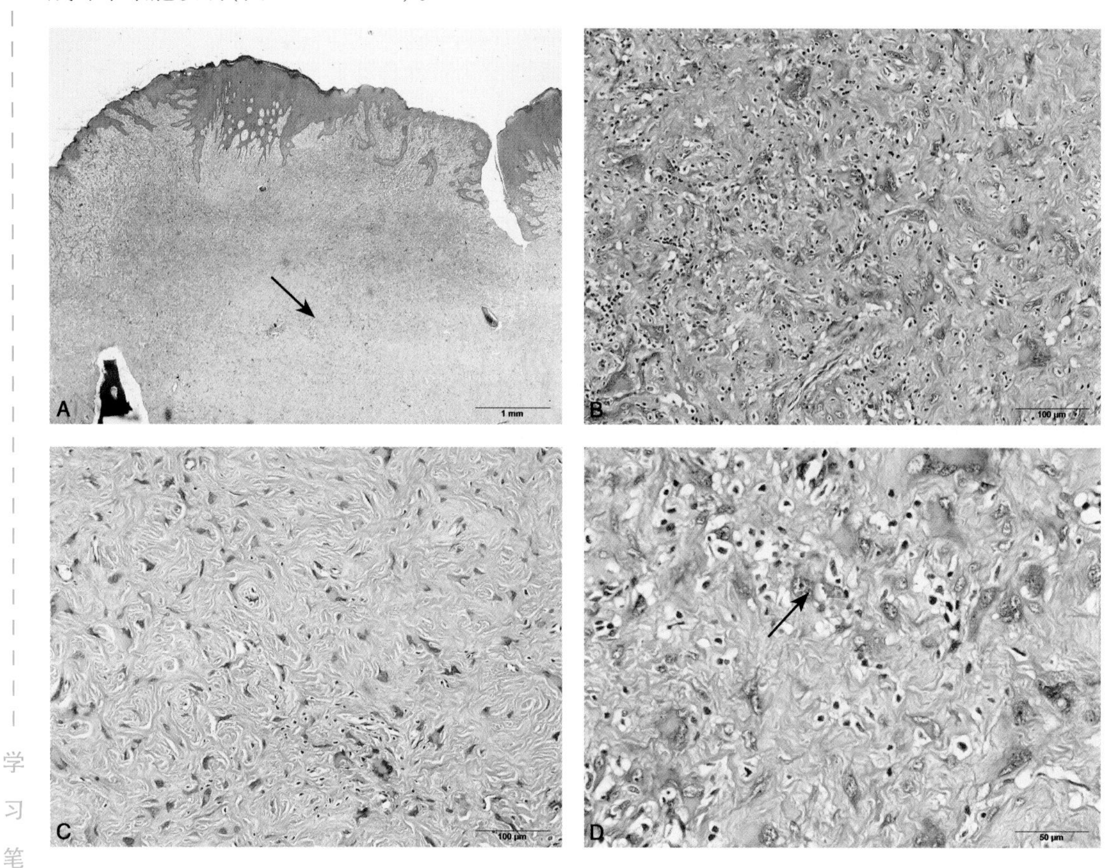

图4-1-21　巨细胞纤维瘤

A. 牙龈及其下方病变区(箭头示)。HE，×20。B. 血管纤维性结缔组织。HE，×200。C. 病变成熟区。HE，×200。D. 体积较大的、星形的、多核的成纤维细胞(箭头示)。HE，×400

【问题1】牙龈常见的局限性增生性病变有哪些？

思路：常见的牙龈局限性增生性病变包括两大类：①反应性增生性病变：包括外周性纤维瘤、外周性骨化性纤维瘤、化脓性肉芽肿、外周性巨细胞肉芽肿、增生性牙龈炎、先天性颗粒细胞瘤(新生儿先天性龈瘤)、炎症性纤维性增生(缝龈瘤)；②肿瘤：外周性牙源性纤维瘤、巨细胞纤维瘤、侵袭性纤维瘤病等。

【问题2】常见的弥漫性牙龈增生的疾病有哪些？

思路：增生性牙龈炎、遗传性牙龈纤维瘤病、药物相关牙龈增生(苯妥英钠、环孢素、硝苯地平等)、激素相关牙龈增生(青春期龈炎、妊娠期龈炎)、系统性疾病引起的弥漫牙龈增生(如白血病、韦格内肉芽肿等)。

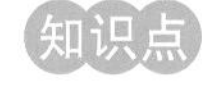
知识点

牙龈瘤的鉴别诊断

1. 外周性纤维瘤　与晚期的化脓性肉芽肿有时鉴别困难。事实上，许多外周性纤维瘤可能就是化脓性肉芽肿纤维化成熟后的产物。

2. 外周性骨化性纤维瘤　外周性牙源性纤维瘤常见牙本质样物质而并常可见牙源性上皮岛或条索，外周性骨化性纤维瘤常见骨样或牙骨质样物质，无牙源性上皮岛或条索。

3. 化脓性肉芽肿　毛细血管瘤中增生的血管内皮细胞和毛细血管呈小叶状排列分布，一般无炎细胞浸润。

4. 外周性巨细胞肉芽肿　中心性巨细胞肉芽肿、棕色瘤、巨颌症都发生于骨内，可通过临床表现和影像学鉴别。巨细胞纤维瘤组织学表现为血管纤维性结缔组织肿块，表面见大量体积较大的、星形的、多核的成纤维细胞浸润。

【病例】

患者男性，36 岁。左下颌颊侧牙龈肿物 3 年，缓慢增大，未作治疗。门诊以“左下颌牙龈肿物”收治。

专科检查：颌面部对称，皮肤颜色、质地、皮温均正常。开口度、开口型正常，颞下颌关节无弹响，压痛及杂音。34、35 颊侧牙龈可见 2. 0cm×1. 5cm 大小肿物，表面光滑，界限清楚，质地坚实，有蒂。34、35 轻度松动，口腔卫生状况较差，牙石Ⅱ°。双侧颌下及颈部未触及肿大淋巴结。

临床诊断：左下颌牙龈瘤。

手术在全身麻醉下行左下颌牙龈瘤切除，并拔除肿物位于 34、35。缝合伤口。

肉眼观察：肿物大小约 2. 0cm×1. 5cm，质韧。

光镜观察：病变为致密的、纤维化的结缔组织，部分可表现为疏松结缔组织，胶原束呈放射状、环形或不规则排列。病变周围无包膜，与周围结缔组织相混合。病变一处有淋巴细胞、浆细胞为主的炎细胞浸润（图 4-1-22A，B）。

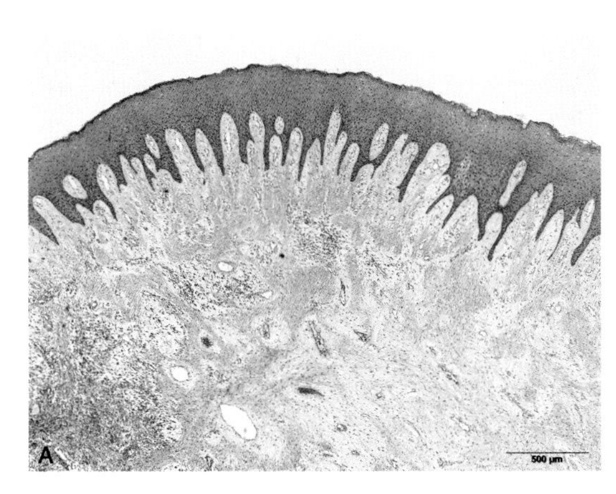

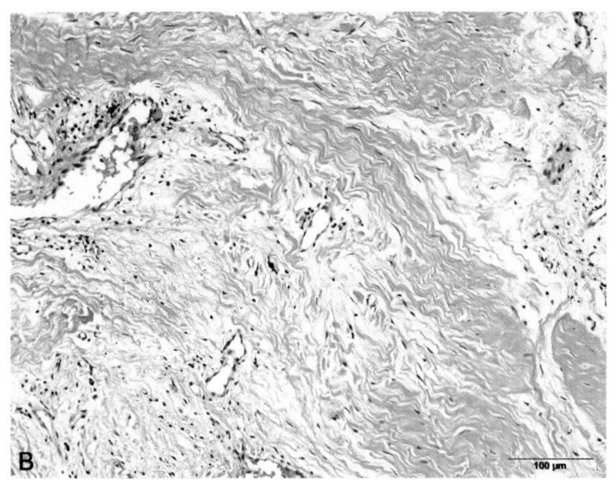

图 4-1-22　病例　外周性纤维瘤/纤维性龈瘤

A. 鳞状上皮下纤维结缔组织增生，局部灶性炎细胞浸润。HE，×40。B. 胶原纤维束不规则排列及散在慢性炎细胞。HE，×200

病理诊断：（34、35 区）外周性纤维瘤/纤维性龈瘤。

【病例讨论】

常见的先天性的牙龈包块有哪些？

先天性牙龈包块中，先天性牙龈瘤是最常见的及被口腔医师所熟知的。但是正如前面所述，牙龈瘤只是一临床名词。先天性牙龈瘤的组织学类型可能有很多种，最常见的是颗粒细胞型，也称为先天性颗粒细胞瘤。表现为先天性的牙龈包块的病变还有迷芽瘤、错构瘤，这些病变临床上常诊断为先天性牙龈瘤。此外，上皮珠、婴儿黑色素神经外胚层肿瘤及一些好发于婴幼儿的良性或恶性肿瘤性病变也需要考虑到。

学习笔记

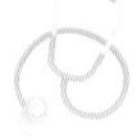

五、口腔黏膜色素痣

色素痣(pigmented naevus,WHO ICD code 8761/0)又称黑色素细胞痣(melanocytic naevus)、痣细胞痣(nevocellular naevus),为黑色素细胞的良性肿瘤。主要发生于皮肤,口腔黏膜少见。

【临床要点】

1. 口腔黏膜色素痣可发生于任何年龄,平均35岁,约2/3发生于女性。

2. 最常累及的部位是牙龈、腭,其次是颊、唇黏膜、牙槽嵴和唇红部。多为单发,少数可累及两个以上的部位。

3. 病变大多数不超过0.5cm,高起或不高起黏膜表面,20%表现为无色素性。

【病理学特征】

色素痣由较小的圆形或多角形细胞(痣细胞)组成,细胞核小、均匀,含中等量嗜酸性胞浆,细胞界限不清晰,呈巢状分布。色素痣根据其所处的发育时期进行组织学分型即痣细胞与表面上皮和下层结缔组织之间的关系来分型。早期,痣细胞仅见于沿着上皮基底细胞层分布,尤其在上皮钉突顶端,这一时期病变称为交界痣(junctional naevus)(图4-1-23A)。随着痣细胞的增殖,开始进入固有层,由于痣细胞同时存在于上皮和结缔组织内,病变称为复合痣(compound naevus)(图4-1-23B)。后期上皮内已看不见痣细胞巢,而仅位于结缔组织内,称为黏膜内痣(intramucosal naevus)(图4-1-23C),病变表面细胞呈上皮样,常可见细胞内黑色素,有聚集成痣细胞团的趋势,病变中心的痣细胞呈淋巴细胞样外观,深部的痣细胞类似于施万细胞或成纤维细胞。

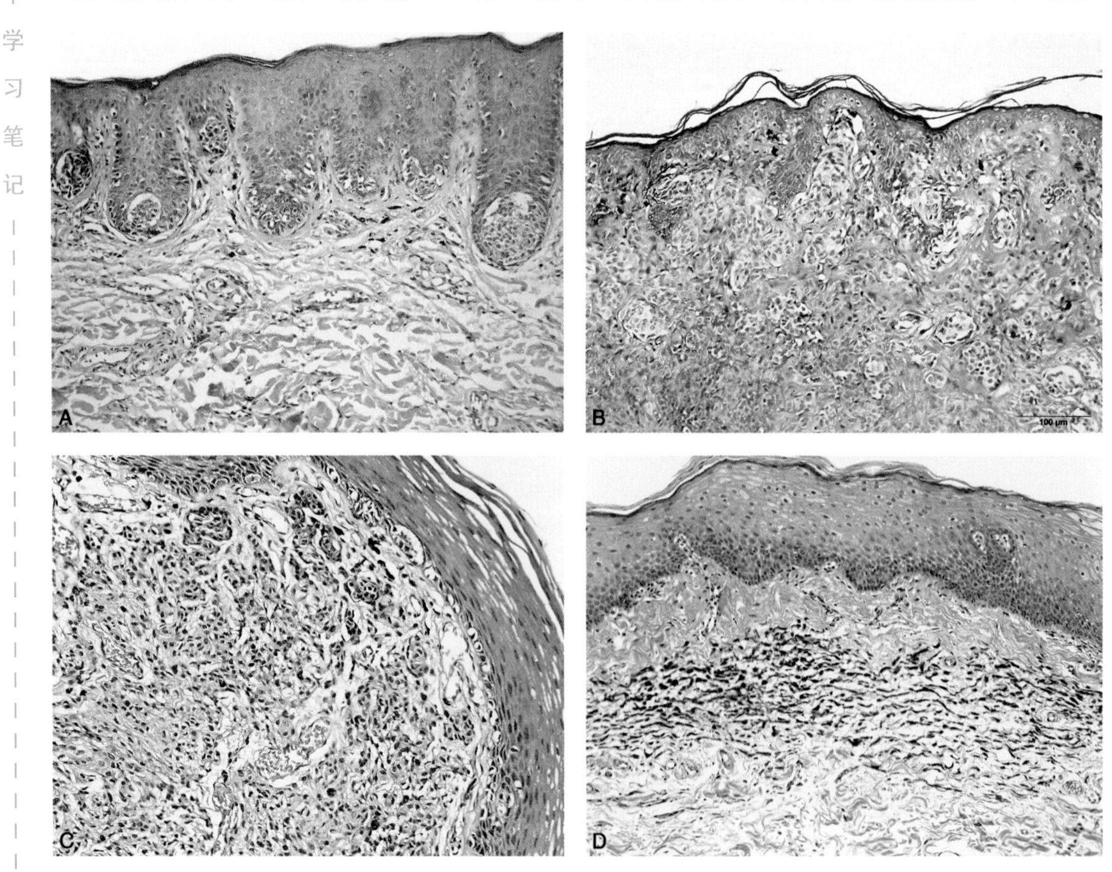

图4-1-23　口腔黏膜色素痣

A. 交界痣。HE,×200。B. 复合痣。HE,×200。C. 黏膜内痣。HE,×200。D. 蓝痣,结缔组织内含色素的痣细胞平行排列。HE,×200

学习笔记

蓝痣(blue naevus)是色素痣的另一种类型,组织学表现为黏膜上皮下固有层见胞质含色素的痣细胞,且平行排列,细胞多为细长梭形,少数为圆形、卵圆形和多角形,细胞分化好,无异型,核仁不明显,无核分裂象(图4-1-23D)。色素呈匀细黑色,无折光,数量不等。

口腔黏膜色素痣以黏膜内痣最常见,其次为蓝痣,而复合痣和交界痣较少见。

【免疫组织化学特征】

黑色素细胞标志物S-100蛋白、HMB45、Melanin A阳性。

【鉴别诊断】

1. 口腔黑斑(oral melanotic macule)　又称为局灶性黑变症(focal melanosis),是由局部黑色素沉积并可能伴有黑色素细胞数目增多而引起的黏膜颜色改变。可发生于任何年龄,平均43岁。常见于唇、牙龈、腭、颊、舌等黏膜。临床外观呈棕黄色或黑色,圆形或椭圆形的斑块,可稍高出黏膜,直径多在0.5～1.0cm,常为孤立性损害,偶见多发性病损。组织学特点为复层鳞状上皮基底层和副基底层过度色素沉着(图4-1-24),黑色素细胞一般没有明显变化或轻度增加,结缔组织内常有噬色素细胞和轻度炎症细胞浸润。

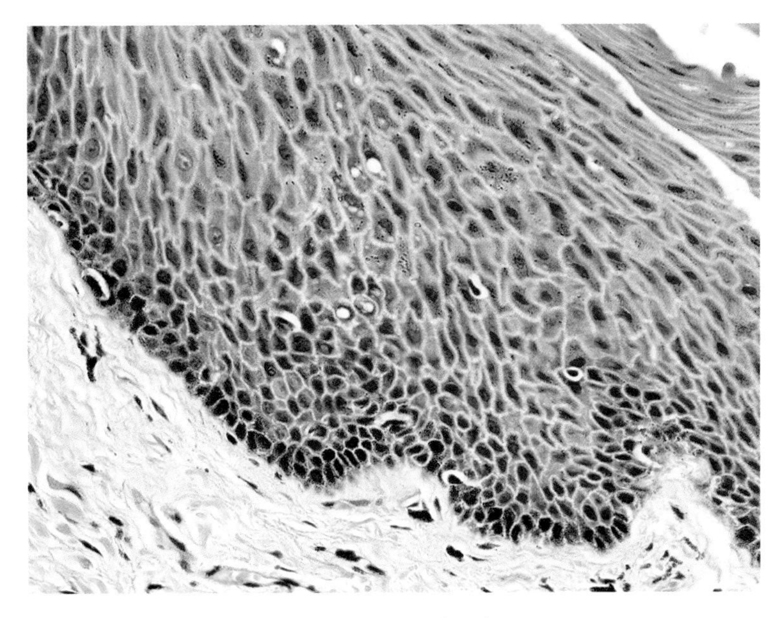

图4-1-24　口腔黑斑

黏膜基底层色素沉积。HE,×400

2. 口腔黑棘皮瘤(oral melanoacanthoma)　又称黑棘皮病(melanoacanthosis),是一种少见的口腔黏膜色素获得性良性病变。口腔黑棘皮瘤与皮肤黑棘皮瘤无关,后者认为是脂溢性角化病的变异型。本病好发于非洲裔人群中,女性多见,好发年龄30～40岁。主要发生于颊、唇、腭、牙龈和牙槽黏膜等。常无症状,临床表现为光滑、扁平或轻微的隆起,呈深棕色或黑色,通常生长迅速,直径常大于1cm。组织学上表现为病变上皮全层内散在分布大量良性树枝状黑色素细胞,上皮棘层常增厚,可见海绵状水肿,基底层色素增加。固有层内可见色素沉积、噬色素细胞和不同程度慢性炎细胞浸润(图4-1-25A,B)。

3. 汞纹(amalgam tattoo)　病变常发生于用银汞合金修复牙齿邻近的软组织,最常累及牙龈、颊黏膜、舌、腭等,直径常≤1cm,呈灰色斑状,不随时间的延长而改变。色素性颗粒物在结缔组织内沉积(图4-1-26)而不在上皮内,沿胶原纤维排列,与基底膜平行,环绕小血管。团块周围有慢性炎症反应,并可见巨噬细胞与多核巨细胞构成的异物性肉芽肿。色素细胞标记物阴性。

学习笔记

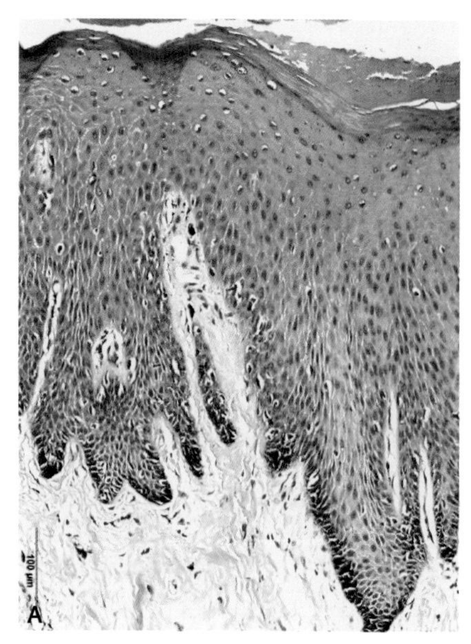
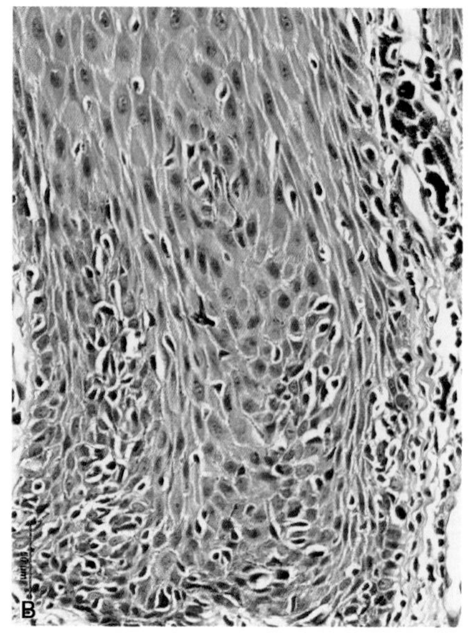

图 4-1-25　口腔黑棘皮瘤

A. 上皮全层内散在分布大量良性树枝状黑色素细胞。HE,×200。B. 胞浆透亮黑色素细胞。HE,×400

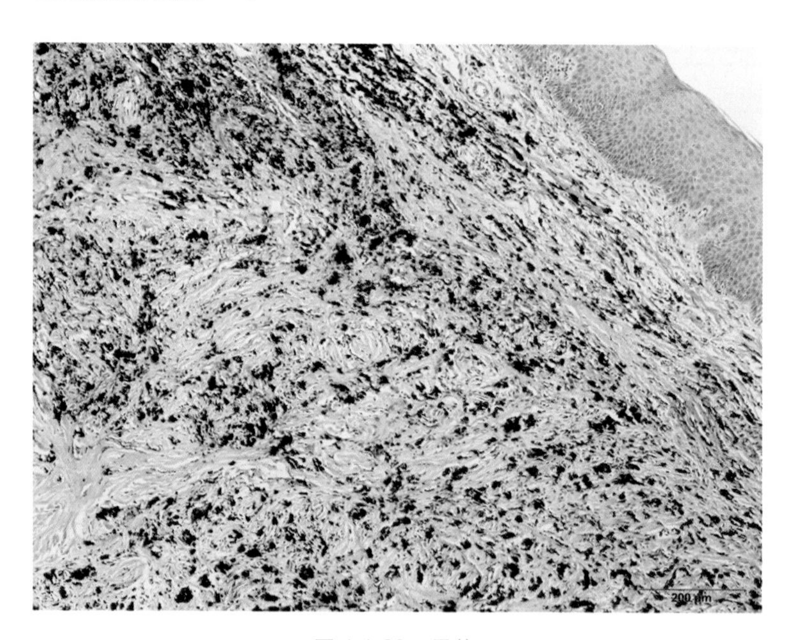

图 4-1-26　汞纹

结缔组织内大量色素性颗粒物沉积。HE,×200

4. 恶性黑色素瘤　来自表皮基底层黑色素细胞,与表皮有交界活动,可形成结节,常见浸润性生长,瘤细胞增生活跃,细胞明显异型且易见不典型核分裂,出现明显的、大的嗜酸性核仁,常伴坏死。

【问题 1】口腔黏膜局灶性色素性疾病主要有哪些?

思路:口腔黏膜色素痣、口腔黑斑、口腔黑棘皮瘤、口腔炎症性色素沉着、汞纹等。总结其临床病理特点和鉴别要点。

【问题 2】口腔黏膜弥漫性或多灶性色素沉着性疾病主要有哪些?

思路:

1. 生理性色素沉着(physiologic pigmentation)。
2. 药物相关性色素沉着(medication-related pigmentation)　常见药物有氯喹(抗疟药),氯法

学习笔记

齐明(抗麻风药),镇静剂,激素类药物,重金属,抗心律失常药(奎尼丁、amiodorone),米诺环素,伊马替尼(imatinib)等。

3. 系统性疾病相关性色素沉着(pigmentation associated with systemic disease)　如原发性肾上腺皮质功能减退症(addison 病),神经纤维瘤病,多发性骨性纤维发育异常(albright 综合征),色素沉着息肉综合征(peutz-Jeghers 综合征)等。

4. 口腔炎症性色素沉着。

5. 口腔黑棘皮瘤。

6. 恶性黑色素瘤。

知识点

口腔黏膜色素痣的鉴别诊断

1. 口腔黑斑　复层鳞状上皮基底层和副基底层过度色素沉着,黑色素细胞一般没有明显变化或轻度增加。

2. 口腔黑棘皮瘤　上皮全层内散在分布大量良性树枝状黑色素细胞,上皮棘层常增厚,可见海绵状水肿,基底层色素增加。

3. 汞纹　色素性颗粒物在结缔组织内沉积而不在上皮内,沿胶原纤维排列,与基底膜平行,环绕小血管。

4. 恶性黑色素瘤　常见浸润性生长,瘤细胞增生活跃,细胞明显异型且易见不典型核分裂象,可见明显的、大的嗜酸性核仁,常伴坏死。

【病例】

患者女性,23 岁。左上腭黑色素痣 2 年余。

患者 2 年前发现左上腭有一黑色病变,未做任何治疗。门诊以“左上腭色素痣”收入院。

专科检查:双侧面部对称,颌面部未见异常。双侧颌下及颈部未触肿大淋巴结。左上腭可见一大小约为 0.2cm×0.5cm 的黑色痣,不高出黏膜表面,无触痛。局麻下手术沿病损外 0.5cm 处切除病变组织,缝合创口。

临床诊断:(左上腭)色素痣。

肉眼观察:病变大小约为 0.2cm×0.5cm,平坦。

光镜观察:黏膜鳞状上皮下结缔组织内,色素痣由圆形或多角形的痣细胞组成,呈巢状分布(图 4-1-27A ~ C)。

病理诊断:(左上腭)黏膜内痣。

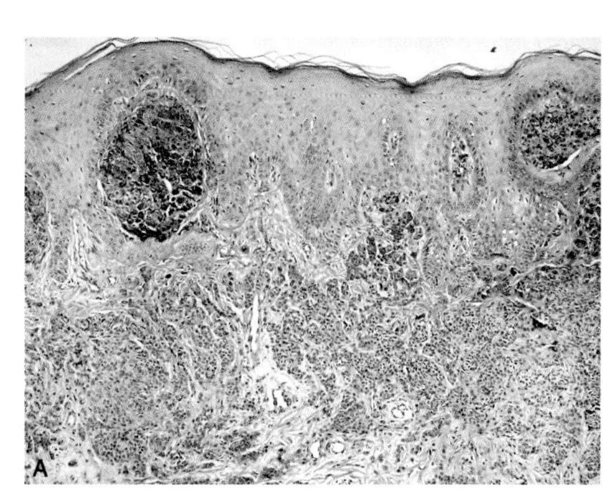

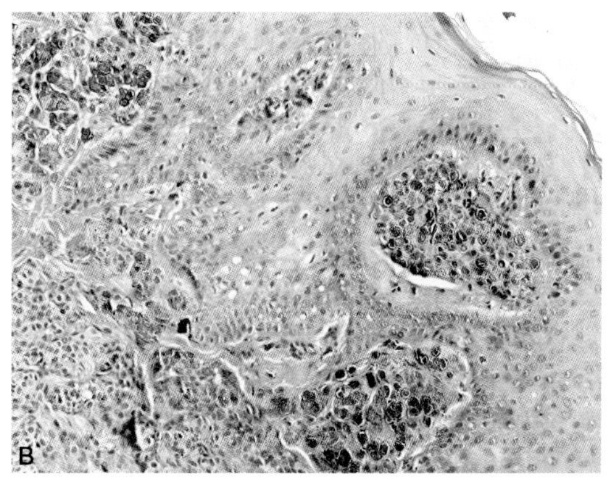

学习笔记

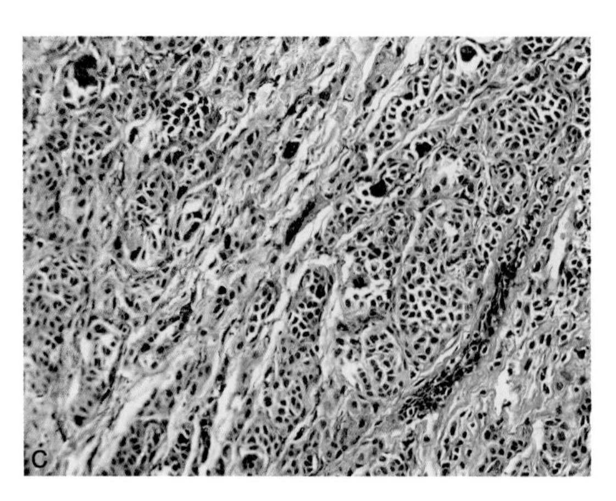

图 4-1-27　病例　黏膜内痣
A. 固有层内色素痣细胞聚集。HE，×100。B. 表层痣细胞大量色素沉积，HE，×200。C. 痣细胞呈圆形或卵圆形，胞浆少。少量色素沉积。HE，×200

【病例讨论】

黑色素细胞痣与黑色素瘤的鉴别诊断要点：黑色素细胞痣的诊断应基于结构和细胞学特征的组织学标准，同时结合临床特征。黑色素细胞痣体积较小（直径常小于 3mm），对称分布、边界清晰、相邻细胞巢间均一、细胞无非典型性、结缔组织深层黑色素细胞成熟。无上皮内单个细胞及巢状浸润，常无炎症及上皮浸润破坏等改变。

学习笔记

第二节　恶性病变

一、口腔鳞状细胞癌

口腔鳞状细胞癌（squamous cell carcinoma of the oral cavity，WHO ICD code 8070/3）是一种发生于口腔被覆鳞状上皮、具有不同程度鳞状分化的恶性上皮性肿瘤，特征是形成角化珠和（或）出现细胞间桥。

【临床要点】

1. 口腔鳞状细胞癌是口腔最常见的恶性肿瘤，约占口腔恶性肿瘤的 90%。
2. 多发生于 40～60 岁的烟酒嗜好者，男性更易受累。
3. 好发于舌、牙龈、颊、唇、口底、腭部等。
4. 临床表现变化大，很大程度上取决于肿瘤的部位和分期。早期多表现为非均质性白斑、红斑、糜烂或溃疡。多数表现为凹陷性溃疡性病变或蕈样肿块。许多患者在最初发现时已发生局部淋巴结转移。

【病理学特征】

1. 肉眼观察

（1）从轻微的灰白色黏膜增厚至大的溃疡性、平坦或蕈样肿块。

（2）剖面灰白色、实性、界限不清。

2. 光镜观察

（1）浸润的巢状和条索状肿瘤细胞有不同程度的鳞状分化（粉红胞浆、细胞间桥及角化珠形成）（图 4-2-1A）。

（2）侵袭性生长是鳞状细胞癌的首要特征：侵袭表现为病变上皮不规则延伸，通过基底膜

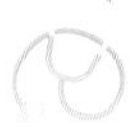

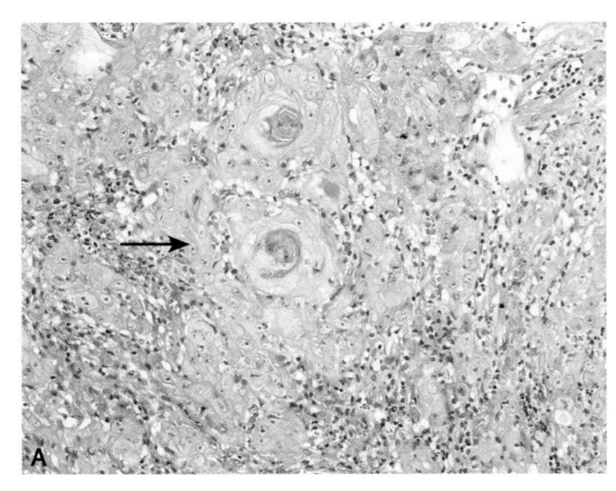

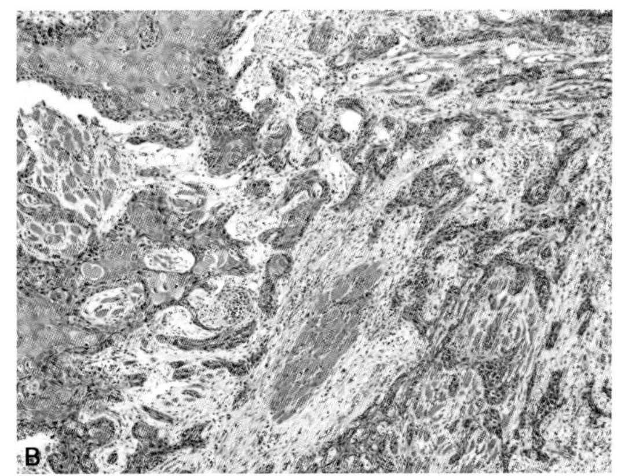

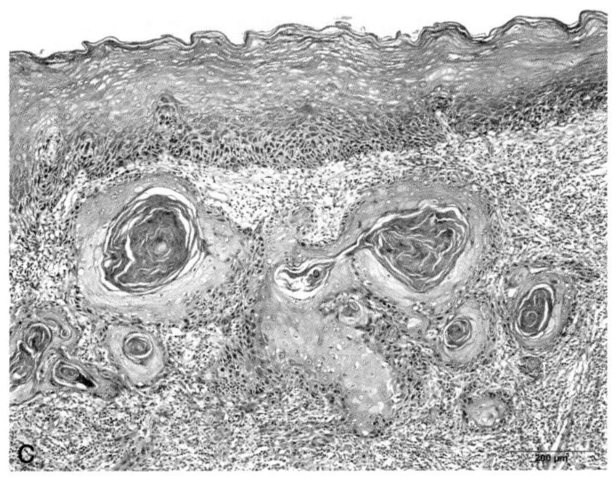

图 4-2-1　口腔鳞状细胞癌

A. 肿瘤细胞胞浆丰富，红染，伴角化珠形成（箭头示）。HE，×200。B. 肿瘤细胞浸润横纹肌。HE，×100。C. 鳞状细胞巢中央角化珠形成，伴慢性炎细胞浸润。HE，×100

到达上皮下结缔组织。可深达下层脂肪组织、肌肉或骨组织，并可能侵袭破坏血管、淋巴管（图 4-2-1B）。常伴有间质纤维化及慢性炎症反应（图 4-2-1C）。

（3）根据肿瘤的恶性程度、细胞和细胞核的多形性以及细胞分裂活性等，口腔鳞状细胞癌可分为高分化/Ⅰ级、中分化/Ⅱ级、低分化/Ⅲ级。高分化者与正常的鳞状上皮类似，角化明显，核分裂象少，非典型核分裂象和多核细胞极少，胞核和细胞多形性不明显（图 4-2-2A）。中分化则具有独特的核的多形性和核分裂象，包括非正常核分裂象，角化不常见（图 4-2-2B）。低分化鳞状细胞癌以不成熟的细胞为主，有大量的正常或不正常的核分裂象，角化非常少（图 4-2-2C）。角化在高分化或中分化鳞状细胞癌中均可出现，不能作为鳞状细胞癌分级的重要组织学标准。

（4）口腔鳞状细胞癌组织学存在异质性（图 4-2-2D），即同一病例的不同部分癌细胞的分化、异型性、增殖活性和浸润能力等有差异。

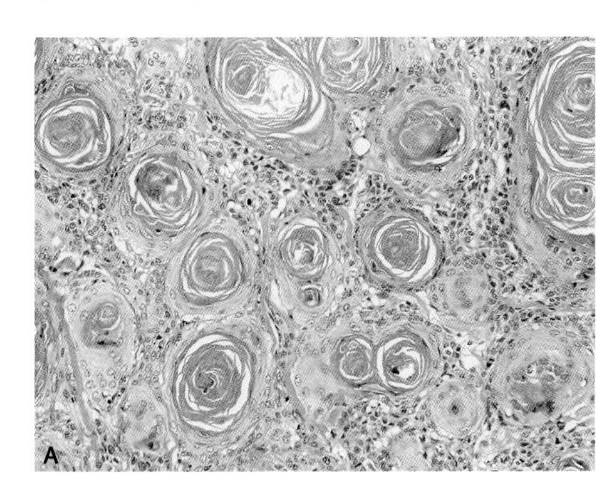

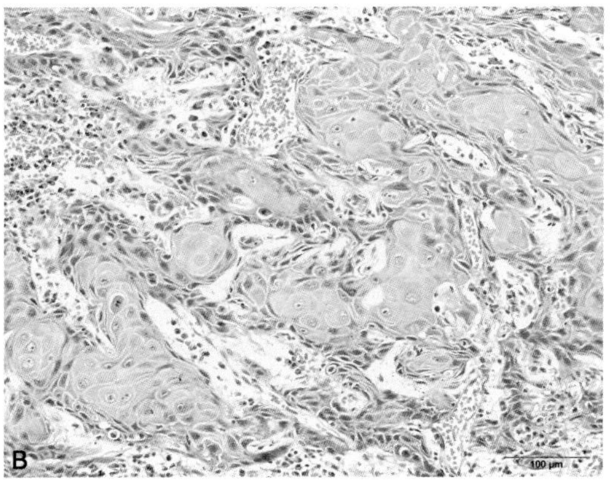

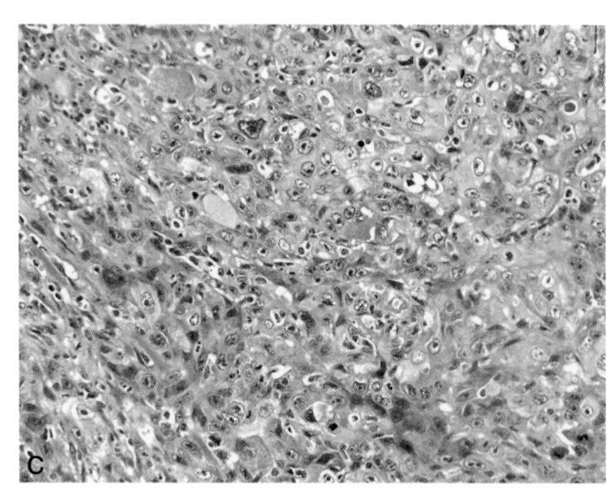

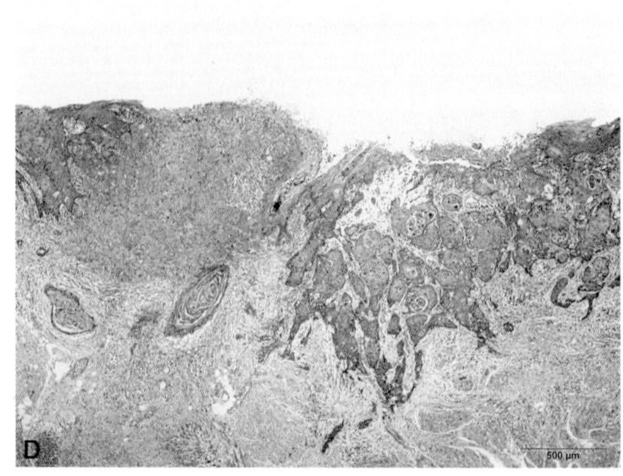

图 4-2-2　口腔鳞状细胞癌

A. 高分化。HE,×200。B. 中分化。HE,×200。C. 低分化。HE,×200。D. 左侧为低分化,右侧为高分化。HE,×40

【免疫组织化学特征】

口腔鳞状细胞癌几乎都表达细胞角蛋白(CK),包括 AE1/AE3、34βE12,CKs 5,5/6,10,13,14,17,18 和 19,不表达 CK7 和 CK20。口腔鳞状细胞癌还表达 EMA 和 P63。低分化的鳞状细胞癌可能表达 vimentin,不表达淋巴标记物(LCA)、黑色素细胞标记物(S-100 蛋白、HMB45、melanin A)或其他肌源性标志物(actin、desmin)。

【鉴别诊断】

鳞状细胞癌的诊断通常很明确。偶尔需与其他病变相鉴别,如假上皮瘤样增生、坏死性唾液腺化生等。

1. 假上皮瘤样增生(pseudoepitheliomatous hyperplasia)　是上皮的一种良性增生状态,由于炎症或肿瘤的刺激使被覆或邻近的鳞状上皮反应性过度增生,不规则延长的上皮脚深入到间质中,病变广泛甚至出现角化珠时看起来像浸润,尤其在横切面上增生的上皮与表面上皮分离时似高分化鳞状细胞癌(图 4-2-3)。但是增生的上皮细胞核质比不高,异型性不明显。

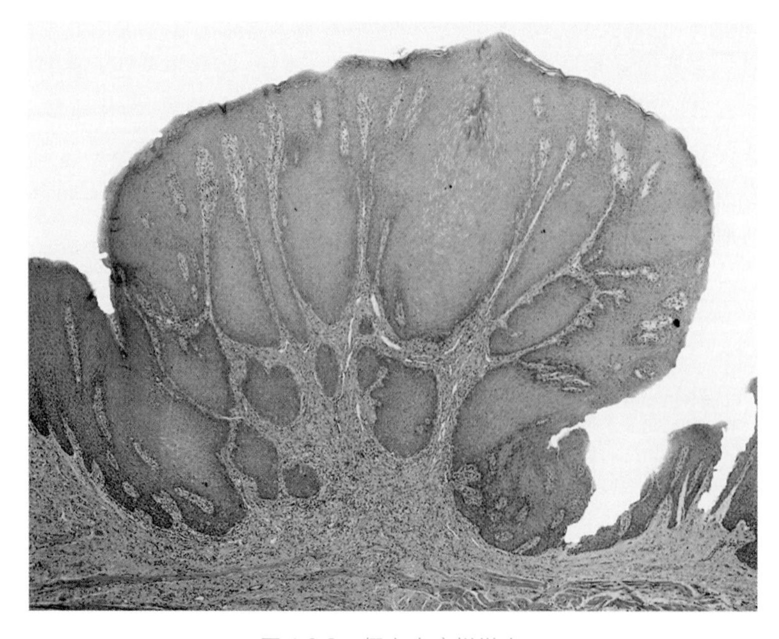

图 4-2-3　假上皮瘤样增生

HE,×40

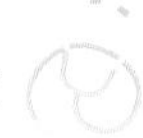

2. 坏死性唾液腺化生（necrotizing sialometaplasia）　是一种累及小唾液腺的良性自限性病变。典型的临床表现为腭部黏膜形成火山口样溃疡。病理特点为小唾液腺腺泡的坏死伴有导管的明显增生和鳞状化生，病变组织仍保存唾液腺的小叶状结构（图4-2-4A）。鳞状上皮巢外形规则，多呈圆形，而不具备浸润性鳞状细胞癌的不规则状（有细胞坏死，而无角化），鳞状化生的上皮细胞形态温和，核异型性小（图4-2-4B）。坏死性唾液腺化生鳞状上皮巢周边常有残留的肌上皮细胞，可通过calponin and SMA免疫标记。此外，坏死性唾液腺化生Ki67指数低及P53常阴性或局灶阳性。

3. 外生性生长的鳞状细胞癌需要与疣状癌和乳头状鳞状细胞癌相鉴别。中-低分化的鳞状细胞癌需与鳞状细胞癌的其他亚型相鉴别，鉴别诊断还包括其他类型的恶性肿瘤，如实性型腺样囊性癌、恶性黑色素瘤、高级别神经内分泌癌、淋巴瘤等，通过免疫组织化学可以正确诊断（图4-2-5A，B）。

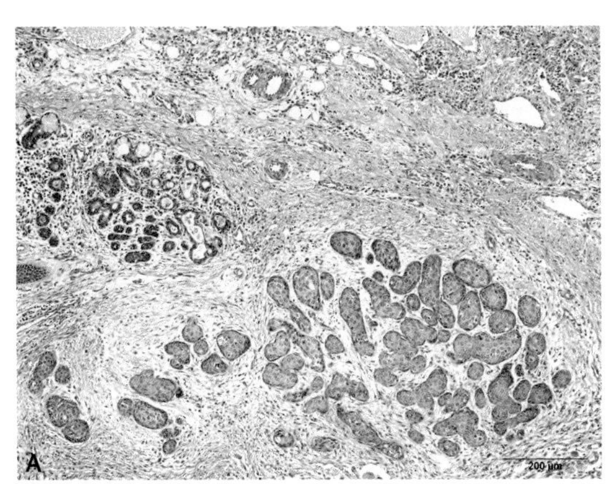

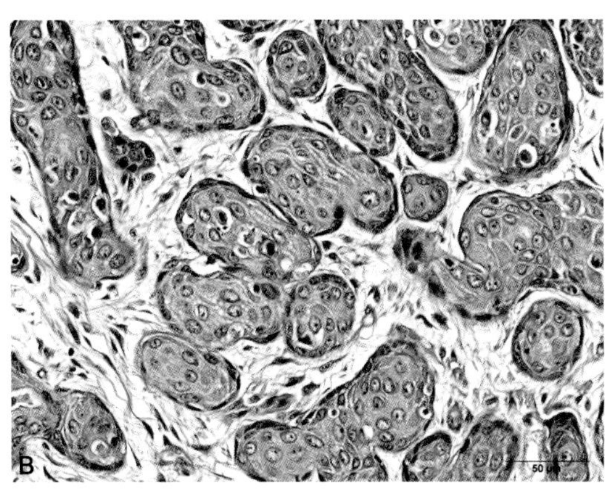

图4-2-4　坏死性唾液腺化生

A. 腺体及鳞状化生区。HE，×100。B. 化生的鳞上皮细胞分化良好，无异型性及核分裂象。HE，×400

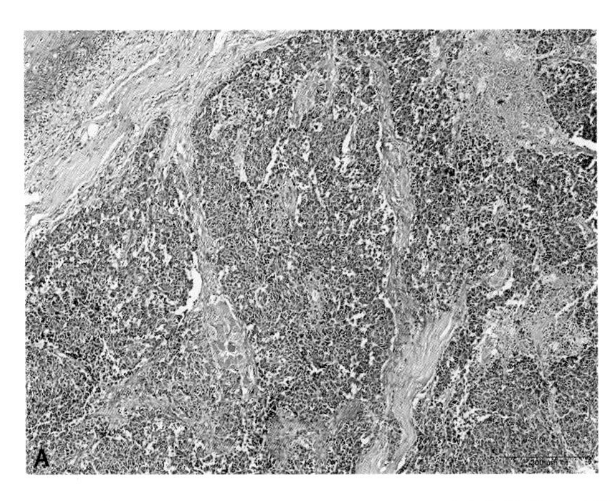

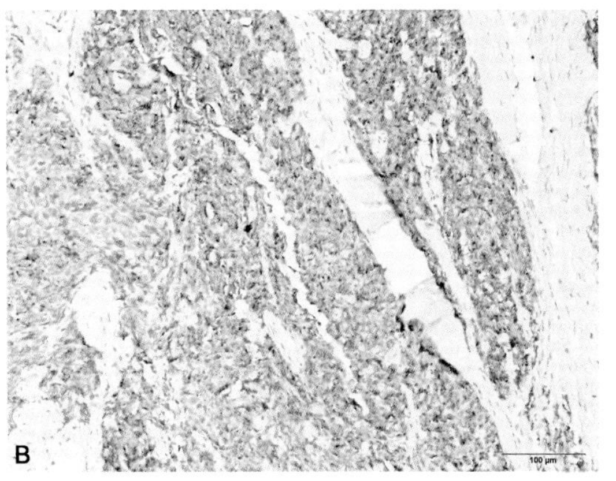

图4-2-5　舌根神经内分泌癌

A. 肿瘤细胞小、胞浆少，核深染。HE，×100。B. 肿瘤细胞CgA阳性。SP，×200

【问题1】鳞状细胞癌的分级受哪些因素影响？

思路：影响鳞状细胞癌分级的因素有肿瘤组织具有异质性；小块活检难以判断病变全貌；组织固定和保存不良；评价的依据仅是细胞的结构特征而不是功能特征；未对其周围支持组织评价。

【问题2】外生性生长的鳞状细胞癌如何与具有外生性生长的鳞状细胞癌亚型相鉴别？

思路：具有外生性生长的鳞状细胞癌亚型有疣状癌和乳头状癌，需要与外生性鳞状细胞癌相鉴别。

外生性鳞状细胞癌由一个广基的瘤体构成，缺乏显著的分枝状的纤维血管轴心，肿瘤细胞有异型性。疣状癌由厚的棒状乳头和具有明显角化的分化良好的鳞状上皮呈钝性突入间质内构成，鳞状上皮缺乏一般恶性肿瘤的细胞学改变。乳头状鳞状细胞癌以显著的乳头状生长为特点，乳头有纤细的纤维血管轴心，表面被覆明显恶性的鳞状细胞。疣状癌侵袭时是由宽大、粗钝的上皮钉突组成的推进式浸润缘在同一水平上浸润。许多乳头状鳞状细胞癌并无明显浸润，可能代表鳞状上皮原位癌的一种类型，但是这种癌性上皮的明显增生往往形成一个大的临床病变，超出通常原位癌的概念。但是不管是疣状癌还是乳头状癌，如果有多灶的浸润性癌成分，它们与传统性鳞状细胞癌的区别只是学术性的，应该按传统性的鳞状细胞癌进行分类和处理。

【问题3】口腔黏膜哪些病变常伴有假上皮瘤样增生？

思路：假上皮瘤样增生是导致口腔鳞状细胞癌诊断困难（特别是在小组织活检时）的常见原因。与假上皮瘤样增生有关的口腔黏膜病变包括：颗粒细胞瘤、坏死性唾液腺化生、慢性增生性念珠菌病、正中菱形舌炎等。

1. 颗粒细胞瘤　常见于舌部，肿瘤由较大的、多边形细胞构成，细胞胞浆丰富，内含大量小而规则的嗜酸性颗粒。PAS 和 S-100 蛋白染色呈阳性。高达 30% 的病例其被覆上皮表现为假上皮瘤样增生，可能被误认为鳞状细胞癌。

2. 坏死性唾液腺化生　累及小唾液腺的一种少见的良性自限性病变，临床和病理学上易被误认为恶性肿瘤。病理表现为腺泡坏死，导管增生、鳞状化生，但是小叶结构尚存，常伴表面上皮假上皮瘤样增生。

3. 慢性增生性念珠菌病（念珠菌性白斑）　病损对称性分布于口角内三角区，呈结节或颗粒状，或似黏膜白斑（图 4-2-6A）。形态特征是黏膜上皮表层水肿，角化层内中性粒细胞聚集浸润和形成微脓肿，可见菌丝垂直或呈一定角度侵入角化层（图 4-2-6B）。棘层增生肥厚，在典型病变中上皮有伸长的、宽基底的钉突深深延伸到下面的固有层。少数病例增生可能非常明显以致看似浸润。基底细胞增生常见，分裂象可能比较多见。

4. 正中菱形舌炎　是发生在舌背人字沟前方呈菱形的炎症样病损。组织学上显示为慢性增生性念珠菌病的特点，经常有明显的推挤状的球茎状的棘层上皮钉突和容易被误诊为癌的假上皮瘤样增生。

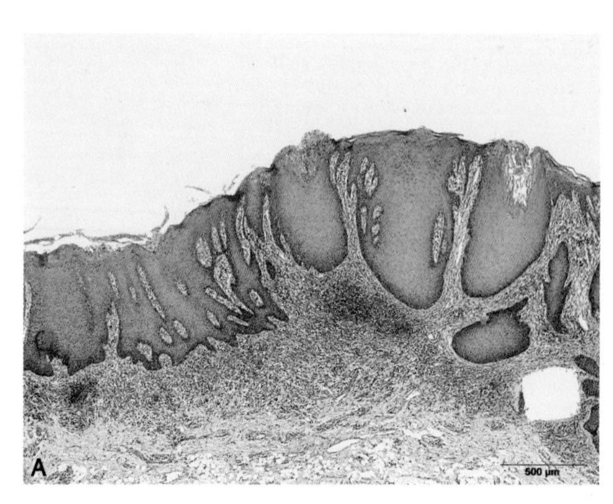

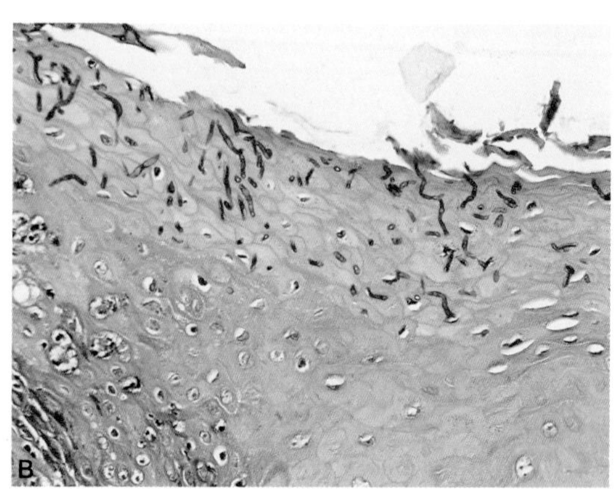

图 4-2-6　慢性增生性念珠菌病

A. 鳞状上皮呈假上皮瘤样增生。HE，×40。B. 念珠菌菌丝。PAS，×400

知识点

鳞状细胞癌的鉴别诊断

1. 假上皮瘤样增生　不规则延长的上皮脚深入到间质中，病变广泛甚至出现角化珠时看起来像浸润。但是增生的上皮细胞核质比不高，异型性不明显。

2. 坏死性唾液腺化生　腺泡坏死伴导管明显增生和鳞状化生，病变组织仍保存唾液腺的小叶状结构。鳞状上皮巢外形规则，多呈圆形，而不具备浸润性鳞状细胞癌的不规则状（有细胞坏死，而无角化），鳞状化生的上皮细胞形态温和，核异型性小。鳞状上皮巢周边常有残留的肌上皮细胞，可通过 calponin and SMA 免疫标记，Ki67 指数低、P53 常阴性或局灶阳性。

3. 疣状癌　由厚的棒状乳头和具有明显角化的分化良好的鳞状上皮呈钝性突入间质内构成，鳞状上皮缺乏一般恶性肿瘤的细胞学改变。

4. 乳头状鳞状细胞癌　以显著的乳头状生长为特点，乳头有纤细的纤维血管轴心，表面被覆明显恶性的鳞状细胞。

5. 低分化鳞状细胞癌　需与其他低分化肿瘤如高级别神经内分泌癌，黑色素瘤、淋巴瘤等相鉴别，免疫组织化学有助于正确诊断。

【病例 1】

患者男性，69 岁。左颊溃疡伴疼痛 3 个月余。

患者 3 个月前发现左颊黏膜溃烂伴疼痛，病变渐增大，疼痛逐渐加重。2014-6-12 于我院就诊，行局部组织活检，病理诊断为左颊黏膜鳞状细胞癌。门诊以“左颊鳞状细胞癌”收入院。

专科检查：双侧颌面部基本对称，开口度约 3.0cm，颞下颌关节无弹响压痛及杂音。左颊黏膜后份见一约 2.0cm×2.0cm 大小的凹坑状溃疡面，形状不规则，界限不清，基底浸润明显，触痛明显。全口多个牙为残根，口腔卫生差，全口牙中度牙结石。左颌下可触及一约 1.0cm×1.0cm

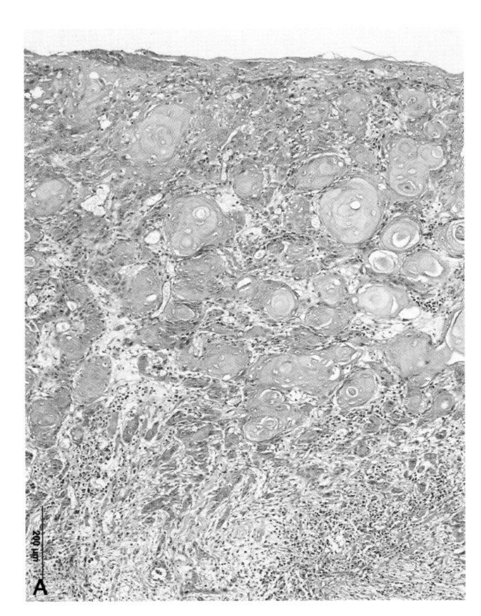

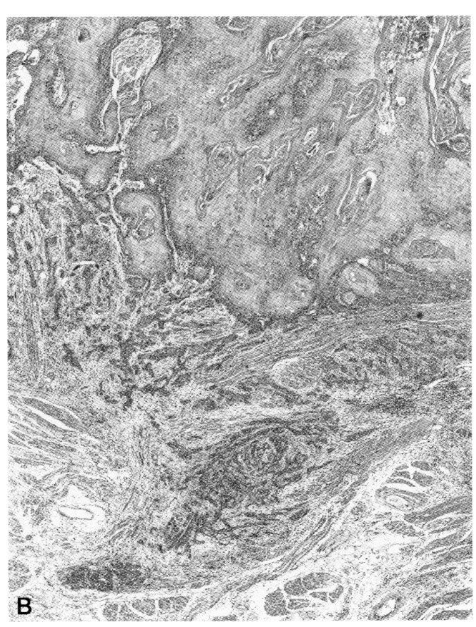

图 4-2-7　病例 1　鳞状细胞癌（Ⅰ～Ⅱ级）

A. 异型增生鳞状上皮浸润深部结缔组织和肌肉。HE，×100。B. 深部的癌细胞呈条索状，浸润横纹肌。HE，×100

学习笔记

大小的肿大淋巴结，质硬，活动差，触痛明显。

手术在全身麻醉下行左颊恶性肿物局部扩大手术切除术，及切除组织缺损区修复术。术中“安全缘”快速冷冻病检，均为阴性。缝合伤口。

肉眼观察：标本为切除颊部溃疡状肿物及周边软组织，肿物界限不清，约2cm×1.5cm×1cm大小。

光镜观察：异型增生的鳞状上皮呈巢状浸润上皮下结缔组织和肌肉组织，鳞状细胞巢分化好，大量角化珠形成（图4-2-7A）。深部的癌组织部分呈条索状或弥散浸润（图4-2-7B）。

病理诊断：①（左颊黏膜）鳞状细胞癌（Ⅰ～Ⅱ级）；②颏/颌下淋巴结内转移癌（1/3）；颈深上淋巴结内转移癌（1/3）。

【病例1讨论】

1. 肿瘤浸润前沿及口腔鳞状细胞癌恶性分级系统　肿瘤浸润前沿（the invasive tumor front，ITF）是指位于肿瘤-宿主组织或器官交界处最前沿的5～6层肿瘤细胞或分散的细胞团。由于口腔鳞状细胞癌的异质性及预后因素的复杂性，传统分级方法虽被广泛采用，但其对预后的评价作用有限。目前研究认为肿瘤浸润前沿组织学特征是评估口腔鳞状细胞癌预后的一个重要指标。Bryne等针对浸润前沿将Anneroth等提出的分级简化为浸润前沿分级，只对肿瘤-宿主交界处最前沿的肿瘤细胞进行评估。其分级依据为：①角化程度；②细胞多形性；③浸润方式；④肿瘤间质淋巴、浆细胞反应。每项特征按Anneroth的标准分为1～4分，4项相加得总分。总分越高，癌的恶性度越高（表4-2-1）。

表4-2-1　口腔鳞状细胞癌恶性分级系统

	分段值			
	1	2	3	4
浸润前沿肿瘤细胞群体的组织学恶性分级				
角化程度	高度角化（>50%的细胞）	中度角化（20%～50%的细胞）	低度角化（5%～20%的细胞）	无角化（0～5%的细胞）
核多形性	少量核多形性（>75%为成熟细胞）	中等量核多形性（50%～75%为成熟细胞）	大量核多形性（25%～50%为成熟细胞）	加大量核多形性（0～25%为成熟细胞）
分裂象数目/每高倍视野	0～1	2～3	4～5	>5
肿瘤宿主关系的组织学恶性分级				
浸润方式	推进式，浸润边界清楚	浸润呈实性条索	浸润呈较小的细胞巢或条索	显著，广泛的细胞附着丧失，呈较小的细胞巢或单个细胞
浸润深度	原位癌和（或）可疑有浸润	明显的浸润及累及固有层	浸润至固有层以下邻近肌肉、唾液腺、和骨膜	广泛深在的浸润取代了大部分间质组织，侵犯颌骨
淋巴浆细胞反应	显著	中度	轻微	无

学习笔记

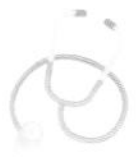

2. 口腔鳞状细胞癌手术安全切缘的意义　口腔鳞状细胞癌复发率是评估术后无瘤生存的一项重要指标。很多研究发现，首次手术切缘与口咽部鳞状细胞癌的原位复发（local recurrence，LR）有关。显微镜下"正常"的手术缘患者术后原位复发率较低，同时切缘的镜下表现也有助于预后预测及术后治疗方案的制订。近年来技术手段的不断改进和完善，其目的仍是尽可能的切除肿瘤/异常增生组织，获得相对"正常"的手术缘。目前关于手术缘的范围尚无统一标准，在兼顾美学和功能的前提下，手术切缘距离肿瘤多远才算是安全的？是否安全缘的范围越大，复发率越低？有的学者建议显微镜下手术切缘距原发灶5mm是比较安全的，有的学者建议切缘无癌细胞/异常增生的上皮是可以接受的安全范围。我们采用META分析的方法对符合纳入标准的11篇研究资料进行分析发现，口咽部鳞状细胞癌总的原位复发率为19.9%（458/2301）。手术切缘的范围越大，术后原位复发率越低，当手术缘大于5mm时，复发率显著降低至12.1%。但扩大手术缘的范围，并不能完全消除复发。当手术缘范围大于10mm时，其复发率仍高达16.3%。即便是显微镜下观察为"阴性"的手术缘，其原位复发率也在10%～30%。分子生物学研究发现，显微镜下"阴性"的手术缘可检测到与肿瘤相同的基因变化。因此与手术缘有关的复发的原因可能是：切缘有遗留的癌巢，有异常增生的上皮或有组织学正常单基因异常的上皮。因此手术缘距离癌巢的距离并不是预测原位复发的唯一因素，术后放化疗，个体差异及随访时间的长短也是应该考虑的因素。

【病例2】

患者男性，34岁。左侧舌根不适3个月，疼痛半个月。

患者3个月前发现左侧舌根部不适，未治疗。近半个月开始疼痛，并逐渐加重，自行药物治疗（具体不详）效果不佳。来院进一步检查治疗，门诊以"左舌癌"收入院。

专科检查：颌面部基本对称，表情自然，双侧额纹、鼻唇沟、口角基本对称。表面皮肤色、质、皮温基本均正常。双侧颞下颌无弹响及杂音。开口度开口型正常。口腔唇、颊、龈黏膜无溃疡，舌根左侧肿物，表面溃疡，触痛明显，基地较硬，舌前伸轻度受限。扁桃体轻度肿大，咽轻度红肿，口腔卫生情况一般，牙石Ⅰ度，双侧颌下及颈部均未扪及肿大淋巴结。

手术在全身麻醉下行左侧舌、口底、咽旁病变切除术，左颈淋巴清扫术及术区组织缺损修复。术中送病灶及"安全缘组织"快速冷冻病检，切除肿物，缝合切口。

肉眼观察：送检为切除舌病变及颈清扫淋巴结，病变溃疡，剖面直径2.0cm大小。

光镜观察：肿瘤细胞胞浆丰富，红染，可见角化珠形成，细胞核大、核仁明显，核分裂象少见。瘤细胞呈巢状、条索状或弥散分布，浸润至横纹肌（图4-2-8A～C）。间质纤维结缔组织增生，伴慢性炎细胞浸润。左颌下左颈深上中4枚淋巴结内转移癌形成（图4-2-8D）。

病理诊断：①（舌）鳞状细胞癌（Ⅱ级）；②颌下淋巴结内转移癌（1/6）；左颈深上淋巴结内转移癌（2/7）；左颈深中淋巴结内转移癌（1/10）；左颈深下淋巴结未见转移（0/7）。

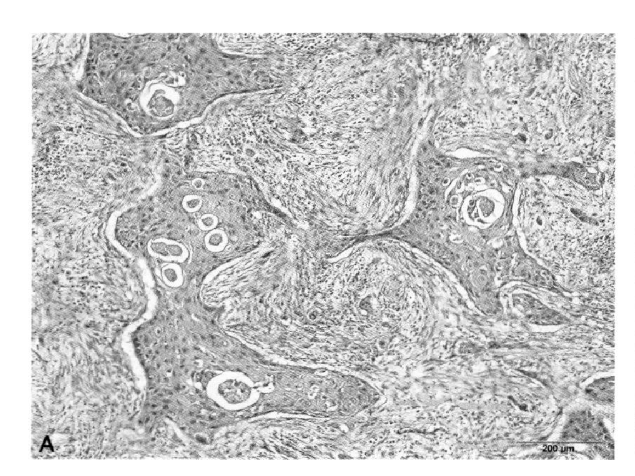

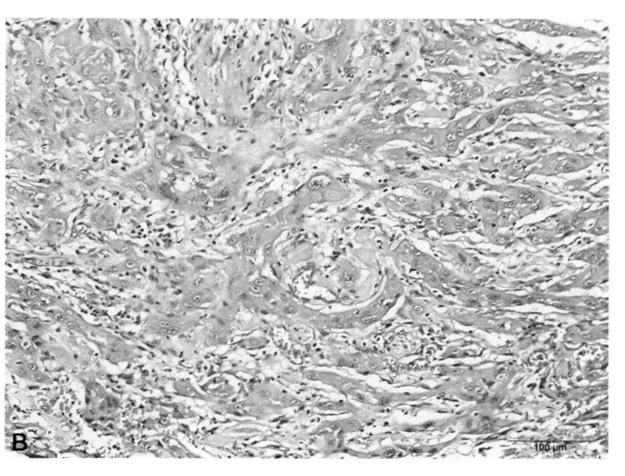

学习笔记

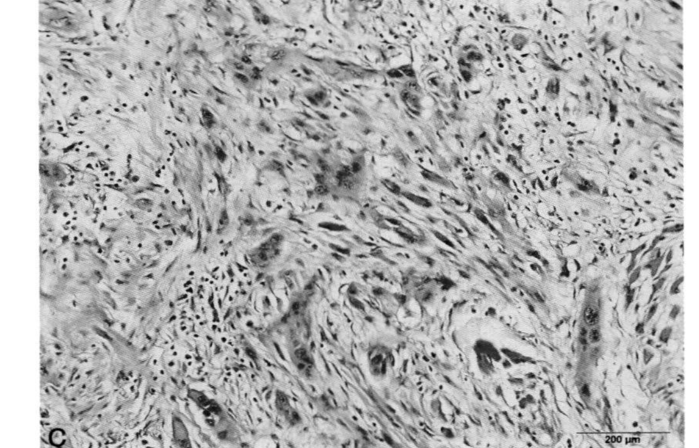

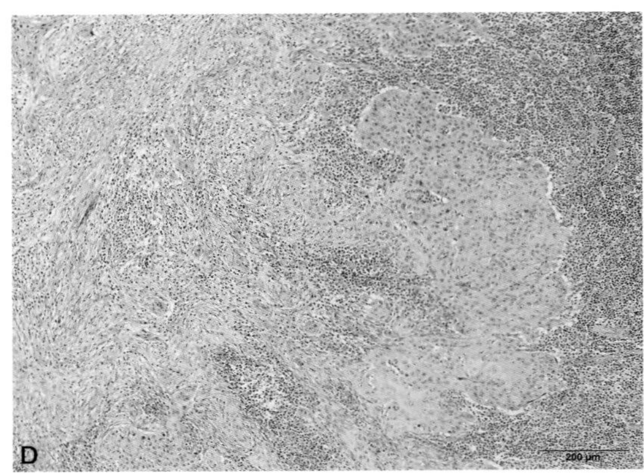

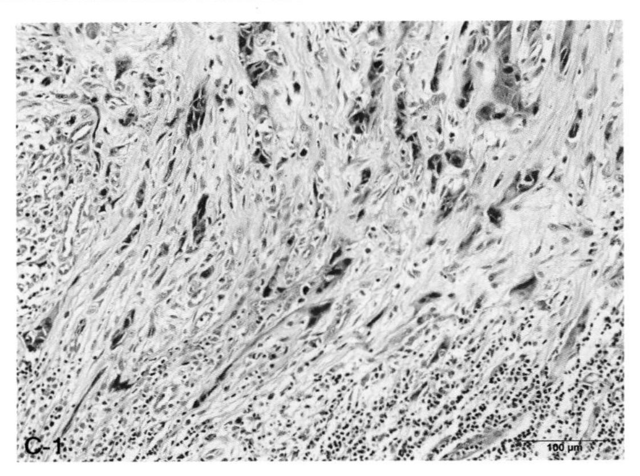

图 4-2-8　病例 2　鳞状细胞癌（Ⅱ级）

A. 异型增生鳞状上皮呈巢状，可见角化珠形成，间质纤维化。HE，×100。B. 癌细胞含丰富嗜酸性胞浆，核大、核仁明显，核分裂象少见。HE，×200。C. 癌细胞成梭形，呈条索状或弥散浸润横纹肌（插图 C-1，HE，×400）。HE，×100。D. 淋巴结转移。HE，×100

【病例 2 讨论】

1. 口腔鳞状细胞癌浸润前沿上皮间充质转换的形态改变、标记物及意义　在肿瘤-宿主微环境中，浸润前沿的癌细胞逐渐失去上皮样细胞的形态和表型，同时获得某些间充质细胞样形态和表型，使肿瘤细胞具有很强的运动能力和侵袭性，该现象称为上皮-间充质转换（epithelial to mesenchymal transition，EMT）。在口腔癌浸润前沿，肿瘤细胞极性消失，形态细长的梭形改变并出现侵入性伪足（invadopodia）样结构，彼此连接松散，以单个细胞或条索状散在分布。

上皮性肿瘤细胞在肿瘤侵袭过程中丧失 E-cadherin，同时获得间充质源的 N-cadherin 的表达，即钙粘素转换（cadherin-switch）。E-cadherin 的丧失不仅破坏肿瘤细胞之前的黏附性、促进肿瘤细胞脱离肿瘤肿块，而且激活了肿瘤生长侵袭相关信号通路，进一步促进肿瘤的生长和转移，另一方面，N-cadherin 的获得不仅能够改变肿瘤细胞的黏附性状，同时活化了一系列下游转录因子和信号通路，促进了肿瘤细胞的存活、迁移和侵袭能力。研究发现，口腔癌中的钙粘素转换与肿瘤侵袭、转移和预后密切相关。一系列转录抑制因子在肿瘤 EMT 中发挥重要作用，转录抑制因子 Snail、Twist 在肿瘤浸润前沿聚集活化抑制 E-cadherin。肿瘤内的低氧可迅速活化 Slug，直接抑制 E-cadherin 的同时获得 N-cadherin 的表达。

2. 与口腔鳞状细胞癌预后有密切关系的主要病理学特征

（1）肿瘤大小与厚度：肿瘤大小在决定能否获得足够的外科无瘤切缘、必要的放疗剂量方面是重要的因素。较大的肿瘤增加了局部复发、颈淋巴结转移的风险，预后较差。

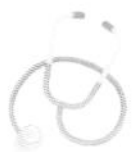

肿瘤厚度也称肿瘤侵袭深度，为肿瘤黏膜表面至肿瘤最深部的厚度。但是在不同研究报告中，与肿瘤转移有关的肿瘤厚度临界值有很大不同，并且具有部位依赖性。例如，口底癌的临界厚度仅为1.5mm，颊癌为6mm，舌腹部鳞状细胞癌的临界厚度小于舌缘鳞状细胞癌。

（2）肿瘤浸润前沿：肿瘤浸润前沿为肿瘤侵犯最深的浸润边缘，由浸润性最强的细胞组成。其细胞的角化程度、核多形性、侵袭方式、淋巴管侵袭与肿瘤转移的能力有很大关系。

（3）肿瘤切除边缘状况：切除边缘包括两方面，一为肿瘤边缘的表面黏膜，二为围绕肿瘤的黏膜下及更深层的结缔组织。辨别两者是重要的，因为临床上对鳞状细胞癌在表面黏膜切缘的再生长，容易发现并常能成功治愈。而留在深部切缘肿瘤细胞的再生长常导致的复发，由于被皮瓣和重建组织遮盖而不易察觉。被发现时肿瘤已很大，不易被彻底切除。目前尚缺乏判定安全手术切缘的统一标准。

（4）颈淋巴结转移：口腔癌是否有颈淋巴结转移以及转移的程度，特别是否有淋巴结包膜外浸润，在肿瘤复发、远处转移、生存率方面有重要意义。

（5）血管、淋巴管、神经侵犯：血管、淋巴管内皮的管腔内是否存在肿瘤细胞聚集，或者肿瘤细胞侵犯血管间质并伴有管壁内膜溃疡，或神经周围局部浸润与口腔癌复发及生存率密切相关。

知识拓展

口腔癌的靶向治疗

生物靶向治疗因特异性地作用于癌细胞生长因子受体、信号转导通路中的特定酶位点及癌细胞中相关基因的特定靶点，特异地杀死癌细胞。但同时不杀死或极少杀伤正常人体细胞，能极大地降低宿主毒性反应，受到越来越多的关注。生物靶向治疗主要有三种：

1. 靶向基因治疗　靶向基因治疗基因治疗用腺病毒载体或者非病毒载体将特殊的基因导向靶细胞致癌基因（Ckls）沉默或者抑癌基因（p53）过表达使癌细胞增殖、分裂、侵袭、转移过程受到抑制，并对邻近的细胞不产生毒副作用，包括转染新的遗传物质和对现存的遗传物质的加工。近年来，溶瘤病毒在头颈部鳞状细胞癌中的研究也取得了明显的进步。溶瘤病毒能靶向性感染肿瘤细胞并在细胞内复制，杀死肿瘤细胞。学者通过将特异性启动子重组到病毒载体中，使病毒只能在特异的肿瘤细胞或组织细胞内复制，以增加病毒转录靶向性。

2. 靶向免疫治疗　①表皮生长因子受体（epidermal growth factor receptor，EGFR）的单克隆抗体：西妥昔单抗（cetuximab，C225），帕尼单抗（pani-umumab），尼妥珠单抗（nimotuzumab）。表皮生长因子受体抑制剂C225是一种特异性阻断表皮生长因子（EGF）单克隆抗体，其抗肿瘤的机制主要是与EGFR的胞外激酶特异性结合，阻断与EGFR有关的细胞信号转导通路，从而起到抑制肿瘤细胞生长，诱导肿瘤细胞凋亡的作用。②表皮生长因子受体酪氨酸激酶抑制剂：吉非替尼（gefitinib），厄洛替尼（erlotinib），拉帕替尼（lapatinib），吉非替尼是一种苯胺奎那唑啉化合物（anilinoquinazoline），具有较强的EGFR酪氨酸激酶抑制作用，可对癌细胞的增殖、生长、存活的信号转导通路起阻断作用。厄洛替尼是一种Ⅰ型人表皮生长因子受体/表皮生长因子受体酪氨酸激酶抑制剂，厄洛替尼的抗肿瘤机制目前尚未完全明确。③血管内皮生长因子受体（vascular endothelial growth factor receptor，VEGFR）抑制剂：贝伐单抗（bevacizumab），索拉非尼（sorafenib），舒尼替尼（sunitinib），凡德他尼（vandet-anib）；贝伐单抗是一种重组的人源化的单克隆抗体，可与VEGF结合，阻碍VEGF与其受体（vascular endothelial growth factor receptor，VEGFR）在内皮细胞表面的相互作用，从而抑制微血管生成并抑制肿瘤转移。④其他靶向治疗药物：如蛋白酶体抑制剂硼替佐米（bortezomib）、组蛋白乙酰化抑制剂伏立诺他（vorinostat）、Auraro激酶抑制剂、细胞周期蛋白依赖性激酶抑制剂等。

学习笔记

3. 靶向肿瘤干细胞治疗　肿瘤中只有极少部分肿瘤细胞具有无限增殖和自我更新的潜能，并导致肿瘤发生，该部分细胞被称为肿瘤干细胞（cancer stem cells，CSCs）。靶向消灭肿瘤细胞，可以抑制肿瘤细胞的增殖的能力。

二、口腔黏膜疣状癌

疣状癌（verrucous carcinoma，WHO ICD code 8051/3）是一种非转移性的高分化鳞状细胞癌的亚型，以外生性、疣状缓慢生长和边缘推压为特征。

【临床要点】

1. 好发于60岁以上老年人，吸烟、酗酒的男性居多。

2. 以下唇多见，颊、舌、牙龈、牙槽黏膜均可发生。

3. 病变开始时为边界清楚、细的白色角化斑块，迅速变厚，发展成钝的乳头状或疣状，表面突起。此肿瘤通常表现为宽的基底或者无蒂，一般无症状，不出现溃疡和出血。

【病理学特征】

1. 肉眼观察

（1）境界清楚的广基的外生性疣状肿块，质较硬。

（2）颜色从棕褐色到白色。

2. 光镜观察

（1）由分化良好的伴有明显角化的鳞状上皮和纤细的血管轴心构成，上皮较厚，呈球棒形乳头状，并呈圆钝状突入间质内（图4-2-9A）。鳞状上皮缺乏恶性的细胞学特征，形态上大于鳞状细胞癌的细胞，核分裂象少见且位于基底层，有时可见上皮内微小脓肿（图4-2-9B）。

（2）常通过推挤式的生长方式侵袭间质，密集的淋巴、浆细胞是宿主的常见反应。周围的黏膜表现为从增生到疣状癌的渐进性过渡。癌周上皮下陷呈杯状包围在疣状癌的周边，这是进行深部活检的理想部位。

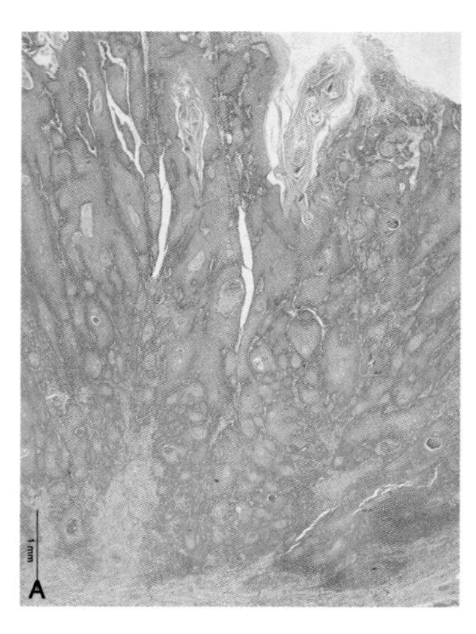

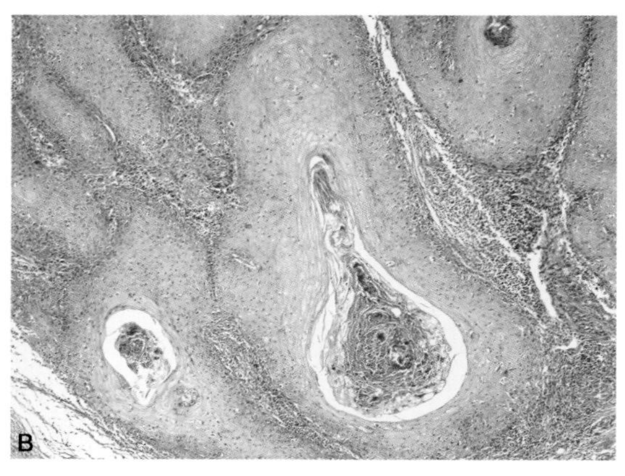

图4-2-9　疣状癌

A. 分化较好的鳞状上皮形成外生性乳头表面和宽大、圆钝、向下推进的上皮钉突。HE，×20。B. 球棒状上皮钉突，细胞异型性不明显，固有层内淋巴细胞、浆细胞浸润。HE，×200

学习笔记

【鉴别诊断】

1. 鳞状上皮乳头状瘤　可发生过度角化,并具有较厚、棒状的乳头和较宽、无蒂的基底,但不表现向下方的基底细胞增生、推移,也缺乏累及下方固有层的膨胀性生长。

2. 角化棘皮瘤　多发生于暴露于日光的唇部皮肤,口内病变极少见。病变以含中央角质栓的杯状结构为特征,基底部可表现类似疣状癌的粗钝边缘,但病变常伴有不规则舌状的假上皮瘤样增生,有些类似鳞状细胞癌。

3. 假上皮瘤样增生　鳞状上皮反应性过度增生,不规则延长的上皮脚深入到间质中,病变广泛甚至出现角化珠时看起来像浸润,有别于疣状癌的宽钝、推进式边缘。

4. 疣状增生(verrucous hyperplasia)　病变表现为高分化角化上皮完全呈外生性生长,较邻近的正常上皮表浅,缺乏向下的、超出邻近鳞状上皮黏膜上皮的钉突增生(图 4-2-10)。可见明显的细胞学异型性。仅依赖组织学和疣状癌鉴别通常很困难,需要病理医师与临床医师密切配合取较大的组织进行活检。

5. 杂交瘤疣状癌　在总体疣状癌形态背景下,出现灶状分化较差的鳞状细胞癌区域。因为多达 20% 的疣状癌同时可伴有常规的鳞状细胞癌,多处取材全面观察是区别鉴别的关键。

6. 外生性鳞状细胞癌　由一个广基的瘤体构成,缺乏显著的分枝状的纤维血管轴心,肿瘤细胞有异型性。

7. 乳头状细胞鳞癌　好发于喉,口内很少见。肿瘤以显著的乳头状生长为特点,乳头有纤细的纤维血管轴心,表面覆以肿瘤性的、不成熟的基底样或多形性的细胞(图 4-2-11)。肿瘤细胞具有显著的细胞异型性。可有间质浸润,但较难确定。

8. 穿掘性癌(carcinoma cuniculatum)　病理表现为复层鳞状上皮增生,具有宽大的钉突,中央含角质,以及含角质的隐窝,穿掘至深部组织中(图 4-2-12A,B),细胞无明显恶性表现。

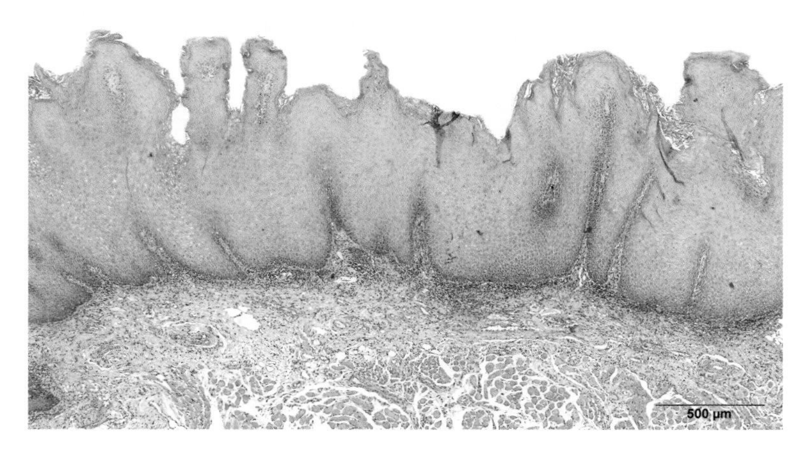

图 4-2-10　疣状增生

上皮增厚,表面呈疣状,上皮钉突增生不明显。HE,×40

【问题】口腔黏膜有哪些疣状/乳头状肿瘤?

思路:良性的病变:鳞状细胞乳头状瘤,寻常疣,尖锐湿疣,局灶性上皮增生,纤维上皮息肉,疣状黄瘤,乳头状增生,乳头状唾液腺瘤,黑棘皮病等。潜在恶性病变:疣状增生,乳头状异常增生,增殖性疣状白斑。恶性的病变:疣状癌,乳头状鳞状细胞癌。

学习笔记

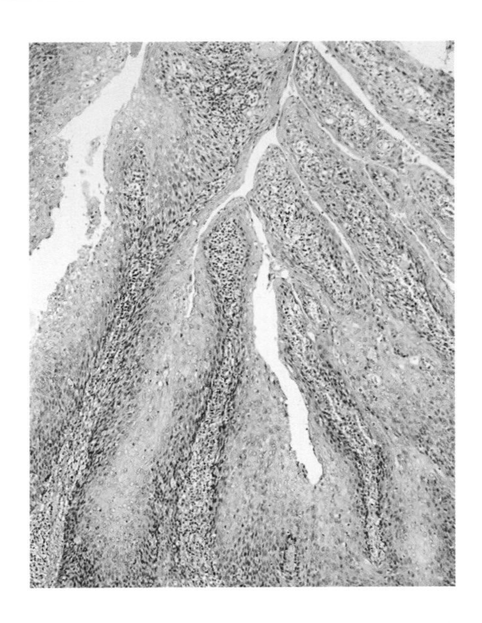

图 4-2-11　乳头状细胞鳞状细胞癌
上皮显著的乳头状生长，乳头中心为纤维血管轴心。HE，×40

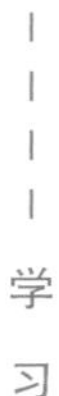

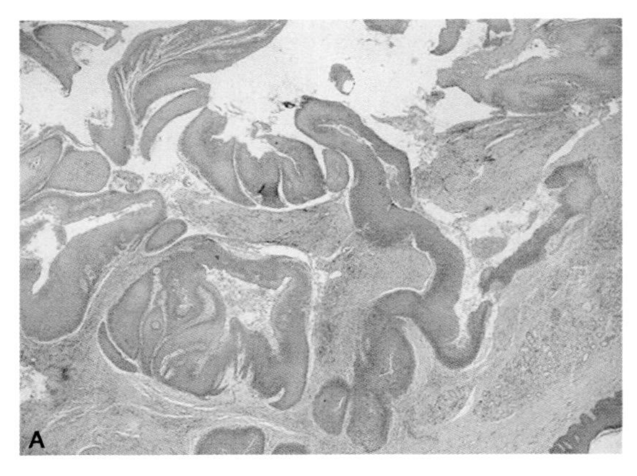

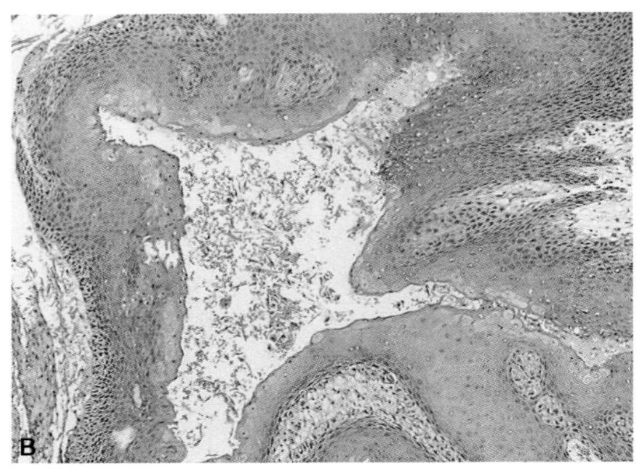

图 4-2-12　穿掘性癌
A. 高分化鳞状上皮向下生长，巢中央角质隐窝形成 HE。×40。B. 鳞状上皮细胞无明显恶性表现。HE，×200（此图片由海南医学院杨邵东副教授提供）

知识点

疣状癌的鉴别诊断

1. 鳞状上皮乳头状瘤　可发生过度角化，并具有较厚、棒状的乳头和较宽、无蒂的基底，但不表现向下方的基底细胞增生、推移，也缺乏累及下方固有层的膨胀性生长。

2. 角化棘皮瘤　以含中央角质栓的杯状结构为特征，基底部可表现类似疣状癌的粗钝边缘，但常伴有不规则舌状的假上皮瘤样增生。

3. 假上皮瘤样增生　鳞状上皮反应性过度增生，不规则延长的上皮脚深入到间质中，病变广泛甚至出现角化珠时看起来像浸润。

4. 疣状增生　表现为高分化角化上皮完全呈外生性生长，较邻近的正常上皮表浅，缺乏向下的、超出邻近鳞状上皮黏膜上皮的钉突增生，可有明显的细胞学异型性。

5. 杂交瘤疣状癌　在总体疣状癌形态背景下，出现灶状分化较差的鳞状细胞癌区域。多处取材全面观察是区别疣状癌与杂交癌的关键。

6. 外生性鳞状细胞癌 由一个广基的瘤体构成，缺乏显著的分枝状的纤维血管轴心，肿瘤细胞有异型性。

7. 乳头状鳞状细胞癌 以显著的乳头状生长为特点，乳头有纤细的纤维血管轴心，表面覆以肿瘤性的、不成熟的基底样或多形性的细胞。肿瘤细胞具有显著的细胞异型性。可有间质浸润。

8. 穿掘性癌 鳞状上皮增生以内生性生长为主，具有宽大的钉突，中央含角质，以及含角质的隐窝，穿掘至深部组织中，细胞无明显恶性表现。

【病例】

患者女性，90 岁。左上颌前牙龈肿物 4 个月，加重半个月。

于 2014 年 2 月发现左上颌前牙区牙龈肿物溃疡不愈，未治疗，肿物逐渐增。近半个月肿物增大明显，来院就诊，门诊以“左上颌前牙龈肿物”收入院。

专科检查：颌面部对称，开口度、开口型正常。双侧颞下颌关节区无弹响杂音。左上颌前牙区牙龈可见外生性、疣状肿物，约 4.5cm×3.0cm×1.5cm 大小，表面色红，局部破溃伴假膜覆盖，触痛明显。

手术在全身麻醉下行左上颌前牙区牙龈肿物扩大切除术，术中送冰冻快速病检，缝合伤口。

肉眼观察：送检为切除牙龈病变及其周围正常组织，病变约 4.0cm×3.0cm×1.5cm 大小，高起黏膜，表面为菜花状，局部区发红，似糜烂面。

光镜观察：鳞状上皮增生，表面过度角化，呈乳头状或疣状，上皮钉突延长，宽而圆钝，推进式向结缔组织生长（图 4-2-13A），鳞状上皮分化良好，核分裂象少见。病变上皮周围可见密集的淋巴细胞、浆细胞浸润（图 4-2-13B）。

病理诊断：（左上前牙牙龈）疣状癌。

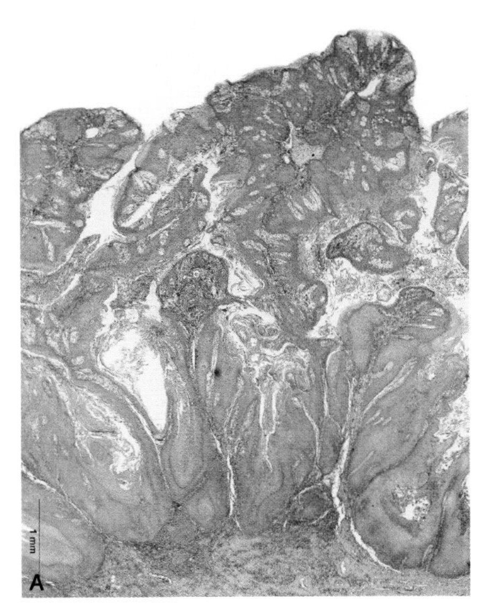

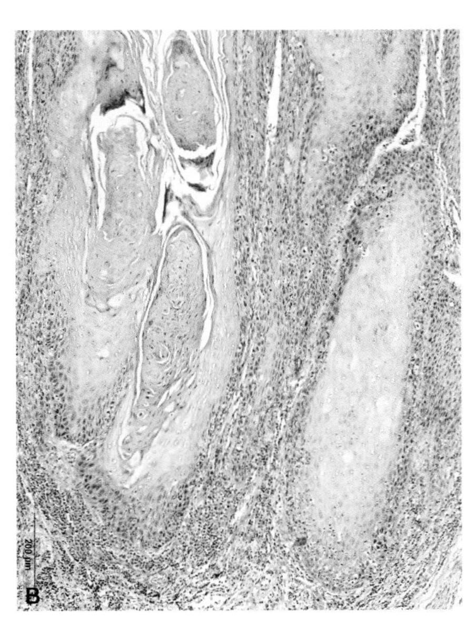

图 4-2-13 病例 疣状癌

A. 显著增生的鳞状上皮，表面粗糙呈乳头状。HE，×20。B. 球形的上皮钉突，推进式侵袭间质。HE，×100

三、基底样鳞状细胞癌

基底样鳞状细胞癌（basaloid squamous cell carcinoma，WHO ICD code 8083/3）是一种侵袭性的、高级别的鳞状细胞癌的亚型，同时具有基底样细胞和鳞状细胞的成分。

学习笔记

【临床要点】

1. 以40～85岁以上的吸烟酗酒人群多见。

2. 男性好发。

3. 80%的患者在诊断时伴有颈部淋巴结转移。

4. 病变多发生于喉、下咽、舌根。

5. 生长迅速，表现为中央溃疡性肿块，伴黏膜下广泛的硬结。

【病理学特征】

1. 肉眼观察　肿瘤质硬，伴有中心坏死。

2. 光镜观察

（1）肿瘤有两种成分：第一种是表浅的，分化良好或中度分化的鳞状细胞癌，常常伴有表面溃疡，多病灶，或原位癌。第二种是深部的侵袭性强的基底样上皮细胞，基底样细胞小，核浓染，没有核仁，胞浆少，常排列成岛状、条索状和小叶状，外周细胞常排列成栅栏状（图4-2-14A，B）。

（2）肿瘤常见明显的核分裂活性和巢中央坏死。

（3）有时还发生鳞状细胞的分化：基底样细胞和细胞岛常被黏液基质（基底膜样物质）包围，肿瘤内也可有PAS阳性的基底膜样物质充满的微囊。

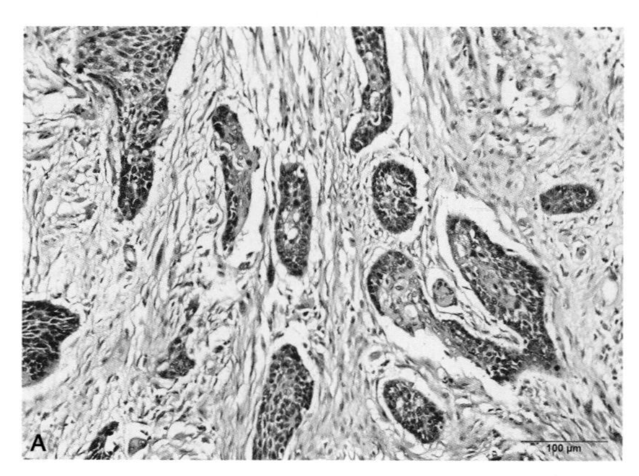

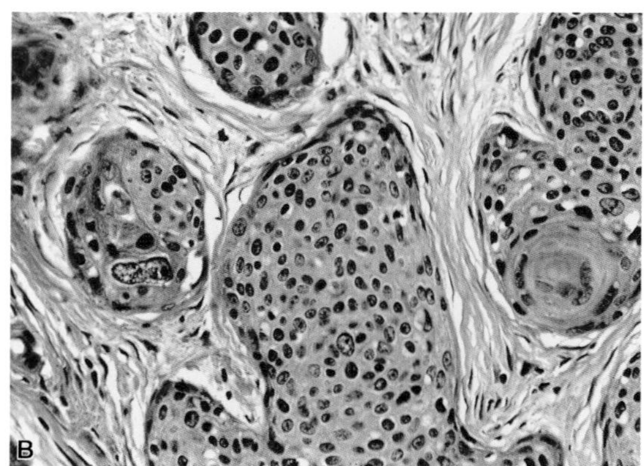

图4-2-14　基底样鳞状细胞癌

A. 巢状基底样上皮细胞，细胞小，核浓染，胞浆少，外周细胞常排列成栅栏状。HE，×100。B. 基底细胞巢中央出现角化。HE，×400

【免疫组织化学特征】

肿瘤细胞弥漫性表达CK5/6、34βE12、CK14、p63，少部分病例可局灶表达vimentin、S-100蛋白、CD117，罕见表达SMA、CgA、Syn。P53常阳性表达，Ki-67指数高。不表达CK7。

【鉴别诊断】

常需与神经内分泌癌、腺样囊性癌、实性型基底细胞腺癌等相鉴别。

1. 神经内分泌小细胞癌　肿瘤由成片、条索、巢状排列的较一致的小细胞构成，细胞胞浆少，核染色质细腻、细颗粒状，核分裂象多，缺乏鳞状细胞分化，可见菊形团，很少有明显的小叶状、筛孔状及假腺样结构，癌巢周边的瘤细胞不呈栅栏状排列（图4-2-15A）。常见片状坏死，但不是粉刺状坏死。免疫组织化学显示，神经内分泌标记物阳性（图4-2-15B）。基底样鳞状细胞癌瘤细胞较少阳性。

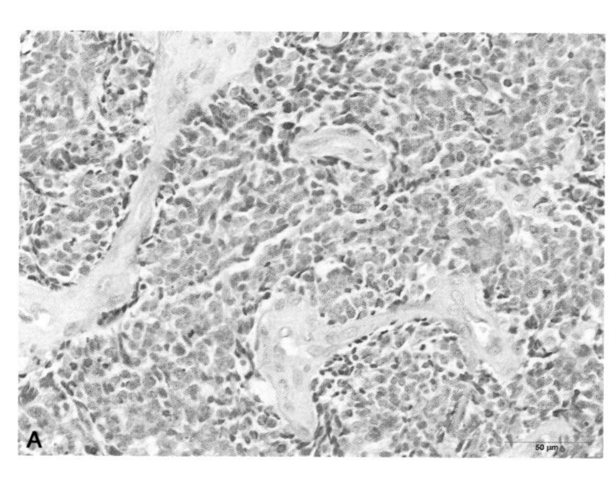

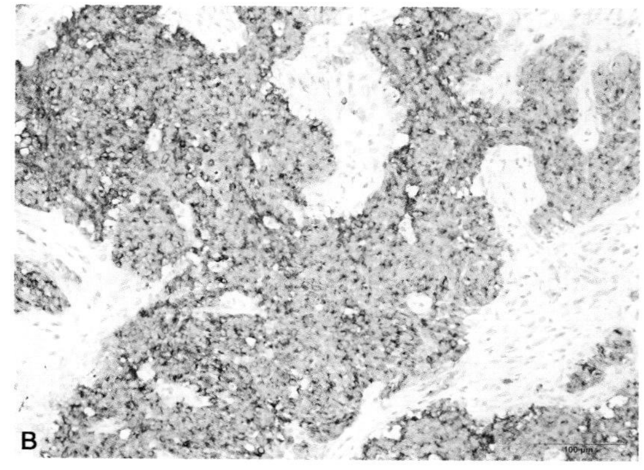

图 4-2-15　牙龈神经内分泌小细胞癌

A. 瘤细胞小、较一致，胞浆少，核染色质细腻。HE，×200。B. 免疫组织化学 CgA 呈强阳性。SP，×200

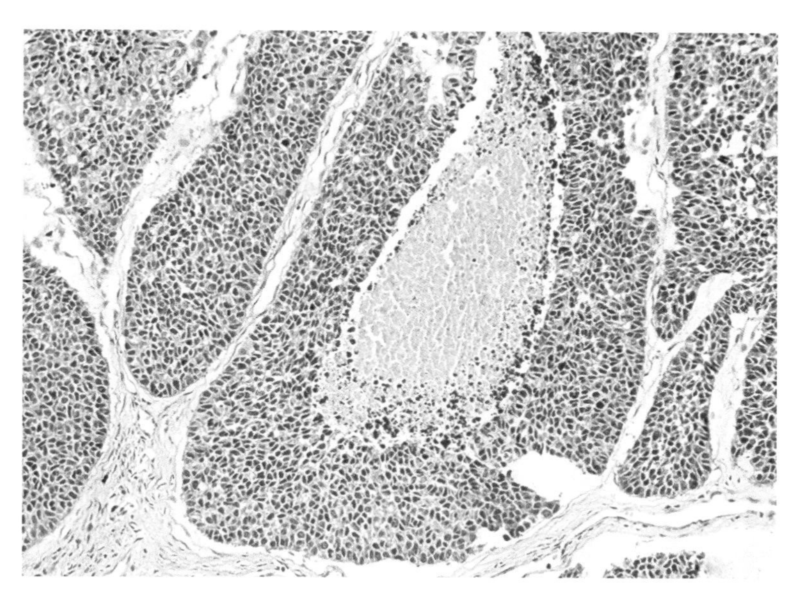

图 4-2-16　实性型腺样囊性癌

肿瘤呈巢状，可见中央坏死。HE，×200

2. 实性型腺样囊性癌　肿瘤细胞呈巢状或片状，细胞胞浆少，核深染，可伴有中央坏死（图 4-2-16）。无鳞状分化灶，不伴有表面上皮的异型增生或原位癌，细胞形态较温和，核分裂象少；有肌上皮成分，SMA、S-100 蛋白阳性，p63 常在瘤巢周边细胞阳性或散在阳性。

3. 实性型基底细胞腺癌　常见于大唾液腺，口内少见。肿瘤主要由两种细胞构成：一种细胞体积较小，细胞浆少，细胞核深染，此种细胞常排列在肿瘤细胞团的周围。另一种细胞多角形，有的呈梭形，体积较大，有嗜伊红胞浆，胞核染色较浅，此种细胞常排列在肿瘤细胞团的中央（图 4-2-17A）。肿瘤细胞大小较一致，异型性不明显。可见鳞状化生，但一般不形成大片的鳞状细胞癌区，癌巢中央无粉刺状坏死。CK7 阳性（图 4-2-17B），vimentin、S-100 蛋白亦可局灶阳性。

【问题】如何应用免疫组织化学鉴别基底样鳞状细胞癌与实性型腺样囊性癌？

思路：鉴别基底样鳞状细胞癌与实性型腺样囊性癌的免疫组织化学指标有 p63、P53。二者均表达 p63，但是表达模式不同，前者呈弥漫强表达，后者常表达于瘤巢的周边细胞或散在表达。前者常表达 p53，但是仅偶尔表达于实性型腺样囊性癌。实性型腺样囊性癌常有 SMA、S-100 蛋白、CD117 的表达，但是部分基底样鳞状细胞癌亦可表达，因此鉴别意义不大。

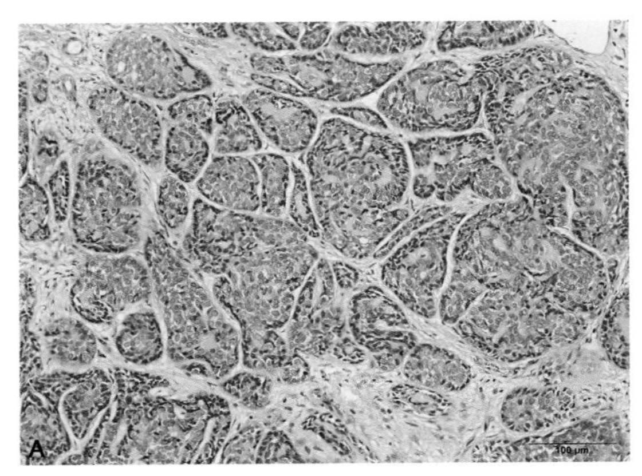
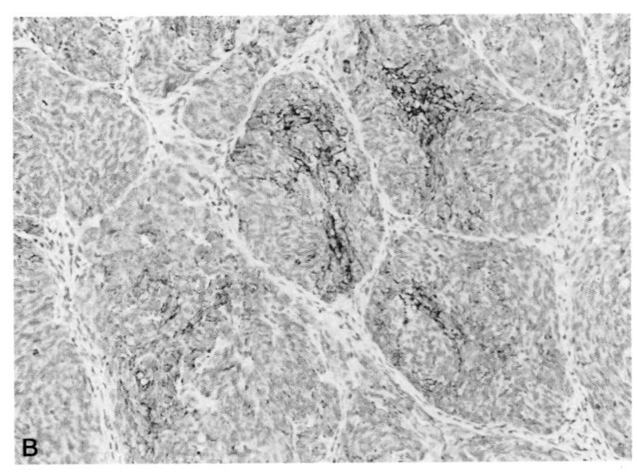

图 4-2-17　实性型基底细胞腺癌

A. 周边基底样细胞栅栏状排列，中央细胞多边形，胞浆淡染。HE，×200。B. CK7 部分肿瘤细胞阳性。SP，×200

知识点

基底样鳞状细胞癌的鉴别诊断

1. 神经内分泌小细胞癌　肿瘤由成片、条索、巢状排列的较一致的小细胞构成，细胞胞浆少，核染色质细腻、细颗粒状，核分裂象多，缺乏鳞状细胞分化，可见菊形团，常见片状坏死。免疫组织化学显示，神经内分泌标记物阳性，仅少部分表达高分子量角蛋白。

2. 实性型腺样囊性癌　肿瘤细胞呈巢状或片状，细胞胞浆少，核深染，细胞形态较温和，核分裂象少，可伴有中央坏死，有肌上皮成分，SMA、S-100 蛋白阳性，p63 常在瘤巢周边细胞阳性或散在阳性。无鳞状分化灶，不伴有表面上皮的异型增生或原位癌。

3. 实性型基底细胞腺癌　主要由两种细胞构成，一种细胞体积较小，细胞浆少，细胞核深染，另一种细胞多角形，有的呈梭形，体积较大，有嗜伊红胞浆，胞核染色较浅。肿瘤细胞大小较一致，异型性不明显。可见鳞状化生，但一般不形成大片的鳞状细胞癌区，癌巢中央无粉刺状坏死。

【病例】

患者男性，50 岁。舌右侧缘溃疡伴疼痛 2 个月余。

患者 2 个月前开始舌右侧缘溃疡伴疼痛，2013 年 9 月于荆州中心医院就诊并取活检，经病理诊断为“高分化鳞状细胞癌”。来本院门诊以“舌鳞状细胞癌”收入院。

专科检查：颌面部基本对称，开口度 3cm，开口型基本正常。舌右侧后 2/3 及舌根肿物，约 2. 0cm×2. 0cm 大小、表面溃疡，基部质硬、触痛，边界不清。右侧颌下及颈部可扪及肿大淋巴结。

手术在全身麻醉下行舌根病变扩大切除术，左颈淋巴清扫术及颏下岛状瓣转移缺损修复术。术中送安全缘检查，切除肿物，缝合伤口。

肉眼观察：送检为切除病变及舌组织和颈清淋巴结等，病变约 2. 0cm×2. 0cm 大小、表面溃疡。剖面实性，苍白、无包膜。

光镜观察：肿瘤由基底样细胞和鳞状细胞组成。基底细胞排列紧密，分叶状实行排列（图 4-2-18A）。小叶周边细胞呈栅栏状排列（图 4-2-18B）。可见粉刺样坏死。伴有鳞状细胞癌的成分，鳞状细胞癌和基地样细胞间分界较突然。

病理诊断：①（舌右侧后份及舌根）基底样鳞状细胞癌。②右颏下颌下淋巴结内转移癌（2/4）；右颈深中淋巴结内转移癌（3/13）；右颈深下淋巴结内转移癌（1/5）；右颈深上淋巴结未见转移（0/2）。PCK 标记阴性。

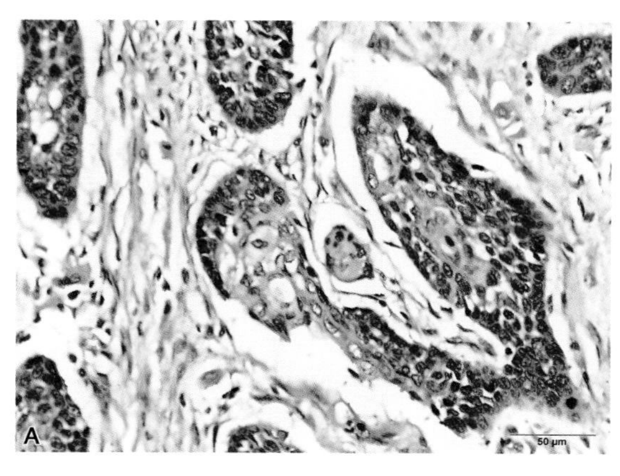
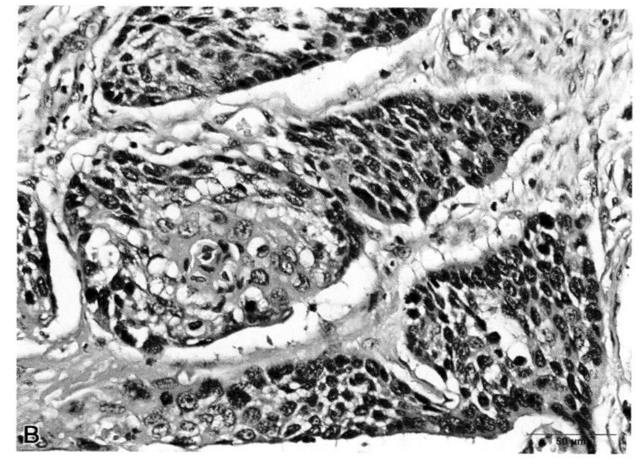

图 4-2-18　病例　基底样鳞状细胞癌

A. 巢状基底样上皮细胞，细胞小，核浓染，胞浆少，外周细胞常排列成栅栏状。HE，×400。B. 基底细胞巢中央出现角化。HE，×400

【病例讨论】

如何应用免疫组织化学鉴别基底样鳞状细胞癌与神经内分泌小细胞癌？

神经内分泌小细胞癌表达神经内分泌标记物（CgA、Syn），基底样鳞状细胞癌仅少部分弱表达；基底样鳞状细胞癌常弥漫表达高分子量角蛋白（CK5/6、34βE12），神经内分泌小细胞癌仅少部分表达。二者均弥漫表达 P63，因此鉴别意义不大。

四、梭形细胞癌

梭形细胞癌（spindle cell carcinoma，WHO ICD code 8074/3）也称为肉瘤样鳞状细胞癌，是一种双相性肿瘤，由原位或侵袭性的鳞状细胞癌和恶性的梭形细胞构成，后者具有间叶样形态，但为上皮来源。

【临床要点】

1. 患者平均年龄 65 岁（范围 30～95 岁），好发于男性。

2. 主要见于上呼吸消化道，尤其是喉、口腔和食管。口腔内，下唇、舌、牙龈为好发部位。

3. 主要表现为带蒂的息肉样肿块，也可表现为无蒂的结节样或菜花样肿块，或溃疡。疼痛和感觉异常是主要症状。肿瘤生长迅速，易早期转移。

【病理学特征】

1. 肉眼观察

（1）肿物呈息肉样，表面溃疡形成，平均大小约为 2cm。

（2）剖面质硬。

2. 光镜观察

（1）肿物具有组织学上的双相特点，即有鳞状上皮成分和恶性梭形细胞成分构成。鳞状上皮成分可表现为上皮异常增生、原位癌或浸润性癌。

（2）由于经常伴有纤维素坏死的表面溃疡，可使表面上皮细胞和梭形细胞成分难以辨别。

（3）浸润的鳞状细胞癌成分可能比较局限，需多切片才能显示出来。

（4）梭形细胞成分构成肿瘤的大部分，可排列成不同的形状，包括束状、丛状、席纹状或鱼刺状（图 4-2-19A，B）。瘤细胞呈肥胖的梭形，也可呈圆形或上皮样，细胞多形性常较明显，核分裂象包括病理性核分裂象易见。偶尔可见肿瘤性骨或软骨等化生灶。

学习笔记

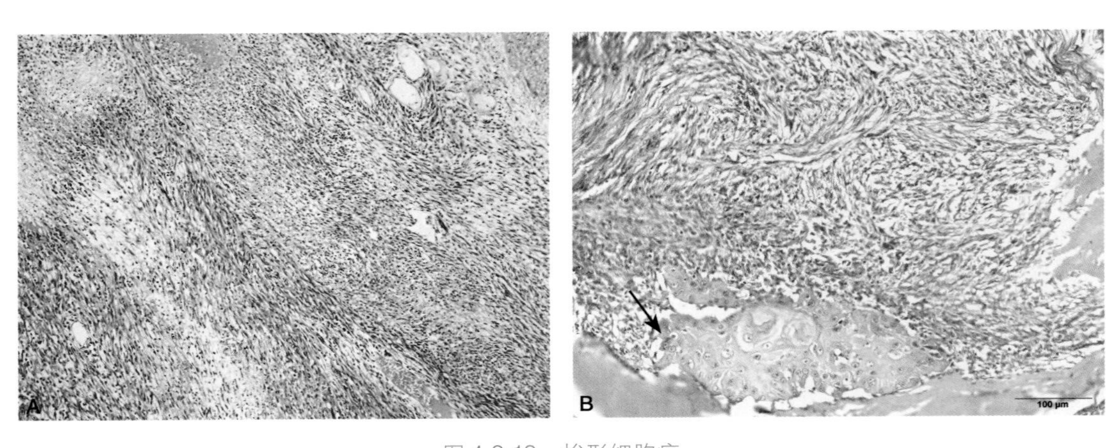

图 4-2-19　梭形细胞癌
A. 肿瘤细胞呈梭形，束状排列。HE，×100。B. 鳞状上皮（箭头示）。HE，×200

【免疫组织化学特征】

梭形细胞癌可表达上皮和间叶标志物。但是不同的病例中梭形细胞的反应性不一样，约有30%的病例呈角蛋白阴性。最有用的上皮标记物为 AE1AE3，CK1，CK18，EMA。波形蛋白呈一致性的阳性表达（100%）。其他的标记物呈不同程度的表达，如 MSA，DESMIN。S-100 蛋白（5%）、smooth-muscle actin（30%）、actin-HHF-35（15%）、CK7（5%）、CK5/6（7%）、CK14（15%的）、CK17（15%）、p63（62%）（图 4-2-20A，B）。

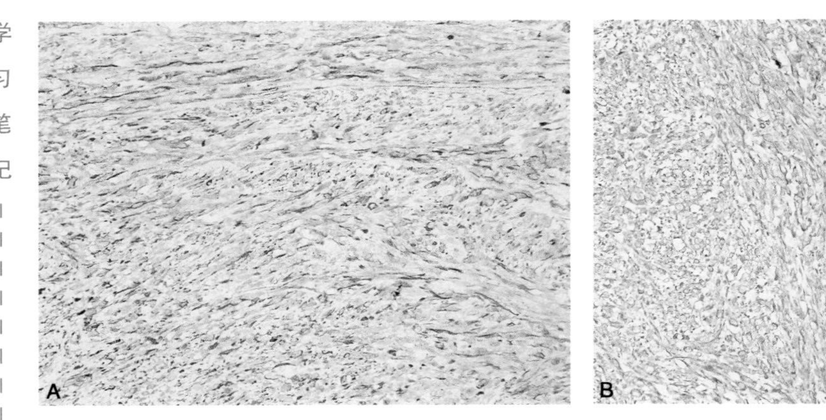

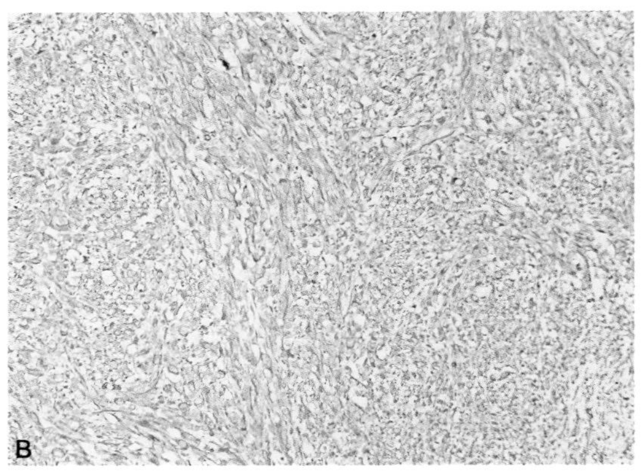

图 4-2-20　梭形细胞癌
A. 肿瘤细胞 PCK 性阳。SP，×200。B. 肿瘤细胞 vimentin 阳性。SP，×200

【鉴别诊断】

梭形细胞癌的诊断具有挑战性，鉴别诊断包括任何梭形细胞病变。需要注意的是，发生于黏膜的任何恶性梭形细胞肿瘤首先都应考虑到梭形细胞癌。

1. 黏膜黑色素瘤　发生于口腔的黏膜黑色素瘤往往有上皮和梭形细胞形态并可缺乏色素沉着，原位成分和适当的免疫组织化学染色有助于诊断。黑色素瘤表达 S-100 蛋白、HMB45、melanin A。

2. 梭形细胞肌上皮癌　肌上皮癌有时主要由梭形细胞构成，但常可见少量其他形态的肿瘤性肌上皮细胞，如透明细胞、上皮样细胞、浆细胞样细胞。肿瘤细胞呈巢状或片状排列，常见大量黏液样基质或基底膜样物质。瘤细胞表达角蛋白及肌上皮标记物。

3. 具有梭形细胞形态的软组织肿瘤　包括肉瘤（如平滑肌肉瘤、滑膜肉瘤、恶性周围神经鞘

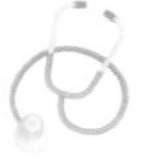

瘤、血管肉瘤)，良性或中间性间叶肿瘤(如结节性筋膜炎、肌纤维瘤、孤立性纤维瘤、炎性肌纤维母细胞性肿瘤等)，反应性梭形细胞病变。

【问题】如何应用免疫组织化学辅助诊断梭形细胞癌?

思路：梭形细胞癌中恶性鳞状上皮成分的存在是诊断的关键。但是有时，特别是在小活检时，由于表面溃疡而使得形态上仅表现为完全由梭形细胞构成。此时就需要应用找到梭形细胞上皮分化的证据。由于不同的病例中梭形细胞的反应性不一样，因此最好联合运用多种上皮标记物，如 AE1AE3，CK1，CK18，EMA、P63 等。需要注意的是，阳性的上皮性标记物可帮助确定梭形细胞癌的诊断，但是阴性时也不能也不能完全排除梭形细胞癌的诊断，尤其在伴有相应临床表现时。另一方面，上皮标记物包括角蛋白、EMA 和 P63 都可能在一些软组织肿瘤中呈阳性表达。因此，正确的诊断需要细心的形态评估、免疫组织化学的合理使用及判读并结合临床。

知识点

梭形细胞癌的鉴别诊断

1. 黏膜黑色素瘤　主要为上皮样及梭形两型细胞，可见原位成分和黑色素，免疫组织化学 S-100 蛋白、HMB45、melanin A 阳性。

2. 梭形细胞肌上皮癌　常可见其他形态的肿瘤性肌上皮细胞，如透明细胞、上皮样细胞、浆细胞样细胞，常见大量黏液样基质或基底膜样物质。瘤细胞表达肌上皮标记物。

3. 具有梭形细胞形态的恶性软组织肿瘤　除了各肿瘤独特的形态学特点，免疫组织化学有助于鉴别。如 S-100 蛋白阳性，HMB45、Melan A 阴性，支持为神经源性肉瘤；SMA 弥漫强阳性支持为平滑肌肉瘤。

【病例】

患者男性，58 岁。右颊癌术后 3 年余，右上颌肿胀，鼻腔出血半年余。

患者 3 年前因右颊黏膜鳞状细胞癌，于 2007 年 4 月和 2010 年 4 月先后两次行病变扩大切除及右舌骨上颈淋巴结清扫术治疗。术后行放疗、化疗及辅以中药治疗。半年前患者出现右上颌部肿胀，伴鼻腔出血，未作处理。1 个月前行颌面部 MRI 检查提示右上颌肿物。门诊以“右颊癌术后复发，右上颌窦占位病变”入院。

专科检查：右上唇部分缺如，右颧面部触诊较硬，触痛，颏部、右颌下部可见术后瘢痕。颏下、颌下、颈部未扪及浅表肿大淋巴结。开口度约 0.5cm。双侧耳屏前无触压痛。口内见右颊黏膜呈术后改变，触诊较硬，无弹性，无触痛，右上颌牙龈可见一 3cm×2cm 的鲜红色肿物，边界较清，触痛且易出血。11～17 缺失，21 Ⅲ°松动。

临床诊断：鳞状细胞癌术后复发。

手术在全身麻醉下手术扩大切除病变组织，术中送冰冻快速病检。切除肿物，缝合切口。

肉眼观察：送检为颊部皮肤、肌、黏膜组织，黏膜区见 2.5cm×1cm×1.5cm 肿物。质硬无界限，剖面苍白。

光镜观察：肿瘤由两种成分组成。一部分为典型鳞状细胞癌，癌细胞呈多边形或不规则形，胞质丰富，嗜酸性或略透明，排列成巢或条索状(图 4-2-21A)。肿瘤大部分区域由梭形细胞组成，细胞大小不一，核有一定异型性，核分裂象易见，可见瘤巨细胞，呈束状或弥散状排列(图 4-2-21B)。部分区域梭形细胞围绕癌巢或与癌巢交织混杂，并可见与癌巢间有明显移行关系(图 4-2-21C)。免疫组织化学显示，PCK(鳞状上皮巢区域表达阳性)(图 4-2-21D)，vimentin(梭形细胞表达阳性)，Desmin 表达阴性，Ki67 指数约 15%。

病理诊断：(右颊黏膜)梭形细胞鳞状细胞癌。

学习笔记

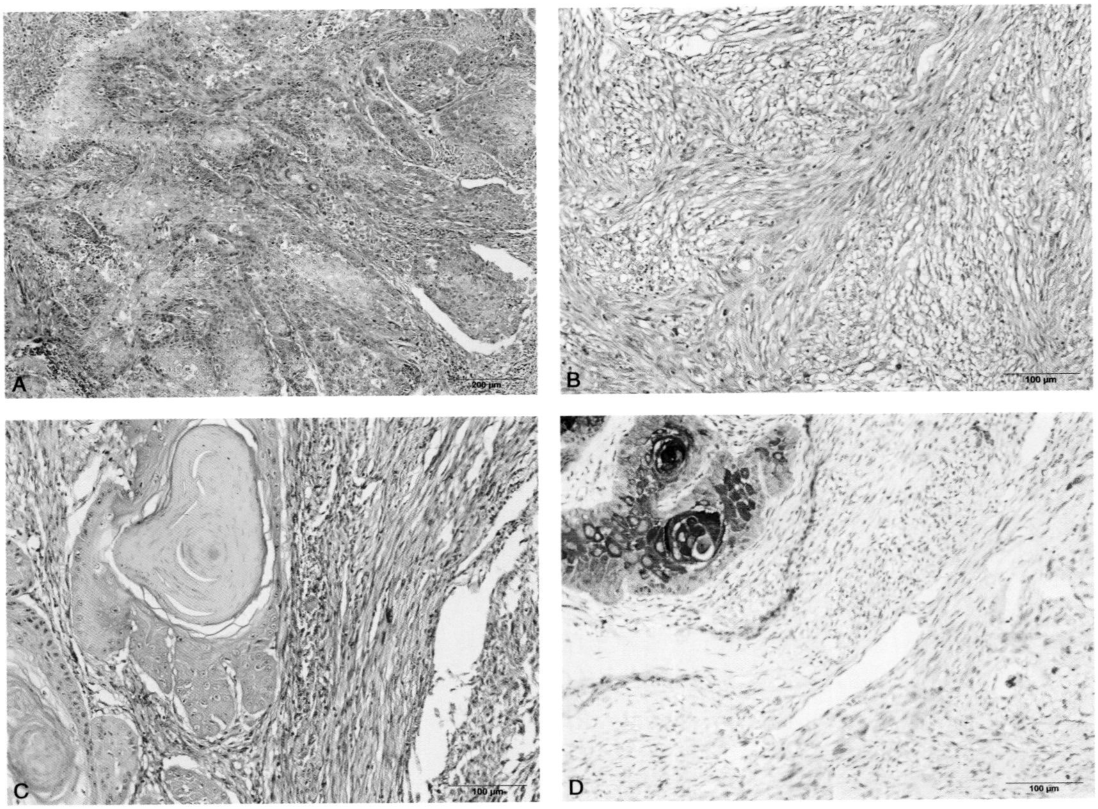

图 4-2-21　病例　梭形细胞癌

A. 普通鳞状细胞癌区域。HE，×100。B. 梭形细胞成分区域。HE，×200。C. 梭形细胞成分与鳞状细胞巢过渡。HE，×200。D. 鳞状上皮巢 PCK 表达阳性，而梭形细胞区域阴性。SP，×200

【病例讨论】

1. 活检时如何诊断口腔梭形细胞肿瘤？

（1）结合临床表现，形态上区分病变是良性还是恶性梭形细胞肿瘤。

（2）恶性梭形细胞肿瘤根据影像学区分是骨内的（如骨肉瘤、恶性牙源性肿瘤）还是黏膜的病变（如梭形细胞癌、黑色素瘤、肌上皮癌、肉瘤）。

（3）黏膜的恶性病变如果有恶性鳞状上皮成分的存在则支持梭形细胞癌。如没有，则运用免疫组织化学染色（CK，EMA，AE1/AE3，HMWCK，p63，CD10，SMA，calponin，desmin，S-100 蛋白，HMB45，melan A）。

2. 应用免疫组织化学与其他肿瘤的鉴别是什么？

（1）S-100 蛋白、HMB45、Melan A 阳性，支持为黑色素瘤。

（2）S-100 蛋白阳性，HMB45、Melan A 阴性，支持为神经源性肉瘤。

（3）SMA 弥漫强阳性支持为平滑肌肉瘤（再运用 H-caldesmon，desmin 确认）。

（4）AE1/AE3、HMWCK、CK18、EMA 和 p63 阳性，可能为肌上皮癌或梭形细胞癌，细胞无显著异型性及 CD10、S-100 蛋白、calponin 阳性，支持为肌上皮癌，而细胞异型性显著和 CD10 阴性，支持为梭形细胞癌。

五、恶性黑色素瘤

恶性黑色素瘤（malignant melanoma，WHO ICD code 8720/3）又称黑色素瘤（melanoma），是由

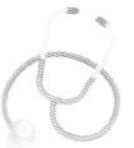

黑色素细胞或黑色素前体细胞发生的恶性肿瘤。常见于皮肤，亦可源于黏膜的黑色素细胞。头颈部黏膜黑色素瘤占所有黑色素瘤的1%，其中50%来于口腔。口腔黏膜的黑色素瘤罕见，约占口腔恶性肿瘤的0.5%。

【临床要点】

1. 好发于成年人，平均55岁。

2. 男性较女性多见(3∶1)。

3. 80%的口腔黑色素瘤开始于腭部、上颌牙龈或牙龈，其他部位包括下颌牙龈、颊、舌和口底等。

4. 口腔黏膜恶性黑色素瘤通常为无痛性，无色素者罕见。

5. 典型病损表现为多发或广泛的色素斑点伴结节性生长。单纯的斑片病损虽可见到，但结节型或表现为色素性龈瘤者占到50%以上。

6. 约1/3的病例可见溃疡，侵犯骨常见。

7. 研究报道约30%的口腔恶性黑色素瘤病例最先有口腔黑变症，病史可达10年。口腔病损较隐蔽，就诊时常为晚期，约75%的伴有淋巴结转移，50%有远处转移，通常转移至肺部或肝脏。

【病理学特征】

1. 肉眼观察

(1) 表面黑色或灰褐色，斑点或结节状。

(2) 直径一般在1.5～4cm大小。

(3) 边界不规则。

2. 光镜观察

(1) 皮肤黑色素瘤分类系统常将其分为四种类型，即结节性黑色素瘤(nodular melanoma)、浅表扩散性黑色素瘤(superficial spreading melanoma)、恶性雀斑样黑色素瘤(lentigo maligna melanoma)和肢端雀斑样黑色素瘤(acral lentiginous melanoma)。由于口腔黏膜黑色素瘤与皮肤黑色素瘤在病因、临床特点、组织病理学特点及预后等方面都存在差异，很难应用皮肤黑色素瘤分类系统来给口腔黑色素瘤分类，用于判断皮肤黑色素瘤的预后的组织学指标也并不适用于口腔黑色素瘤。口腔黑色素瘤一般可分为原位黑色素瘤(melanoma-in-situ)、侵袭性黑色素瘤(invasive melanoma)两大类型。多数病例就诊时表现为侵袭性或具有混合性特点，完全属原位病变不超过20%。

(2) 原位黑色素瘤是指恶性黑色素细胞局限于黏膜上皮内生长浸润，但尚无结缔组织浸润的恶性黑色素细胞病变。组织学表现为上皮基底层黑色素细胞增多，可呈单排或大小不等巢状增生，增生黑色素细胞有不同程度异型性，呈梭形、多角形、上皮样，胞浆大多透明，胞浆内常可见多少不等色素，异型性细胞单个或成群侵及上皮表面(图4-2-22A)。

(3) 侵袭性黑色素瘤为累及上皮和结缔组织或单独累及结缔组织的恶性黑色素细胞病变(图4-2-22B)。

(4) 肿瘤通常由片状或岛状的上皮样黑色素细胞构成，排列成器官样或腺泡样，胞质染色浅，核大、核仁明显，有时呈浆细胞样。片状和束状梭形细胞也可见到，一般仅占肿瘤的小部分。偶尔，细胞可以主要或全部梭形。根据常规光镜下肿瘤内有无色素，将肿瘤分为色素性及无色素性恶性黑色素瘤(图4-2-22C)，后者在免疫组织化学及电镜下仍具有黑色素细胞特点，即电镜下有不同发育阶段黑色素小体；免疫组织化学显示S-100蛋白、HMB45及Melanin A阳性，CK阴性或阳性。90%以上的口腔黑色素瘤病损含黑色素。黑色素瘤中常有多少不等炎细胞浸润，纤维间质的反应多少不一。少数病例反应明显，成为特殊类型即促结缔组织增生性黑色素瘤

学习笔记

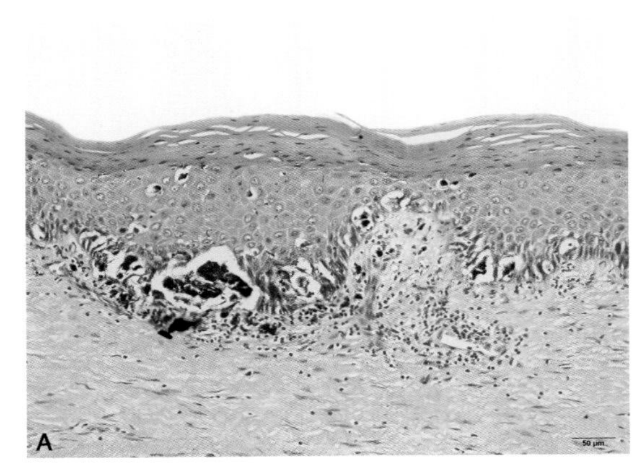
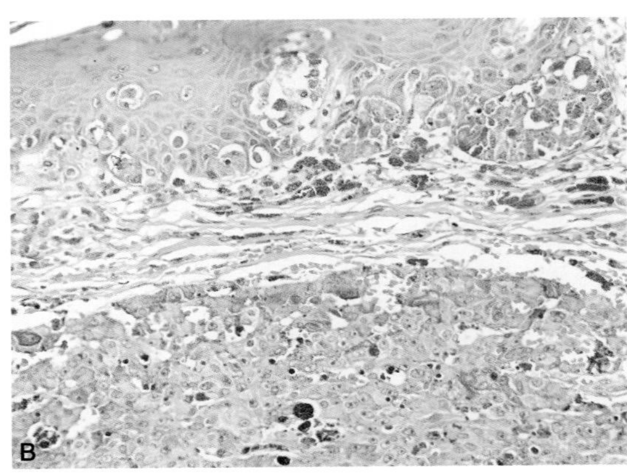
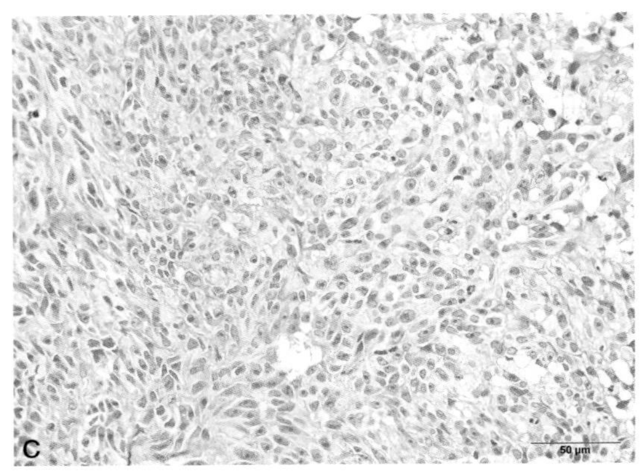

图 4-2-22　原位黑色素瘤

A. 原位黑色素瘤，基底层黑色素细胞增多，呈梭形或上皮样，胞浆透明，可见单个细胞浸润至上皮表层。HE，×200。B. 浸润性黑色素瘤，由上皮样黑色素细胞构成，可见原位成分和大量色素，HE。×200。C. 无色素性黑色素瘤，肿瘤细胞呈上皮样或梭形，核大，核仁明显，未见色素。HE，×400

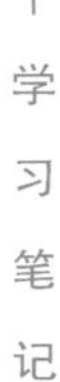

（desmoplastic melanoma）。光镜下，促结缔组织增生性黑色素瘤由梭形细胞构成，有明显硬化性间质围绕，肿瘤细胞稀少，但无明显异型性，常无交界性。

（5）有时在上皮-结缔组织交界处，出现黑色素细胞的增多并伴有形态的异常，但是这种改变还没严重到诊断为黑色素瘤的程度。为防止不必要的手术干预和患者的过度关注，应避免把这类病变称为原位黑色素瘤，而使用描述性名词如非典型性黑色素细胞增生（atypical melanocytic hyperplasia）、恶性前黑色素细胞异常增（premalignant melanocytic dysplasia）。非典型黑色素细胞病变应视为高危险性，需要重新活检或不定期随访。

【组织化学染色】

1. 黑色素细胞内有黑色素生成的特殊性，利用新鲜组织做化学多巴反应呈阳性。

2. 肿瘤细胞内色素较小难以检测或是否为黑色素难以判断时，可行 Fontona 或 Tarfhin-Starry 染色，黑色素染成黑色。

【免疫组织化学特征】

1. 典型黑色素瘤表达黑色素细胞标记物（S-100 蛋白、HMB45、Melanin A/Mart-1 等）阳性表达（图 4-2-23）。vimentin 几乎 100% 均为阳性。

2. CK、EMA 常阴性。

3. 罕见表达 SMA、MSA、GFAP、desmin、synaptophysin 或 chromogranin。

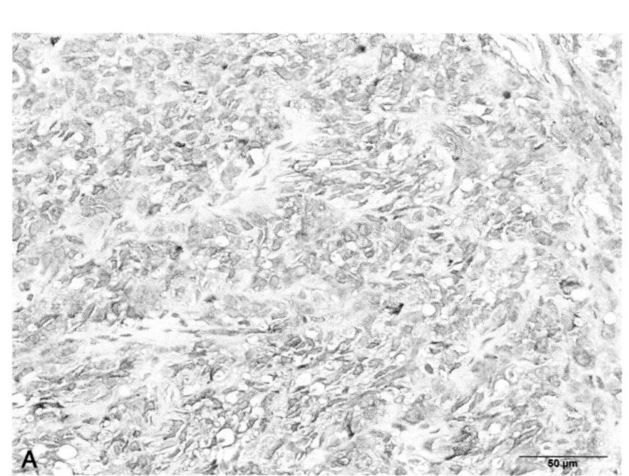

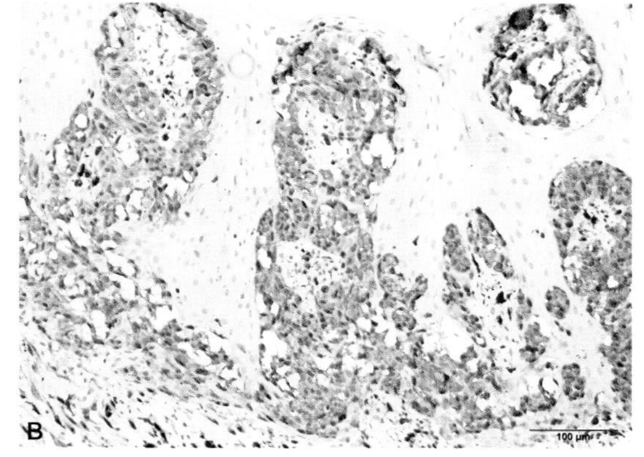

图 4-2-23　黑色素瘤
A. 肿瘤细胞 HMB45 表达阳性。SP，×400。B. 肿瘤细胞 S-100 蛋白表达阳性。SP，×200

【鉴别诊断】

典型恶性黑色素瘤容易识别，因为它有以下特征：交界活性；有明显的黑色素；周围组织浸润；核沟、核折叠和假包涵体；大的嗜酸性核仁；丰富的核分裂象，有些为不典型核分裂象。然而，恶性黑色素瘤以显微镜下表现千变万化而著称，表现为细胞形态和组织结构的多样性。诊断黑色素瘤必须坚持两条：①组织病理学上的基本特点支持黑色素瘤的诊断；②肿瘤细胞特殊的免疫组织化学标记阳性和电镜下找到不同发育阶段的黑色素小体。

1. 色素细胞痣　与黑色素瘤的鉴别应基于结构和细胞学特征的组织学标准，同时结合临床特征。色素细胞痣体积较小，对称分布、边界清晰、相邻细胞巢间均一、细胞无非典型性、结缔组织深层黑色素细胞成熟。无上皮内单个细胞及巢状浸润，常无炎症及表皮浸润破坏等改变。

2. 低分化癌/未分化癌　肿瘤细胞无黑色素时易误诊为癌，但是癌无上皮内 Paget 样或单个细胞浸润，无上皮与结缔组织交界处线状及灶状浸润，无结缔组织内痣样小灶，常无细胞较为松散表现等。免疫组织化学黑色素细胞有特异性标记物 HMB45，低分化癌/未分化癌阴性。

3. 转移性黑色素瘤　需要结合临床，转移性恶病变其他部位有原发恶性黑色素瘤，常为多发。

【问题 1】恶性黑色素瘤细胞形态和组织结构多种多样。哪些组织学特点提示肿瘤可能为恶性黑色素瘤？

思路：肿瘤具有如下组织学特点提示可能为恶性黑色素瘤。

1. 肿瘤细胞形态多样，但主要为上皮样及梭形两型细胞。
2. 肿瘤细胞主要为梭形及上皮样细胞，同时具有核仁明显，红核仁的肿瘤细胞。
3. 上皮样肿瘤，但瘤细胞黏着力低、松散。
4. 上皮性肿瘤，主要位于上皮和结缔组织交界处。
5. 肿瘤细胞具有似肉瘤非肉瘤、似癌非癌的结构。
6. 肿瘤细胞具有痣细胞巢状结构。
7. 肿瘤细胞黏着力低，同时有明显豆芽瓣样小型双核细胞。
8. 有小型痣样多核细胞。
9. 肿瘤有明显横纹肌包涵体样细胞，又难以用肌源性或间叶性肿瘤解释者。

【问题 2】促结缔组织增生性黑色素瘤的诊断要点。

学习笔记

思路：促结缔组织增生性黑色素瘤的肿瘤细胞成分常以梭形为主，肿瘤细胞较少和非典型性不明显，纤维增生明显，容易误诊为成纤维细胞增生。诊断时需注意观察胶原性间质中有无巢状上皮性色素性或无色素性细胞，有无核仁清楚的梭形细胞，有无交界活性。对于黏膜固有层内梭形细胞增生、呈束状排列并伴有病变周围明显的灶性淋巴细胞浸润的病变，均应怀疑黑色素瘤。S-100 蛋白染色阳性支持促结缔组织增生性黑色素瘤的诊断，虽然 HMB-45、Melan-A 和其他较为特异的黑色素瘤标记物染色常阴性。

知识点

黑色素瘤的鉴别诊断

1. 色素细胞痣　体积较小，对称分布、边界清晰、相邻细胞巢间均一、细胞无非典型性、结缔组织深层黑色素细胞成熟。无表皮内单个细胞及巢状浸润，常无炎症及表皮浸润破坏等改变。

2. 低分化癌/未分化癌　无表皮内 Paget 样或单个细胞浸润，无上皮与结缔组织交界处线状及灶状浸润，无结缔组织内痣样小灶，常无细胞较为松散表现等。免疫组织化学黑色素细胞特异性标记物 HMB45 阴性。

3. 转移性黑色素瘤　需要结合临床，转移性恶病变其他部位有原发黑色素瘤，常为多发。

【问题 3】口腔黏膜常见哪些色素性病变？熟悉其临床病理特点。

思路：生理性色素沉着、烟草性色素沉着、药物和重金属引起的黏膜色素异常、局部炎症所致的色素沉着、口腔黏膜黑斑、口腔黏膜色素痣、口腔黑棘皮病、婴儿黑色素神经外胚瘤、黑色素瘤等。

【病例】

患者女性，74 岁。右上、下颌牙龈黑色病变伴疼痛 3 个月。

一年前无任何诱因偶然发现右上、下颌牙龈局部黑色病变，无不适未作治疗。3 个月前，右上颌牙龈病变出现溃疡伴疼痛就诊，行活检提示“恶性黑色素瘤”而入院。

专科检查：发现右上中切牙至上颌结节唇腭侧黏膜 5cm×4cm 大小黑色病变，高出周围正常黏膜表面，局部溃疡（图 4-2-24A），病变边缘欠清楚。下颌 32 及 56 区牙槽嵴黏膜见黑色增生病变，并高出黏膜表面（图 4-2-24B），病变边缘较清楚。下颌下及颈部未扪及肿大淋巴结。术前检查未发现远处转移及其他异常。

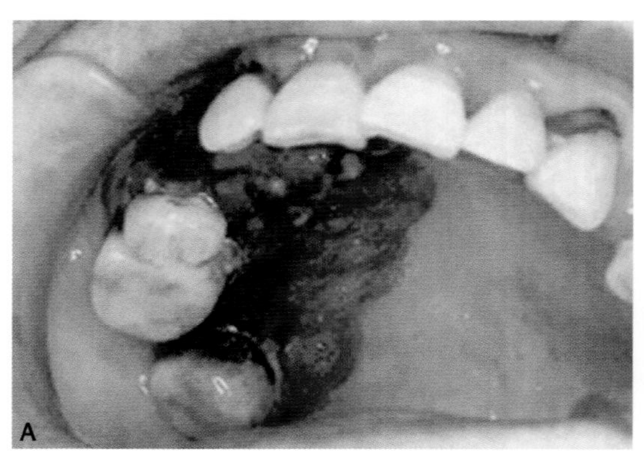

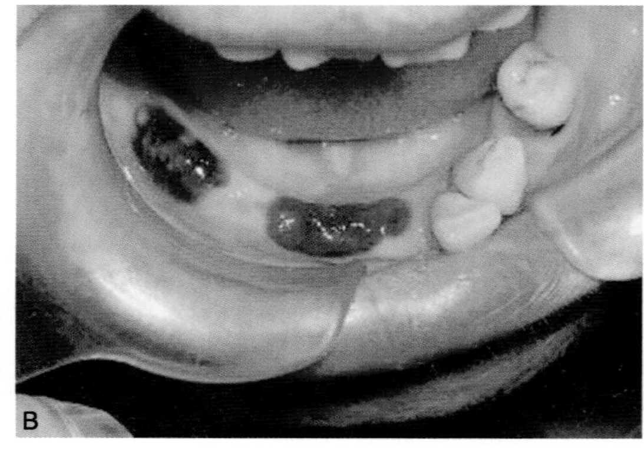

图 4-2-24　病例　恶性黑色素瘤
A. 上颌牙龈及腭黏膜病变。B. 下颌牙槽嵴黏膜病变

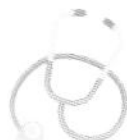

临床诊断:恶性黑色素瘤。

手术在全身麻醉下距病变外 2.0cm 分别行右侧上、下颌骨部分切除术及右侧肩胛舌骨上颈淋巴清扫术。术后行卡介苗划痕主动免疫治疗。

肉眼观察:送检切除的上、下颌牙龈病变及部分颌骨。病变黑色,上颌累及多个牙牙龈及腭黏膜,下颌病变于牙槽嵴黏膜。

光镜观察:(上、下颌牙龈及右腭黏膜)肿瘤细胞主要集中于上皮与结缔组织交界处,呈团或巢状排列,并扩展到上皮浅层和浸润结缔组织(图 4-2-25A),较多黑色素沉积。(上颌)部分区肿瘤细胞在结缔组织中形成瘤结节(图 4-2-25B)。肿瘤细胞主要呈上皮样细胞构成,细胞胞浆丰富、细胞核大、核仁明显,局部肿瘤细胞呈梭形(图 4-2-25C)。免疫组织化学显示,肿瘤细胞 S-100 蛋白表达阳性,Melanin A 表达阳性(图 4-2-25D)。

病理诊断:①(上、下颌牙龈及右腭黏膜)恶性黑色素瘤。部分区域为表浅播散性,部分区域为浸润性。②淋巴结内未见转移癌,颏下淋巴结(0/2);左颌下淋巴结(0/1);右下淋巴结(0/4);左颈深上淋巴结(0/2)。

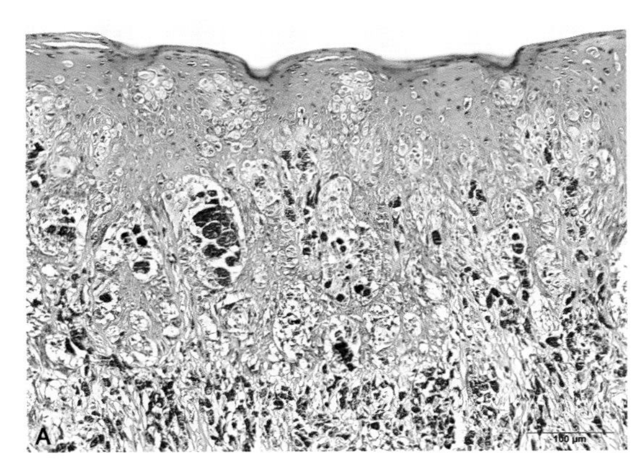

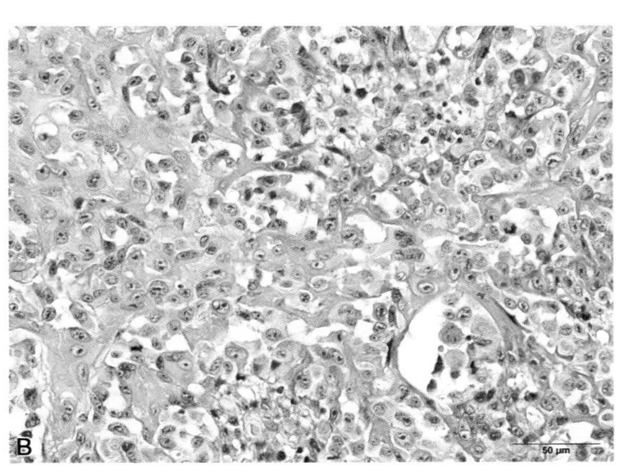

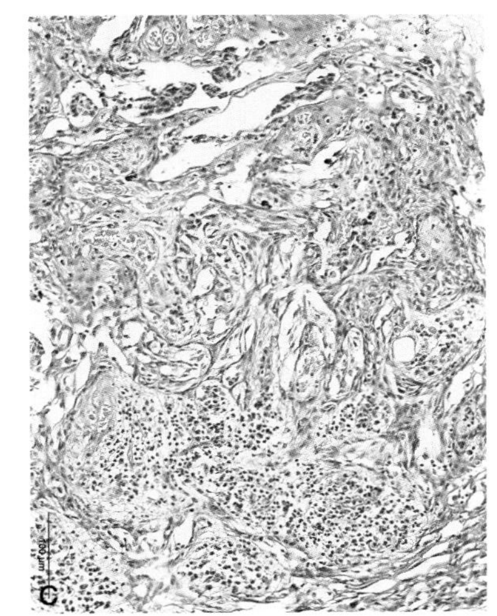

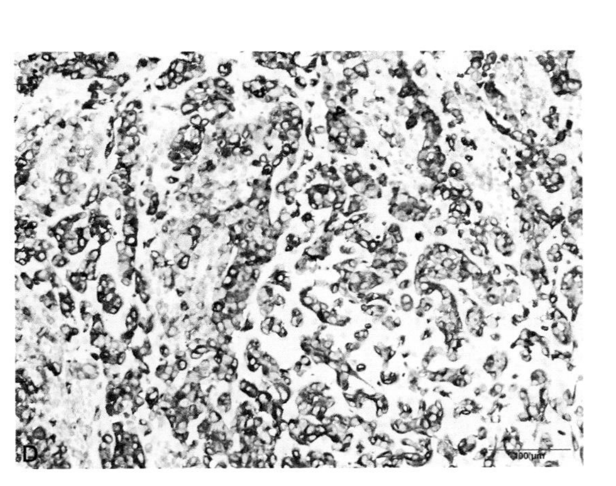

图 4-2-25　病例　恶性黑色素瘤

A. 上颌表浅播散性黑色素瘤。HE,×200。B. 上颌浸润性黑色素瘤。HE,×400。C. 下颌浸润性黑色素瘤 HE。×200。D. 肿瘤细胞 Melanin-A 表达阳性。SP,×200

学习笔记

【病例讨论】

黑色素瘤常用的免疫组织化学标志物有哪些?

1. S-100 蛋白　S-100 蛋白是第一个用于诊断黑色素瘤的标志物,敏感性高(93% ~100%),通常表达于黑色素瘤的各种亚型,包括促结缔组织增生性黑色素瘤。其特异性低,因为 S-100 蛋白表达于许多其他肿瘤。因此,S-100 蛋白需与其他黑色素细胞标记联合应用。尽管 S-100 蛋白特异性低,但是实用性较大,因为需要鉴别的许多肿瘤都呈阴性。S-100 蛋白阳性信号位于细胞核和细胞浆,常呈弥漫强表达。

2. HMB-45　HMB-45 是黑色素瘤细胞的特异性抗体,能识别前黑色素小体球蛋白,S-100 蛋白阴性的黑色素瘤 HMB-45 也可呈阳性。但是其敏感性较 S-100 蛋白低,阳性率(70% ~90%)。只有约 10% 的促结缔组织增生性黑色素瘤 HMB-45 阳性。此外,HMB-45 还可表达于透明细胞肉瘤、PEComa、黑色素性神经鞘瘤等。HMB-45 阳性信号位于细胞浆,均匀颗粒状。

3. Melanin A/Mart-1　是一种黑色素瘤细胞分化抗原,特异性高(95% ~100%),敏感性高(原发黑色素瘤 85% ~97%,转移性黑色素瘤 95% ~100%),可在部分 HMB-45 阴性的恶性黑色素瘤中表达,并且对转移性恶性黑色素瘤敏感性高于 HMB-45。除了黑色素细胞肿瘤,Melanin A 还可表达于其他产生黑色素的细胞,如外周神经鞘肿瘤和血管平滑肌脂肪瘤,PEComa,透明细胞肉瘤。Melanin A 阳性信号位于细胞浆。

4. 酪氨酸酶(tyrosinase)　酪氨酸酶是酪氨酸形成黑色素过程中的一种关键酶,阳性率在 80% ~90%。特异性很高(97% ~100%)。仅 6% 的促结缔组织增生性黑色素瘤表达酪氨酸酶。酪氨酸酶阳性信号位于细胞浆。

5. SOX10　SOX10 是最新发现的诊断黑色素瘤非常有用的标志物,敏感性高和特异性都很高。在原发和转移性黑色素瘤的阳性率均很高(97% ~100%),并表达于黑色素瘤各亚型,包括促结缔组织增生性黑色素瘤(80% ~100%)。SOX10 也可表达于透明细胞肉瘤和外周神经鞘肿瘤,但是不表达于血管平滑肌脂肪瘤,其他间叶肿瘤和癌大多呈阴性。SOX10 阳性信号位于细胞核。

6. 微眼相关转录因子(microphthalmia associated transcription factor, MITF)　MITF 是黑色素细胞发育和生存需要的一种核蛋白,在几乎所有普通黑色素瘤呈阳性。MITF 特异性低,在多种非黑色素性梭形细胞肿瘤中也呈阳性,应用受到限制。MITF 阳性信号位于细胞核。

(陈新明)

学习笔记

参考文献

1. 于世凤. 口腔组织病理学. 第 7 版. 北京:人民卫生出版社,2012
2. 李铁军. 口腔病理诊断. 北京:人民卫生出版社,2011
3. Neville BW, Damm DD, Allen CM, et al. 口腔颌面病理学. 第 3 版. 李江,译. 北京:人民卫生出版社,2013
4. Barnes L, Eveson JW, Reichart P, et al. 世界卫生组织肿瘤分类——头颈部肿瘤病理学和遗传学. 刘红刚,高岩,译. 北京:人民卫生出版社. 2006
5. Prabhu SR, Wilson DF. Human papillomavirus and oral disease emerging evidence: a review. Aust Dent J, 2013, 58(1):2-10
6. Henley JD, Summerlin DJ, Tomich CE. Condyloma acuminatum and condyloma-like lesions of the oral cavity: a study of 11 cases with an intraductal component. Histopathology, 2004, 44(3):216-221
7. Said AK, Leao JC, Fedele S, et al. Focal epithelial hyperplasia-an update. J Oral Pathol Med, 2013, 42(6):435-442

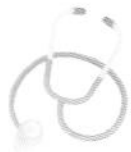

8. Kaplan I, Vered M, Moskona D, et al. An immunohistochemical study of p53 and PCNA in inflammatory papillary hyperplasia of the palate: a dilemma of interpretation. Oral Dis, 1998, 4(3): 194-199
9. Ko CJ. Keratoacanthoma: facts and controversies. Clin Dermatol, 2010, 28(3): 254-261
10. Mandrell JC, Santa Cruz D. Keratoacanthoma: hyperplasia, benign neoplasm, or a type of squamous cell carcinoma? Semin Diagn Pathol, 2009, 26(3): 150-163
11. Savage JA, Maize JC Sr. Keratoacanthoma clinical behavior: a systematic review. Am J Dermatopathol, 2014, 36(5): 422-429
12. Svirsky JA, Freedman PD, Lumerman H. Solitary intraoral keratoacanthoma. Oral Surg Oral Med Oral Pathol, 1977, 43(1): 116-122
13. Janette A, Pecaro B, Lonergan M, et al. Solitary intraoral keratoacanthoma: report of a case. J Oral Maxillofac Surg, 1996, 54(8): 1026-1030
14. Chen YK, Lin LM, Lin CC, et al. Keratoacanthoma of the tongue: a diagnostic problem. Otolaryngol Head Neck Surg, 2003, 128(4): 581-582
15. Naudi KB, Critchlow HA, Hunter KD. Keratoacanthoma of the gingival—a pathological conundrum. Oral Oncol, 2009, 45(1): e9-e10
16. Oliveira PT, Jaeger RG, Cabral LA, et al. Verruciform X anthoma of the oral mucosa. Report of four cases and a review of the literature. Oral Oncol, 2001, 37(3): 326-331
17. Philipsen HP, Reichart PA, T akata T, et al. Verruciform anthoma—biological profile of 282 oral lesions based on a literature survey with nine new cases from Japan. Oral Oncol, 2003, 39(4): 325-336
18. Hu JA, Li Y, Li S. Verruciform anthoma of the oral cavity: clinicopathological study relating to pathogenesis. Report of three cases. APMIS, 2005, 113(9): 629-634
19. Yu CH, Tsai TC, Wang JT, et al. Oral verruciform anthoma: a clinicopathologic study of 15 cases. J Formos Med Assoc, 2007, 106(2): 141-147
20. Ide F, Obara K, Yamada H, et al. Cellular basis of verruciform anthoma: immunohistochemical and ultrastructural characterization. Oral Dis, 2008, 14(2): 150-157
21. Qi Y, Sun Q, Yang P, et al. A case of multiple verruciform anthoma in gingiva. Br J Oral Maxillofac Surg, 2014, 52(1): e1-e3
22. Anbinder AL, Quirino MR, Brandão AA. Verruciform anthoma and neurofibromatosis: a case report. Br J Oral Maxillofac Surg, 2011, 49(4): e6-e7
23. Savage NW, Daly CG. Gingival enlargements and localized gingival overgrowths. Aust Dent J, 2010, 55(Suppl 1): S55-S60
24. Fonseca GM, Fonseca RM, Cantín M. Massive fibrous epulis-a case report of a 10-year-old lesion. Int J Oral Sci, 2014, 6(3): 182-184
25. Shumway BS, Eskan MA, Bernstein ML. Recurrent gingival fibrous lesions: comparison of 2 cases and potential need for additional classification. Oral Surg Oral Med Oral Pathol Oral Radiol, 2013, 116(4): e287-e296
26. Luvizuto ER, Da Silva JB, Luvizuto GC, et al. Peripheral ossifying fibroma. J Craniofac Surg, 2012, 23(1): e7-e10
27. Childers EL, Morton I, Fryer CE, et al. Giant peripheral ossifying fibroma: a case report and clinicopathologic review of 10 cases from the literature. Head Neck Pathol, 2013, 7(4): 356-360
28. Sacks HG, Amrani S, Anderson K. "Gigantiform" peripheral ossifying fibroma: report of a case. J Oral Maxillofac Surg, 2012, 70(11): 2610-2613
29. Epivatianos A, Antoniades D, Zaraboukas T, et al. Pyogenic granuloma of the oral cavity: comparative study of its clinicopathological and immunohistochemical features. Pathol Int, 2005, 55(7): 391-397
30. Saravana GH. Oral pyogenic granuloma: a review of 137 cases. Br J Oral Maxillofac Surg, 2009, 47(4): 318-319
31. Cardoso JA, Spanemberg JC, Cherubini K, et al. Oral granuloma gravidarum: a retrospective study of 41 cases in Southern Brazil. J Appl Oral Sci, 2013, 21(3): 215-218
32. Boffano P, Benech R, Roccia F, et al. Review of peripheral giant cell granulomas. J Craniofac Surg, 2013, 24(6): 2206-2208

学习笔记

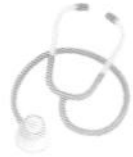

33. Motamedi MH, Eshghyar N, Jafari SM, et al. Peripheral and central giant cell granulomas of the jaws: a demographic study. Oral Surg Oral Med Oral Pathol Oral Radiol Endod, 2007, 103(6): e39-43
34. Flórez-Moreno GA, Henao-Ruiz M, Santa-Sáenz DM, et al. Cytomorphometric and immunohistochemical comparison between central and peripheral giant cell lesions of the jaws. Oral Surg Oral Med Oral Pathol Oral Radiol Endod, 2008, 105(5): 625-632
35. Silva CA, Passador-Santos F, Moraes Pde C, et al. Peripheral odontogenic fibroma: an uncommonly overviewed lesion. J Craniofac Surg, 2013, 24(3): e216-e219
36. Ritwik P, Brannon RB. Peripheral odontogenic fibroma: a clinicopathologic study of 151 cases and review of the literature with special emphasis on recurrence. Oral Surg Oral Med Oral Pathol Oral Radiol Endod, 2010, 110(3): 357-363
37. 陈新明，汪说之，熊世春. 口腔黏膜色素痣. 中华口腔医学杂志，1993；28(2)：106-108
38. 陈新明，汪说之，李原. 口腔黏膜良性局灶性黑色素性病损——41 例临床病理研究. 华西口腔医学杂志，1997；15(3)：242-244
39. Meleti M, Mooi WJ, Casparie MK, et al. Melanocytic nevi of the oral mucosa-no evidence of increased risk for oral malignant melanoma: an analysis of 119 cases. Oral Oncol, 2007, 43(10): 976-981
40. Pinto A, Raghavendra S, Lee R, et al. Epithelioid blue nevus of the oral mucosa: a rare histologic variant. Oral Surg Oral Med Oral Pathol Oral Radiol Endod, 2003, 96(4): 429-436
41. Carlos-Bregni R, Contreras E, Netto AC, et al. Oral melanoacanthoma and oral melanotic macule: a report of 8 cases, review of the literature, and immunohistochemical analysis. Med Oral Patol Oral Cir Bucal, 2007, 12(5): e374-e379
42. Lerman MA, Karimbux N, Guze KA, et al. Pigmentation of the hard palate. Oral Surg Oral Med Oral Pathol Oral Radiol Endod, 2009, 107(1): 8-12
43. Li CC, Malik SM, Blaeser BF, et al. Mucosal pigmentation caused by imatinib: report of three cases. Head Neck Pathol, 2012, 6(2): 290-295
44. Woolgar JA, Triantafyllou A. Pitfalls and procedures in the histopathological diagnosis of oral and oropharyngeal squamous cell carcinoma and a review of the role of pathology in prognosis. Oral Oncol, 2009, 45(4-5): 361-385
45. Sloan P. Squamous cell carcinoma and precursor lesions: clinical presentation. Periodontol 2000, 2011, 57(1): 10-18
46. Woolgar JA, Triantafyllou A. Squamous cell carcinoma and precursor lesions: clinical pathology. Periodontol 2000, 2011, 57(1): 51-72
47. Zarovnaya E, Black C. Distinguishing pseudoepitheliomatous hyperplasia from squamous cell carcinoma in mucosal biopsy specimens from the head and neck. Arch Pathol Lab Med, 2005, 129(8): 1032-1036
48. Thorat M, Pradeep AR, Pallavi B. Primary gingival pseudoepitheliomatous hyperplasia with periodontal findings: a rare case report. J Periodontol, 2011, 82(4): 652-655
49. Carlson DL. Necrotizing sialometaplasia: a practical approach to the diagnosis. Arch Pathol Lab Med, 2009, 133(5): 692-698
50. Rizkalla H, Toner M. Necrotizing sialometaplasia versus invasive carcinoma of the head and neck: the use of myoepithelial markers and keratin subtypes as an adjunct to diagnosis. Histopathology, 2007, 51(2): 184-189
51. Shaw RJ, Pace-Balzan A, Butterworth C. Contemporary clinical management of oral squamous cell carcinoma. Periodontol 2000, 2011, 57(1): 89-101
52. Brandwein-Gensler M, Teixeira MS, Lewis CM, et al. Oral squamous cell carcinoma: histologic risk assessment, but not margin status, is strongly predictive of local disease-free and overall survival. Am J Surg Pathol, 2005, 29(2): 167-178
53. Dik EA, Willems SM, Ipenburg NA, et al. Resection of early oral squamous cell carcinoma with positive or close margins: relevance of adjuvant treatment in relation to local recurrence: margins of 3 mm as safe as 5 mm. Oral Oncol, 2011, 50(6): 611-615
54. Ch'ng S, Corbett-Burns S, Stanton N, et al. Close margin alone does not warrant postoperative adjuvant radiotherapy in oral squamous cell carcinoma. Cancer, 2013, 119(13): 2427-2437

学习笔记

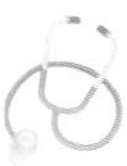

55. Grimm M. Prognostic value of clinicopathological parameters and outcome in 484 patients with oral squamous cell carcinoma: microvascular invasion (V+) is an independent prognostic factor for OSCC. Clin Transl Oncol, 2012, 14(11): 870-880
56. Fan CC, Wang TY, Cheng YA, et al. Expression of E-cadherin, Twist, and p53 and their prognostic value in patients with oral squamous cell carcinoma. J Cancer Res Clin Oncol, 2013, 139(10): 1735-1744
57. Devaney KO, Ferlito A, Rinaldo A, et al. Verrucous carcinoma (carcinoma cuniculatum) of the head and neck: what do we know now that we did not know a decade ago? Eur Arch Otorhinolaryngol, 2011, 268(4): 477-480
58. Ojha J, Gupta A, Madawi A, et al. White lesion on the dorsum of tongue. Oral Surg Oral Med Oral Pathol Oral Radiol, 2012, 113(5): 570-574
59. Terada T. Squamous cell carcinoma arising within verrucous carcinoma of the oral cavity: a case report. Int J Clin Exp Pathol, 2012, 5(4): 363-366
60. Zhu LK, Ding YW, Liu W, et al. A clinicopathological study on verrucous hyperplasia and verrucous carcinoma of the oral mucosa. J Oral Pathol Med, 2012, 41(2): 131-135
61. Ding Y, Ma L, Shi L, et al. Papillary squamous cell carcinoma of the oral mucosa: a clinicopathologic and immunohistochemical study of 12 cases and literature review. Ann Diagn Pathol, 2013, 17(1): 18-21
62. Fonseca FP, Pontes HA, Pontes FS, et al. Oral carcinoma cuniculatum: two cases illustrative of a diagnostic challenge. Oral Surg Oral Med Oral Pathol Oral Radiol, 2013, 116(4): 457-463
63. Fritsch VA, Gerry DR, Lentsch EJ. Basaloid squamous cell carcinoma of the oral cavity: An analysis of 92 cases. Laryngoscope, 2014, 124(7): 1573-1578
64. Jayasooriya PR, Tilakaratne WM, Mendis BR, et al. A literature review on oral basaloid squamous cell carcinomas, with special emphasis on etiology. Ann Diagn Pathol, 2013, 17(6): 547-551
65. Morice WG, Ferreiro JA. Distinction of basaloid squamous cell carcinoma from adenoid cystic and small cell undifferentiated carcinoma by immunohistochemistry. Hum Pathol, 1998, 29(6): 609-612
66. Emanuel P, Wang B, Wu M, et al. p63 Immunohistochemistry in the distinction of adenoid cystic carcinoma from basaloid squamous cell carcinoma. Mod Pathol, 2005, 18(5): 645-650
67. Serrano MF, El-Mofty SK, Gnepp DR, et al. Utility of high molecular weight cytokeratins, but not p63, in the differential diagnosis of neuroendocrine and basaloid carcinomas of the head and neck. Hum Pathol, 2008, 39(4): 591-598
68. Romañach MJ, Azevedo RS, Carlos R, et al. Clinicopathological and immunohistochemical features of oral spindle cell carcinoma. J Oral Pathol Med, 2010, 39(4): 335-341
69. Nguyen PT, Kudo Y, Yoshida M, et al. N-cadherin expression is correlated with metastasis of spindle cell carcinoma of head and neck region. J Oral Pathol Med, 2011, 40(1): 77-82
70. Bishop JA, Montgomery EA, Westra WH. Use of p40 and p63 immunohistochemistry and human papillomavirus testing as ancillary tools for the recognition of head and neck sarcomatoid carcinoma and its distinction from benign and malignant mesenchymal processes. Am J Surg Pathol, 2014, 38(2): 257-264
71. Lewis JS Jr. Spindle cell lesions—neoplastic or non-neoplastic?: spindle cell carcinoma and other atypical spindle cell lesions of the head and neck. Head Neck Pathol, 2008, 2(2): 103-110
72. Meleti M, Leemans CR, Mooi WJ, et al. Oral malignant melanoma: a review of the literature. Oral Oncol, 2007, 43(2): 116-121
73. Femiano F, Lanza A, Buonaiuto C, et al. Oral malignant melanoma: a review of the literature. J Oral Pathol Med, 2008, 37(7): 383-388
74. Vikey AK, Vikey D. Primary malignant melanoma of head and neck: a comprehensive review of literature. Oral Oncol, 2012, 48(5): 399-403
75. Mohan M, Sukhadia VY, Pai D, et al. Oral malignant melanoma: systematic review of literature and report of two cases. Oral Surg Oral Med Oral Pathol Oral Radiol, 2013, 116(4): e247-e254
76. 陈新明，汪说之，熊世春. 32例口腔黏膜黑色素瘤病理与免疫组织化学研究. 湖北医科大学学报，1997；18(2): 183-185
77. Kemp S, Gallagher G, Kabani S, et al. Persistent melanoma in situ: case report and review. J Oral Maxillofac Surg, 2008, 66(9): 1945-1948

学习笔记

78. Boyd BC, Au J, Aguirre A, et al. Rapidly enlarging nodular lesion of the anterior maxilla. Oral Surg Oral Med Oral Pathol Oral Radiol Endod, 2011, 112(5): 626-631
79. Godoy GP, de Castro Gomes DQ, Pereira JV, et al. Desmoplastic melanoma of the lower lip: a case report. Oral Surg Oral Med Oral Pathol Oral Radiol Endod, 2009, 108(5): e64-69
80. Yu CH, Chen HH, Liu CM, et al. HMB-45 may be a more sensitive maker than S-100 or Melan-A for immunohistochemical diagnosis of primary oral and nasal mucosal melanomas. J Oral Pathol Med, 2005, 34(9): 540-545
81. Ordóñez NG. Value of melanocytic-associated immunohistochemical markers in the diagnosis of malignant melanoma: a review and update. Hum Pathol, 2014, 45(2): 191-205

学习笔记

第五章 唾液腺非肿瘤性疾病

第一节 唾液腺炎症

唾液腺炎(sialadenitis)指主要发生于腮腺、下颌下腺和舌下腺的炎症性疾病，小唾液腺少见。主要分为细菌性唾液腺炎、病毒性唾液腺炎，少数由变态反应所致。

一、急性唾液腺炎

急性唾液腺炎(acute sialadenitis)又称为急性化脓性腮腺炎(acute pyogenic parotitis)。

【临床要点】

1. 主要发生于腮腺。常单侧受累，双侧同时发生者少见，占20% ~25%。老年人多见。
2. 常在外伤、全身感染性疾病、代谢性疾病和恶性肿瘤等身体衰弱、抵抗力降低的情况发生。
3. 腹部大手术等引起反射性腮腺分泌功能降低，术后1周内可发生术后性腮腺炎。
4. 唾液腺结石、异物等引起唾液腺导管阻塞也可发病。致病菌主要是金黄色葡萄球菌、草绿色链球菌、溶血性链球菌等，这些致病菌从导管进入腮腺，发生逆行感染。
5. 血源性者较少见，与败血症或脓毒血症有关，多见于新生儿。

【病理学特征】

1. 导管扩张，管腔内、导管周围及腺实质内有大量密集的中性粒细胞浸润(图5-1-1)。
2. 唾液腺组织广泛破坏和坏死，形成多个化脓灶(图5-1-2)。
3. 急性炎症消退后可形成纤维性愈合(图5-1-3)，导致永久性唾液分泌减少。

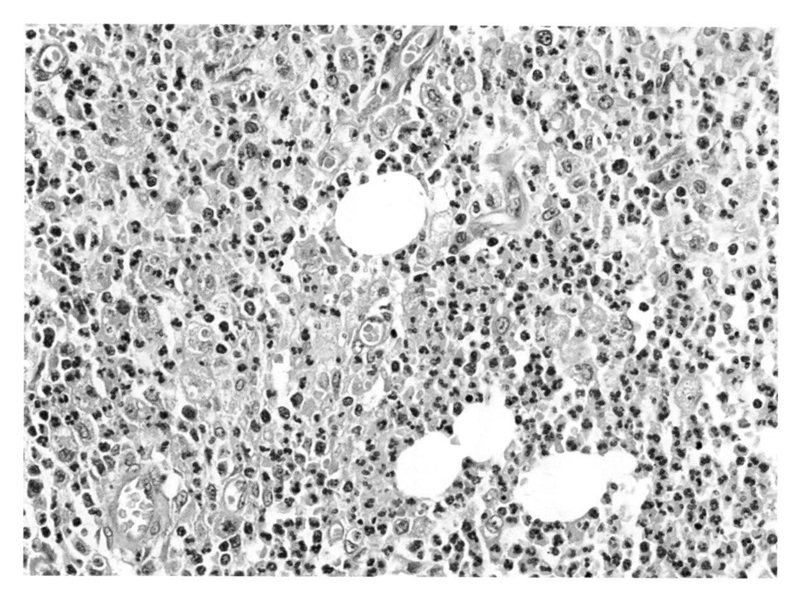

图5-1-1 急性唾液腺炎
腺泡大部分消失，腺实质内可见大量密集的中性粒细胞浸润。HE，×200

学习笔记

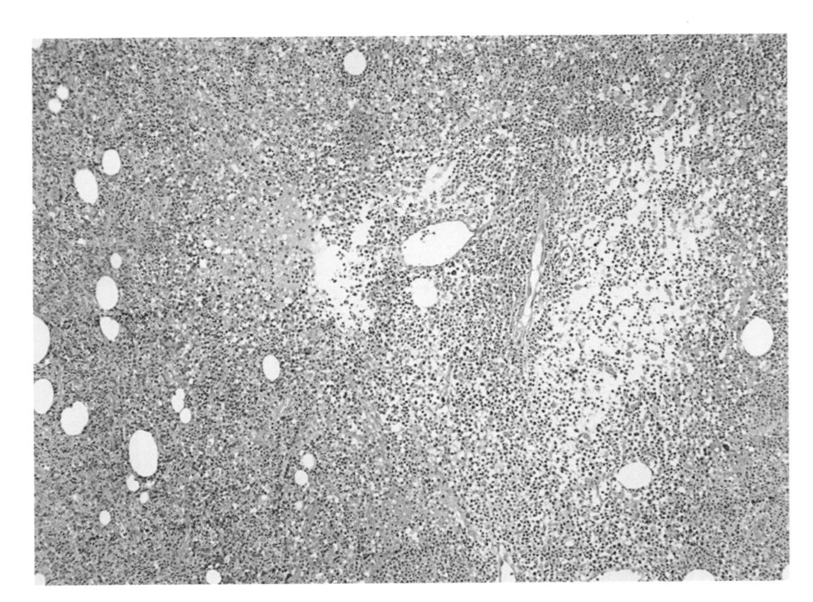

图 5-1-2　急性唾液腺炎
腺体组织广泛破坏，可见坏死区形成。HE，×100

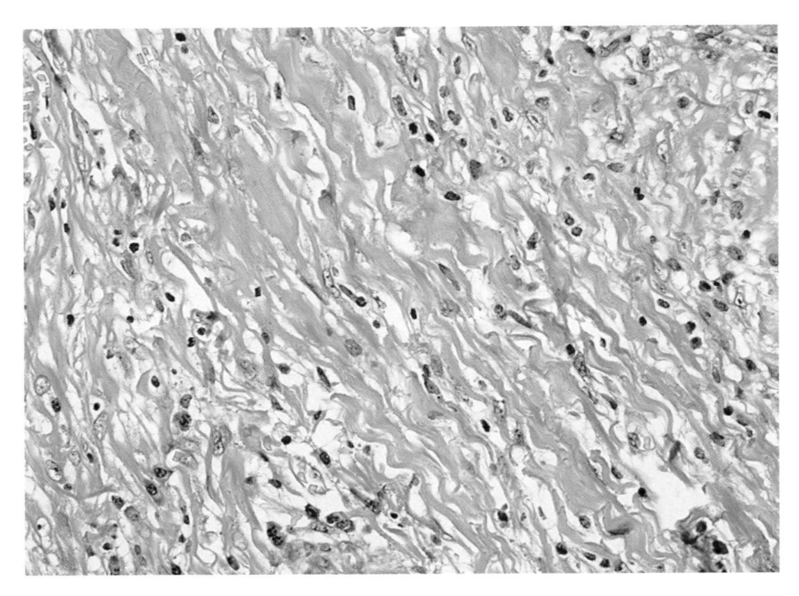

图 5-1-3　急性唾液腺炎
急性炎症消退后可见纤维化。HE，×400

【鉴别诊断】

流行性腮腺炎（epidemic parotitis，mumps）由副黏液病毒家族（family paramyxovirus）的腮腺炎病毒属（genus Rubulavirus）感染引起的一种急性、原发性、具有高度传染性疾病，属于弥漫性外分泌腺体感染。潜伏期为 2～4 周，通常在 16～18 天。患者自临床症状出现前 1 天至临床症状消失均具有传染性。受累腮腺为非化脓性渗出性炎症，表现为水肿和淋巴细胞浸润，下颌下腺及其他腺体也可同时受累。有的全身其他脏器同时受累。男性引起睾丸炎，女性引起卵巢炎。常见于儿童，成年人亦可发病。病后可获得终生免疫。极少演变为化脓性炎、坏疽或慢性硬化。流行性腮腺炎病毒可通过尿液、唾液、呼吸道飞沫传播。病毒侵入机体后，在口腔黏膜和鼻腔黏膜内大量繁殖，进入血液而发生病毒血症，再经血液到达腮腺和其他器官。也有人认为病原体经腮腺导管口直达腮腺，而后侵入血液。病理表现为腺泡细胞内含空泡，可见包涵体，部分腺泡细胞坏死。导管上皮水肿，管腔内充满坏死细胞和渗出物。腺体被膜充血，间质水肿，淋巴细胞、浆细胞和巨噬细胞浸润。由于主导管被渗出物堵塞，唾液中的淀粉酶不能排出，而经淋巴进入血液，从尿中排出，故患者的血液及尿中的淀粉酶升高，有助于早期诊断或鉴别诊断。

【病例】

患者女性，12 岁。主诉左侧耳垂下肿大 1 周，咀嚼时局部疼痛。

患者 1 周前左腮腺区肿胀，有发热、乏力，食欲缺乏等全身症状，抗感染治疗有效。张口或咀嚼时局部感到疼痛。门诊以“左腮腺区炎症”收入院。

专科检查：左腮腺区肿胀，质软、边缘不清，肿大的腮腺呈半球形，表面发热有触痛，张口或咀嚼时局部感到疼痛。

光镜观察：腺泡被破坏，腺体内可见大量中性粒细胞浸润（图 5-1-4）。

病理诊断：（左腮腺）急性腮腺炎。

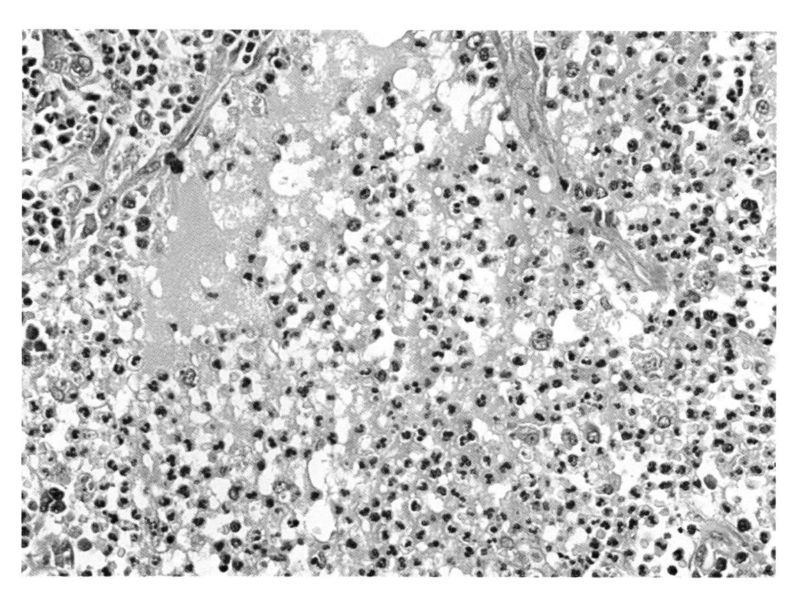

图 5-1-4　病例　急性腮腺炎
腺泡消失，腺体实质内可见大量中性粒细胞浸润。HE，×200

【问题】光镜下观察到腺体内有坏死区，考虑哪些唾液腺非肿瘤性病变？

思路：急性腮腺炎，除了腺体内有坏死区，还可以观察到腺实质内密集有中性粒细胞浸润。唾液腺结核可以观察到淋巴细胞、类上皮细胞、Langhans 巨细胞形成的结节，中心部有干酪样坏死区。病毒性腮腺炎通常称为流行性腮腺炎，可以观察到部分腺泡细胞坏死，腺泡细胞内含空泡，可见包涵体。结合临床较多发生于幼儿或少年时期，有传染接触史。可双侧或单侧受累，白细胞不但不增高反而减低或正常，局部症状和化脓性相似，但没有化脓倾向。

二、慢性唾液腺炎

慢性唾液腺炎（chronic sialadentitis）多见于下颌下腺和腮腺，以慢性化脓性唾液腺炎为主。

【临床要点】

1. 常为单侧发病，唾液腺局部肿大，有酸胀感，进食时加重。
2. 挤压患侧唾液腺，导管口有少量黏稠而有咸味的液体流出。
3. 以慢性化脓性唾液腺炎多见，多发生于下颌下腺，腮腺次之，舌下腺少见。

学习笔记

4. 由唾液腺结石、异物、瘢痕挛缩等堵塞导管和放射线损伤后继发感染而发病。

5. 可以由急性唾液腺炎经亚急性逐步转变为慢性。

6. 长期口腔内压力增高如口吹乐器等,可逆行感染发病。

7. 可能是一种潜在的自身免疫性疾病。

【病理学特征】

1. 唾液腺导管扩张,导管内有炎症细胞(图 5-1-5)。

2. 导管周围及纤维间质中有淋巴细胞和浆细胞浸润(图 5-1-6A,B),有时形成淋巴滤泡(图 5-1-7A,B)。

3. 腺泡萎缩、消失被增生的纤维结缔组织代替(图 5-1-8)。

4. 导管扩张,导管上皮增生,有时可见鳞状上皮化生(图 5-1-9)。

5. 腺小叶因其间的结缔组织增生而彼此分开,最终腺体萎缩。

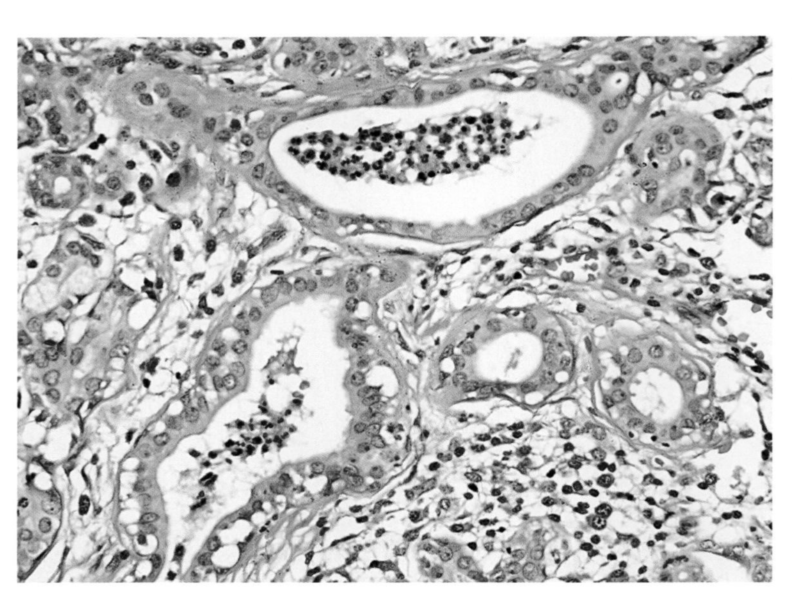

图 5-1-5　慢性唾液腺炎

唾液腺导管扩张,导管腔内可见炎症细胞。HE,×200

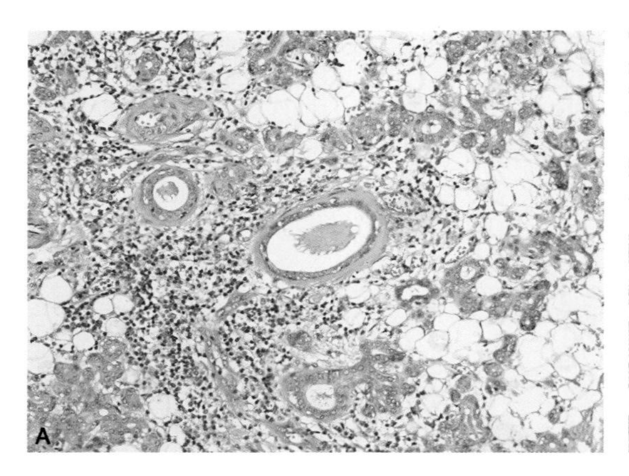

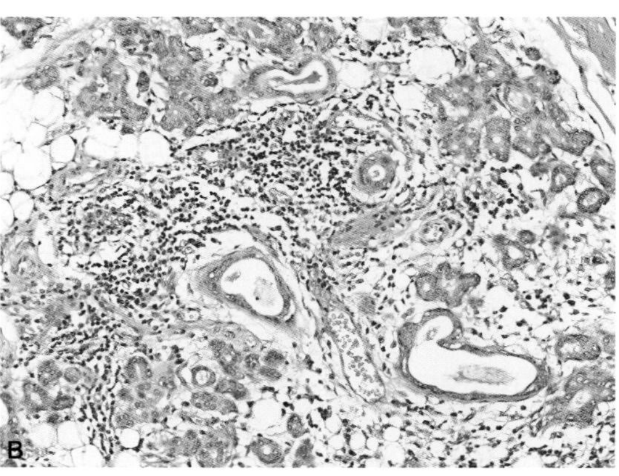

图 5-1-6　慢性唾液腺炎

A,B. 腺泡消失,腺管增生、扩张,腺管周围可见炎细胞浸润。HE,×200

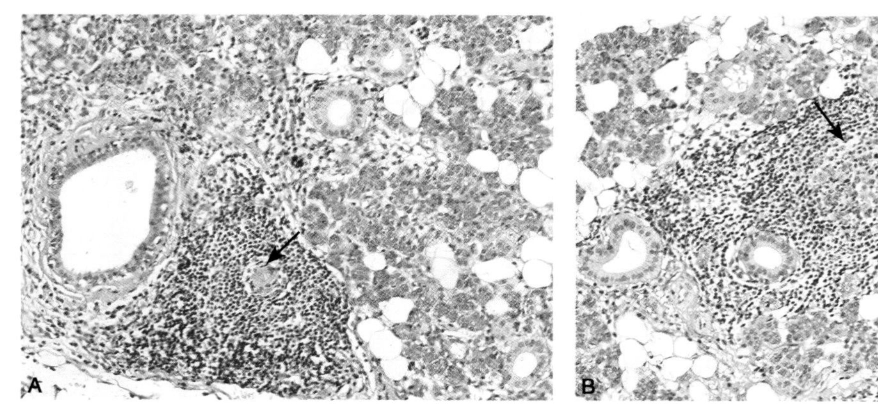

图 5-1-7　慢性唾液腺炎
A,B. 腺导管周围可见淋巴滤泡形成(箭头示)。HE,×200

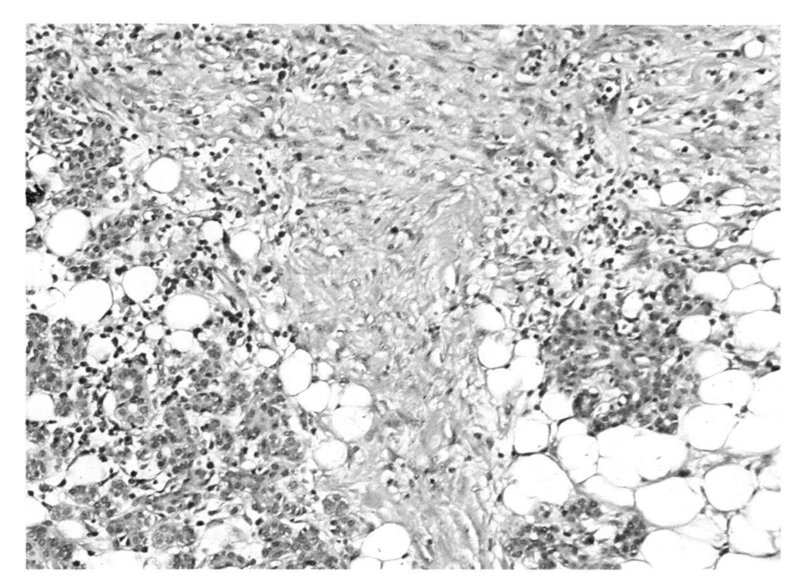

图 5-1-8　慢性唾液腺炎
腺泡萎缩、消失被增生的纤维结缔组织代替。HE,×200

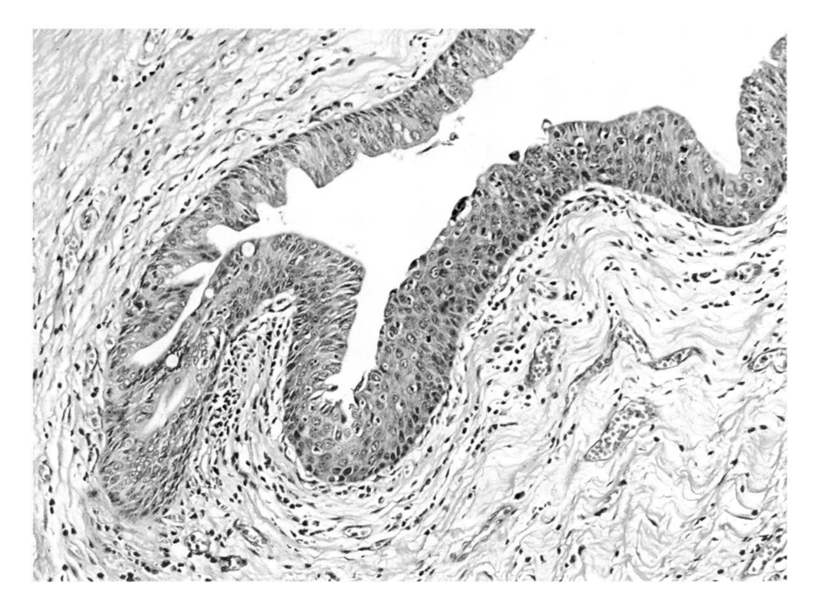

图 5-1-9　慢性唾液腺炎
腺导管上皮增生,可见鳞状上皮化生。HE,×200

学习笔记

【鉴别诊断】

1. 慢性复发性腮腺炎(chronic recurrent parotitis)　以前称慢性化脓性腮腺炎,是腮腺的慢性炎症性疾患。儿童以3～6岁多见,无性别差异;成人以中年女性多见。病因尚不明确,与自身免疫疾病有关,先天性、广泛性导管扩张可诱发本病。临床表现为单侧或双侧腮腺反复肿胀,伴不适,唾液混浊黏稠,挤压腺体可见导管口有脓液或胶冻状液体溢出。发生于儿童,在青春期后可逐渐自愈,少数迁延至成人后痊愈。病理表现为小叶内导管囊状扩张,导管上皮增生,囊壁为一至数层扁平上皮,囊腔可融合(图5-1-10);腺泡细胞萎缩,导管周围有淋巴细胞浸润或形成淋巴滤泡(图5-1-11)。

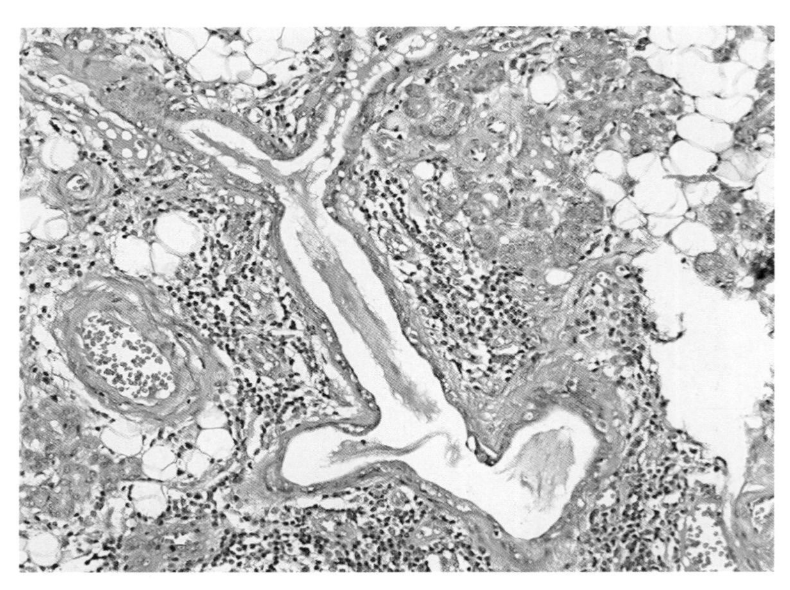

图5-1-10　慢性复发性腮腺炎

小叶内导管呈囊性扩张,导管周围可见淋巴细胞浸润。HE,×200

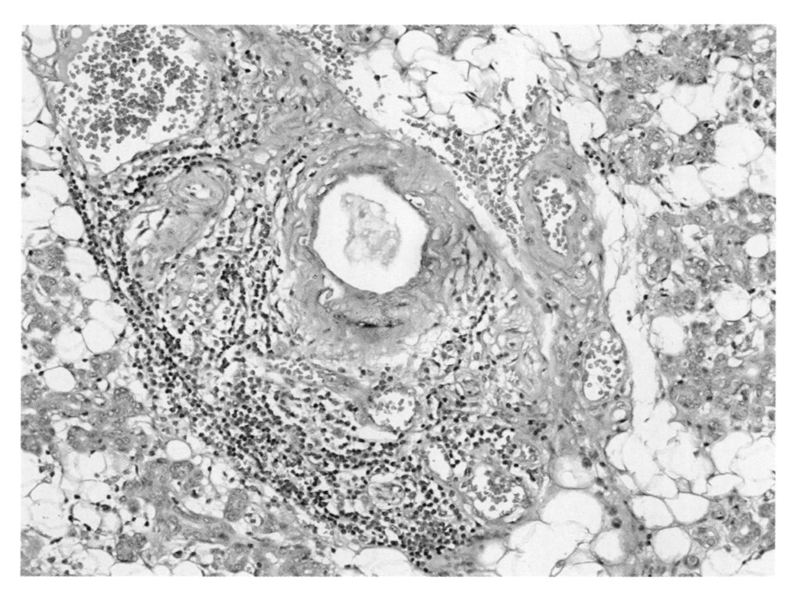

图5-1-11　慢性复发性腮腺炎

腺导管扩张,导管上皮增生,导管周围可见淋巴细胞浸润。HE,×200

2. 慢性硬化性唾液腺炎(chronic sclerosing sialadenitis,CSS)　是一种病因不明伴有纤维化、无痛性肿胀的唾液腺慢性进行性炎症性疾病,好发于下颌下腺,其次为腮腺。病因尚不十分清楚,与逆行性感染、异物和唾液腺结石引起的唾液排出障碍、异常浓缩的分泌物或自身免疫疾病有关,属于IgG4相关硬化性疾病(IgG4-related sclerosing disease,IgG4-SD)系统性疾病的一种。临床表现类似肿瘤,1986年由Kütter最先报道,又称为Kütter瘤(Kütter's tumour)。1991年WHO将Kütter瘤归为唾液腺肿瘤样病变,因慢性炎症导致肿块质地较硬、界清,临床易误诊为肿瘤,术前不易识别。中年或中年以上男性多见。病期数月至十余年。病理主要表现为唾液腺导管周围纤维化(图5-1-12),小叶间结缔组织显著增生,并有玻璃样变性(图5-1-13);导管扩张,管腔内可含有黏稠的分泌物或唾液腺结石,导管上皮可发生鳞状上皮化生(图5-1-14);腺泡萎缩消失被大量淋巴细胞、嗜酸性粒细胞和浆细胞取代,部分可见反应性淋巴滤泡增生、形成(图

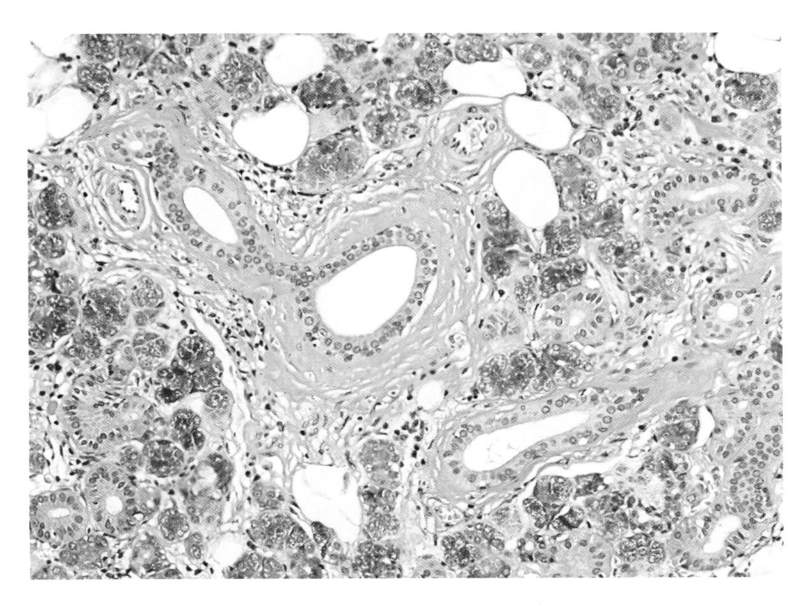

图5-1-12　慢性硬化性唾液腺炎
唾液腺导管周围纤维化。HE,×200

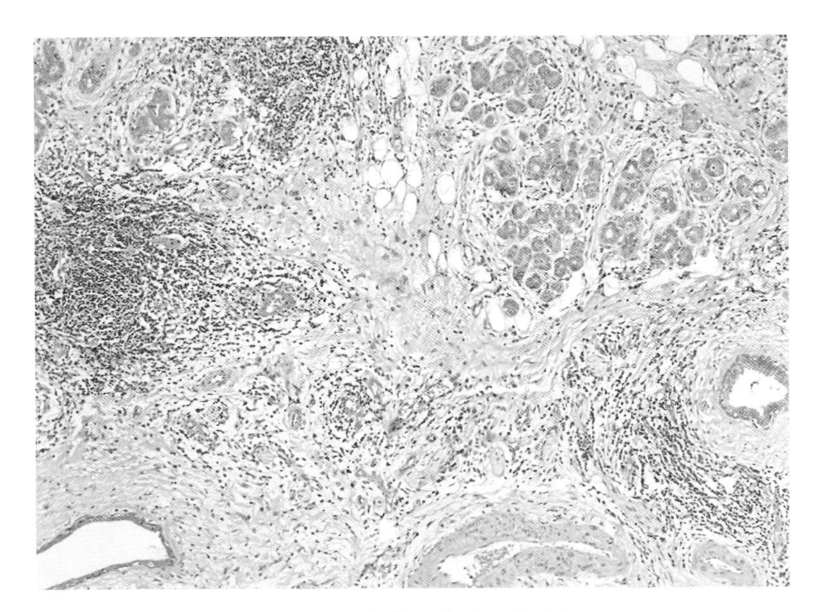

图5-1-13　慢性硬化性唾液腺炎
小叶间结缔组织显著增生,并有玻璃样变性。HE,×100

学习笔记

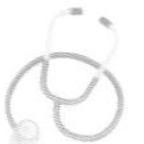

5-1-15）。免疫组织化学染色 Vimentin（+）、Actin（+）、ALK（-），大量浆细胞表达 IgG4，大量 CD4 和 CD8 阳性 T 细胞浸润，须与良性和恶性淋巴组织增殖性疾病相鉴别。

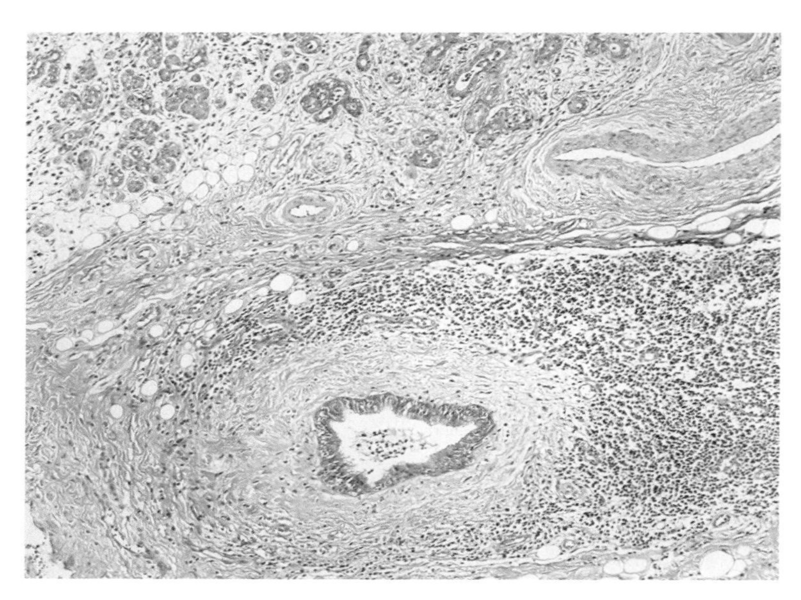

图 5-1-14　慢性硬化性唾液腺炎
导管扩张，管腔内含分泌物、炎细胞，导管上皮鳞状上皮化生，腺管周围纤维化。HE，×100

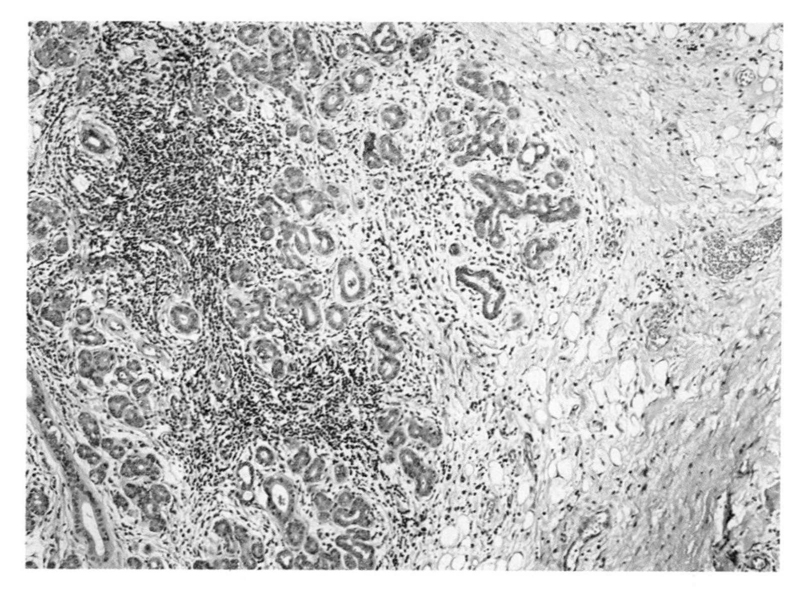

图 5-1-15　慢性硬化性唾液腺炎
腺泡萎缩消失被大量炎细胞取代，局部可见反应性淋巴滤泡形成。HE，×100

学习笔记

【病例 1】

患者女性，55 岁。主诉右耳垂下缓慢肿胀 2 年，时大时小。

患者 2 年来右耳垂下缓慢肿胀，抗感染治疗后消失，不久又肿胀，反复发作，有压痛。门诊以“右腮腺慢性炎”收住院。

专科检查：右腮腺区肿胀，质地中等，界限不清，有压痛。腮腺导管口可见少量脓性分泌物溢出。

腮腺碘油造影显示:主导管及腺叶间导管扩张变形,边缘不整齐,呈腊肠状。

光镜观察:腺泡细胞萎缩,导管周围有淋巴细胞浸润或形成淋巴滤泡,部分导管上皮增生(图 5-1-16,图 5-1-17)。

病理诊断:(右腮腺)慢性复发性腮腺炎。

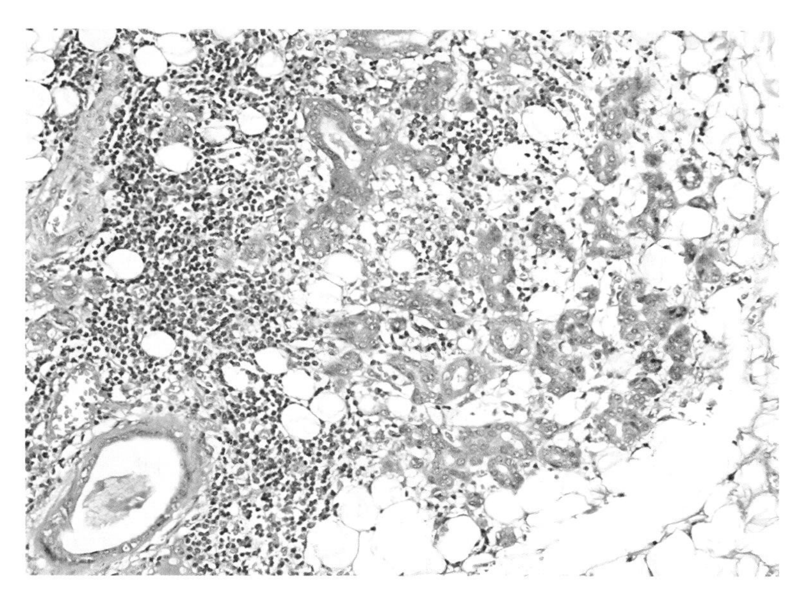

图 5-1-16　病例 1　慢性复发性腮腺炎
腺导管扩张,导管周围可见淋巴细胞浸润。HE,×200

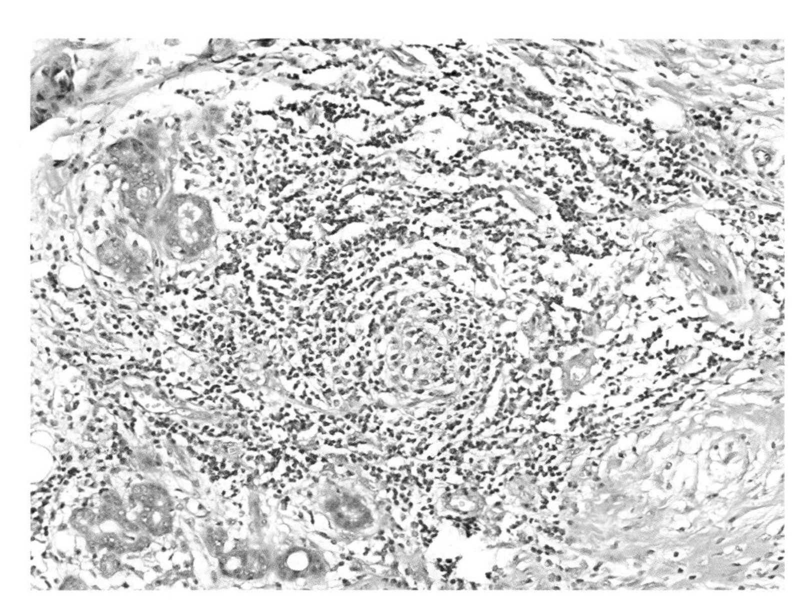

图 5-1-17　病例 1　慢性复发性腮腺炎
腺泡细胞萎缩,导管周围可见淋巴滤泡形成。HE,×200

【问题】慢性唾液腺炎症与急性唾液腺炎症的鉴别要点。

思路: 慢性唾液腺炎症持续时间较长,常以增生病变为主,炎症灶内浸润细胞主要为淋巴细胞、浆细胞、巨噬细胞和单核细胞;组织破坏由炎症细胞引起;常伴有较明显的纤维结缔组织、血管内皮细胞的增生,腺泡多表现为萎缩、消失,被增生组织/炎症细胞所替代。急性唾液腺炎症起病急骤,持续时间短,多以渗出病变为其特征,炎症灶内浸润细胞主要为中性粒细胞。急性病变可转变为慢性,慢性病变也可急性发作。

学习笔记

【病例2】

患者男性,49 岁。主诉右侧颌下包块渐进性长大 2 个月。

患者 2 个月前患者无意中发现右颌下有一花生米大小包块,无自觉症状,要求手术,门诊以“右颌下包块性质待查”收住院。

专科检查:右颌下可触及 2.0cm×1.5cm×1.0cm 大小包块,质地较硬,无波动及压痛,活动度差,与皮肤轻度粘连。张口不受限,咬合关系正常。下颌下腺导管口轻度红肿,挤压腺体有乳白色黏稠分泌物流出。

光镜观察:大部分腺泡消失被大量淋巴细胞、嗜酸性粒细胞和浆细胞取代,部分区域可见淋巴滤泡形成(图 5-1-18)。腺导管扩张,导管上皮发生鳞状上皮化生,腺导管周围纤维化(图 5-1-19),小叶间结缔组织增生明显。

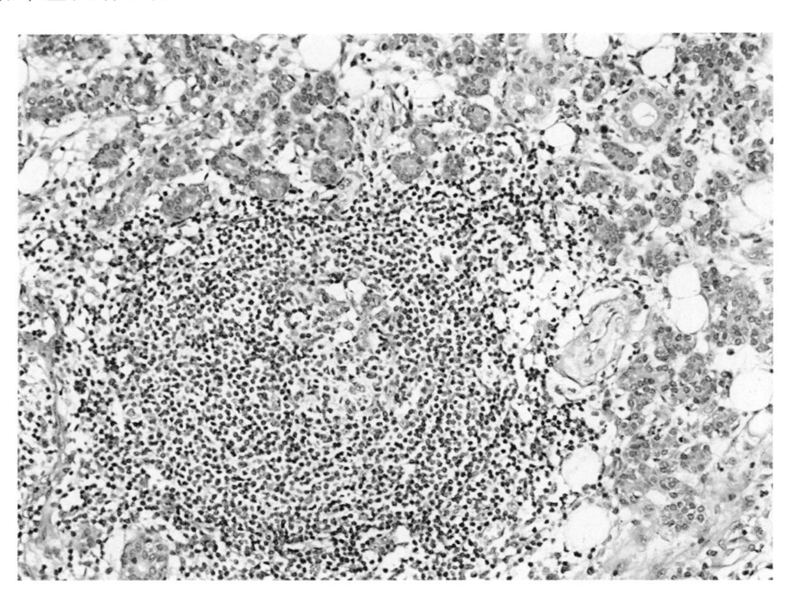

图 5-1-18　病例 2　慢性硬化性下颌下腺炎
大部分腺泡消失被大量炎细胞取代,有淋巴滤泡形成。HE,×200

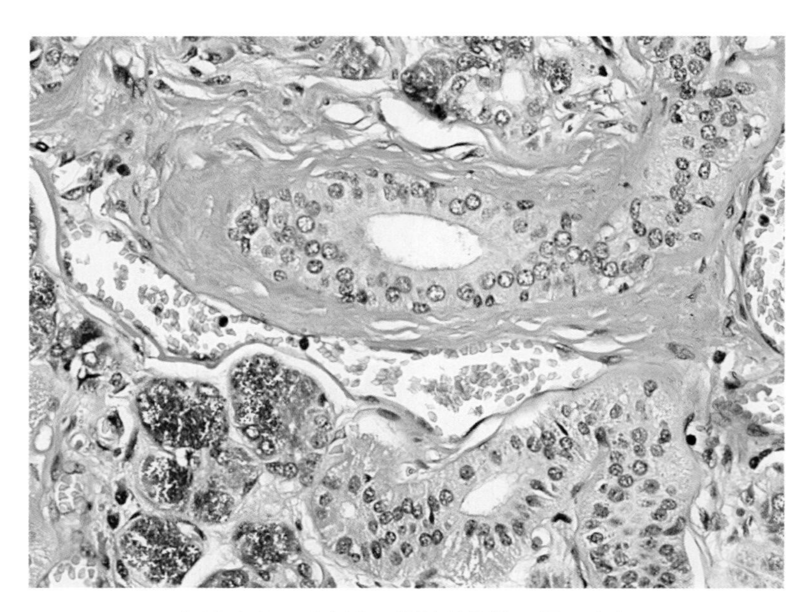

图 5-1-19　病例 2　慢性硬化性下颌下腺炎
腺导管周围明显纤维化。HE,×400

学习笔记

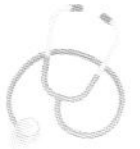

病理诊断:(右下颌下腺)慢性硬化性下颌下腺炎。

第二节　舍格伦综合征

舍格伦综合征(Sjögren syndrome,SS)是一种侵犯外分泌腺体尤以侵犯唾液腺和泪腺为主的慢性全身性自身免疫性疾病,以慢性唾液腺炎、干燥性角膜结膜炎、口干症和唾液腺/泪腺间歇性肿胀、眼干症为主要临床表现。少部分可发生恶性淋巴瘤和巨球蛋白血症。病因不明,一般认为是遗传(主要组织相容性抗原复合物,MHC)和环境(EB病毒、嗜人T淋巴细胞病毒、巨细胞病毒感染)等多因素所致,性激素可能也参与本病的发生。舍格伦综合征患者罹患淋巴瘤的风险较普通人群高40倍,唇腺活检检测组织免疫球蛋白基因重排可预测其是否进展为淋巴瘤。

【临床要点】

1. 好发于40岁以上中年女性,男女之比为1∶9。
2. 唾液腺反复增大、缩小。
3. 口腔黏膜干燥,口底唾液池消失,舌背丝状乳头萎缩。
4. 唾液分泌量减少,致严重口渴,龋病增多,且常为猖獗性龋。
5. 泪液分泌量减少,致干燥性角膜、结膜炎,患者有异物感,畏光、视物疲劳、少泪或无泪。
6. 多见于腮腺肿大,亦可伴下颌下腺、舌下腺及小唾液腺肿大,多为双侧,亦可单侧发生。
7. 肿大呈弥漫性,边界不清,表面光滑,与周围组织无粘连,触诊韧实而无压痛。挤压腺体导管口唾液分泌量少或无唾液。
8. 继发感染时可有轻微压痛,挤压腺体导管口可见混浊的絮状唾液或脓液溢出。
9. 大约60%患者类风湿因子(rheumatoid factor,RF)阳性,伴有类风湿关节炎;75%～85%患者抗核抗体(antinuclear antibodies,ANAs)阳性。偶尔出现系统性红斑狼疮、结节性多动脉周围炎(polyarteritis)、多发性肌炎(polymyositis)、硬皮病等自身免疫性疾病。

【病理学特征】

1. 肉眼观察

(1) 腺体弥漫性肿大或呈结节状包块,剖面呈灰白色。

(2) 弥漫性者小叶界限清楚;结节状者腺小叶界限不清楚。

(3) 病变轻者与正常腺小叶似有界限,但二者之间无被膜间隔。

2. 光镜观察

(1) 以腺体组织内淋巴细胞及组织细胞增生浸润为主(图5-2-1)。

(2) 病变从小叶中心开始。早期淋巴细胞浸润与腺泡之间,将腺泡分开,进而使腺泡破坏、消失,为密集的淋巴细胞所取代,且形成滤泡(图5-2-2),致使唾液分泌量显著减少,引起口腔干燥症。

(3) 病变严重时,小叶轮廓尚存,小叶内腺泡全部消失,为淋巴细胞、组织细胞所取代(图5-2-3)。

(4) 小叶内导管上皮增生,形成实质性上皮团,即上皮肌上皮岛(epimyoepithelial island),细胞呈圆形或多边形,具有泡状细胞核。上皮团内有嗜酸性无定形物(图5-2-4,图5-2-5)。

(5) 小叶内导管增生扩张,有的形成囊腔,衬里上皮呈扁平或因变性液化而残缺不全(图5-2-6)。间质的扩张充血,结缔组织可增生,有的发生玻璃样变(图5-2-7)。血管有的扩张充血,有的内有玻璃样血栓,血管周可有类纤维素渗出(图5-2-8)。

学习笔记

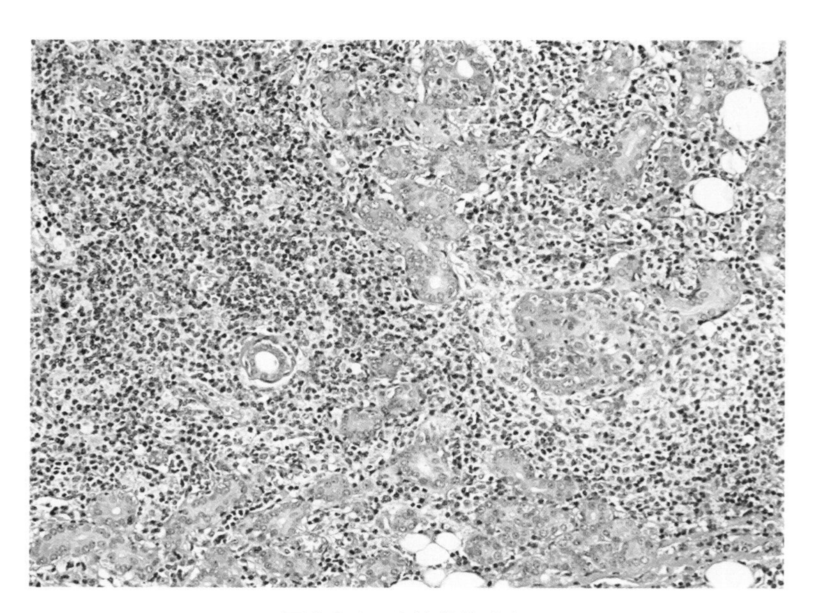

图 5-2-1　舍格伦综合征

腺泡破坏、消失，被大量淋巴细胞替代。HE，×200

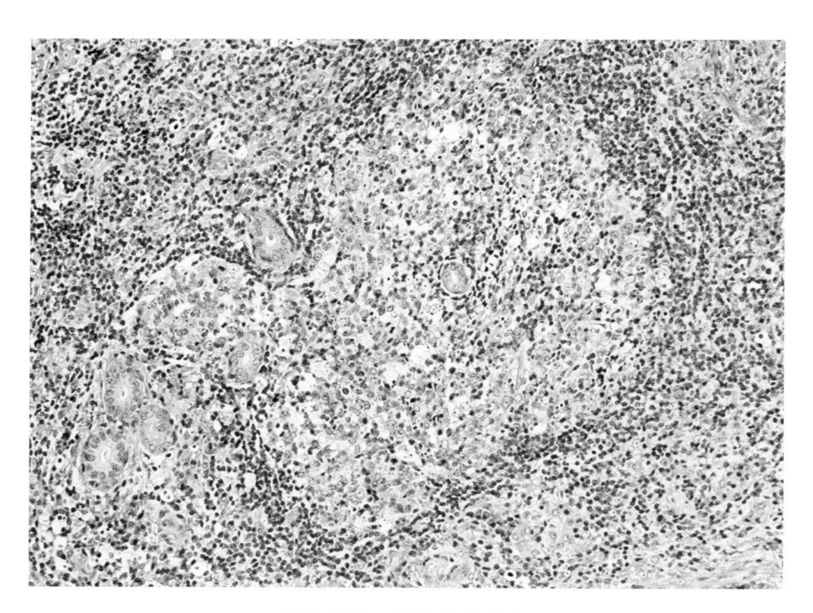

图 5-2-2　舍格伦综合征

病变早期可见腺泡部分破坏、消失，被密集的淋巴细胞取代，且形成滤泡。HE，×200

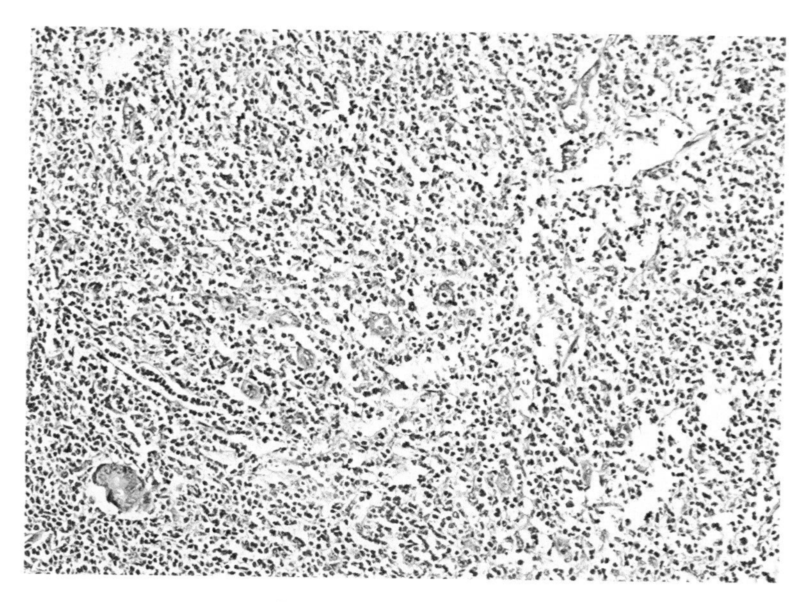

图 5-2-3　舍格伦综合征

病变严重时，小叶内大部分腺泡被大量淋巴细胞、组织细胞取代。HE，×200

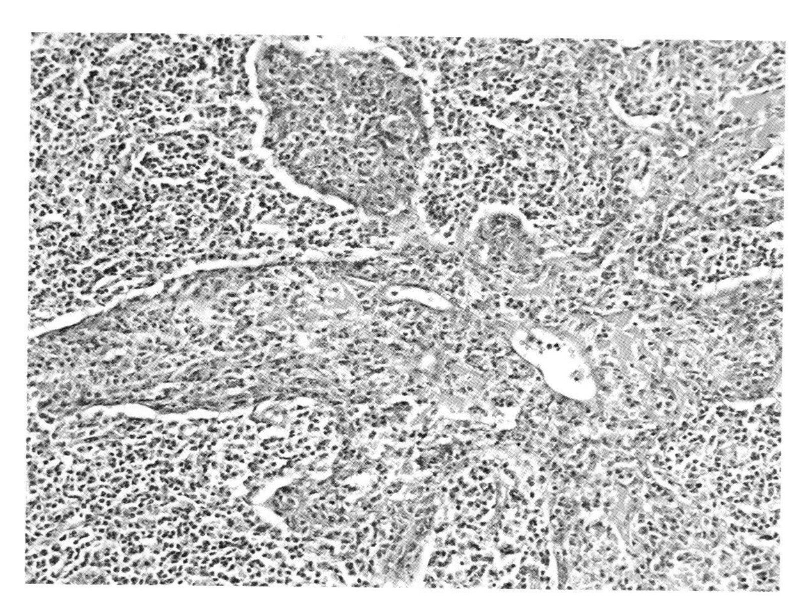

图 5-2-4　舍格伦综合征

腺导管上皮增生，形成实质性上皮团。HE，×200

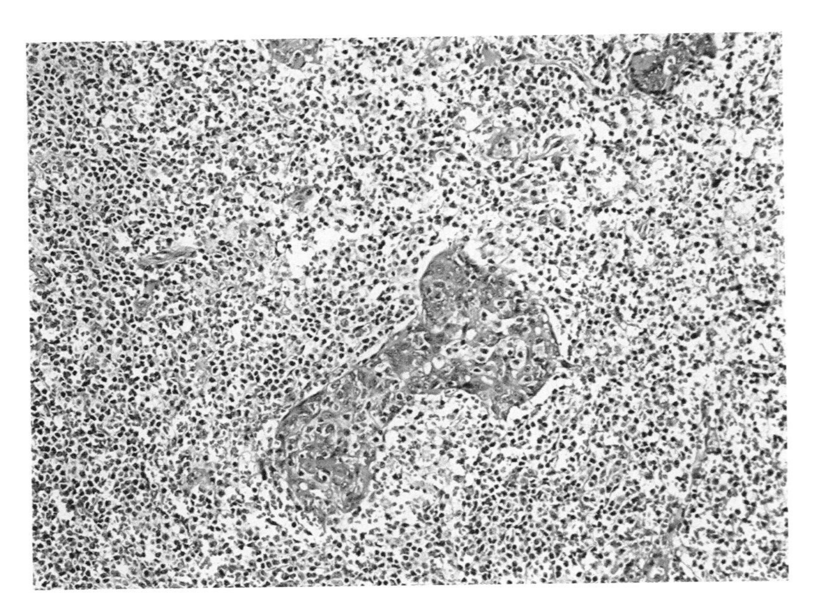

图 5-2-5　舍格伦综合征
大量淋巴细胞、组织细胞中可见“上皮岛”形成。HE，×200

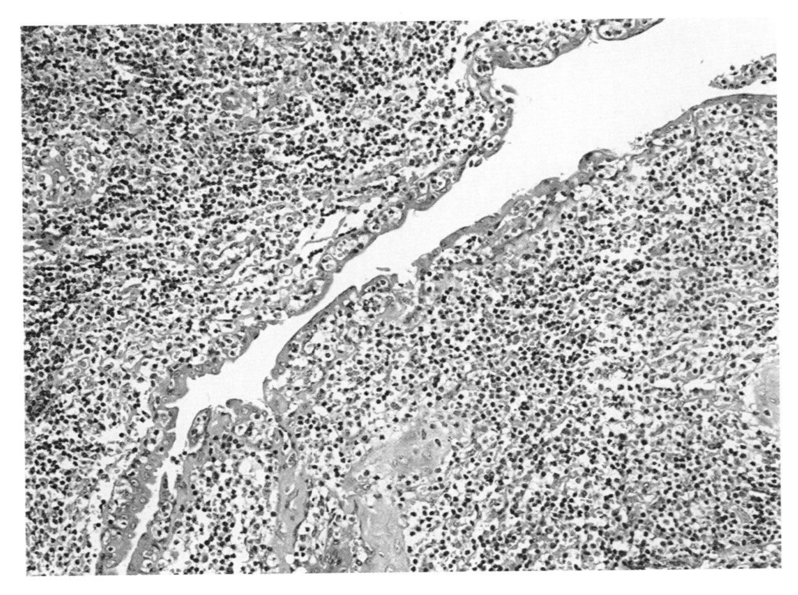

图 5-2-6　舍格伦综合征
腺导管增生扩张，形成囊腔，衬里上皮呈扁平。HE，×200

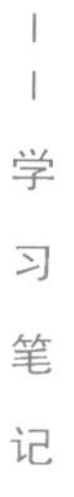

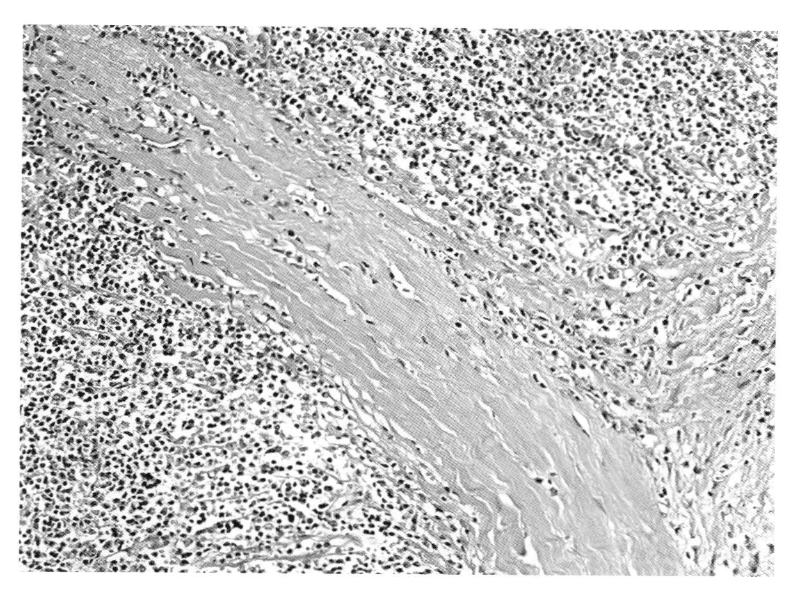

图 5-2-7　舍格伦综合征

间质结缔组织增生，部分发生玻璃样变。HE，×200

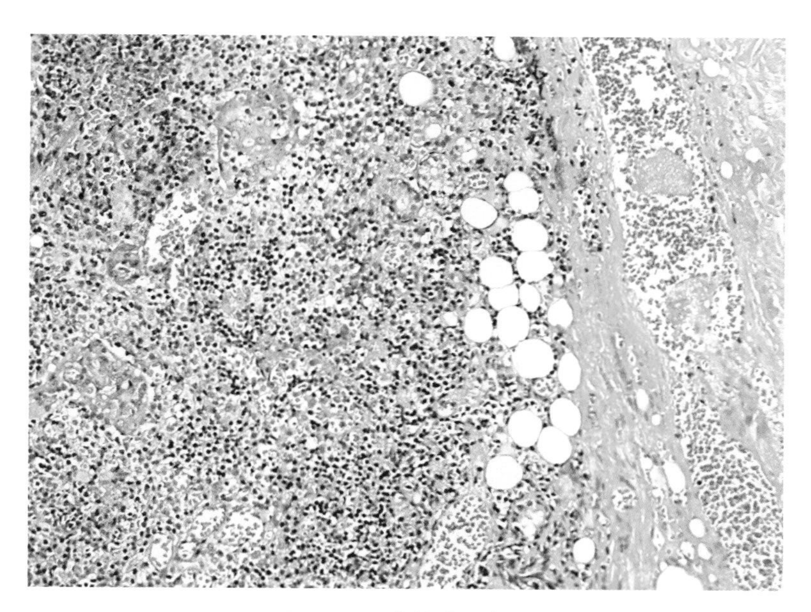

图 5-2-8　舍格伦综合征

血管扩张充血，腔内可见玻璃样血栓。HE，×200

学习笔记

【鉴别诊断】

1. 恶性淋巴瘤　淋巴样细胞增生异常活跃，小叶间隔消失，瘤细胞向各方向浸润。瘤细胞多为未成熟性、非典型淋巴细胞，可见细胞异型性及核分裂象。恶性淋巴瘤内无“上皮岛”（图 5-2-9）。

2. 良性淋巴上皮病变（benign lymphoepithelial lesion）又称 Mikulicz 病（Mikulicz disease），慢性、无痛性、双侧或单侧腮腺、下颌下腺及小唾液腺肿大，以腺实质萎缩、淋巴细胞反应性增生为主要特征的自身免疫性疾病。好发于成年人，平均年龄 50 岁。60% ~80% 发生于女性。表现为受累腺体质硬且弥漫性肿胀，病变从小叶中央向周边扩展，小叶内腺泡间淋巴细胞浸润，直至完全被密集的淋巴细胞和组织细胞替代腺泡组织。早期在小叶内的导管周围可见淋巴细胞浸润，使腺泡分离、萎缩和消失，而淋巴细胞和组织细胞增生，有时可形成淋巴滤泡（图 5-2-10）。导管

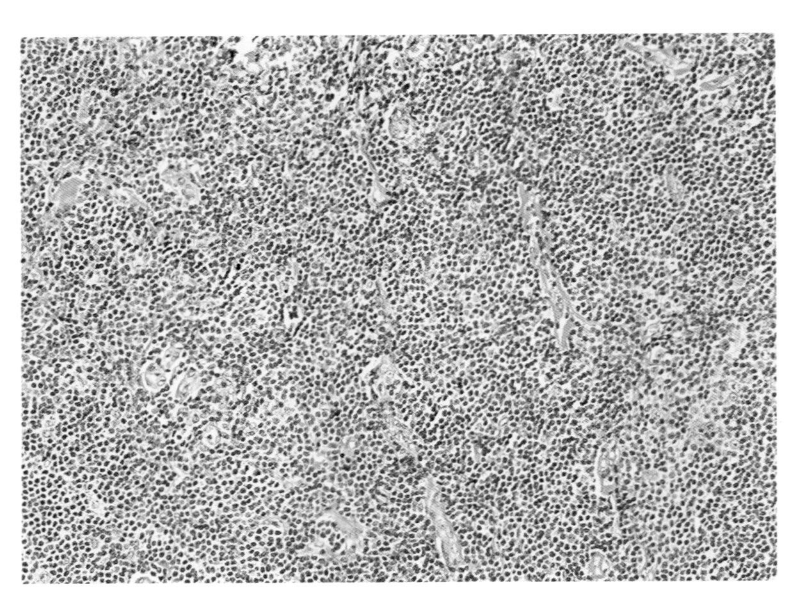

图 5-2-9　恶性淋巴瘤
淋巴样细胞增生活跃，无“上皮岛”，呈 B 细胞淋巴瘤改变。HE，×200

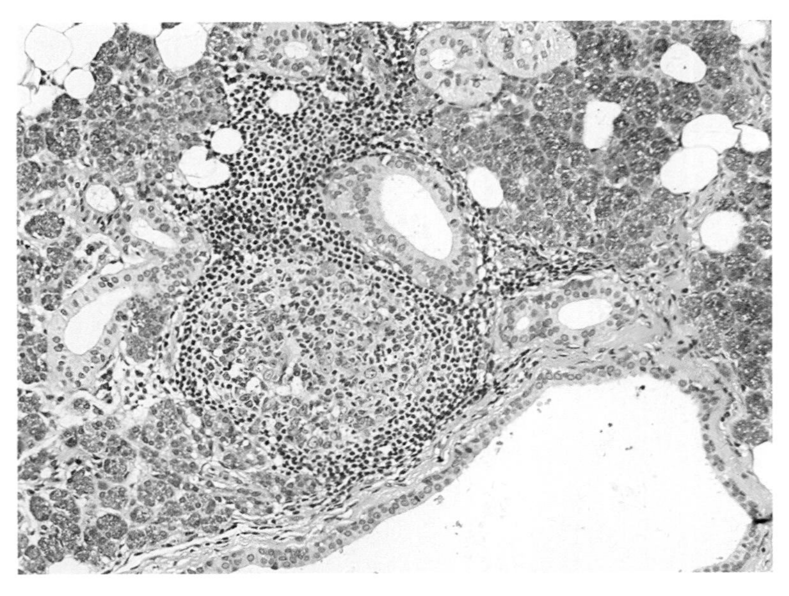

图 5-2-10　良性淋巴上皮病变
病变早期小叶内导管周围淋巴滤泡形成。HE，×200

上皮和周围肌上皮细胞不断增生，形成实质性、呈圆形或不规则形的上皮肌上皮团块——“上皮岛”，上皮岛由圆形、多边形或梭形细胞构成，分散在淋巴细胞中（图 5-2-11）。可恶变为恶性淋巴瘤或淋巴上皮癌（lymphoepithelia carcinoma）/恶性淋巴上皮病变（malignant lymphoepithelia lesion）。需要指出的是随着现代分子生物学技术发展，通过对良性淋巴上皮病变中浸润的淋巴细胞基因重排和单克隆研究发现，一些原来认为的良性淋巴上皮病变实际上是低度恶性非霍奇金黏膜相关淋巴组织 B 细胞淋巴瘤（即 MALT 淋巴瘤）的早期阶段，因此对于良性淋巴上皮病变腺体内的淋巴细胞应该有从良性淋巴上皮病变-交界性病变-淋巴瘤发展进程的认识。

3. 淋巴结转移性癌　尤其是未发现原发灶的鼻咽癌发生颈部淋巴结转移。病理表现为鼻咽癌癌巢比较集中，局部组织多已被破坏。可见明显的细胞异型性，淋巴样成分密集混杂（图 5-2-12）。

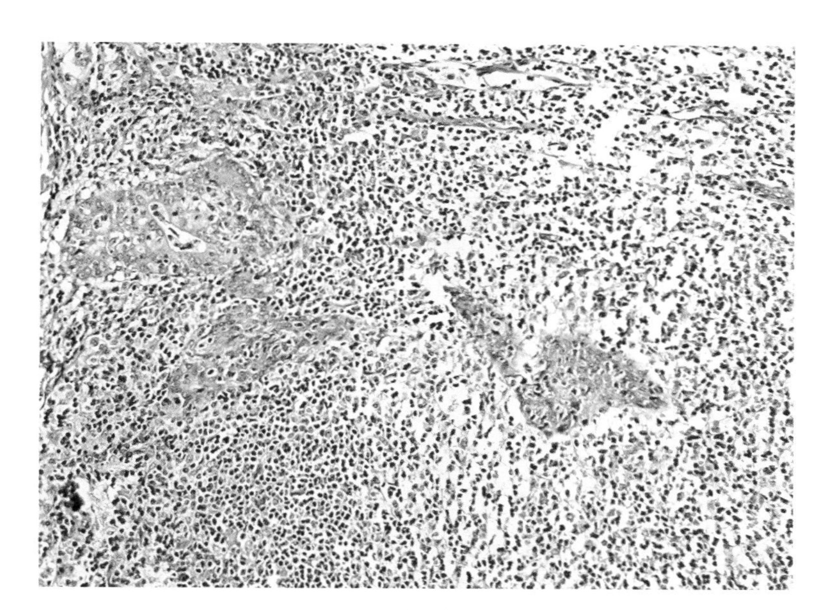

图 5-2-11　良性淋巴上皮病变

大量淋巴细胞中可见“上皮岛”形成，“上皮岛”内可见残存腺管。HE，×200

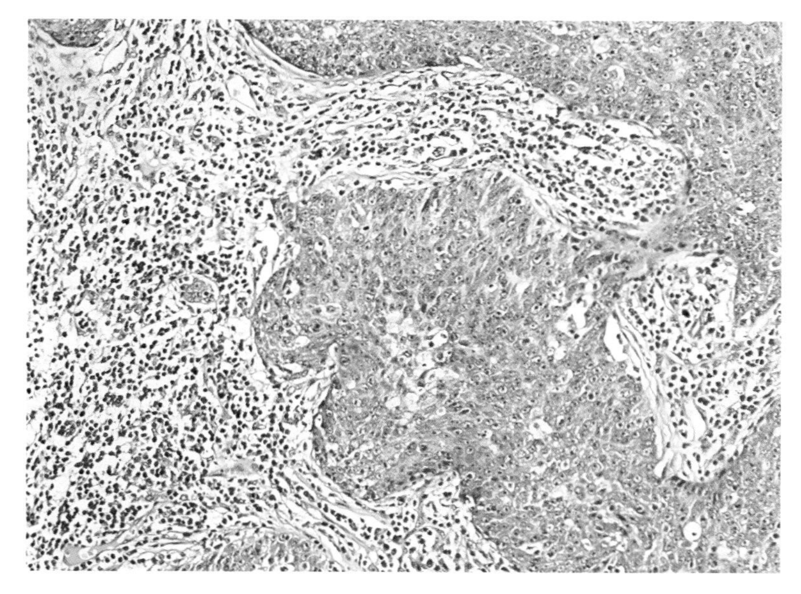

图 5-2-12　淋巴结转移性癌

鼻咽癌淋巴结转移，淋巴背景中有异常上皮团。HE，×200

学习笔记

【问题1】唾液腺中哪些肿物应考虑为唾液腺非肿瘤性疾病？

思路：唾液腺发生反复肿胀、时大时小，经抗生素治疗病情有好转的疾病应优先考虑为唾液腺非肿瘤性疾病；双侧唾液腺同时或先后出现肿块或肿大，应先排除唾液腺非肿瘤性疾病后再考虑肿瘤性病变；唾液腺多发性肿块应重点排除结核、淋巴结炎及反应性增生；虽然慢性唾液腺炎为唾液腺非肿瘤性疾病中常见的疾病，但要排除良性淋巴上皮病变的可能。

【病例1】

患者女性，56岁。主诉双侧颌下包块渐进性增大伴口干1年，双眼干涩半年余。

患者1年前发现双侧颌下区包块，生长缓慢，伴有口干，半年前双眼出现干涩不适，行清热解毒治疗无效。门诊以"双侧颌下区①舍格伦综合征；②良性淋巴上皮病变；③慢性复发性下颌下腺炎"收住院。

专科检查：双侧颌下区膨隆，左颌下可触及大小约3.8cm×2.6cm×2.0cm包块，右颌下可触及大小约2.5cm×2.0cm×1.5cm包块，质地中等偏硬，有轻压痛，界限清楚，可活动，与皮肤无粘连，挤压下颌下腺可见少量唾液分泌，导管口无脓液溢出。

光镜观察：替代腺泡组织的大量淋巴细胞、组织细胞背景中可见大小不一、形态不规则的"上皮岛"形成（图5-2-13）。腺导管增生扩张，形成囊腔，衬里上皮呈扁平状（图5-2-14）。部分血管腔内有玻璃样血栓（图5-2-15）。

病理诊断：（双侧颌下区）舍格伦综合征。

学习笔记

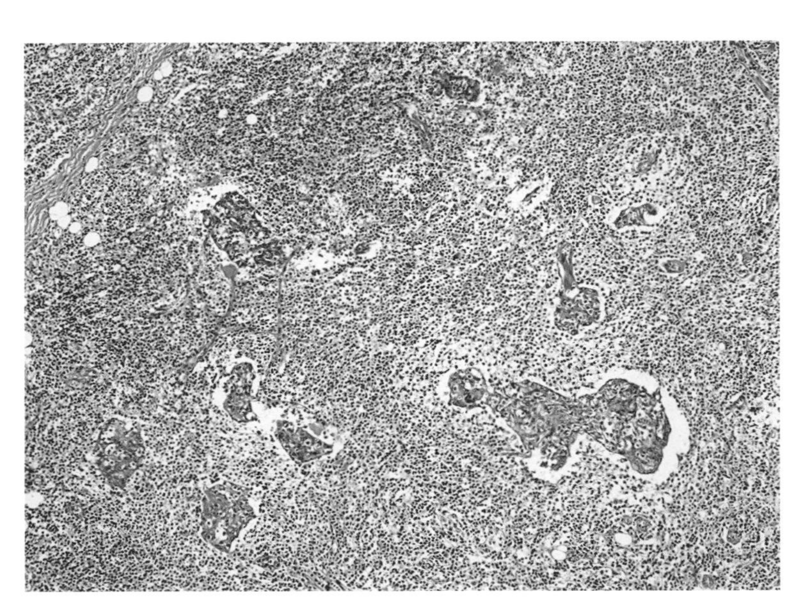

图5-2-13　病例1　舍格伦综合征

大量淋巴细胞、组织细胞中可见大小不一、形态不规则的"上皮岛"。HE，×100

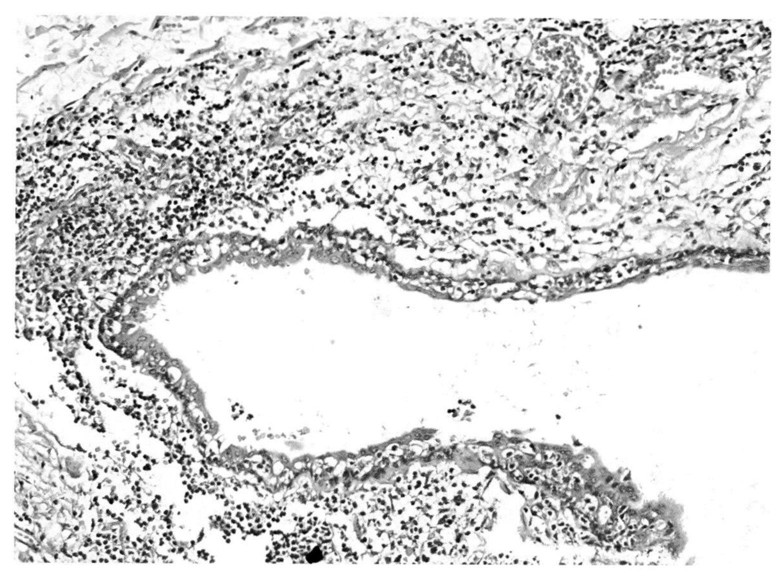

图 5-2-14　病例 1　舍格伦综合征
腺导管增生扩张，可见囊腔形成。HE，×200

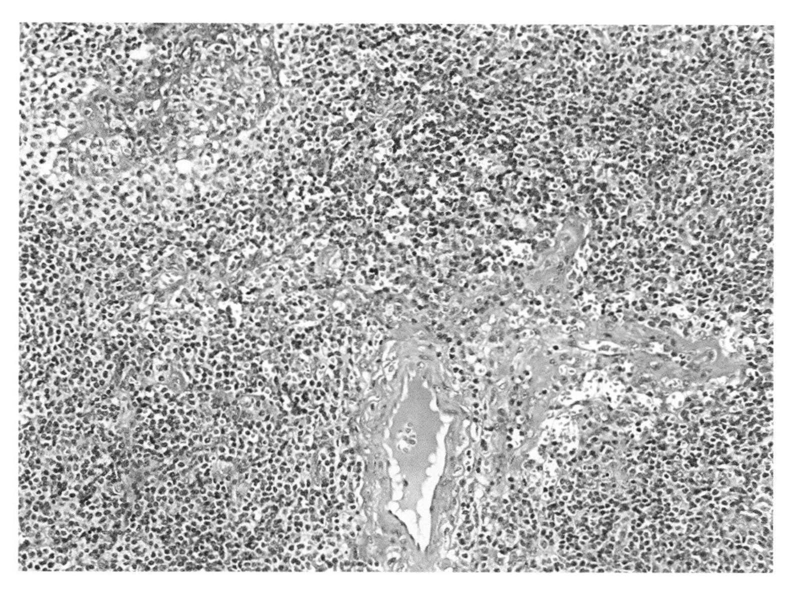

图 5-2-15　病例 1　舍格伦综合征
血管腔内玻璃样血栓。HE，×200

【问题 2】舍格伦综合征的评价标准是什么？

思路：舍格伦综合征确切诊断常采用唇腺活检。唇腺活检定度标准各国不尽相同，一般以小叶内导管周围局灶性淋巴细胞浸润程度为评价标准，根据 Chisholm 等（1968）50 个或 50 个以上淋巴细胞局灶性浸润作为 1 灶（表 5-2-1），对诊断有意义，舍格伦综合征多表现为 3 度或 4 度。

表 5-2-1　唇腺活检定度标准

度数	每 $4mm^2$ 唾液腺组织中浸润淋巴细胞数
0	无淋巴细胞浸润
1	轻度浸润
2	中度浸润(未成灶)
3	一个灶
4	一个以上灶

【问题 3】舍格伦综合征和慢性唾液腺炎病理学变化有哪些差别?

思路: 舍格伦综合征为自身免疫性疾病,病变从唾液腺小叶中心开始。早期病理表现为密集的淋巴细胞取代腺泡,且有淋巴滤泡形成。病变严重时,小叶内腺泡全部消失,被淋巴细胞、组织细胞取代。小叶内导管上皮增生,上皮团片内可有嗜酸性无定形物质。唇腺改变与大唾液腺相似。慢性唾液腺炎为细菌感染性疾病,病理学变化主要表现为唾液腺导管扩张,导管内炎症细胞浸润;导管周围及纤维间质中有淋巴细胞和浆细胞浸润,或可见淋巴滤泡形成;增生的纤维结缔组织取代腺泡;小叶内导管上皮增生,并可见鳞状上皮化生。免疫组织化学染色可以协助鉴别舍格伦综合征与慢性唾液腺炎。舍格伦综合征早期唾液腺组织内浸润的细胞以 T 淋巴细胞为主,尤其 CD4(辅助/诱导)阳性 T 淋巴细胞多;病期长的患者,B 淋巴细胞浸润逐渐增加,偶见 B 淋巴细胞恶性淋巴瘤;导管上皮细胞多有异位性 MHC Ⅱ型(HLA-DR)抗原的表达。

【病例 2】

患者女性,62 岁。主诉双侧颌下肿大 3 年,伴口咽干燥不适。

患者 3 年前双侧颌下肿胀逐渐增大,伴有口咽干燥。

专科检查:双侧下颌下腺肿大,左颌下可扪及约 4. 5cm×3. 0cm×2. 0cm 大小包块,右颌下可触及约 3. 5cm×2. 5cm×2. 0cm 大小包块,质软而有弹性,无压痛,界限欠清楚,皮肤表面无红肿、无破溃。

光镜观察:腺泡萎缩、消失被大量淋巴细胞替代,淋巴细胞中可见不规则的“上皮岛”,无细胞异型性(图 5-2-16)。

病理诊断:(双侧颌下)良性淋巴上皮病变。

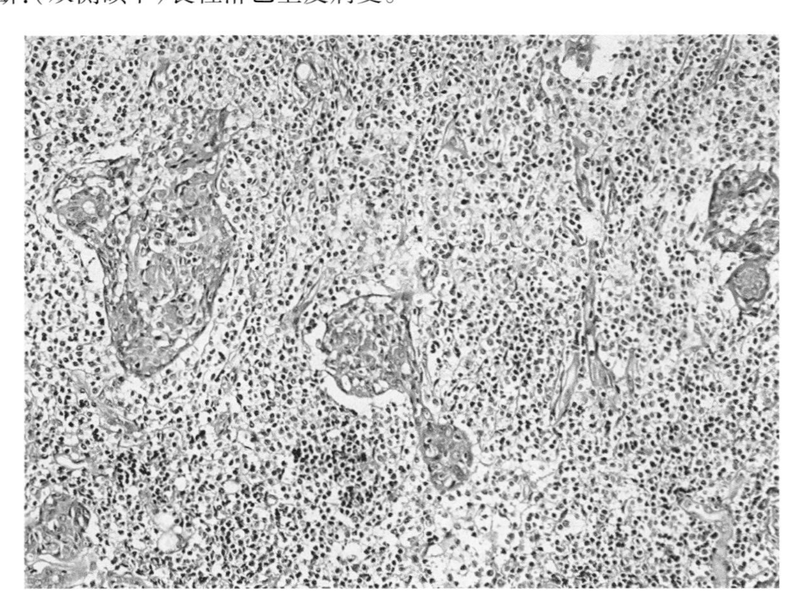

图 5-2-16　病例 2　良性淋巴上皮病变
腺泡萎缩、消失,大量淋巴细胞中可见不规则“上皮岛”,无细胞异型性。HE,×200

【问题4】口干和(或)唾液腺肿大是否可以作为良性淋巴上皮病变的诊断依据?

思路: 口干和(或)唾液腺肿大不能作为良性淋巴上皮病变诊断依据。因为影响唾液腺分泌而引起口干的因素很多,如药物作用、病毒感染、放射线照射、脱水、精神因素、系统性疾病如糖尿病等。唾液腺具有增龄性改变,唾液的分泌量会随着年龄的增长而逐渐减少,老年人常会出现口干症状。引起唾液腺肿大的原因也有多种,常见单侧腺体肿大的原因有:唾液腺原发性肿物、细菌感染、慢性唾液腺炎等。双侧肿大的原因有:病毒感染、淋巴瘤、结节病、结核病、慢性唾液腺炎等。因此,只有病理诊断才是确诊该病的可靠手段。

【问题5】良性淋巴上皮病变和舍格伦综合征的区别?

思路: 两种疾病的病理表现有相似点,包括:小叶内腺泡间可见密集淋巴细胞浸润,严重时腺泡组织可完全被淋巴细胞和组织细胞所替代。不断增生的导管上皮和周围肌上皮细胞,形成大小不一、实质性或不规则的"上皮岛",有残存的腺导管。但良性淋巴上皮病变属于一种特发性炎症,临床表现中具有病程长,易复发的特点。由于炎症不累及副泪腺,故眼部不会出现干燥症状,同时也不会伴有全身性病变。而舍格伦综合征是一种慢性自身免疫性疾病,多伴有慢性唾液腺炎、干燥性角膜炎、口干症和唾液腺/泪腺间歇性肿胀等临床症状。

第三节　唾液腺囊肿

唾液腺囊肿(salivary gland cyst)由纤维结缔组织囊壁、上皮衬里和囊腔内内容物构成的瘤样病变。

一、黏液囊肿

黏液囊肿(mucocele)是黏液外渗性囊肿和黏液潴留囊肿的统称。是一类由于小唾液腺导管破裂或阻塞所致的黏液外渗或潴留而发生的软组织囊肿。

【临床要点】

1. 常发生于下唇黏膜,其次为颊、口底、舌和腭部。
2. 位于组织内的深度不同,可为浅在性,也可为深在性,大小不等,直径可由几毫米至几厘米不等。
3. 浅在性黏液囊肿表面呈淡蓝色,透明易破裂,易复发。
4. 深在性黏液囊肿表面黏膜与周围口腔黏膜颜色一致。
5. 可自行消退或破溃,黏液性内容物可排出或不排出,故可反复发作。
6. 触诊有波动感。反复肿胀的患者可能与周期性导管破裂、黏液溢出有关。

【病理学特征】

1. 外渗性黏液囊肿(mucous extravasation cyst)　机械性外伤致唾液腺导管破裂,黏液外溢进入结缔组织内,黏液也被炎性肉芽组织和结缔组织包绕或局限,没有衬里上皮,囊壁由反应性增生的肉芽组织构成(图5-3-1)。邻近的唾液腺组织呈非特异性慢性炎症,含有泡沫样组织细胞(巨噬细胞)。

2. 潴留性黏液囊肿(mucous retention cyst)　是唾液腺导管阻塞,唾液潴留致导管扩张而形成的囊性病损。囊腔内含有浓稠液物质,衬以假复层、双层柱状或立方状上皮细胞(图5-3-2)。部分潴留性黏液囊肿衬里中可见嗜酸性上皮细胞。

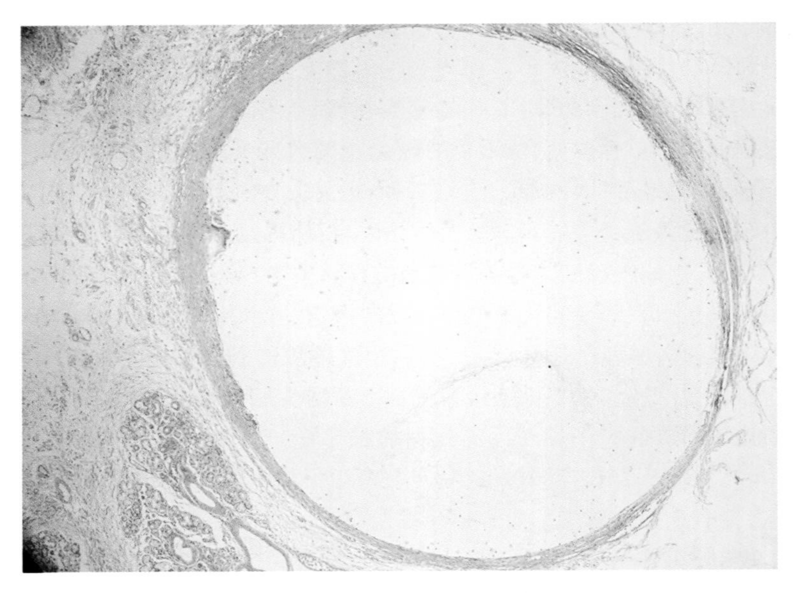

图 5-3-1 外渗性黏液囊肿
囊壁无衬里上皮，囊腔内可见黏液细胞。HE，×40

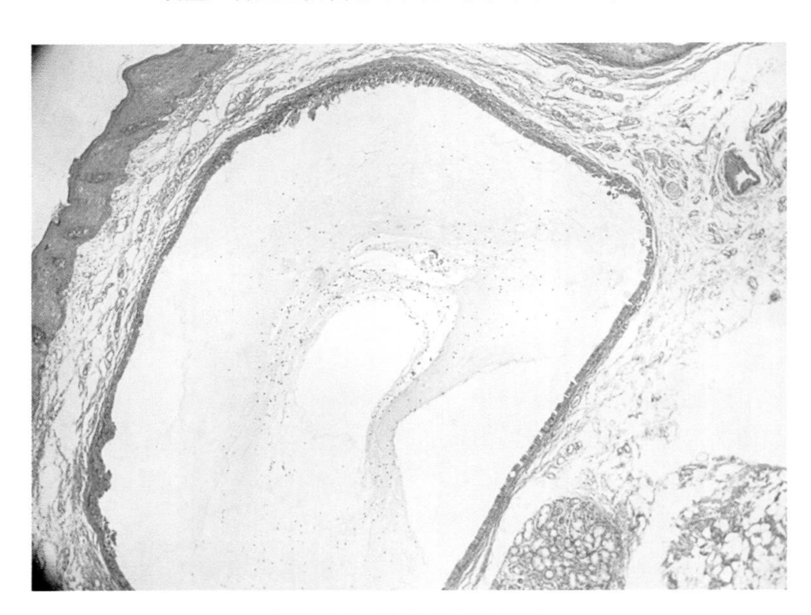

图 5-3-2 潴留性黏液囊肿
囊壁中可见由假复层、双层柱状或立方状上皮细胞构成的上皮衬里，内含黏液和炎性细胞。HE，×40

学习笔记

【鉴别诊断】

1. 舌下囊肿(ranula) 特指发生于口底的黏液囊肿，黏液成分多来自舌下腺，也可发生于下颌下腺导管或口底小唾液腺。较大的舌下囊肿多来源于舌下腺体部，而较小的囊肿来自于舌下皱褶处舌下腺的表浅导管(duct of rivini)。多数舌下囊肿较为表浅，位于下颌舌骨肌以上的舌下区，生长缓慢，无痛。囊肿较大时，表面黏膜变薄，呈浅蓝色。舌下腺以分泌黏液为主，抽出的囊液黏而稠，可以成拉丝状。根据临床表现舌下囊肿可分为舌下型(单纯型)、潜突型(颌下型)和哑铃形，其中单纯型舌下囊肿又称蛤蟆肿，潜突型和哑铃形舌下囊肿较少。潜突型舌下囊肿(plunging ranula)可穿过下颌舌骨肌位于颌下区或颏下三角，表现为颌下或颏下柔软、无痛性肿物，可伴或不伴口底的肿物。哑铃形舌下囊肿是部分舌下腺组织绕过下颌舌骨肌后缘，外渗入

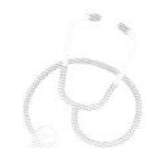

颌下区在颌下区形成囊性改变。组织学上可表现为外渗性黏液囊肿，也可表现为潴留性黏液囊肿，多数为无上皮衬里的外渗性囊肿，少数为内衬立方状、柱状、假复层柱状或复层鳞状上皮的潴留性囊肿（图 5-3-3）。

2. 唾液腺导管囊肿（salivary duct cyst）　导管弯曲或外伤、感染逐渐造成导管阻塞，唾液在局部潴留，导管呈囊状扩张。是真性囊肿，病史较长，有消长史。主要发生在老年男性的腮腺。表现为慢性、间歇性缓慢生长、局部无痛性肿物，可扪及波动感。由于压力或伴随的炎症反应可导致疼痛。囊液为唾液可检测到淀粉酶。病理表现导管上皮增生，挤压成扁平状多层排列（图 5-3-4），上皮衬里类型多样，可为立方上皮、柱状上皮或萎缩的鳞状上皮。囊腔内含有黏液性分泌物，并可见球形结石或结晶状颗粒。囊壁为疏松结缔组织，无明显炎细胞浸润（图 5-3-5）。当囊液外渗至组织间隙时可形成局限性黏液肉芽肿，伴有局限性、阻塞性腮腺炎表现。

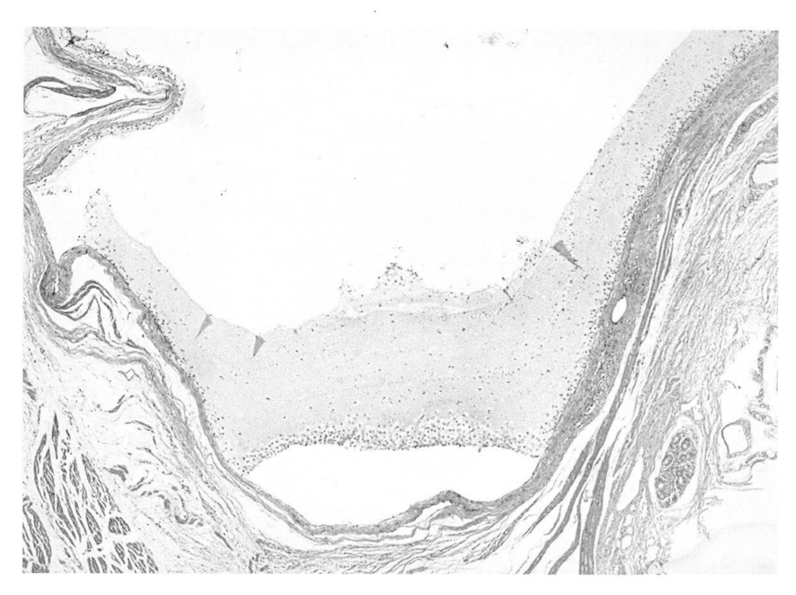

图 5-3-3　舌下囊肿

囊壁无衬里上皮，囊腔内可见黏液细胞。HE，×40

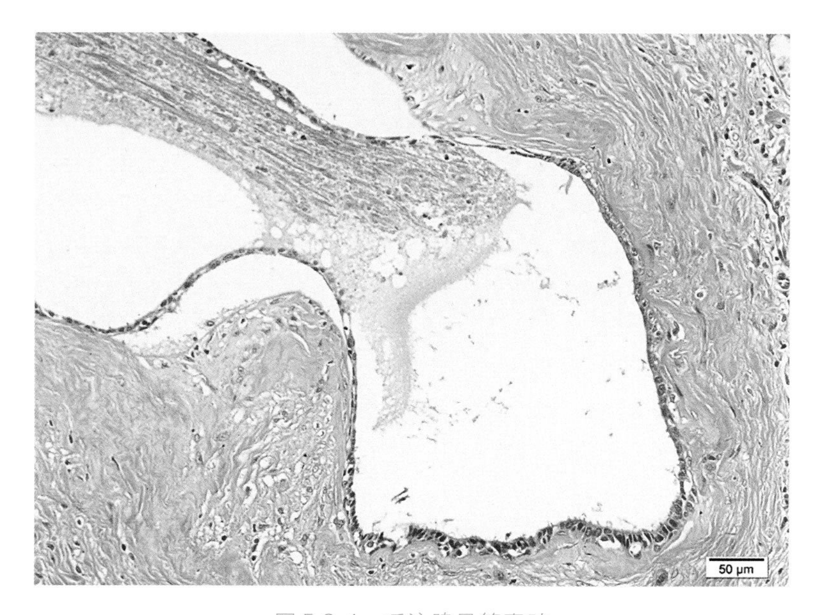

图 5-3-4　唾液腺导管囊肿

导管上皮增生呈扁平状多层排列。HE，×200

学习笔记

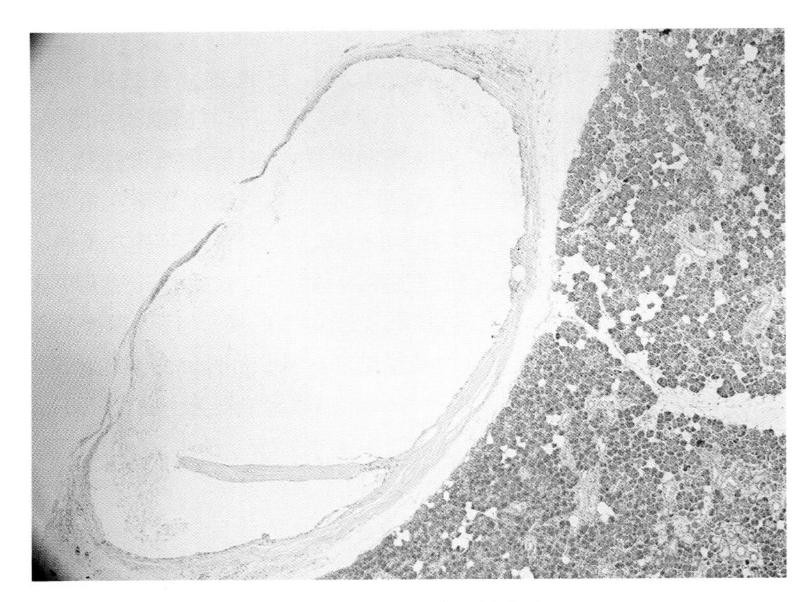

图 5-3-5　唾液腺导管囊肿
囊壁为疏松结缔组织，无明显炎细胞浸润。HE，×40

【病例】

患者男性，50 岁。主诉 3 个月来左下角口唇有黄豆大肿物，逐渐长大。

专科检查：左下角口唇有 1.0cm×0.5cm×0.3cm 大小肿物，质地软而有弹性。肿物表面覆盖一薄层黏膜，呈半透明、浅蓝色小泡，状似水疱。

手术在局部麻醉下行肿物切除术。

光镜观察：囊壁由纤维组织构成，可见假复层、双层柱状或立方状上皮细胞构成的上皮衬里，腔内含有黏液细胞（图 5-3-6）。

病理诊断：（左下角口唇）潴留性黏液囊肿。

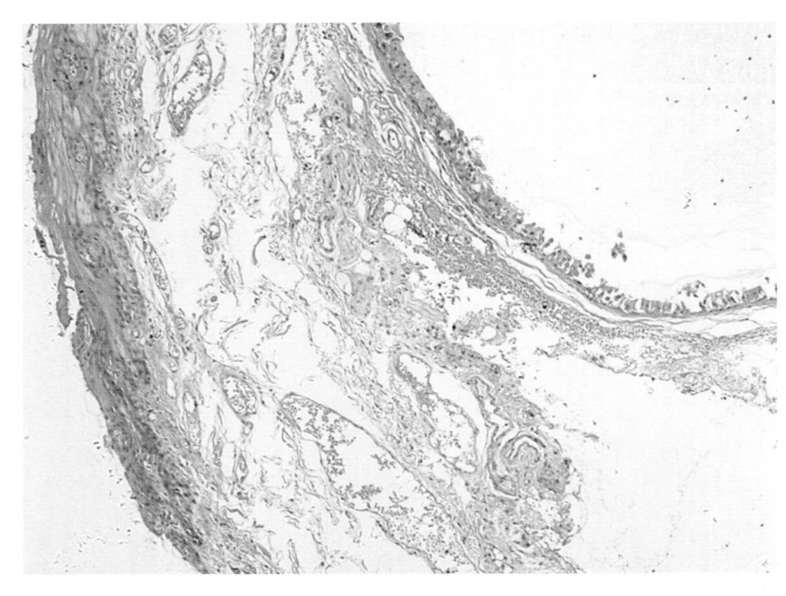

图 5-3-6　病例　潴留性黏液囊肿
囊壁由纤维组织构成，上皮衬里呈假复层含有黏液细胞。HE，×100

学习笔记

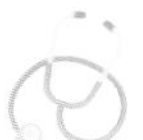

学习笔记

二、淋巴上皮囊肿

淋巴上皮囊肿(lymphoepithelial cyst)慢性炎症导致淋巴样间质及局限性上皮增生。

【临床要点】

1. 多见于单侧腮腺。
2. 触诊可较硬或较软,表面黏膜光滑无破损。典型病损呈白色或黄色,腔内含有奶油状或干酪样物质。
3. 无痛性肿胀,生长缓慢。
4. 合并感染时可以出现疼痛。
5. 病变可见于少部分 HIV 阳性患者。

【病理学特征】

1. 囊肿内壁由多层扁平上皮或柱状上皮衬里构成(图 5-3-7)。
2. 囊壁光滑,一般无乳头形成,衬里上皮中可见杯状细胞及皮脂腺(图 5-3-8A,B)。

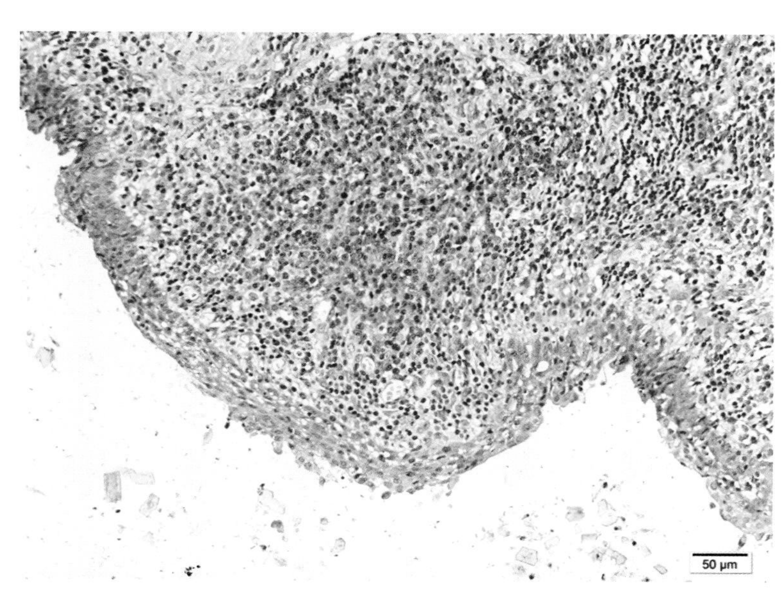

图 5-3-7　淋巴上皮囊肿
囊壁由多层扁平上皮或柱状上皮衬里构成。HE,×200

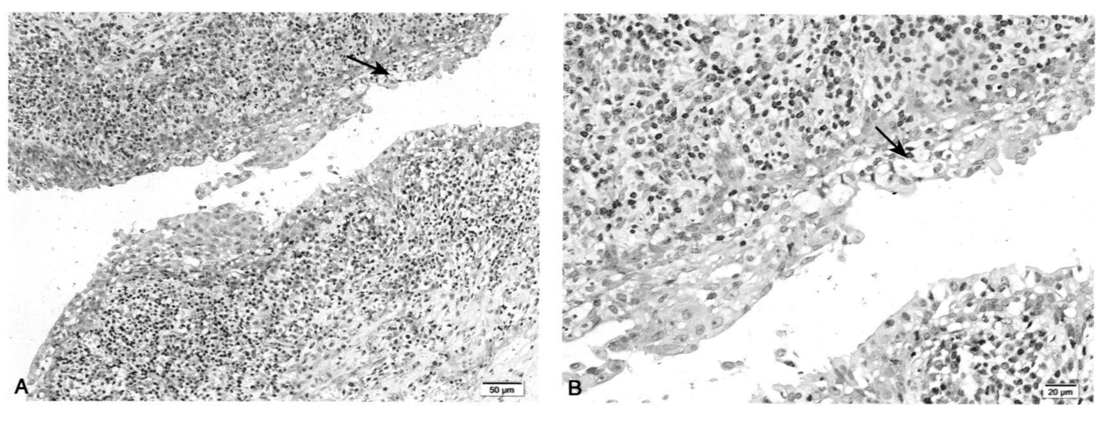

图 5-3-8　淋巴上皮囊肿
A. 囊壁上皮衬里中可见杯状细胞及皮脂腺细胞(箭头示)。HE,×200。B. 局部放大的皮脂腺细胞(箭头示)。HE,×400

3. 上皮周围为大量淋巴样组织弥漫分布，部分可见淋巴滤泡形成（图 5-3-9A，B）。

4. 囊腔内含浆液性分泌物，非黏液，可见大量脱落的鳞状细胞（图 5-3-10）。

5. 囊肿周围含多核巨细胞或胆固醇结晶肉芽肿。

6. HIV 相关囊肿内可见增生的上皮岛。

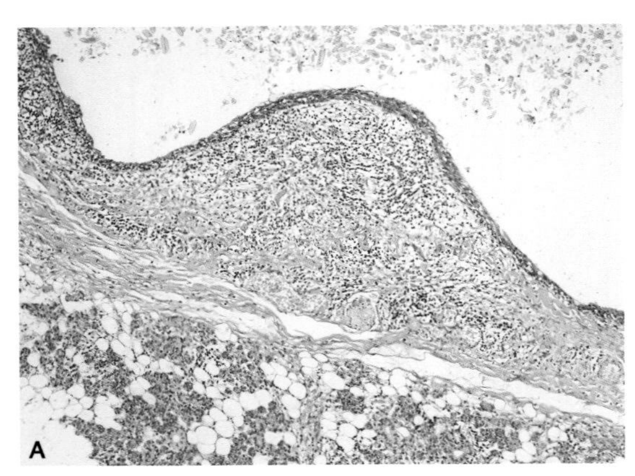

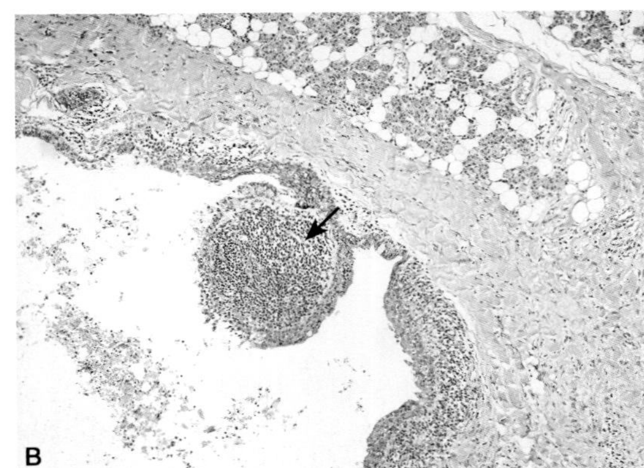

图 5-3-9　淋巴上皮囊肿

A. 囊壁内衬复层鳞状上皮，无上皮钉突，上皮周围可见淋巴样组织。HE，×100。B. 淋巴样组织聚集形成淋巴滤泡（箭头示）。HE，×100

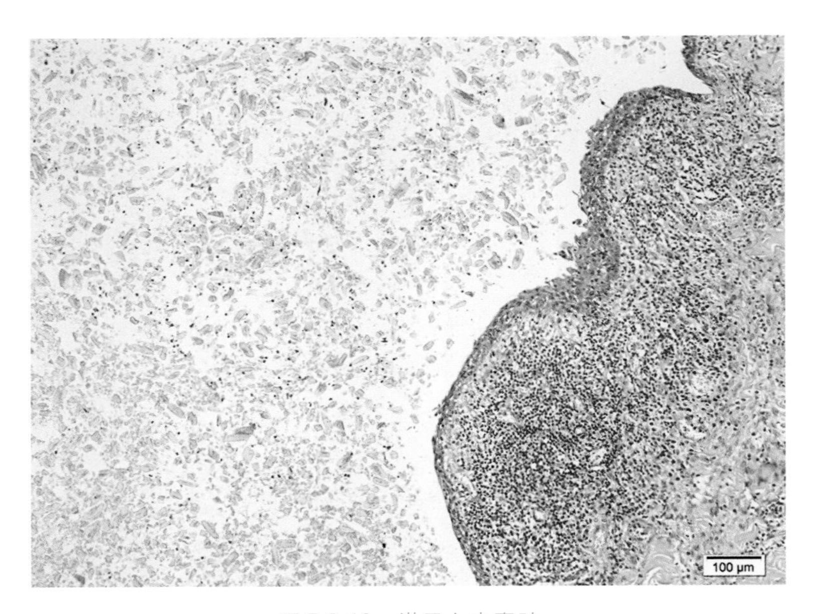

图 5-3-10　淋巴上皮囊肿

囊腔内容物为非黏液性分泌物。HE，×100

学习笔记

【病例】

患者男性，68 岁。主诉因发现右颌下区无痛性肿物 1 周入院。

专科检查：右下颌角下方一肿物，表面皮肤色泽正常，肿物与皮肤无明显粘连，大小约 2. 0cm×2. 0cm，质软，界清。触诊有波动感，活动度好，无压痛。

B 超报告：右腮腺下极囊性肿物。

肉眼观察：囊肿腔内可见黄白色奶酪样物。

光镜观察：组织学结构与发生于颈部的鳃裂囊肿相同，囊壁为复层鳞状上皮，衬里上皮薄、

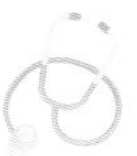

无上皮钉突，上皮周围为大量淋巴样间质，可见淋巴滤泡结构（图 5-3-11）。

病理诊断：（右腮腺）淋巴上皮囊肿。

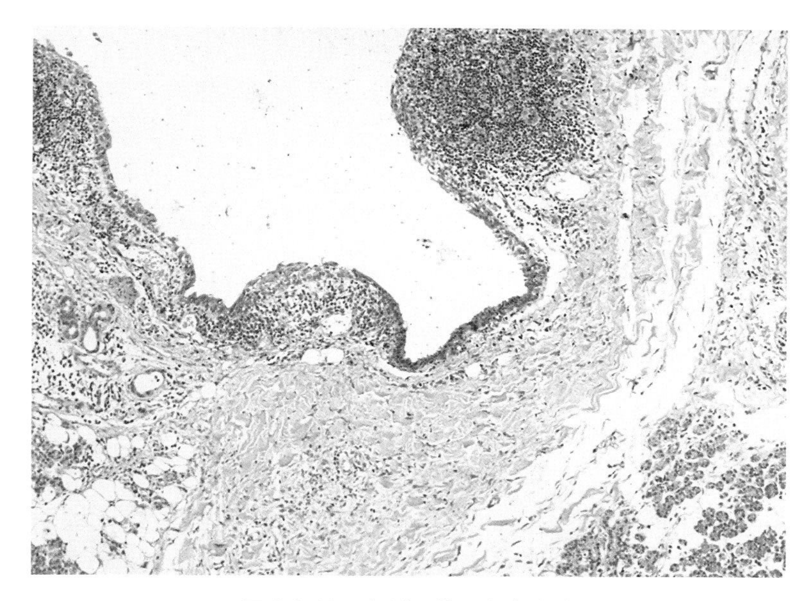

图 5-3-11 病例 淋巴上皮囊肿

衬里上皮薄、无上皮钉突，上皮周围为淋巴样间质，局部有淋巴滤泡结构。HE，×100

知识拓展

有研究发现，人唾液腺囊肿组织中，水通道蛋白（aquaporin，AQP）5 的表达显著增强，可能与唾液腺囊肿的形成密切相关，是参与囊肿形成的主要水通道，表明 AQP5 在唾液形成过程中有重要作用。AQP 是一类广泛存在于真核生物和原核生物细胞膜上高效性、特异性转运水的膜通道蛋白。目前已克隆的哺乳动物水通道蛋白家族有 13 个成员（AQP0-AQP12），它们广泛表达于各个组织器官。人体唾液腺中主要表达 AQP1、AQP3 和 AQP5。其中 AQP1 主要表达于血管内皮细胞和肌上皮细胞，AQP3 主要表达于浆液性腺泡和黏液性腺泡的顶膜，AQP5 则主要表达于浆液性腺泡和黏液性腺泡的顶膜、侧膜、闰管和导管上皮细胞中，AQP5 构成唾液腺唾液分泌的通道，它与其他亚型一样具有水转运的特性，而且与 AQP2 相似，在细胞内襻中有蛋白激酶 A（PKA）介导的磷酸化作用使 AQP5 产生快速的“闸门”效应。AQP1 和 AQP5 与唾液的分泌密切相关，对调节水分转运速率，维持唾液的分泌起重要作用。通过对人及小鼠干燥综合征研究发现，AQP1 和 AQP5 在唾液腺的表达量显著地减少，导致水分转运失代偿，从而引起唾液量分泌减少。

（周 峻）

参考文献

1. 于世凤. 口腔组织病理学. 第 7 版. 北京：人民卫生出版社，2012
2. Neville BW，Damn DD，Allen CM，et al. 口腔颌面病理学. 李江，译. 北京：人民卫生出版社，2013
3. Delli K，Spijkervet FK，Vissink A. Salivary gland diseases：infections，sialolithiasis and mucoceles. Monogr Oral Sci，2014，24：135-148
4. Ferry JA，Deshpande V. IgG4-related disease in the head and neck. Semin Diagn Pathol，2012，29（4）：235-244
5. Laco J，Ryska A，Celakovsky P，et al. Chronic sclerosing sialadenitis as one of the immunoglobulin G4-related diseases：a clinicopathological study of six cases from Central Europe. Histopathology，2011，58（7）：1157-1163

学习笔记

6. Fauchais AL, Martel C, Gondran G, et al. Immunological profile in primary Sjögren syndrome: clinical significance, prognosis and long-term evolution to other auto-immune disease. Autoimmun Rev, 2010, 9(9):595-599
7. Ferraccioli G, De Santis M, Peluso G, et al. Proteomic approaches to Sjögren's syndrome: a clue to interpret the pathophysiology and organ involvement of the disease. Autoimmun Rev, 2010, 9(9):622-626
8. Chaves FN, Carvalho FS, Pereira KM, et al. Salivary duct cyst in the upper lip: case report and review of the literature. Indian J Pathol Microbiol, 2013, 56(2):163-165
9. Ahamed AS, Kannan VS, Velaven K, et al. Lymphoepithelial cyst of the submandibular gland. J Pharm Bioallied Sci, 2014, 6(Suppl 1):S185-S187

学习笔记

第六章 唾液腺肿瘤

第一节 概　　述

一、唾液腺组织学

1. 唾液腺(salivary gland)　是一种外分泌腺,产生和分泌唾液。唾液腺的组织学结构由实质和间质组成,实质部分包括基本分泌单位,皮脂腺和肌上皮。基本分泌单位是由腺泡细胞和导管系统构成(图 6-1-1)。

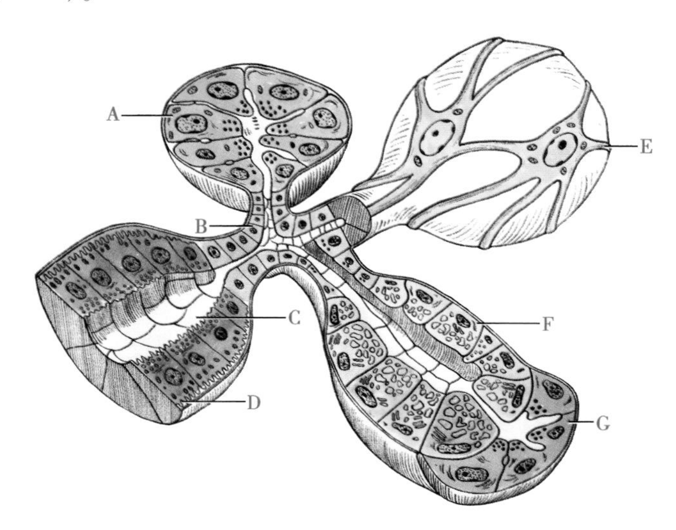

图 6-1-1　唾液腺分泌单位模式图

A. 浆液性腺泡。B. 闰管。C. 管腔。D. 分泌管。E. 肌上皮细胞。F. 黏液性腺泡。G. 半月板

(1) 浆液性腺泡:细胞立方或柱状,细胞核圆形,位于细胞基底部。胞浆内充满嗜碱性的酶原颗粒(图 6-1-2A)。

(2) 黏液性腺泡:细胞立方或圆形,细胞核椭圆形,位于细胞基底部。胞浆内充满透明的黏原颗粒(图 6-1-2B)。

(3) 混合性腺泡:由浆液性腺泡和黏液性腺泡组成。浆液性腺泡位于黏液性腺泡外,形成半月板(图 6-1-2C)。

(4) 肌上皮细胞:又称篮细胞。包绕在腺泡细胞和闰管外周,具有收缩的作用。表达平滑肌肌动蛋白 actin(SMA)(图 6-1-2D),肌球蛋白 myosin,S-100 蛋白,calponin 等。

(5) 皮脂腺细胞:细胞胞体大,胞浆丰富呈空泡状。细胞圆形,居中,位于闰管或分泌管管壁内。油红 O 和苏丹Ⅳ染色阳性。

(6) 导管:是唾液腺的分泌物排送进口腔的管道系统,包括闰管,分泌管和排泄管。闰管细胞呈扁平形,连接腺泡细胞(图 6-1-3A)。在闰管与基底膜之间有肌上皮细胞分布(图 6-1-3B)。分泌管又称纹管,细胞呈立方形(图 6-1-3C)。一端连接闰管,另一端连接排泄管。排泄管细胞呈柱状,假复层或复层柱状上皮(图 6-1-3D),与口腔黏膜上皮相融合。

2. 唾液腺分为大唾液腺和小唾液腺　大唾液腺有三对,分别为腮腺,颌下腺和舌下腺。小唾液腺分布在口腔和口咽部的黏膜固有层和黏膜下层。主要有颊腺,腭腺,唇腺,舌腺,舌腭腺和磨牙后腺。

学习笔记

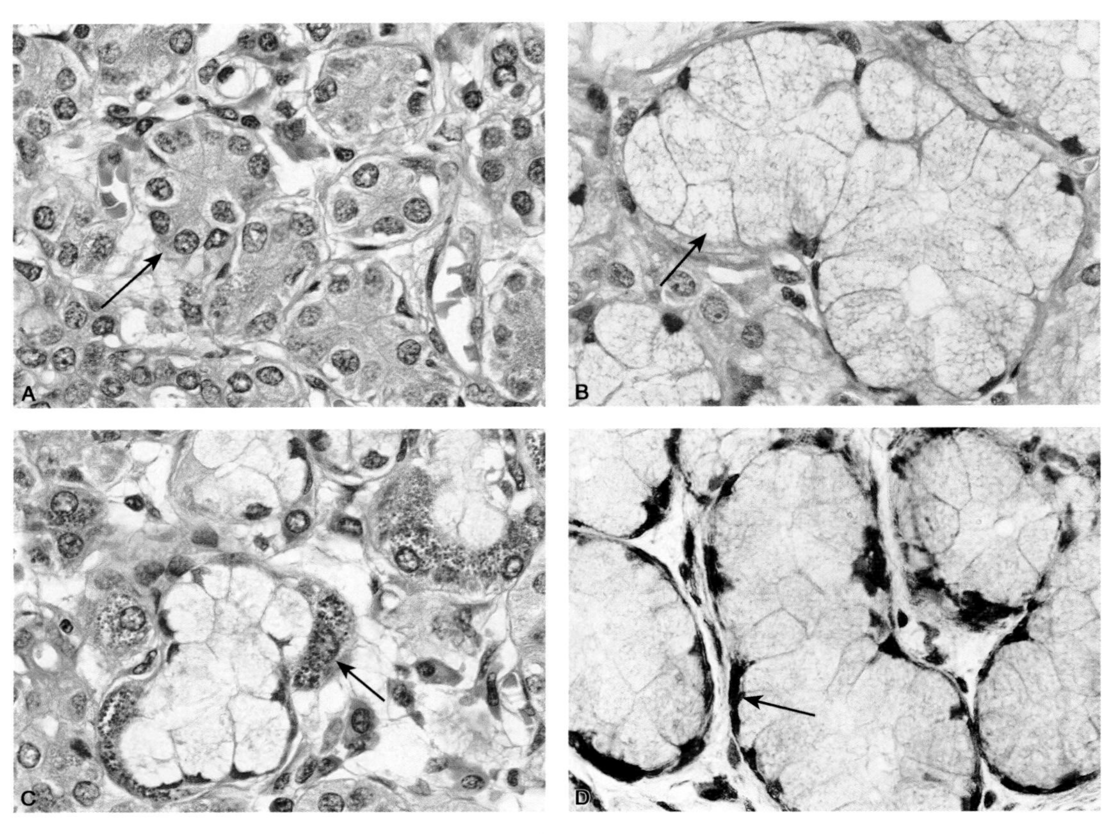

图 6-1-2　唾液腺腺泡及肌上皮细胞

A. 浆液性腺泡(箭头示)。HE,×1000。B. 黏液性腺泡(箭头示)。HE,×1000。C. 混合性腺泡中浆液细胞形成的半月板(箭头示)。HE,×1000。D. 肌上皮细胞,分布于腺泡细胞外,表达 SMA(箭头示)。SP,×1000

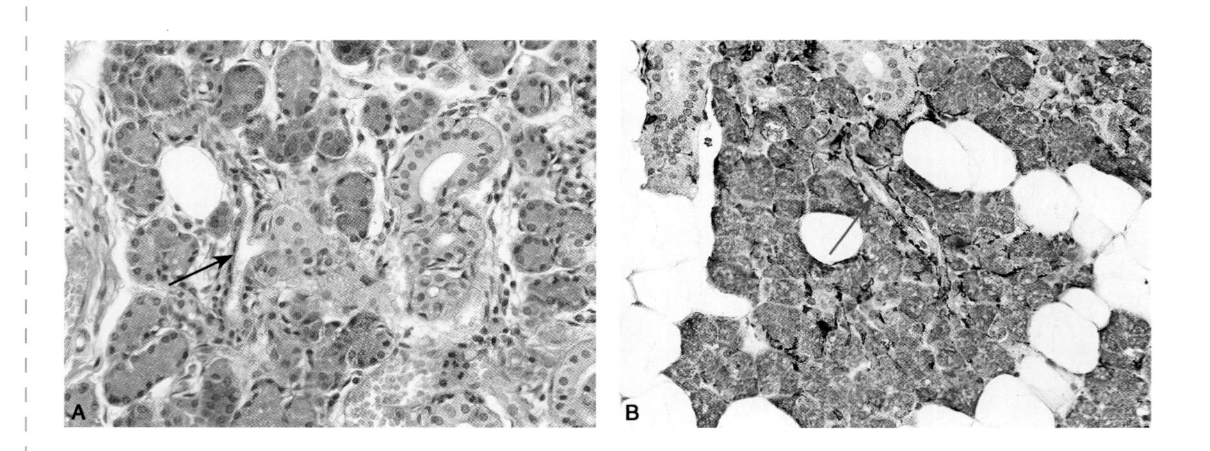

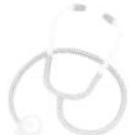

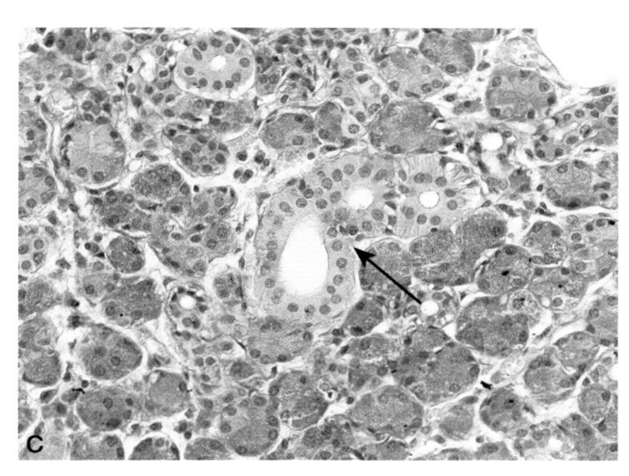

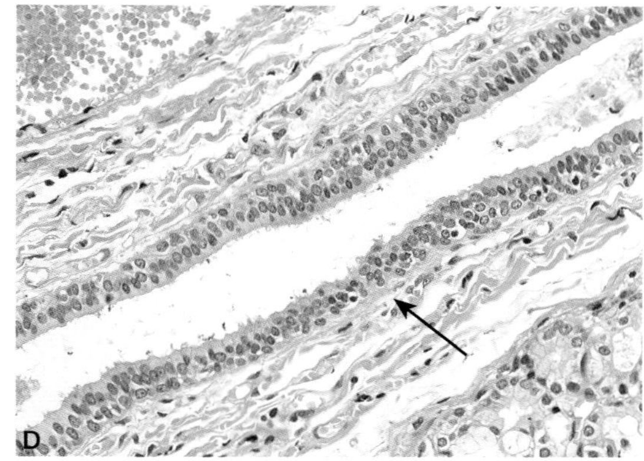

图 6-1-3 唾液腺导管系统

A. 闰管(箭头示)。HE,×400。B. 肌上皮细胞分布于闰管外表面,表达 SMA(箭头示)。SP,×400。C. 分泌管(箭头示)。HE,×400。D. 排泄管(箭头示)。HE,×400

(1) 腮腺(parotid gland):由纯浆液性腺泡组成(图 6-1-4A)。腮腺内含有大量脂肪组织。

(2) 下颌下腺(submandibular gland):以浆液性腺泡为主的混合性腺体(图 6-1-4B)。

(3) 舌下腺(sublingual gland):以黏液性腺泡为主的混合性腺体(图 6-1-4C)。

(4) 小唾液腺(minor salivary gland):以黏液性腺泡为主的混合性腺体(图 6-1-4D)。

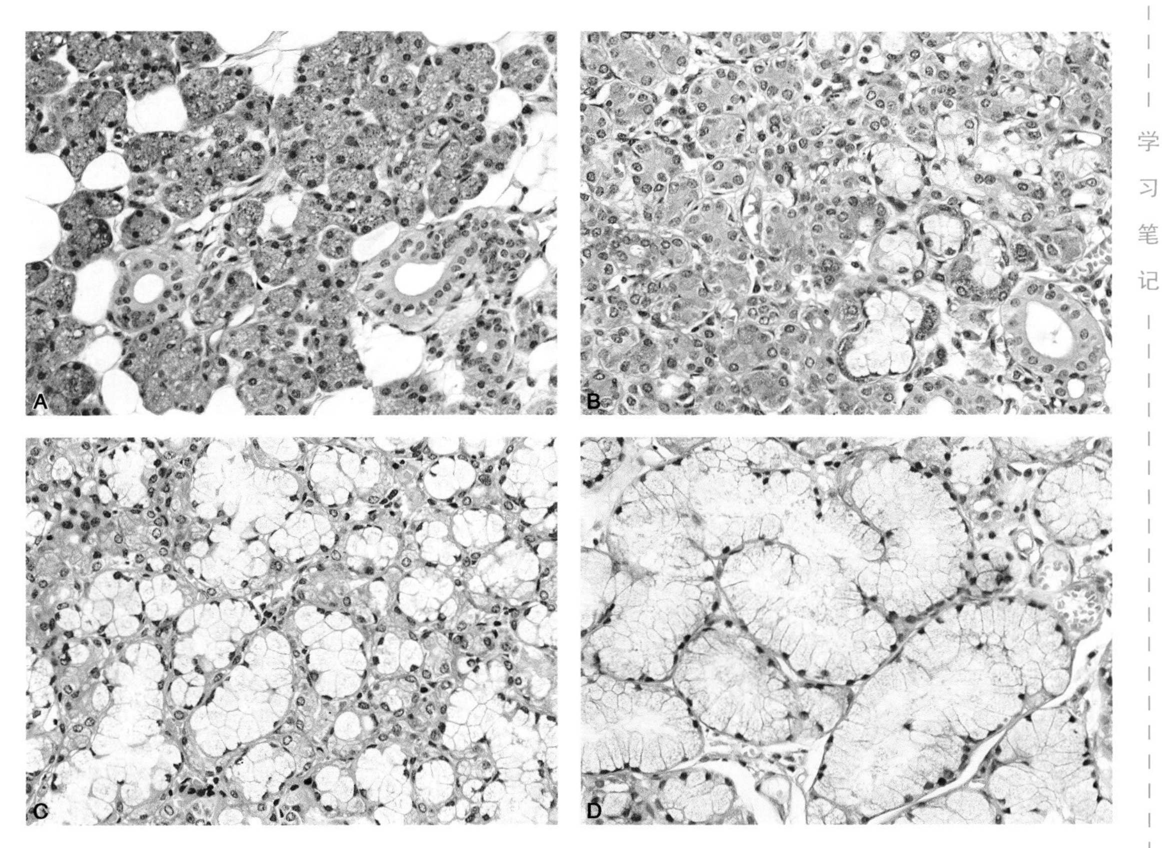

图 6-1-4 三对大唾液腺及小唾液腺

A. 腮腺。HE,×400。B. 下颌下腺。HE,×400。C. 舌下腺。HE,×400。D. 小唾液腺。HE,×400

二、唾液腺肿瘤的组织发生

唾液腺组织由于受到物理、化学、生物、遗传等因素的影响,在其自身的修复或再生过程中,可能导致基因突变,DNA 甲基化,组蛋白乙酰化或染色体重组等,在多种致瘤因素作用下导致肿

学习笔记

瘤发生。以往的研究表明，唾液腺肿瘤的发生是多因素参与的、涉及多基因突变、多蛋白异常表达的改变。但目前为止，唾液腺肿瘤的组织发生仍不十分清楚，主要有以下几种学说。

1. 基底储备细胞理论（basal reserve cell theory）　认为唾液腺肿瘤来自排泄管和闰管的基底细胞。如闰管储备细胞可能发生多形性腺瘤，基底细胞腺瘤，腺样囊性癌，腺泡细胞癌等。而排泄管储备细胞可能发生鳞状细胞癌、导管癌、黏液表皮样癌等。

2. 多能单储备细胞理论（pluripotential unicellular reserve cell theory）　认为唾液腺肿瘤来自排泄管基底细胞。如黏液表皮样癌，鳞状细胞癌，唾液腺导管癌可能发生于排泄管。

3. 半多能双储备细胞理论（semipluripotential bicellular reserve cell theory）　认为闰管细胞和排泄管的基底细胞具有半多能储备细胞和干细胞功能，是唾液腺再生和肿瘤形成的细胞来源。如唾液腺导管癌，黏液表皮样癌，非特异性腺癌，唾液腺癌来源于排泄管基底细胞。多形性低度恶性腺癌，腺样囊性癌，基底细胞腺瘤及腺泡细胞癌起源于闰管。

但是，近年来的研究发现，除外闰管细胞和排泄管基底细胞外，唾液腺的其他细胞，如腺泡细胞和分泌管细胞均可增殖形成肿瘤。因此，又有学者提出多细胞理论。

4. 多细胞理论（multicellular theory）　认为唾液腺组织各类细胞均可发生肿瘤。Dardick 等学者认为，唾液腺内的细胞增生并不局限于某一特定细胞群体，包括腺泡细胞在内的所有细胞均可增殖，因而唾液腺肿瘤可来源于各类唾液腺细胞。唾液腺肿瘤的组织学特点与导管-腺泡单位的结构有关，而且是唾液腺肿瘤形态学分类的基础。在研究唾液腺肿瘤的组织形态发生方面，与其强调某一特定唾液腺肿瘤与某段唾液腺分泌部或导管结构上的相似性，不如强调不同类型肿瘤的形态差异是由于细胞分化的差异所致。因而认为肿瘤细胞的不同表型，排列方式，细胞外基质形成的差异，导致了唾液腺肿瘤的组织病理学形态特点。

Dardick 等认为黏液表皮样癌不但可以发生于排泄管，也可发生于腺泡以及闰管细胞增殖。多形性低度恶性腺癌，腺样囊性癌可由导管-腺泡单位发生。近年来，其他研究也发现，除外闰管和排泄管细胞，分泌管细胞也可以参与黏液表皮样癌，膜性基底细胞腺瘤的发生。而腺泡-闰管单位也可以参与腺泡细胞癌，腺样囊性癌，上皮-肌上皮癌以及肌上皮瘤的形成。

以上四种学说，以半多能双储备细胞理论和多细胞理论最具有代表性。这些学说从不同的角度解释了唾液腺肿瘤的多样性。但无论是哪种学说，都认为唾液腺肿瘤的发生是由于唾液腺细胞的多向分化导致的。唾液腺肿瘤组织发生的复杂性，决定了唾液腺肿瘤组织形态的多样性。

三、唾液腺肿瘤的病理特征

1. 唾液腺肿瘤大多数由肿瘤性肌上皮和腺上皮组成。二者构成的双层管状结构或条索结构，均为腺上皮在内，肌上皮在外（图 6-1-5A，B）。这一点保留了正常唾液腺结构的特点，即肌上

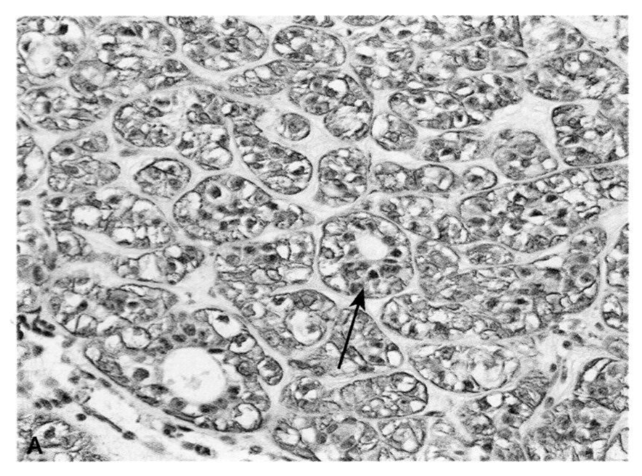

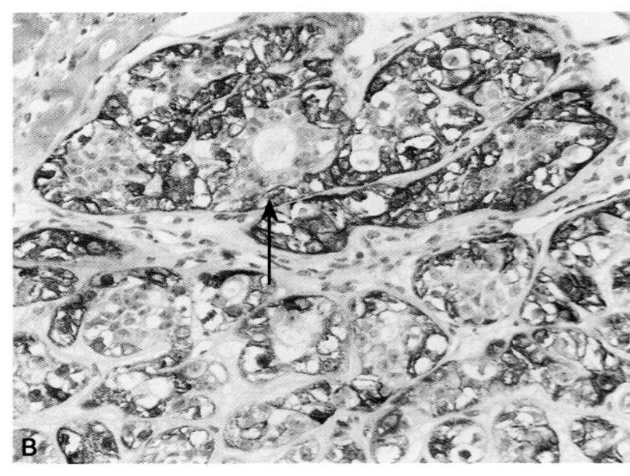

图 6-1-5　唾液腺肿瘤中的双层管状结构

A. 外层肌上皮细胞表达 SMA（箭头示）。SP，×400。B. 外层肌上皮细胞表达 calponin（箭头示）。SP，×400

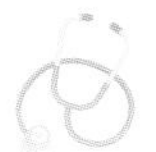

皮围绕腺上皮。

2. 肿瘤性肌上皮细胞呈梭形，立方形，多边形，圆形或浆细胞样形，胞浆红染或透明。排列成片状，条索状，管状，梁状或网状。可出现鳞状化生，形成角化珠(图 6-1-6A ~ D)。

3. 肿瘤性肌上皮细胞分泌产生蛋白多糖，前弹性蛋白和前胶原蛋白(图 6-1-7A ~ D)，形成结缔组织的黏液和细胞外间质。在唾液腺肿瘤中形成黏液样区域或黏液软骨样区域，肿瘤性肌上皮细胞之间可出现胶原纤维和弹性纤维(图 6-1-8A ~ D)。

4. 肿瘤性肌上皮细胞具有双重分化能力，具有鳞状上皮和平滑肌的双重特性。细胞桥粒连

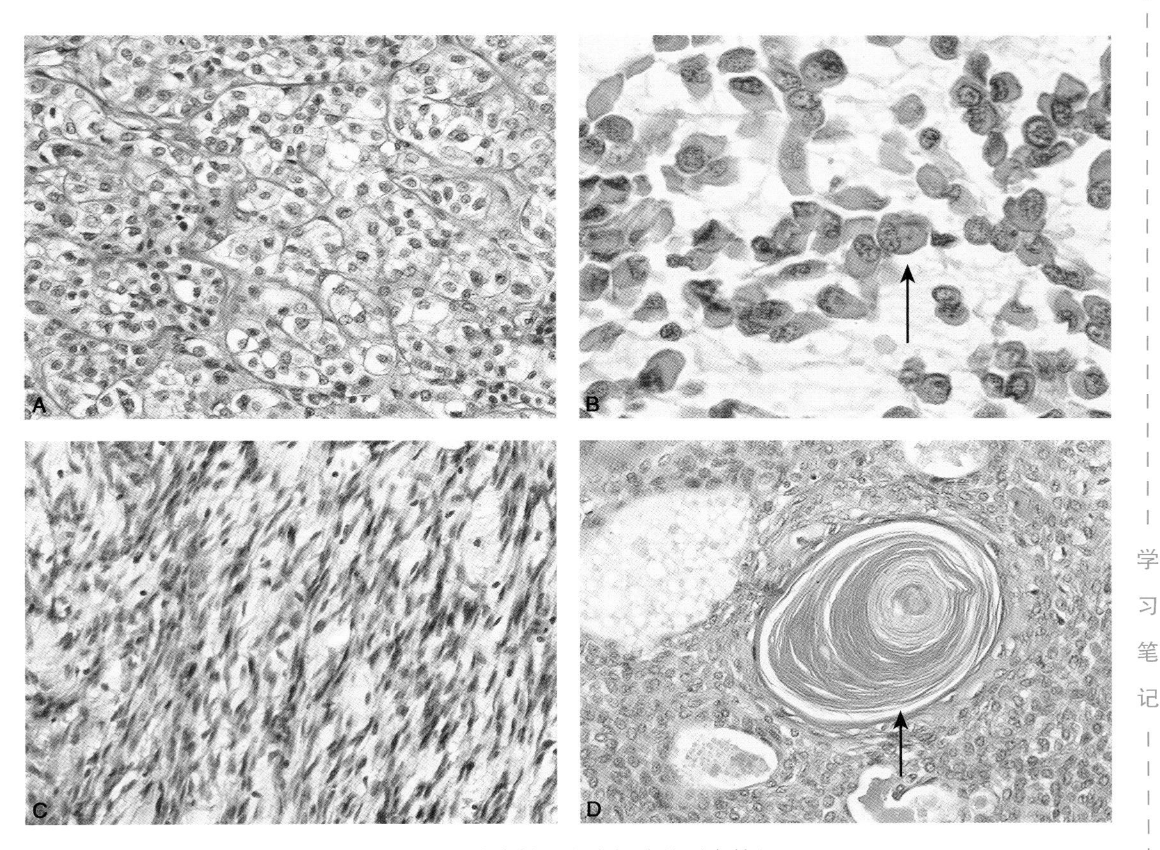

图 6-1-6　肿瘤性肌上皮细胞的形态特征

A. 圆形或多边形细胞，胞浆透明。HE，×400。B. 圆形或椭圆形细胞，胞浆红染，核偏位，呈浆细胞样(箭头示)。HE，×1000。C. 梭形细胞，胞浆红染。HE，×400。D. 圆形或多边形细胞，出现鳞状化生，形成角化珠(箭头示)。HE，×400

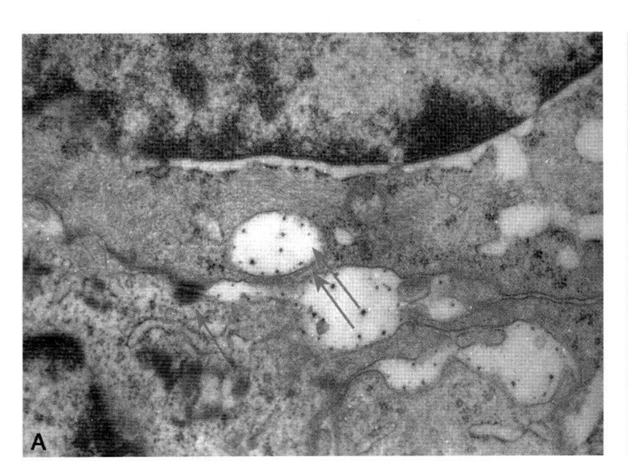

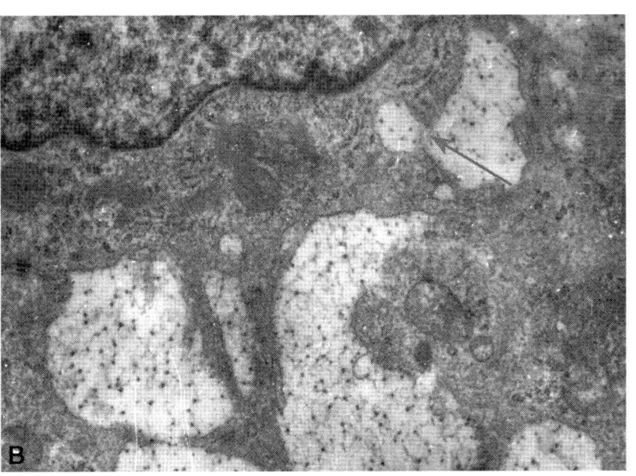

学习笔记

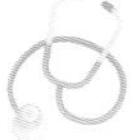

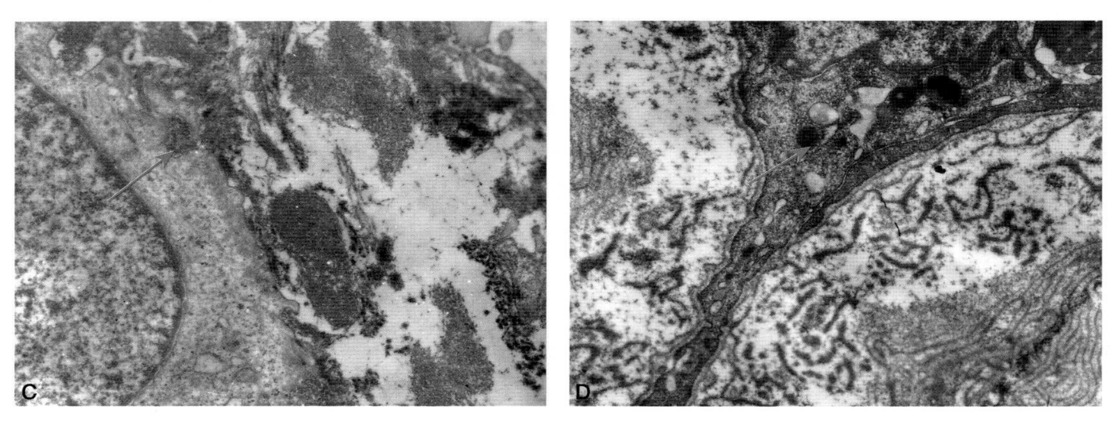

图 6-1-7 肿瘤性肌上皮细胞的电镜组织化学

A. 细胞桥粒连接（箭头示），胞浆内含有钌红阳性的蛋白多糖分泌颗粒（双箭头示）。TEM，×36 000。B. 分泌囊泡与细胞膜融合，通过胞吐作用将钌红阳性的蛋白多糖颗粒分泌到细胞外（箭头示）。TEM，×23 000。C. 分泌囊泡与细胞膜融合，通过胞吐作用分泌前胶原蛋白（箭头示）。TEM，×12 000。D. 胞浆内含有前弹性蛋白分泌囊泡（箭头示）TEM，×8000

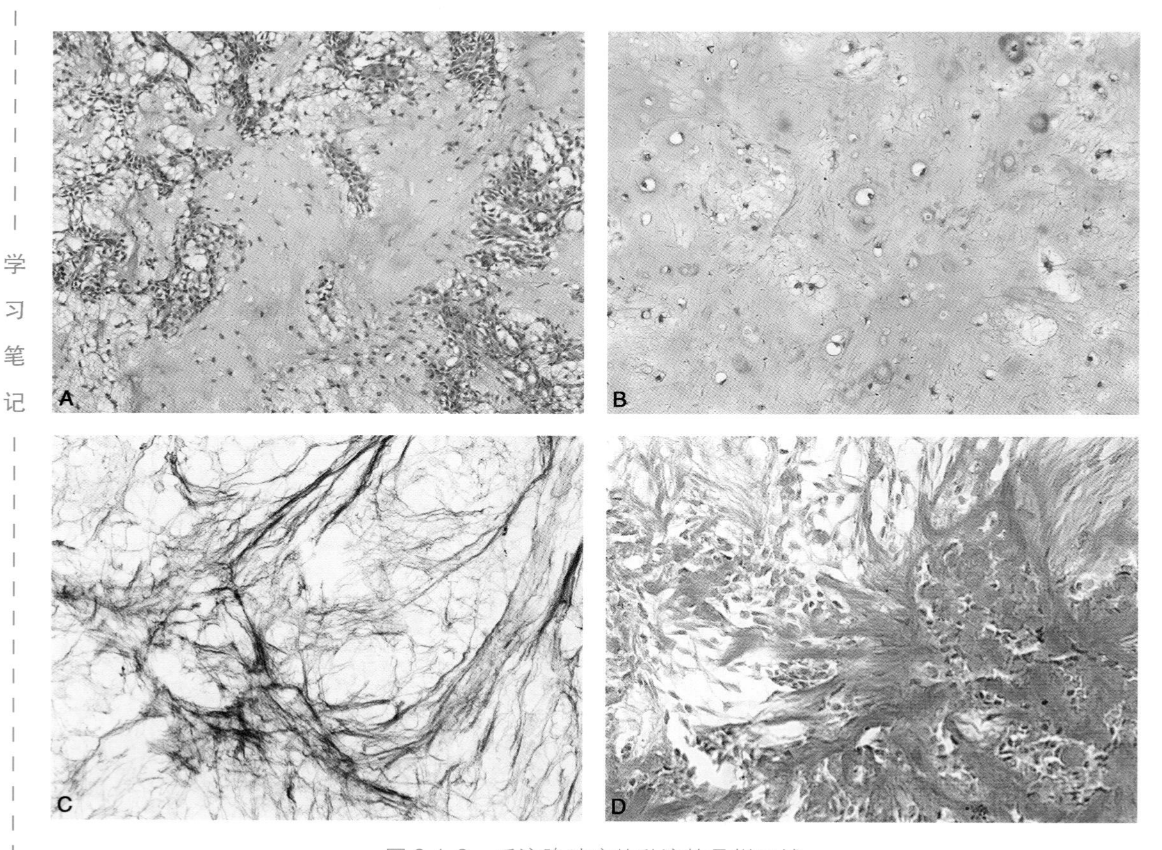

图 6-1-8 唾液腺肿瘤的黏液软骨样区域

A. 黏液样区域。HE，×400。B. 黏液软骨样区域。HE，×400。C. 黏液样区域中的弹性纤维呈蓝色。间苯二酚-品红染色，×400。D. 黏液软骨样区域中的胶原纤维呈红色。VG 染色，×400

学习笔记

接，胞浆内富含张力细丝，平滑肌的肌微丝和 GFAP 中间丝等（图 6-1-9A，B）。肿瘤性肌上皮细胞表达 SMA 和 myosin，S-100 蛋白，GFAP，calponin，以及角蛋白 CK。肿瘤性肌上皮细胞的良性形式为瘤，恶性形式为癌和（或）肉瘤。

5. 肿瘤性腺上皮细胞呈圆形，立方形，柱状或杯状，偶呈扁平形。胞浆红染或透明，富含黏液。排列成腺腔，囊腔，管状或乳头状。其分泌的黏液位于管腔中（图 6-1-10A ~ D）。肿瘤性腺

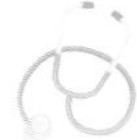

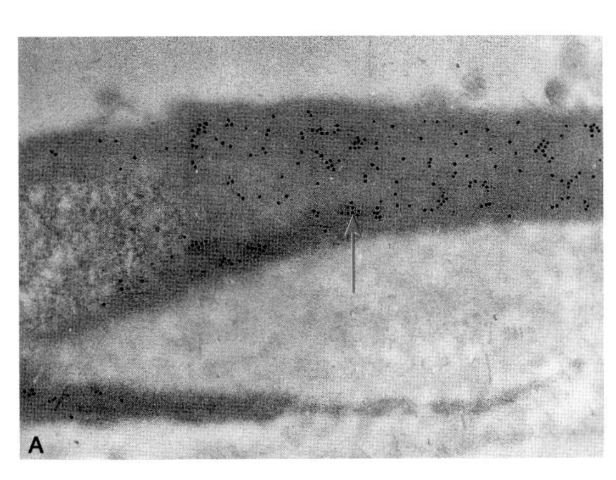

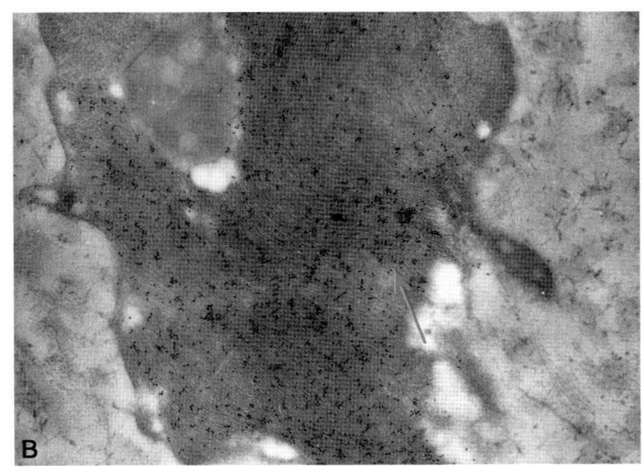

图 6-1-9　肿瘤性肌上皮细胞的免疫电镜

A. 胞浆内含有 SMA-胶体金阳性的肌微丝（箭头示）。TEM，×25 000。B. 胞浆内含有大量 GFAP-胶体金阳性的中间丝（箭头示）。TEM，×23 000

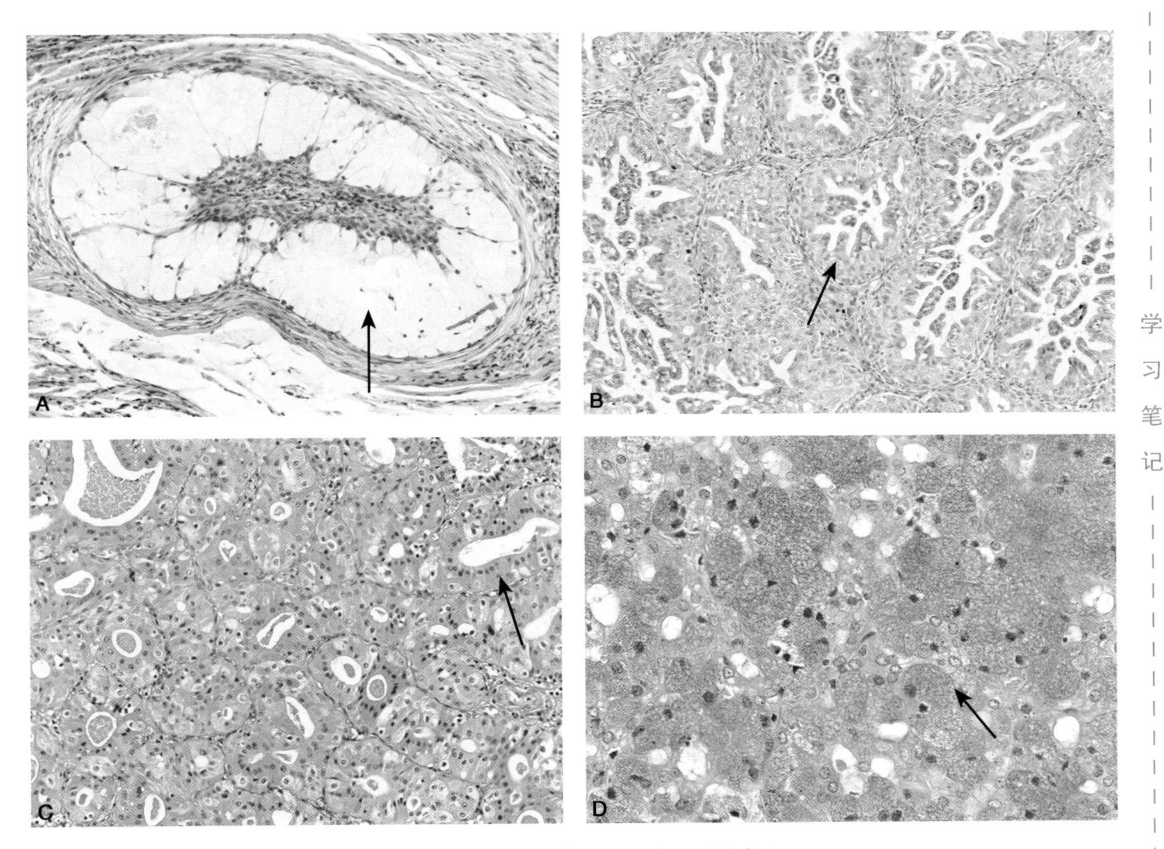

图 6-1-10　肿瘤性腺上皮细胞的形态特征

A. 黏液细胞，柱状或杯状，胞浆透明，富含黏液（箭头示）。HE，×200。B. 立方形腺上皮细胞，形成乳头状结构（箭头示）。HE，×200。C. 柱状腺上皮细胞，胞浆红染，形成腺腔结构（箭头示）。HE，×200。D. 腺泡样细胞，成片状排列，胞浆内含有嗜碱性的酶原颗粒（箭头示）。HE，×400

上皮细胞表达 CK，EMA，CEA，部分细胞表达淀粉酶（amylase）或乳铁蛋白（lactoferrin）。肿瘤性腺上皮细胞的良性形式为腺瘤，恶性形式为腺癌。

6. 唾液腺肿瘤中少量皮脂腺肿瘤，细胞呈圆形或椭圆形。胞浆透明，核小，圆形居中（图 6-1-11A，B）。皮脂腺肿瘤细胞对油红 O 染色或苏丹Ⅳ染色呈阳性。

学习笔记

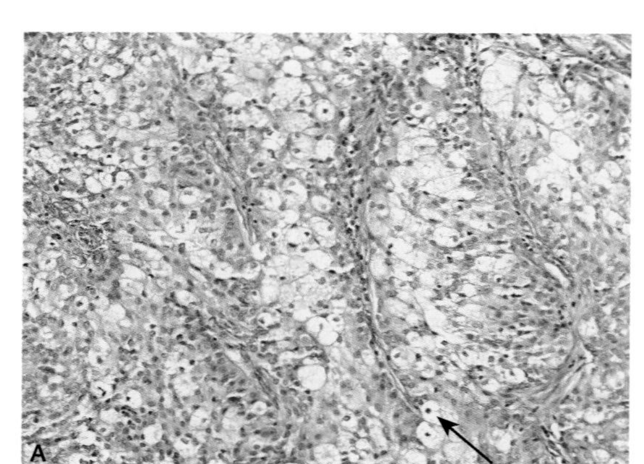
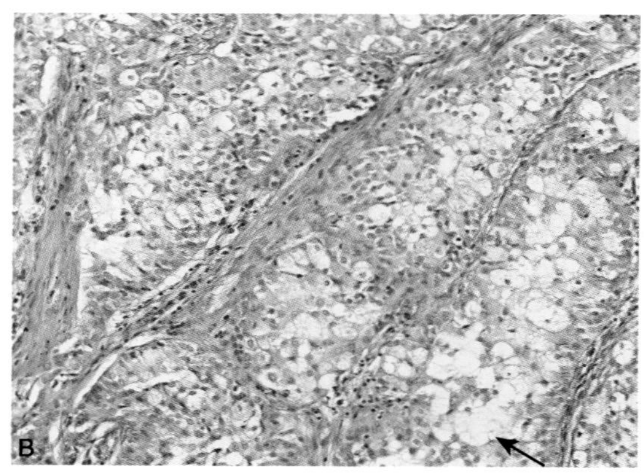

图 6-1-11　唾液腺皮脂腺肿瘤的形态特征
A，B. 肿瘤细胞圆形，胞浆透明，细胞核小，居中（箭头示）。HE，×200

四、唾液腺肿瘤的组织学分类

唾液腺肿瘤的种类繁多，无论是病理变化，还是临床表现都十分复杂多样。因此，唾液腺肿瘤的组织病理学分类标准，对于临床及病理医师更加全面深入了解各种唾液腺肿瘤及瘤样疾病，都具有重要的意义。

在 20 世纪早期，人们对唾液腺肿瘤的认识，多以肿瘤的浸润性和包膜等为依据进行分类。随着人们对肿瘤认识的不断加深，唾液腺肿瘤的组织学分类也不断更新完善。自从 1972 年发表了 WHO 唾液腺肿瘤的组织学分类以来，随着对唾液腺肿瘤的深入研究，又有新类型的唾液腺肿瘤提出，还有新技术的应用。因此，对于唾液腺肿瘤组织学分类有了更深入的、更新的认识。WHO 在 1972 年，1991 年和 2005 年分别对唾液腺肿瘤进行分类，每次分类都有一些新的调整，以更加准确地反映肿瘤的组织学特性和生物学行为。2005 年 WHO 唾液腺肿瘤组织学分类（附表 6-1-1）增加了皮脂淋巴腺癌、低度恶性筛状囊腺癌、成涎细胞瘤等，并详述了唾液腺肿瘤的流行病学，病因学，遗传学及基因表达表型等。

附表 6-1-1　WHO 唾液腺肿瘤组织学分类（2005）

恶性肿瘤	唾液腺导管癌（8500/3）
腺泡细胞癌（8550/3）	非特异性腺癌（8140/3）
黏液表皮样癌（8430/3）	肌上皮癌（8982/3）
腺样囊性癌（8200/3）	癌在多形性腺瘤中（8941/3）
多形性低度恶性腺癌（8525/3）	癌肉瘤（8980/3）
上皮-肌上皮癌（8562/3）	转移性多形性腺瘤（8940/1）
非特异性透明细胞癌（8310/3）	鳞状细胞癌（8070/3）
基底细胞腺癌（8147/3）	小细胞癌（8041/3）
皮脂腺癌（8410/3）	大细胞癌（8012/3）
皮脂淋巴腺癌（8410/3）	淋巴上皮癌（8082/3）
囊腺癌（8440/3）	成涎细胞瘤（8974/1）
低度恶性筛状囊腺癌	**良性肿瘤**
黏液腺癌（8480/3）	多形性腺瘤（8940/0）
嗜酸细胞腺癌（8290/3）	肌上皮瘤（8982/0）

续表

基底细胞腺瘤(8147/0)	导管内乳头状瘤(8503/0)
Warthin 瘤(8561/0)	乳头状唾液腺瘤(8406/0)
嗜酸细胞腺瘤(8290/0)	囊腺瘤(8440/0)
管状腺瘤(8149/0)	**软组织肿瘤**
囊腺瘤(8440/0)	血管瘤(9120/0)
皮脂腺瘤(8410/0)	**淋巴造血系统肿瘤**
皮脂淋巴腺瘤(8410/0)	霍奇金淋巴瘤
非皮脂淋巴腺瘤	弥漫性大 B 细胞淋巴瘤(9680/3)
导管乳头状瘤	结外边缘区 B 细胞淋巴瘤(9699/3)
内翻性导管乳头状瘤(8503/0)	**继发性肿瘤**

注:肿瘤名称后的编码为肿瘤学国际疾病分类编码(International Classification of Diseases for Oncology(ICD-O)[821]),肿瘤名称为医学系统化命名(systematized nomenclature of medicine(http://snomed.org))。生物学行为编码为:"/0"代表良性肿瘤;"/3"代表恶性肿瘤;"/1"代表交界性或行为不明的肿瘤

第二节　唾液腺恶性肿瘤

一、腺泡细胞癌

腺泡细胞癌(acinic cell carcinoma,WHO ICD code 8550/3),又称腺泡细胞腺癌,是一种上皮性恶性肿瘤。肿瘤中至少含有部分向浆液性腺泡分化的肿瘤细胞,以胞浆内含有酶原颗粒为特征。肿瘤可出现淋巴结和远处器官转移。

【临床要点】

1. 发病年龄从儿童到老年人。
2. 女性多于男性。
3. 临床上绝大多数发生于腮腺,少数累及小唾液腺。
4. 病程从 1 年到数十年不等。1/3 患者出现疼痛,少数患者出现面神经麻痹。

【病理学特征】

1. 肉眼观察

(1) 肿瘤呈圆形,包膜多不完整。

(2) 剖面实性,均质,偶见囊腔。

2. 光镜观察

(1) 肿瘤的细胞类型包括腺泡样细胞,闰管样细胞,空泡样细胞,非特异性腺样细胞和透明细胞。①腺泡样细胞呈圆形或多边形,胞浆内含有丰富的嗜碱性颗粒(图 6-2-1A);②闰管样细胞呈立方形,类似正常唾液腺的闰管细胞;③空泡样细胞呈圆形或椭圆形,胞浆内含有多个细小空泡(图 6-2-1B);④非特异性腺样细胞呈圆形或多边形,细胞边界不清,呈合胞体样片状(图 6-2-1C);⑤透明细胞呈圆形,胞浆透明,不染色(图 6-2-1D)。

(2) 肿瘤的组织学类型分为四型,即实性型,微囊型,乳头囊状型,滤泡型。①实性型常见,占 50%,以腺泡样细胞为主(图 6-2-2A)。②微囊型占 30%,细胞间出现微小间隙,常见分化好的腺泡样细胞和较多的空泡样细胞(图 6-2-2B)。③乳头囊状型占 5%,常见闰管样细胞和空泡

学习笔记

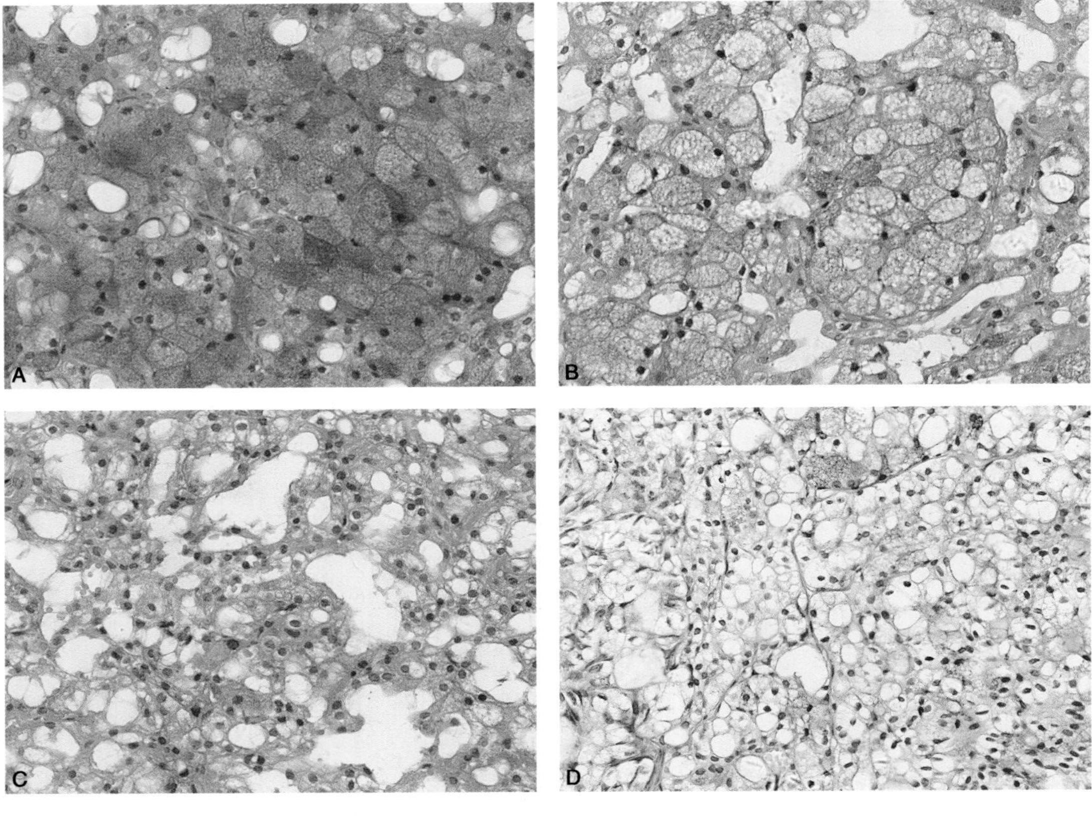

图 6-2-1　腺泡细胞癌的细胞类型

A. 腺泡样细胞，胞浆内含有嗜碱性颗粒。HE，×400。B. 空泡样细胞，胞浆内含有大小不等的空泡。HE，×400。C. 非特异性腺样细胞，胞浆嗜酸性，胞界不清。HE，×400。D. 透明细胞，胞浆透明。HE，×400

学习笔记

样细胞。形成单个或多个囊腔，肿瘤细胞形成乳头突向囊腔（图 6-2-2C）。④滤泡型占 15%，常见闰管样细胞。形成类似甲状腺滤泡结构，滤泡内含有嗜酸性蛋白样物质，类似甲状腺滤泡中的胶状物（图 6-2-2D）。

（3）部分呈实性型或微囊型的腺泡细胞癌，间质中富含淋巴细胞。形成淋巴滤泡，类似腺内淋巴结转移癌。

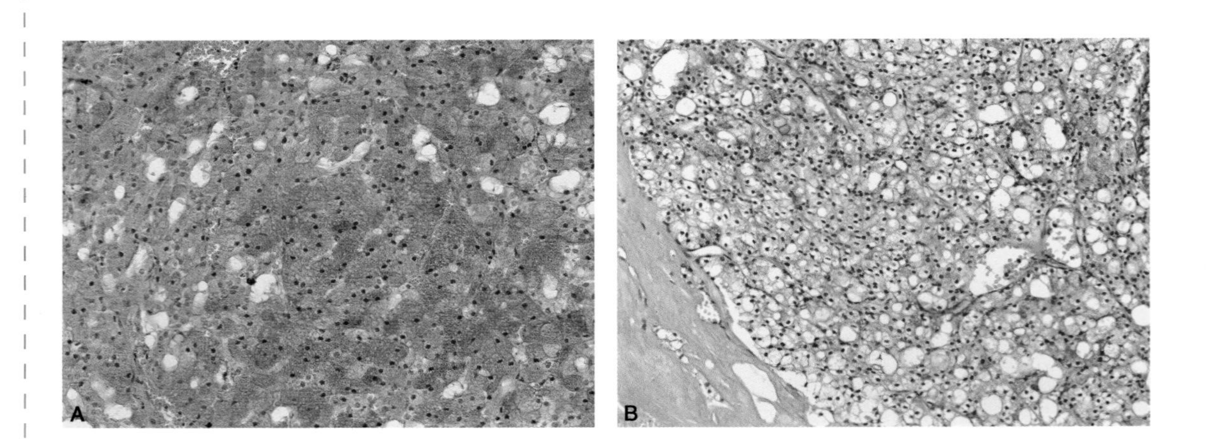

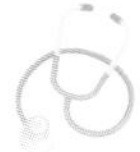

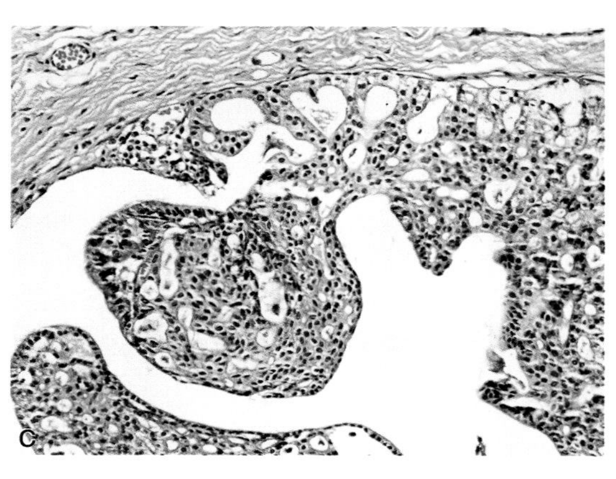

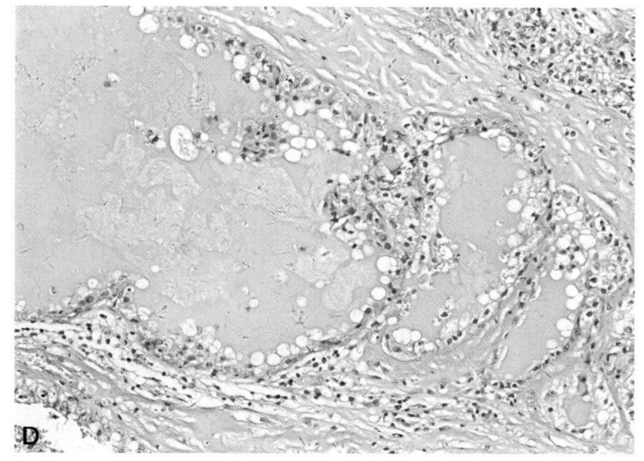

图 6-2-2　唾液腺腺泡细胞癌的组织学类型

A. 实性型,以腺泡样细胞为主。HE,×200。B. 微囊型,细胞间出现微小间隙。HE,×200。C. 乳头囊状型,肿瘤细胞形成乳头突向囊腔。HE,×200。D. 滤泡型,形成类似甲状腺滤泡结构。HE,×200

【组织化学特征】

腺泡细胞癌中腺泡样细胞胞浆内含有酶原颗粒,PAS 染色阳性(图 6-2-3A)。经 1% 淀粉酶消化后,PAS 阳性不消失(图 6-2-3B)。黏液卡红染色呈弱阳性。

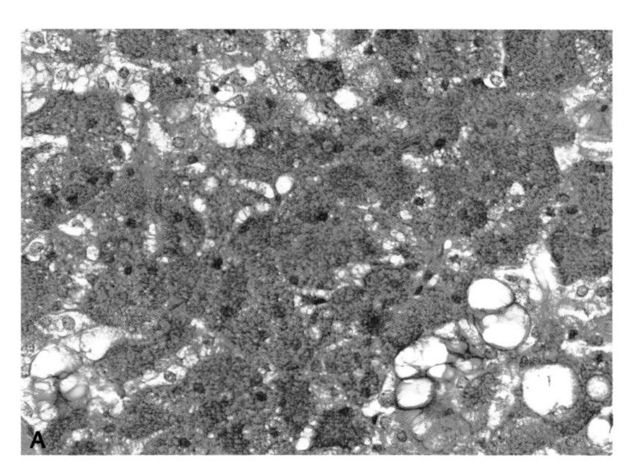

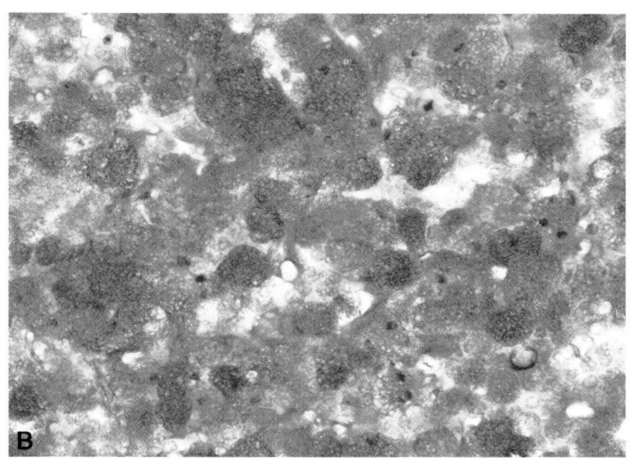

图 6-2-3　腺泡细胞癌的组织化学

A. 腺泡样细胞 PAS 染色阳性。PAS,×200。B. 经 1% 淀粉酶消化后,PAS 阳性不消失。PAS,×200

【免疫组织化学特征】

腺泡细胞癌 α-糜蛋白酶(图 6-2-4A)和淀粉酶(图 6-2-4B)表达阳性。

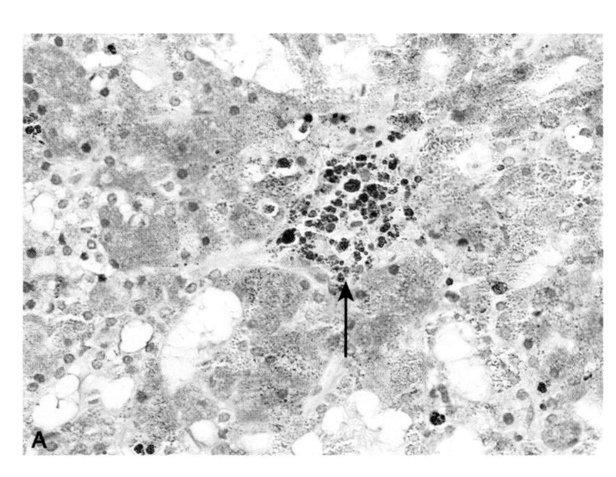

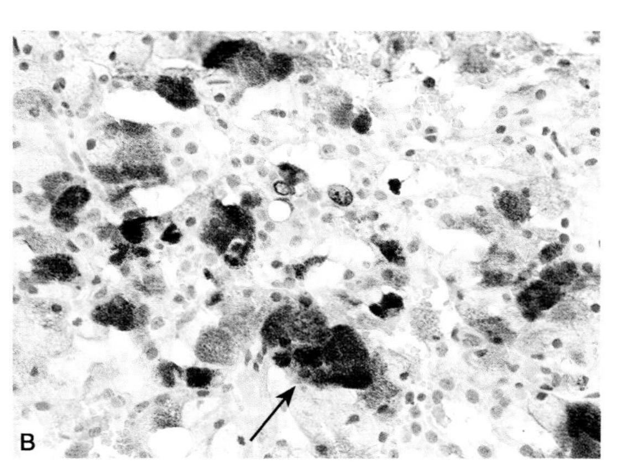

图 6-2-4　腺泡细胞癌的免疫组织化学

A. 肿瘤细胞 α-糜蛋白酶表达阳性(箭头示)。SP,×400。B. 肿瘤细胞淀粉酶表达阳性(箭头示)。SP,×400

学习笔记

【鉴别诊断】

1. 正常腮腺(parotid gland)　正常腮腺的浆液性腺泡细胞,胞浆内含有嗜碱性颗粒(图6-2-5)。腮腺组织具有导管系统,包括闰管,分泌管和排泄管。此外腮腺内含有脂肪组织。

2. 肌上皮癌(myoepithelial carcinoma,WHO ICD code 8982/3)　唾液腺肌上皮癌的细胞类型包括透明细胞(图6-2-6),上皮样细胞,梭形细胞和浆细胞样细胞。肿瘤呈结节状浸润性生长,伸出多个舌样突起向周围组织扩展,富含黏液样基质。肿瘤成片或成团块状排列,可出现角化。免疫组织化学染色显示,肿瘤细胞表达calponin,S-100蛋白,SMA,myosin等肌上皮细胞特异性标志物。

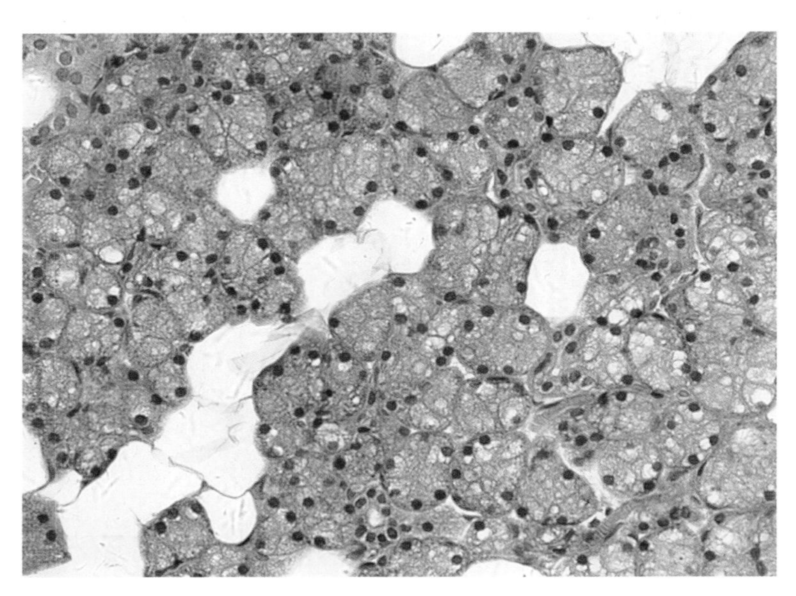

图6-2-5　正常腮腺组织
HE,×400

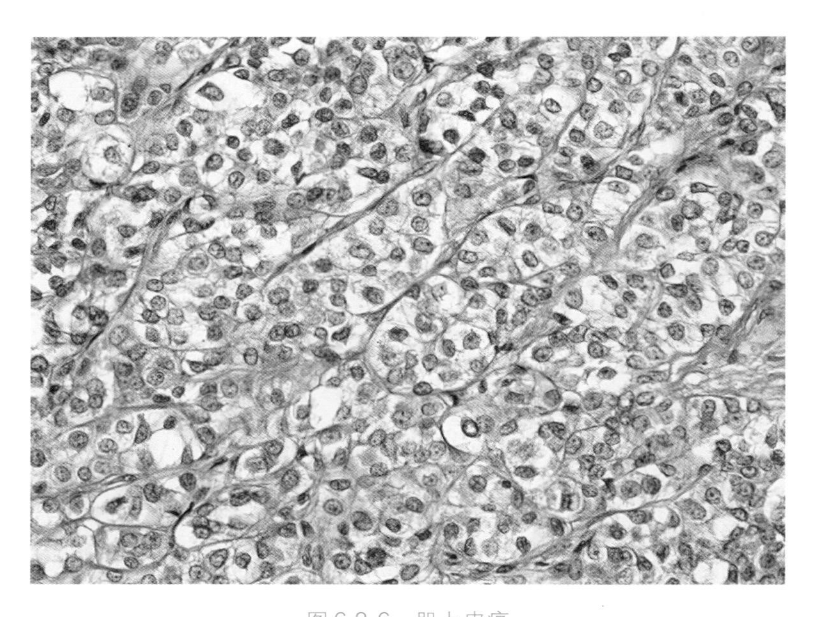

图6-2-6　肌上皮癌
HE,×400

3. 上皮-肌上皮癌（epithelial-myoepithelial carcinoma，WHO ICD code 8562/3）　由上皮和肌上皮细胞组成的低度恶性肿瘤。形成双层腺管结构，内层衬里腺上皮细胞，外层衬里肌上皮细胞（图 6-2-7）。肿瘤性肌上皮细胞胞浆透明，可增生为 2～3 层细胞。免疫组织化学显示，肿瘤双层腺管结构外层的肌上皮细胞表达 calponin，S-100 蛋白，SMA，myosin 等。

4. 乳头状囊腺癌（cystadenocarcinoma，WHO ICD code 8440/3）　又名囊腺癌，产黏液的腺乳头癌，恶性乳头状囊腺瘤。肿瘤形成大小不等的囊腔或腺样结构，囊腔相互通连。肿瘤细胞异型性明显，形成乳头突向囊腔内（图 6-2-8）。肿瘤浸润性生长，间质由粗大的胶原纤维构成，可出现玻璃样变。

5. 嗜酸细胞腺癌（oncocytic carcinoma，WHO ICD code 8290/3）　又名嗜酸细胞癌。肿瘤由恶性嗜酸性细胞增生，具有腺癌结构。肿瘤细胞呈圆形或多边形，胞浆内含有嗜酸性颗粒（图 6-2-9），异型性明显。肿瘤细胞成片状排列或成梁状或腺泡状结构。

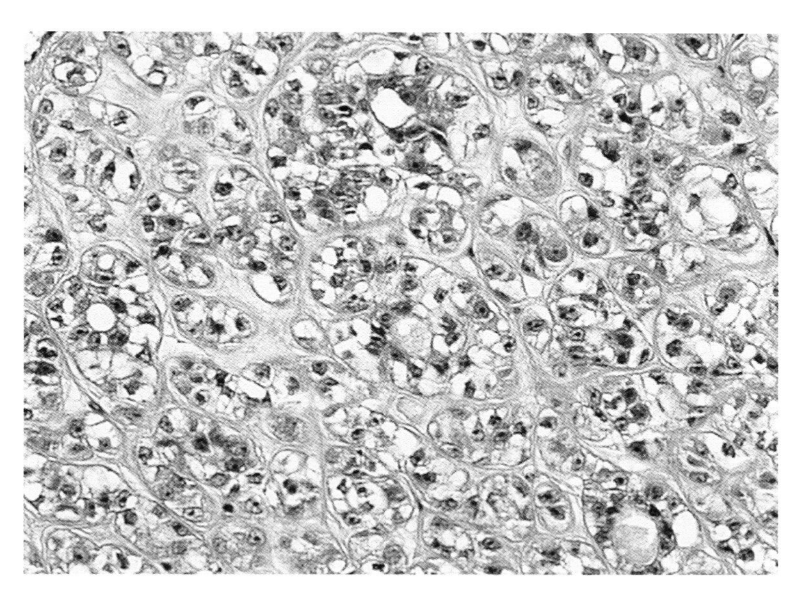

图 6-2-7　上皮-肌上皮癌
HE，×400

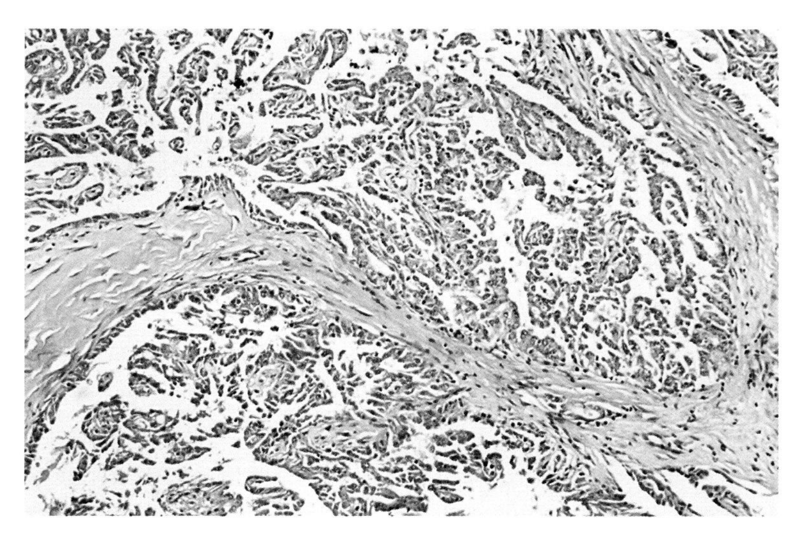

图 6-2-8　乳头状囊腺癌
HE，×100

学习笔记

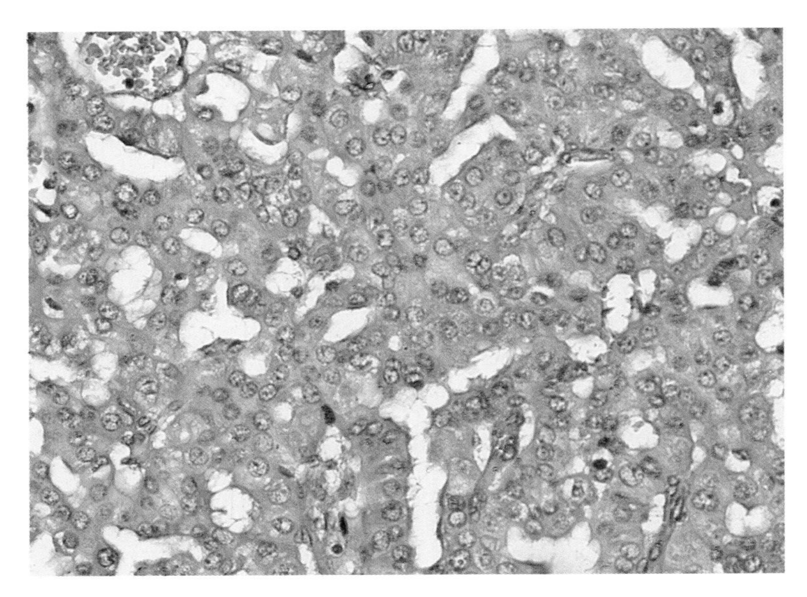

图 6-2-9　嗜酸细胞腺癌
HE，×400

【问题 1】腺泡细胞癌与正常腮腺的鉴别。

思路 1： 大体标本观察发现，正常腮腺表面包膜完整，分叶状，颜色微黄。剖面实性，无囊腔。腺泡细胞癌呈圆形，有不完整的包膜。剖面灰白色，实性，可见小囊腔。

思路 2： 镜下观察发现，正常腮腺具有浆液性腺泡细胞，导管系统包括闰管，分泌管和排泄管。此外腮腺内含有脂肪组织。腺泡细胞癌含有腺泡样细胞，闰管样细胞，空泡样细胞，非特异性腺样细胞和透明细胞。肿瘤细胞成片排列或形成囊腔或腺腔。

【问题 2】腺泡细胞癌与肌上皮癌的鉴别。

思路 1： 大体标本观察发现，肌上皮癌包膜不完整或无包膜，肿瘤呈结节状。剖面实性，灰白色至褐色。腺泡细胞癌有不完整的包膜，肿瘤呈圆形或椭圆形，剖面实性，灰白色，可见小囊腔。

思路 2： 镜下观察发现，肌上皮癌呈结节状浸润性生长，伸出多个舌样突起向周围组织扩展，肿瘤中可富含黏液样基质，出现坏死或出血。肿瘤细胞包括上皮样细胞，透明细胞，浆细胞样细胞和梭形细胞。腺泡细胞癌胞浆内含有嗜碱性颗粒，或呈透明细胞，肿瘤成片排列或形成乳头突向囊腔内。

【问题 3】腺泡细胞癌与上皮-肌上皮癌的鉴别。

思路 1： 大体标本观察发现，上皮-肌上皮癌呈结节状或分叶状，包膜不完整或无包膜。剖面实性，灰白色至灰黄色，可见囊样腔隙。腺泡细胞癌呈圆形或椭圆形，偶见结节，多数包膜不完整。剖面实性，灰白色或粉红色，可见囊腔或囊性变。

思路 2： 镜下观察发现，上皮-肌上皮癌由肿瘤性腺上皮和肌上皮细胞组成。以排列成双层管状结构为特征，内层细胞为腺上皮，外层细胞为肌上皮，肌上皮细胞胞浆透明。腺泡细胞癌含有透明细胞，空泡样细胞，腺泡样细胞等，以胞浆内含有嗜碱性颗粒为特征。形成囊腔或腺腔。

【问题 4】腺泡细胞癌与乳头状囊腺癌的鉴别。

思路 1： 大体标本观察发现，乳头状囊腺癌表面光滑，大多数肿瘤无包膜。剖面灰白色，实性伴有大小不等的囊腔，囊腔内有乳头突起或含有黏液。腺泡细胞癌呈圆形或椭圆形，表面有包膜，但不完整。剖面实性，灰白色，可见小囊腔。

思路 2： 镜下观察发现，乳头状囊腺癌形成大小不等的囊腔或腺样结构，囊腔内有许多分支乳头。肿瘤浸润性生长，间质为粗大的胶原纤维。腺泡细胞癌含有透明细胞，空泡样细胞，腺泡样细胞等，成片排列或形成囊腔，偶见乳头状结构。肿瘤细胞胞浆内特征性的嗜碱性颗粒呈PAS染色阳性，并抗淀粉酶消化。

【问题5】腺泡细胞癌与嗜酸性细胞腺癌的鉴别。

思路1：大体标本观察发现，嗜酸性细胞腺癌质硬，无包膜。瘤体呈单个或多灶，直径从0.5～8cm不等，与周围组织无界限。剖面实性，红褐色。腺泡细胞癌质软，有不完整的包膜。瘤体圆形，偶尔呈结节状，直径2～4cm。剖面多为实性，偶见囊腔。

思路2：镜下观察发现，嗜酸性细胞腺癌肿瘤细胞胞体较大，圆形或多边形，胞浆红染呈细颗粒状，肿瘤浸润性生长。肿瘤细胞表达线粒体抗原。腺泡细胞癌的细胞类型多样，包括腺泡样细胞，空泡样细胞，闰管样细胞，透明细胞等多种细胞类型，肿瘤也呈浸润性生长。绝大多数腺泡细胞癌表达α-糜蛋白酶，淀粉酶等，以胞浆内含有嗜碱性颗粒为特征。

知识点

腺泡细胞癌的诊断及鉴别要点

1. 腺泡细胞癌　肿瘤细胞以胞浆内含有嗜碱性颗粒为特征，PAS染色阳性，并抗淀粉酶消化。肿瘤细胞成片状排列或形成囊腔，腺腔。

2. 正常腮腺　腺体含有浆液性腺泡细胞以及导管系统。

3. 肌上皮癌　肿瘤含有透明细胞，梭形细胞，上皮样细胞和浆细胞样细胞。呈结节状浸润性生长或成片排列，出现角化或富含黏液样基质。

4. 上皮-肌上皮癌　由肿瘤性腺上皮和肌上皮细胞组成。以肿瘤形成双层套管状结构为特征。内层为腺上皮，外层为肌上皮。

5. 乳头状囊腺癌　肿瘤形成大小不等的囊腔或腺样结构，囊腔内有许多分支乳头，间质为粗大的胶原纤维。

6. 嗜酸性细胞腺癌　肿瘤细胞胞体较大，圆形或多边形，核大，以胞浆红染呈细颗粒状为特征。肿瘤浸润性生长。

【病例1】

患者男性，51岁。主因右侧腮腺区反复肿痛3年，发现肿物1年。要求治疗，于2007-10-12收入院。

专科情况：面部对称，开口度，开口型未见异常。右侧腮腺区可触及一大小约2.0cm×2.0cm×1.8cm肿物，质软。有轻度触压不适，活动，表面光滑。肿块与周围组织无粘连，表面皮肤正常。右侧腮腺导管口稍红，未见明显唾液分泌，右侧颌下未触及肿大淋巴结。CT报告：两侧腮腺内可见大小不等结节影，右侧较大者面积约1.4cm×1.6cm。

临床诊断：右腮腺肿物。

手术在局部麻醉下切除右腮腺肿物及周围部分腮腺，术中冰冻。

肉眼观察：腺体及瘤体组织大小约3.5cm×2.0cm×1.5cm。肿瘤大小为2.0cm×1.5cm×1.5cm，实性，有包膜。剖面实性，质地匀细，灰白色，部分区域呈褐色。腺体剖面为黄色。

光镜观察：肿瘤细胞呈圆形，椭圆形，细胞核圆形。肿瘤主要由胞浆内含有嗜碱性颗粒的腺泡样细胞组成（图6-2-10A，B），部分空泡样细胞胞浆透明呈空网状的。肿瘤细胞成片状排列，其中可见小囊腔。部分区域肿瘤细胞排列成腺管样或条索状结构（图6-2-10C，D）。肿瘤浸润性生长，侵犯包膜（图6-2-10E，F）。包膜外可见腮腺组织。

病理诊断：（右腮腺）腺泡细胞癌，实性型。

学习笔记

学习笔记

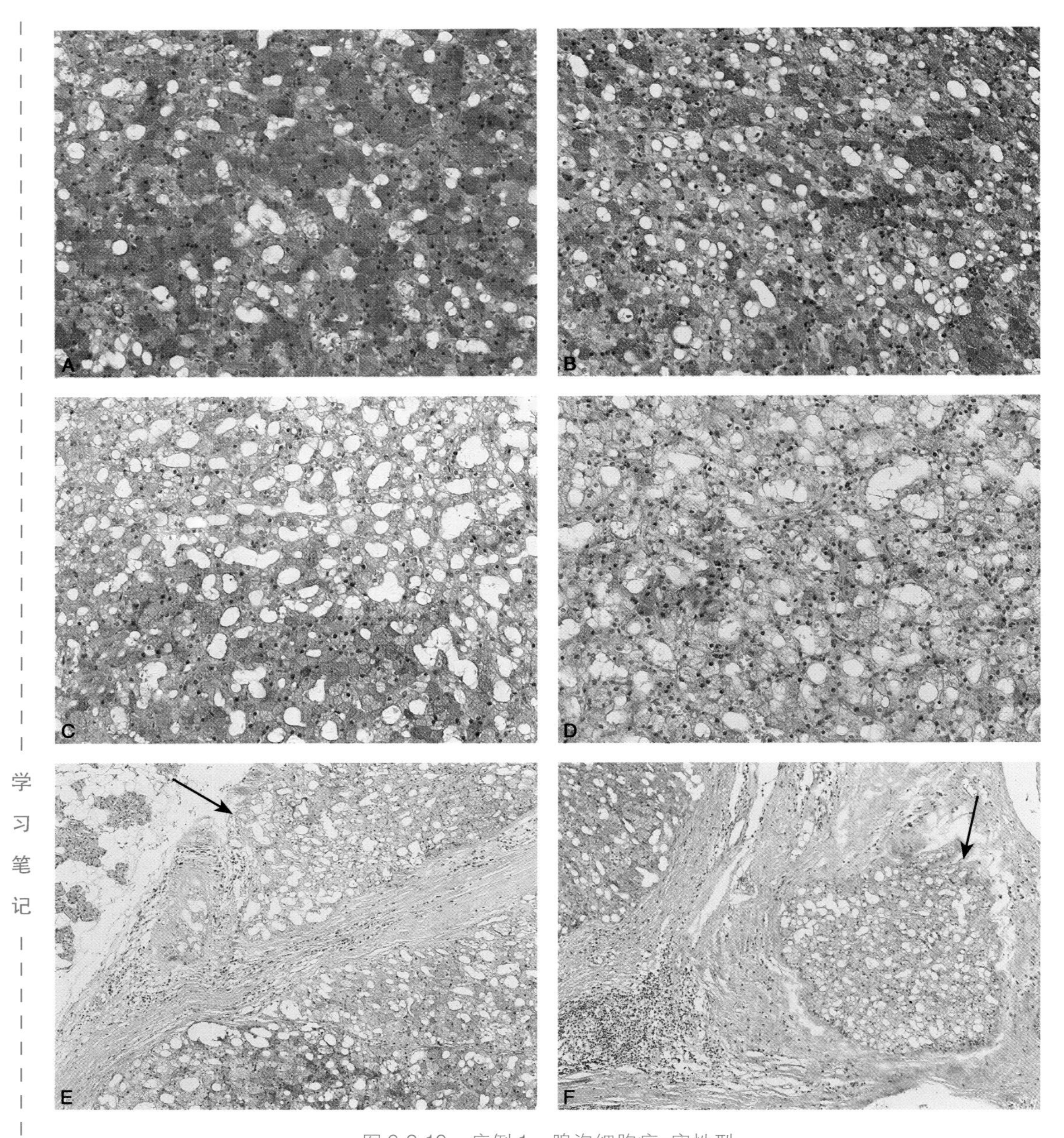

图 6-2-10　病例 1　腺泡细胞癌，实性型

A，B. 肿瘤以腺泡样细胞为主。HE，×200。C，D. 腺泡样细胞和空泡样细胞排列成小梁状或腺腔结构。HE，×200。E，F. 肿瘤浸润性生长，侵犯包膜（箭头示）。HE，×100

【病例 1 讨论】

1. 腺泡细胞癌的浸润性生长　Shah A 等报道呈乳头状囊性生长的腮腺腺泡细胞癌浸润周围间质，侵犯包膜和血管，成为肿瘤突出的特征。Liew C 等报道腮腺乳头状囊性腺泡细胞癌出现淋巴结浸润。病例 1 腺泡细胞癌实性型，肿瘤以腺泡样细胞为主，含有空泡样细胞。肿瘤出现浸润性生长，侵犯包膜。肿瘤细胞浸润至包膜纤维结缔组织中或包膜外的腮腺组织内。由此可见，腺泡细胞癌的浸润性生长，侵犯包膜及周围组织，与肿瘤的组织学类型之间没有明显的关系。病例 1 中浸润至包膜内或包膜外的肿瘤细胞大多数为空泡样细胞，少数为腺泡样细胞。

2. 腺泡细胞癌的组织学类型与细胞类型的关系　腺泡细胞癌的组织学类型包括实性型，微囊型，乳头囊状型和滤泡型。实性型以腺泡样细胞为主，含有空泡样细胞和非特异腺样细胞。

微囊型以腺泡样细胞和空泡样细胞为主，含有闰管样细胞。乳头囊状型以空泡样细胞和闰管样细胞为主，可含有非特异性腺样细胞。滤泡型形成类似甲状腺滤泡结构的属于闰管样细胞，此外可见腺泡样细胞。病例1为腺泡细胞癌，实性型，主要含有腺泡样细胞和空泡样细胞。

【病例2】

患者女性，48岁。因左侧耳垂下肿物8个月就诊。

患者于8个月前无意中发现左侧耳垂下一黄豆大小肿物，无疼痛及任何不适，未曾诊治。肿物逐渐增大，近2个月生长迅速，约红枣大小。门诊以左腮腺肿物收入院，既往体健。

专科检查：左腮腺区耳垂下方可触及一大小约3.0cm×3.0cm肿物。质韧，表面光滑，可活动，无压痛，表面皮肤不红。挤压左侧腮腺见腮腺导管口有少许清亮唾液分泌，左侧颌下区及颈部未触及肿大的淋巴结。

临床诊断：左腮腺肿物。

手术在局部麻醉下行左腮腺肿物及部分腺体切除。

肉眼观察：腺体样软组织肿物一个，大小为2.5cm×2.5cm×2.0cm，质地较硬。剖面实性，灰褐色，与周围组织粘连。取材6块，编号为①~⑥。

光镜观察：肿瘤细胞呈圆形，立方或柱状。细胞密集，核大，有异型性，核分裂象易见。肿瘤细胞排列成条索状、团块状或形成管腔，条索或团块周边细胞呈栅栏状排列(图6-2-11A,B)。部分区域肿瘤细胞胞浆透明或呈空泡样细胞(图6-2-11C,D)。部分区域肿瘤细胞成片排列，细胞浆内含有嗜碱性颗粒。表现为腺泡样细胞或呈空泡样细胞，细胞核小而圆。肿瘤浸润性生长，侵犯包膜(图6-2-11E,F)。

病理诊断：(左腮腺)基底细胞腺癌，伴腺泡细胞癌。

随访情况：患者术后9个月复发。患者因左侧面部胀痛不适就诊，门诊以"左侧腮腺肿物"收入住院。

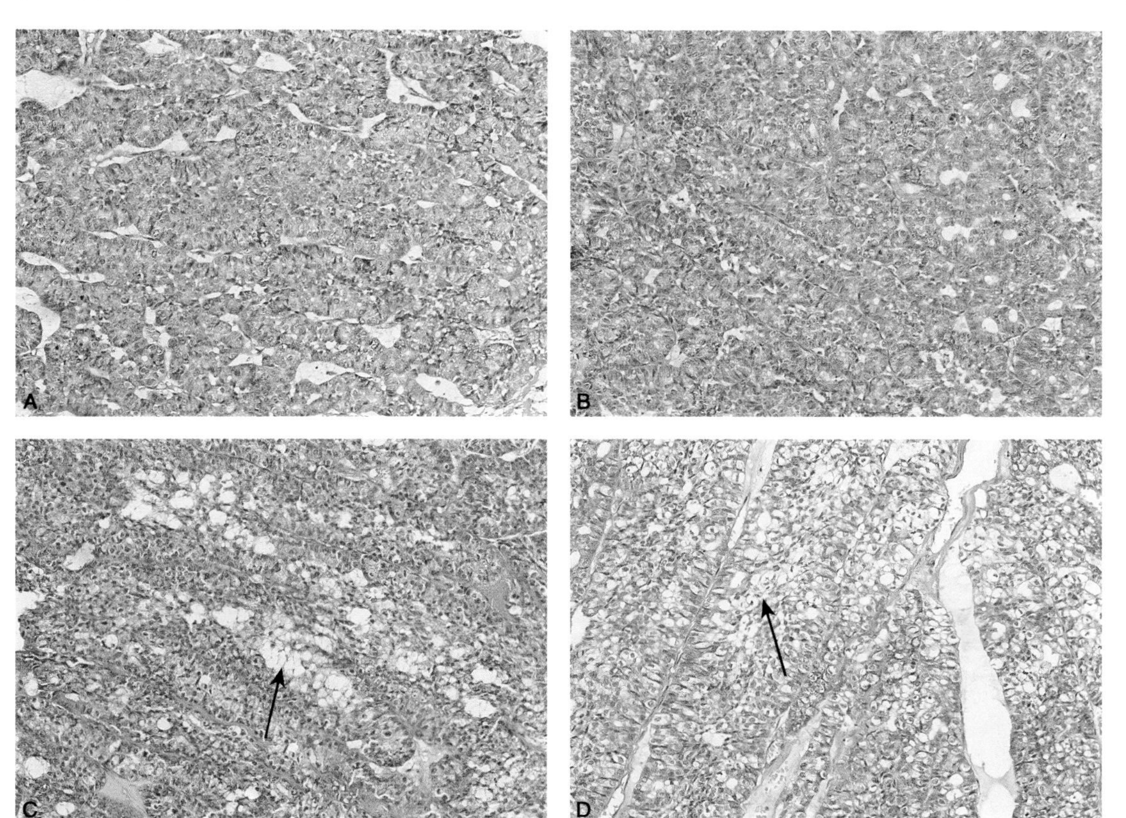

学习笔记

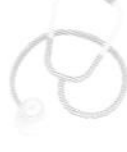

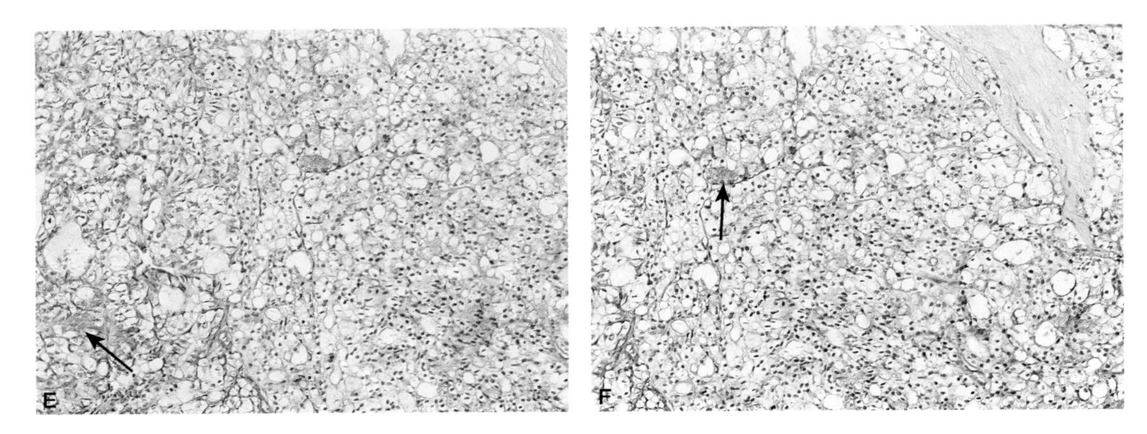

图 6-2-11　病例 2　基底细胞腺癌伴腺泡细胞癌

A,B. 基底细胞腺癌。HE,×200。C,D. 基底细胞腺癌中出现大量空泡样细胞(箭头示)。HE,×200。E,F. 腺泡细胞癌,部分细胞胞浆内含有嗜碱性颗粒(箭头示)。HE,×200

专科检查:口唇无红肿,伸舌居中。左侧耳垂下有一约 1.5cm×1.5cm 的肿物,质硬,边界不清。皮肤无红肿,挤压左侧腮腺,从导管流出黏性液体。颌下及颈部浅表未触及肿大淋巴结。

手术在全身麻醉下摘除腮腺浅叶及肿物。

肉眼观察:腺样肿瘤组织一块,大小约 3.5cm×2.8cm×2.0cm。肿瘤质地中等硬度,包膜完整,表面光滑。编号为①~④。另一块软组织,大小约 1.2cm×1.0cm×0.5cm,编号为⑤。

光镜观察:肿瘤细胞呈圆形或椭圆形,核圆形,部分细胞胞浆透明或呈空泡状(图 6-2-12A),部分细胞呈腺泡样细胞(图 6-2-12B)。肿瘤细胞排列成腺管状或条索状,高倍镜下可见腺泡样细胞胞浆内含有大量嗜碱性颗粒(图 6-2-12C~F)。部分肿瘤团块周边的细胞呈栅栏状排列。肿瘤细胞生长密集,侵犯包膜及周围结缔组织。PAS 染色显示腺泡样细胞呈阳性反应,并抗淀粉酶消化(图 6-2-12G,H)。

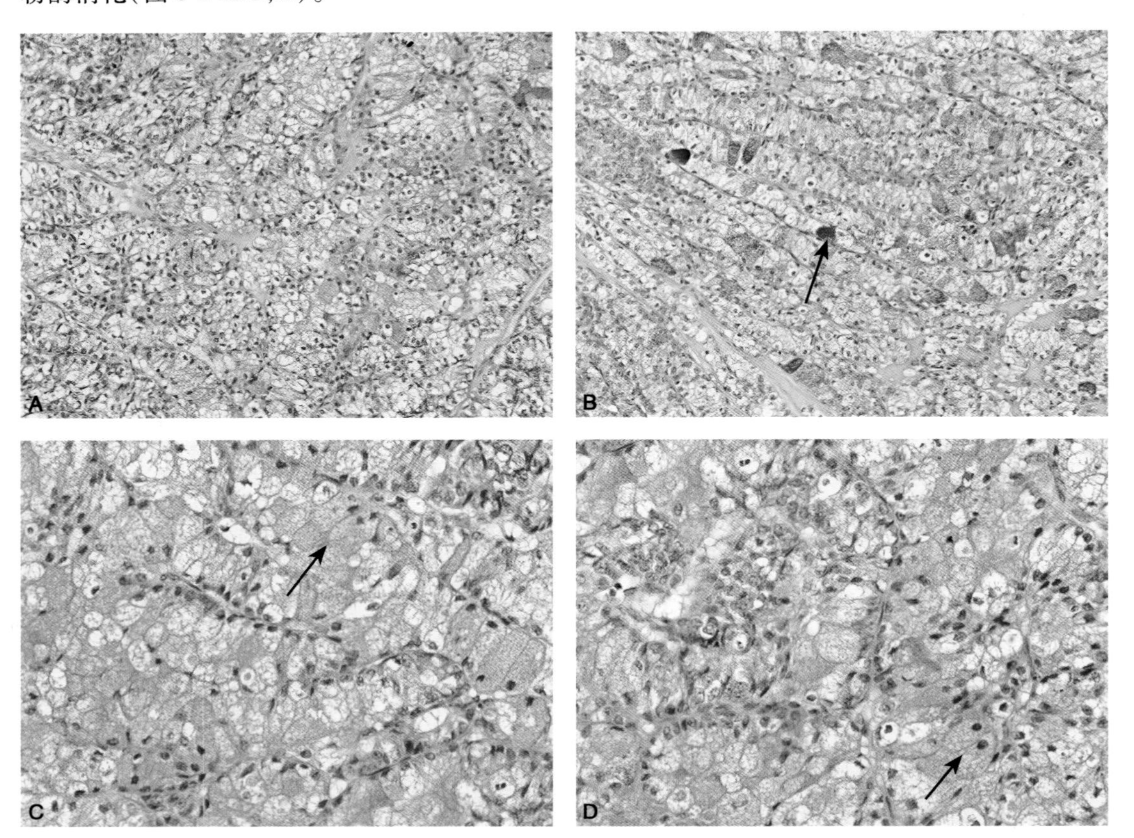

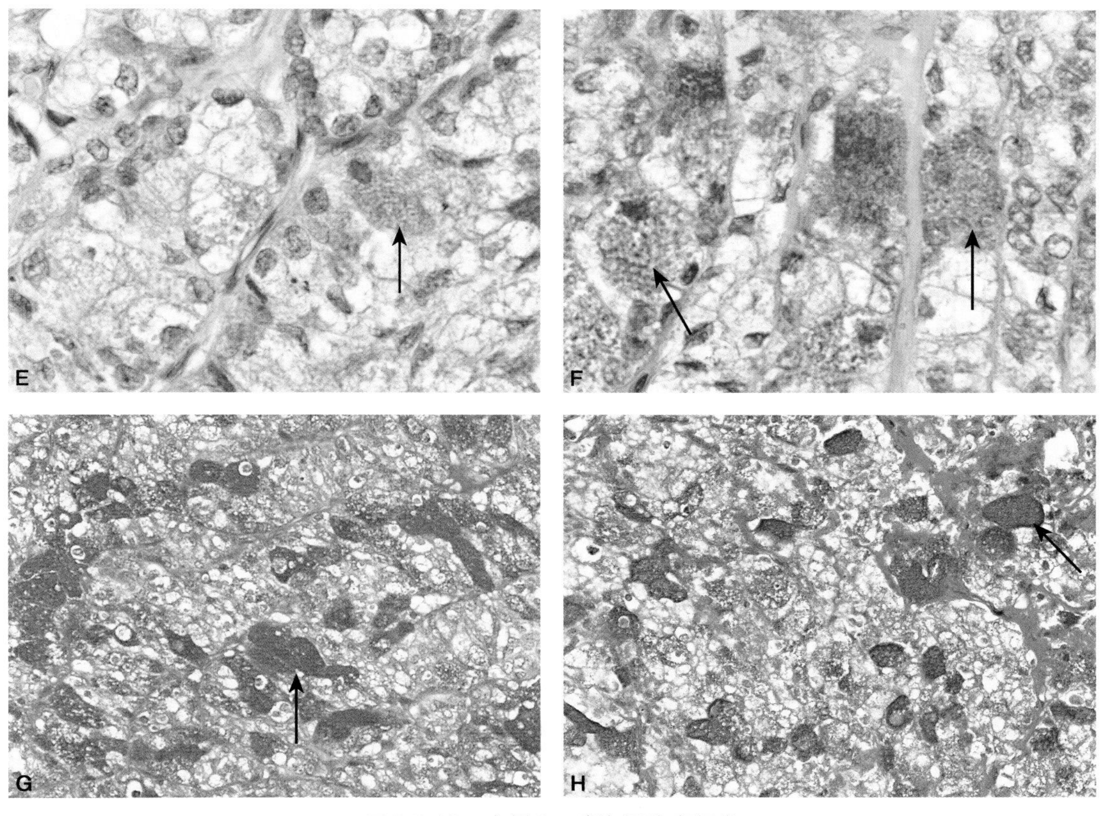

图 6-2-12　病例 2　腺泡细胞癌复发

A. 腺泡细胞癌中的空泡样细胞。HE，×200。B. 腺泡细胞癌中的腺泡样细胞（箭头示）。HE，×200。C，D. 腺泡细胞癌中的腺泡样细胞，胞浆内含有嗜碱性颗粒（箭头示）。HE，×400。E，F. 腺泡细胞癌中的腺泡样细胞，胞浆内含有嗜碱性颗粒（箭头示）。HE，×1000。G. 腺泡细胞癌 PAS 染色阳性（箭头示）。PAS，×400。H. 经 1% 淀粉酶消化后，PAS 阳性不消失（箭头示）。PAS，×400

病理诊断：（左腮腺）腺泡细胞癌。

【病例 2 讨论】

1. 腺泡细胞癌的组织发生　唾液腺腺泡细胞癌的组织发生尚不确定。大多数认为来自唾液腺闰管细胞，部分认为来自唾液腺的浆液性腺泡细胞。唾液腺基底细胞腺癌也被认为来自于闰管细胞。因此，腺泡细胞癌和基底细胞腺癌在组织发生上可能具有同源性。病例 2 腺泡细胞癌从基底细胞腺癌演变而来，二者之间存在明显的移行区或过渡区。在镜下观察发现，基底细胞腺癌中部分区域出现大量空泡样细胞，逐渐演变为由空泡样细胞和少量腺泡样细胞组成的腺泡细胞癌。由此可见，基底细胞腺癌能够演变为腺泡细胞癌，这可能与腺泡细胞癌和基底细胞腺癌同来源于闰管细胞有关。

2. 腺泡细胞癌的生物学行为　1992 年 WHO 将唾液腺腺泡细胞肿瘤命名为腺泡细胞癌。唾液腺腺泡细胞癌属于低度恶性肿瘤，具有浸润性生长的特点，可出现区域淋巴结转移和远处转移。Torous VF 等报道患者在原发肿瘤切除 12 年后复发，出现多处骨转移，6 年后再次出现肝转移。尽管如此，唾液腺腺泡细胞癌患者 10 年生存率为 84%，仍居唾液腺癌患者生存率的首位。唾液腺基底细胞腺癌也是一种低度恶性肿瘤，可出现局部复发和区域淋巴结转移，但远处转移极少见。病例 2 患者首次诊断为唾液腺基底细胞腺癌，伴腺泡细胞癌。病变以基底细胞腺癌为主，小部分区域为腺泡细胞癌，二者之间存在过渡区或移行区。其肿瘤的生物学行为应取决于基底细胞腺癌和腺泡细胞癌二者的叠加。患者在术后 9 个月复发，复发后的组织学形态以腺泡细胞癌为主，小部分区域为基底细胞腺癌，肿瘤侵犯包膜及周围组织。尽管基底细胞腺癌和腺泡细胞癌同属于低度恶性肿瘤，但腺泡细胞癌的恶性程度约高于基底细胞腺癌，如远处转

学习笔记

移较多见。病例2复发后，表现为腺泡细胞癌增生为主，肿瘤的生物学行为可能更多地取决于腺泡细胞癌的生物学行为。

知识拓展

腺泡细胞癌的遗传学研究

1. 染色体6q缺失，4p、5q、6p和17p染色体改变。
2. 染色体易位t(1∶12)(q32;q13～15)。
3. 抑癌基因RASSF1和RARβ2的甲基化。
4. Y染色体缺失。

二、黏液表皮样癌

黏液表皮样癌(mucoepidermoid carcinoma，WHO ICD code 8430/3)是一种上皮性恶性肿瘤。以前曾称为黏液表皮样肿瘤(mucoepidermoid tumor)，WHO 1991年正式命名为黏液表皮样癌。它是儿童和成人常见的唾液腺恶性肿瘤，占大唾液腺肿瘤的5%～10%。

【临床要点】

1. 临床上可发生于任何年龄。
2. 女性多于男性。
3. 约90%发生于腮腺。小唾液腺以腭腺多见，极少数可发生于颌骨内。
4. 肿瘤表现为实性固定的无痛性肿块，生长缓慢。低分化者生长迅速，出现疼痛或面瘫。

【病理学特征】

1. 肉眼观察

(1) 肿瘤常无包膜。

(2) 肿瘤一般较小，直径不超过5cm。

(3) 剖面实性，灰白色，有散在小囊腔。

2. 光镜观察

(1) 肿瘤主要由黏液细胞，表皮样细胞和中间细胞组成。可出现柱状细胞，透明细胞和大嗜酸性粒细胞。

(2) 肿瘤分化程度取决于黏液细胞和表皮样细胞的数量。黏液细胞大于50%为高分化(图6-2-13A)；黏液细胞小于10%为低分化(图6-2-13B)；介于二者之间为中分化。

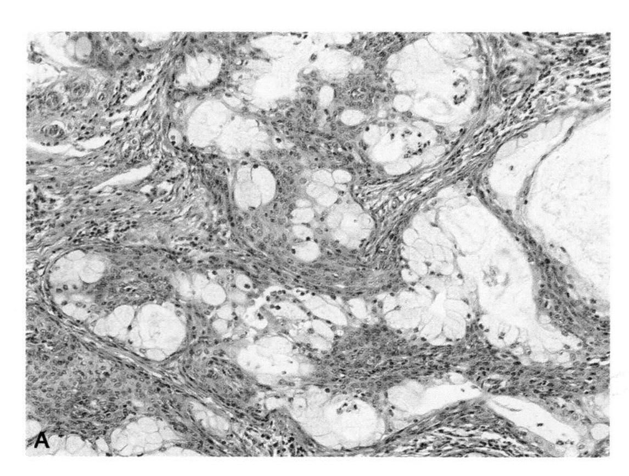

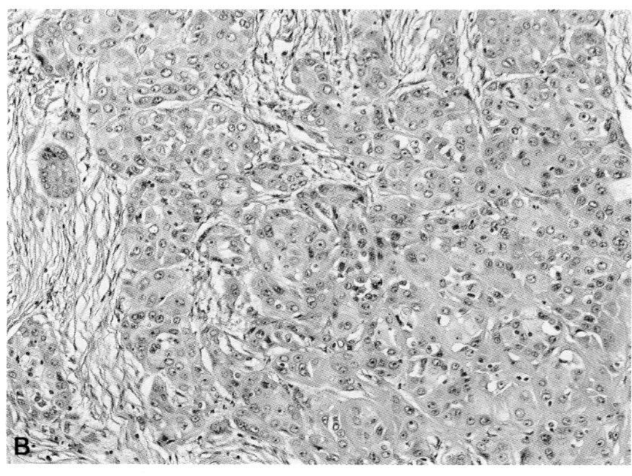

图6-2-13　黏液表皮样癌分级
A. 高分化。HE，×200。B. 低分化。HE，×200

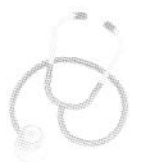

（3）肿瘤典型的组织学结构为黏液细胞形成黏液湖，衬里囊腔周边（图 6-2-14A），或形成乳头状结构突入囊腔中（图 6-2-14B）。表皮样细胞位于基底部，中间细胞较少。或表皮样细胞和中间细胞排列成片或形成团块，黏液细胞散在其中（图 6-2-14C，D）。

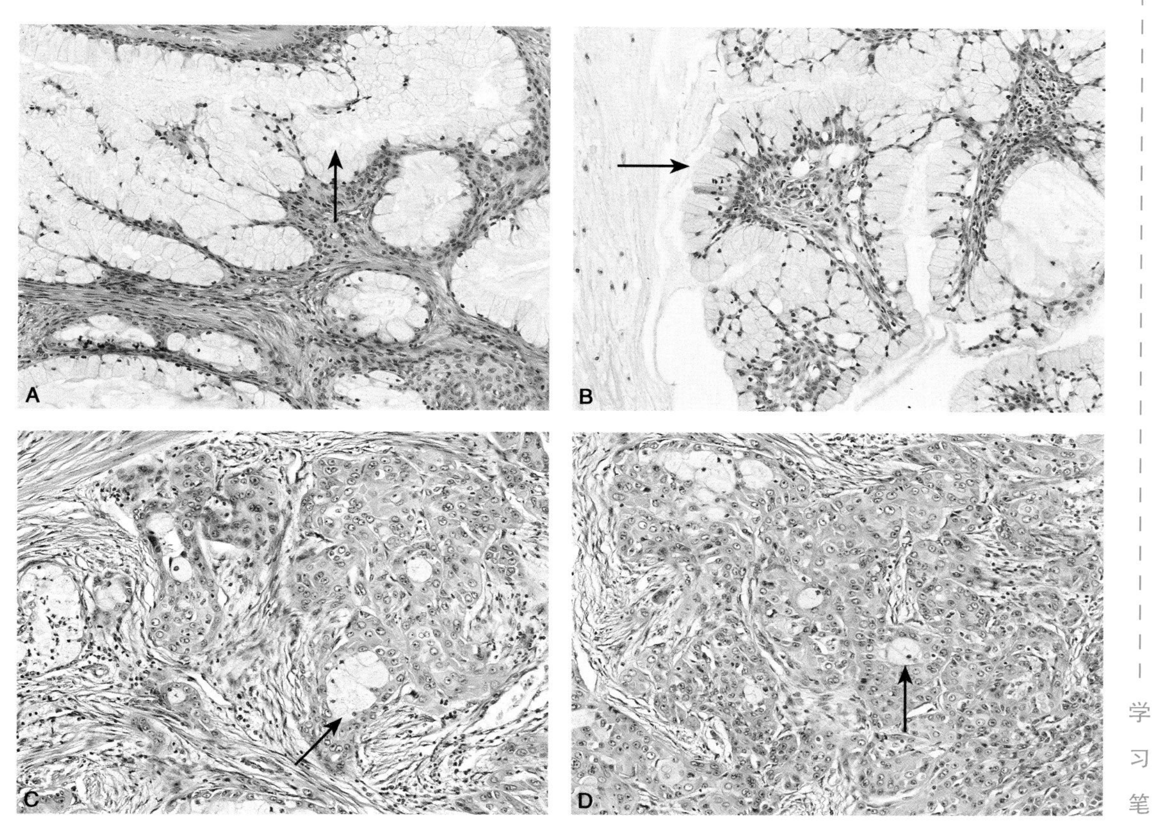

图 6-2-14　黏膜表皮样癌的病理特征

A. 黏液细胞形成黏液湖（箭头示），表皮样细胞位于其基底部。HE，×200。B. 黏液细胞形成乳头，突入黏液湖内（箭头示）。HE，×200。C，D. 黏液细胞散在于表皮样细胞团块中（箭头示）。HE，×200

（4）WHO 关于唾液腺黏液表皮样癌的评分标准（2005 年）。

附表：黏液表皮样癌的组织学特征及分级

肿瘤的组织学特征	评分点
囊性成分<20%	2
神经侵犯	2
坏死	3
≥4 个核分裂象/10 个高倍视野	3
间变	4
肿瘤分级	得分点
低级别（Ⅰ级）	0～4
中间级别（Ⅱ级）	5～6
高级别（Ⅲ级）	7～14

学习笔记

（5）肿瘤呈浸润性生长，穿插在周围结缔组织中（图 6-2-15A），边界不清。或伴有周围结缔组织增生，形成硬化性肿瘤病灶，肿瘤间质中可富含淋巴细胞（6-2-15B）。

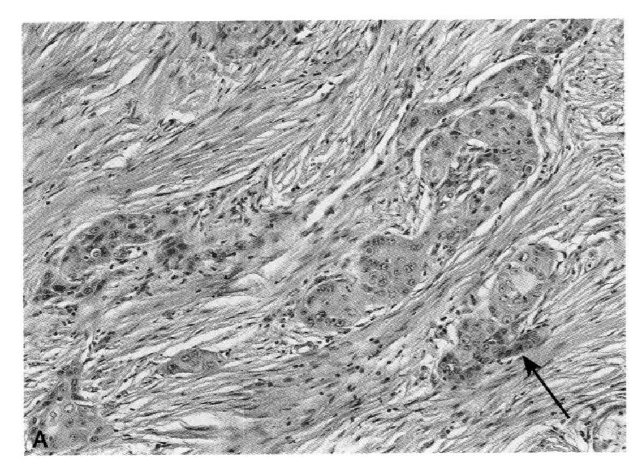
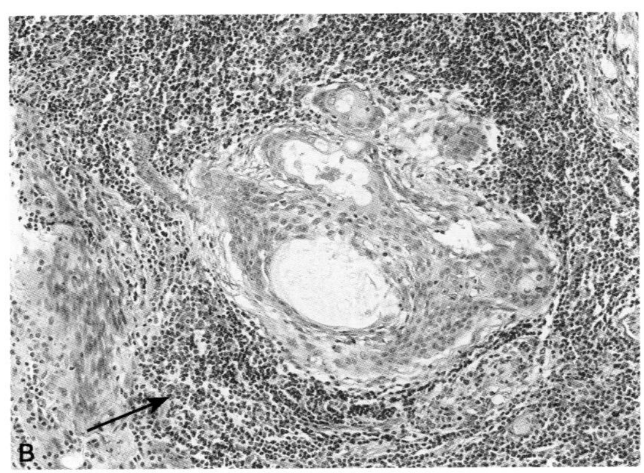

图 6-2-15　黏液表皮样癌浸润性生长

A. 肿瘤细胞穿插在纤维结缔组织中（箭头示）。HE，×200。B. 肿瘤间质富含淋巴细胞（箭头示）。HE，×200

【组织化学特征】

黏液表皮样癌中的黏液细胞对 PAS 染色，黏液卡红染色和阿辛蓝染色呈阳性反应（图 6-2-16A，B）。

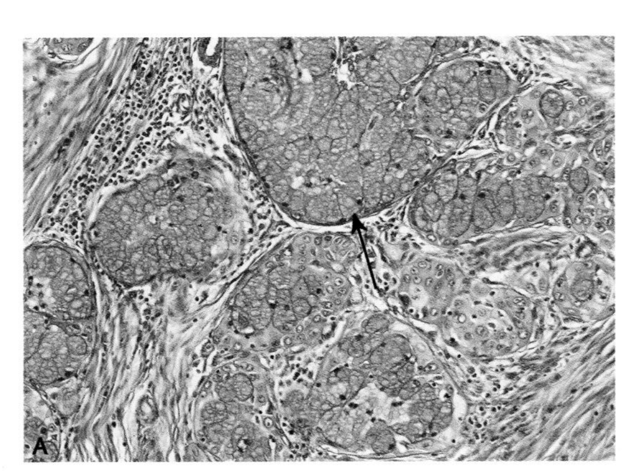
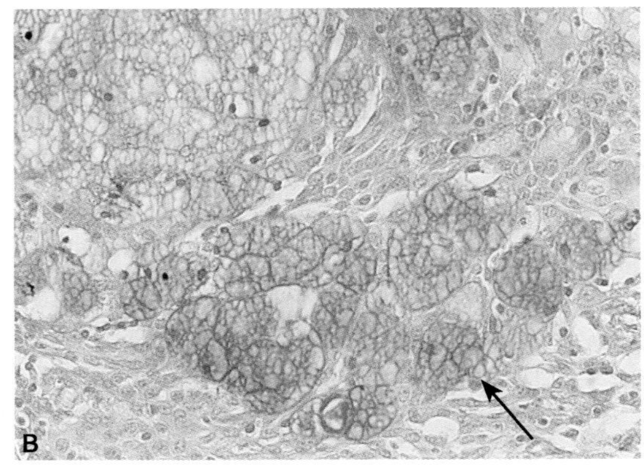

图 6-2-16　黏液表皮样癌的组织化学

A. 黏液细胞对黏液卡红染色阳性（箭头示）。黏液卡红染色，×200。B. 黏液细胞对阿辛蓝染色阳性（箭头示）。阿辛蓝染色，×400

【免疫组织化学特征】

肿瘤细胞对细胞高分子量角蛋白 CK 呈阳性表达，尤其是分化好的表皮样细胞呈强阳性。表皮样细胞还对上皮膜抗原 EMA（图 6-2-17A），TK，KL1（图 6-2-17B）和 PKK1 呈阳性反应。黏液细胞对癌胚抗原 CEA 反应阳性。

学习笔记

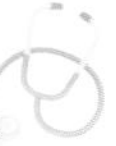

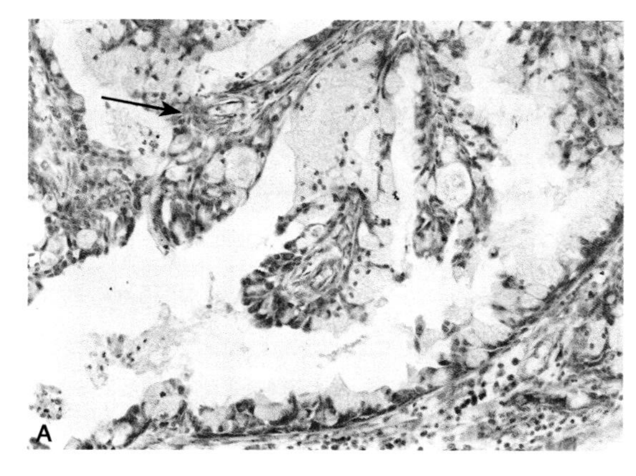

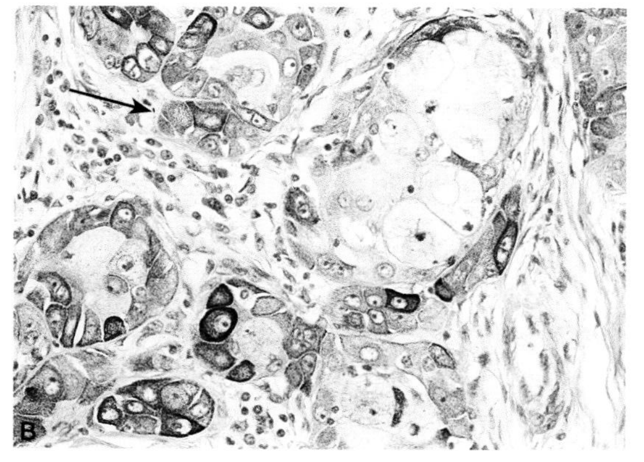

图 6-2-17　黏液表皮样癌的免疫组织化学

A. 表皮样细胞对 EMA 表达阳性(箭头示)。ABC,×200。B. 表皮样细胞对 KL1 表达阳性(箭头示)。SP,×400

【鉴别诊断】

1. 黏液腺癌(mucinous adenocarcinoma,WHO ICD code 8480/3)　唾液腺的黏液腺癌比较少见。肿瘤由黏液细胞组成,形成腺腔或囊腔(图 6-2-18),腺腔中含有黏液。

2. 非特异性透明细胞癌(clear cell carcinoma,not otherwise specified,WHO ICD code 8310/3)　由一种单形性的胞浆透明的多边形细胞组成的肿瘤。肿瘤细胞排列成片状,巢状或条索状,无腺管结构(图 6-2-19)。肿瘤无包膜,浸润性生长。

3. 鳞状细胞癌(squamous cell carcinoma,WHO ICD code 8070/3)　鳞状细胞癌细胞呈多边形或圆形,细胞之间可见细胞间桥。肿瘤细胞具有明显的异型性和核分裂象,浸润性生长。肿瘤排列成巢状或团块状,具有角化倾向,癌巢中央出现角化珠(图 6-2-20)。

4. 坏死性唾液腺化生(necrotizing sialometaplasia)　黏膜表面形成火山口样的溃疡,溃疡周围上皮呈假上皮瘤样增生。唾液腺腺小叶坏死,腺泡溶解形成黏液湖(图 6-2-21A)。导管上皮出现鳞状化生,形成上皮团块或上皮条索(图 6-2-21B)。

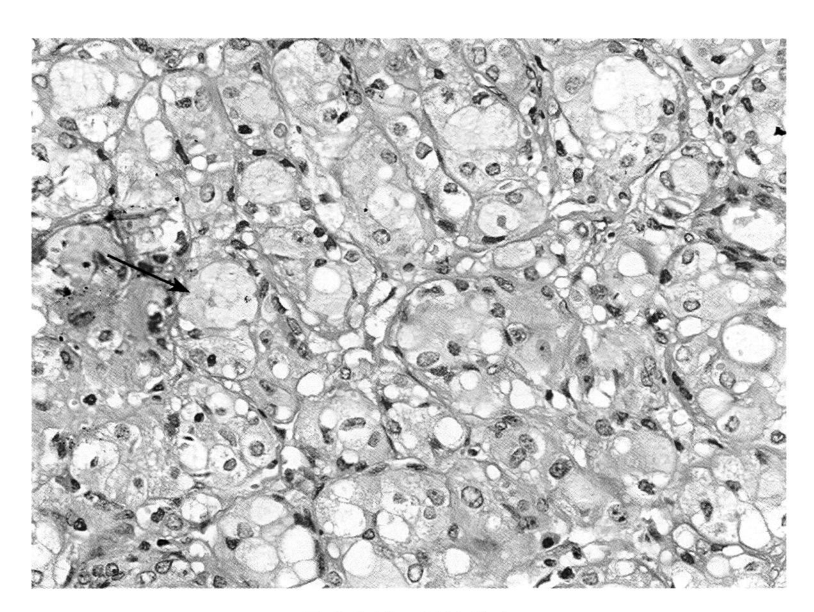

图 6-2-18　黏液腺癌

肿瘤细胞胞浆内含有黏液,形成腺腔结构(箭头示)。HE,×400

学习笔记

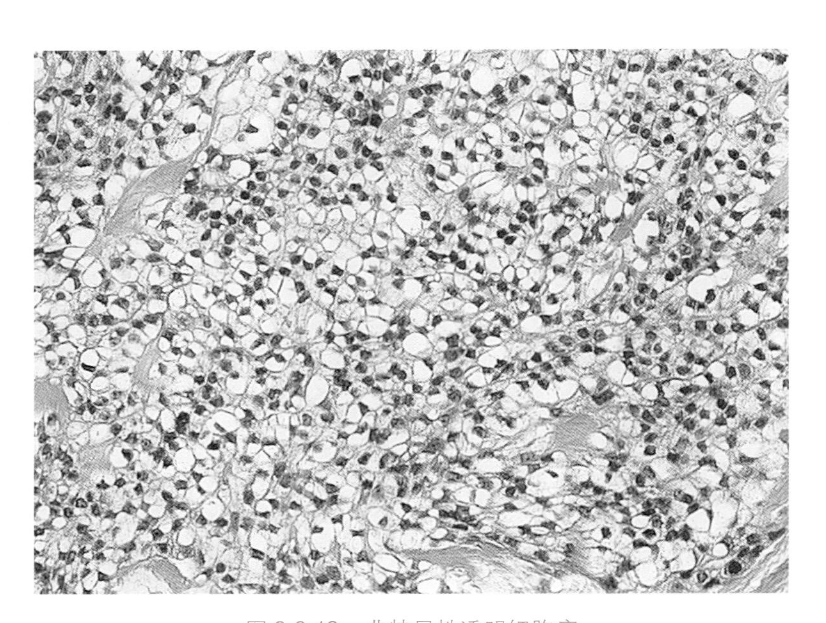

图 6-2-19　非特异性透明细胞癌

肿瘤成片状排列，无腺管结构。HE，×400（图片由上海交通大学医学院附属第九人民医院田臻教授提供）

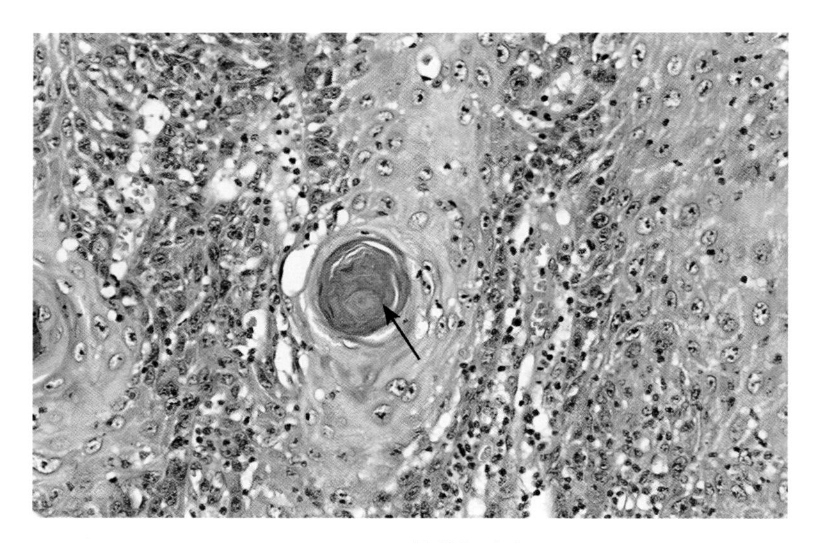

图 6-2-20　鳞状细胞癌

肿瘤细胞浸润性生长，形成巢状，巢状中央出现角化珠（箭头示）。HE，×400

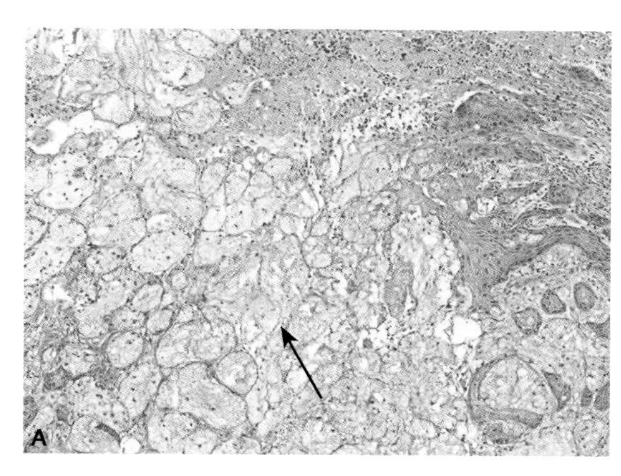
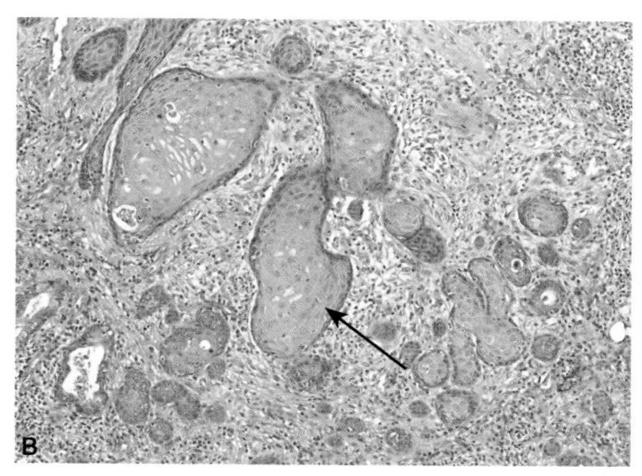

图 6-2-21 坏死性唾液腺化生
A. 唾液腺内出现鳞状化生和黏液湖(箭头示)。HE,×200。B. 导管上皮鳞状化生,形成上皮团块(箭头示)。HE,×200(图片由四川大学华西口腔医学院耿宁副主任医师提供)

【问题 1】黏液表皮样癌与黏液腺癌的鉴别有哪些?

思路 1: 大体标本观察发现,黏液表皮样癌通常无包膜,肿瘤直径小于 5cm。剖面实性,灰白色,散在小囊腔。黏液腺癌也无包膜,肿瘤大小从 0.5cm 至数厘米不等。剖面实性,胶冻样,可有出血。

思路 2: 镜下观察发现,黏液表皮样癌主要由黏液细胞和表皮样细胞以及中间细胞组成。黏液腺癌是由腺上皮组成,不含有表皮样细胞和中间细胞。

思路 3: 采用高分子量角蛋白 CK,上皮膜抗原 EMA,TK,KL1 和 PKK1 标记表皮样细胞,用于鉴别黏液表皮样癌和黏液腺癌。

【问题 2】黏液表皮样癌与非特异性透明细胞癌的鉴别有哪些?

思路 1: 大体标本观察发现,非特异性透明细胞癌大小一般在 3cm 以下,也可达数厘米。肿瘤边界不清,浸润性生长。剖面实性,灰白色或灰褐色,可呈瘢痕样改变。高分化黏液表皮样癌与多形性腺瘤相似,剖面实性,灰白色,散在的囊腔。低分化黏液表皮样癌与癌相似,剖面实性,有出血坏死。

思路 2: 黏液表皮样癌由三种细胞组成,即黏液细胞,表皮样细胞和中间细胞。非特异性透明细胞癌由单一的胞浆透明的多边形细胞组成。黏液表皮样癌中的黏液细胞形成黏液湖或散在于表皮样细胞团块中间。透明细胞癌的透明细胞成片状排列,不形成腺管或囊腔。透明细胞之间无表皮样细胞存在。

思路 3: 黏液表皮样癌中的黏液细胞对黏液卡红染色阳性,非特异性透明细胞癌中的透明细胞对黏液卡红染色阴性。非特异性透明细胞癌表达全角蛋白(AE1/3),由于透明细胞癌中缺乏表皮样细胞,标记表皮样细胞的上皮膜抗原 EMA,TK,KL1 和 PKK1 反应阴性。

【问题 3】黏液表皮样癌与鳞状细胞癌的鉴别有哪些?

思路 1: 大体标本观察发现,鳞状细胞癌常呈菜花状,以外生性生长和浸润性生长为主。肿瘤大小不等,表面可溃破形成溃疡。鳞状细胞癌的剖面灰白色,实性,呈粗颗粒状,无包膜。黏液表皮样癌呈结节状或分叶状,以膨胀性生长和浸润性生长为主。肿瘤直径较小,无包膜。剖面实性,灰白色,可见含黏液的小囊腔。

思路 2: 高分化黏液表皮样癌含有大量黏液细胞,容易与鳞状细胞癌鉴别。低分化黏液表皮样癌中表皮样细胞出现角化很少见,在表皮样细胞中散在有黏液细胞。而鳞状细胞癌形成癌巢,具有角化倾向,鳞状细胞癌中不含有黏液细胞。

思路 3: 采用组织化学 PAS 染色,黏液卡红染色和阿辛蓝染色标记黏液细胞,用于区别黏液表皮样癌和鳞状细胞癌。

【问题 4】黏液表皮样癌与坏死性唾液腺化生的鉴别有哪些?

学习笔记

思路1： 大体标本观察发现，坏死性唾液腺化生早期呈现黏膜的红斑和结节，后期为火山口样的深溃疡。黏液表皮样癌形成肿块，与周围组织界限不清。

思路2： 坏死性唾液腺化生中出现的鳞状细胞团块不具有异性型，形成的黏液湖周边无黏液细胞衬里。而黏液表皮样癌中具有黏液细胞。

思路3： 标记黏液细胞的黏液卡红染色，PAS染色和阿辛蓝染色可以染色黏液表皮样癌中的黏液细胞，而坏死性唾液腺化生中不含有黏液细胞。

知识点

黏液表皮样癌的诊断及鉴别要点

1. 高分化黏液表皮样癌　黏液细胞呈柱状或立方形，排列成囊腔，形成黏液湖。其基底部分布有表皮样细胞和中间细胞，表皮样细胞表达高分子角蛋白CK，上皮膜抗原EMA，TK，KL1和PKK1。

2. 低分化黏液表皮样癌　表皮样细胞呈圆形或多边形，成片状或巢状排列，酷似鳞状细胞癌。采用组织化学阿辛蓝或黏液卡红染色可以标记黏液细胞。

3. 黏液腺癌　由含黏液的上皮细胞组成，形成腺腔结构。肿瘤中不含有表皮样细胞和中间细胞。

4. 非特异性透明细胞癌　由单一的胞浆透明的多边形细胞组成。成片排列，肿瘤不形成导管结构和囊腔，也不含有表皮样细胞和中间细胞。黏液卡红染色阴性。

5. 鳞状细胞癌　细胞呈多边形，巢团状排列，浸润性生长。可见细胞间桥和角化倾向，形成角化珠。肿瘤中不含有黏液细胞。

6. 坏死性唾液腺化生　鳞状细胞形态一致，形成团块或条索，但不具有异型性。黏液湖周围缺乏黏液细胞和表皮样细胞。

【病例1】

患者女性，40岁。主诉腭部无痛性肿物半年。

患者半年前无意中发现腭部有一核桃大小的肿物，无明显疼痛。近日肿物逐渐长大就诊，门诊以“腭部肿物”收入院。

专科检查：颌面部基本对称。开口度，开口型基本正常。腭部偏右侧右上第二前磨牙至右上第二磨牙腭侧可见一4.0cm×3.5cm×2.5cm大小肿物，界清，椭圆形。表面黏膜呈淡紫色，无压痛。右颌下淋巴结可触及，约0.5cm×0.5cm。左颌下及颈部未触及肿大淋巴结。

手术在局部麻醉下于876|腭侧行纵向切口，右侧硬腭后方及软硬腭交界处一约4.0cm×3.5cm×2.5cm大小椭圆形肿物，其下方硬腭骨质部分吸收。术中送冰冻，切除肿物，缝合切口。

肉眼检查：腭部肿物标本一个，大小约4.0cm×3.5cm×2.0cm。表面膨隆，附有部分颌骨及3颗牙齿。瘤体直径为1.5cm。剖面实性，颜色红白相间。有出血坏死，未见包膜。

光镜检查：肿瘤由大量表皮样细胞和少量黏液细胞组成（图6-2-22A），可见囊腔结构，囊腔内有黏液（图6-2-22B）。肿瘤间质内大量纤维结缔组织增生伴玻璃样变（图6-2-22C），肿瘤边缘区大量纤维结缔组织包绕少量肿瘤团块或肿瘤条索（图6-2-22D）。肿瘤细胞浸润性生长，边界不清。骨组织内未见肿瘤细胞浸润。

病理诊断：（右腭部）中分化黏液表皮样癌。

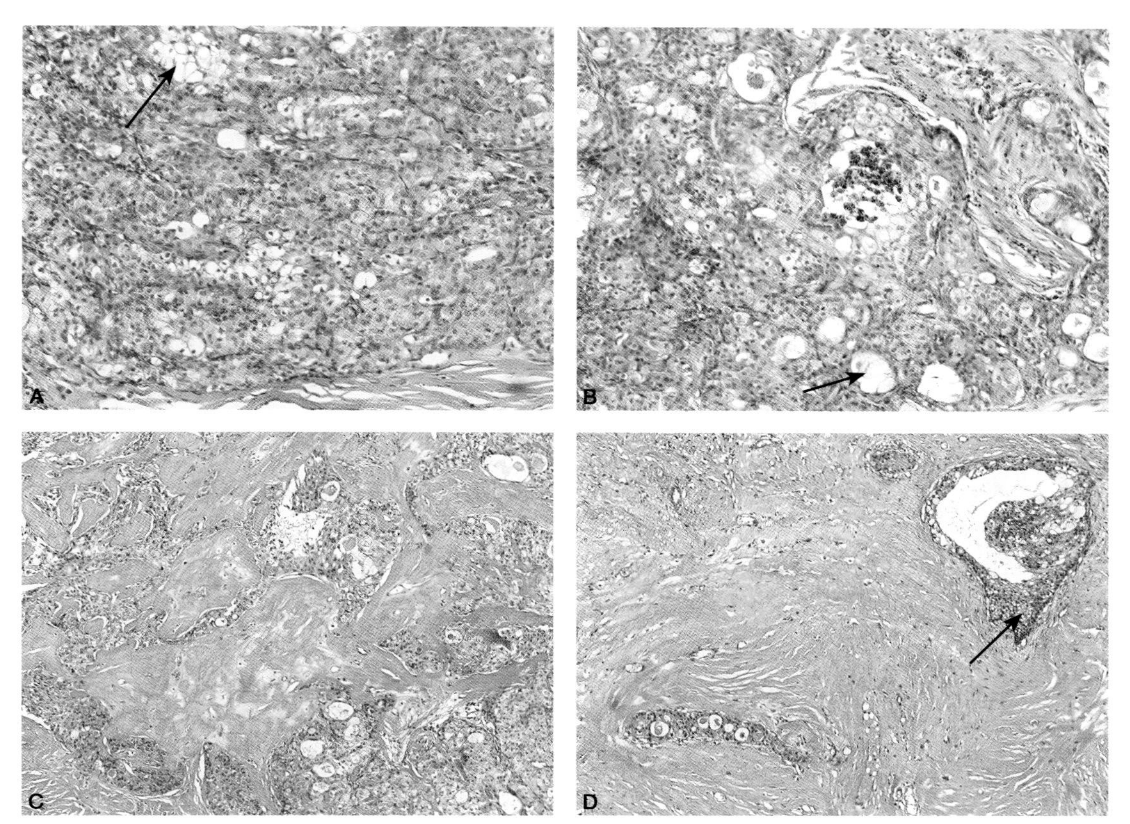

图 6-2-22　病例 1　中分化黏液表皮样癌

A. 肿瘤由大量表皮样细胞和少量黏液细胞(箭头示)组成。HE,×200。B. 肿瘤形成囊腔结构(箭头示)。HE,×200。C. 肿瘤间质内纤维组织增生伴玻璃样变。HE,×100。D. 间质大量纤维组织包绕少量肿瘤成分(箭头示)。HE,×100

学习笔记

【病例 1 讨论】

1. 黏液表皮样癌与间质纤维增生　唾液腺黏液表皮样癌浸润性生长,没有边界或边界不清。在病例 1 中分化黏液表皮样癌中,肿瘤间质纤维结缔组织增生明显,伴有玻璃样变。在肿瘤的边缘区域,大量纤维组织包裹或隔断肿瘤团块或肿瘤条索尤为明显。这种间质纤维组织增生可能是因肿瘤浸润性生长或黏液外溢引起的间质炎症反应所致,不同的病例这种间质纤维增生有所不同。但在黏液表皮样癌中,大多数病例都会出现不同程度间质纤维增生,病例 1 肿瘤间质纤维增生较为明显和突出。

2. 黏液表皮样癌间质纤维增生的结局　WHO 在唾液腺黏液表皮样癌的病理描述中这样提到,黏液表皮样癌的局灶硬化和(或)黏液溢出伴有炎症比较常见。Veras 等报道 4 例硬化型的黏液表皮样癌,临床病程从 1 年到 20 年不等,肿瘤组织学表现为大量纤维组织增生伴玻璃样变,在纤维组织中分布少量由黏液细胞和表皮样细胞构成的肿瘤团块或囊腔。病例 1 中间质纤维组织增生明显,其病理变化类似于 Veras 等报道的黏液表皮样癌的病理改变。这种间质纤维增生的结局可能会导致硬化型的肿瘤病变,在临床上出现硬化型的肿瘤结节或包块。

【病例 2】

患者女性,61 岁。因右腮腺肿物于 3 年前在外院手术治疗,术后复发。

专科检查:右腮腺区有一肿物约 7.0cm×4.0cm×3.0cm 大小。活动不明显,无明显疼痛。表面呈结节状，与皮肤粘连。但皮肤色泽尚属正常。

手术所见：术中可见肿物位于腮腺浅叶，呈结节状，内有多个囊变区，囊内有胶冻样黏稠物质。肿物深面与咬肌颈鞘及颈动静脉粘连明显，剥离困难，肿物周围及边缘区域内有小型瘤体及淋巴结。

临床诊断：黏液表皮样癌。

肉眼观察：软组织标本三块。

第一块标本大小为4.0cm×2.5cm×2.0cm，分叶状。剖面实性，可见灰白色区域和微囊腔隙。取材为一个平面，编号①～④。

第二块标本大小为3.0cm×2.5cm×2.0cm。灰白色，质硬。剖面实性，部分区域呈颗粒状和小囊状。取材一个平面；编号⑤～⑧。

第三块标本大小约5.0cm×2.0cm×1.5cm，分叶状。剖面实性，黄褐色。取材编号为⑨⑩。

淋巴结两枚，大者约1.0cm×0.5cm×0.4cm，取材编号⑪⑫。小者约0.9cm×0.5cm×0.5cm，编号为⑬⑭。

光镜观察：肿瘤由黏液细胞，表皮样细胞和中间细胞组成。肿瘤形成较大的黏液湖或黏液池（图6-2-23A）。黏液细胞衬里黏液湖周边，其基底部可见表皮样细胞，中间细胞较少。在表皮样细胞增生的团块中有数量较多的黏液细胞，形成小的黏液湖或黏液池。肿瘤细胞浸润性生长，边界不清。肿瘤间质中纤维结缔组织增生。淋巴结内见转移性肿瘤细胞形成囊腔（图6-2-23B），囊腔周边衬里黏液细胞，囊腔中充满黏液。

病理诊断：（右腮腺）高分化黏液表皮样癌，淋巴结转移（1/2）。

学习笔记

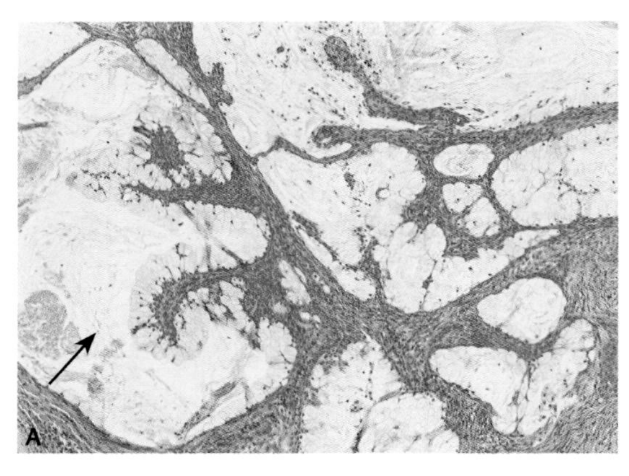

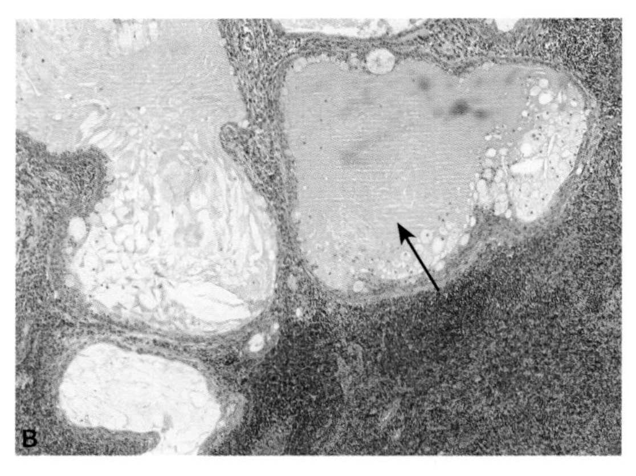

图6-2-23　病例2　高分化黏液表皮样癌

A. 肿瘤形成较大的黏液湖（箭头示）。黏液细胞和表皮样细胞形成乳头，突入囊腔中。HE，×100。B. 淋巴结内转移性肿瘤形成囊腔，囊腔中含有黏液（箭头示）。HE，×100

【病例2讨论】

1. 黏液表皮样癌的分级与肿瘤生物学行为的关系　肿瘤的生物学行为与肿瘤分级关系密切，低分化黏液表皮样癌可出现局部淋巴结转移和肺、肝、骨等远处转移。最近文献报道，唾液腺高分化黏液表皮样癌较低分化者更易出现淋巴结转移，且5年存活率更低。病例2高分化黏液表皮样癌是一个复发的病例，伴有淋巴结转移。高分化黏液表皮样癌通常认为是分化较好的肿瘤，在这个病例中出现了复发和转移。表明黏液表皮样癌的组织学分化程度不能完全反映肿瘤的预后情况。肿瘤一旦出现复发，提示肿瘤向恶性发展或恶性程度加重的倾向。Rapidis等分析临床病例后发现，唾液腺黏液表皮样癌的远处转移通常出现在复发之后，患者年龄大于50岁者预后较差。

2. 肿瘤原发灶与转移灶在组织学上的差异　病例2肿瘤的组织学特征是由大量黏液细胞

组成，形成较大的黏液湖。黏液湖周边衬里黏液细胞，黏液湖内充满黏液。原发灶出现淋巴结转移，转移的肿瘤细胞以分化好的黏液细胞为主，在淋巴结内形成黏液湖或黏液池，表皮样细胞和中间细胞较少。由于转移灶肿瘤细胞的生长环境不同于原发肿瘤的生长环境，在组织学表现上可能出现差异，比如肿瘤细胞形态改变或异型性增加。病例2淋巴结内转移灶的肿瘤形态基本上保留了原发肿瘤的组织学特征。但并不代表所有的转移肿瘤都能够反映出原发肿瘤的病理变化，这在临床病理诊断上往往带来很大困难，从淋巴结转移灶寻找和判断患者的原发肿瘤病灶。

【病例3】

患者男性，46岁。因左侧腭部肿物3天余就诊。

专科检查：左侧腭部大小约1.5cm×1.0cm×0.4cm。表面黏膜光滑，无红肿，质地中等稍软，无结节感及触压痛。CT显示：左腭部骨质未见破坏影像。

手术所见：肿物与表面腭黏膜及周围组织粘连，术中于正常组织内切除部分粘连腭黏膜。

临床诊断：左腭部肿物。

肉眼观察：肿物一个，大小约2.5cm×0.8cm×0.8cm，编号为①②。

光镜观察：肿瘤细胞由大量透明的黏液细胞（图6-2-24A），少量表皮样细胞和中间细胞组成。黏液细胞胞体椭圆形或圆形，大小不一。黏液细胞成片排列，未见明显的囊腔或黏液湖，表皮样细胞成团或成条索排列（图6-2-24B）。肿瘤浸润性生长，边界不清。肿瘤一旁可见唾液腺组织。

病理诊断：（左腭部）高分化黏液表皮样癌。

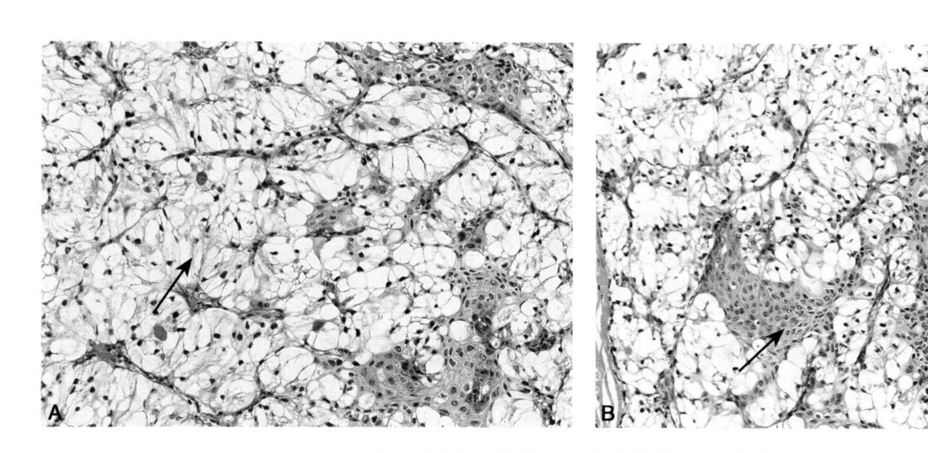

图6-2-24　病例3　高分化黏液表皮样癌

A. 肿瘤含有大量透明的黏液细胞（箭头示）。HE，×200。B. 表皮样细胞成团排列，在黏液细胞中呈岛状分布（箭头示）。HE，×200

【病例3讨论】

1. 高分化黏液表皮样癌与黏液湖的形成　病例3高分化黏液表皮样癌，肿瘤的组织学特征表现为大量透明的黏液细胞。黏液细胞的形态呈圆形或椭圆形，没有形成黏液湖或黏液池。在WHO唾液腺黏液表皮样癌的评分标准中，把黏液细胞形成的囊腔小于20%作为一项评判肿瘤恶性程度的指标。病例3高分化黏液表皮样癌虽然含有大量透明的黏液细胞，但没有形成囊腔结构。这种组织学特征在WHO唾液腺黏液表皮样癌的病理描述中，被称为透明细胞型。在临床病理诊断中，这些透明黏液细胞需与其他透明细胞肿瘤相鉴别。

2. 高分化黏液表皮样癌中表皮样细胞的分布　典型的高分化黏液表皮样癌的组织学特征，是黏液细胞形成黏液湖，衬里黏液湖周边，表皮样细胞位于黏液细胞的基底部。病例3高分化

学习笔记

黏液表皮样癌中表皮样细胞没有分布于黏液细胞周围，而是形成上皮团块或上皮条索，呈岛状或片状分布于黏液细胞中。这个病例的特点是由透明黏液细胞和表皮样细胞各自成片排列，而混杂形成的黏液表皮样癌。

【病例4】

患者男性，36岁。腭部肿物6个月就诊。

专科检查：肿物位于腭中缝偏右，大小约0.8cm×0.8cm×0.6cm。质地中等，边界清楚。无压痛及其他症状。

手术在局部麻醉下切除腭部肿物。

临床诊断：腭部肿物。

肉眼观察：肿物一块，大小约0.7cm×0.5cm×0.3cm。

光镜观察：肿瘤由大量黏液细胞、少量表皮样细胞（图6-2-25A）和中间细胞组成。黏液细胞圆形或椭圆形，部分黏液细胞呈空泡状，围成腺腔，腺腔中有红染黏液。表皮样细胞成巢状或条索状排列，分布于黏液细胞之间。肿瘤侵犯包膜，侵犯包膜的肿瘤细胞为表皮样细胞（图6-2-25B）。包膜外可见唾液腺组织。

病理诊断：（右腭部）高分化黏液表皮样癌。

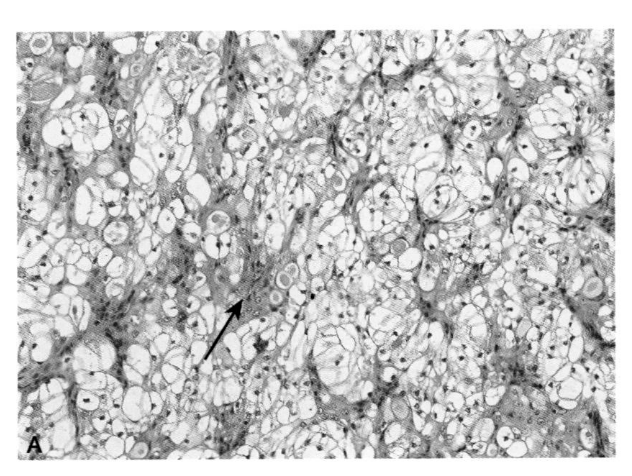

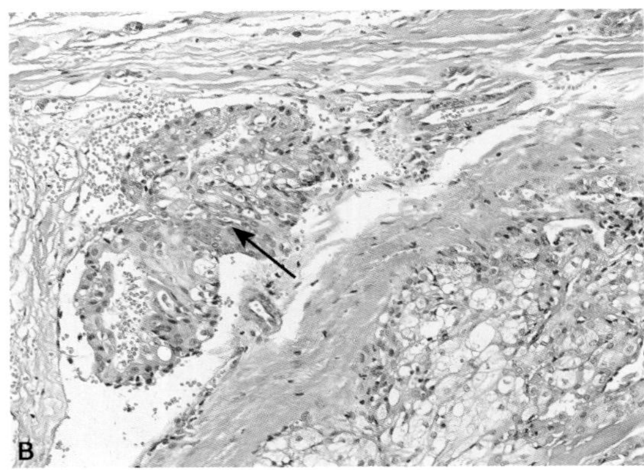

图6-2-25　病例4　高分化黏液表皮样癌

A. 肿瘤中成条索状排列的表皮样细胞（箭头示）分散在黏液细胞之间。HE，×200。B. 表皮样细胞侵犯包膜（箭头示）。HE，×200

【病例4讨论】

1. 高分化黏液表皮样癌与包膜侵犯　肿瘤包膜的侵犯往往是肿瘤侵袭性生长的组织学表现。病例4由大量黏液细胞和表皮样细胞组成，在组织学上属于高分化黏液表皮样癌，出现肿瘤侵犯包膜。因此，肿瘤包膜的侵犯与黏液表皮样癌的组织学分级没有直接的关系，而是与肿瘤细胞的侵袭性生长等生物学行为关系密切。

2. 黏液表皮样癌包膜侵犯的细胞类型　肿瘤包膜是由纤维结缔组织组成，侵袭包膜的肿瘤细胞具有浸润性生长的能力和较强的侵袭性，同时具备在血液供应条件较差的纤维结缔组织中生存的能力。在病例4高分化黏液表皮样癌中，侵犯包膜的肿瘤细胞绝大多数为表皮样细胞，表皮样细胞表现出了比黏液细胞更强的侵袭能力。

【问题5】怎样鉴别肿瘤中的透明细胞？

思路：在常规临床外检中，标本经过石蜡包埋和HE染色做成切片。细胞胞浆不被HE染色而呈现空白，形成透明细胞。这些细胞包括黏液细胞，脂肪细胞，富含糖原的细胞和组织细胞等。采用组织化学和免疫组织化学染色方法可以鉴别这些细胞。

学习笔记

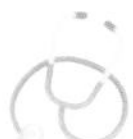

知识点

唾液腺肿瘤中透明细胞的鉴别要点

1. 黏液腺癌,黏液表皮样癌中的黏液细胞对 PAS 染色,黏液卡红染色和阿辛蓝染色阳性。

2. 腺泡细胞癌中的腺泡样细胞对 PAS 染色阳性,抗淀粉酶消化。

3. 腺泡细胞癌中的空泡样细胞和透明细胞对 PAS 染色阴性。

4. 非特异性透明细胞癌中的透明细胞富含糖原,对 PAS 染色阳性,不抗淀粉酶消化。

5. 多形性腺瘤,肌上皮瘤,肌上皮癌,上皮-肌上皮癌,腺样囊性癌中的透明细胞是肿瘤性肌上皮细胞,表达 calponin,S-100 蛋白,SMA 和 myosin 以及 GFAP。

6. 皮脂腺瘤,皮脂腺癌,脂肪瘤和脂肪肉瘤中的透明细胞富含脂类,对油红 O,苏丹Ⅳ和苏丹黑染色阳性。

7. 透明的组织细胞表达胰蛋白酶。

知识拓展

黏液表皮样癌的遗传学研究

1. 染色体 9p21,8q,5p,16q 和 12p 缺失。

2. t(11,19)(q21;p13)易位。

3. 2q,5p,12p 和 16q 等位基因缺失。

三、腺样囊性癌

腺样囊性癌(adenoid cystic carcinoma,WHO ICD code 8200/3)又名圆柱瘤(cylindroma)。是一种恶性肿瘤,占唾液腺恶性肿瘤的 28.0%。临床预后不佳,通常致命。

【临床要点】

1. 临床上可发生于任何年龄。
2. 性别无明显差异。
3. 发病部位以腮腺和腭腺多见。
4. 发生于舌下腺者首先考虑腺样囊性癌。
5. 肿瘤生长缓慢,后期生长加速;早期出现神经症状。

【病理学特征】

1. 肉眼观察

(1) 肿瘤圆形或结节状,平均直径 3cm。

(2) 剖面实性,灰白色或浅褐色。

(3) 肿瘤无包膜,浸润周围组织。

2. 光镜观察

(1) 肿瘤由肿瘤性肌上皮和腺上皮组成。

(2) 组织学上分为三种类型:筛状型、管状型和实性型。

(3) 筛状型的特点是肿瘤形成大小不等的团块,团块中央为筛孔,充满黏液样物质(蛋白多糖),酷似藕的断面(图 6-2-26A)。筛状结构是腺样囊性癌最具代表性的结构。

(4) 管状型的特点是肿瘤形成小管状或条索状(图 6-2-26B),内层细胞为肿瘤性腺上皮,外层细胞为肿瘤性肌上皮细胞。管腔中央的黏液样物质 PAS 染色呈阳性。

(5) 实性型的特点是肿瘤细胞形成大小不等的上皮团块。管状或筛状结构较少,肿瘤团块中央细胞可出现坏死(图 6-2-26C)。

学习笔记

（6）肿瘤呈浸润性生长，极易侵犯神经（图 6-2-26D）和血管。

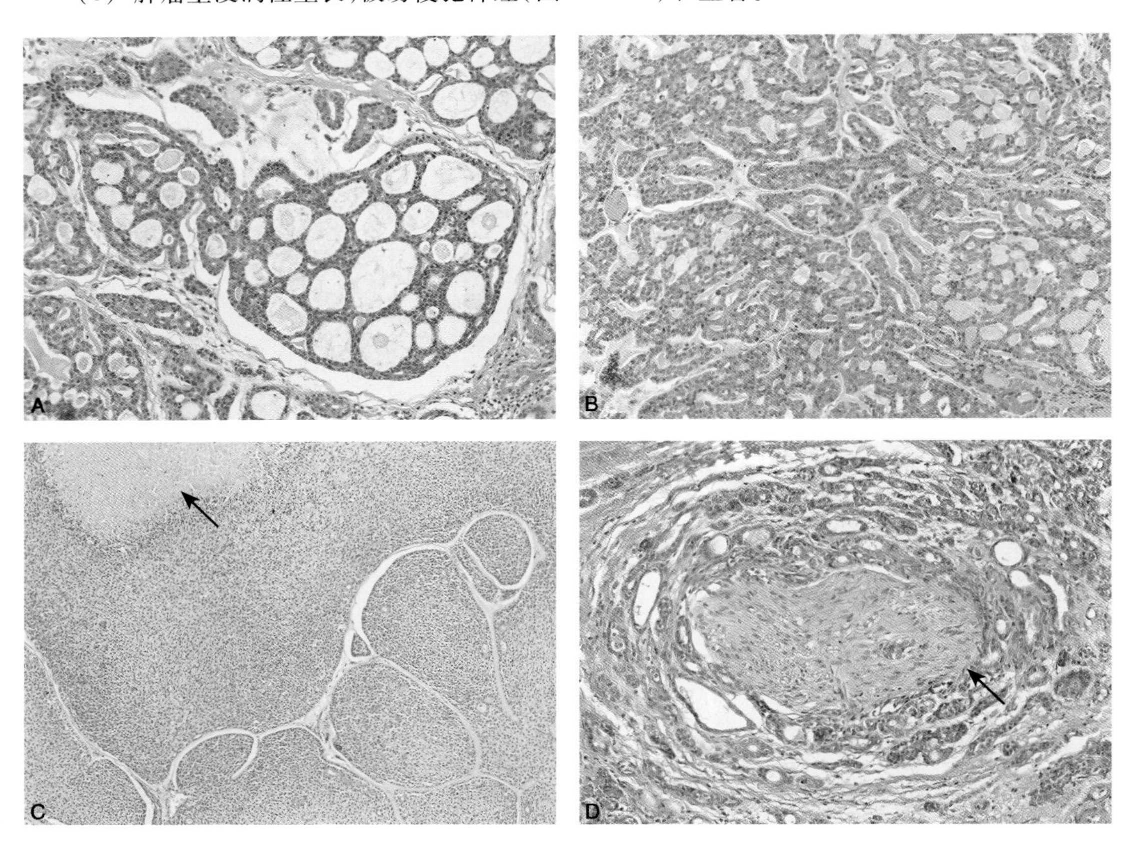

图 6-2-26　腺样囊性癌的病理特征

A. 腺样囊性癌筛状型。HE，×200。B. 腺样囊性癌管状型。HE，×200。C. 腺样囊性癌实性型，肿瘤出现坏死（箭头示）。HE，×100。D. 腺样囊性癌侵犯神经（箭头示）。HE，×200

【组织化学特征】

唾液腺腺样囊性癌筛孔中的黏液样物质对 PAS 染色呈弱阳性，阿辛蓝染色呈强阳性（图 6-2-27）。

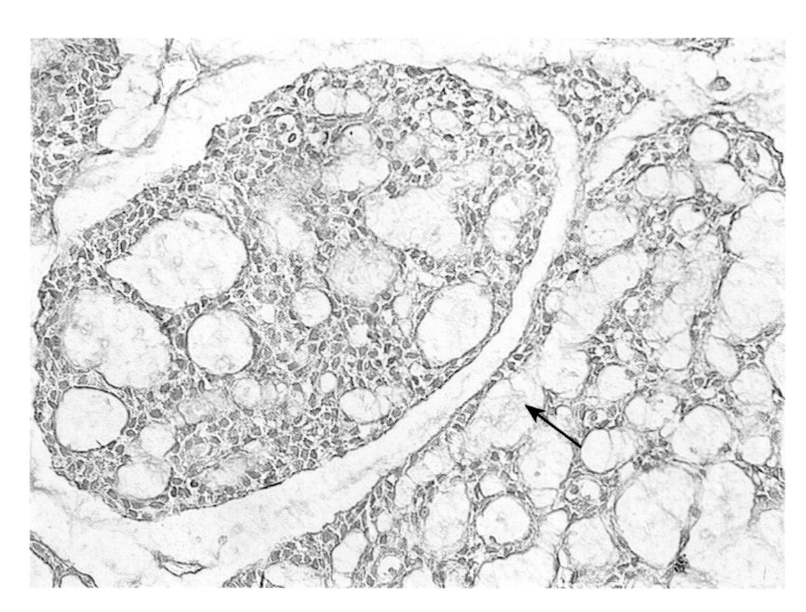

图 6-2-27　腺样囊性癌的组织化学

筛状结构中的黏液样物质对阿辛蓝染色阳性（箭头示）。阿辛蓝染色，×400

【免疫组织化学特征】

唾液腺腺样囊性癌中的肿瘤性肌上皮细胞表达 SMA(图 6-2-28A),myosin,S-100 蛋白以及 CK(图 6-2-28B)。

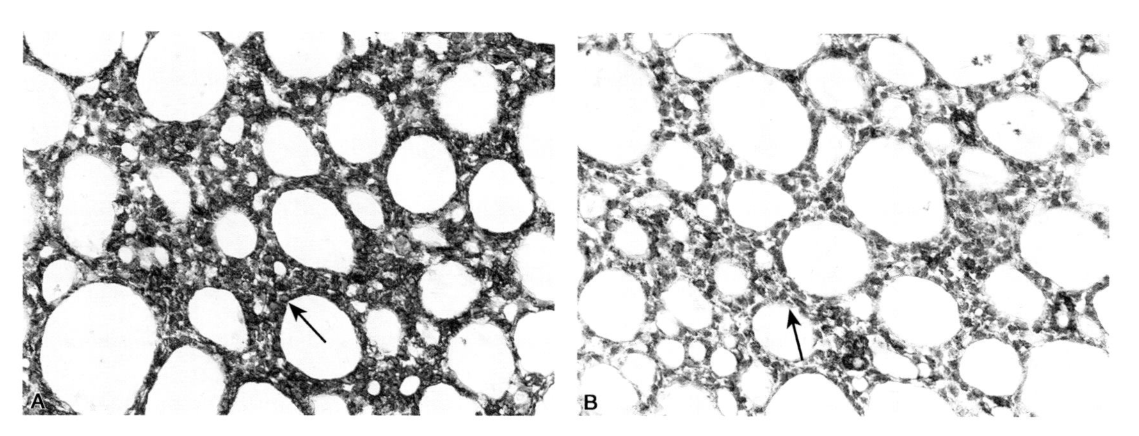

图 6-2-28 腺样囊性癌的免疫组织化学

A. 肿瘤细胞表达 SMA(箭头示)。SP,×400。B. 肿瘤细胞表达 CK(箭头示)。SP,×400

【鉴别诊断】

1. 多形性低度恶性腺癌(polymorphous low-grade adeno-carcinoma,WHO ICD code 8525/3) 细胞形态较一致,组织结构多样性。表现为实性,梁状,条索,乳头或腺样,肿瘤呈浸润性生长(图 6-2-29)。

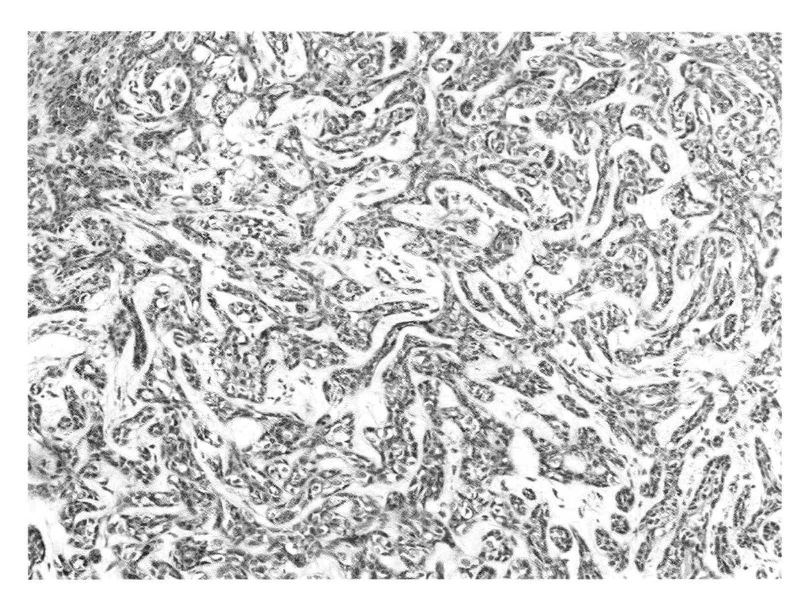

图 6-2-29 多形性低度恶性腺癌

HE,×200

2. 基底细胞腺瘤(basal cell adenoma,WHO ICD code 8147/0) 由比较单一的基底样细胞构成。团块或条索外周的细胞排列呈栅栏状,胞体较小,立方或柱状(图 6-2-30)。团块中央的细胞胞体较大。组织学可表现为实性,梁状,管状和膜性。

3. 基底细胞腺癌(basal cell adenocarcinoma,WHO ICD code 8147/3) 细胞双嗜性胞浆,细胞核深染,核分裂象易见。肿瘤细胞形态较单一,排列成团块或巢团,周边的细胞呈栅栏状。肿瘤浸润性生长(图 6-2-31)。

学习笔记

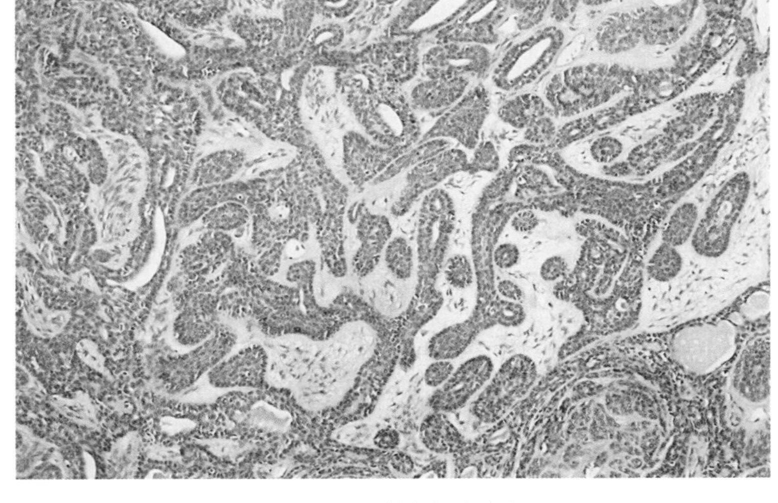

图 6-2-30　基底细胞腺瘤
HE，×200

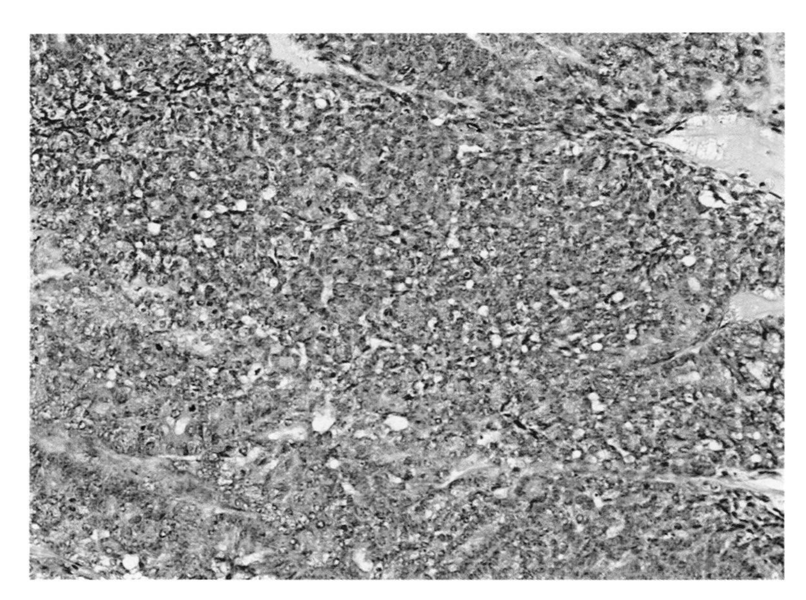

图 6-2-31　基底细胞腺癌
HE，×200

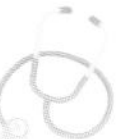

4. 非特异性腺癌(adenocarcinoma, not otherwise specified, WHO ICD code 8140/3)　唾液腺的非特异性腺癌缺乏特异性组织学表现。细胞形态多样化,呈立方,柱状,多边形,透明细胞,嗜酸性细胞或浆细胞样细胞等。形成腺样结构,导管结构,乳头,囊性,条索,小梁或筛状结构(图6-2-32)。肿瘤浸润性生长,常见肿瘤坏死,侵犯神经和淋巴结转移。

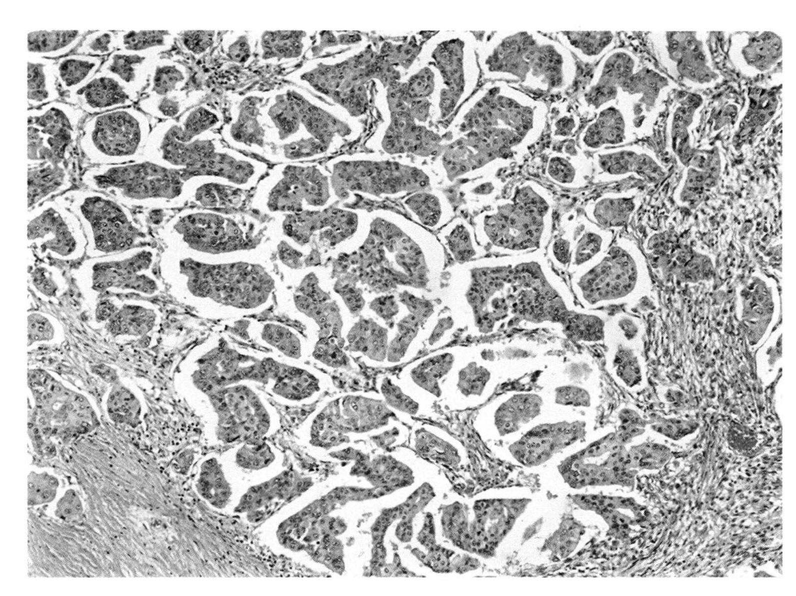

图 6-2-32　非特异性腺癌
HE,×200

【问题1】腺样囊性癌与多形性低度恶性腺癌的鉴别是什么?

思路1: 大体标本观察发现,腺样囊性癌呈圆形或结节状,无包膜,侵犯周围组织。剖面实性,灰白色,可见白色条纹间隔。多形性低度恶性腺癌较局限,表面光滑,无包膜。剖面均质,浅黄色至褐色。

思路2: 镜下观察发现,腺样囊性癌细胞大小较一致,核深染,形成筛状型,管状型和实性型。其中以筛状结构多见,实性型最少见。多形性低度恶性腺癌以细胞形态单一和组织结构多样为特征,其中筛状结构是局限性的。

【问题2】腺样囊性癌与基底细胞腺瘤的鉴别有哪些?

思路1: 大体标本观察发现,基底细胞腺瘤肿物较小,直径通常为2~3cm。表面光滑,包膜完整。剖面灰白色,质地较细腻,可含有囊腔。腺样囊性癌边界可清楚,但无包膜。剖面灰白色或褐色,实性。

思路2: 镜下观察发现,基底细胞腺瘤由较为单一的基底样细胞构成,表现为实性,管状,梁状和膜性。少数情况下,肿瘤可形成筛孔样结构,但包膜完整,肿瘤无坏死。腺样囊性癌细胞较小,胞浆少。肿瘤浸润性生长,无包膜,可出现肿瘤性坏死。

【问题3】腺样囊性癌与基底细胞腺癌的鉴别有哪些?

思路1: 大体标本观察发现,腺样囊性癌边界清楚,但无包膜。剖面实性,灰白色,浸润性生长。基底细胞腺癌常见于腮腺浅叶,无包膜。剖面质地均等,灰白色或白褐色,可见囊腔。

思路2: 镜下观察发现,腺样囊性癌具有特征性的筛状结构和管状结构。基底细胞腺癌形成巢团或条索,外周细胞呈栅栏状排列,核分裂象易见。

【问题4】腺样囊性癌与非特异性腺癌的鉴别有哪些?

思路1: 大体标本观察发现,腺样囊性癌呈圆形或结节状,直径平均3cm。剖面实性,灰白色

学习笔记

或浅褐色,无包膜。非特异性腺癌界限不清,肿瘤直径最大可达10cm。剖面实性,出血坏死常见,呈褐色或白褐色。

思路2: 镜下观察发现,腺样囊性癌细胞形态较一致,形成筛状,管状或实性型。非特异性腺癌细胞类型多样,从立方,柱状到透明细胞,黏液样细胞,浆细胞样细胞等。形成腺体结构,实性片状结构,乳头状结构,囊性,小叶或梁状结构,但常以一种结构为主。

知识点

唾液腺腺样囊性癌的诊断及鉴别要点

1. 腺样囊性癌 由肿瘤性肌上皮和腺上皮细胞组成。肿瘤细胞以排列成筛状结构为特征,此外可见管状结构,小梁,条索和实性结构。肿瘤浸润性生长,侵犯神经血管及周围组织。

2. 多形性低度恶性腺癌 肿瘤细胞形态的一致性,组织结构的多形性和多样性。肿瘤浸润性生长。

3. 基底细胞腺瘤 肿瘤由比较单一的基底样细胞构成,团块外围的细胞呈立方或柱状,栅栏状排列。肿瘤表现为实性,梁状,管状和膜性。

4. 基底细胞腺癌 肿瘤团块周边细胞排列成栅栏状,核深染,核分裂象易见,浸润性生长。

5. 非特异性腺癌 肿瘤细胞形态多种多样,形成腺体结构,条索,乳头,小叶或梁状结构。肿瘤浸润性生长。

【病例1】

学习笔记

患者男性,64岁。因舌下区肿物发现10天就诊。

患者10天前治疗牙齿时,偶然发现舌下区肿物,无疼痛。自发现以来,无明显长大,无吞咽及舌体运动不适。

既往有“阑尾炎”切除史,“气管炎”病史。

专科检查:面部对称,开口型开口度未见异常,舌运动自如无偏斜。左侧舌下区可见椭圆形肿物,质中等硬度。与周围组织界清,表面尚光滑,将舌下皱襞抬高,肿物大小约4.5cm×3.0cm×2.5cm。左侧下颌下腺导管口可见清亮唾液分泌。

CT显示:左侧口底舌下区可见密度均匀界限清楚肿物。颈部及颌下区未触及肿大淋巴结。临床诊断:舌下腺肿物。

手术中见肿物呈部分囊性,部分实性,囊性囊液为不凝固性血性液体。包膜完整,肿物位于舌下腺腺体内。

肉眼观察:圆形肿物一个,大小约3.0cm×3.0cm×1.0cm。剖面实性,部分囊性,实性区域灰白色。肿物有出血,囊性区域中有褐色物质。

光镜观察:肿瘤细胞圆形,胞体较小,胞核深染。肿瘤细胞主要排列成筛孔状(图6-2-33A),部分排列呈条索状和管状结构,管腔内有红染分泌物(图6-2-33B)。肿瘤细胞浸润性生长,侵犯包膜(图6-2-33C),血管(图6-2-33D)和神经(图6-2-33E),形成血管内瘤栓(图6-2-33F),出现大片坏死。部分区域肿瘤性肌上皮细胞胞浆透明,排列形成小导管(图6-2-33G)或小条索(图6-2-33H)结构,细胞外基质较丰富。

病理诊断:(舌下腺)腺样囊性癌,筛状型。

随访情况:病例1患者肿瘤手术切除后2年3个月复发。因左舌尖,口角区及耳前区面部阵发性,间断性疼痛2个月就诊。门诊以左舌下腺腺样囊性癌术后复发入院。

专科检查:左侧口底可触及肿物,质韧,界清,约6.0cm×3.0cm×3.0cm大小。左侧下颌下腺后下方移位,质软。肿物表面可见原手术瘢痕,微红肿,有压痛。X线显示:左侧口底肿物界限

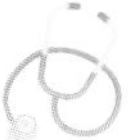

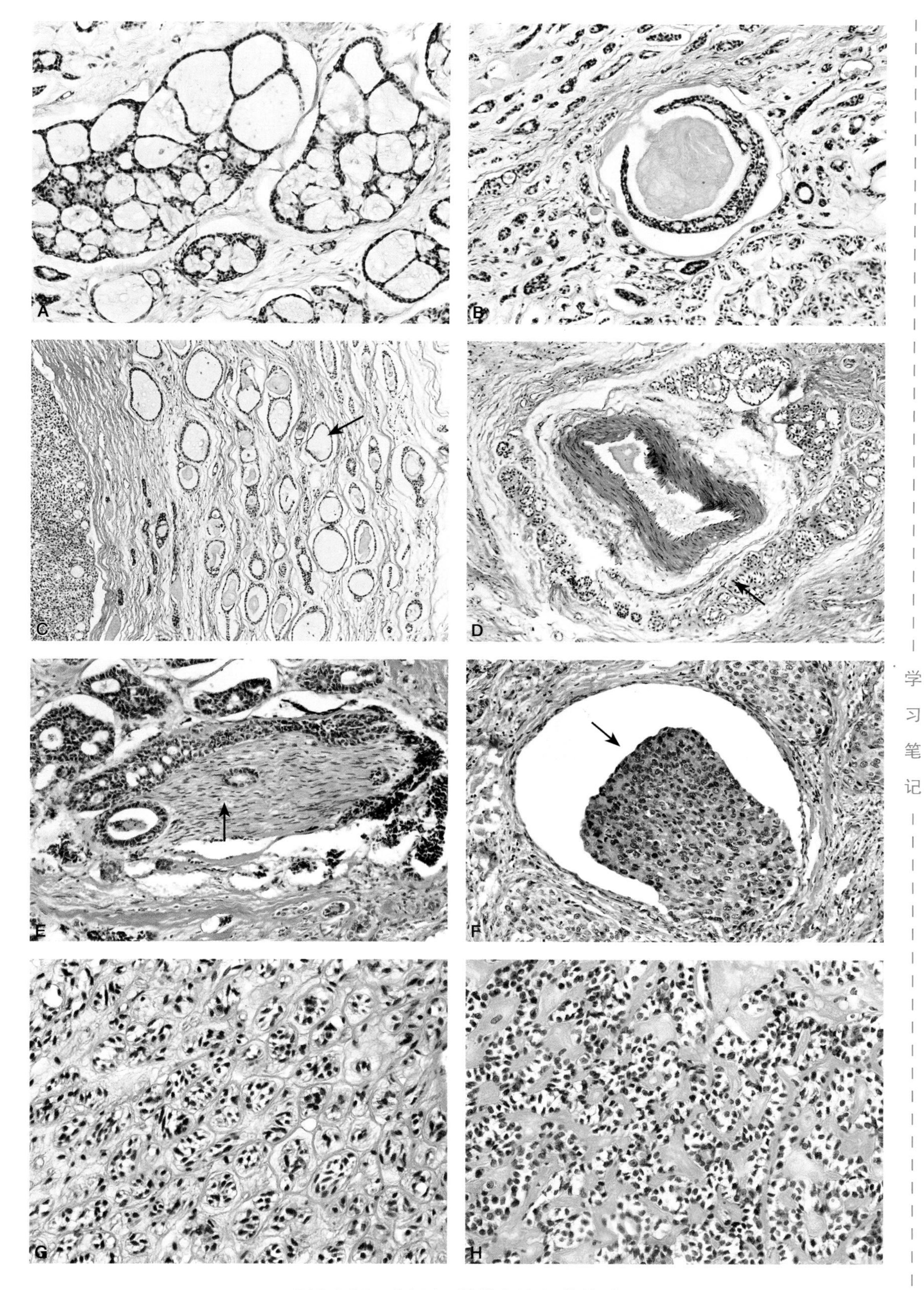

图 6-2-33　病例 1　腺样囊性癌，筛状型

A. 肿瘤筛状结构。HE，×200。B. 肿瘤条索或管状结构。HE，×100。C. 肿瘤侵犯包膜，沿纤维条索浸润性生长（箭头示）。HE，×100。D. 肿瘤侵犯血管（箭头示）。HE，×100。E. 肿瘤侵犯神经（箭头示）。HE，×100。F. 肿瘤形成血管内瘤栓（箭头示）。HE，×100。G. 肿瘤性肌上皮细胞胞浆透明，排列形成小管状。HE，×400。H. 肿瘤性肌上皮细胞胞浆透明，排列形成小梁状，较多的细胞外基质。HE，×400

清楚，约6.0cm×3.0cm×3.0cm，未见下颌骨局部骨质破坏。舌体运动灵活，伸舌不偏，咽无红肿，腭部扁桃体一度肿大。未触及区域淋巴结肿大及压痛。

手术所见：肿物位于口底区域，大小约4.5cm×4.3cm×3.8cm，质韧硬，且与下颌下腺组织粘连。颌下腺周围可见数个大小不等的淋巴结。

临床诊断：左舌下腺腺样囊性癌术后复发。

肉眼观察：肿物及腺样组织一块，大小约6.0cm×3.5cm×2.0cm。编号为①②，腺体③④。另有淋巴结9个，大者约蚕豆大小，小者约绿豆大小，编号为⑤～⑦。

（内侧）软组织一块，大小约0.8cm×0.5cm×0.5cm，编号为⑧。

（外侧）软组织一块，大小约1.0cm×0.5cm×0.3cm，编号为⑨。

光镜观察：肿瘤细胞圆形，三角形，胞体小，细胞核深染。肿瘤细胞排列成筛孔状结构或腺样结构（图6-2-34A）。在筛状结构外周，可见成片增生的肿瘤细胞，形成实性团块（图6-2-34B，C）。肿瘤浸润性生长，转移至淋巴结（1/8）（图6-2-34D）。下颌下腺体组织中未见肿瘤。

病理诊断：（左舌下腺）腺样囊性癌，转移至淋巴结（1/8）。

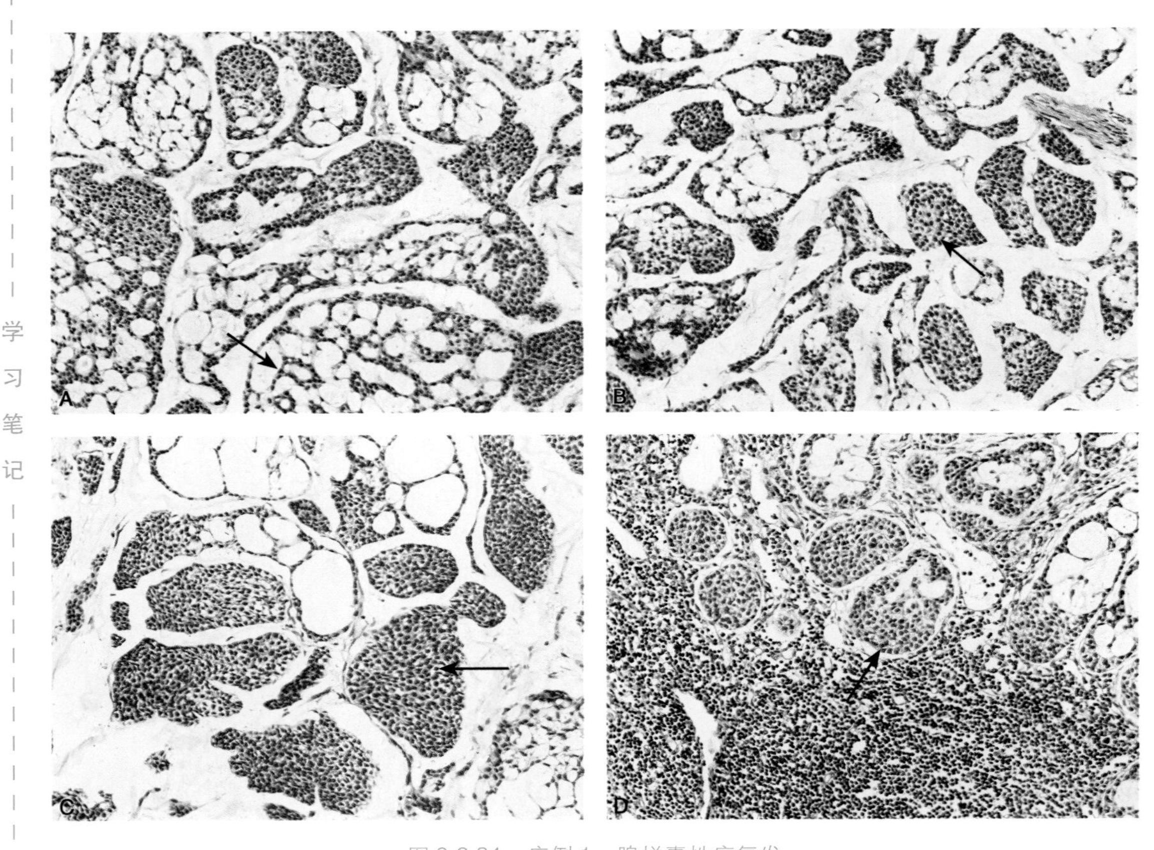

图6-2-34　病例1　腺样囊性癌复发

A. 肿瘤形成筛状结构（箭头示）。HE，×200。B，C. 肿瘤细胞增生形成实性团块（箭头示）。HE，×200。D. 肿瘤转移至淋巴结（箭头示）。HE，×200

【病例1讨论】

1. 腺样囊性癌组织学形态的多样性　腺样囊性癌由肿瘤性腺上皮和肌上皮细胞组成，形成筛状型，管状型或实性型。筛状结构中充满富含蛋白多糖的黏液样物质。增生的肿瘤性肌上皮细胞可表现为胞浆透明，形成小管或小梁，或成片状排列。肿瘤细胞外富含黏液样细胞外间质。如病例1中所表现的形态改变，这些区域需要与唾液腺肌上皮癌或上皮-肌上皮癌鉴别。此外，腺样囊性癌在形态学上也会表现为多样性，需要与多形性低度恶性腺癌鉴别。

2. 腺样囊性癌侵袭性生长的组织学特征　腺样囊性癌侵袭性生长，侵犯神经，血管和包膜的

学习笔记

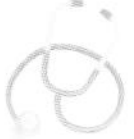

组织学形态，多见于小条索和小导管。可能因为这些结构比较筛状结构或实性结构，更具有穿插能力，因此更具有侵袭性。在病例1中，侵犯包膜的肿瘤细胞结构多为小导管。目前的研究表明，肿瘤性肌上皮细胞产生的蛋白多糖在腺样囊性癌的迁徙，侵袭及转移过程中都起着重要的作用。

3. 腺样囊性癌复发病变与原发病变的形态学差异　病例1患者的复发病变与原发病变有所不同，除了典型的筛状结构外，复发的肿瘤组织学结构为更多增生的肿瘤团块和肿瘤结节。这些实性的肿瘤团块类似于腺样囊性癌的实性型，是肿瘤组织学分化较差的形态学表现。肿瘤复发表明肿瘤的恶性程度增加，其组织学分化程度通常低于原发肿瘤。病例1患者复发后伴有淋巴结转移，转移至淋巴结的肿瘤与复发的肿瘤形态一致。

4. 腺样囊性癌血管内瘤栓形成的临床意义　肿瘤侵犯血管，在血管内形成瘤栓后可能有以下几种结局：①局部血管阻塞。随着瘤栓内肿瘤细胞的生长，导致血管内径狭窄，血管腔变小，血管阻塞，造成血管分布区域的组织或器官缺血，坏死。②瘤栓脱落形成栓子。栓子随血流移动，最后停留和嵌塞在与栓子直径相当的血管内，闭塞血管，导致血流中断。③肿瘤的血行转移。瘤栓脱落后随血流流向远处器官，定植生长，导致肿瘤的远处转移。上海复旦大学对218名头颈部腺样囊性癌患者的研究发现，约40.9%的患者出现远处转移。北京大学口腔医院对467例唾液腺腺样囊性癌的临床病例研究发现，约31.0%的患者出现远处转移，而且至少有20%的患者，在早期没有出现复发时就出现了远处转移。美国得克萨斯大学对60例早期大唾液腺腺样囊性癌患者的回顾性调查发现，20%患者发生远处转移的时间，平均在确诊后的31.5个月。发生远处血行转移的肿瘤在原发病灶中首先形成血管内瘤栓。因此，瘤栓的临床意义在于预示肿瘤发生远处血行转移的可能性。

【病例2】

患者女性，59岁。右颊部隆起伴凹陷一年就诊。

1年前，患者在当地医院进行右上后牙义齿修复后，发现颊部稍隆起，其下方出现凹陷。现发现隆起逐渐加重。既往健康。

专科检查：右颊部隆起，隆起区稍下方可见凹陷畸形。口内右下后牙区颊侧可触及3.5cm×2.0cm×1.7cm大小肿物。质中等，有一定界限，活动度差。与表面粘连，糜烂溃疡，有压痛。

手术在局部麻醉下进行右颊肿物切取。

临床诊断：右颊部肿物。

肉眼观察：黏膜软组织一块，大小约3.7cm×2.5cm×2.0cm。

光镜观察：鳞状上皮被覆的黏膜组织中有大片肿瘤细胞浸润。肿瘤细胞呈圆形，立方形。肿瘤细胞浸润性生长，破坏黏膜上皮（图6-2-35A），部分区域形成黏膜溃疡。浸润至黏膜下的肿瘤细胞排列成筛状结构（图6-2-35B），小条索或小导管（图6-2-35C，D）。

病理诊断：（右颊部）腺样囊性癌。

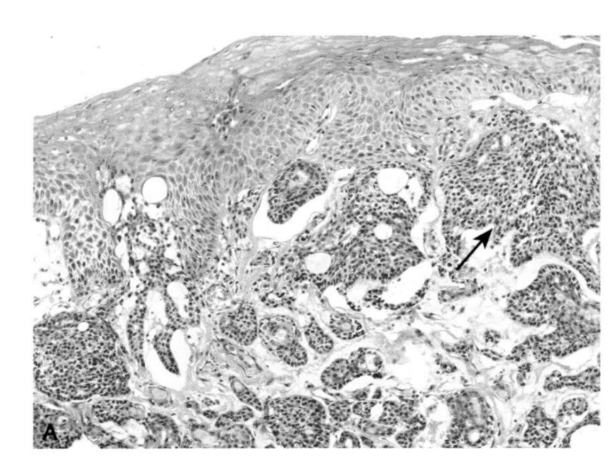

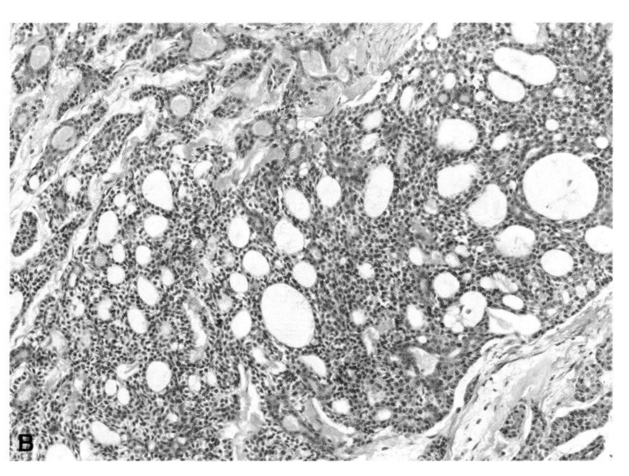

学习笔记

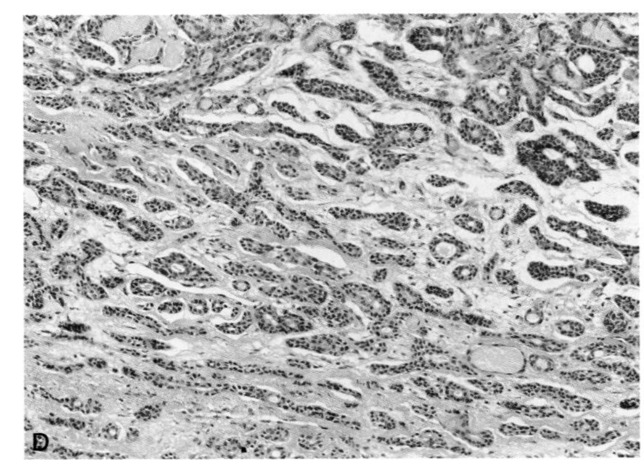

图 6-2-35　病例 2　腺样囊性癌

A. 肿瘤侵犯黏膜上皮（箭头示）。HE，×200。B. 肿瘤的筛状结构。HE，×200。C，D. 肿瘤的小条索和小导管。HE，×200

【病例 2 讨论】

1. 小唾液腺腺样囊性癌的鉴别诊断　腺样囊性癌发生在小唾液腺的几率大于大唾液腺，是小唾液腺常见的恶性肿瘤。病例 2 腺样囊性癌发生于颊部，肿瘤细胞侵犯黏膜上皮，导致黏膜溃破，形成黏膜溃疡。在临床病理上由腺样囊性癌引起的黏膜溃疡，需要与其他黏膜溃疡的病变相鉴别，如坏死性唾液腺化生，口腔黏膜鳞状细胞癌等。临床上坏死性唾液腺化生的溃疡常呈火山口样，临床上病程 8 周后可自愈。坏死性唾液腺化生的形态学表现为导管上皮出现明显的鳞状化生，形成鳞状上皮条索或上皮岛。腺小叶完全被鳞状细胞取代，黏液溢出形成黏液池，同时伴有炎细胞浸润。口腔黏膜鳞状细胞癌可出现黏膜溃疡，组织学上表现为肿瘤细胞形成癌巢，异型性明显，有角化倾向，形成角化珠，并可见细胞间桥。

2. 小唾液腺腺样囊性癌生物学行为的判断指标　唾液腺腺样囊性癌恶性的生物学行为，在早期出现转移。美国耶鲁大学的一项 2667 例小唾液腺腺癌淋巴结转移的临床回顾研究表明，肿瘤的分级不是腺样囊性癌转移的判断指标。Jaso J 等研究也表明，腺样囊性癌的组织学分级与局部复发和远处转移以及总生存期之间没有统计学关联，认为肿瘤的非整倍体预示进展的病变和不良的预后。Ki-67 和 p53 在肿瘤高级别转化区染色增加，p53 表达增强可能是不良预后的一个独立指标。

【病例 3】

患者女性，63 岁。因腭部肿物发现一年，要求治疗。

一年前患者无意中发现腭部肿物，无疼痛。

专科检查：腭部中线处可见大小约 4. 0cm×3. 5cm×1. 5cm 的肿物。前界至上颌第二前磨牙连线处，后界至上颌第三磨牙连线处。左侧边界距离左腭侧龈缘 0. 5cm，右侧边界至右腭龈缘 1. 5cm，肿瘤质地硬韧。表面可见约 1. 0cm×0. 8cm 大小的溃疡面，触压痛明显，软腭动度良好，两侧鼻孔阻塞，通气差，有闭塞性鼻音。鼻镜查：两侧外鼻道阻塞，肿物自鼻中隔处突入鼻腔，与两侧鼻甲接触。CT 显示：硬腭部骨质部分溶解破坏，边缘不齐，鼻中隔中下部、下鼻甲、中鼻甲破坏消失。肿物上界至左侧上鼻道，近筛窦，两侧突入至上颌窦内，后界至上颌结节后上方。

手术所见：于肿物周围 1～1. 5cm 正常组织范围内，完整切除肿物及部分上颌骨。肿物大小约 7. 0cm×7. 0cm×6. 0cm，质软而脆，无包膜。肿瘤易碎，向两侧突入上颌窦内。

临床诊断：腭部恶性肿瘤。

肉眼观察：

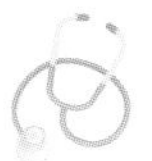

（1）软组织标本：灰白色肿瘤组织数块。最大者约4.0cm×3.0cm×2.0cm，次者约3.5cm×2.0cm×2.0cm，最小者约黄豆大小。肿瘤表面有出血，质地软。剖面实性，编号为①～⑥。

（2）肿瘤及上颌骨标本一个。大小约6.0cm×4.0cm×2.0cm，附有牙齿两颗。编号为⑦～⑯。

光镜观察：

（1）软组织标本中肿瘤细胞呈圆形或三角形，大部分区域肿瘤排列成团块，团块中央有大小不等的筛孔状结构（图6-2-36A，B）。小部分区域肿瘤细胞排列成条索状，形成大小不等的乳头状结构（图6-2-36C，D）。乳头突入囊腔内，形成肾小球样结构（图6-2-36E，F）。肿瘤浸润性生长，部分区域有出血。

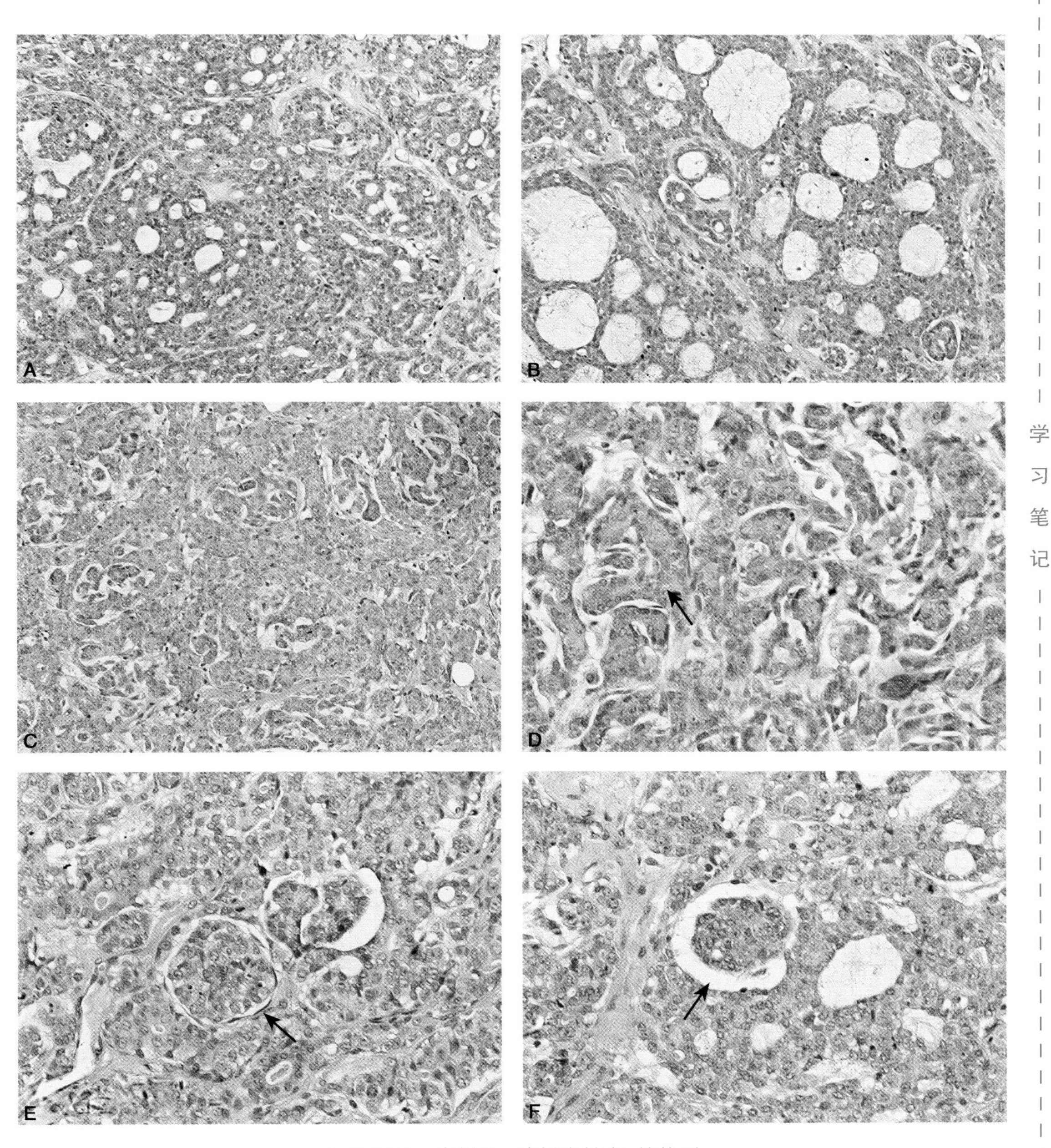

图6-2-36　病例3　腺样囊性癌，筛状型

A，B. 腺样囊性癌的筛状结构。HE，×200。C. 腺样囊性癌的乳头状结构。HE，×200。D. 腺样囊性癌的乳头状结构（箭头示）。HE，×400。E，F. 腺样囊性癌的乳头突入囊腔内，形成肾小球样结构（箭头示）。HE，×400

（2）肿瘤及上颌骨标本中可见肿瘤细胞呈圆形，三角形，排列成团块，团块中央有筛孔状结构或腺样结构。肿瘤细胞侵犯和破坏骨组织。

病理诊断：（腭部）腺样囊性癌，筛状型。

【病例3讨论】

1. 腺样囊性癌的乳头状结构　唾液腺腺样囊性癌的典型组织学结构是具备筛状结构，小条索和小导管以及实性肿瘤团块。病例3腭部腺样囊性癌的病理变化中除具备典型的筛状结构和小条索、小导管外。在一些区域中，肿瘤细胞形成大小不等的乳头状结构，有些乳头状结构突入囊腔中，形成类似肾小球的形态改变。这种乳头状结构在腺样囊性癌中并不多见，它可能属于腺样囊性癌的高级别转化的表现。它需要与其他含有乳头状结构的肿瘤鉴别，如唾液腺的乳头状囊腺癌或转移性的乳头状腺癌。原发于唾液腺的乳头状囊腺癌通常形成较大的囊腔，囊腔内有分支状的乳头结构，不具备腺样囊性癌的筛状结构。

2. 腺样囊性癌乳头状结构的临床意义　病例3腺样囊性癌组织学中的乳头状结构，在腺样囊性癌中极其少见。唾液腺腺样囊性癌的小条索和小导管结构，已经具有很强的侵袭性。再加上乳头状结构，可能使肿瘤的侵袭性更为明显和突出。病例3腭部的腺样囊性癌，发现仅1年，在临床上表现为广泛侵袭性生长的特征。肿瘤导致硬腭骨质溶解破坏，鼻中隔，下鼻甲，中鼻甲破坏消失。肿瘤在两侧突入至上颌窦内。肿瘤生长迅速，破坏性极强，这些生物学行为可能与肿瘤具有的乳头状结构关系密切。

知识拓展

唾液腺腺样囊性癌的遗传学研究

1. t(11;19)易位。

2. *MYB* 易位和表达。

3. t(6;9)(q22-23;p23-24)易位导致 MYB 基因在 6q22-23 位点和 NFIB 基因在 9p2324 位点的融合。

4. 高级别转化的腺样囊性癌：C-MYC(8q24.12-q24.13)，HER2/neu(17q11.2-q12)。

（王　洁）

四、多形性低度恶性腺癌

多形性低度恶性腺癌（polymorphous low-grade adenocarcinoma，WHO ICD code 8525/3）是具有形态学多样性，浸润性生长和低转移潜能为特点的唾液腺低度恶性肿瘤，也称终末导管癌，小叶癌。肿瘤预后较好，较少复发，偶有局部淋巴结转移，很少远处转移。

【临床要点】

1. 70%的病例发生在50～70岁的中老年。

2. 女性多于男性。

3. 小唾液腺多见。60%～80%发生在腭部，也可见于颊黏膜、磨牙后区，舌根和上唇等部位。

4. 临床上多表现为缓慢生长的无痛性包块，表面被覆黏膜可有充血或破溃。

【病理学特征】

1. 肉眼观察

学习笔记

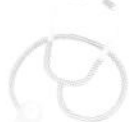

（1）结节样肿块，常无包膜。

（2）剖面多为实性，可呈分叶状。

2. 光镜观察

（1）细胞形态的一致性，组织学结构的多样性。

（2）肿瘤无包膜，呈结节状，浸润性生长。

（3）肿瘤组织结构表现为多种形态，包括小叶状，乳头状和囊性乳头状，筛状，小梁或小导管状（图6-2-37A，B）。肿瘤细胞中等大小或略偏小，形态一致。核深染均一，核分裂象少见，坏死少见（图6-2-38A，B）。

（4）肿瘤的部分区域类似于基底细胞腺瘤。但细胞较小，胞浆少，核深染，未见栅栏状排列（图6-2-39A，B）。肿瘤可呈透明细胞，嗜酸细胞，鳞状细胞和黏液细胞。间质疏松，可见玻璃样变，但少见黏液样或黏液软骨样区域。

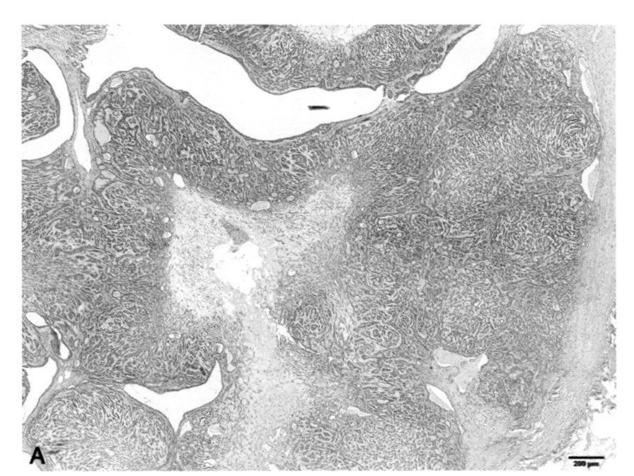

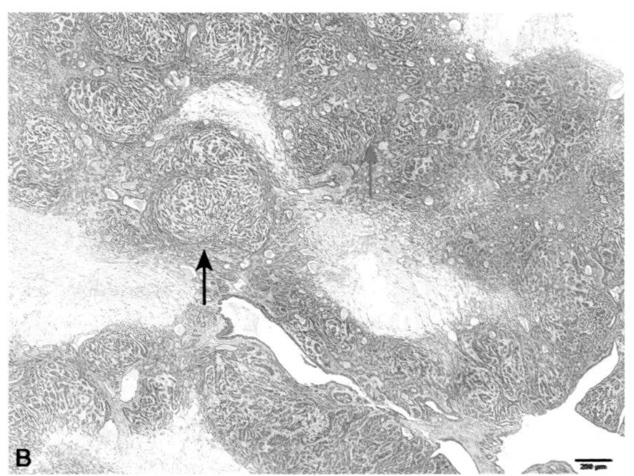

图6-2-37　多形性低度恶性腺癌的病理特征

A. 肿瘤组织结构可见巢团，囊状，管状，条索等结构。HE，×40。B. 条索或梁状的肿瘤细胞排列成漩涡状（黑色箭头示），肿瘤细胞还可排列成小梁状和筛状（红色箭头示）。HE，×40 肿瘤细胞可单层或双层排列成小梁、条索状，形成靶环状或者漩涡状结构，间质可见黏液样区域和玻璃样变。HE，×40

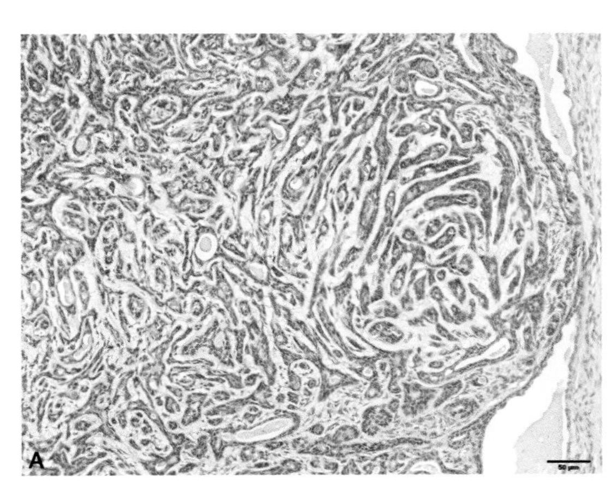

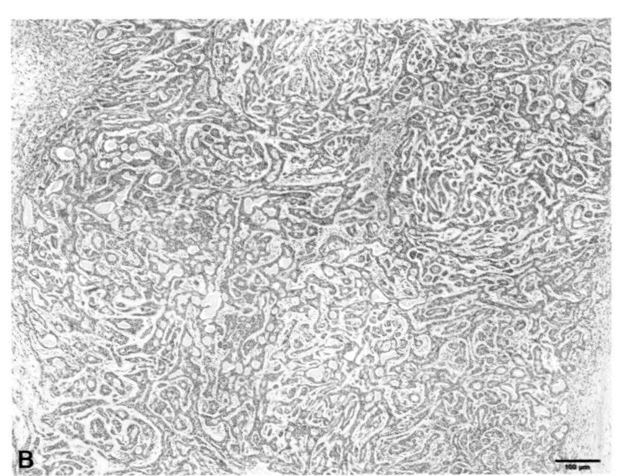

图6-2-38　多形性低度恶性腺癌的病理特征

A. 条索小梁状的肿瘤细胞形成漩涡状结构。HE，×200。B. 肿瘤间质玻璃样变，细胞胞浆稀少，核深染，无明显异型性。HE，×200

学习笔记

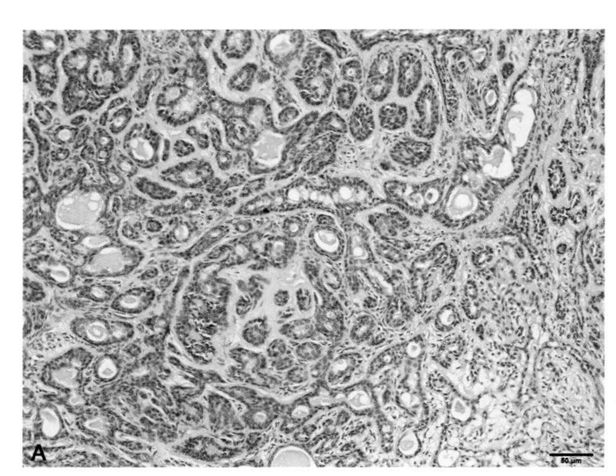

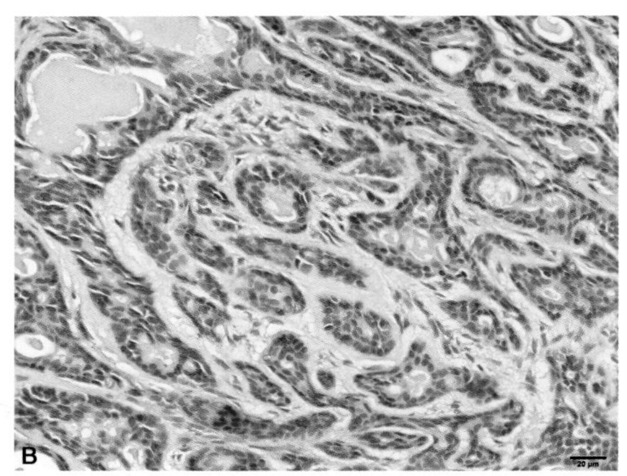

图 6-2-39　多形性低度恶性腺癌的病理特征

A. 局部类似基底细胞腺瘤，可见串珠状或管状结构。HE，×200。B. 肿瘤细胞双层排列，缺乏栅栏状特征。HE，×400

【免疫组织化学特征】

多数肿瘤细胞表达 actin，S-100 蛋白，vimentin，EMA，CK 和基膜成分。但缺乏特异性免疫组织化学标志物。

【鉴别诊断】

1. 多形性腺瘤（pleomorphic adenoma，WHO ICD code 8940/0）　界限清楚，有包膜。肿瘤具有双层管状结构和黏液样或黏液软骨样区域，可见浆细胞样的肌上皮细胞。多形性低度恶性腺癌细胞核大小一致，组织学结构多样，但很少出现黏液软骨样区域。肿瘤侵犯神经比较常见。

2. 腺样囊性癌（adenoid cystic carcinoma，WHO ICD code 8200/3）　肿瘤细胞小，近似裸核，深染，有多形性，核分裂象易见，可见坏死。排列形成筛状结构或管状结构，而乳头状结构和丛状结构罕见。肿瘤浸润性生长，侵犯神经血管。多形性低度恶性腺癌的细胞较腺样囊腺癌的细胞略大，立方或柱状并有嗜酸性胞浆，核可为泡状。少见细胞异型性，少见坏死，少见大的筛状结构或假囊性结构。

3. 基底细胞腺瘤（basal cell adenoma，WHO ICD code 8147/0）　肿瘤由单一的基底样细胞组成，呈巢团状排列。团巢外周细胞为立方或柱状，栅栏状排列。肿瘤有较完整的包膜。多形性低度恶性腺癌细胞形态一致，但组织学结构多样，浸润性生长，通常无包膜。

4. 非特异性腺癌（adenocarcinoma，not otherwise specified，WHO ICD code 8140/3）　细胞形态

知识点

多形性低度恶性腺癌的诊断及鉴别要点

1. 多形性低度恶性腺癌　细胞形态的一致性，组织学结构的多样性。

2. 腺样囊性癌　典型的组织学特征是筛状结构，或管状和筛状结构混合存在。肿瘤细胞小，多形性。

3. 基底细胞腺瘤　典型的组织学特征是团块周围细胞呈栅栏状排列。

4. 多形性腺瘤　典型的组织学特征是双层管状结构，黏液软骨样区域。

5. 非特异性腺癌　细胞类型多样，形成不同程度的腺样或导管结构。

6. 小管状腺瘤　由立方或柱状细胞构成条索状结构，相互吻合。

学习笔记

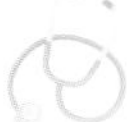

多样化,呈立方,柱状,多边形,透明细胞,嗜酸性细胞或浆细胞样细胞等。形成腺样结构,导管结构,乳头,囊性,条索,小梁或筛状结构。肿瘤浸润性生长,侵犯神经,出现淋巴结转移。多形性低度恶性腺癌细胞的形态一致,组织学结构变化较大。

【病例】

患者女性,34 岁。左颊部包块 3 个月余,持续增大。

肉眼观察:淡黄色不规则组织一块,大小约 2cm×2cm×1.5cm,质地中等。剖面灰白色,局部呈囊性。

光镜观察:肿瘤无包膜,边缘浸润。瘤组织小叶状分布,细胞形态基本一致,而组织结构复杂。肿瘤中未见出血坏死,无黏液软骨样区域。细胞体积略大,细胞核深染或泡状,异型性不明显。组织结构包括梁状,实性,乳头状,微囊,筛状,管状,丛状或列兵样(图 6-2-40A,B)。肿瘤细胞多为立方状、核深染,排列成单层管状结构或形成小的巢团,细胞形态基本一致,未见核分裂象(图 6-2-41A,B)。

病理诊断:(左颊部)多形性低度恶性腺癌。

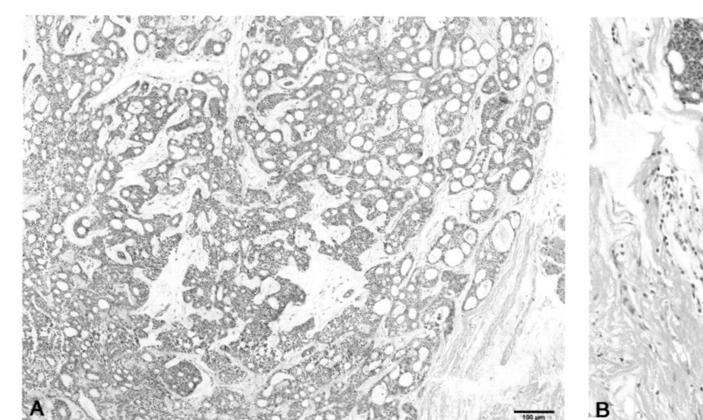

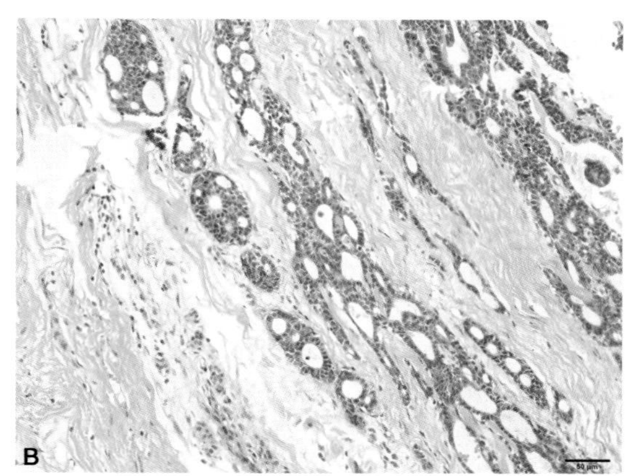

图 6-2-40　病例　多形性低度恶性腺癌

A. 肿瘤无包膜,浸润生长。HE,×100。B. 肿瘤呈管状,筛状,巢状及列兵状生长。HE,×200

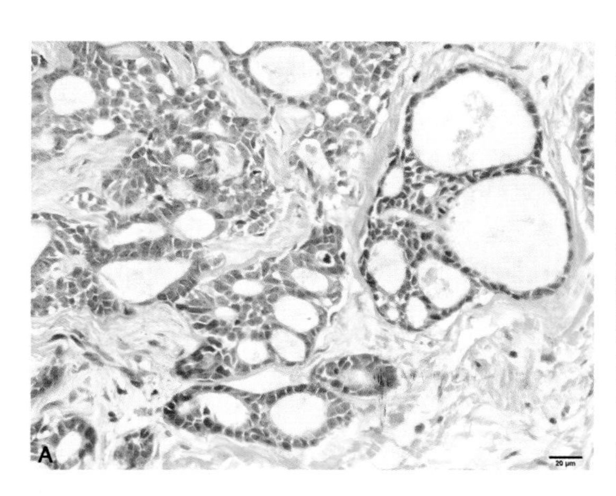

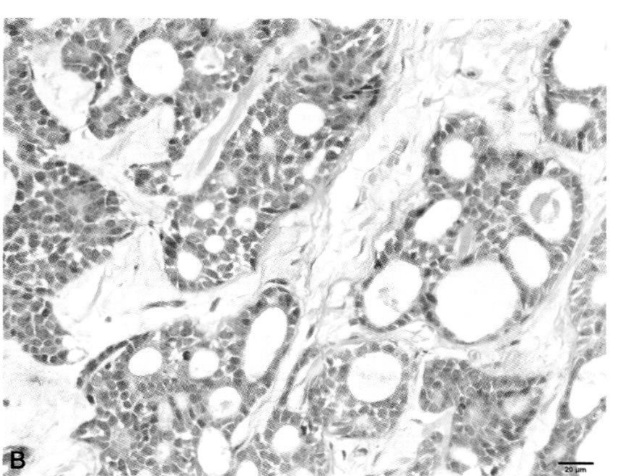

图 6-2-41　病例　多形性低度恶性腺癌

A,B. 肿瘤细胞排列成管状或筛状,但多为单层结构,无明显栅栏状排列。HE,×400

学习笔记

【病例讨论】

1. 多形性低度恶性腺癌中的筛状结构　在病例多形性低度恶性腺癌中，肿瘤细胞排列形成一些小的筛状结构，容易与腺样囊性癌混淆。但病例中肿瘤细胞形态基本一致，细胞核异型性不明显，未见核分裂象及肿瘤坏死。肿瘤的组织学结构比较多样，形成梁状，实性，囊状，管状，丛状或列兵状。筛状结构的区域比较局限，细胞多为单层。鉴于这些组织学特征，多形性低度恶性腺癌的诊断成立。此外，筛状结构不仅可以出现在多形性低度恶性腺癌中，还可以出现在基底细胞腺瘤中。因此，对于唾液腺肿瘤的病理诊断要综合考虑。

2. 多形性低度恶性腺癌中的梁状或管状结构　在病例多形性低度恶性腺癌中，肿瘤细胞排列形成大量梁状，管状或微囊的结构，容易与基底细胞腺瘤或小管状腺瘤等混淆。但病例中的梁状或管状周围的细胞缺乏栅栏状排列，肿瘤呈浸润性生长，没有边界和包膜。这些不符合腺瘤的病理变化。

知识拓展

多形性低度恶性腺癌的遗传学研究

1. q23-qter 和 11q23-qter 缺失。
2. 12 号染色体异常。
3. 染色体核型为异倍体。
4. 6q 和 11q 缺失。
5. 22 号染色体单体。
6. Y 染色体丢失。

学习笔记

五、基底细胞腺癌

基底细胞腺癌（basal cell adenocarcinoma，WHO ICD code 8147/3）：其组织学形态类似于基底细胞腺瘤，但具有浸润和侵袭能力。绝大多数肿瘤发生于腮腺。基底细胞腺癌可复发，但预后较好。

【临床要点】

1. 绝大多数肿瘤发生于腮腺，小唾液腺罕见。
2. 一般无自觉症状。

【病理学特征】

1. 肉眼观察

（1）肿瘤结节状或不规则形，直径 1.7～6cm。

（2）肿瘤无包膜，实性或囊实性。

（3）剖面灰白色或灰黄色。

2. 光镜观察

（1）肿瘤浸润性生长是最突出的特点。侵犯周围腺体，也侵犯血管神经（图 6-2-42A，B）。

（2）组织学类似于基底细胞腺瘤。可分为实性型、梁状、管状和膜型，较常见的为实性型（图 6-2-43A，B）。但肿瘤异型性明显。

（3）膜型可见瘤巢周围，呈带状红染的较厚的基膜样物质。

（4）肿瘤细胞可分为围绕集团边缘较小的深染细胞，和位于巢团中心较大的浅染细胞。

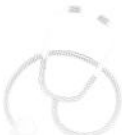

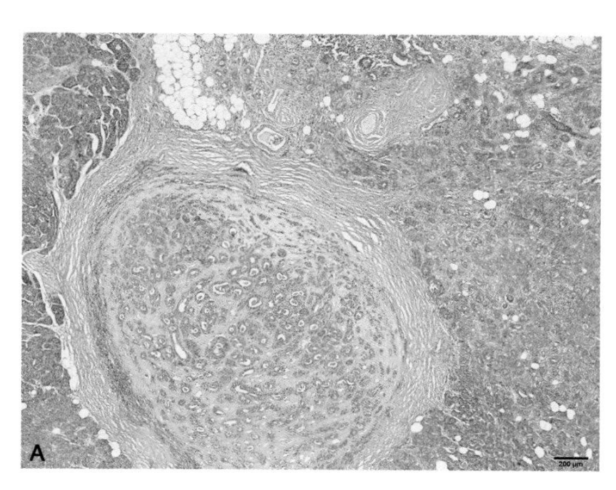

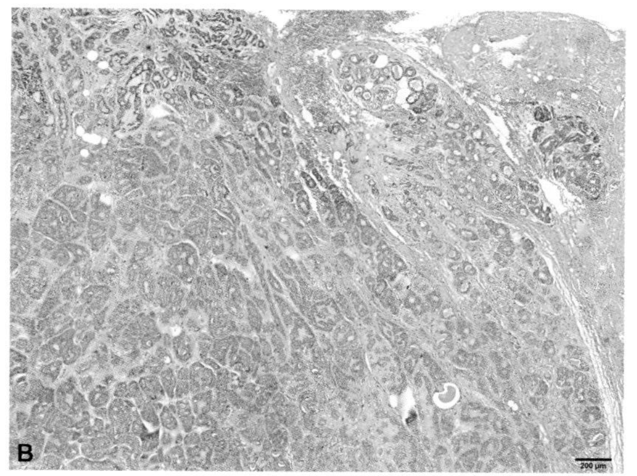

图 6-2-42　基底细胞腺癌的病理特征

A. 肿瘤呈多结节状，浸润周围腺体和脂肪。HE，×40。B. 肿瘤呈浸润性生长，局部出现出血和坏死。HE，×40

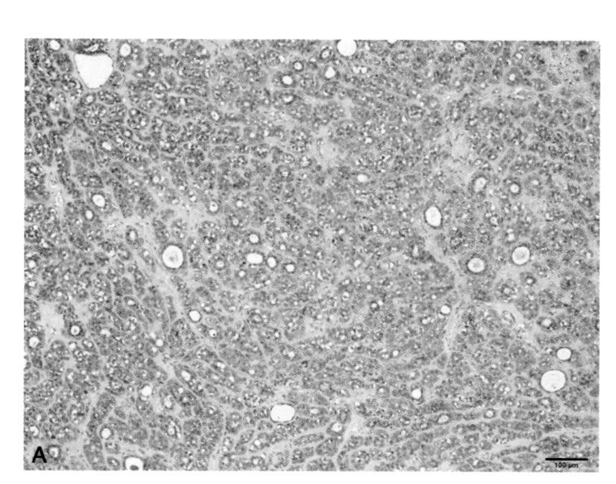

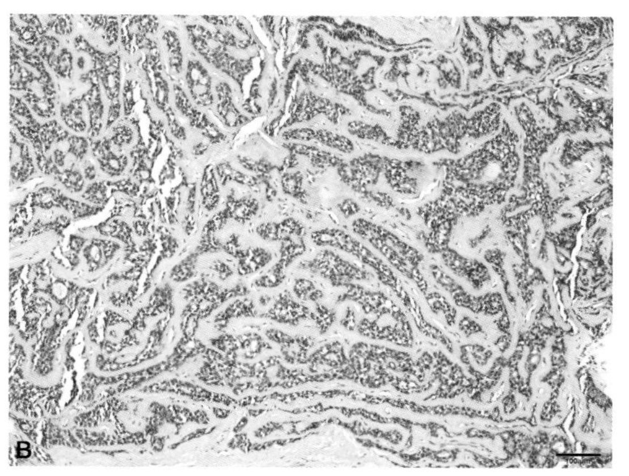

图 6-2-43　基底细胞腺癌的病理特征

A. 实体型：肿瘤细胞呈巢团状，具有明显异型。HE，×100。B. 膜型：可见瘤巢周围较厚的基膜样物质。HE，×100

（5）与基底细胞腺瘤相比，肿瘤细胞常出现细胞异型性和核分裂象（图 6-2-44）。

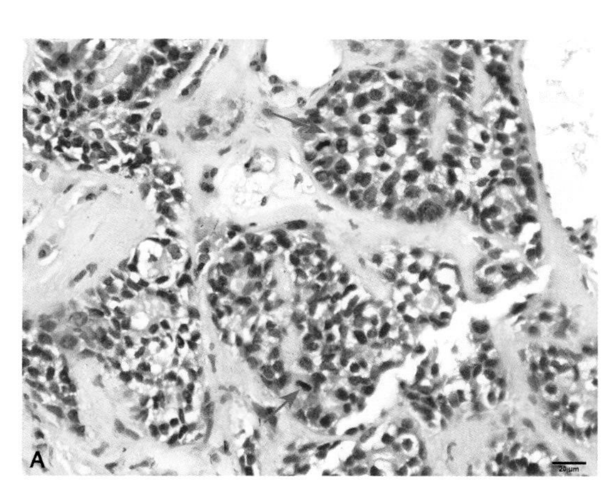

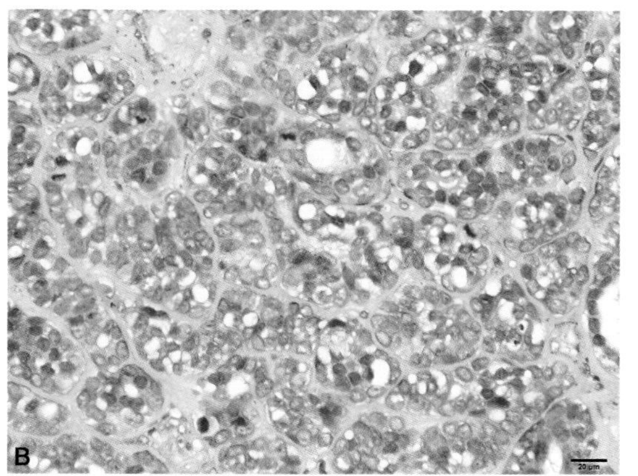

图 6-2-44　基底细胞腺癌的病理特征

A. 肿瘤细胞呈巢团状，外周细胞的栅栏状排列不明显。细胞核深染，核分裂象易见（箭头示）。HE，×400。B. 肿瘤细胞胞浆少，核深染，可见核仁，核分裂象易见。瘤巢周围可见粉染的基膜样物质包绕。HE，×400

学习笔记

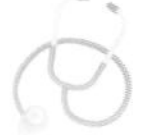

【免疫组织化学特征】

1. 基底细胞腺癌中导管和小梁腔面细胞表达 EMA 和 CK7。导管和小梁外周栅栏状排列的细胞对基底细胞和肌上皮标志物反应阳性。如 P63，CK5/6，SMA，calponin，CK14 和 S-100 蛋白（图 6-2-45A ~ C）。

2. 肿瘤间质中部分梭形细胞表达 S-100 蛋白（图 6-2-45C）。

3. 肿瘤 Ki-67 阳性率一般>5%（图 6-2-45D）。

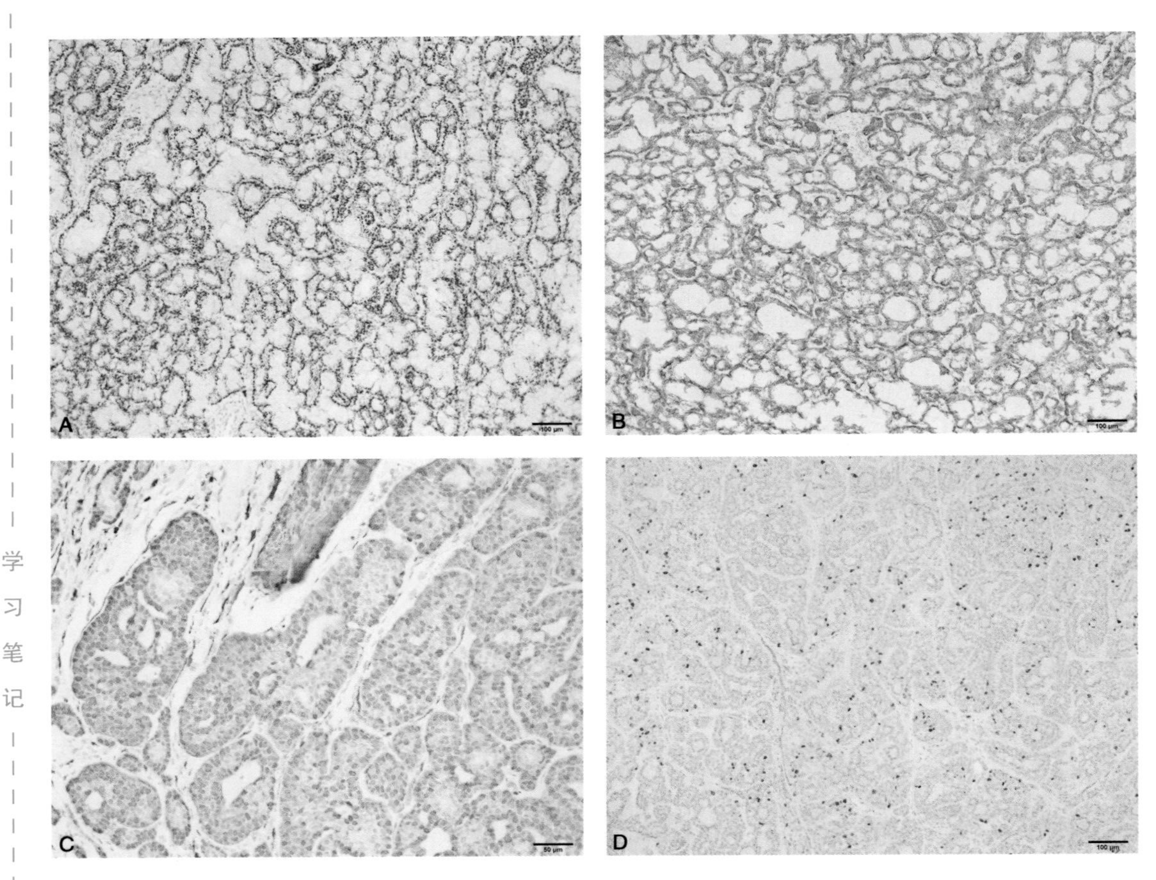

图 6-2-45　基底细胞腺癌的免疫组织化学

A. 小管或索条外侧的肿瘤细胞表达 P63。SP，×100。B. 小管或索条外侧的肿瘤细胞表达 CK5/6。SP，×100。C. 肿瘤细胞及肿瘤间质的梭形细胞表达 S-100 蛋白。SP，×200。D. 肿瘤细胞 Ki-67 阳性率>5%。SP，×100

【鉴别诊断】

1. 基底细胞腺瘤（basal cell adenoma，WHO ICD code 8147/0）　基底细胞腺癌与基底细胞腺瘤之间最大的差异，在于肿瘤细胞的异型性和核分裂象是否易见；是否存在明确的浸润性生长。肿瘤对周围腺体的浸润是一个重要指征。免疫组织化学染色 Ki-67 阳性率>5% 通常有利于基底细胞腺癌的诊断。

2. 腺样囊性癌（adenoid cystic carcinoma，WHO ICD code 8200/3）　腺样囊性癌也呈浸润性生长，侵犯神经血管。组织学结构上腺样囊性癌筛状结构多见。基底细胞腺癌细胞略大，特别是巢团中央的细胞。双层细胞的条索状结构，外周细胞可见栅栏状排列。基底细胞腺癌呈浸润性生长，侵犯腺体，脂肪组织，神经和血管，但筛状及微囊结构少见。

学习笔记

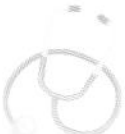

【病例】

患者女性，55 岁。右面部包块 18 年，加速生长伴疼痛 1 年。

专科检查：右腮腺区前缘可见 3.5cm×3cm 大小包块，表面呈结节状。质硬，界清活动，局部有轻微触压痛。

肉眼观察：腺体及包块组织一个，总体积约 3cm×3cm×1.5cm，包块约 2.8cm×2.5cm×1.5cm。未见明确包膜。剖面实性，灰白色或灰黄色。

光镜观察：肿瘤表现为典型的基底细胞腺瘤的组织学特点。可见管状、巢团状结构，局部可见筛状结构（图 6-2-46A）。肿瘤细胞浸润性生长，侵犯周围肌肉（图 6-2-46B）。肿瘤的管状结构由双层排列的细胞构成，内有红染的分泌物。外周有基膜样物质包绕（图 6-2-46C），肿瘤侵犯脂肪组织。肿瘤细胞具有异型性，核分裂象可见（图 6-2-46D）。

病理诊断：（右腮腺）基底细胞腺癌。

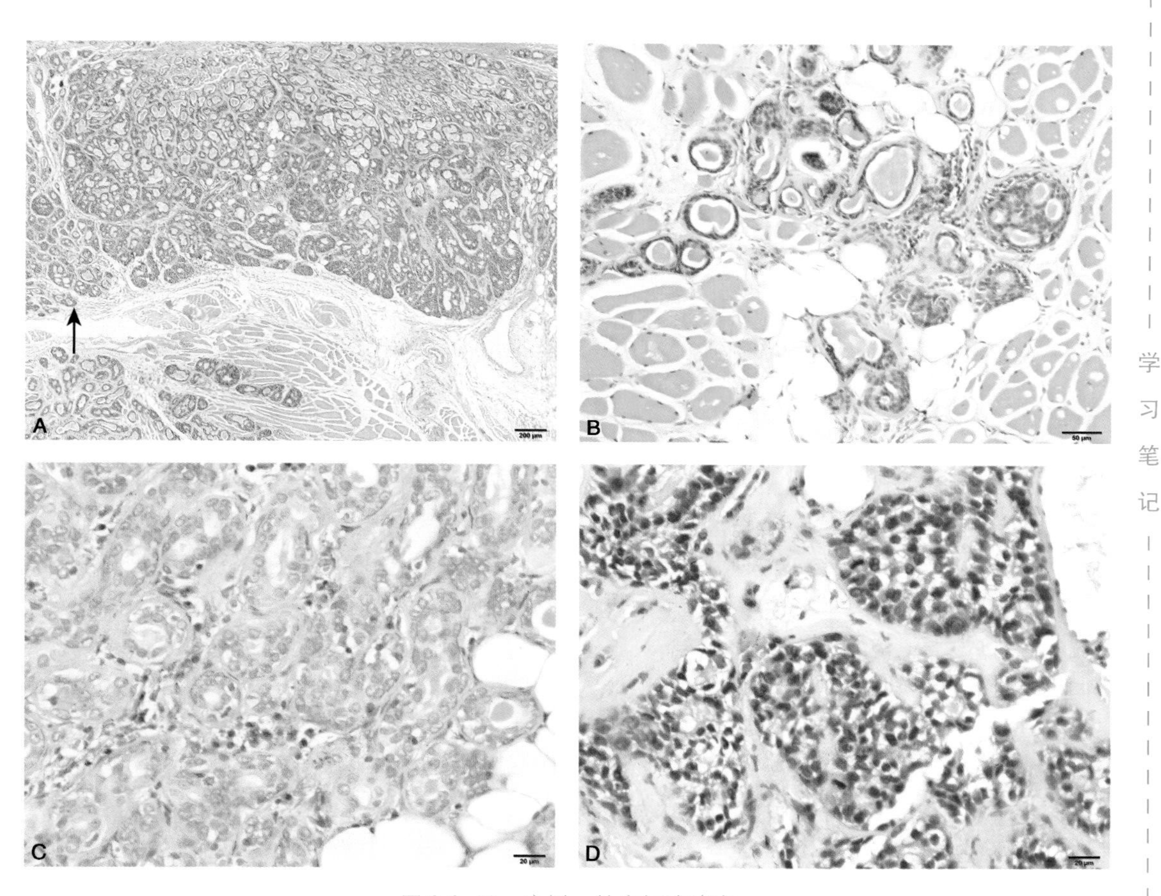

图 6-2-46　病例　基底细胞腺癌

A. 肿瘤表现为管状，巢团状结构，局部可见少量筛状结构（箭头示）。HE，×40。B. 肿瘤管状结构由双层排列的细胞构成，管腔内有红染的分泌物。肿瘤细胞浸润性生长，侵犯肌肉组织。HE，×200。C. 肿瘤管状结构外周有基膜样物质包绕。肿瘤浸润脂肪组织。HE，×400。D. 肿瘤细胞具有异型性，核分裂象可见。HE，×400

免疫组织化学染色：肿瘤基底样细胞表达 P63，CK5/6。肿瘤腔面细胞表达 CD117（图 6-2-47A）。肿瘤 Ki-67 阳性率约为 10%（图 6-2-47B）。

学习笔记

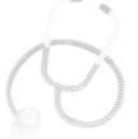

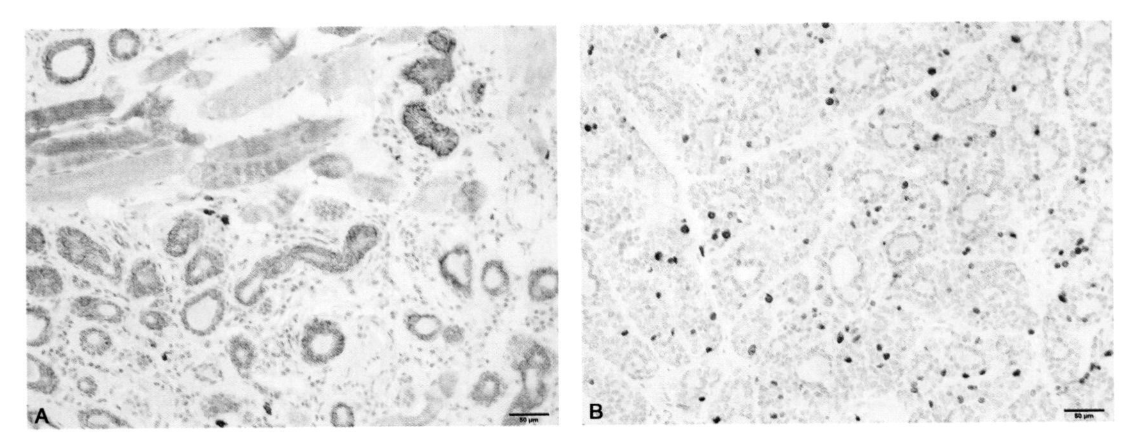

图 6-2-47　病例　基底细胞腺癌的免疫组织化学

A. 肿瘤腔面细胞表达 CD117。SP，×200。B. 肿瘤细胞 Ki-67 阳性率约为 10%。SP，×200

学习笔记

【病例讨论】

1. 唾液腺基底细胞腺癌的诊断标准　基底细胞腺癌是好发于腮腺的低度恶性肿瘤，其组织学特点类似于基底细胞腺瘤，但具有浸润性生长的特点。主要的诊断依据是肿瘤的浸润性生长，侵犯神经和血管。有学者提出，每 10 个高倍视野下 4 个或 5 个以上核分裂象的出现提示恶性，可用于与基底细胞腺瘤鉴别。该病例具有典型的基底细胞腺瘤的组织学特点，又具有明显的浸润性生长的特点，侵犯肌肉组织和脂肪组织。细胞异型性明显，核分裂象可见。此外，有 10% ~20% 的基底细胞腺癌伴有腺样囊性癌。有学者认为，如果基底细胞腺癌中出现筛状结构，就应该诊断腺样囊性癌。该病例中局部区域可见少量筛状结构，但并不十分典型。因此，该病例诊断为唾液腺基底细胞腺癌。

2. 唾液腺基底细胞腺癌的病程　基底细胞腺癌在临床上比较少见，多发生于老年人。大多数为原发，少数为基底细胞腺瘤恶变而来，病程可长达 10 年。该病例肿瘤生长缓慢，病程长达 18 年，表现为一个良性肿瘤的生长病史。就诊前 1 年患者发现肿物生长加速，出现疼痛。从患者的临床表现上分析，考虑该患者应该具有一个良性基底细胞腺瘤的病史，近期肿瘤恶变侵犯神经，出现疼痛。患者的组织学表现也具有典型的基底细胞腺瘤的特征，但肿瘤浸润性生长，侵犯周围组织，且异型性明显。建议临床上对于唾液腺肿瘤，一旦发现后应尽早切除。

（陈　宇）

六、囊　腺　癌

囊腺癌（cystadenocarcinoma，WHO ICD code 8440/3）主要呈囊性生长，囊腔内常含乳头状结构。是与良性囊腺瘤相对应的恶性肿瘤。又称为乳头状囊腺癌（papillary cystadenocarcinoma），产黏液乳头状腺癌[mucusproducing adenopapillary（non-epidermoid）carcinoma]，恶性乳头状囊腺瘤（malignant papillary cystadenoma）和腭低度恶性乳头状腺癌（low-grade papillary adenocarcinoma of the palate）。

【临床要点】

1. 少见的低度恶性肿瘤，占唾液腺上皮性肿瘤的 2%。
2. 平均发病年龄为 59 岁，其中 70% 以上超过 50 岁。
3. 无性别差异。
4. 65% 发生于大唾液腺，腮腺多见。
5. 小唾液腺以腭部多发，其次为颊黏膜和舌。
6. 舌下腺的囊腺癌比该部位其他唾液腺肿瘤发生率高。

7. 生长缓慢、可压缩、局部无痛性肿块。

8. 可侵犯神经、周围腺体、肌肉及血管，少数发生面瘫。

【病理学特征】

1. 肉眼观察

（1）肿瘤表面光滑或结节状，大小不等，直径为0.4～14cm，平均直径3.3cm。

（2）软硬不一，剖面粉红色或灰白色，实性或含多个不同大小的囊腔。较大的囊腔内有乳头状突起，常含黏液。剖面可见出血和(或)坏死。

（3）肿瘤大多无包膜或包膜不完整。

2. 光镜观察

（1）以囊腔和乳头突起为主要特征(图6-2-48A，B)。

（2）肿瘤细胞呈立方形、圆形或柱状，胞浆丰富，多数嗜酸，少数胞浆透明(图6-2-48C～E)。

（3）肿瘤细胞核为圆形或卵圆性，大小一致，核仁明显(图6-2-48F)。

（4）有细胞异型性及核深染，并见双核、多核及核分裂象(图6-2-48G)。

（5）囊腔样结构之间或肿瘤前沿(advancing front of the tumour)可见小的实性肿瘤上皮岛或导管样结构(图6-2-48H)。

（6）肿瘤细胞排列成大小不一的囊腔样结构，有的囊腔内含有数量不等的红染黏液(图6-2-48I)。变性脱落瘤细胞，有的囊腔内有胆固醇结晶裂隙。有的囊腔内有分支乳头突入，乳头表面及囊壁被覆多层肿瘤细胞(图6-2-48J)。结缔组织乳头血管丰富(图6-2-48K)，或肿瘤细胞增殖形成乳头状突起，这些细胞排列紊乱，无极性，细胞异型性明显，细胞之间可见小的钙化灶。

（7）肿瘤间质为粗大的胶原纤维束，常见玻璃样变，其间有不同程度的淋巴细胞及浆细胞浸润(图6-2-48L)。

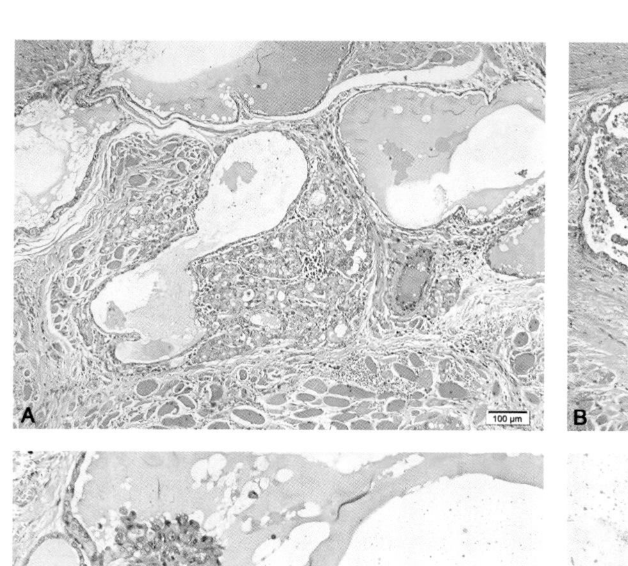

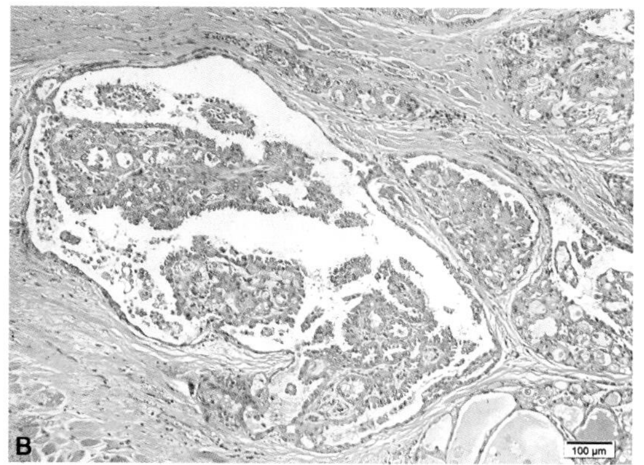

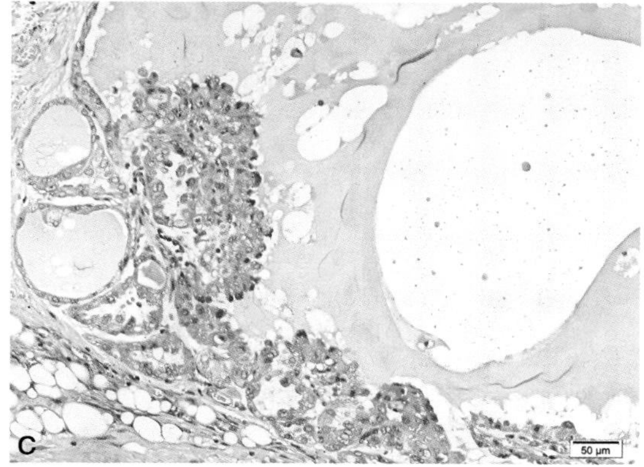

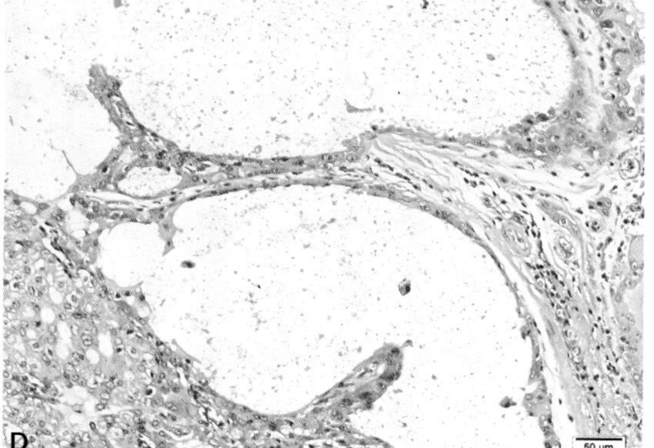

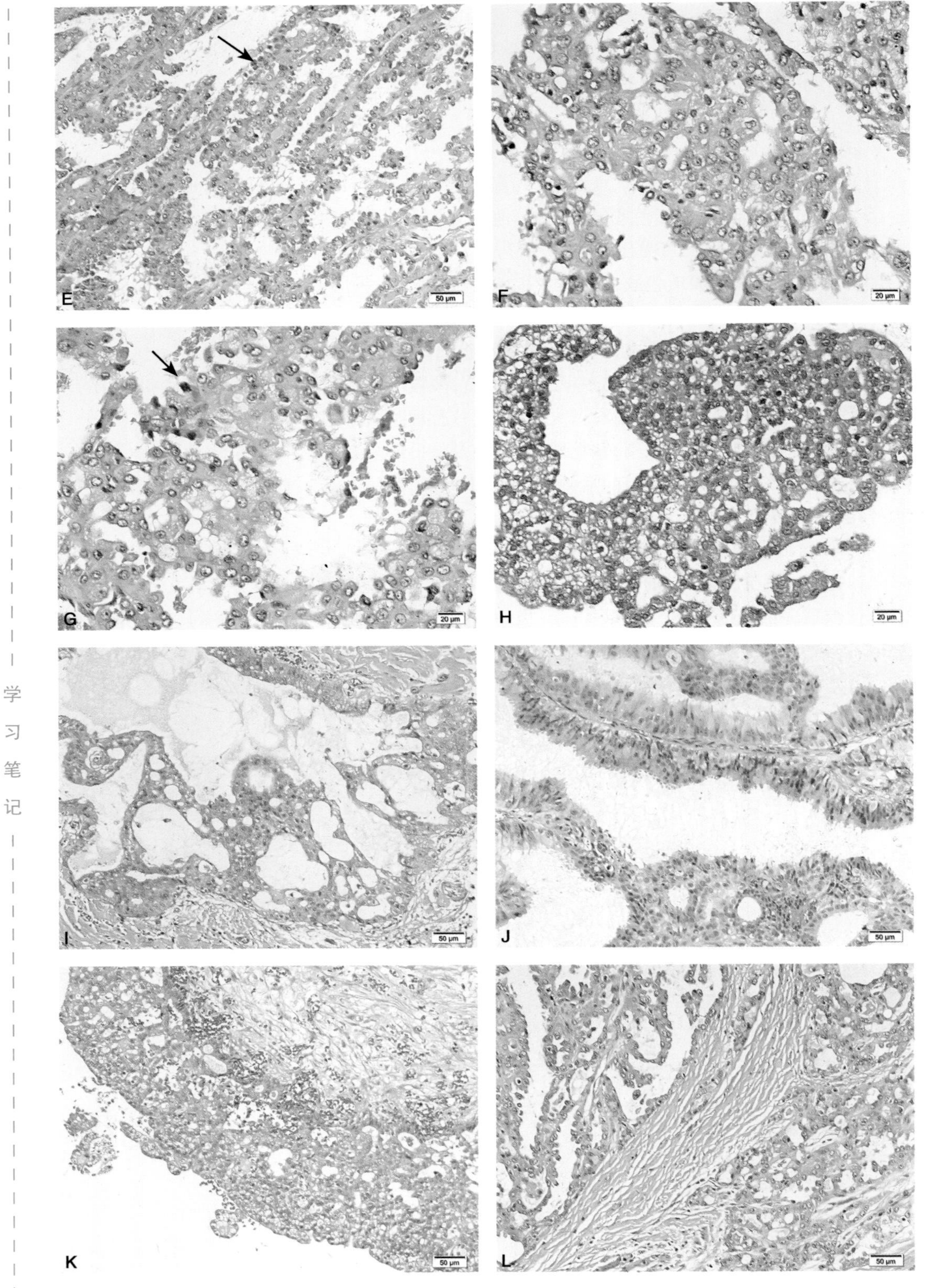

图 6-2-48 囊腺癌的病理特征

A,B. 肿瘤由囊腔和乳头状结构组成。HE,×100。C,D. 肿瘤细胞呈立方或柱状,胞浆丰富。HE,×200。E. 可见嗜酸细胞(箭头示)。HE,×200。F. 肿瘤细胞核为圆形或卵圆性,大小一致,核仁明显。HE,×400。G. 细胞异型性明显,可见核分裂象(箭头示)。HE,×400。H. 囊腔样结构之间可见实性肿瘤上皮岛或导管样结构。HE,×400。I. 囊腔样结构内可见黏液成分。HE,×200。J. 囊腔内可见乳头突入,乳头表面及囊壁被覆多层肿瘤细胞。HE,×200。K. 结缔组织乳头可见丰富的血管。HE,×200。L. 肿瘤间质为粗大的胶原纤维束。HE,×200

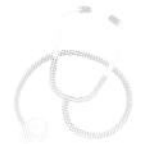

【鉴别诊断】

低度恶性筛状囊腺癌（low-grade cribriform cystadenocarcinoma）罕见，囊性增生性恶性肿瘤。多发生在腮腺，女性多见。由单个或多个囊腔及相邻导管内增生构成。似乳腺非典型导管增生至微乳头状和筛状的低度恶性导管原位癌。囊腔衬里多层增生导管细胞，囊性区内细胞排列呈筛状，有相互吻合的囊内微乳头衬覆囊腔（图 6-2-49）。独立小导管内可见增生的导管上皮，呈筛状、微乳头状和实性。

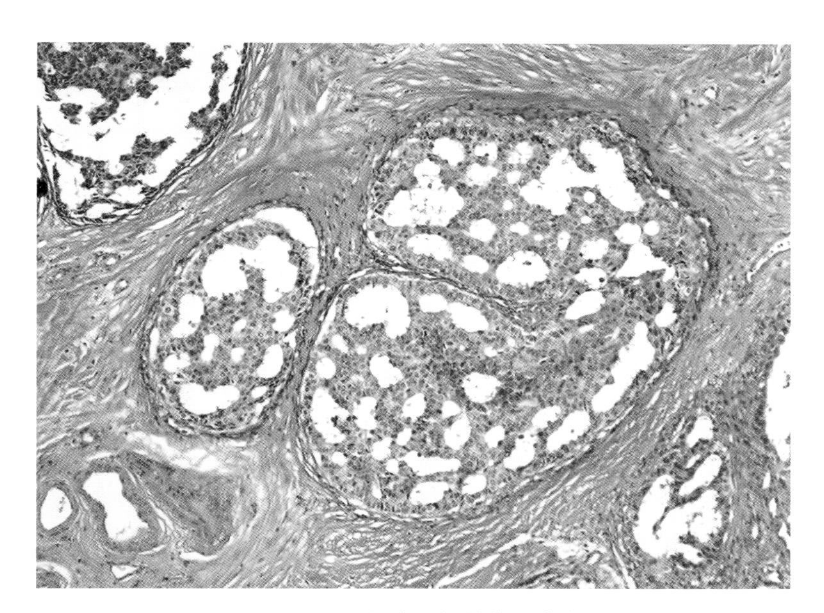

图 6-2-49 低度恶性筛状囊腺癌
细胞排列呈筛状，有相互吻合的囊内微乳头衬覆囊腔。HE，×100

学习笔记

【病例 1】

患者男性，65 岁。主诉右侧颌下包块 5 年，渐进性增大 1 年，伴溃烂 3 个月。

患者 5 年前右下颌无诱因出现无痛性包块，约蚕豆大小，未予治疗。1 年前包块渐进性增大，有压痛。抗感染治疗无效，3 个月前包块增大迅速且皮肤表面破溃，可见黄色分泌物混有血性物流出。门诊以“右颌下区恶性肿瘤”收入院。

专科检查：右颌下区触及一约 10cm×9cm 大小包块，多结节，质地中等偏硬。表面皮肤有一约 3.0cm×3.0cm 溃疡面，溃疡表面坏死呈火山口状。右眼不能完全闭合，颈部活动不受限。

肉眼观察：腺体及肿物，灰红色，大小约 12cm×10cm×5cm。肿瘤表面不光滑，呈椭圆形，结节状。无明显包膜，和周围组织分界不清。皮肤表面可见溃烂面。肿物剖面灰白色，可见出血及囊性变。大小不等的部分囊腔内有乳头状突起。

光镜观察：癌细胞为立方形和柱状，大小不等。胞浆较少，胞核较大，可见细胞异型性及核深染。肿瘤细胞形成大小不等，形状各异的腺管样结构。腺腔显著扩张形成囊腔，腔内有乳头状结构突入（图 6-2-50A，B）。乳头中心可含有纤维结缔组织，无淋巴样组织。

临床病理诊断：（右颌下）囊腺癌。

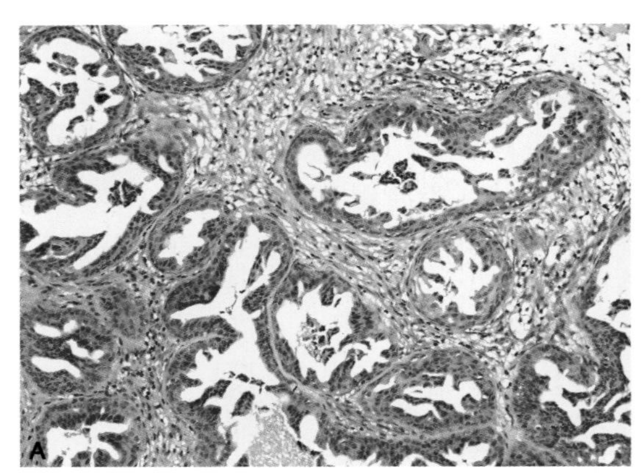
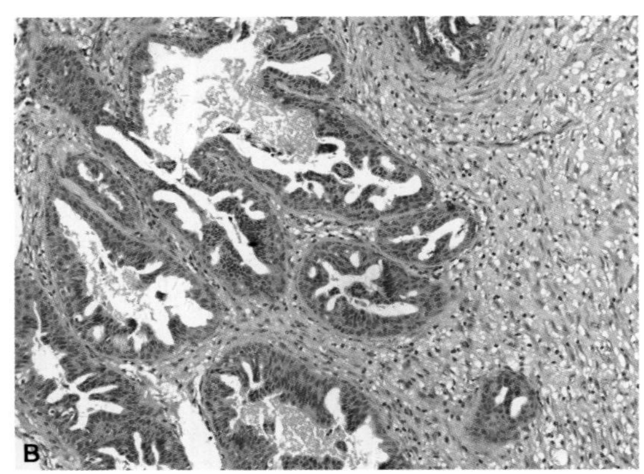

图 6-2-50　病例 1　囊腺癌
A，B. 肿瘤细胞形成大小不等、形状各异的腺管样结构，腔内有乳头状结构。HE，×200

【病例 1 讨论】

囊腺瘤与囊腺癌区别是什么？

唾液腺囊腺瘤易与囊腺癌混淆，一些囊腺瘤也有瘤细胞侵犯包膜及邻近腺体组织而难以确认其良恶性。确定恶性的主要表现在于囊腺癌无包膜，广泛向间质浸润性生长，乳头分级多，瘤细胞有异型性。囊腺瘤来源于唾液腺闰管上皮，囊腺癌来源于唾液腺闰管上皮或排泄管上皮。同时需要密切结合临床表现，如果有自发痛、近期生长加速、面神经麻痹等特征则应考虑为恶性。囊腺癌可发生淋巴和血行转移，颈淋巴结的转移率较高。

【病例 2】

患者女性，32 岁。主诉左侧耳垂下方无痛性肿块 5 年。

患者 5 年前无意中发现左耳垂后花生米大小肿物，无明显肿痛，无口角歪斜等面瘫症状。此后肿物缓慢长大，门诊以“左腮腺多形性腺瘤”收入院。

专科检查：左耳垂下方可触及一圆形肿物，大小约 2. 0cm×1. 5cm。边界清楚，质地中等，与周围组织无粘连，活动度较好。无压痛，无面瘫，表面皮肤无红肿。颈部未触及明显肿大淋巴结。

肉眼观察：腮腺及肿物组织，灰红色，大小约 3. 0cm×2. 5cm×1. 5cm。剖面肿物大小约 2. 0cm×1. 5cm×1. 0cm，部分呈囊性变。

光镜观察：肿瘤细胞大小一致，核仁小，偶见细胞异型性及核分裂象。排列成筛状、乳头状和实性（图 6-2-51）。未见坏死区，未见周围神经及血管的侵犯，淋巴结未见转移。

病理诊断：（左腮腺）低度恶性筛状囊腺癌。

学习笔记

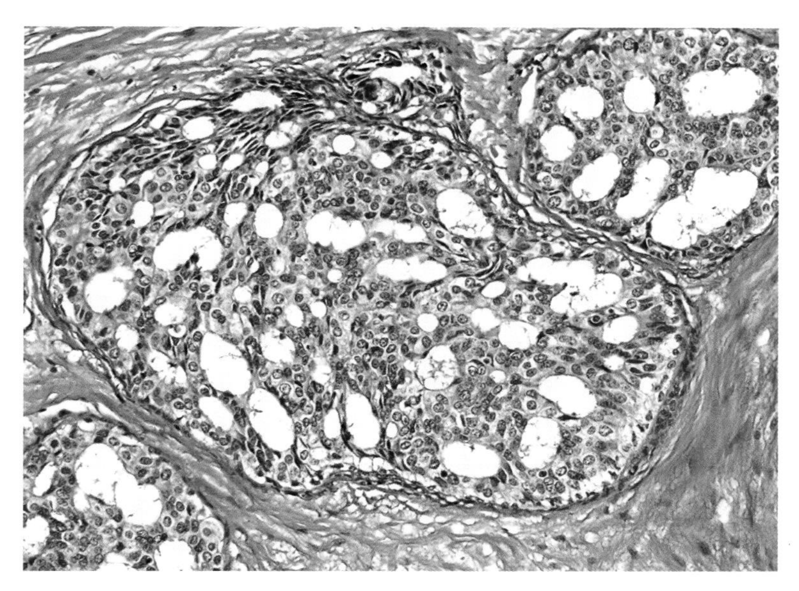

图 6-2-51 病例 2 低度恶性筛状囊腺癌
肿瘤细胞大小一致，核仁小，排列成筛状，实性。HE，×200

【病例 2 讨论】

低度恶性筛状囊腺癌鉴别诊断是什么？

鉴别诊断包括唾液腺来源的多形性腺瘤、腺泡细胞癌的乳头状囊性亚型（PCVACC）和腺样囊腺癌的其他亚型。本病临床罕见，国内外报道甚少，在临床经验上欠缺，临床表现及影像学检查均无特异性，极容易误诊、漏诊。诊断主要依据病理结果，故正确提高对此肿瘤临床病理特征的认识是避免误诊及漏诊的关键。低度恶性筛状囊腺癌常有显著囊性成分，无包膜，由单个或多个囊及邻近的导管内增生构成。囊腔衬覆小的、多层的增生导管细胞，其细胞大小一致，染色质分散，有小核仁。囊性区通常有相互吻合的囊内微乳头衬覆囊腔，乳头可含纤维血管轴。导管内增生的导管上皮排列呈筛状、微乳头状和实性。间质常出现炎症，可见砂粒小体，一般无坏死、无神经、血管浸润。

知识拓展

唾液腺囊腺癌的超微结构

肿瘤上皮细胞呈巢状排列。瘤细胞大小不等，呈立方形或不规则形。胞核为圆形或椭圆形，位于瘤细胞的中部或偏向一侧。部分核发生核膜内陷，胞核表面表现为不同程度的凹陷。核膜下可见聚集的异染色质团块，电子密度较高。核仁大小不等。胞浆内含有丰富的粗面内质网，内质网池呈轻度扩张。含有较多的线粒体，其体积大小不等，多数比正常线粒体体积大。线粒体内嵴变短或消失。胞浆内分泌颗粒呈散在分布，数量不等，体积大小各异，有的体积较大，互相靠近，甚至相互融合，其电子密度较低。有的体积较小，电子密度较高。有的分泌颗粒与扩张的粗面内质网腔相邻。细胞表面具有微绒毛样胞浆突，伸入相邻细胞之间的间隙内和瘤细胞围成的小管腔内。胞浆内未见张力细丝束和发育良好的高尔基复合体。瘤细胞间隙增宽，细胞间连接减少。

肿瘤细胞具有腺上皮的合成和分泌特征，但与正常唾液腺腺泡细胞不同。在瘤细胞内无发育良好的高尔基复合体，可见一些分泌颗粒与扩张的粗面内质网腔相邻。

（周 峻）

学习笔记

七、肌上皮癌

肌上皮癌(myoepithelial carcinoma/malignant myoepithelioma,WHO ICD code 8982/3)主要由肌上皮细胞组成的唾液腺恶性肿瘤,是与肌上皮瘤相对应的恶性肿瘤,具有浸润性生长和转移潜能。肌上皮癌可以原发,也有50%病例源自已经存在的多形性腺瘤或者良性肌上皮瘤。肌上皮癌具有局部侵袭性,临床预后不一。

【临床要点】

1. 患者平均年龄约为55岁,年龄范围14~86岁。
2. 男女发病约为1∶1。
3. 大多数病例发生于腮腺,也可发生于颌下腺和小唾液腺。
4. 多数为无痛性包块。

【病理学特征】

1. 肉眼观察

(1) 肿瘤无包膜,界限不清。

(2) 肿瘤可呈多结节状,直径为20~50mm,最大者可达250mm。

(3) 剖面灰白色,实性或囊实性。可见黏液透明样区域,出血坏死区。

2. 光镜观察

(1) 肿瘤具有多结节样或分叶状特点,并浸润邻近组织(图6-2-52A,B)。瘤结节由实性或团巢状的肿瘤细胞组成,并伴有丰富的黏液样或透明样物质(图6-2-53),有时可出现中心坏死。

(2) 肿瘤细胞类型类似于良性肌上皮瘤,包括上皮样细胞(最常见);伴有透明胞浆样或空泡状胞浆(类似于脂母细胞)的细胞;浆细胞样细胞和梭形-多角形细胞。细胞常排列呈小梁状或假腺泡样结构,并伴有裂隙样空隙。在大多数肌上皮癌中可以一种细胞类型占主要,也可以多种形态细胞以不同比例混在一起(图6-2-54A,B)。

(3) 真性腺体或导管结构在肌上皮癌中几乎不存在。

(4) 肿瘤细胞核存在异型性,较小细胞核伴有细腻染色质并缺少明确的核仁。或明显增大的多形性细胞核,伴有块状染色质以及较大的核仁。

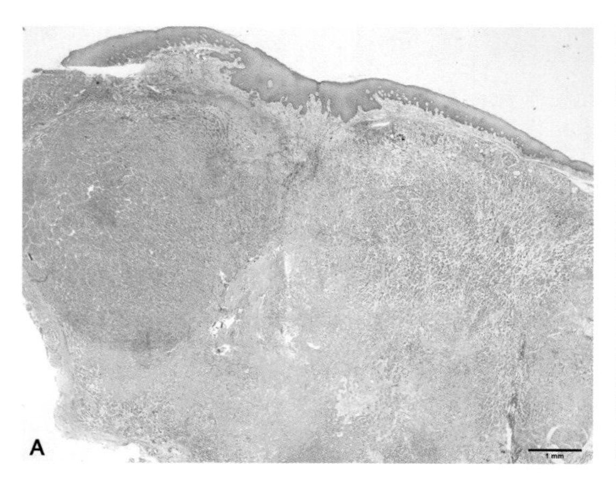

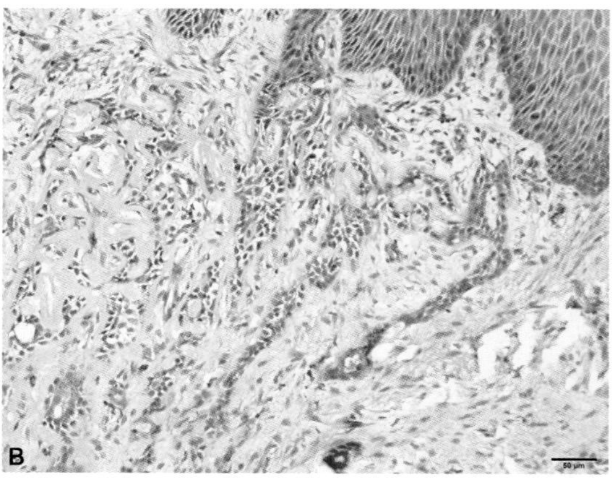

图6-2-52 肌上皮癌的病理特征

A. 肿瘤呈多结节状。HE,×12.5。B. 肿瘤浸润表面被覆黏膜。HE,×200

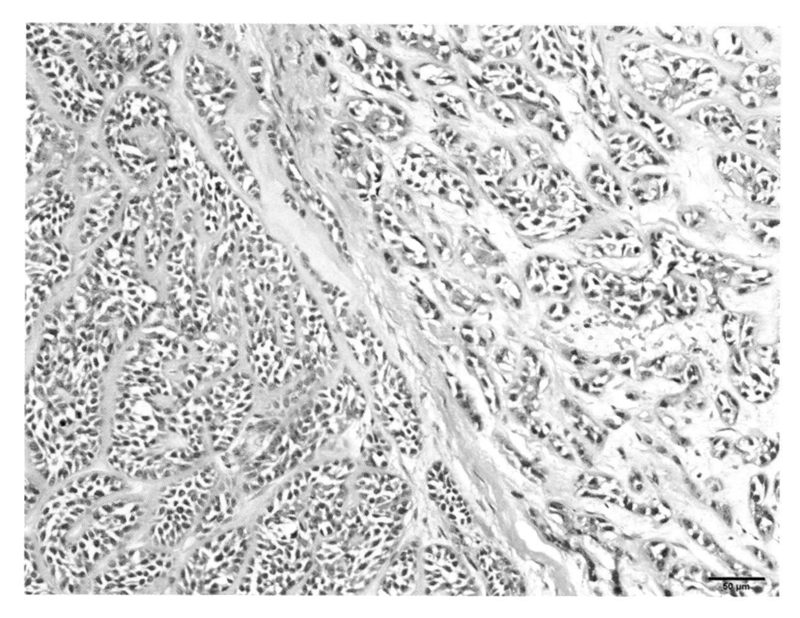

图 6-2-53　肌上皮癌的病理特征

肿瘤组织结构表现为肿瘤性肌上皮细胞形成巢团结构，并被红染的基膜样物质分隔，以及在黏液样基质中分布着小的肿瘤性肌上皮岛。HE，×200

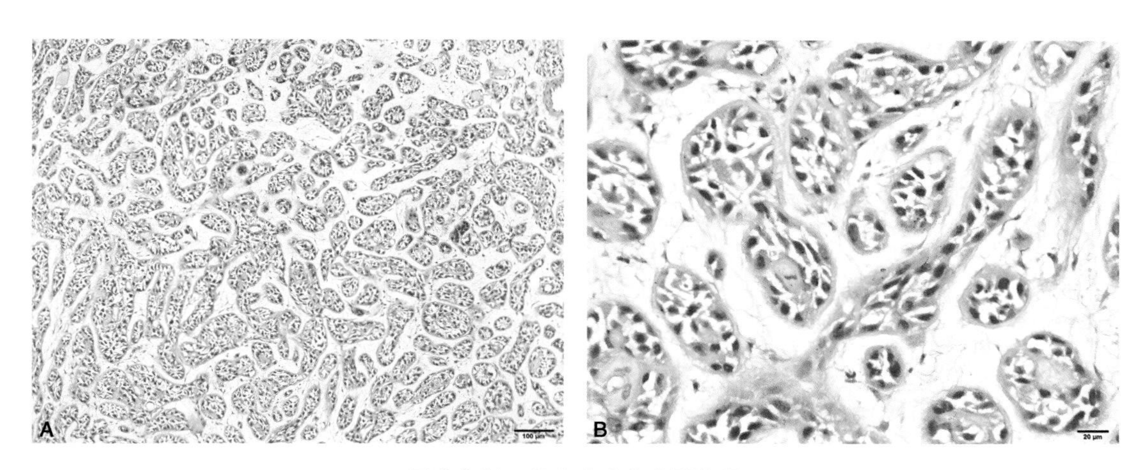

图 6-2-54　肌上皮癌的病理特征

A. 肿瘤主要由透明样的肿瘤性肌上皮细胞构成上皮岛或条索，外周有红染的基膜样物质包绕。间质疏松或黏液样变。HE，×100。B. 肿瘤性肌上皮细胞胞浆透明，核深染，有异型性。HE，×400

（5）有丝分裂象较为丰富，范围从 3～51 个/每 10 个高倍视野，并且包括不典型核分裂象（图 6-2-55A，B）。多核或奇异型瘤巨细胞偶尔可见。

（6）肿瘤间质较为丰富并且多为透明状或黏液样物质。

（7）化生改变常见，多表现为鳞状化生并可形成角化珠。

（8）可见神经周浸润和血管浸润。

（9）约 40% 的肌上皮癌为高级别恶性肿瘤。

学习笔记

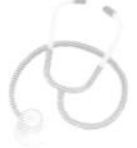

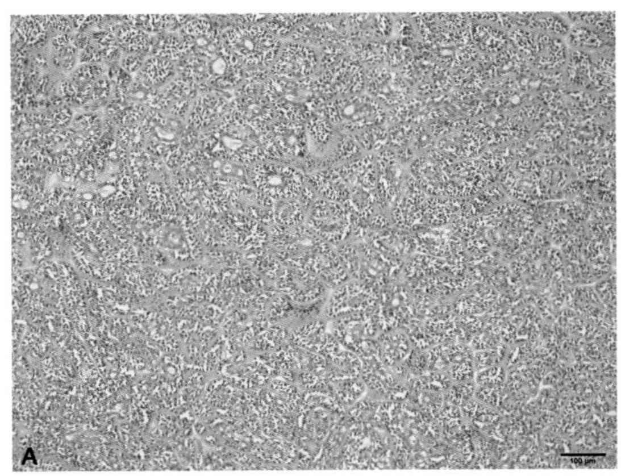

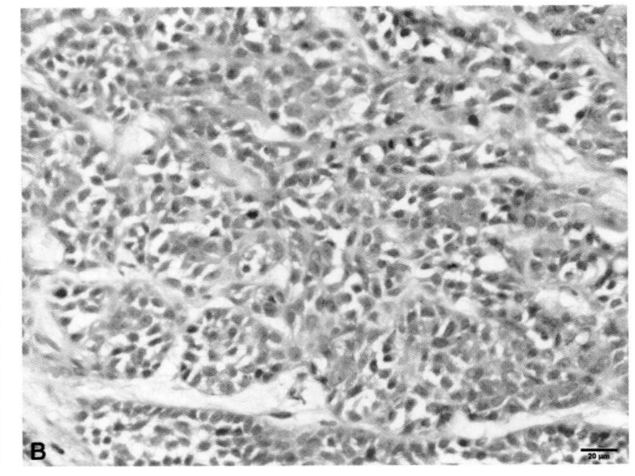

图 6-2-55　肌上皮癌的病理特征

A. 肿瘤由小巢团构成，红染间质将其分隔。HE，×100。B. 肿瘤细胞多以多角形或上皮样细胞构成，具有明显的异型性，核分裂象易见。HE，×400

【组织化学特征】

透明细胞和黏液样基质中具有丰富的糖原，呈现 PAS 染色阳性和阿辛兰染色阳性。

【免疫组织化学特征】

1. 肿瘤细胞表达 S-100 蛋白，广谱 CK（AE1/AE3）有不同程度的阳性。

2. 特异的肌上皮标志物表达情况不一。约 75% 的肌上皮癌，包括浆细胞样肌上皮癌，表达 calponin。50% 的肌上皮癌表达 SMA；60% 的肿瘤表达 P63。

3. MIB1（Ki-67）阳性指数约为 35%（15% ~65%），一般认为对于肌上皮肿瘤 Ki-67 阳性率超过 10% 可诊断为恶性（图 6-2-56）。

学习笔记

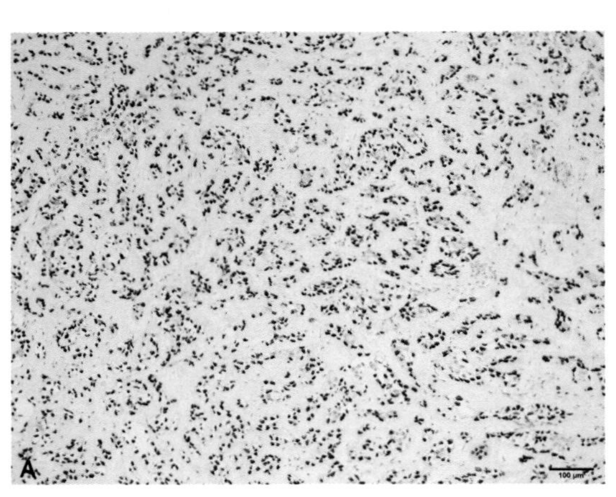

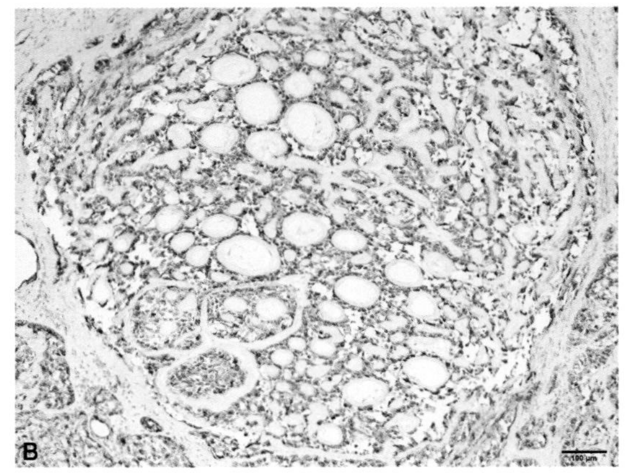

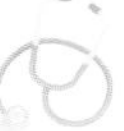

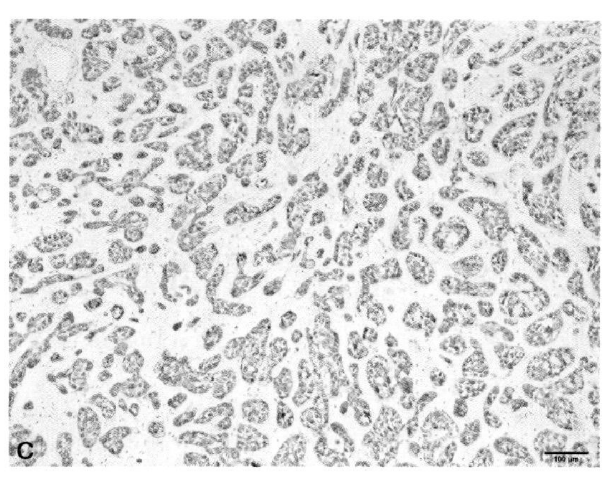

图 6-2-56　肌上皮癌的免疫组织化学

A. 肿瘤细胞表达 P63。SP,×100。B. 肿瘤细胞表达 calponin。SP,×100。C. 肿瘤细胞表达 CK14。SP,×100。D. 肿瘤细胞 Ki-67 阳性率为 10% ~15%。SP,×100

【鉴别诊断】

1. 肌上皮瘤(myoepithelioma,WHO ICD code 8982/0)　肿瘤几乎全部由具有肌上皮分化特点的细胞构成,是与肌上皮癌相对应的良性肿瘤。肿瘤细胞呈梭形,上皮样,浆细胞样或透明细胞。无浸润性生长和肿瘤性坏死。

2. 上皮-肌上皮癌(epithelial-myoepithelial carcinoma,WHO ICD code 8562/3)　典型的组织学表现为肿瘤细胞形成双套层导管结构。内层衬里导管上皮细胞,外层衬里透明的肌上皮细胞。免疫组织化学采用抗平滑肌 actin(SMA),myosin 等肌上皮细胞标志物,可显示肿瘤双套层导管的外层细胞。

知识点

含有透明样细胞的唾液腺肿瘤

良性肿瘤	多形性腺瘤
	肌上皮瘤
	皮脂腺腺瘤
	嗜酸细胞瘤
恶性(原发)	黏液表皮样癌
	腺泡细胞癌
	上皮-肌上皮癌
	透明细胞癌
	含透明细胞的肌上皮癌
	皮脂腺癌
恶性(继发)	癌,尤其肾,甲状腺来源。恶性黑色素瘤

【病例】

患者男性,62 岁。发现左腭部包块 3 个月,无疼痛及其他自觉症状。

专科检查:左侧上牙列缺损,左软腭上颌结节处可见一约 4cm×3cm 大小包块。质硬不活动,与周围组织界不清。触痛不明显,肿瘤上份不可及。双侧颌下及颈部可扪及明显肿大淋巴结。

学习笔记

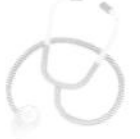

增强 CT：左颞下窝上颌窦软组织影块，增强不均匀强化，邻近骨质破坏。

肉眼观察：带部分上颌骨的不整形组织一块，约 6cm×4cm×3cm。腭部黏膜膨隆，约 4cm×3cm×2cm。剖面灰白色或灰黄色，实性，破坏骨壁。

光镜观察：肿瘤呈多结节性生长，伴有局灶性坏死（图 6-2-57A）。局部浸润并且破坏腭部骨板（图 6-2-57B）。肿瘤细胞排列成巢团，索条或者片状，间质疏松，多为黏液样物质。肿瘤性肌上皮细胞多为上皮样和浆细胞样细胞（图 6-2-57C）。细胞异型性明显，核分裂象易见（图 6-2-57D）。

病理诊断：（左颞下窝）肌上皮癌。

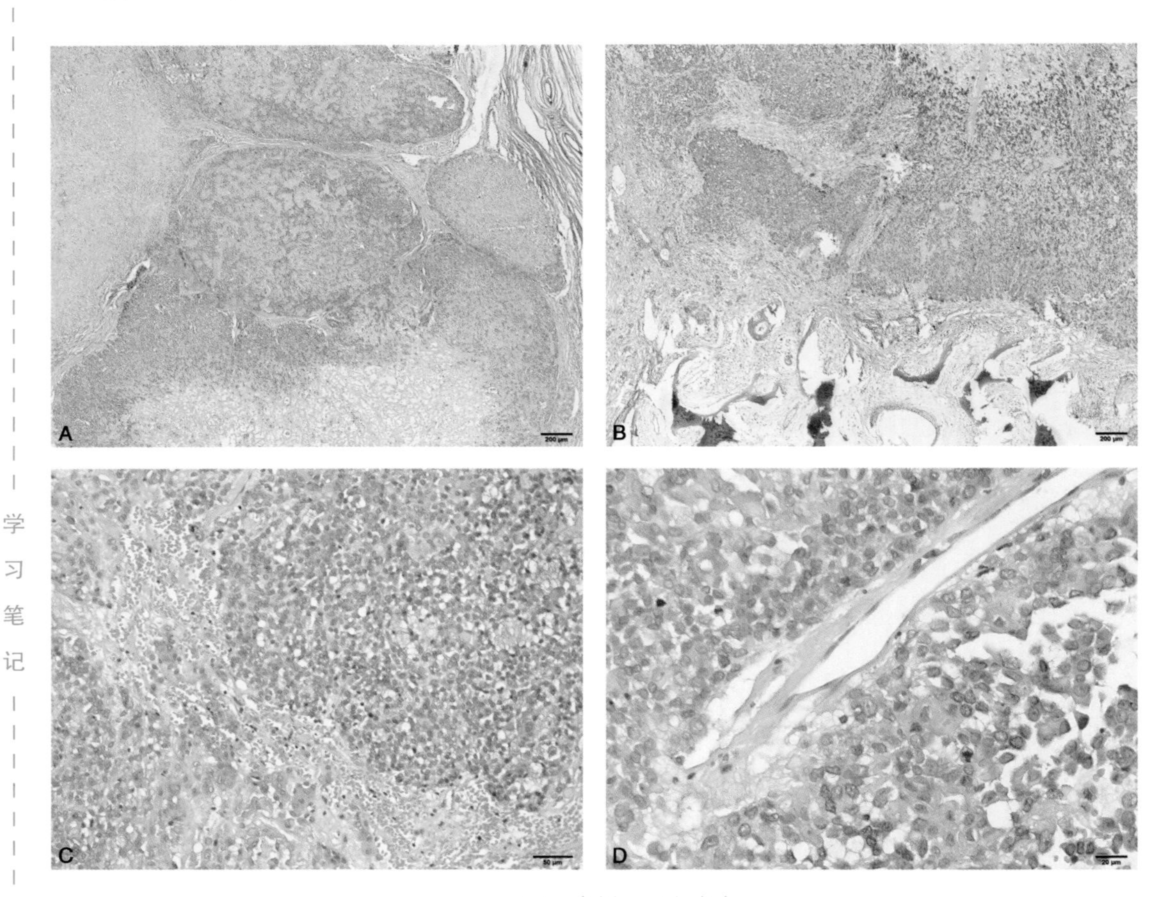

图 6-2-57　病例　肌上皮癌

A. 肿瘤呈多结节性生长，伴有局灶性坏死。HE，×40。B. 局部浸润并且破坏腭部骨板。HE，×40。C. 肿瘤多为上皮样和浆细胞样的肌上皮细胞组成。HE，×200。D. 细胞异型性明显，核分裂象易见。HE，×400

【病例讨论】

1. 唾液腺肌上皮癌的预后与组织学类型　唾液腺肌上皮癌的预后变化较大。约 1/3 的患者死于该肿瘤；另有 1/3 患者带瘤生存；剩余 1/3 无瘤生存。当肌上皮癌发生转移时，转移灶可出现在颈部淋巴结以及远处部位，包括肺、肾、脑和骨。源自于多形性腺瘤的恶性肌上皮瘤其生物学行为类似于原发癌，但也有认为源自于多次复发多形性腺瘤的病例可能存在迁延的病程。有研究认为主要由浆细胞样细胞构成的肌上皮癌具有较强侵袭性。Savera 和 Sloman 等在研究中发现，肿瘤细胞的非典型性（高级别）和预后有轻度相关性。但其他参数，如肿瘤大小、部位、细胞类型、有丝分裂象、良性部分多少、肿瘤坏死、神经周侵犯和血管周侵犯等，和肿瘤预后无关。在临床病理报告中，肌上皮癌伴有的不同组织学特点应该予以说明，最好做出肿瘤是高级别或者低级别的判定。该病例由恶性的肌上皮细胞构成，细胞具有形态多样性和异型性，核深染，核仁明显，核分裂象易见以及浸润生长的特点。

2. 唾液腺肌上皮癌的高级别转化　有学者提出，高级别转化的肌上皮癌表现为细胞不典型性，细胞核多形性，核膜不规则，核仁明显，瘤巨细胞，怪异瘤细胞。核分裂象，包括病理性核分裂象多见，肿瘤广泛浸润。高级别肿瘤因具有恶性肿瘤的特征，如浸润，坏死，和核分裂象，诊断时需与其他恶性肿瘤鉴别。以此同时，低级别肌上皮癌表现为细胞核较小或中等，染色质细腻，分布规则，核仁不明显。这种低级别肿瘤在诊断也需要鉴别诊断。因此，有人提出，核分裂象每10个高倍视野中出现7个或Ki-67指数大于10%提示为恶性。该病例中肿瘤浸润性生长，细胞形态异型性明显，核分裂象易见，应属于高级别肌上皮癌的范畴。

（陈　宇）

八、癌在多形性腺瘤中

癌在多形性腺瘤中（carcinoma ex pleomorphic adenoma，WHO ICD code 8941/3）是指良性多形性腺瘤中上皮成分的癌变，恶性成分可以是腺癌、腺样囊性癌、黏液表皮样癌、肌上皮癌、唾液腺导管癌等。癌在多形性腺瘤中包括侵袭性和非侵袭性癌两个亚类。肿瘤预后和恶变的组织学类型和浸润程度有关。

【临床要点】

1. 多发生于年龄大于60岁的男性。

2. 大部分病例（81.7%）发生于腮腺，18%病例发生于颌下腺，0.3%病例发生于舌下腺。小唾液腺以腭部多见。

3. 典型表现是长期存在的唾液腺结节，突然间增大。

4. 可出现疼痛、面瘫、破溃等症状。

【病理学特征】

1. 肉眼观察

（1）癌在多形性腺瘤中的瘤体通常比良性多形性腺瘤瘤体的体积大，形态不规则，包膜不完整。

（2）剖面多为实性，可见透亮黏液样区域。也可出现瘢痕、钙化、坏死、出血以及囊性变。

2. 光镜观察

（1）肿瘤具有多形性腺瘤的背景，呈浸润性生长（图6-2-58A，B）。

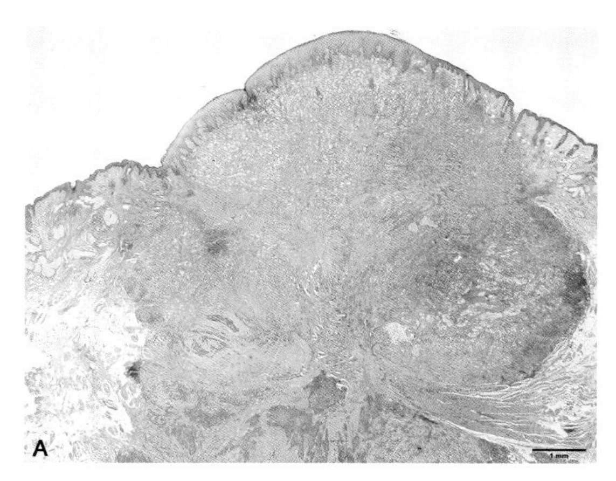

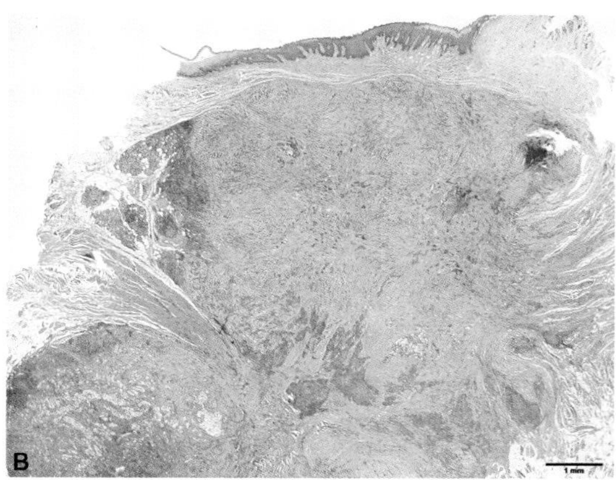

图6-2-58　癌在多形性腺瘤中组织学

A. 肿瘤表现为多形性腺瘤背景下的浸润性生长，侵犯表面被覆黏膜和皮肤。HE，×12.5。B. 癌在多形性腺瘤中，浸润型。肿瘤和被覆黏膜之间有纤维分隔。HE，×12.5

学习笔记

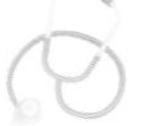

（2）肿瘤中的恶变区域可以非常局限也可以波及整个肿瘤。

（3）侵犯包膜，神经周以及血管（图 6-2-59A ~ D）。

（4）恶变成分主要表现为腺癌、导管癌、黏液表皮样癌、腺样囊性癌和肌上皮癌等（图 6-2-60A ~ D）。

（5）恶变区域细胞异型性明显，核分裂象易见，可伴有坏死（图 6-2-60E，F）。

（6）当仅表现为局灶性或包膜内的恶变时，称之为非侵袭性癌在多形性腺瘤中（non-invasive carcinoma ex pleomorphic adenoma）。其生物学行为近似于多形性腺瘤。

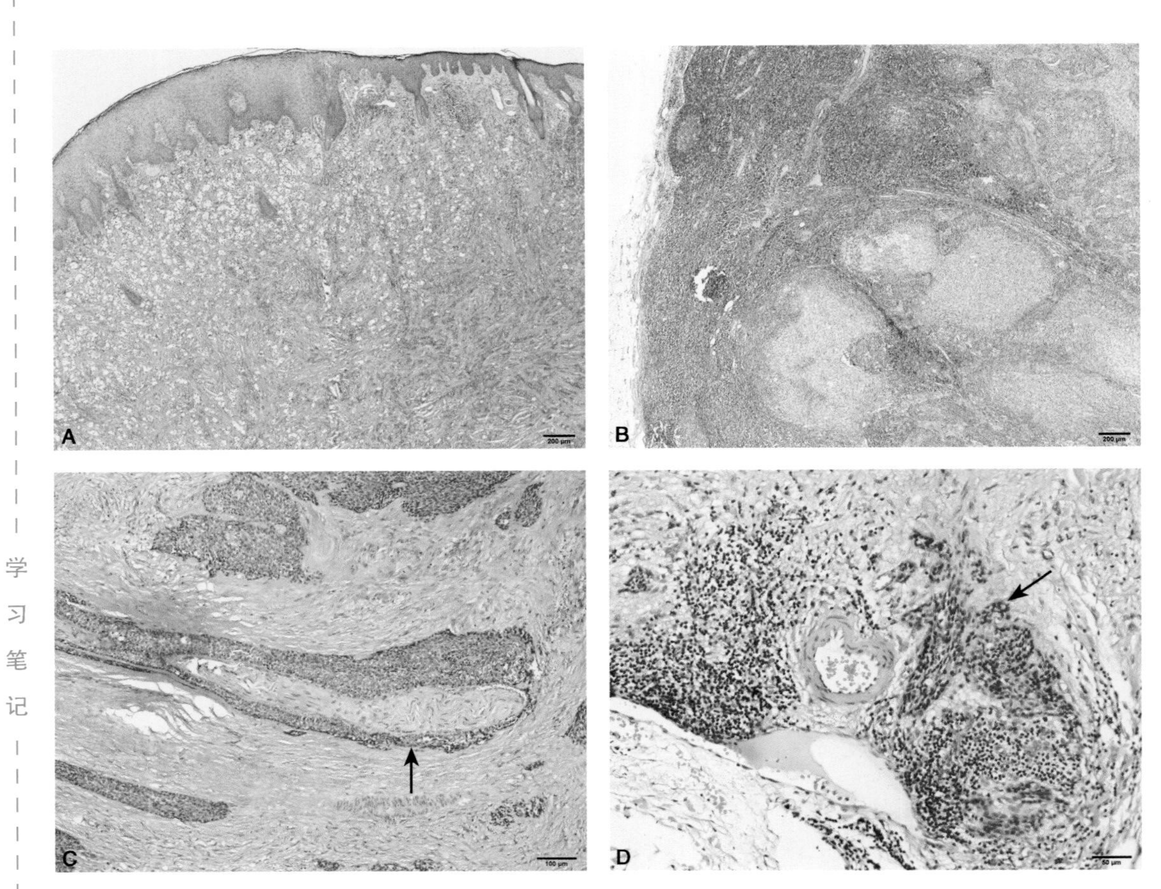

图 6-2-59　癌在多形性腺瘤中的病理特征

A. 肿瘤浸润周围组织，侵犯黏膜。HE，×40。B. 肿瘤浸润至邻近淋巴结。HE，×40。C. 肿瘤侵犯神经（箭头示）。HE，×100。D. 肿瘤浸润至血管（箭头示）。HE，×200

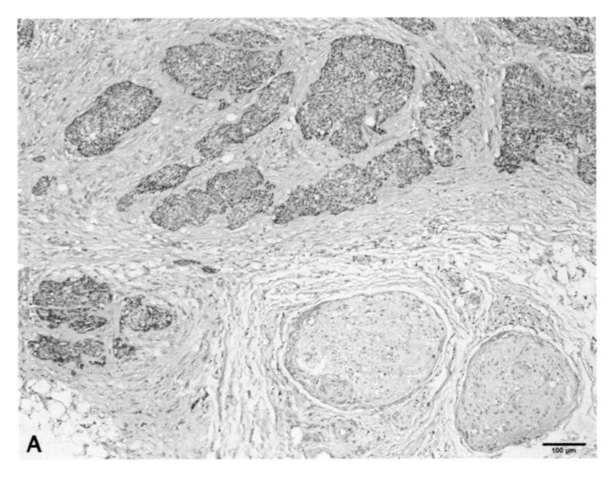

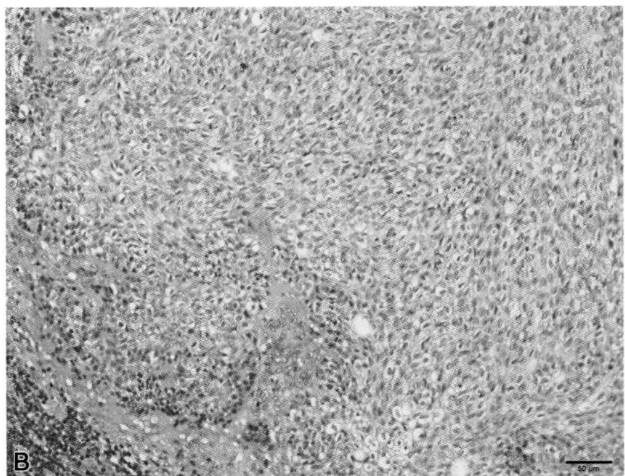

学习笔记

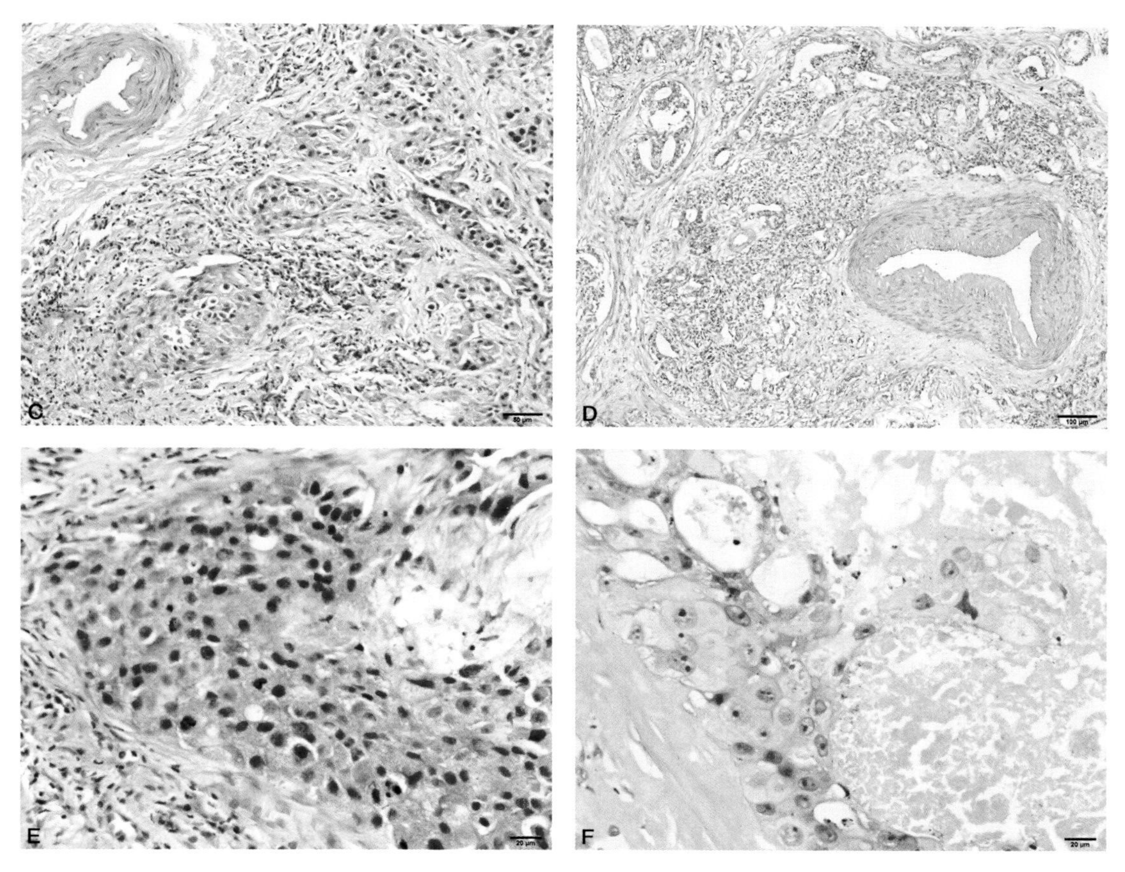

图 6-2-60　癌在多形性腺瘤中的病理特征

A. 恶变的成分为腺样囊性癌，浸润神经。HE，×100。B. 梭形的肌上皮癌伴透明细胞。HE，×200。C. 低分化腺癌。HE，×200。D. 上皮-肌上皮癌。HE，×100。E，F. 细胞异型性明显，核分裂象易见，可见坏死。HE，×400

学习笔记

（7）当肿瘤侵出包膜 1.5mm 以上时，称之为侵袭性癌在多形性腺瘤中（invasive carcinoma ex pleomorphic adenoma）。

【免疫组织化学特征】

癌在多形性腺瘤中的多形性腺瘤成分，其免疫组织化学染色特点与多形性腺瘤相同。恶变成分的免疫组织化学染色依据恶变的类型表现出不同的染色特点。如腺癌成分表现为 CK7，CAM5.2 表达阳性。肿瘤恶变区域的 Ki-67 阳性率较高，提示高的增殖活性（图 6-2-61A ~ D）。

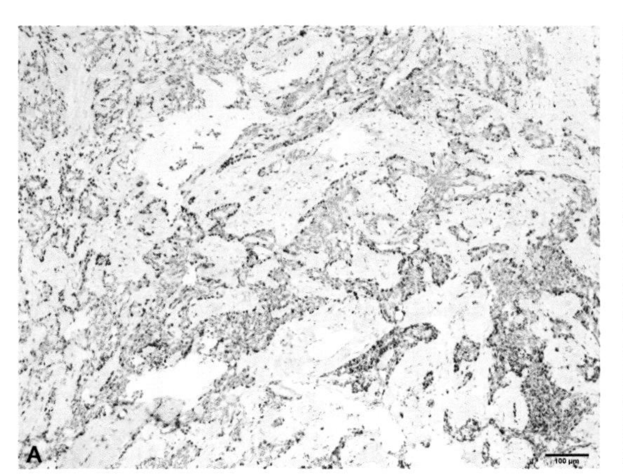

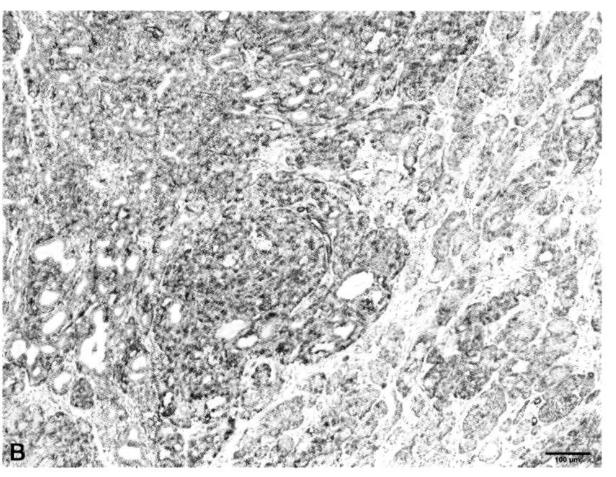

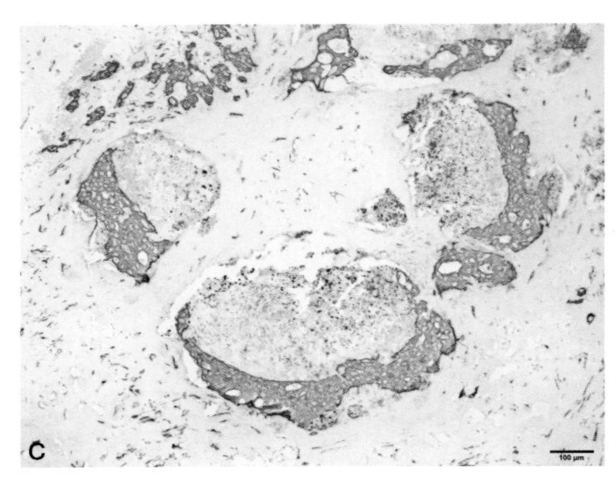
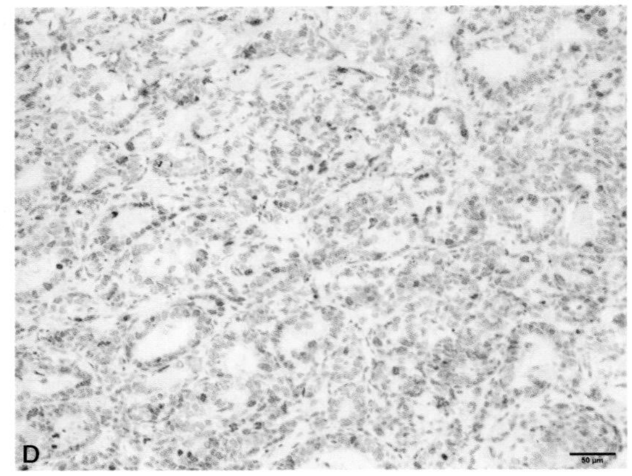

图 6-2-61　癌在多形性腺瘤中的免疫组织化学

A. 肿瘤细胞不同程度的表达 P63。SP,×100。B. 肿瘤细胞表达 S-100 蛋白。SP,×100。C. 高级别腺癌或唾液腺导管癌 CK7 呈强阳性反应。SP,×100。D. 肿瘤细胞 Ki-67 阳性率约为 20%。SP,×200

【鉴别诊断】

1. 多形性腺瘤(pleomorphic adenoma,WHO ICD code 8940/0)　由肿瘤性腺上皮和肿瘤性肌上皮细胞组成。构成双层管状结构,内层为腺上皮,外层为肌上皮细胞。黏液软骨样区域和成片增生的肿瘤性肌上皮细胞,形成条索,可出现鳞状化生。多形性腺瘤中不含有任何癌和(或)肉瘤的成分。

2. 侵袭性癌在多形性腺瘤中(invasive carcinoma ex pleomorphic adenoma)与非侵袭性癌在多形性腺瘤中(non-invasive carcinoma ex pleomorphic adenoma)的鉴别,在于癌侵入邻近组织的深度是否超过 1.5mm。对此区别有预后意义,并且影响颈淋巴结清扫和辅助性放疗的应用。

知识点

癌在多形性腺瘤中的分型

1. 侵袭性癌　癌侵入邻近组织的深度大于 1.5mm。
2. 非侵袭性和微侵袭性癌　癌侵出包膜外等于或小于 1.5mm。

【病例 1】

患者女性,59 岁。发现右腭部肿块 8 个月。

专科检查:右腭部肿块,2cm×1cm。质韧,边界欠清。表面黏膜无破溃,无触压痛。

肉眼观察:上颌骨一段,总体积 6.5cm×6cm×5cm,带有牙齿 5 枚。腭部可见一 1.5cm×1cm×0.8cm 肿块。剖面实性,灰白色,质韧。

光镜观察:肿瘤无包膜,浸润性生长,局部浸润被覆黏膜上皮。肿瘤中可见残存的多形性腺瘤区域,伴有玻璃样变和硬化区(图 6-2-62A)。在邻近黏膜区域,肿瘤多为上皮-肌上皮癌,可见典型的上皮-肌上皮癌的组织学特点(图 6-2-62B)。高倍视野下可见典型的双层导管结构,腔面细胞为立方状上皮,外周为透明的肌上皮细胞,细胞有轻度异型性(图 6-2-62C,D)。部分区域表现为成巢的透明样肿瘤性肌上皮细胞。在肿瘤深面可见上皮-肌上皮癌和腺样囊性癌并存的区域(图 6-2-63A,B)。腺样囊性癌区域具有典型的筛状结构以及近似裸核的深染小细胞。上皮-肌上皮癌也具有典型的双层管状结构以及透明的肌上皮细胞。因此该病例的恶性成分包括

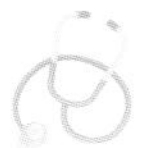

了腺样囊性癌和上皮肌上皮癌。

病理诊断:(腭部)癌在多形性腺瘤中,癌变成分以腺样囊性癌和上皮-肌上皮癌为主。

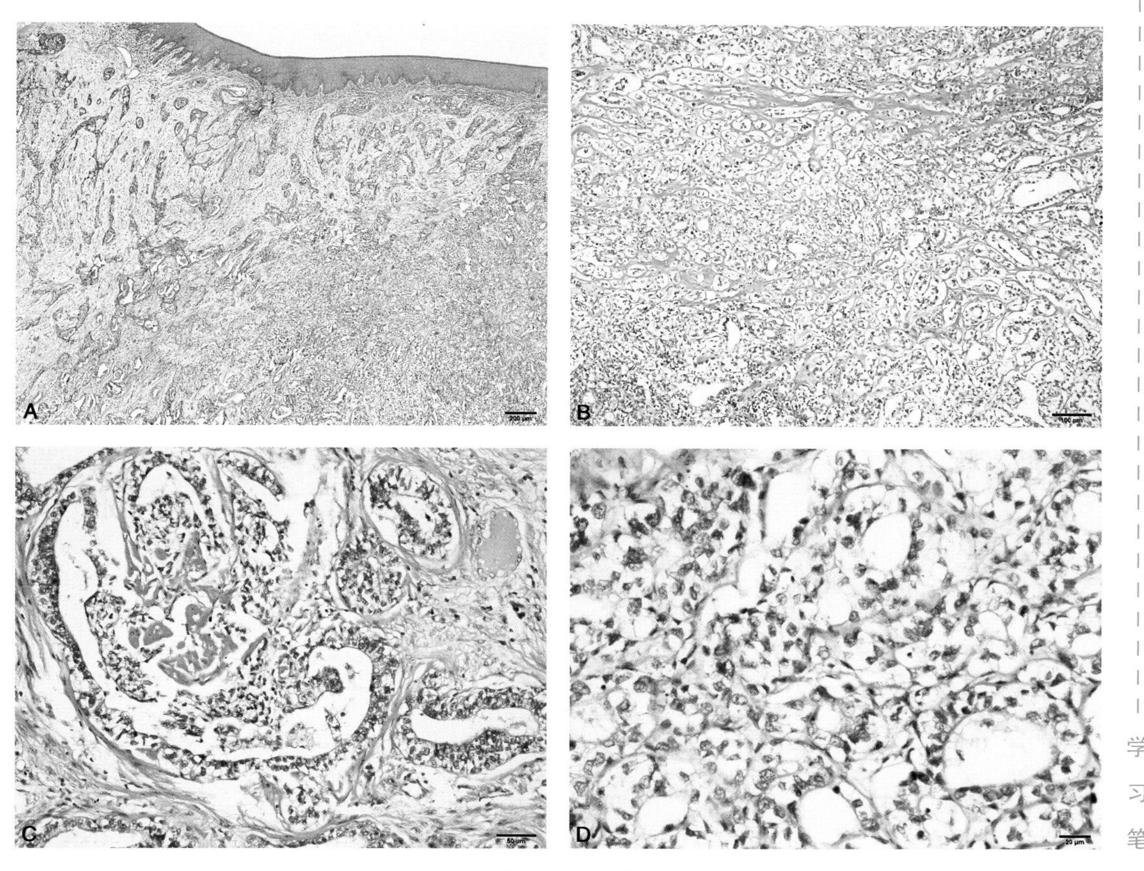

图 6-2-62　病例 1　癌在多形性腺瘤中

A. 肿瘤无包膜,浸润被覆黏膜,视野左侧为残留的多形性腺瘤区域,右侧为恶变区。HE,×40。B. 恶变区主要为上皮-肌上皮癌。HE,×100。C. 上皮-肌上皮癌典型的双层导管结构,腔面细胞为立方状上皮,外周为透明的肌上皮细胞。HE,×200。D. 上皮-肌上皮癌细胞具有轻度异型性。HE,×400

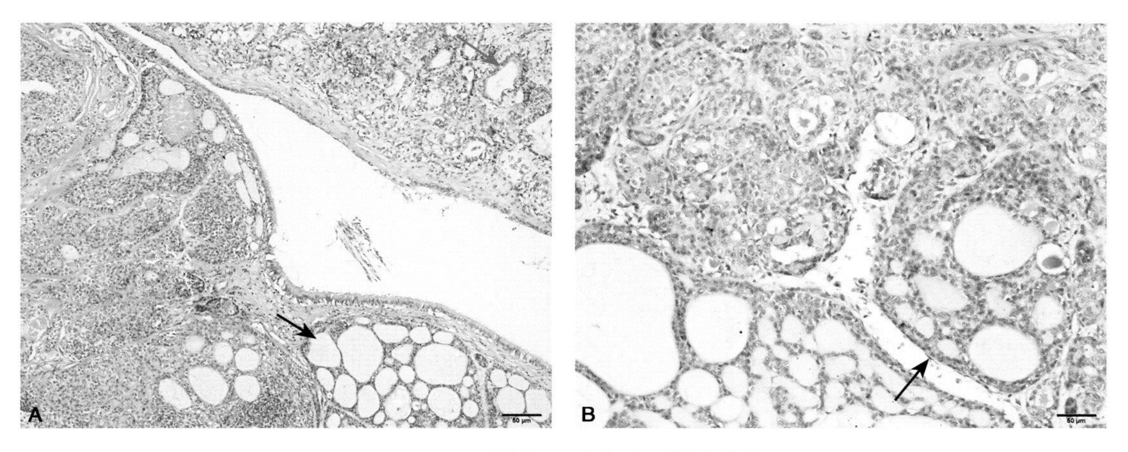

图 6-2-63　病例 1　癌在多形性腺瘤中

在肿瘤深面可见上皮-肌上皮癌和腺样囊性癌并存的区域。A,B. 上皮-肌上皮癌具有典型的双层管状结构,外层肌上皮细胞胞浆透明(红色箭头示)。腺样囊性癌区域具有典型的筛状结构(黑色箭头示)以及近似裸核的深染小细胞。HE,×200

学习笔记

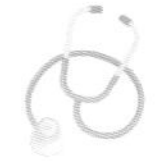

【病例1讨论】

1. 侵袭性和非侵袭性/微侵袭性癌在多形性腺瘤中的预后 WHO 2005年分类将癌在多形性腺瘤中分为三个亚类,即侵袭性,非侵袭性和微侵袭性。前一组预后较差,后两组通常预后良好。但有些学者对此诊断标准提出争议。Tortoledo等发现,如果肿瘤侵袭距离不超过包膜6mm,患者均未死于该肿瘤。如果肿瘤侵袭距离超过被膜8mm,患者无一幸存。近年来的一些研究发现,肿瘤侵袭距离小于5mm者,其预后和多形性腺瘤近似。病例1患者为侵袭性癌在多形性腺瘤中。肿瘤局部没有明显包膜,浸润性生长,侵犯被覆黏膜。提示患者的临床预后欠佳。

非侵袭性/微侵袭癌在多形性腺瘤中通常具有较好的生物学行为,但有些学者报道,非侵袭性癌在多形性腺瘤中的异型细胞过表达HER-2/neu蛋白以及相关基因的扩增,可能提示非侵袭性癌在多形性腺瘤中是真正恶性肿瘤的早期阶段,而不仅是细胞形态的变异。因此推荐用HER-2/neu的免疫组织化学检测,来鉴别多形性腺瘤中的非典型性细胞和非侵袭性癌。

2. 癌在多形性腺瘤中的恶变成分 癌在多形性腺瘤中的恶变成分以低分化腺癌(包括非特异性腺癌和导管癌),黏液表皮样癌、腺样囊性癌和肌上皮癌等。通常以一种成分为主,少数情况下也可多种癌变类型共同出现。病例1肿瘤的恶变成分包括两种类型,上皮-肌上皮癌和腺样囊性癌,它们都具有典型的组织学特点。细胞具有一定的异型性,核分裂象可见。因此,癌在多形性腺瘤中的恶变成分可以同时出现两种癌成分,或甚至更多。

【病例2】

患者男性,49岁。左颌下包块5年,反复消长。

专科检查:左侧颌下触及3cm×2.5cm大小包块。质硬,边界清楚,可活动,无触压痛。B超:左侧颌下查见3cm×2.5cm×2.6cm弱回声区,边界清楚。在超声引导下穿刺活检,查见可疑腺癌细胞。

肉眼观察:带腺体的包块组织一个,总体积5cm×3cm×2.5cm。其中包块大小约3.5cm×3.5cm×2cm。包膜完整,剖面灰白色,实性。

光镜观察:肿瘤无包膜,浸润周围腺体组织,并可见大片的玻璃样变和硬化区(图6-2-64A)。在硬化的纤维间质中可见残留的小管和小梁结构,提示既往的多形性腺瘤背景(图6-2-64B)。肿瘤中的恶性成分为实性和导管状结构,中央伴有坏死(图6-2-64C,D)。高倍视野下肿瘤细胞异型性明显,核分裂易见,表现为唾液腺导管癌的特点(图6-2-64E,F)。

病理诊断:(左颌下腺)癌在多形性腺瘤中,癌变成分为唾液腺导管癌。

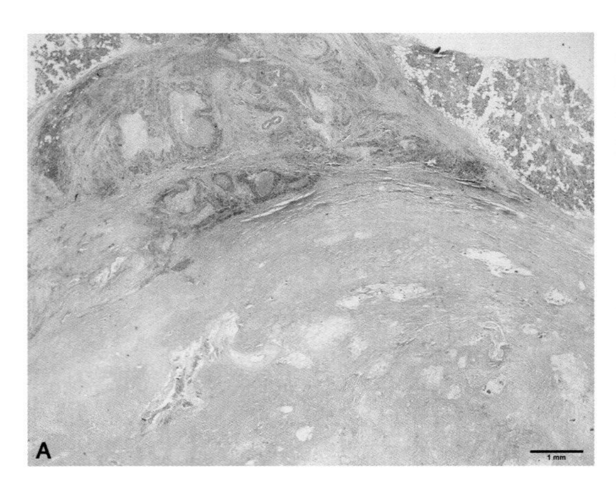

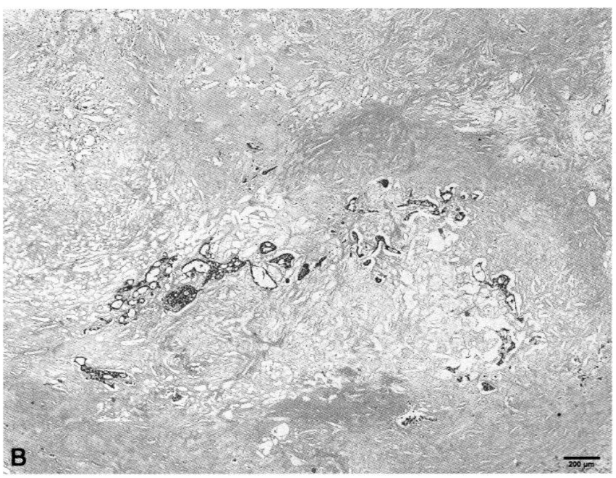

学习笔记

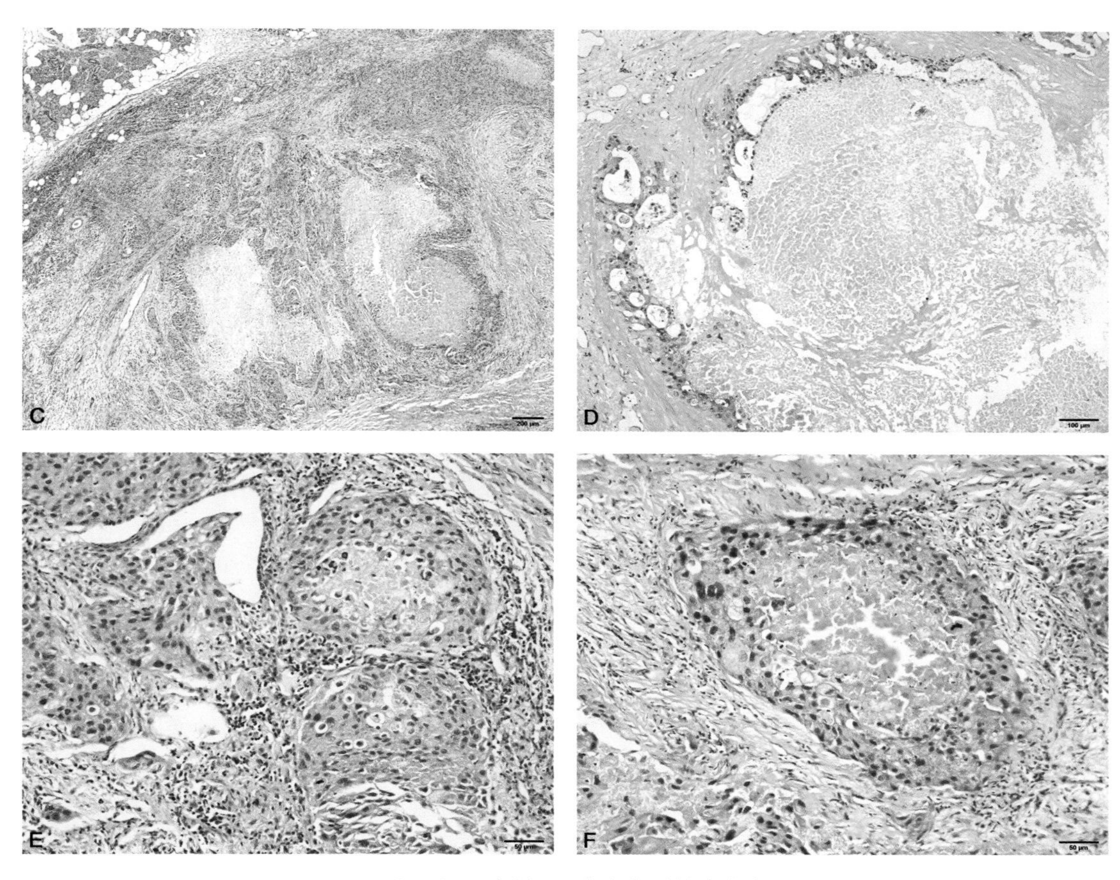

图 6-2-64　病例 2　癌在多形性腺瘤中

A. 肿瘤无明显包膜，浸润周围腺体组织，并可见大片的玻璃样变和硬化区。HE，×20。B. 在硬化的纤维间质中残留呈小管和小梁结构的肿瘤组织。HE，×40。C. 肿瘤可见实性或导管样结构，中央伴有坏死。HE，×40。D. 肿瘤出现大片坏死。HE，×100。E，F. 肿瘤细胞异型性明显，核分裂象易见，表现为高级别腺癌的特点。HE，×200

学习笔记

【病例 2 讨论】

1. 癌在多形性腺瘤中的诊断依据　肿瘤具有多形性腺瘤的背景，出现癌的成分，恶变区域局限或波及整个肿瘤。恶变成分可为腺癌、导管癌、黏液表皮样癌、腺样囊性癌和肌上皮癌等。具备以上病理变化时，诊断癌在多形性腺瘤中并不困难。但是，当肿瘤以恶性成分为主，良性多形性腺瘤成分并不明确。此时，诊断癌在多形性腺瘤中，可参考以下依据：①肿瘤中出现大片嗜伊红匀染的玻璃样变物质，以及残存的良性导管上皮。②肿瘤周围存在的完整包膜或部分包膜。③病程长或有既往多形性腺瘤手术史。这些证据可协助癌在多形性腺瘤中的诊断。病例 2 癌在多形性腺瘤中，表现为在硬化的纤维间质中，残留的小管和小梁结构，提示既往的多形性腺瘤背景。恶性成分为实性和导管状结构，肿瘤异型性明显，浸润性生长，伴有坏死。因此，诊断为癌在多形性腺瘤中，癌变成分为唾液腺导管癌。

2. 癌在多形性腺瘤中与恶性多形性腺瘤的关系　恶性多形性腺瘤或恶性混合瘤（malignancy in pleomorphic adenoma/malignant mixed tumour）作为一类包含有残余良性多形性腺瘤的恶性肿瘤，由 LiVolsi 和 Perzin 在 1977 年首先报道的。Spiro 支持恶性多形性腺瘤的存在并且提出即便缺乏临床病史，但组织学有证据证明其来自预先存在的多形性腺瘤，也可以诊断恶性多形性腺瘤。恶性多形性腺瘤约占唾液腺肿瘤的 3.6%，占唾液腺恶性肿瘤的 11.7%，其中多形性腺瘤的恶变率约为 6.2%（1.9% ~23.3%）。随着多形性腺瘤病程的延长，恶变率明显增加，从 5 年的 1.5% 到 15 年的 10%。

WHO 唾液腺肿瘤分类认为恶性多形性腺瘤包括：①癌在多形性腺瘤中（carcinoma ex pleomorphic adenoma）；②癌肉瘤（carcinosarcoma）；③转移性多形性腺瘤（metastasising pleomorphic adenoma）。病例 2 诊断为癌在多形性腺瘤中，是恶性多形性腺瘤的一种类型。

知识拓展

唾液腺癌肉瘤

癌肉瘤[carcinosarcoma(true malignant mixed tumour) ex pleomorphic adenoma, WHO ICD code 8980/3]极为罕见。目前仅有 60 余例癌肉瘤/真性混合性恶性肿瘤的报道。一些病例来源于预先存在的多形性腺瘤，但也有单独发生的病例。镜下观察可见双相结构，肿瘤由上皮和间充质成分组成。上皮成分多表现为分化差的癌或腺癌，但近来唾液腺导管癌的报道有增加趋势。间充质成分多表现为软骨肉瘤，其他如骨源性肉瘤（osteogenic sarcoma）、纤维肉瘤、恶性纤维组织细胞瘤（malignant fibrous histocytoma）、多形性横纹肌肉瘤（pleomorphic rhabdomyosarcoma）以及破骨巨细胞样的肿瘤。

上皮标志物在肿瘤的上皮成分中多有表达，而在间充质/肉瘤成分中可表达亦可以不表达。间质成分对上皮标志物的阳性表达，提示癌肉瘤可能是单一细胞来源的癌。但表现为不同类型的分化趋势，也可以出现上皮-间充质转化。在其他部位，如乳腺、尿道，类似的肿瘤研究表明，肉瘤样成分和癌成分具有近似的基因学特点（genetic profiles）。Tse 等在一系列伴有破骨细胞样巨细胞的癌肉瘤研究中发现存在染色体 17p13 等位基因突变。而该位点的突变也存在于唾液腺导管癌，这提示癌肉瘤实际上是高级别的癌。

学习笔记

知识拓展

唾液腺转移性多形性腺瘤

转移性多形性腺瘤（metastasising pleomorphic adenoma；WHO ICD code 8940/1）在组织形态学上无法和多形性腺瘤鉴别，但可以发生广泛转移。转移位置包括淋巴结、骨、肺和肾脏，并且可以致死。WHO 唾液腺肿瘤分类把转移性多形性腺瘤，当成恶性多形性腺瘤的一个亚类。但与癌在多形性腺瘤中以及癌肉瘤不同，转移性多形性腺瘤无论是在原发灶、复发部位还是转移部位，其组织学特点仍然表现为良性多形性腺瘤的特点。

该肿瘤罕见，目前为止不到 100 例。尽管如此，转移性多形性腺瘤具有鲜明的临床病理特点。已报道的病例都具有如下一些特点：原发和转移的发生时间间隔非常长，最长可达 50 年。同时发生多部位的转移和复发。尽管部位不同，但肿瘤的形态学特点很一致。

九、淋巴上皮癌

淋巴上皮癌（lymphoepithelial carcinoma, WHO ICD code 8082/3）是一种伴有明显非肿瘤性淋巴细胞浆细胞浸润的未分化癌。又称恶性淋巴上皮病变（malignant lymphoepithelial lesion）或未分化癌伴淋巴样间质（undifferentiated carcinoma with lymphoid stroma）。亚洲人大部分病变的发生与 EB 病毒有关。肿瘤细胞分化差，但综合治疗的效果较好。

【临床要点】

1. 多见于北极地区因纽特人，中国南方人，日本人。
2. 年龄分布广泛。

3. 女性略多于男性。

4. 绝大部分发生于大唾液腺,腮腺约占75%。

5. 发病与EB病毒有关。

6. 主要表现为疼痛性包块,病程较短。可伴有神经压迫症状,就诊时常出现局部淋巴结转移。

【病理学特征】

1. 肉眼观察

(1) 肿瘤多为分叶状,实性包块,质硬。

(2) 肿瘤浸润性生长,边界不清。

2. 光镜观察

(1) 腺体结构破坏,小叶结构不清。

(2) 肿瘤性上皮岛呈不规则实性条索或巢状分布,周围伴有大量淋巴细胞和浆细胞(图6-2-65,图6-2-66)。

(3) 癌细胞多形性,有大的空泡状核以及明显的核仁,胞浆嗜酸,边界清楚,核分裂象多见(图6-2-67A)。

(4) 肿瘤细胞周围大量淋巴细胞浸润,常可见生发中心。淋巴细胞为均匀一致的小淋巴细胞,混有浆细胞和组织细胞(图6-2-67B)。

(5) 可侵犯神经血管。

(6) 偶见鳞状化生、多核巨细胞、淀粉样物质沉积等。

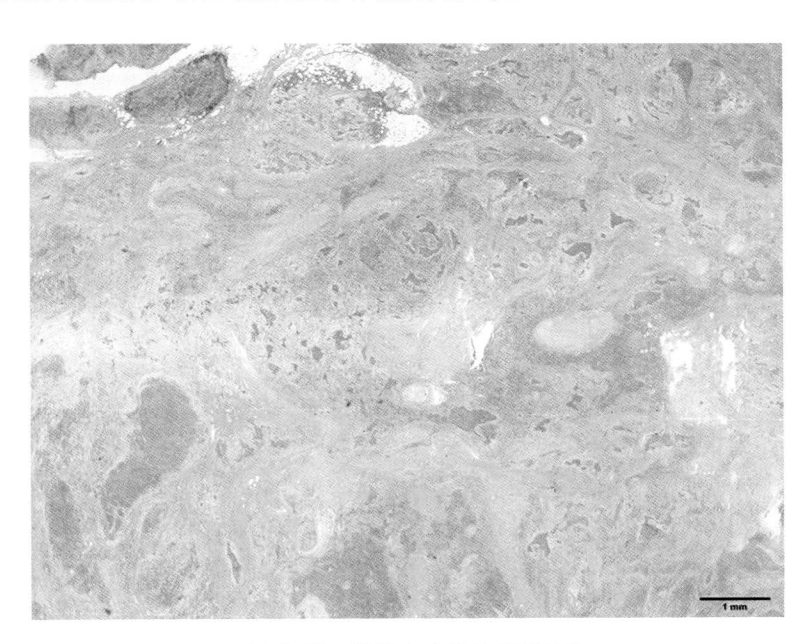

图6-2-65　淋巴上皮癌的病理特征

腺体结构被破坏,小叶结构不清。不规则的肿瘤上皮岛浸润,伴有大量淋巴细胞间质。HE,×12.5

学习笔记

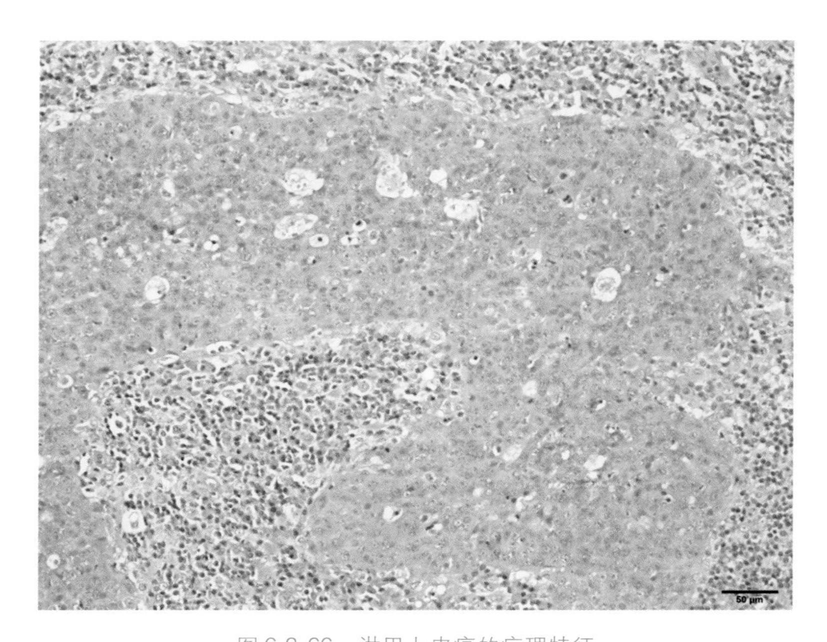

图 6-2-66　淋巴上皮癌的病理特征

肿瘤细胞形成不规则团片或岛状，周围大量淋巴细胞和浆细胞浸润。HE，×200

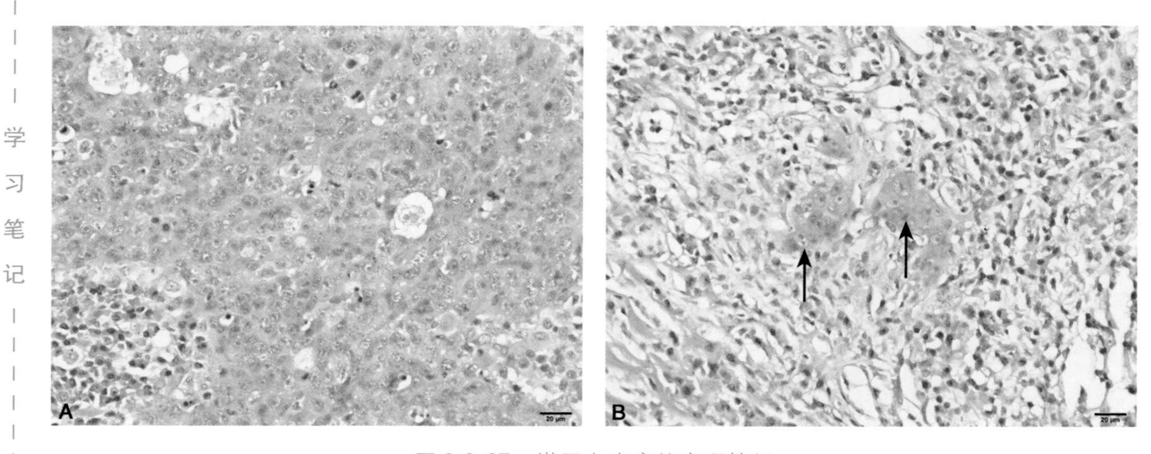

图 6-2-67　淋巴上皮癌的病理特征

A. 肿瘤细胞相互融合，界限不清。细胞核大淡染呈毛玻璃状，核仁明显，核分裂象易见。HE，×400。B. 淋巴细胞和浆细胞浸润明显，可见肿瘤上皮岛（箭头示）。HE，×400

【免疫组织化学特征】

1. 上皮细胞表达 EMA，PanCK（图 6-2-68A）。淋巴细胞表达 LCA。肿瘤细胞具有极高的增殖活性，Ki-67 阳性率高（图 6-2-68B）。

2. 原位杂交、免疫组织化学或血清学可检测到 EB 病毒。

【鉴别诊断】

1. 转移性鼻咽癌　鼻咽癌细胞界限不清，呈合体状。细胞核呈空泡状，核仁突出。光镜下两者的鉴别非常困难，因此在诊断淋巴上皮癌之前，必须仔细检查鼻咽部，以排除鼻咽部原发癌的存在。

2. 良性淋巴上皮病变　病变中巢状或岛屿状增生的上皮无明显异型性。EB 病毒检测多为阴性。

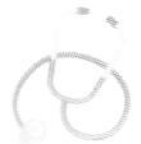

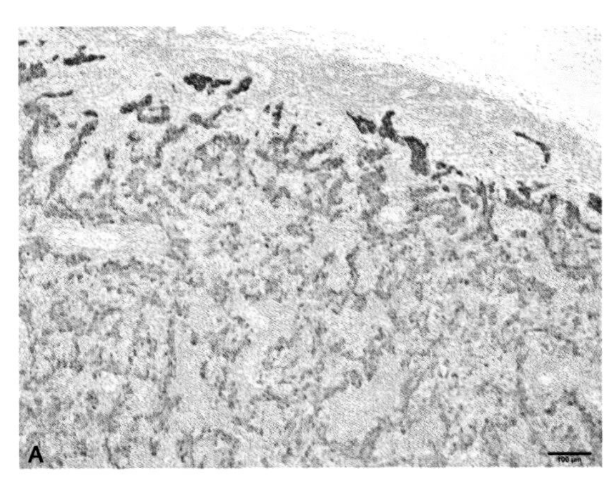

图 6-2-68　淋巴上皮癌的免疫组织化学

A. 肿瘤性上皮表达 PCK。SP,×100。B. 肿瘤的 Ki-67 阳性率高。SP,×100

3. 大细胞淋巴瘤　相关淋巴瘤细胞标志物阳性。

4. 大细胞未分化癌　两者肿瘤性上皮成分非常近似,但是大细胞未分化癌缺乏淋巴细胞间质。

5. 恶性无色素性黑色素瘤　黑色素瘤一般缺乏淋巴细胞间质。免疫组织化学表达 S-100 蛋白和 HMB45,不表达 CK。

知识点

唾液腺淋巴上皮癌的诊断要点

1. 发生于唾液腺的疼痛性包块,病程较短。
2. 病变为肿瘤性上皮岛或上皮条索,异型性明显,浸润性生长。
3. 肿瘤间质大量淋巴细胞和浆细胞浸润。
4. 患者 EB 病毒检测率较高。
5. 排除鼻咽癌,良性淋巴上皮病变,大细胞未分化癌等。

【病例】

患者女性,48 岁。右面部包块 5 年。

发现右面部包块 5 年,无疼痛等不适。3 个月前出现右面部肿胀,抗感染治疗后消退,后自觉包块变大变硬,并伴有隐痛。

鼻咽部检查排除鼻咽癌可能。

肉眼观察:红褐色腺体组织一块,总体积 4cm×4cm×2cm。剖面灰白色,实性,未见确切包块。淋巴结一枚,直径 1.6cm。

光镜观察:瘤细胞呈巢状或团块状分布,瘤细胞间及肿瘤间质中有密集淋巴细胞浸润(图 6-2-69A)。肿瘤组织浸润血管,导管和脂肪组织(图 6-2-69B)。肿瘤细胞较大,可呈多角形,不规则形,圆形等。细胞核大空泡状,核仁明显,可见细胞异型性(图 6-2-69C)。部分肿瘤细胞和淋巴细胞浆细胞混杂,并存在透明样细胞变异(图 6-2-69D)。

免疫组织化学染色:CK(+);EMA(+);S-100 蛋白(-);GFAP(-);vimentin(-)。

病理诊断:(右腮腺区)淋巴上皮癌。

学习笔记

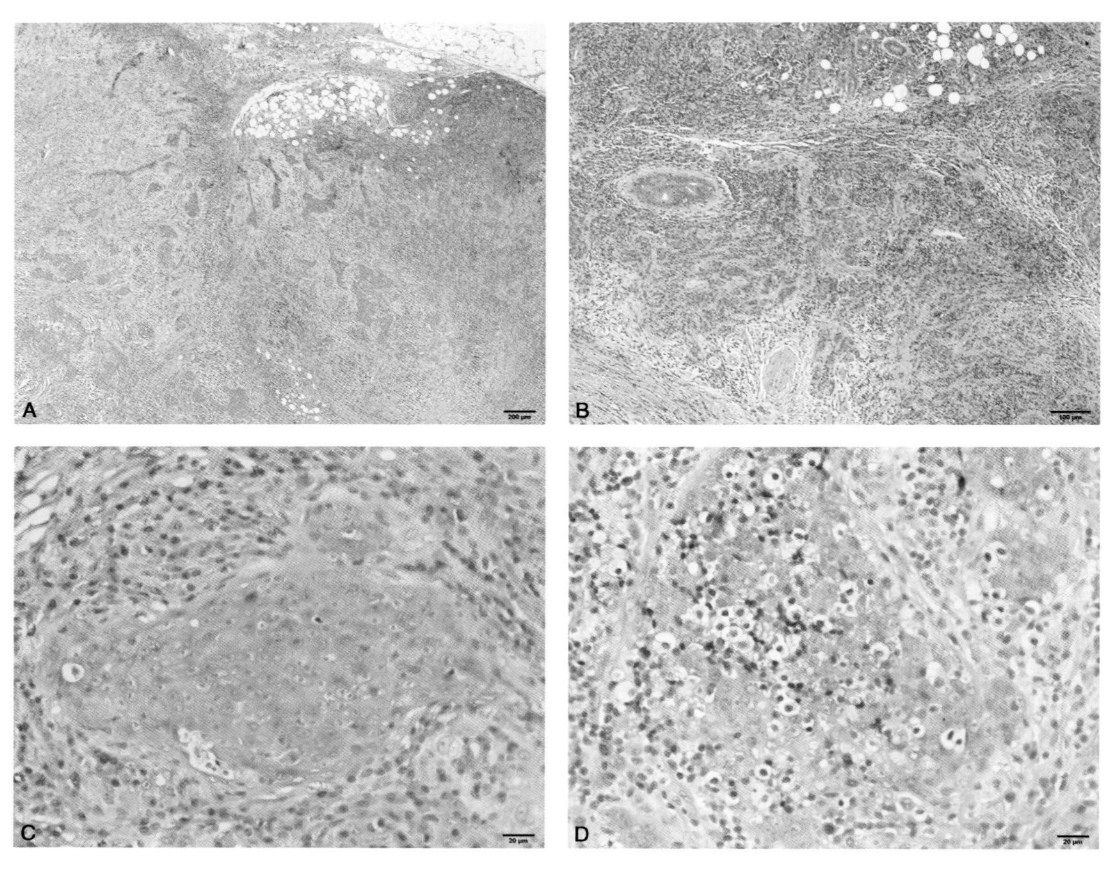

图 6-2-69　病例　淋巴上皮癌

A. 不规则的上皮岛浸润周围组织，上皮岛周围密集的淋巴细胞。HE，×40。B. 肿瘤组织浸润血管，导管和脂肪组织。间质中大量淋巴细胞浸润。HE，×100。C. 肿瘤细胞界限不清，异型性明显，可见空泡状核和明显的核仁。肿瘤周围可见淋巴细胞和浆细胞包绕。HE，×400。D. 淋巴细胞浸润肿瘤上皮岛中，部分上皮细胞呈透明细胞样改变。HE，×400

学习笔记

【病例讨论】

1. 唾液腺淋巴上皮癌的临床病理特征　临床上主要表现为疼痛性包块，病程较短。可伴有神经压迫症状。大体表现为分叶状实性包块，质硬。肿瘤浸润性生长，边界不清。病理组织学形态特征为肿瘤性上皮岛，形态不规则，呈条索或巢状分布。癌细胞多形性，有大的空泡状核及明显的核仁。胞浆嗜酸，边界不清，核分裂象多见。肿瘤细胞周围为大量增生的淋巴细胞间质，混有浆细胞和组织细胞。病例中的组织学改变为具有异型性的上皮岛分布于淋巴细胞间质中，浸润性生长，符合唾液腺淋巴上皮癌的诊断。

在淋巴上皮癌的诊断中免疫组织化学和原位杂交等提供极大的帮助，如上皮细胞 CK 阳性，淋巴细胞 LCA 阳性。原位杂交，免疫组织化学或血清学可检测到 EB 病毒等。

2. 淋巴上皮癌和良性淋巴上皮病变的关系　唾液腺淋巴上皮癌和良性淋巴上皮病变之间的关系，以及良性淋巴上皮病变恶变等，目前意见尚不统一。有学者认为良性淋巴上皮病变中的淋巴细胞和上皮成分均可恶变，前者可发生各类恶性淋巴瘤，后者发生为上皮的癌变。随着淋巴上皮癌病例的不断增加，发现许多患者病程较短，形态学上并无良性淋巴上皮病变的表现。病变一开始即表现为上皮癌，间质含丰富的淋巴细胞和浆细胞，故认为所谓“恶性淋巴上皮病变”并不都是由良性淋巴上皮病变恶变而来，而是从一开始即为恶性。目前普遍认为，良性淋巴上皮病变与淋巴上皮癌是病因不同的两种疾病。大部分淋巴上皮癌的发生与良性淋巴上皮病变无关。良性淋巴上皮病为自身免疫性疾病，多无 EB 病毒感染证据。而淋巴上皮癌为非自身

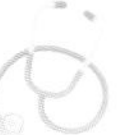

免疫性疾病，大部分患者有EB病毒感染。但确有少数淋巴上皮癌可在良性淋巴上皮病变基础上发生恶变而形成。本病例腮腺淋巴上皮癌，患者病程5年，无疼痛等不适。病变表现为不规则的上皮岛或上皮条索呈浸润性生长，间质充满淋巴细胞和浆细胞。病理诊断符合唾液腺淋巴上皮癌。但不能排除病变是在良性淋巴上皮病变基础上演变而来。

第三节　唾液腺良性肿瘤

一、多形性腺瘤

多形性腺瘤(pleomorphic adenoma，WHO ICD code 8940/0)是最常见的唾液腺肿瘤，由不同形态的腺上皮和肌上皮细胞、黏液样区域以及软骨样区域构成，通常有包膜。多形性腺瘤具有较高的复发率，多次复发的多形性腺瘤恶变风险增加。

【临床要点】

1. 多形性腺瘤可发生在任何年龄，60%发生在30～50岁(中位数年龄为40岁)。
2. 10%以下发生于儿童。
3. 男女比例约为1∶2。
4. 腮腺约占80%，颌下腺约占5%，舌下腺约占0.1%，小唾液腺约占10%。
5. 肿瘤生长缓慢，界限清楚。质软或轻度硬实，多数可移动。

【病理学特征】

1. 肉眼观察

(1) 肿瘤界限清楚，直径多为20～40mm。

(2) 剖面实性，灰白色，可见小囊腔，内含黏液。

(3) 可见半透明的黏液软骨样区域。

(4) 大多数肿瘤包膜完整。

2. 光镜观察

(1) 肿瘤包膜厚薄不一，部分肿瘤表现为指状突起的生长方式(图6-3-1A)或者多结节性生长(图6-3-1B)。

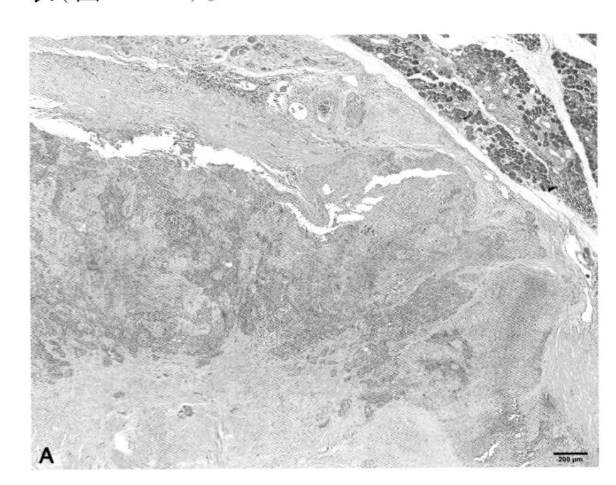

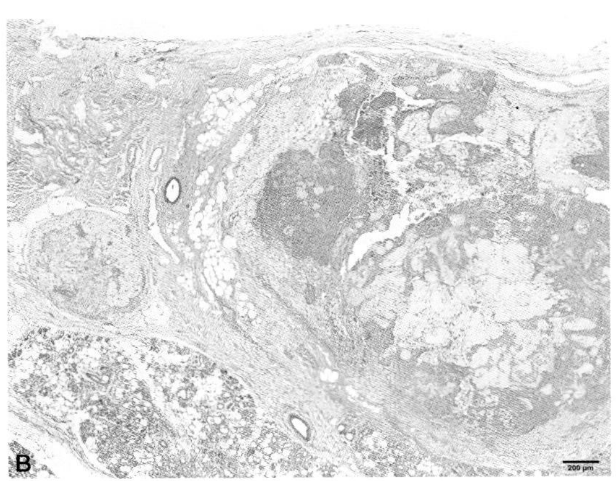

图6-3-1　多形性腺瘤的病理特征

A. 肿瘤包膜厚薄不一，呈指状突起样浸润性生长。可见黏液软骨样区域。HE，×40。B. 肿瘤呈多结节生长，邻近腺体，有纤维包膜与腺体分隔。HE，×40

学习笔记

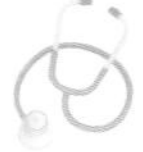

（2）组织学特点　①肿瘤组织结构具有多形性，不同病例的多形性腺瘤组织形态不完全一致，肿瘤基本上都具有不同比例的导管上皮、基底细胞和肌上皮细胞，并含有多少不等的基质成分，包括黏液软骨样基质（图6-3-2A～D）。②肿瘤性肌上皮细胞排列成片状、小岛状和管状，围绕着导管旁的空间。肿瘤性肌上皮细胞可以表现为多种形态：上皮样、梭形、浆细胞样、透明细胞样和嗜酸细胞样，并且一般都有两种或者多种的形态相结合（图6-3-3A～D）。③导管由扁平、立方或柱状上皮构成，细胞异型性小或无异型性。导管多呈小管状，可呈囊性膨胀（6-3-2B，6-3-3B，6-3-3D）。④25%的多形性腺瘤可见鳞状细胞化生，并可伴有角化形成（图6-3-4）。⑤肿瘤中的基质在不同病例里数量多少不一，可表现为嗜伊红的透明或黏液软骨样组织。前者是基膜样组织，抗胰酶消化的PAS染色阳性和Ⅳ胶原染色阳性。黏液软骨样基质很少体现真正的软骨样结构，并且阿辛兰染色阳性。钙化和骨化多见于病程较长的多形性腺瘤。

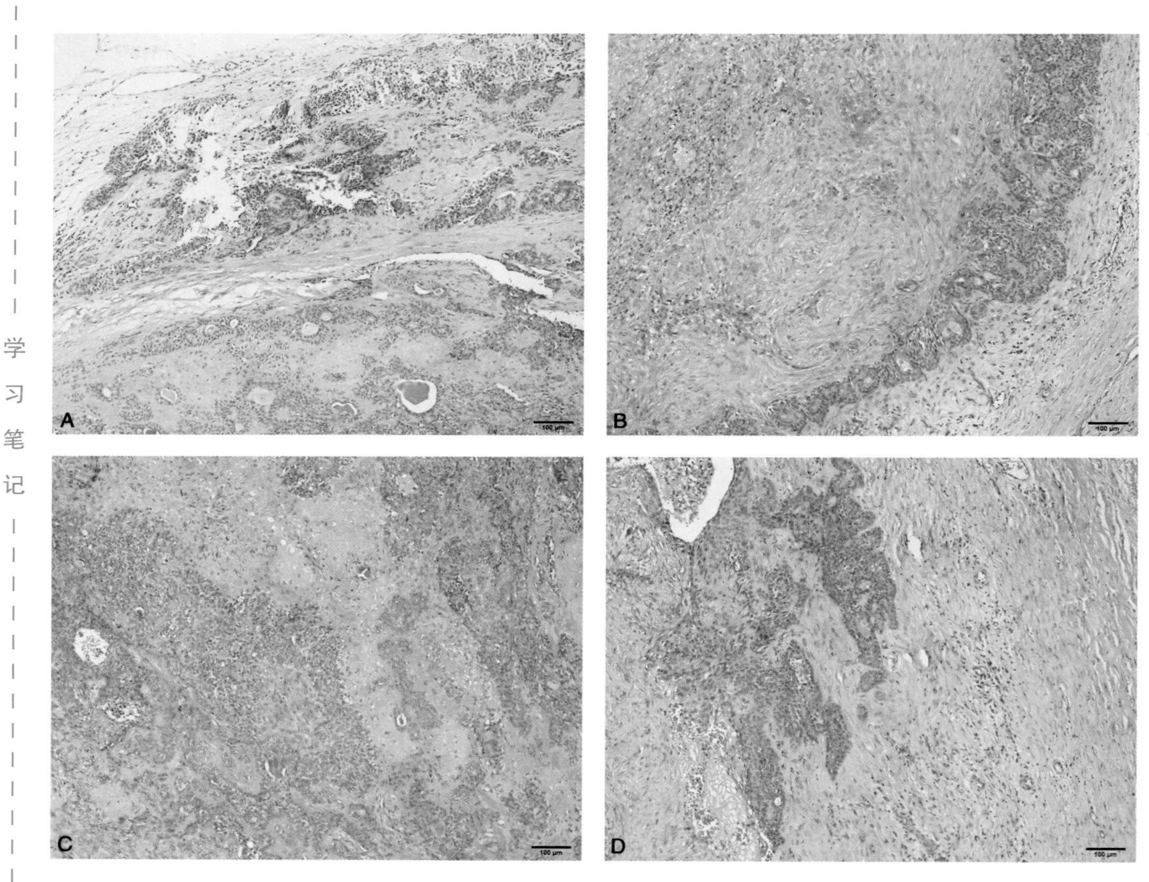

图6-3-2　多形性腺瘤的病理特征

A. 可见黏液样区域和管状结构，肿瘤浸润包膜。HE，×100。B. 在包膜内侧可见较多的管状结构，管腔内可见红染分泌物。HE，×100。C. 成团片状的肿瘤上皮，管腔结构和黏液样间质。HE，×100。D. 肿瘤上皮类似于基底细胞腺瘤，间质较为丰富，多为致密的纤维。HE，×100

学习笔记

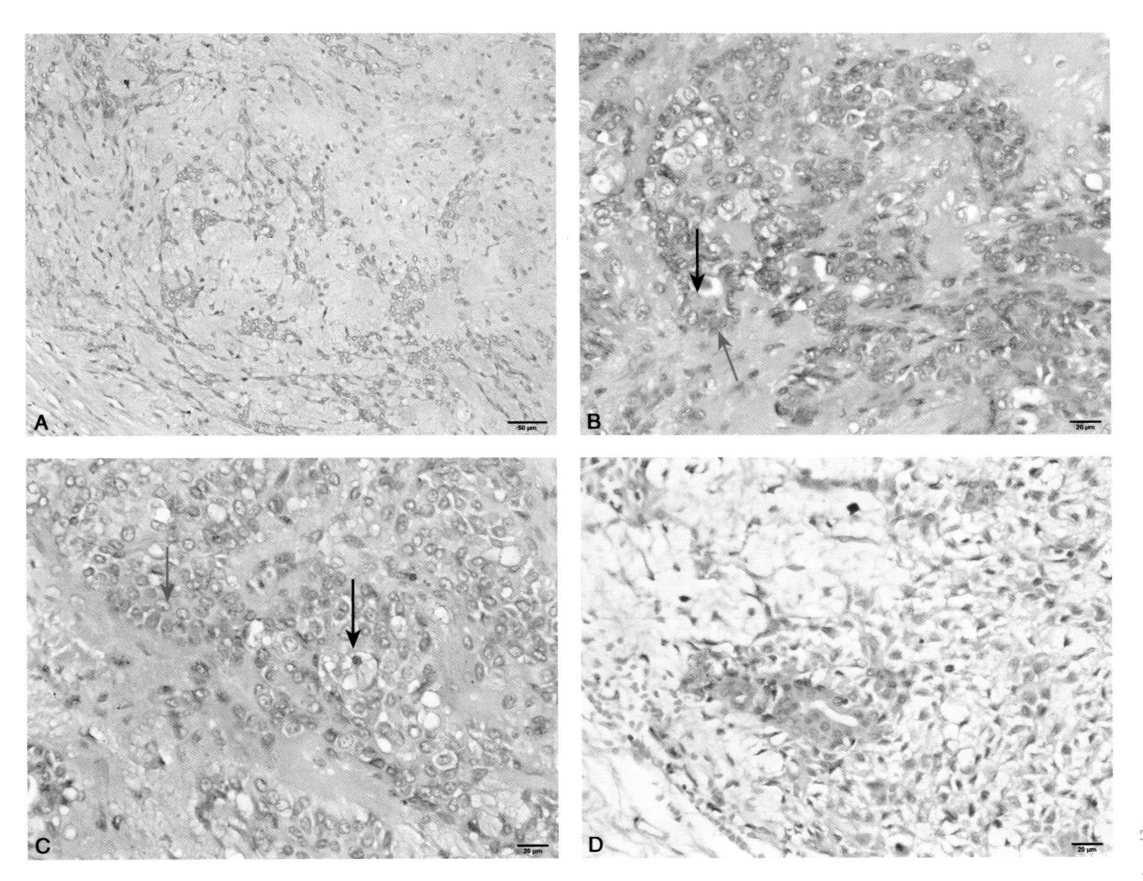

图 6-3-3　多形性腺瘤的病理特征

A. 在黏液样间质中散在多角形或梭形的肌上皮细胞，彼此连接呈网状。HE，×200。B. 肿瘤双层管状结构中腔面的腺上皮细胞（黑色箭头示）和外周的肌上皮细胞（红色箭头示）。HE，×400。C. 在肌上皮团中可见类似于脂母细胞样的大细胞（黑色箭头示），部分肌上皮细胞亦可表现为核偏位的浆细胞样（红色箭头示）。HE，×400。D. 导管上皮细胞胞浆红染，外周的黏液样区域中分散着呈多角形、梭形的肌上皮细胞。HE，×400

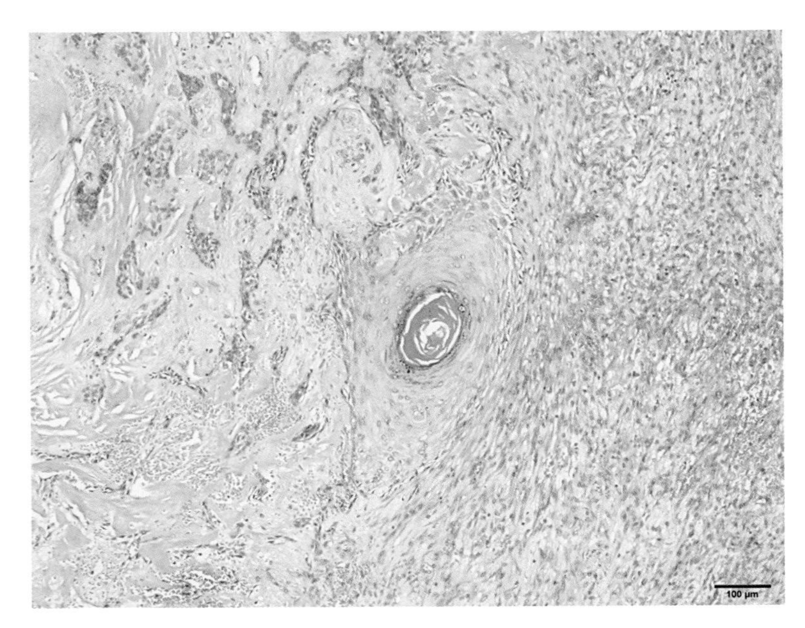

图 6-3-4　多形性腺瘤的病理特征

肿瘤组织中可见鳞状化生和角化珠。HE，×100

学习笔记

【组织化学特征】

1. 基膜样组织 PAS 染色阳性，并抗胰酶消化。Ⅳ胶原染色阳性。
2. 黏液软骨样基质阿辛兰染色阳性。

【免疫组织化学特征】

1. 肿瘤性肌上皮细胞表达肌上皮标志物，如 P63，calponin，SMA，S-100 蛋白，CK-14（图 6-3-5A～D）等。
2. 肿瘤腺管样结构的腔面上皮表达腺上皮标志物，如 EMA，CK7，CAM5.2 等（图 6-3-5E，F）。
3. 肿瘤间质中黏液软骨样成分表达 S-100 蛋白（图 6-3-5G），GFAP 等。
4. 肿瘤细胞 Ki-67 增殖活性较低（图 6-3-5H），一般小于 5%，平均约为 1.6%。

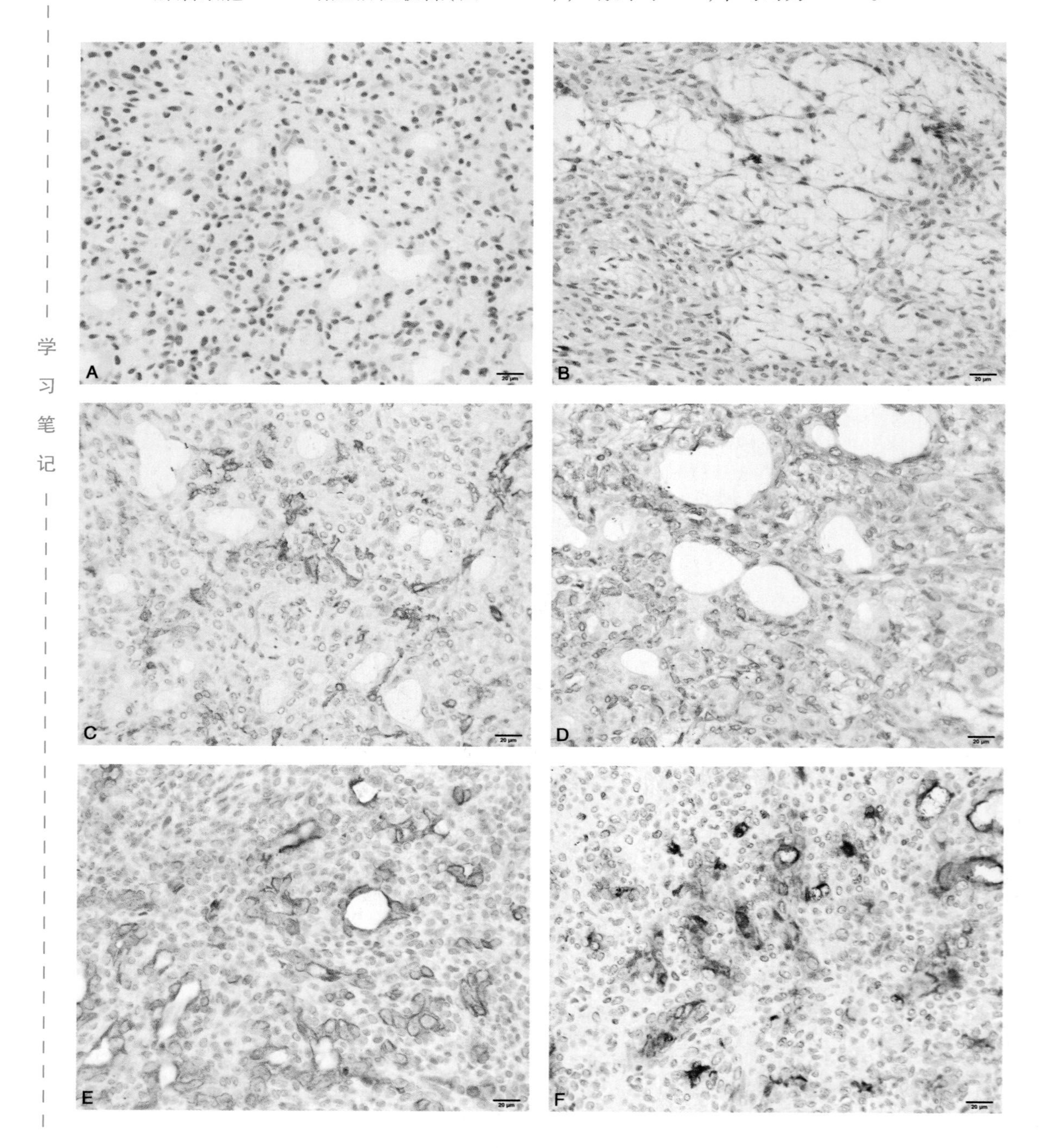

学习笔记

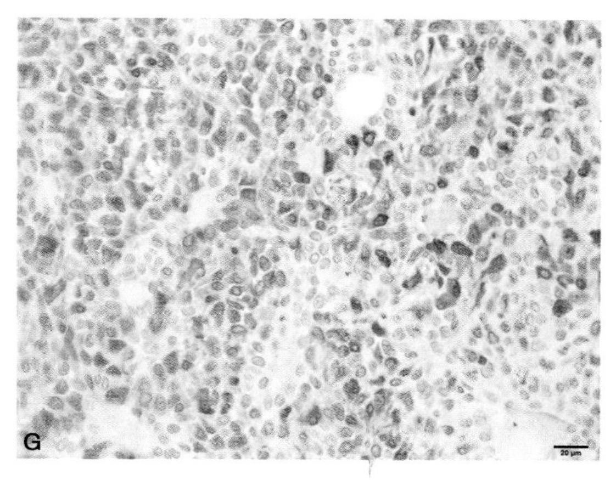

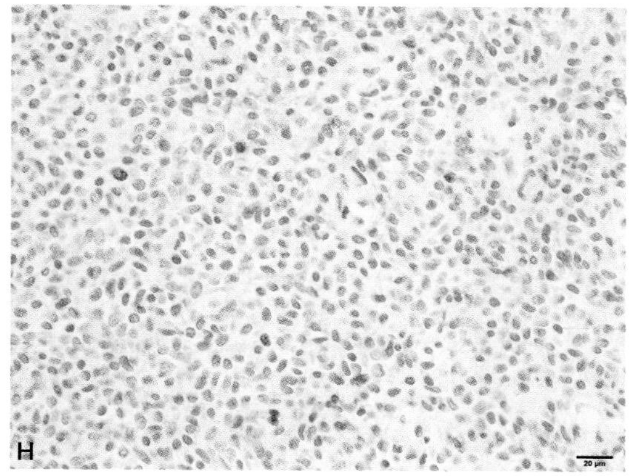

图 6-3-5　多形性腺瘤的免疫组织化学

A. 肿瘤性肌上皮细胞表达 P63，腔面细胞反应阴性。SP，×400。B. 肿瘤性肌上皮细胞表达 calponin。SP，×400。C. 部分肿瘤性肌上皮细胞表达 SMA，腔面细胞反应阴性。SP，×400。D. 肿瘤性肌上皮细胞表达 CK14，腔面细胞反应阴性。SP，×400。E. CK7：肿瘤腔面的腺上皮细胞表达 CK7，少许肿瘤性肌上皮细胞呈弱阳性。SP，×400。F. 肿瘤腔面的腺上皮细胞表达 EMA。SP，×400。G. 肿瘤性肌上皮细胞表达 S-100 蛋白，腔面细胞反应阴性。H. 肿瘤细胞 Ki-67（MIB-1）增殖指数很低，一般<5%。SP，×400

【鉴别诊断】

1. 肌上皮瘤　肌上皮瘤与多形性腺瘤的鉴别要点在于真性导管在肿瘤中所占的比例，若导管成分<5%，则诊断为肌上皮瘤。

2. 基底细胞腺瘤　在基质成分极少的多形性腺瘤，需要和管状或小梁状排列的基底细胞腺瘤相鉴别。后者上皮的外周基底细胞呈栅栏状排列，与间质有一清晰的分界。

知识点

唾液腺多形性腺瘤的诊断要点

1. 肿瘤具有双层管状结构，外层为肿瘤性肌上皮细胞，内层为肿瘤性腺上皮细胞。
2. 肿瘤具有黏液样区域或黏液软骨样区域。
3. 肿瘤性肌上皮细胞可出现鳞状化生，形成角化珠。
4. 肿瘤中不具有癌和（或）肉瘤的成分。
5. 肿瘤不出现临床转移症状。

【病例 1】

患者男性，44 岁。左耳前包块 3 年，约米粒大小，无明显自觉症状。

半年前发现左耳前包块，生长缓慢，长至鹌鹑蛋大小。

专科检查：左耳前扪及 1.5cm×1.5cm 大小包块，表面皮肤色温正常。包块质中偏硬，界清活动，轻微触压痛。未及肿大淋巴结。

肉眼观察：带腺体的包块组织一个，总体积 2.5cm×2cm×1.5cm。包块约 1.5cm×1.3cm×1cm，包膜基本完整。剖面灰白，实性，质地中等。

光镜观察：肿瘤呈结节状，包膜基本完整。局部可见指状突起样生长（图 6-3-6A），部分区域肿瘤浸润包膜。肿瘤由细胞丰富的区域、黏液样区域和管状区域组成。在黏液样区域中可见散在其中的梭形或多角形的肿瘤性肌上皮细胞（图 6-3-6B），也可见呈浆细胞样或上皮样的肿瘤性肌上皮细胞，形成巢团状结构。其间可见导管，导管腔内为红染分泌物。局部可见较多的鳞状化生(图 6-3-6C)。灶状区域细胞丰富,具有一定的异型性,核分裂象可见(图 6-3-6D)。

病理诊断:(左腮腺)多形性腺瘤,浸润包膜,部分细胞生长活跃。

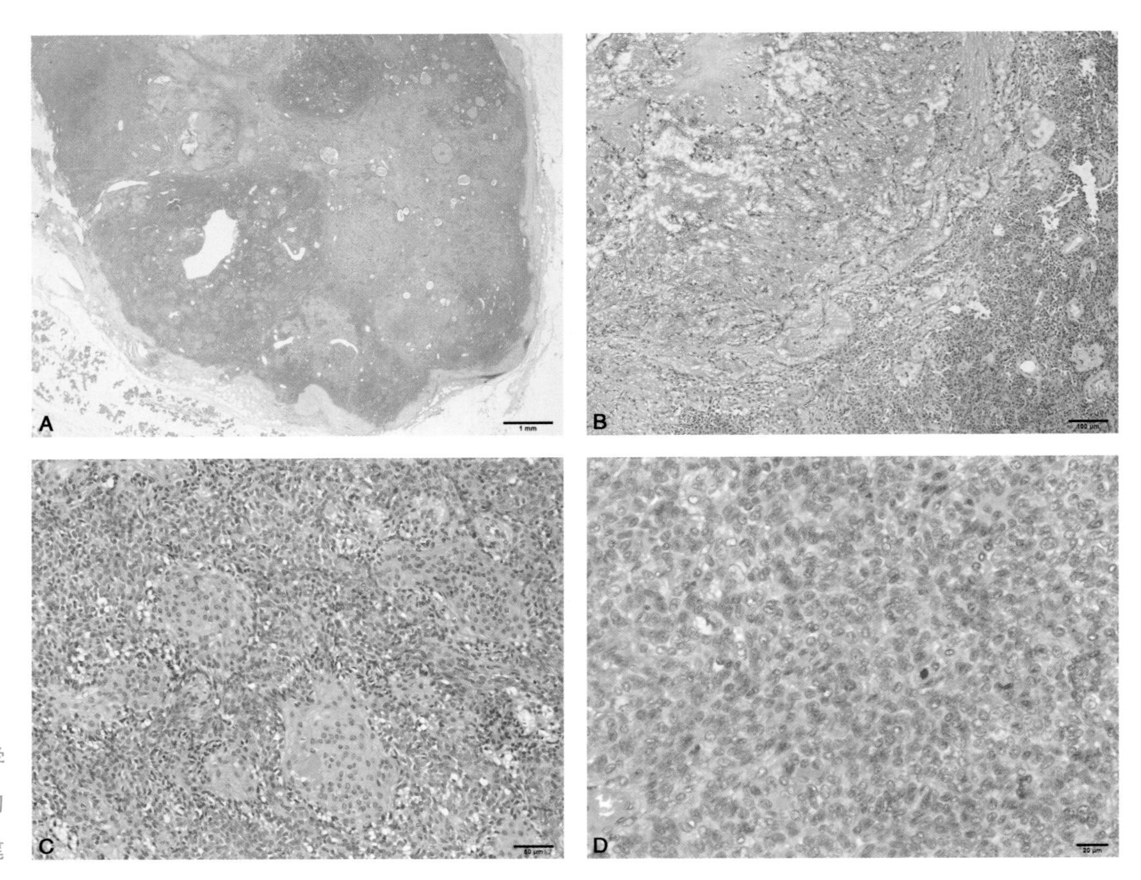

图 6-3-6　病例 1　多形性腺瘤

A. 肿瘤呈结节状,包膜基本完整。局部可见指状突起样生长,可见明显的黏液样区域及导管,部分区域细胞丰富。HE,×12.5。B. 在黏液样区域内可见散在其中的梭形或多角形的肿瘤性肌上皮细胞。HE,×100。C. 部分区域可见较多的鳞状化生。HE,×200。D. 细胞密集区可见异型性,偶见核分裂。HE,×400

【病例 1 讨论】

1. 唾液腺多形性腺瘤的复发　病例 1 具有典型的唾液腺多形性腺瘤的组织学特点,但肿瘤表现出多结节状生长,具有一定的非典型性。如浸润包膜生长,灶状区细胞丰富且具有异型性,核分裂象可见。这些组织学特征提示肿瘤具有潜在恶性或复发倾向。唾液腺多形性腺瘤复发通常由于手术的不完整切除或肿瘤呈多结节状孤立性生长。首次复发时,肿瘤结节通常位于唾液腺组织内。多次复发后肿瘤多位于外科手术区域的软组织中。多次复发虽然很少转移到远处器官,但恶变风险增加。当肿瘤出现明确的对周围腺体浸润,细胞异型性明显并且核分裂象易见时,需要考虑局灶性恶变的可能。

2. 唾液腺多形性腺瘤中的肌上皮细胞　肿瘤性肌上皮细胞是多形性腺瘤中重要的肿瘤性细胞成分。几乎所有的多形性腺瘤都包含双层管状结构,这些管状结构由立方状的腺上皮细胞组成腔面细胞;外层包绕圆形,立方或梭形的肿瘤性肌上皮细胞。肿瘤性肌上皮细胞也位于黏液液样基质中,形成肿瘤的主要成分。成片增生的肿瘤性肌上皮细胞丧失了典型的梭形特点,形成多边形,类似上皮样细胞。或细胞核偏位,胞浆红染,形成浆细胞样肌上皮细胞。病例 1 中肿瘤性肌上皮细胞呈现出了多种形态,如梭形,多角形,上皮样以及浆细胞样,并且伴有鳞状化生。

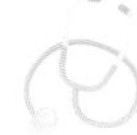

【病例2】

患者女性，43岁。发现右腮腺包块10年。缓慢生长，无自觉症状。

专科检查：右腮腺区扪及2.5cm×2.5cm大小包块，表面呈结节状。质韧，界清。可活动，轻触压痛。

肉眼观察：带腺体的包块组织一个，总体积6cm×4.8cm×2.8cm，包块约4cm×3.5cm×2cm，有包膜。表面部分区域呈结节状。剖面灰白色，实性，质地中等。

光镜观察：肿瘤包膜不完整，呈多结节状生长。肿瘤以黏液样区域为主要组成部分，细胞稀少（图6-3-7A，B）。黏液样区域中细胞多为梭形或多角形的肿瘤性肌上皮细胞，或孤立或相互连接成网状（图6-3-7C）。部分肿瘤性肌上皮细胞似上皮样细胞，形成小巢团状，可见小导管结构（图6-3-7D）。肿瘤中的细胞无明显异型性，未见核分裂象。

病理诊断：（右腮腺）多形性腺瘤，多中心性生长，黏液成分丰富。

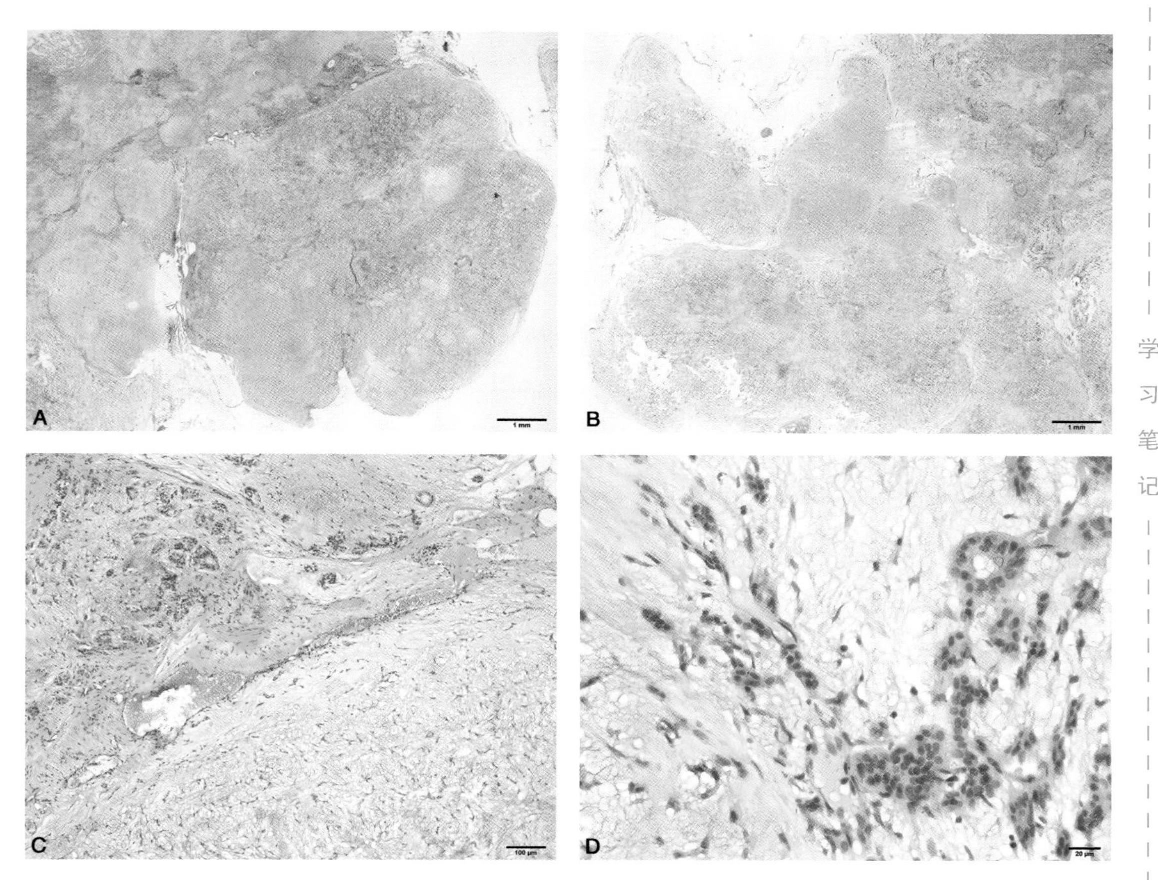

图6-3-7　病例2　多形性腺瘤

A，B. 肿瘤呈多结节状，包膜不完整。肿瘤以黏液样区域为主要成分，细胞成分较少。HE，×12.5。C. 黏液样区域中肿瘤细胞多为梭形或多角形的肿瘤性肌上皮细胞（图6-3-7C）。HE，×100。D. 部分肿瘤性肌上皮细胞似上皮样细胞，形成小巢团状和小导管。HE，×200

学习笔记

【病例2讨论】

1. 唾液腺多形性腺瘤的黏液样成分　病例2具有典型的多形性腺瘤的组织学特点，但以黏液样成分为肿瘤的主要组成部分。这些组织学特点并不影响多形性腺瘤的诊断。由于黏液成分丰富的多形性腺瘤在手术中容易破损，造成较高的复发率。所以临床上切除多形性腺瘤需完整切除肿瘤，摘除腺体。切忌在手术台上打开肿瘤，避免肿瘤的黏液样成分溢出，造成术后复发和肿瘤的种植性生长。

2. 唾液腺多形性腺瘤多中心生长　唾液腺多形性腺瘤属于良性肿瘤，少部分为交界性肿瘤，表现在组织学形态和生物学行为上介于良恶性肿瘤之间。病例2肿瘤表现出多中心或多结节的生长方式，表明肿瘤生长速度较快，生物学行为活跃。这种多中心或多结节生长的肿瘤，在手术切除时容易造成遗漏。所以对于唾液腺多形性腺瘤的手术，摘除肿瘤的同时，需扩大摘除腺体。

知识拓展

唾液腺多形性腺瘤的遗传学特点

1. 8q12 重排。
2. 12q13 ~ 15 重排。
3. 不涉及 8q12 和 12q13 ~ 15 的其他克隆性改变。
4. 染色体 8q 和 12q 上的靶基因分别是 *PLAG1* 和 *HMGA2*。
5. *PLAG1* 和 *HMGA2* 基因异位。

（陈　宇）

二、肌上皮瘤

肌上皮瘤（myoepithelioma，WHO ICD code 8982/0）是一种良性的唾液腺肿瘤，WHO（1991）在唾液腺肿瘤分类中将肌上皮瘤列为独立的肿瘤。肌上皮瘤与多形性腺瘤组织发生同源，来源于闰管的储备细胞或导管腺泡复合体。但肌上皮瘤具有特殊的组织学结构，几乎全部由具有肌上皮分化特点的细胞构成。

学习笔记

【临床要点】

1. 发病年龄从 6 ~ 98 岁，平均 40 ~ 45 岁。
2. 男女发病均等。
3. 腮腺居多，约占 48%；小唾液腺占 42%。
4. 临床上表现为无痛性肿物，边界清楚，生长缓慢。
5. 肌上皮瘤偶与 Warthin 瘤或腺样囊性癌同时发生。

【病理学特征】

1. 肉眼观察

（1）肿瘤呈圆形或结节状，直径小于 5cm。

（2）肿瘤边界清楚，包膜完整。

（3）发生于小唾液腺者无包膜。

（4）剖面实性，灰白色，可见半透明区域，质地中等。

2. 光镜观察

（1）肿瘤分为梭形细胞型、上皮样细胞型、浆细胞样细胞型和透明细胞型。多数肿瘤主要由一种细胞类型构成，也可联合构成。

（2）梭形细胞型，肿瘤细胞呈长梭形，细胞核居中。常富于细胞，成片排列或束状排列（图 6-3-8A）。

（3）上皮样细胞型，肿瘤细胞呈立方形或多边形，周围有不等量的嗜酸性胞浆。细胞成片状排列（图 6-3-8B）。

（4）浆细胞样细胞型，肿瘤细胞呈圆形或椭圆形，胞浆丰富，红染呈玻璃样，细胞核大而圆，偏位。细胞之间可见细胞间桥（图6-3-8C）。

（5）透明细胞型，肿瘤细胞呈多边形，胞浆透明，富含糖原。肿瘤细胞成片状排列（图6-3-8D）。

（6）此外，肿瘤细胞可排列成小梁状，条索状，漩涡状（图6-3-9A，B），微囊形（图6-3-9C，D），或排列成列兵状（图6-3-9E，F），细胞之间有红染玻璃样物质。肿瘤形成实性，网状（图6-3-9G），或黏液软骨样（图6-3-9H）。

（7）肌上皮瘤通常为单一的肌上皮细胞构成，不具有导管分化。

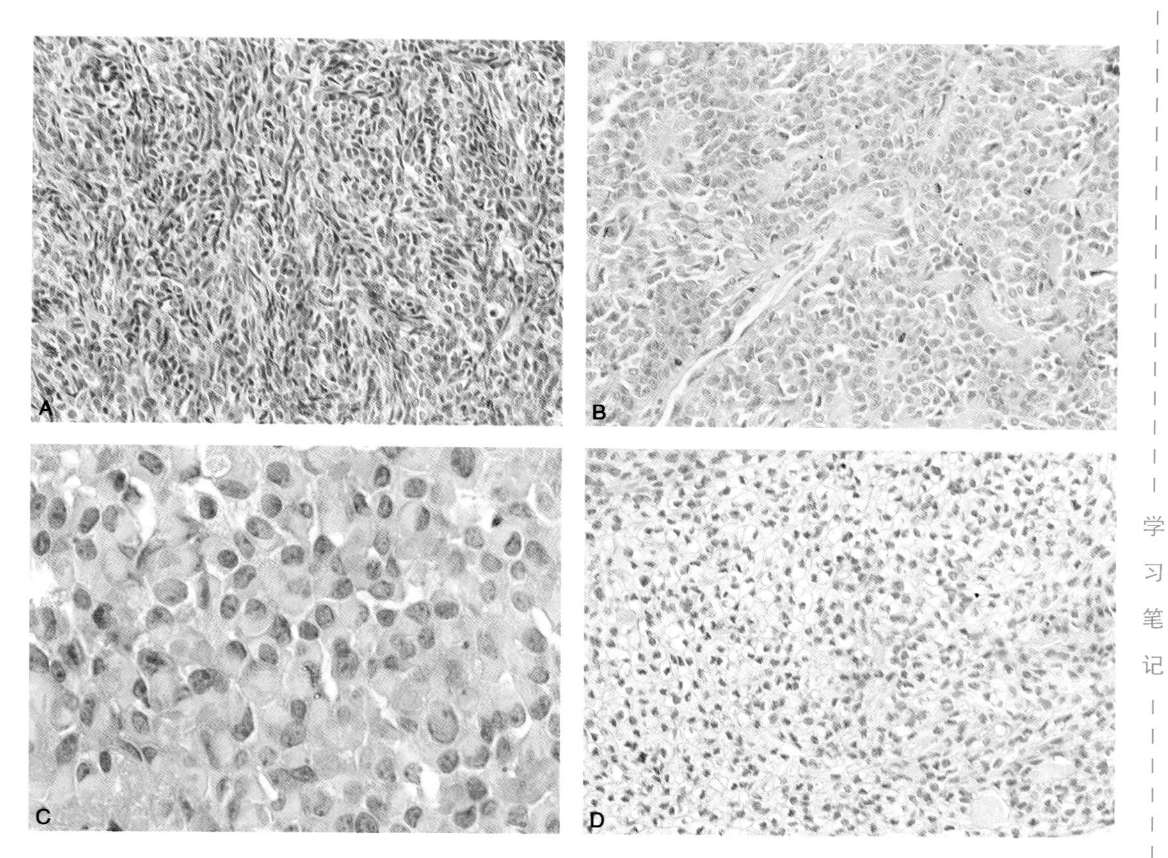

图6-3-8　肌上皮瘤的细胞类型

A. 梭形细胞型。HE，×400。B. 上皮样细胞型。HE，×400。C. 浆细胞样细胞型。HE，×1000。D. 透明细胞型。HE，×400

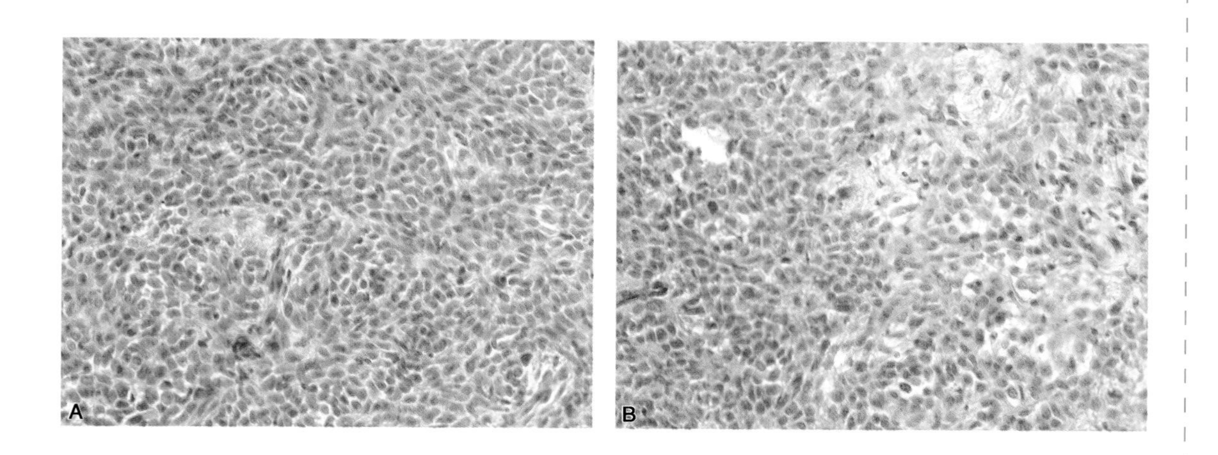

学习笔记

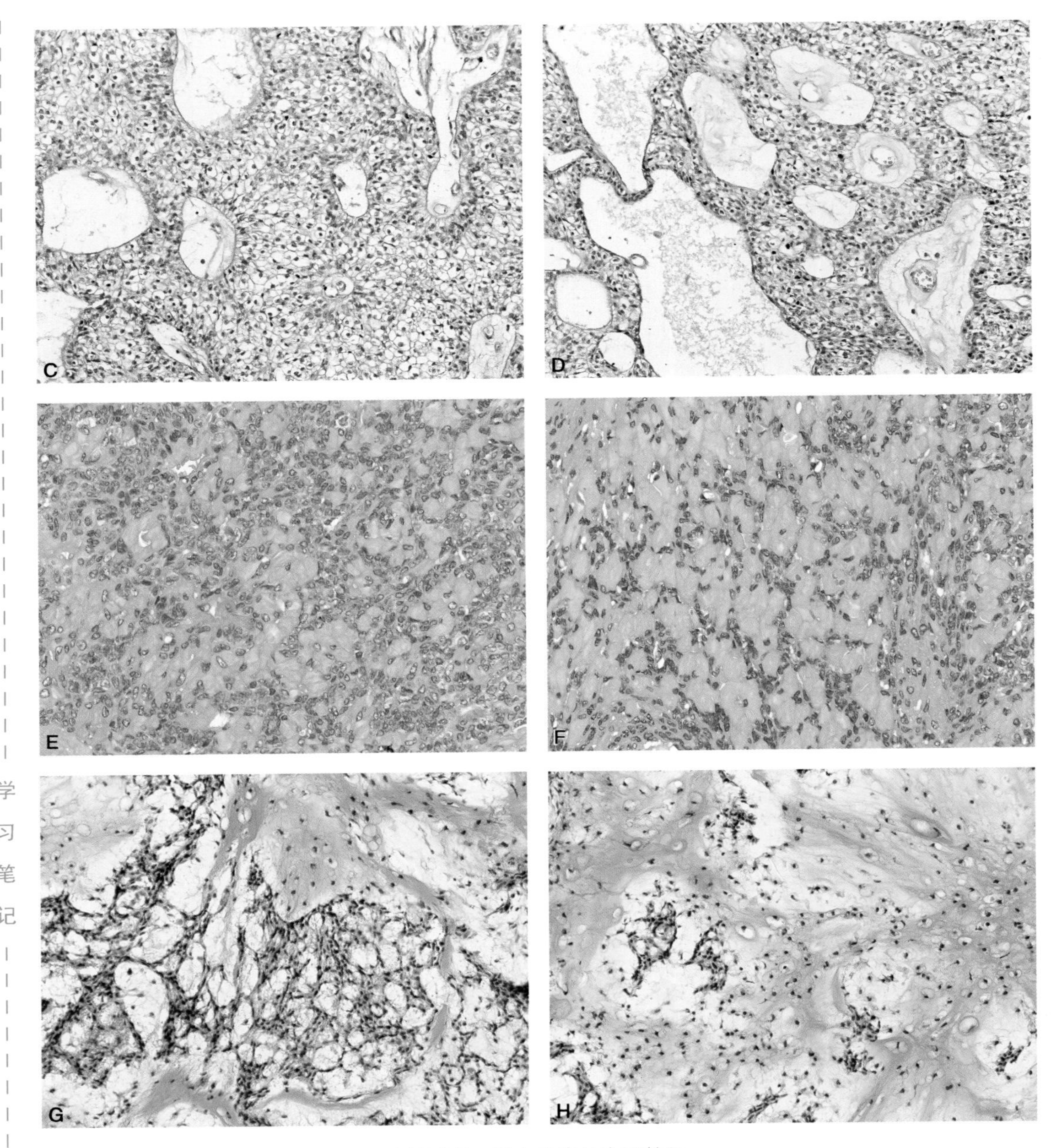

图 6-3-9　肌上皮瘤的病理特征

A,B. 肿瘤细胞漩涡状排列,有少量黏液样基质。HE,×400。C,D. 肿瘤细胞排列成微囊形。HE,×200。E,F. 肿瘤细胞排列成列兵状。HE,×400。G. 肿瘤细胞排列成网状。HE,×200。H. 肿瘤细胞形成黏液软骨样区域。HE,×200

【组织化学特征】

唾液腺肌上皮瘤中的黏液样区域,阿辛蓝染色阳性(图 6-3-10A)。黏液卡红染色呈弱阳性(图 6-3-10B)。PAS 染色阳性,淀粉酶消化后,PAS 阳性不消失(图 6-3-10C,D)。

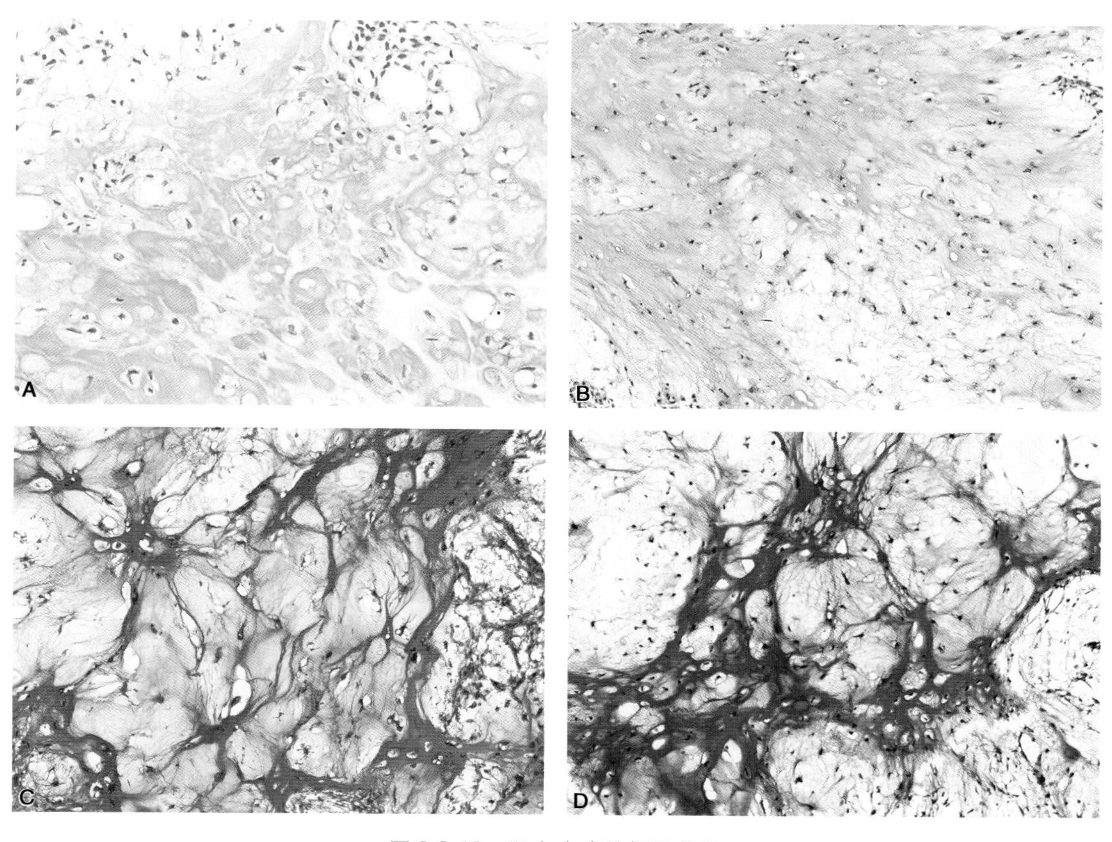

图 6-3-10　肌上皮瘤的组织化学

A. 黏液样区域呈蓝色，细胞核呈红色。阿辛蓝染色，×200。B. 黏液样区域黏液呈浅红色。黏液卡红染色，×200。C. 黏液样区域黏液呈深红色。PAS，×200。D. 淀粉酶消化后，深红色不消退。PAS，×200

【免疫组织化学特征】

唾液腺肌上皮瘤表达 S-100 蛋白（图 6-3-11A）；SMA（图 6-3-11B）；calponin，myosin 和 GFAP。不同的肿瘤细胞可能表达不同的抗体。

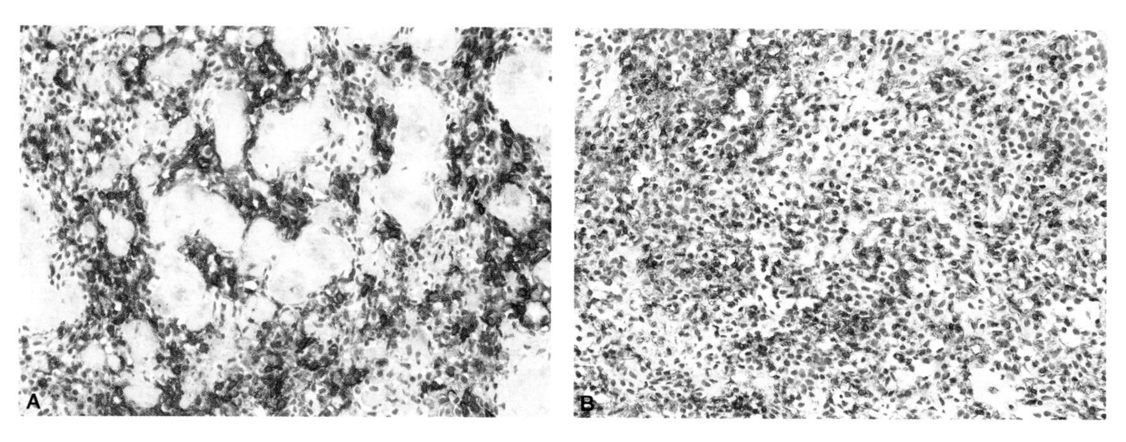

图 6-3-11　肌上皮瘤的免疫组织化学

A. 肿瘤细胞表达 S-100 蛋白。SP，×400。B. 肿瘤细胞表达 SMA。SP，×400

【鉴别诊断】

1. 多形性腺瘤（pleomorphic adenoma，WHO ICD code 8940/0）　多形性腺瘤由肿瘤性腺上皮和肌上皮细胞组成。腺上皮细胞立方形，通常形成腺管。腺管外周排列肿瘤性肌上皮细胞，形成双层管状结构(图6-3-12A)。增生的肌上皮细胞成片排列,可出现鳞状化生。或形成黏液样区域或黏液软骨样区域(图6-3-12B)。

2. 基底细胞腺瘤(basal cell adenoma,WHO ICD code 8147/0) 由比较单一的基底样细胞构成。位于团块或条索外周的细胞排列呈栅栏状,胞体较小,立方或柱状(图6-3-13)。位于团块中央的细胞胞体较大。组织学可表现为实性,梁状,管状和膜性。

3. 肌上皮癌(myoepithelial carcinoma,WHO ICD code 8982/3) 唾液腺肌上皮癌的细胞类型包括透明细胞(图6-3-14),上皮样细胞,梭形细胞和浆细胞样细胞。肿瘤呈结节状浸润性生长,伸出多个舌样突起向周围组织扩展,富含黏液样基质。肿瘤或成片成团块状排列,可出现角化。肿瘤细胞表达calponin,S-100蛋白,SMA和myosin等。

4. 上皮-肌上皮癌(epithelial-myoepithelial carcinoma,WHO ICD code 8562/3) 由上皮和肌上皮组成的低度恶性肿瘤,形成双层导管结构。内层衬里导管上皮细胞,外层衬里透明的肌上皮细胞(图6-3-15)。免疫组织化学采用肌上皮细胞标志物,如calponin,S-100蛋白,SMA,myosin等,可显示肿瘤双层导管的外层细胞表达阳性。

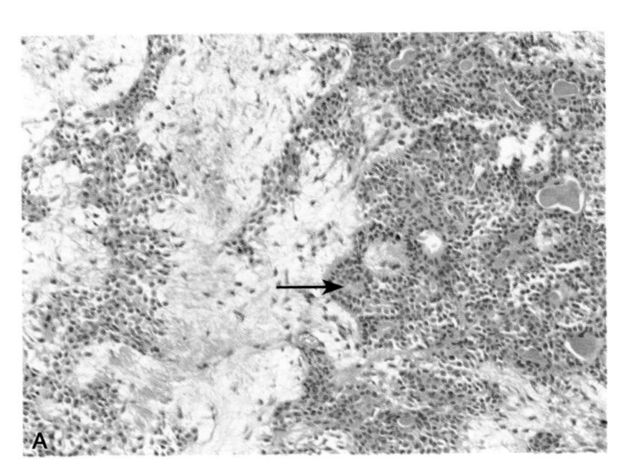

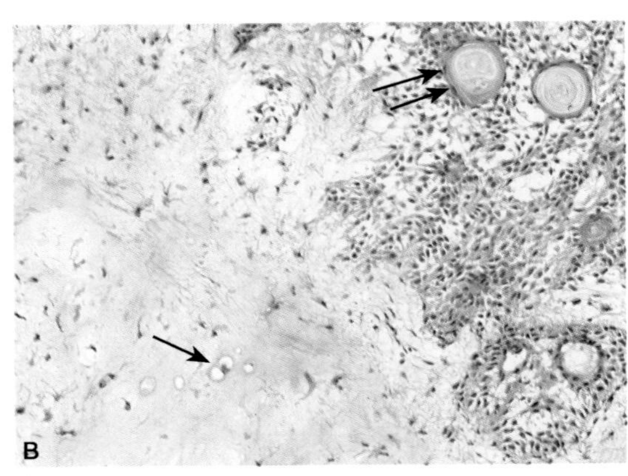

图6-3-12 多形性腺瘤

A. 多形性腺瘤双层管状结构(箭头示)。HE,×200。B. 多形性腺瘤的黏液软骨样区域(箭头示)和鳞状化生(双箭头示)。HE,×200

学习笔记

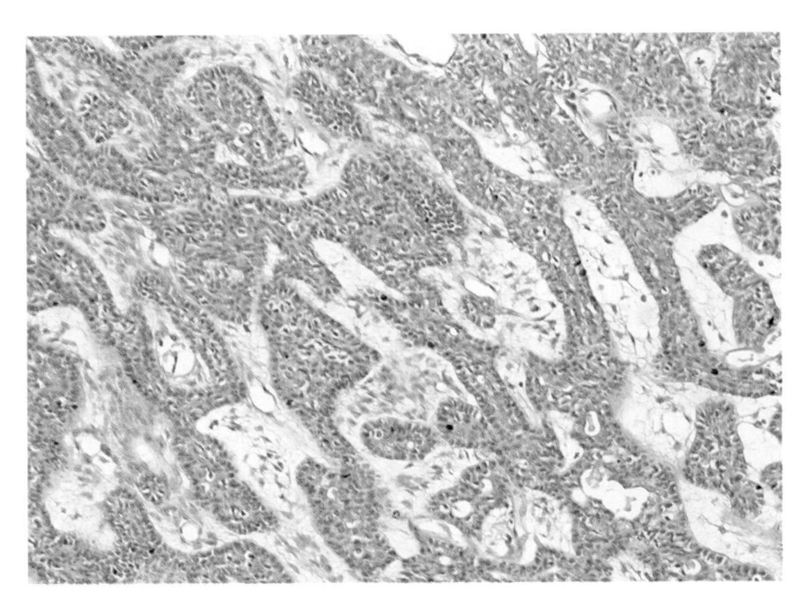

图6-3-13 基底细胞腺瘤

HE,×100

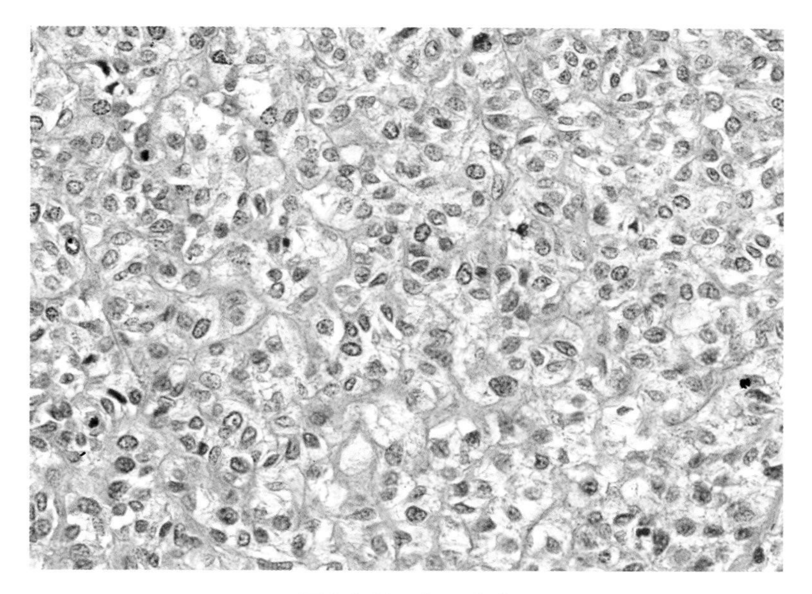

图 6-3-14 肌上皮癌
HE,×200

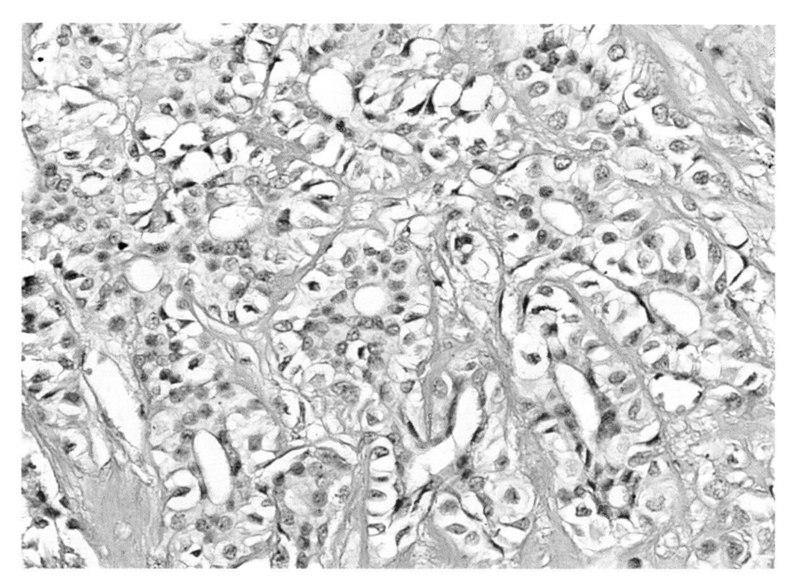

图 6-3-15 上皮-肌上皮癌
HE,×400

【问题 1】肌上皮瘤与多形性腺瘤的鉴别有哪些?

思路 1: 大体标本观察,多形性腺瘤多为圆形或椭圆形,表面结节状。包膜完整,界限清楚。肿瘤大小不一,可见巨大肿瘤。剖面实性,灰白色,可见半透明区域。肌上皮瘤呈圆形或结节状,直径小于 5cm,界限清楚,有包膜。剖面实性,灰白色,质地中等,可见半透明胶冻状物。

思路 2: 镜下观察,多形性腺瘤由肿瘤性腺上皮和肿瘤性肌上皮细胞构成。肿瘤形成双层导管结构,成片增生的肌上皮细胞可出现鳞状化生,黏液软骨样区域。肌上皮瘤由肌上皮细胞组成,表现为梭形细胞,上皮样细胞,透明细胞或浆细胞样细胞,可出现黏液软骨样基质。但肿瘤不含有腺上皮成分,不形成双层腺管结构,或腺管成分不超过 5%。

【问题 2】肌上皮瘤与基底细胞腺瘤的鉴别有哪些?

思路 1: 大体标本观察,唾液腺基底细胞腺瘤肿物较小,直径通常为 2~3cm。表面光滑,包膜完整。剖面灰白色，质地较细腻，可含有囊腔。肌上皮瘤呈结节状，直径小于5cm，包膜完整。剖面实性，灰白色，可见半透明区域。

思路2：镜下观察，基底细胞腺瘤由较为单一的基底样细胞构成，表现为实性，管状，梁状和膜性，包膜完整。肌上皮瘤细胞由梭形细胞，上皮样细胞，透明细胞或浆细胞样细胞组成，可含有黏液软骨样区域。

【问题3】肌上皮瘤与肌上皮癌的鉴别有哪些？

思路1：大体标本观察，肌上皮癌包膜不完整或无包膜，肿瘤呈结节状。剖面实性，灰白色至褐色，可出现肿瘤性坏死或出血。肌上皮瘤包膜完整，呈结节状。剖面实性，类似于多形性腺瘤，可见半透明区域。

思路2：镜下观察，肌上皮癌细胞呈结节状浸润性生长，伸出多个舌样突起向周围组织扩展。肿瘤中可富含黏液，出现坏死或出血。肿瘤细胞包括上皮样细胞，透明细胞，浆细胞样细胞和梭形细胞，异型性明显，核分裂象易见。肌上皮瘤细胞的细胞类型与肌上皮癌相同，但不具有细胞异型性，可出现黏液软骨样区域，但不出现肿瘤性坏死。

【问题4】肌上皮瘤与上皮-肌上皮癌的鉴别有哪些？

思路1：大体标本观察，上皮-肌上皮癌呈结节状或分叶状，包膜不完整或无包膜。剖面实性，灰白色至灰黄色，可见囊样腔隙。肌上皮瘤包膜完整，呈结节状。剖面实性，可见半透明区域。

思路2：镜下观察，上皮-肌上皮癌由腺上皮和肌上皮细胞排列成双层腺管结构，内层为腺上皮，外层为肌上皮，肌上皮细胞胞浆透明。肌上皮瘤细胞由梭形细胞，上皮样细胞，透明细胞或浆细胞样细胞组成，细胞无异型性，不形成双层腺管结构，可含有黏液软骨样区域。

知识点

唾液腺肌上皮瘤的诊断及鉴别要点

1. 肌上皮瘤　由几乎全部具有肌上皮分化特点的细胞构成。肿瘤细胞呈梭形，上皮样，透明或浆细胞样。成片状，岛状，条索状排列，可形成黏液样区域。

2. 多形性腺瘤　由肿瘤性腺上皮和肌上皮细胞构成，形成双层导管结构，成片增生的肌上皮细胞可出现鳞状化生，以及黏液软骨样区域。

3. 基底细胞腺瘤　由比较单一的基底样细胞构成。位于团块或条索外周的细胞排列呈栅栏状，胞体较小，立方或柱状。

4. 肌上皮癌　肿瘤由透明细胞，梭形细胞，上皮样细胞或浆细胞样细胞构成。异型性明显，肿瘤伸出多个舌样突起向周围组织扩展。可富含黏液样基质，形成黏液样区域。

5. 上皮-肌上皮癌　由肿瘤性腺上皮和肌上皮细胞排列成双层导管结构，内层为肿瘤性腺上皮，外层为肿瘤性肌上皮。肿瘤性肌上皮细胞胞浆透明。

【病例1】

患者女性，40岁。因腭部无痛性肿块30年入院。

患者30年前无意中发现腭部一玉米粒大小的肿块，无不适，逐渐长大。

专科检查：双侧面部对称，张口无受限。右侧软腭可见一3.5cm×3.0cm×2.0cm大小的突出肿物。前至软硬腭交界处，后至软腭中份。右至磨牙后区牙槽嵴，左至中线处。质地中等，界限清楚。无压痛，稍可活动。肿物基底部较宽，肿物及周围腭黏膜色泽正常。双侧颌下，颏下，颈部淋巴结未触及。

手术所见：患者右侧硬软腭交界处有一3.5cm×3.0cm×2.0cm大小的肿块。质地中等，无痛，界清。基底部较宽，移动性稍差。肿瘤表面及腭部黏膜色泽正常。

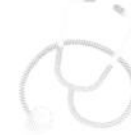

临床诊断:右腭部肿物(多形性腺瘤?)。

肉眼观察:肿物一块,大小约 2.6cm×2.0cm×1.6cm。包膜完整,表面灰白色,结节状,质地较硬。剖面实性,灰白色。

光镜观察:肿瘤细胞呈多边形或圆形,胞浆透明。成片状排列(图 6-3-16A,B)。肿瘤细胞之间可见红染的胶原纤维(图 6-3-16C,D)和少量黏液样物质。在肿瘤周边区域,肿瘤细胞呈不规则的团块或条索状,浸润性生长(图 6-3-16E,F)。

免疫组织化学染色显示,肿瘤细胞 SMA(图 6-3-17A,B)表达阳性。myosin,calponin,GFAP,S-100 蛋白表达阴性。

病理诊断:(右腭部)肌上皮瘤。

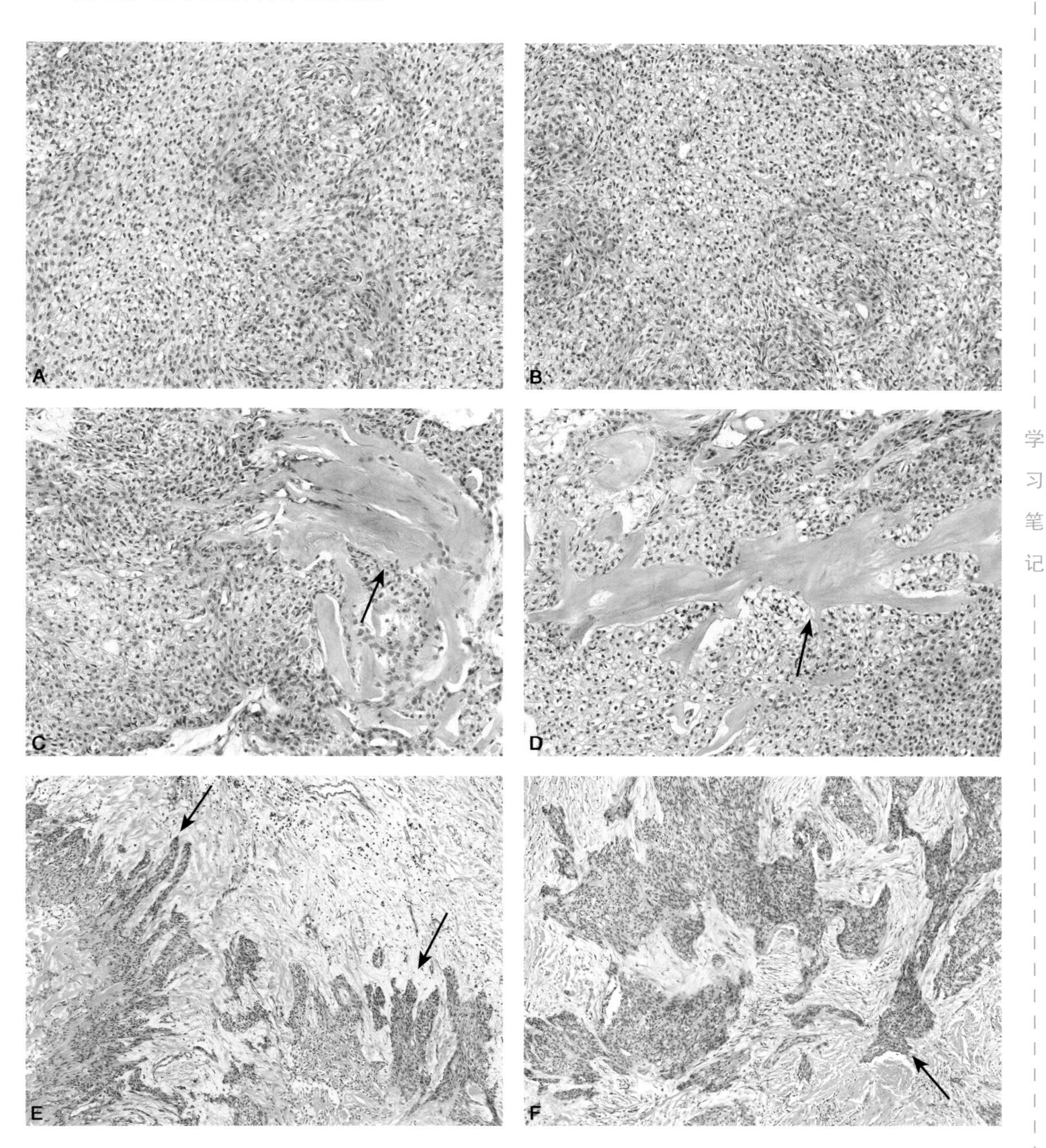

图 6-3-16　病例 1　肌上皮瘤

A,B. 肌上皮瘤透明细胞。HE,×400。C,D. 肿瘤细胞之间的胶原纤维(箭头示)。HE,×400。E,F. 肿瘤边缘部呈浸润性生长(箭头示)。HE,×200

学习笔记

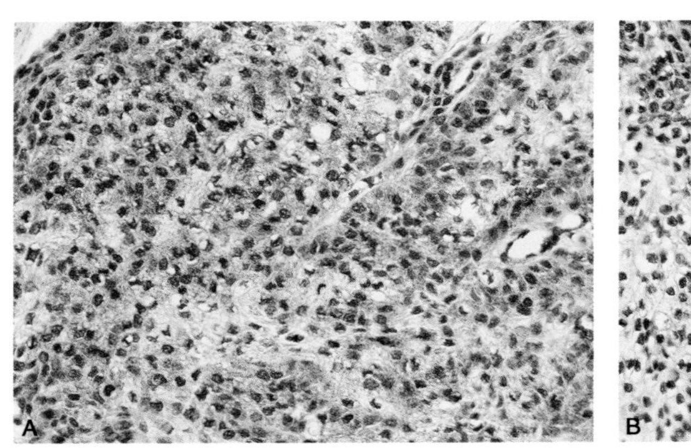

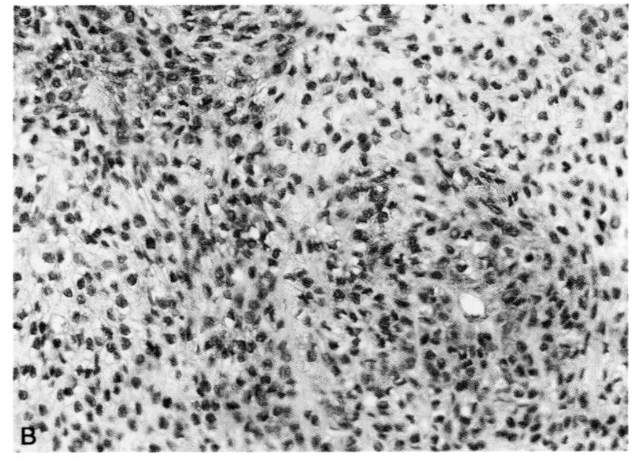

图 6-3-17 病例 1 肌上皮瘤的免疫组织化学
A,B. 肿瘤细胞表达 SMA。SP,×400

【病例 1 讨论】

1. 唾液腺肌上皮瘤细胞之间的胶原纤维 病例 1 肌上皮瘤病变以透明细胞为主,肿瘤细胞之间存在胶原纤维成分。这些胶原纤维红染,成带状或束状分布。以往的研究采用鞣酸电镜组织化学观察发现,肌上皮瘤细胞胞浆中存在两种分泌囊泡,一种电子密度均匀着色深的分泌囊泡,含前弹性蛋白分子。另一种电子密度不均匀着色浅的分泌囊泡,含前胶原蛋白分子。这两种分泌囊泡通过胞吐作用,分别将前弹性蛋白和前胶原蛋白分泌到细胞外。这些蛋白经过空间构型的变化,形成弹性纤维和胶原纤维。采用间苯二酚-品红染色法和 VG 染色法,能够清楚的分辨出肌上皮瘤细胞之间的弹性纤维和胶原纤维。因此,唾液腺肌上皮瘤细胞之间红染的胶原纤维,是肌上皮瘤细胞分泌产生的。

2. 唾液腺肌上皮瘤的浸润性生长 病例 1 透明细胞型肌上皮瘤,肿瘤周边部分细胞呈浸润性生长。肿瘤细胞伸出小条索和指状突起,向周边结缔组织延伸浸润。类似恶性肿瘤的生长方式,这在唾液腺肌上皮瘤中比较罕见。Hornick JL 等报道 14 例肌上皮瘤的病例,其中病程最长者达 20 年。病例 1 患者的病程长达 30 年,肌上皮瘤出现周缘浸润性生长的改变。这表明良性肿瘤在长时间的生长过程中,可能出现潜在的恶性倾向。唾液腺肌上皮瘤与多形性腺瘤组织发生同源,有人认为,肌上皮瘤代表着多形性腺瘤组织学谱系的一端,由单一肌上皮细胞构成。而在临床表现和遗传学特征上相似于多形性腺瘤。透明细胞型肌上皮瘤虽然组织学表现温和,但常出现复发,偶有转移。病例 1 为透明细胞型肌上皮瘤,具有潜在恶性的倾向,在肿瘤边缘区域,出现浸润性生长的特征。这可能与肿瘤生长 30 年的病程有关。

【病例 2】

患者男性,43 岁。主诉右耳前肿物 2 个月前来就诊。

两个月前患者无意发现右耳前肿物,无痛,无明显变化。当地 B 超报告:右腮腺实质性肿物。自发病来,肿物无明显增大,无痛,无红肿史,无面部麻木。体重无减轻,饮食正常,二便正常。

专科检查:右侧耳前腮腺区一约 4.0cm×3.5cm×2.0cm 肿物,界清。质地中等,活动,无压痛。肤色正常,开口正常。右腮腺导管口无红肿,分泌清亮唾液。双颌下及颈部未触及肿大淋巴结,右侧无面瘫。

手术所见:肿物约 3.5cm×3.0cm×3.0cm 大小,位于腮腺浅叶,质中偏软。肿物与周围组织无粘连,包膜完整。肿物上缘有囊性变区,呈暗红色,中下区域呈实性。

临床诊断:右侧腮腺肿物。

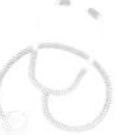

肉眼观察：肿物一个，大小约3.0cm×3.0cm×2.0cm，包膜完整。剖面实性，细腻，灰白色，有囊性变。

光镜观察：肿瘤由肿瘤性肌上皮细胞组成。瘤细胞圆形，多边形。胞浆红染或透明（图6-3-18A，B），核居中或偏位。肿瘤细胞成片状排列，条索状或网状（图6-3-18C，D），间质有黏液样物质和黏液软骨样区域（图6-3-18E，F）。肿瘤中未见腺管样结构。

免疫组织化学染色显示，肿瘤细胞表达SMA（图6-3-19A，B），和S-100蛋白（图6-3-19C，D）。而对平滑肌肌球蛋白myosin，calponin，GFAP反应阴性。

病理诊断：（右腮腺）肌上皮瘤。

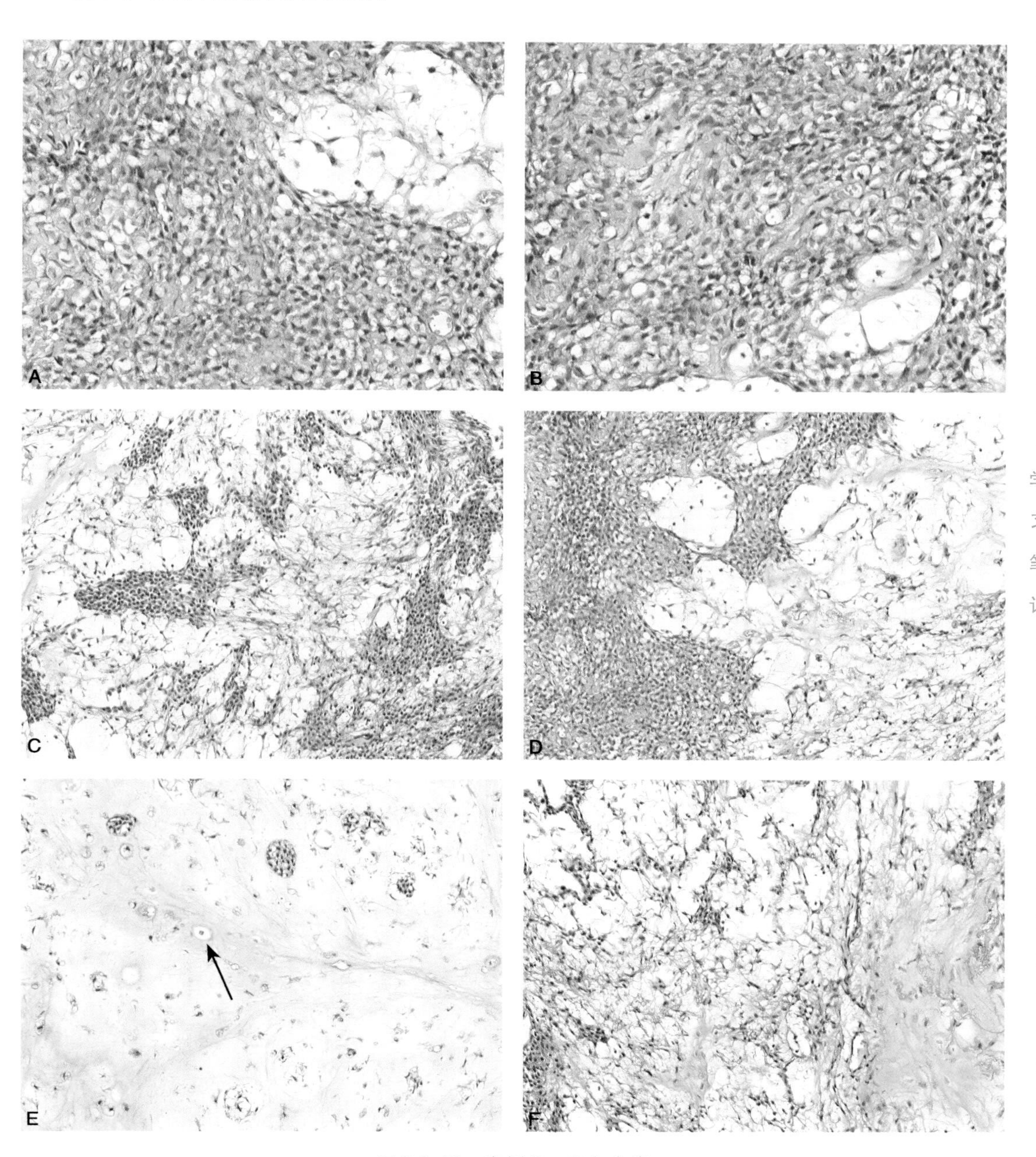

图6-3-18 病例2 肌上皮瘤

A，B. 肿瘤细胞圆形，胞浆红染，少数胞浆透明。HE，×400。C，D. 肿瘤细胞形成条索状或网状结构，排列疏松。HE，×400。E，F. 肿瘤形成黏液软骨样区域（箭头示）。HE，×200

学习笔记

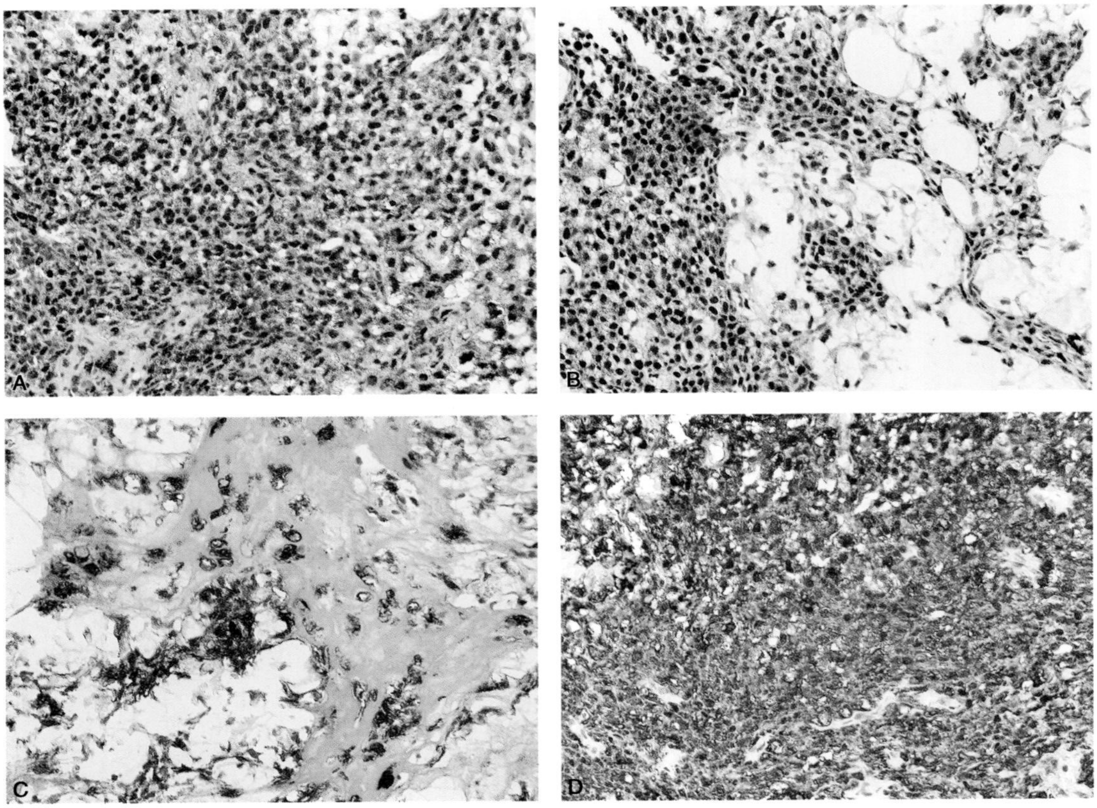

学习笔记

图6-3-19 病例2 肌上皮瘤的免疫组织化学

A,B. 肿瘤细胞表达SMA。SP,×400。C,D. 肿瘤细胞表达S-100蛋白。SP,×400

【病例2讨论】

1. 唾液腺肌上皮瘤中的黏液软骨样成分 在唾液腺多形性腺瘤中,黏液软骨样区域的出现是很常见的。在肌上皮瘤中,也常见黏液样区域。以前的研究表明,采用钌红电镜组织化学观察发现,在肌上皮瘤细胞之间的黏液样区域中,充满大量钌红阳性的蛋白多糖颗粒。在肌上皮瘤细胞高尔基氏器来源的分泌囊泡中,也含有钌红阳性的蛋白多糖颗粒。这些分泌囊泡与细胞膜融合,通过胞吐作用,将蛋白多糖分泌到细胞外间质中,形成黏液样区域。因此,由于肌上皮瘤细胞分泌蛋白多糖的功能,肌上皮瘤与多形性腺瘤一样,可以出现黏液样区域。此外,肌上皮瘤中是否可以出现软骨样区域,目前仍有意见分歧。很多作者在报道肌上皮瘤的病例时,描述了病变中出现的软骨样基质或软骨化生。病例2腮腺肌上皮瘤中,出现了明显的黏液软骨样区域,肿瘤细胞形成软骨样细胞,出现软骨样陷窝。这种改变类似于多形性腺瘤中的黏液软骨样区域,由此可见,肌上皮瘤中也可以出现黏液软骨样区域。黏液软骨样基质的出现,不能作为鉴别唾液腺肌上皮瘤与多形性腺瘤的鉴别要点。

2. 唾液腺肌上皮瘤与黏液表皮样癌的鉴别 病例2腮腺肌上皮瘤富含黏液样基质,容易与黏液表皮样癌混淆。鉴别要点在于,黏液表皮样癌的黏液湖周围有黏液细胞分布,黏液湖中的黏液为上皮性黏液。而肌上皮瘤中不含有黏液细胞,肌上皮瘤细胞产生的黏液样物质为结缔组织黏液。此外,黏液表皮样癌中的表皮样细胞不表达肌上皮细胞的标志物,对SMA,S-100蛋白,calponin等反应阴性。而肌上皮瘤细胞反应阳性。病例2中的肌上皮瘤细胞表达SMA和S-100蛋白,可以此与黏液表皮样癌鉴别。

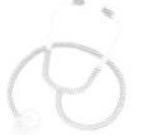

知识拓展

唾液腺肌上皮瘤的遗传学研究

1. 染色体 1,9,12,13 的改变。
2. 12q12 与 1q 易位。
3. 非随机性 del(9)(q22.1q22.3)和 del(13)(q12q22)。
4. 22q11.1 ~ q13.33(40%)和 11q23.3(38%)拷贝数增加。
5. p53 突变,WT-1 异常表达。

(王 洁)

三、基底细胞腺瘤

基底细胞腺瘤(basal cell adenoma,WHO ICD code 8147/0)是最常见的唾液腺单形性腺瘤。肿瘤由单一的基底样细胞组成,呈巢团状排列,并被成熟的纤维基质分隔。缺少黏液软骨样成分。肿瘤预后较好,切除后很少复发,偶有恶变。

【临床要点】

1. 肿瘤多见于中老年。
2. 女性多于男性。
3. 75% 发生于腮腺浅叶,小唾液腺少于 20%。
4. 临床上表现为缓慢增长的无痛性肿块。

【病理学特征】

1. 肉眼观察

(1) 肿瘤包膜完整。直径一般小于 3cm,触之较硬。

(2) 剖面多为实性,灰白色或灰黄色。

2. 光镜观察

(1) 肿瘤多呈结节状,一般有较厚的纤维性包膜包裹。

(2) 肿瘤间质成分较少,通常缺乏黏液软骨样区域(图 6-3-20)。

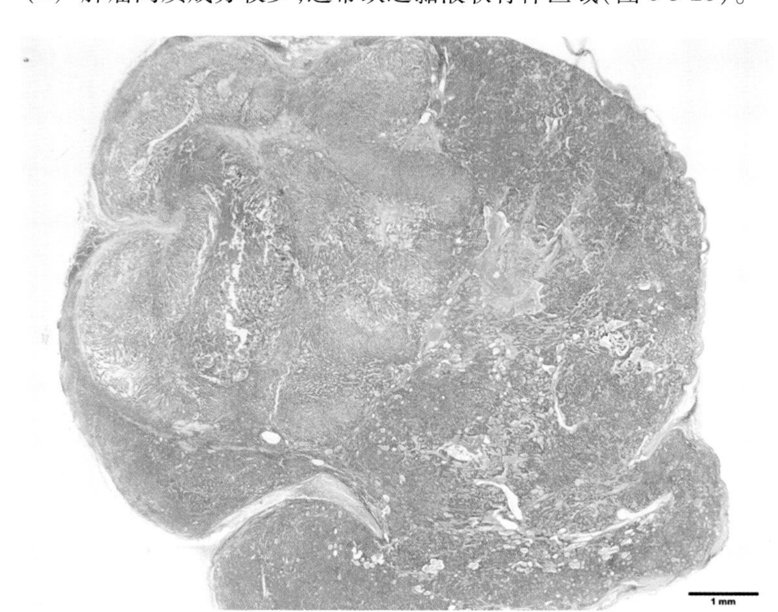

图 6-3-20 基底细胞腺瘤的病理特征 肿瘤呈结节状,有较完整的包膜。肿瘤间质成分较少,未见黏液软骨样区域。HE,×12.5

学习笔记

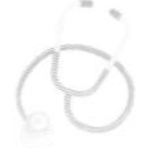

（3）肿瘤细胞排列成管状，小梁状，巢团状，外周细胞呈栅栏状排列。

（4）肿瘤分成四种组织学亚型：实体型，管状型，小梁型，膜性型。①实体型是指肿瘤细胞呈巢团状排列，外周细胞为立方或者高柱状，呈栅栏状排列。中央细胞较大，多边形，排列疏松。瘤巢间为致密的胶原纤维。②管状型以导管样结构为主要组成，双层排列的细胞构成管状结构，其内可见嗜伊红样分泌物。③小梁型以基底样细胞排列成小梁或者条索状为主要特点。丰富的间质中含有较多的S-100蛋白阳性的梭形细胞。肿瘤巢团中可出现筛状结构，称为腺样囊性型基底细胞腺瘤。这些又被统称为非膜型。④膜性型是指肿瘤细胞巢被透明的基膜样物质包裹（图6-3-21A～D）。

（5）瘤巢外周一般有厚薄不一的基膜样物质包裹。瘤巢之间被成熟的纤维基质分隔，两者之间分界清晰。

（6）在瘤巢中心细胞较大，周围细胞多为一致的基底细胞样细胞。在一些肿瘤中，独立的瘤巢较小并且分界清楚。在另一些肿瘤中成片的瘤细胞可以相互融合，并伴有角化珠形成。一些拉长并且相互吻合的瘤细胞条索也可形成小梁状结构，周围包绕着成熟的纤维基质。有双侧排列的肿瘤细胞形成管状结构，这些管状结构可以相互融合，形成囊状或者串珠状，腔内可见红染物质。外层的细胞呈栅栏状排列，细胞一致无异型性（图6-3-22A～C）。

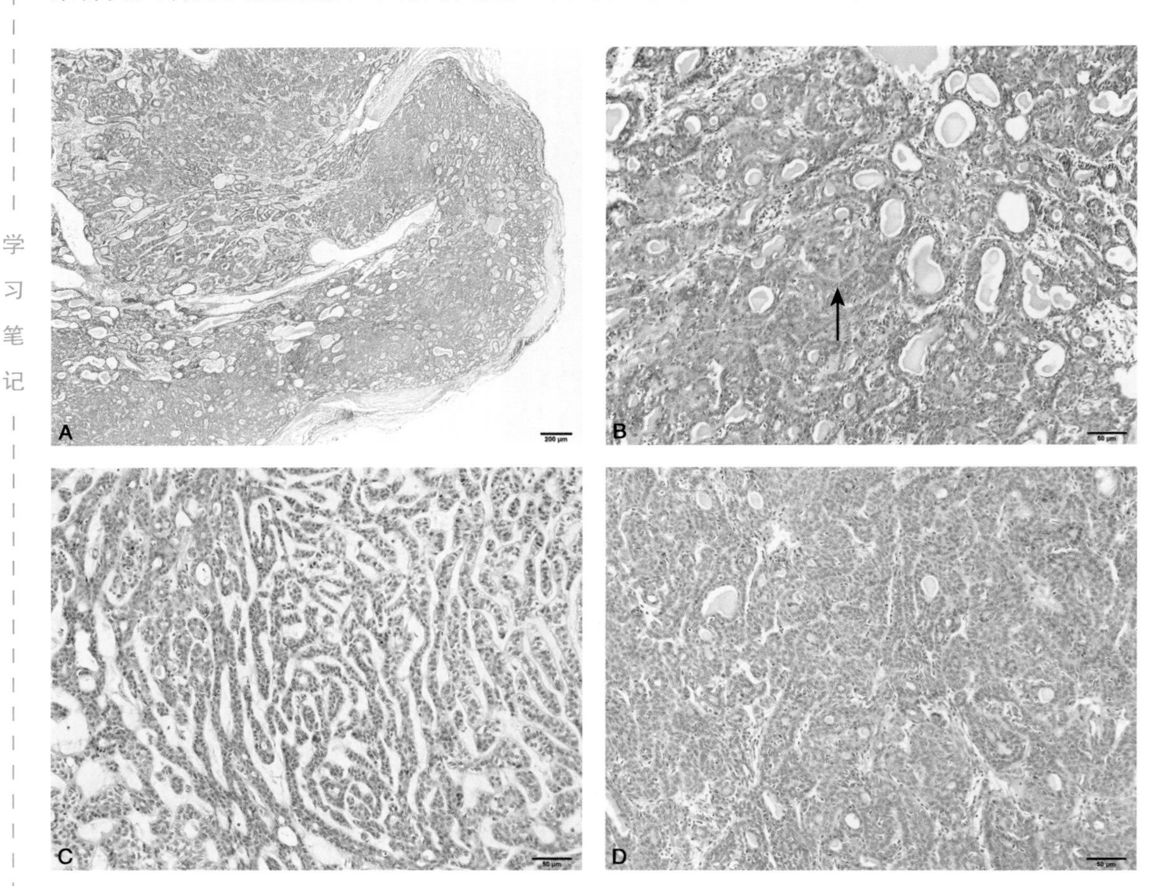

图6-3-21　基底细胞腺瘤的病理特征

A. 肿瘤具有较厚的纤维性包膜。肿瘤细胞排列成管状、小梁状结构，管腔内可见红染的分泌物。HE，×40。B. 肿瘤细胞排列成管状结构，管状结构为双层细胞构成，内可见红染的分泌物。红染的基膜样物质隐约可见（箭头示）。HE，×200。C. 大小一致的肿瘤细胞排列成小梁状结构，小梁多为双层排列的细胞构成，在小梁外周可见线状红染的基膜样物质。该视野肿瘤间质疏松，且细胞稀少。HE，×200。D. 肿瘤细胞排列成致密的巢团结构，表现为实性区域，导管样结构较少。肿瘤间质稀少。HE，×200

学习笔记

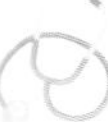

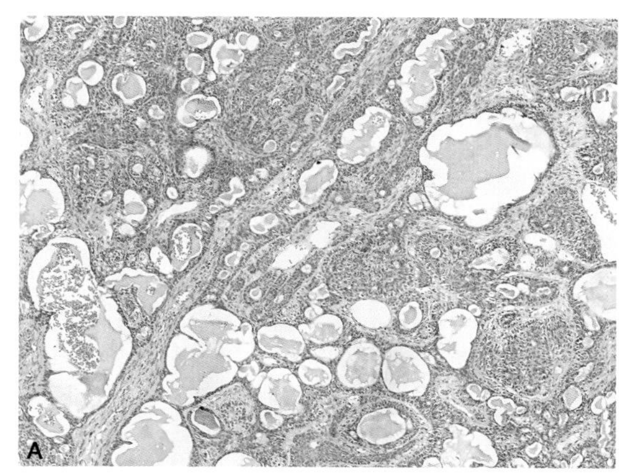

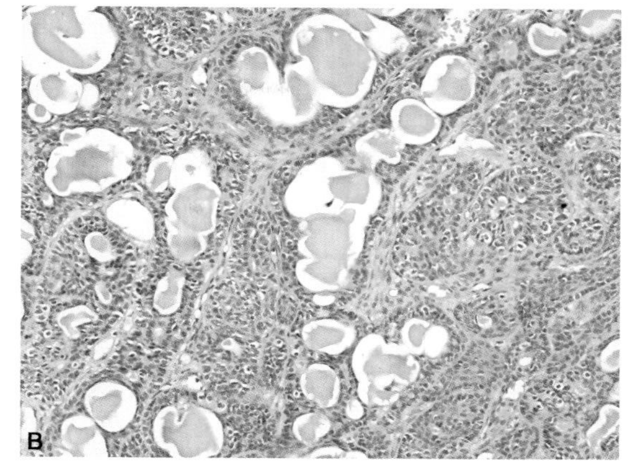

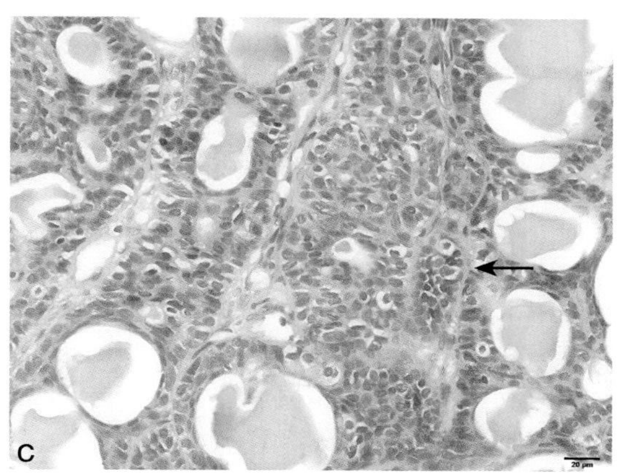

图 6-3-22　基底细胞腺瘤的病理特征

A. 基底细胞腺瘤细胞排列成管状，小管彼此融合形成囊状、串珠状结构。部分区域类似于筛状结构。HE，×100。B. 管状结构由双层排列的细胞构成，管腔内为红染分泌物。HE，×200。C. 腔面细胞和外周细胞基本一致。外周细胞呈栅栏状排列，未见明显异型。肿瘤细胞外可见纤细红染的基膜样物质（箭头示）。HE，×400

学习笔记

【组织化学特征】

1. 肿瘤管腔内红染物质 PAS 染色阳性，阿辛蓝染色阳性。
2. 膜性型肿瘤中的基膜样物质 PAS 染色阳性。

【免疫组织化学特征】

1. 导管和小梁腔面细胞表达 EMA 和 CK7。导管和小梁外周栅栏状排列的细胞对基底细胞和肌上皮标志物，如 P63，CK5/6，SMA，CK14 和 S-100 蛋白反应阳性（图 6-3-23）。
2. 基膜样物质表达纤维连接蛋白和Ⅳ胶原。
3. 间质中部分梭形细胞表达 S-100 蛋白。

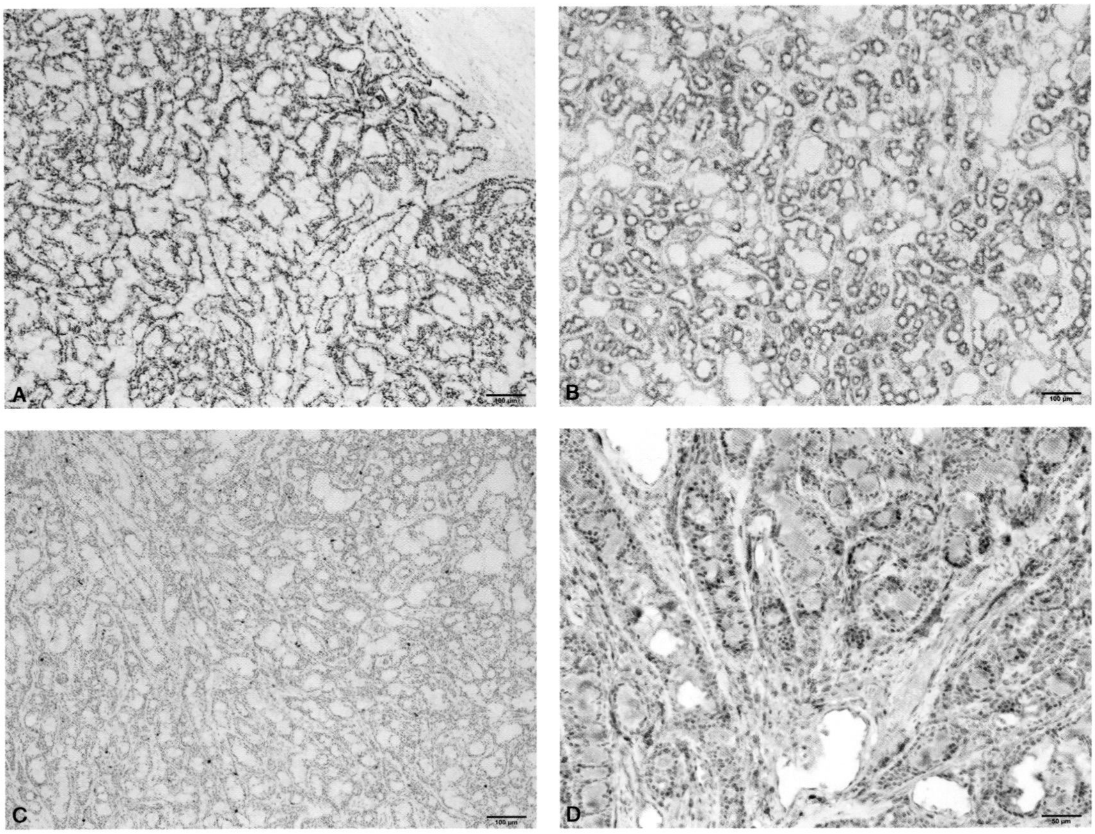

图 6-3-23　基底细胞腺瘤的免疫组织化学

A. 肿瘤小管或索条状的外周细胞对抗 P63 反应阳性。SP,×100。B. 肿瘤腔面细胞表达 CD117。SP,×100。C. 肿瘤 Ki-67 阳性率<1%。SP,×100。D. 肿瘤腔面细胞和间质的梭形细胞表达 S-100 蛋白。SP,×200

【鉴别诊断】

1. 腺样囊性癌　这是最重要的鉴别诊断之一。腺样囊性癌无包膜,组织学类型分为筛状型,管状型和实性型。典型的组织学表现为筛状结构,浸润性生长,早期侵犯神经。基底细胞腺瘤通常具有完整包膜。组织学类型分为实性型,小梁型,膜性型和管状型,外周细胞呈栅栏状排列。基底细胞腺瘤缺乏对周围组织的浸润,且少有核分裂象。基底细胞腺瘤间质中 S-100 蛋白阳性的梭形细胞可帮助诊断。Ki-67 阳性率>10% 需考虑恶性肿瘤的可能。

2. 基底细胞腺瘤　基底细胞腺瘤组织学特点类似于基底细胞腺癌,但其缺乏细胞异型性和核分裂象,无浸润性生长。Ki-67 阳性率可辅助诊断。

【病例】

患者女性,65 岁。主诉右面部肿块半年,约鸡蛋大小肿块,抗感染治疗后肿块有缩小。

半年来患者每逢感冒,右面部肿块反复肿大。自服抗炎药好转,但肿块不能完全消退。

专科检查:右腮腺区耳垂下后方可见 3cm×3cm 椭圆形包块。质硬,表面光滑,界清,活动度好,无触压痛。

B 超:右腮腺内查见 2. 3cm×1. 8cm×2. 5cm 弱回声团,边界清楚,形态规则,内部回声不均匀,内血流信号丰富。CT:右腮腺浅叶下份见一软组织结节,约 2. 5cm×2. 3cm×2cm 大小。密度均匀,边缘较光滑,增强可见明显均匀强化,与周围组织分界清楚。

肉眼观察:带腺体的包块组织一个,总体积 5. 5cm×4. 5cm×2. 8cm。其中包块约 1. 5cm×

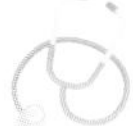

1.5cm×1cm，包膜完整。剖面灰红色，实性，质地中等。

光镜观察：肿物呈结节状，包膜完整，较厚。镜下可见肿瘤具有复杂的组织学构象，包括管状、小梁状和不规则的巢团状结构。管状结构可以相互融合形成囊状或者串珠状，其内为红染物质。实性巢团类似于地图状，不规则（图6-2-24A～C）。肿瘤间质较少，无黏液样区域。构成肿瘤的细胞多呈双层结构，外周的细胞呈栅栏状排列，细胞基本一致无异形，其外周一般有厚薄不一的基膜样物质包裹（图6-3-24D）。

病理诊断：（右腮腺）基底细胞腺瘤。

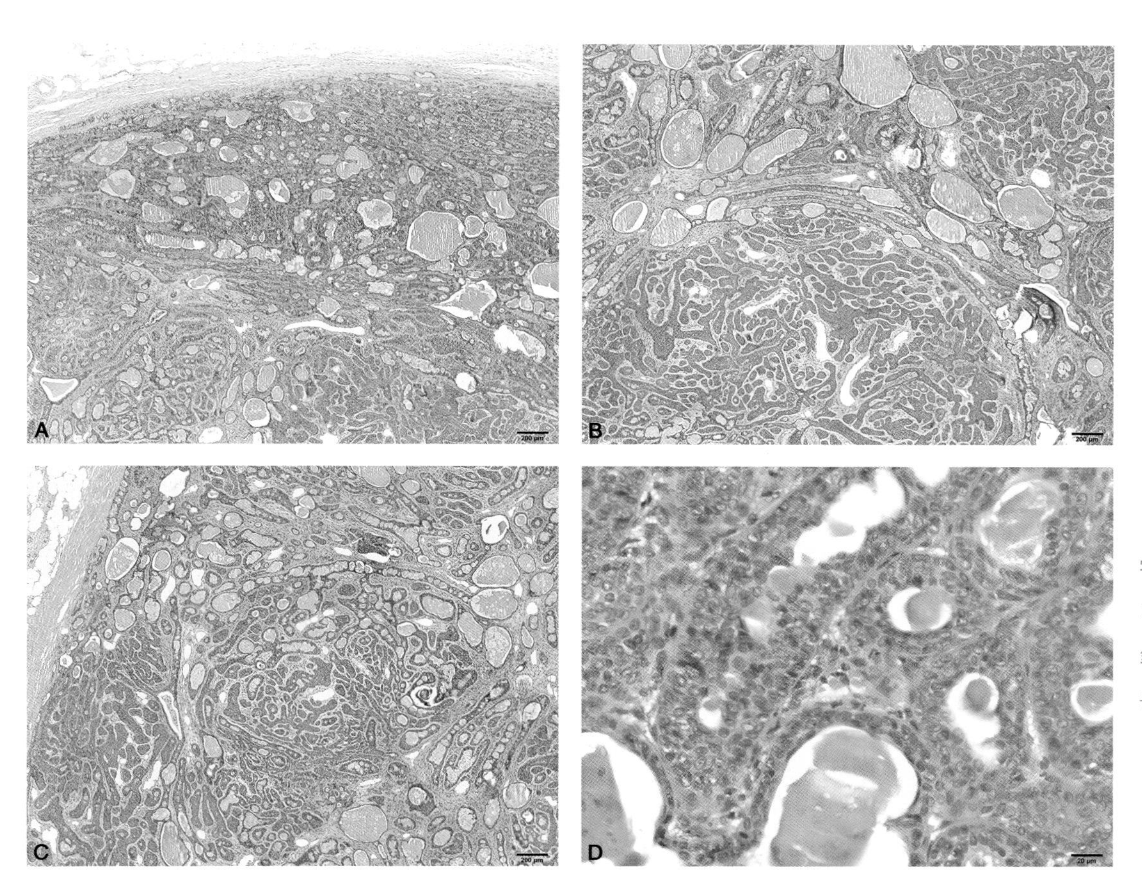

图6-3-24　病例　基底细胞腺瘤

A. 肿物呈结节状，包膜完整。包膜下可见管状结构区域，管腔内为红染物质。HE，×40。B. 肿瘤呈拼图样/地图样的实性区域，其间可见管状、囊状以及小梁区域。HE，×40。C. 肿瘤表现为实性、管状和小梁状结构相混杂。肿瘤间质较少，无黏液样区域。HE，×40。D. 肿瘤由形态基本一致的细胞构成，并呈双层排列，外周的细胞呈栅栏状排列。管状结构外由红染的基膜样物质包裹。细胞无明显异型，未见核分裂象。HE，×400

【病例讨论】

1. 基底细胞腺瘤的临床病理特征　该病例具有典型的基底细胞瘤临床病理特点，中老年患者，腮腺包块，界限清楚。组织学上表现为非膜性型的基底细胞腺瘤，具有管状、小梁状及实体型的组织构象。细胞呈双层排列，外层细胞具有栅栏状排列特点，外周有基膜样物质包裹。肿瘤间质少。

2. 基底细胞腺瘤WHO分类的意义　WHO分类唾液腺基底细胞腺瘤的四个亚型，一般很少单独存在。肿瘤多表现为混合性结构。就临床预后而言，一般将其分为膜型和非膜型。非膜型基底细胞腺瘤男女发病率近似，并且主要发生于大唾液腺。肿瘤一般为类椭圆形，界限清楚的包块，肿瘤由基底细胞样肿瘤细胞组成的瘤巢或条索，导管状分化可见，并且被较薄的PAS染色

学习笔记

阳性的基膜样物质分隔。组成的细胞多表现为两种特点：较小的缺乏胞浆，核圆形深染的细胞；和较大的胞浆嗜伊红，椭圆形淡染核的细胞。这两种细胞相互混杂，但是较小的细胞倾向于在瘤巢的外周呈栅栏状排列。细胞无异型性，核分裂象罕见。

膜型基底细胞腺瘤多发生于男性，常表现为多灶性。多数发生于大唾液腺，包括腮腺区淋巴结。镜下肿瘤多无包膜，并且表现为多结节状。最主要的特点是大量透明的基膜样物质的沉积，伊红和 PAS 染色阳性。基膜样物质包裹着肿瘤性上皮巢和血管。肿瘤很少见异型性及核分裂象。大约40%的病例，可以与多发的皮肤附属器肿瘤，如汗腺，毛囊来源的圆柱瘤，分泌性汗腺腺瘤并存。

非膜型基底细胞腺瘤复发率非常低，边界干净的局部切除即可。基底细胞腺瘤的恶变率较低，约为4%，多恶变为基底细胞腺癌。相反，膜型基底细胞腺瘤术后复发率约为24%，这可能因为它的多中心性，并且恶变率上升到28%。对这种类型的基底细胞腺瘤需要更为广泛的切除。

知识拓展

膜型基底细胞腺瘤的遗传学特点

膜型基底细胞腺瘤在组织学上与皮肤圆柱瘤相同。伴有多发性圆柱瘤、毛发上皮瘤、小汗腺腺瘤和粟粒疹的家族性病例构成常染色体 Brooke-Spriegler 综合征（家族性圆柱瘤病或头巾样瘤综合征）。圆柱瘤病基因（CYLD）是位于染色体 16q12～q13 上的一种肿瘤抑制基因，其突变与家族性病例有关，但在散发性病例中也可见。

（陈　宇）

四、Warthin 瘤

Warthin 瘤，又名腺淋巴瘤（adenolymphoma，WHO ICD code 8561/0），淋巴囊腺瘤（cystadenolymphoma），淋巴乳头状囊腺瘤（papillary cystadenoma lymphomatosum），是一种由腺上皮构成的良性肿瘤。为避免与恶性淋巴瘤等疾病混淆，世界卫生组织 WHO 建议用 Warthin 瘤一词。

【临床要点】

1. 临床上以 50～70 岁多见。
2. 男性多于女性。
3. 绝大多数发生于腮腺和腮腺淋巴结。

【病理学特征】

1. 肉眼观察

（1）肿瘤圆形或椭圆形，直径通常为 1～3cm。

（2）肿瘤质软，包膜完整。

（3）剖面红色或暗红色，囊性，或部分囊性部分实性。

2. 光镜观察

（1）肿瘤由腺上皮和淋巴样组织组成。

（2）腺上皮形成大小不等的囊腔结构或呈乳头突向囊腔内（图 6-3-25A），囊腔内含有红染分泌物。囊腔衬里的腺上皮排列成双层结构（图 6-3-25B），腔面侧的细胞呈柱状，胞浆红染，栅栏状排列。基底侧的细胞呈立方或扁平状，胞浆较少。

（3）腺上皮细胞之间可出现杯状细胞和皮脂腺细胞。

（4）肿瘤间质充满淋巴细胞，淋巴细胞常形成淋巴滤泡（图 6-3-25A），可见浆细胞和嗜酸性粒细胞。

学习笔记

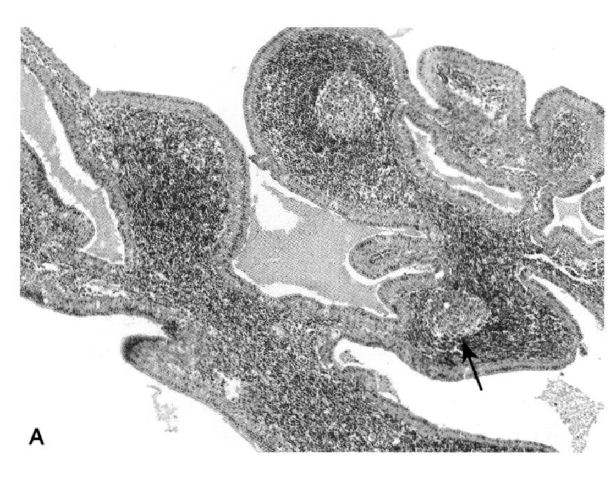

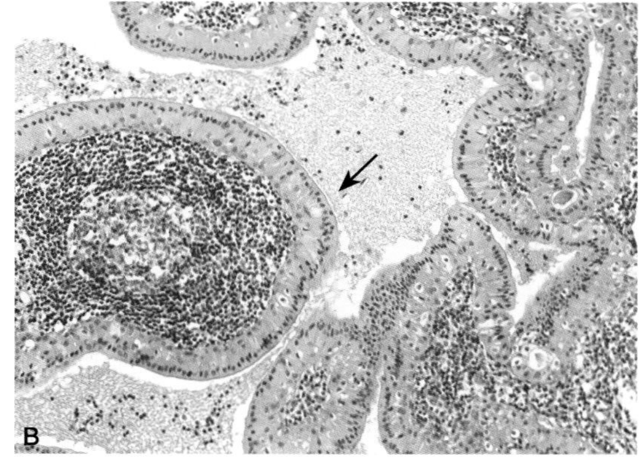

图 6-3-25 Warthin 瘤的病理特征

A. 腺上皮形成乳头突向囊腔内，间质淋巴细胞形成淋巴滤泡（箭头示）。HE，×100。B. 囊腔衬里的腺上皮排列成双层结构（箭头示）。HE，×200

【组织化学染色】

Warthin 瘤中腺上皮细胞及其分泌物对 PAS 染色呈阳性反应（图 6-3-26A，B）。

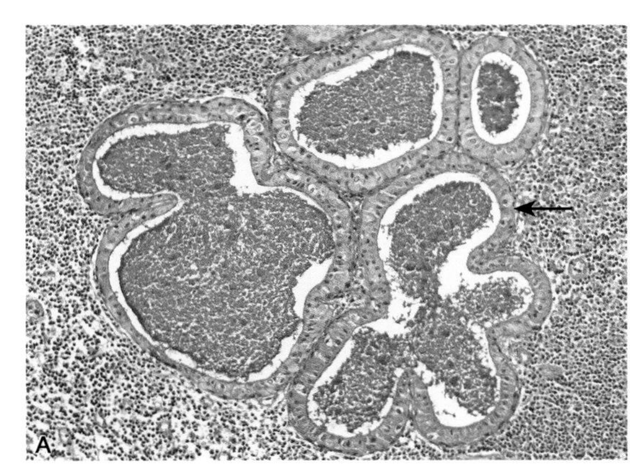

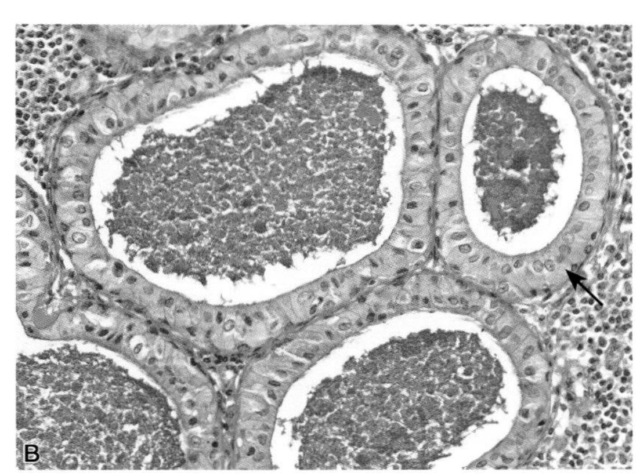

图 6-3-26 Warthin 瘤的组织化学

A. 腺上皮细胞及其分泌物 PAS 染色阳性（箭头示）。PAS，×200。B. 腺上皮呈柱状，PAS 染色阳性（箭头示）。PAS，×400

【免疫组织化学特征】

肿瘤中腔面侧的细胞表达癌胚抗原 CEA，角蛋白 CK（图 6-3-27A）和乳铁蛋白 LF（图 6-3-

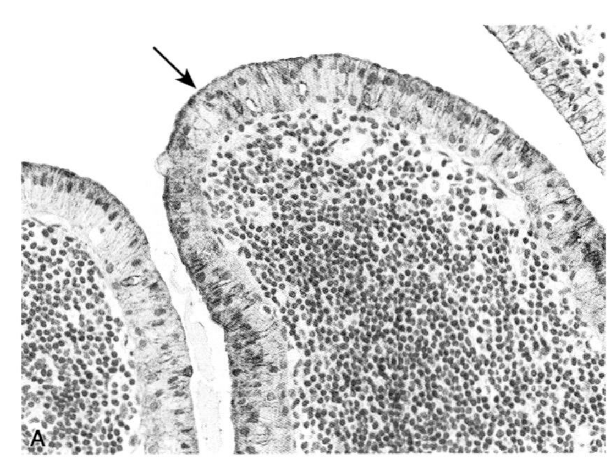

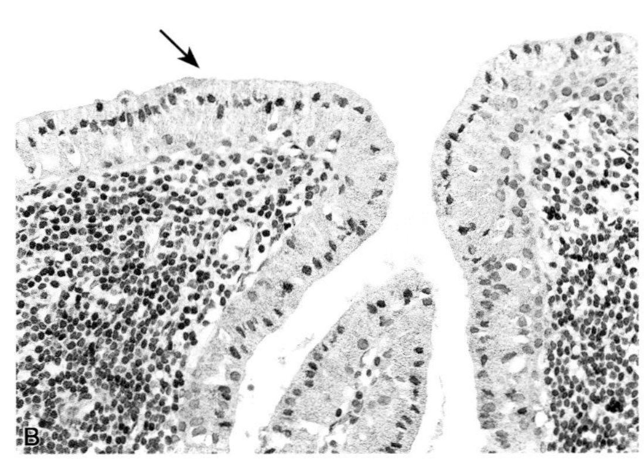

图 6-3-27 Warthin 瘤的免疫组织化学

A. 腺上皮表达 CK8（箭头示）。SP，×400。B. 腺上皮表达 LF（箭头示）。SP，×400

学习笔记

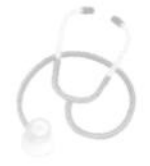

27B)，基底侧的细胞表达S-100蛋白，GFAP和Ki-67，以及P63。

文献报道，Warthin瘤中腔面侧的细胞和基底侧细胞表达CD44(HCAM)以及ICAM-1。CD20阳性的B淋巴细胞位于淋巴间质的生发中心和外周B淋巴细胞区。CD3阳性的T淋巴细胞位于淋巴间质的滤泡间区。

【鉴别诊断】

1. 淋巴腺瘤(lymphadenoma，WHO ICD code 8410/0) 肿瘤上皮呈立方形，排列成导管状(图6-3-28A)、囊管状(图6-3-28B)，或相互吻合的梁状结构，也可呈基底样细胞巢，出现微囊性变。淋巴样间质由成熟的淋巴细胞和浆细胞组成。

2. 淋巴上皮囊肿(lymphoepithelial cyst) 囊肿上皮衬里由多层扁平上皮细胞或柱状细胞构成，也可见杯状细胞。纤维囊壁内有大量淋巴细胞形成的间质(图6-3-29A，B)，可形成淋巴滤泡。

3. 富含淋巴间质的黏液表皮样癌(mucoepidermoid carcinoma，WHO ICD code 8430/3) 黏液表皮样癌由黏液细胞，表皮样细胞和中间细胞组成。黏液细胞通常形成囊腔的上皮衬里，其基底部分布表皮样细胞和中间细胞(图6-3-30)。肿瘤浸润性生长，间质富含淋巴细胞。

4. 管状腺瘤(canalicular adenoma，WHO ICD code 8149/0) 管状腺瘤的组织学结构由柱状或立方细胞构成，双层排列成腺腔或腺管状或小梁状结构，彼此吻合(图6-3-31)。

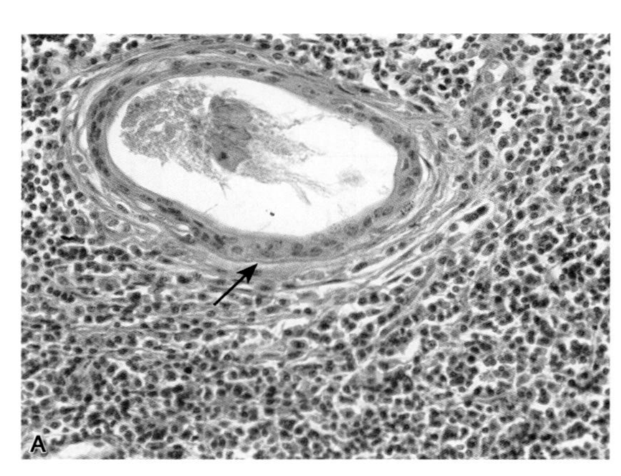

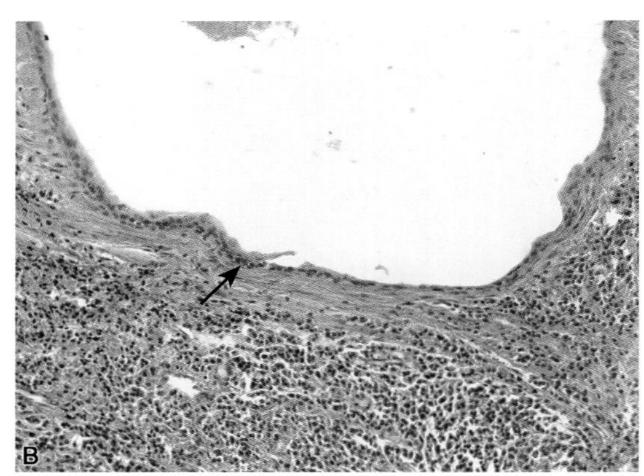

图6-3-28 淋巴腺瘤

A. 肿瘤上皮呈立方形，排列成导管状(箭头示)。HE，×400。B. 肿瘤上皮成分形成囊管状(箭头示)。HE，×200

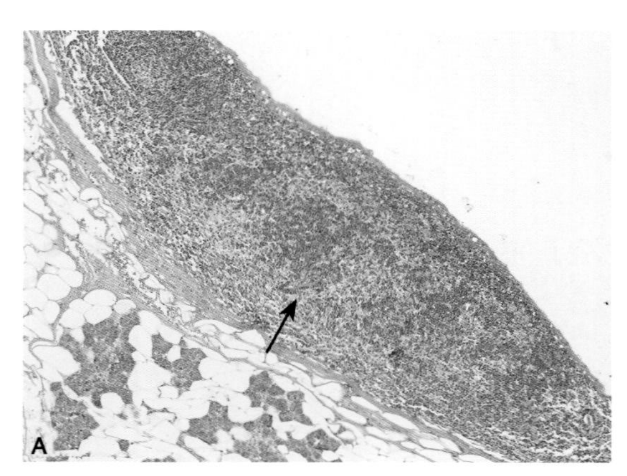

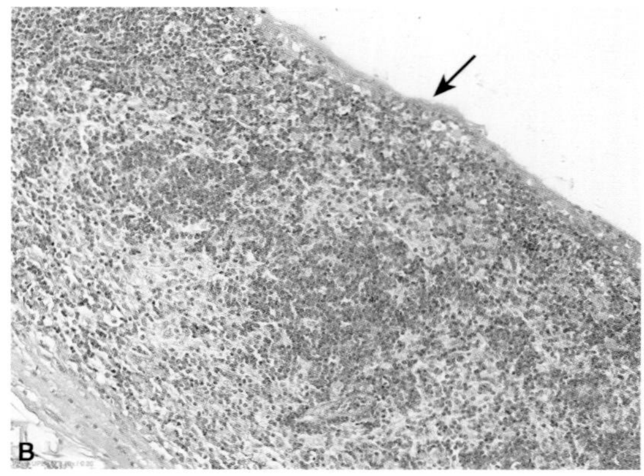

图6-3-29 淋巴上皮囊肿

A. 囊壁内大量淋巴间质(箭头示)。HE，×100。B. 上皮衬里为多层扁平上皮(箭头示)。HE，×200

学习笔记

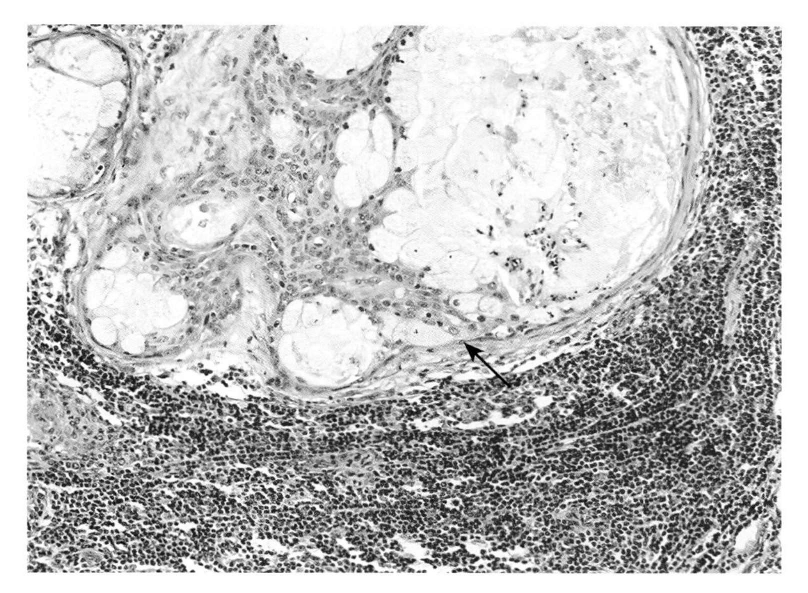

图 6-3-30 富含淋巴间质的黏液表皮样癌
肿瘤细胞浸润性生长(箭头示),间质富含淋巴细胞。HE,×200

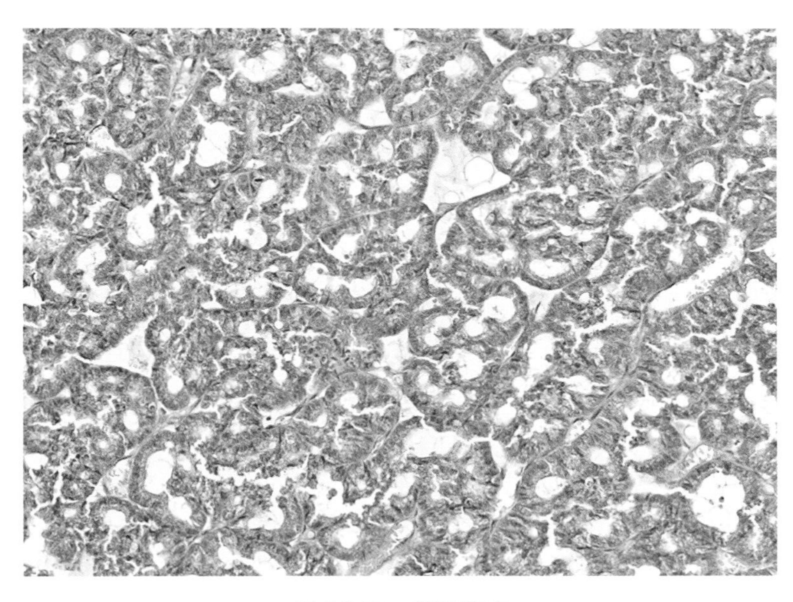

图 6-3-31 管状腺瘤
HE,×200

【问题 1】Warthin 瘤与淋巴腺瘤的鉴别有哪些?

思路 1:大体标本观察发现,淋巴腺瘤直径 1 ~ 8cm,有包膜,界限清楚。剖面有囊腔或微囊形成。Warthin 瘤直径一般不超过 3cm,包膜较薄,与周围组织边界清楚。剖面含有大小不等的囊腔和裂隙,少部分区域为实性。

思路 2:镜下观察发现,淋巴腺瘤的上皮成分排列成导管或相互吻合的梁状结构,囊腔由鳞状上皮或柱状上皮细胞衬里。淋巴样间质由成熟的淋巴细胞和浆细胞组成。Warthin 瘤由上皮和淋巴样组织构成。上皮细胞为双层腺上皮,胞浆红染,形成腺管或囊腔,或呈小乳头突入囊腔。肿瘤中上皮成分和淋巴样间质成分的比例因肿瘤不同而有所差异。

【问题 2】Warthin 瘤与淋巴上皮囊肿的鉴别有哪些?

学习笔记

思路1：大体标本观察发现，Warthin瘤呈部分囊性部分实性，囊性部分呈蜂窝状。淋巴上皮囊肿呈单囊性病变。

思路2：镜下观察发现，Warthin瘤的腺上皮排列双层结构，可形成囊腔结构或呈乳头突向囊腔内。淋巴上皮囊肿的上皮衬里呈多层扁平上皮或柱状上皮，通常不形成乳头突向腔内。

【问题3】Warthin瘤与富含淋巴间质的黏液表皮样癌的鉴别有哪些？

思路1：大体标本观察，黏液表皮样癌边界不清，无包膜或假包膜。剖面实性，灰白色，散在小囊腔，内含黏液。Warthin瘤界限清楚，有包膜，质地软。剖面红色或暗红色，大部分区域有囊腔和裂隙，小部分区域为实性。

思路2：镜下观察发现，黏液表皮样癌由黏液细胞，表皮样细胞和中间细胞组成。黏液细胞形成黏液湖或囊腔，囊腔周边衬里黏液细胞，其基底部分布表皮样细胞和中间细胞，间质可富含淋巴细胞。Warthin瘤的腺上皮排列成双层结构，胞浆红染，形成腺腔或囊腔，或呈小乳头突入囊腔。间质淋巴细胞可形成淋巴滤泡。

【问题4】Warthin瘤与管状腺瘤的鉴别要点是什么？

思路1：大体标本观察发现，Warthin瘤多呈囊性蜂窝状或部分囊性部分实性。管状腺瘤多呈实性结构，包膜完整。剖面可见大小不等的囊腔，囊腔内含黏液。

思路2：镜下观察发现，管状腺瘤比较单一，由柱状或立方的上皮细胞排列成腺管或腺腔，这些管腔彼此可以吻合形成网状。Warthin瘤的上皮细胞，栅栏状排列成双层结构，肿瘤间质内大量淋巴细胞浸润，形成淋巴滤泡。

学习笔记

知识点

唾液腺Warthin瘤的诊断及鉴别要点

1. Warthin瘤　肿瘤呈蜂窝状或部分囊性部分实性。腺上皮排列成双层，胞浆红染，形成腺腔，弯曲或形成乳头状突向腔内。间质充满淋巴细胞，可形成淋巴滤泡。

2. 淋巴腺瘤　肿瘤上皮成分排列成导管或相互吻合的梁状结构，囊腔由鳞状上皮或柱状上皮细胞衬里。间质由成熟的淋巴细胞和浆细胞组成。

3. 淋巴上皮囊肿　病变呈单囊性，上皮呈多层扁平细胞。间质大量淋巴细胞浸润。

4. 富含淋巴间质的黏液表皮样癌　肿瘤由黏液细胞，表皮样细胞和中间细胞组成。黏液细胞形成黏液湖或囊腔，囊腔周边衬里黏液细胞，其基底部分布表皮样细胞和中间细胞。间质富含淋巴细胞。

5. 管状腺瘤　病变实性，含有囊腔。肿瘤细胞柱状或立方，双层排列成腺腔或腺管状或梁状结构。间质缺乏大量淋巴细胞。

【病例1】

患者男性，49岁。主因右侧耳垂下方无痛性肿物2年就诊，门诊以“右腮腺肿物”收入院。

专科检查：右侧耳垂下方颌后窝内可触及一肿物，约2.0cm×1.8cm大小，质韧，无压痛，活动。肿块与皮肤无粘连。表面皮肤色泽无异常。右侧腮腺导管口无红肿，挤压导管口有清亮分泌物流出。颌后区及颈部未触及肿大的淋巴结。右侧面部无面瘫症。

CT显示：右侧腮腺后下极可见一椭圆形肿物，界清，密度均匀，未见与周围组织粘连。

手术所见：肿物位于皮下，与皮肤及周围组织无粘连。肿物质韧，包膜完整。在周围正常组织范围切除约2.0cm×1.8cm大小。

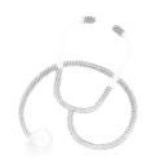

临床诊断:右腮腺肿物(腺淋巴瘤)。

肉眼观察:腺体及肿瘤组织一块,大小约3.5cm×2.0cm×1.0cm。瘤体大小约1.7cm×1.3cm×1.2cm,包膜完整。剖面为实性,质地较松软。

光镜观察:肿瘤由大量嗜酸性的腺上皮细胞组成。腺上皮细胞呈柱状或立方形,胞体大,胞浆明显嗜伊红。腺上皮细胞双层结构,密集排列,部分区域形成小腺腔(图6-3-32A～D)。病变中未见囊腔结构,也未见腺上皮形成乳头突向囊腔内。间质内淋巴细胞较少,分散或聚集在腺上皮之间。

病理诊断:(右腮腺)Warthin瘤(腺淋巴瘤)。

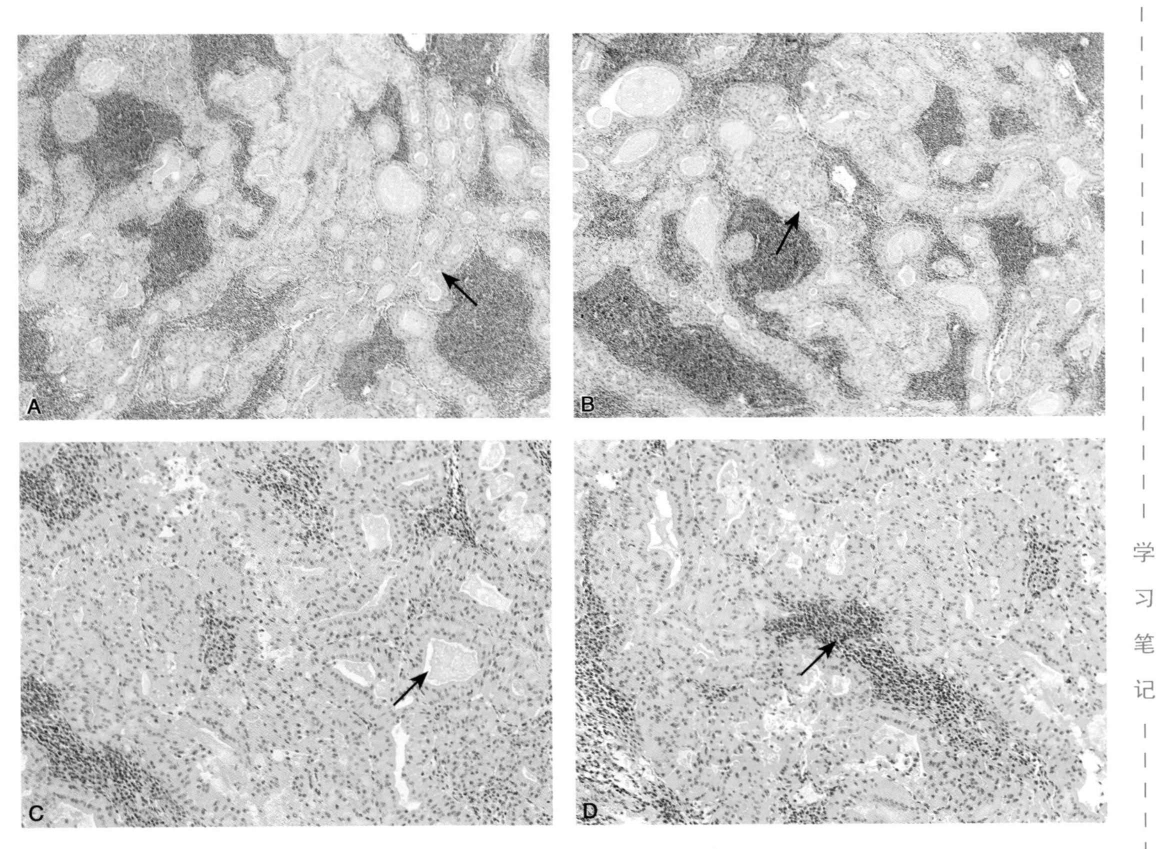

图6-3-32　病例1　Warthin瘤

A,B. 肿瘤由大量嗜酸性的腺上皮细胞组成(箭头示)。HE,×100。C. 腺上皮细胞形成小腺腔(箭头示)。HE,×200。D. 间质中少量淋巴细胞浸润(箭头示)。HE,×200

【病例1 讨论】

1. 唾液腺Warthin瘤的组织学类型　唾液腺Warthin瘤按照上皮成分和淋巴样成分的比例分为四型:①Ⅰ型为典型性Warthin瘤。上皮成分和淋巴样成分各占50%,这种类型占Warthin瘤总数的77%。②Ⅱ型为间质贫乏型。肿瘤中间质淋巴成分少于30%,占Warthin瘤总数的13.5%。③Ⅲ型为富于间质型。淋巴样成分超过70%,占Warthin瘤总数的2%。④Ⅳ型为化生型或梗死型和感染性。表现为鳞状化生和退行性变的特点,占Warthin瘤总数的7.5%。病例1的病理变化中间质淋巴细胞含量少,低于30%,属于间质贫乏型。

2. 唾液腺Warthin瘤与嗜酸性腺瘤的鉴别诊断　病例1唾液腺Warthin瘤中,大量嗜酸性细胞形成腺腔,大部分排列紧密,间质淋巴细胞较少,属于间质贫乏型。这型Warthin瘤需与唾液腺嗜酸性腺瘤鉴别。鉴别要点在于唾液腺Warthin瘤间质具有淋巴细胞浸润,即使在间质贫乏型的Warthin瘤中,依然可以发现淋巴细胞浸润。唾液腺嗜酸性腺瘤间质较少,间质中几乎没有淋巴细胞浸润。

学习笔记

【病例 2】

患者男性，75 岁。因右侧耳垂下肿物发现半个月就诊，入院检查一般情况良好。

专科情况：右侧面部以耳垂为中心可见一肿物，约 3.0cm×3.0cm×3.0cm 大小。表面光滑，质硬。与深层组织及皮肤无粘连，无触痛。双侧腮腺质软，导管口无红肿，排出液清亮。未触及区域淋巴结肿大及压痛。CT 显示：右侧腮腺后下极肿物，包膜完整，密度均匀，与周围组织界限清晰，约 3.0cm×3.0cm×3.0cm 大小。

临床诊断：右腮腺肿物。

手术所见：肿物约 3.0cm×3.0cm×3.0cm 大小，有包膜，实性囊性相间。剖面灰黄色，有黄色黏稠液体，有部分腮腺组织。

肉眼观察：肿物一个，大小约 3.0cm×2.5cm×2.0cm。剖面实性，含有囊腔，囊腔内有黄色黏稠液体。

光镜观察：肿瘤中腺上皮细胞排列成双层结构。腔面侧的细胞呈柱状细胞和锥形细胞，栅栏状排列（图 6-3-33A）。基底侧的细胞胞体较小，胞浆红染。腺上皮细胞形成大小不等的囊腔或呈乳头状突向囊腔内（图 6-3-33B）。腺上皮细胞之间有数量不等的黏液细胞和少量杯状细胞。黏液细胞圆形或椭圆形，胞浆透明，三五成团或成簇状分布于双层腺上皮的腔面侧（图 6-3-33C）。杯状细胞呈椭圆形，胞浆透明。细胞核圆形，位于基底部（图 6-3-33D）。间质内大量淋巴细胞浸润，形成淋巴滤泡。

病理诊断：（右腮腺）Warthin 瘤（腺淋巴瘤）。

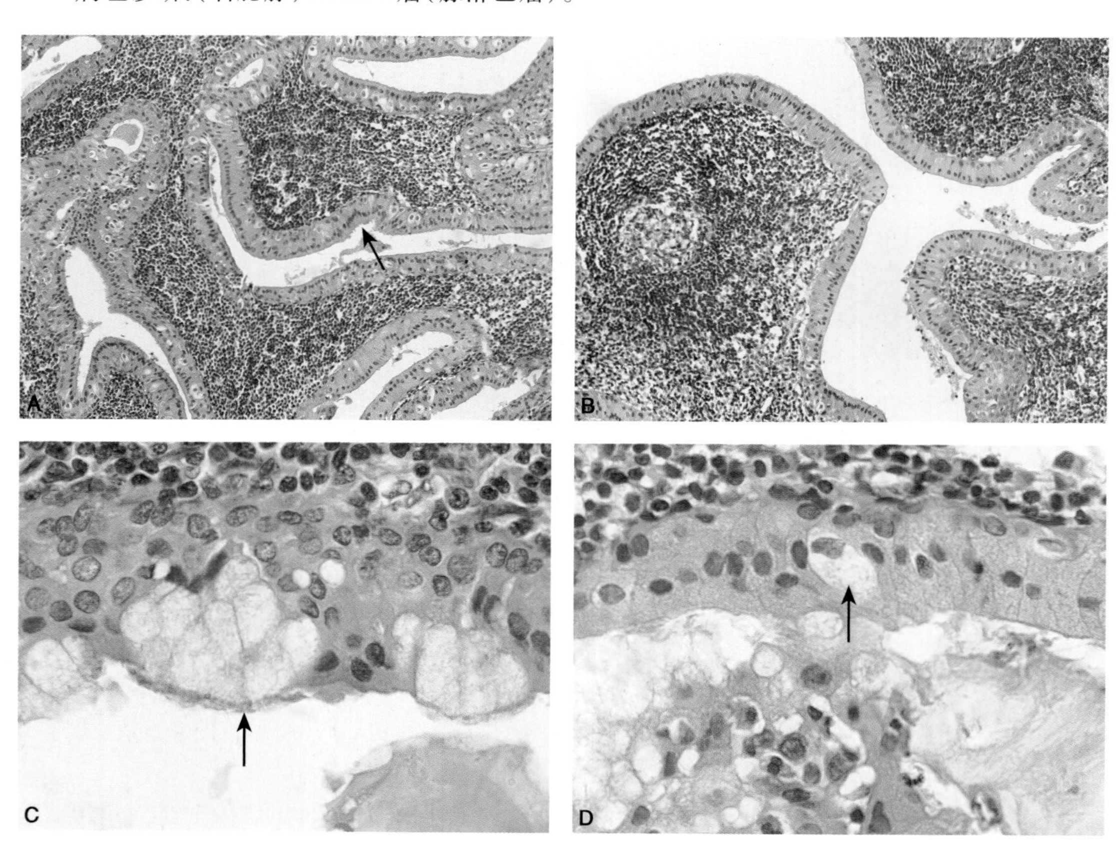

图 6-3-33　病例 2　Warthin 瘤

A. 腺上皮细胞呈双层结构，栅栏状排列（箭头示）。HE，×200。B. 腺上皮细胞呈乳头状突向囊腔。HE，×200。C. 腺上皮中含有成团的黏液细胞（箭头示）。HE，×1000。D. 腺上皮中含有杯状细胞（箭头示）。HE，×1000

学习笔记

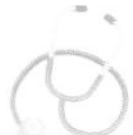

【病例2 讨论】

1. 唾液腺 Warthin 瘤上皮中的细胞成分　病例 2 唾液腺 Warthin 瘤的组织学特征中腺上皮排列成双层结构，腔面侧的细胞呈柱状，胞浆红染，栅栏状排列。腺上皮之间夹杂呈簇状分布的黏液细胞团和少量的杯状细胞。关于 Warthin 瘤中的上皮成分，文献报道在 Warthin 瘤腺上皮中可以含有少量纤毛柱状上皮或出现基底样细胞，构成实性细胞团块或导管样结构。此外，黏液细胞，鳞状化生，皮脂腺细胞等均可出现在 Warthin 瘤中。

2. 唾液腺 Warthin 瘤中腺上皮的癌变　唾液腺 Warthin 瘤上皮癌变的种类比较多，黏液表皮样癌是最常见的一种类型。文献报道在 Warthin 瘤上皮癌变为黏液表皮样癌的病例中，上皮成分被黏液细胞和鳞状化生，伴有不典型增生的上皮组织取代。直接移行为黏液表皮样癌，并不同于 Warthin 瘤单独合并黏液表皮样癌。Warthin 瘤中的黏液细胞和鳞状化生上皮，在 Warthin 瘤癌变为黏液表皮样癌中可能起着重要作用，或直接成为黏液表皮样癌的组成成分。此外，Bell 等报道唾液腺 Warthin 瘤病例中的腺上皮可以发展转变为腺癌。

3. 唾液腺 Warthin 瘤的生物学行为　唾液腺 Warthin 瘤被认为是一种良性肿瘤，术后通常不再复发。Ethunandan 等回顾了 150 例 Warthin 瘤的病例，发现肿瘤在腮腺内可呈多中心性发生，形成多灶性肿瘤瘤体。瘤体大小在 2～5cm 之间，瘤体数量为 2～4 个。这种多中心发生的 Warthin 瘤术后复发率可达到 10%。如果唾液腺 Warthin 瘤出现癌变，其生物学行为将取决于癌变的肿瘤成分。

【病例3】

患者男性，57 岁。因左侧耳垂下区肿物 3 个月就诊入院，一般情况良好。

专科检查：左侧耳垂下区肿物，约 3.0cm×3.0cm 大小，圆形，表面光滑，无压痛，无粘连。

手术所见：肿物位于腮腺左后下极。肿物包膜完整，剖面灰黄色，有黏稠液渗出。手术切除左侧腮腺后下极肿物及部分腺体组织。

临床诊断：左腮腺肿物（腺淋巴瘤）

肉眼观察：肿物一个，大小约 3.0cm×2.0cm×2.0cm。剖面灰黄色，含有小囊腔，编号为①。腺体组织一块，大小约 3.0cm×1.5cm×1.5cm，编号为②。

光镜观察：肿瘤腺上皮细胞呈柱状或锥形，双层排列形成囊腔，囊腔内可见红染分泌物。间质内充满淋巴细胞，形成淋巴滤泡。部分区域淋巴细胞浸润至腺上皮细胞中，导致腺上皮细胞破坏消失（图 6-3-34A，B）。部分区域富含淋巴细胞的间质中出现纤维化，纤维组织增生并伴玻璃样变。累及周边的腺上皮，导致腺上皮破坏消失（图 6-3-34C，D）。少数区域，淋巴细胞间质中液体潴留，淋巴细胞排列疏松，出现黏液性变（图 6-3-34E，F）。腮腺组织内有数量不等的脂肪空泡，淋巴结内未见肿瘤细胞。

病理诊断：（左腮腺）Warthin 瘤（腺淋巴瘤）。

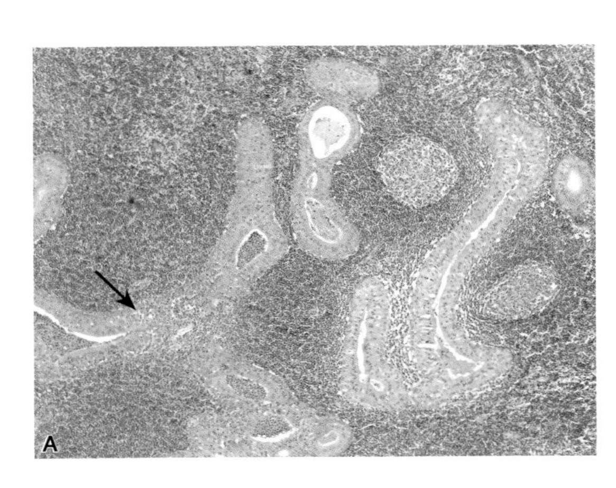

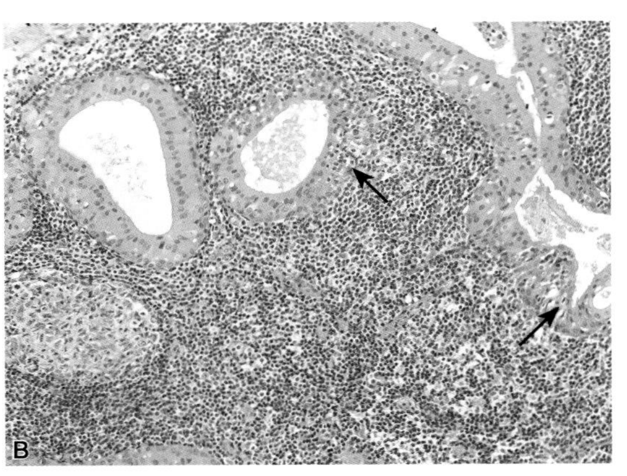

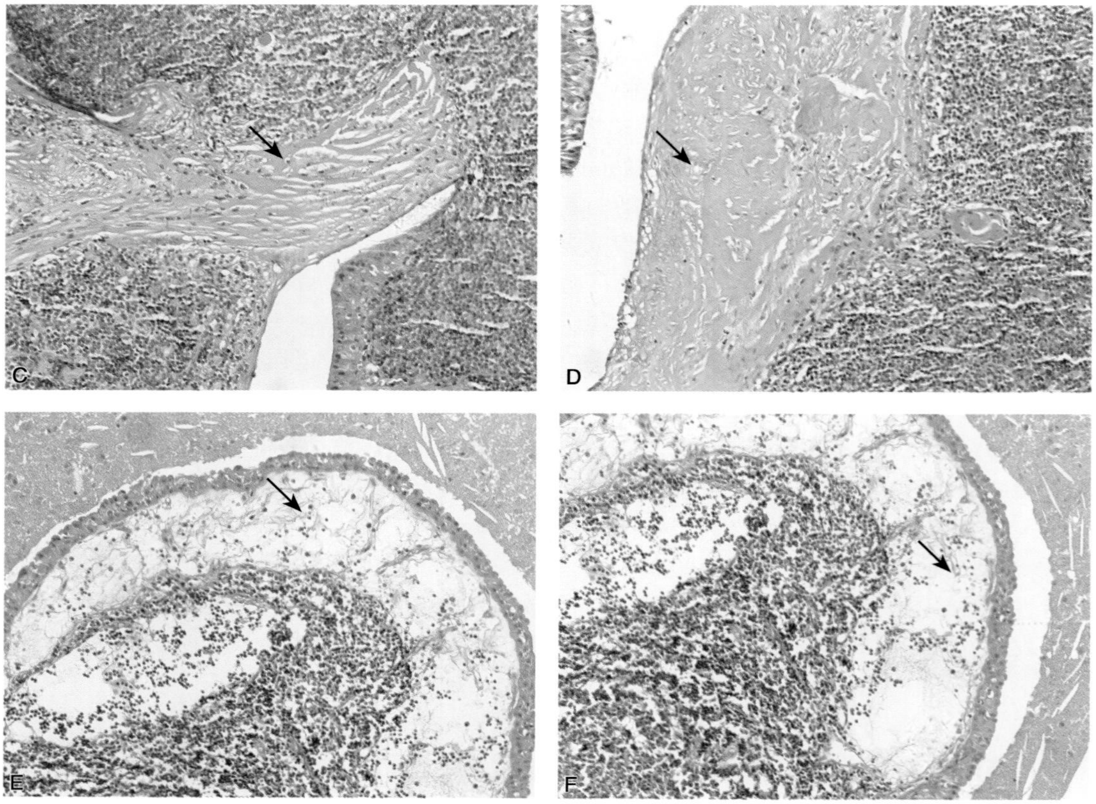

图 6-3-34　病例 3　Warthin 瘤

A. 间质淋巴细胞破坏腺上皮细胞（箭头示）。HE，×100。B. 淋巴细胞破坏腺上皮细胞（箭头示）。HE，×200。C，D. 间质纤维化（箭头示），腺上皮破坏消失。HE，×200。E，F. 间质黏液性变（箭头示）。HE，×200

学习笔记

【病例 3 讨论】

1. 唾液腺 Warthin 瘤间质淋巴细胞对腺上皮的破坏　病例 3 唾液腺 Warthin 瘤的组织学结构，具有典型的 Warthin 瘤的形态学特征。此外在这个病例中，间质淋巴细胞对腺上皮细胞的浸润及破坏，导致囊腔内衬里的双层腺上皮细胞排列紊乱，结构消失。Aga 等研究表明，在唾液腺 Warthin 瘤中，IgG 阳性的浆细胞弥散分布于淋巴间质中，患者血清 IgG 和 IgG4 的水平明显高于唾液腺多形性腺瘤的患者。因此认为，Warthin 瘤的发病机制可能涉及某些炎症与免疫反应。WHO 描述，在 6% ~7% 的感染性或化生型的 Warthin 瘤中，可出现重度的炎症细胞浸润。这种激活的淋巴细胞和炎症细胞都会对腺上皮细胞造成攻击和破坏。

2. 唾液腺 Warthin 瘤间质的纤维化　病例 3 唾液腺 Warthin 瘤间质淋巴细胞中，出现纤维组织增生伴玻璃样变，取代了间质的淋巴细胞。间质纤维组织增生波及腺上皮细胞，导致腺上皮细胞破坏消失。这种纤维化的出现，可能由于：①间质继发炎症反应，导致纤维组织增生，出现纤维化；②肿瘤损伤，可能引起间质血管反应，导致纤维组织增生。病例 3 的病理变化属于化生型或梗死型 Warthin 瘤的类型。

3. 唾液腺 Warthin 瘤间质的黏液性变　病例 3 唾液腺 Warthin 中，部分肿瘤间质中液体潴留。淋巴细胞排列稀疏，出现黏液性变。这种黏液性变是间质的一种退行性变，它与间质中出现的纤维化同被认为是化生型 Warthin 瘤的一种表现。

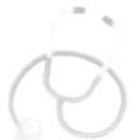

知识拓展

唾液腺 Warthin 瘤的遗传学研究

1. t(11,,19;16)(q21,p12;p13)易位。
2. t(6;8)(p23;q22)和 t(6;15)(p21;q15)互换。
3. 第5号染色体三体或单体。
4. Y 染色体缺失。

（王　洁）

五、囊　腺　瘤

囊腺瘤(cystadenoma,WHO ICD code 8440/0)主要以多囊性生长为特征,上皮成分呈腺瘤性增生。内衬上皮常呈乳头状,少数情况为黏液性。又称为单形性腺瘤(monomorphic adenoma)、囊性导管腺瘤(cystic duct adenoma),无淋巴样间质的 Warthin 瘤(Warthin tumour without lymphoid stroma),导管内乳头状腺瘤(intraductal papillary adenoma),大嗜酸粒细胞囊腺瘤(oncocytic cystadenoma)。

【临床要点】

1. 少见的良性上皮性肿瘤,仅占唾液腺上皮性肿瘤的 2.5%。
2. 性别无明显差异。
3. 任何年龄均可发病,大小唾液腺均可发生,其中腮腺及腭为好发部位。
4. 发生于大唾液腺缓慢生长、无痛,界限清楚。发生于小唾液腺为光滑的结节,类似黏液囊肿,表面可出现创伤性溃疡。
5. 不侵犯肌肉、神经。

【病理学特征】

1. 肉眼观察

(1) 圆形或结节状。大小不等,中等硬度,局部有囊性感。

(2) 包膜常不完整。

(3) 剖面为灰白色或淡黄色,可见大小不一的囊腔,腔内有白色胶冻状物,有乳头突起。

2. 光镜观察

(1) 肿瘤由立方状、柱状的腺上皮细胞和黏液细胞构成,一般无细胞异型性。

(2) 腔内面和乳头表面大多被覆黏液细胞或柱状细胞,深面为立方细胞。

(3) 部分囊腔上皮衬里消失,形成纤维结缔组织环绕的黏液池。

(4) 囊腔内常含嗜酸黏液、变性脱落的瘤细胞、炎细胞和泡沫细胞。

(5) 纤维结缔组织乳头内有丰富的血管,囊与囊之间有少量间质。

3. 根据构成细胞,囊腺瘤主要分为两种亚型。

(1) 乳头状囊腺瘤:以立方细胞为主,排列成较大的单囊性或多囊性结构和团块状(图 6-3-35A,B)。囊腔内有许多乳头状突起(图 6-3-35C),腔壁有柱状或立方状上皮衬里(图 6-3-35D),其中夹杂少量黏液细胞,有时为大嗜酸粒细胞。

(2) 黏液性囊腺瘤:以黏液细胞为主,排列成大小不等的多个囊腔样结构,很少形成团块状和导管结构。内衬黏液细胞厚度较一致,乳头状生长有限,囊腔内含丰富的黏液(图 6-3-36)。

学习笔记

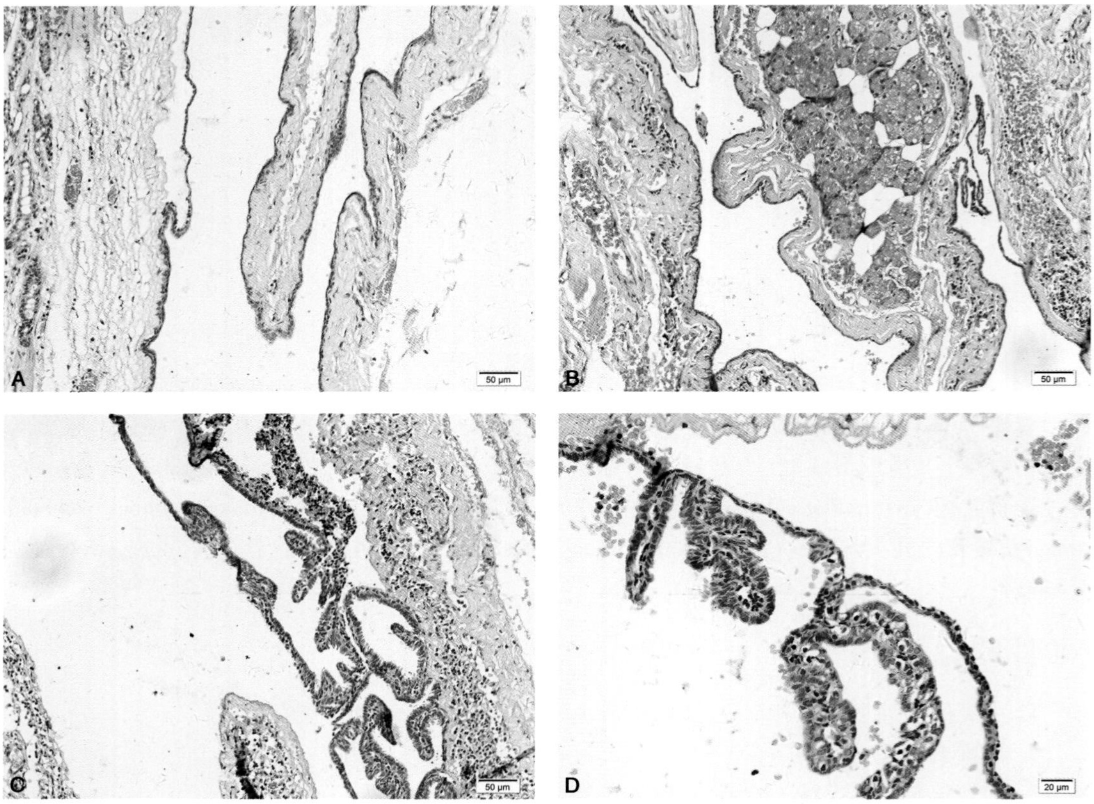

图 6-3-35　乳头状囊腺瘤

A,B. 肿瘤呈单囊性或多囊性结构。HE,×200。C. 囊腔内可见乳头状突起。HE,×200。D. 腔壁上皮衬里为柱状或立方状。HE,×400

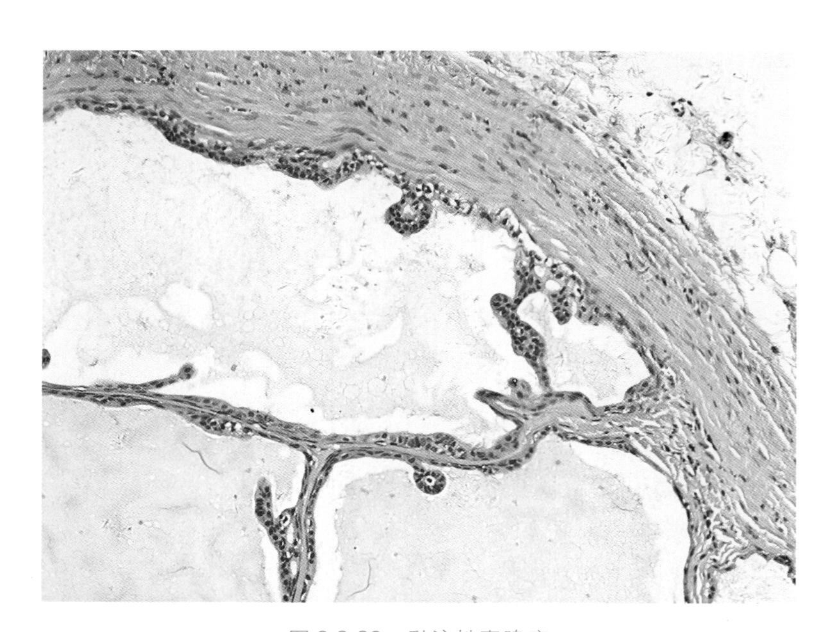

图 6-3-36　黏液性囊腺瘤

大小不等的多个囊腔样结构,衬覆黏液细胞,腔内含黏液。HE,×200

【病例】

患者女性，40岁。体检时无意发现右腮腺肿物。门诊以"右腮腺肿物"收入院。

专科检查：患者面型左右对称，左腮腺区未触及明显肿物。

CT影像学检查，提示右腮腺囊性占位性病变。

肉眼观察：瘤组织与周围正常腺体组织分界清楚，肿瘤大小为2.5cm×1.8cm×1.0cm。剖面呈多房囊状，且每个囊腔较小，内有无色液体，囊内壁光滑。

光镜观察：肿瘤由多个小囊肿构成，为多房囊性肿瘤，纤维囊壁呈内衬单层柱状上皮，上皮细胞一致，无坏死、无明显细胞异型改变，大囊内上皮为呈乳头样生长的单层柱状上皮（图6-3-37）。

病理诊断：（右腮腺）乳头状囊腺瘤。

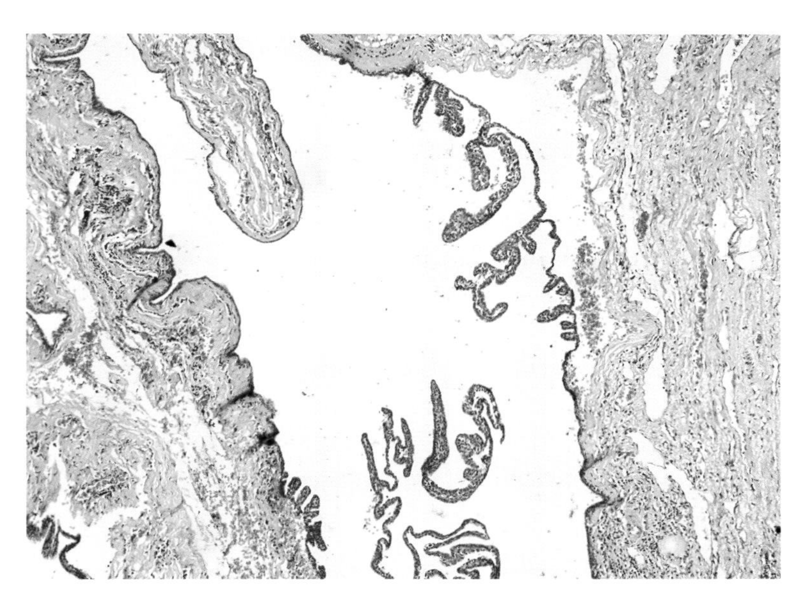

图6-3-37　病例　囊腺瘤

瘤细胞呈乳头状增生突入囊腔内。HE，×100

【病例讨论】

乳头状囊腺瘤的鉴别诊断。

需要与乳头状囊腺瘤鉴别的疾病包括：①黏液性囊腺瘤：肿瘤体积常常较大，为多房含黏液肿瘤。囊壁被覆含丰富黏液的高柱状黏液上皮细胞，并呈乳头状生长，伴有增生纤维组织间质。②淋巴管瘤：较为少见，大体虽然蜂窝结构，但质地软，组织学特征是囊性结构内衬为扁平内皮细胞及散在分布的平滑肌细胞和淋巴细胞的聚集，内皮细胞标记F8及CD31阳性表达。③假性囊肿：常常发生在腺体炎症、外伤史患者，其组织学特征为囊壁无被覆上皮，常常由炎性纤维组织或肉芽组织形成。④Warthin瘤：也有乳头状囊性结构，但其上皮成分为较均一的嗜酸细胞，可见有鳞状化生。而黏液细胞极少，间质为淋巴样组织，可见淋巴滤泡形成，纤维结缔组织成分少见。另外，乳头状囊腺瘤还可以通过免疫组织化学的方法辅助诊断：肿瘤细胞AE1/AE3+，EMA+，CK7+，CK19+，CEA部分阳性表达，增生的血管内皮表达CD34，Ki-67细胞增殖指数低。同时特殊染色肿瘤细胞胞浆PAS染色阳性，经淀粉酶消化后PAS染色阴性，表明肿瘤细胞胞质内富含糖原颗粒。电镜观察囊腔内衬的肿瘤性上皮细胞腔面有微绒毛，胞浆内含较丰富的糖原

学习笔记

颗粒，细胞器稀少，无酶原颗粒及神经内分泌颗粒。

六、皮脂腺瘤

皮脂腺瘤（sebaceous adenoma，WHO ICD code 8410/0）由大小和形态不规则的基底细胞样细胞和皮脂腺样细胞构成。皮脂腺细胞无异型性，常伴有鳞状细胞分化和囊性变。组织发生来自唾液腺的皮脂腺。

【临床要点】

1. 极少见，占唾液腺肿瘤的比率小于1%。
2. 发病年龄为22～90岁，平均年龄58岁。
3. 性别无明显差异。
4. 多发生于腮腺，也可见于颊腺、磨牙后腺和下颌下腺。
5. 生长缓慢、无痛、质地中等硬度，外有包膜，与周围组织界限清楚，可活动。

【病理学特征】

1. 肉眼观察

（1）肿瘤直径为0.4～3.0cm，质硬，边界清楚，包膜完整。

（2）剖面呈黄色或灰黄色，部分呈囊状，内含黄色皮脂样分泌物或干酪样浓稠物。

2. 光镜观察

（1）瘤组织呈结节状、分叶状增生，皮脂腺细胞排列成巢和管状结构，多数肿瘤有微小囊腔（图6-3-38A，B）。

（2）细胞巢周边细胞胞浆少，细胞呈梭形，中心细胞胞浆呈蜂窝状，胞核较大。圆形，可见核仁，未见细胞异型性、坏死和核分裂象（图6-3-38C）。

（3）偶见嗜酸细胞化生。无局部侵袭倾向（图6-3-38D，6-3-38E）。

（4）肿瘤间质为丰富的纤维结缔组织，可见局灶性淋巴细胞、组织细胞和（或）多核巨细胞，无淋巴滤泡形成（图6-3-38F）。

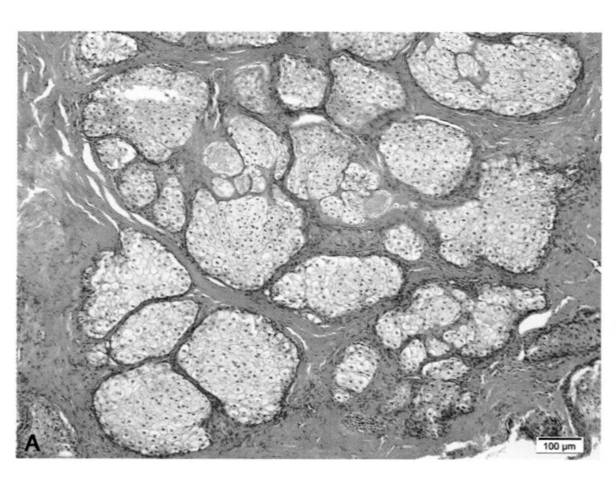

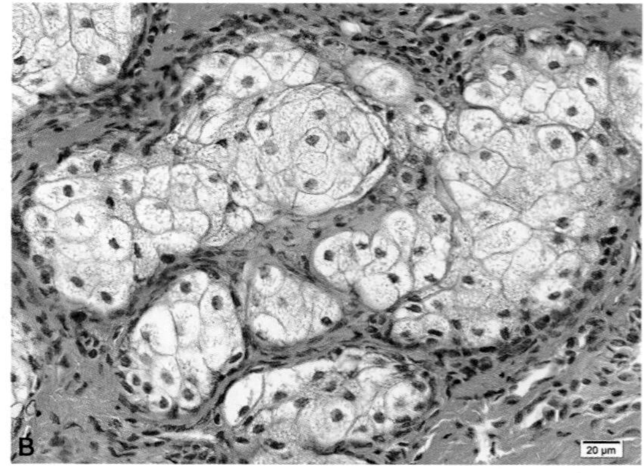

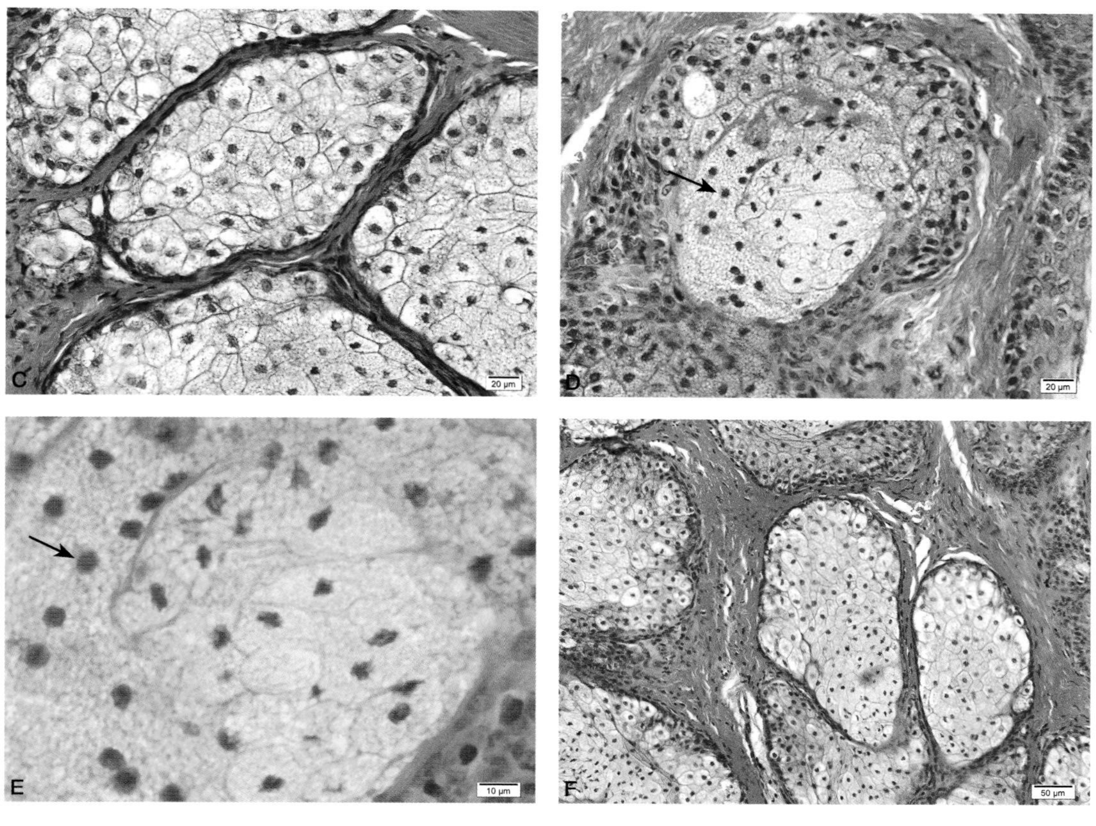

图 6-3-38 皮脂腺瘤的病理特征

A. 肿瘤呈结节状、分叶状增生。HE,×100。B. 肿瘤细胞胞浆透明,核居中。HE,×400。C. 肿瘤巢周边细胞呈梭形,胞浆少,中心细胞胞浆呈蜂窝状,无细胞异型性、坏死和核分裂象,HE,×400。D. 偶见嗜酸细胞(箭头示)。HE,×400。E. 嗜酸细胞分布于透明细胞之间(箭头示,D 图局部放大)。HE,×1000。F. 肿瘤间质为纤维结缔组织。HE,×200

学习笔记

【鉴别诊断】

1. 皮脂腺癌(sebaceous carcinoma,WHO ICD code 8410/3) 由不同成熟程度的皮脂腺细胞构成的一种罕见、低度恶性肿瘤,是向皮脂腺分化的腺癌。1991 年 WHO 唾液腺肿瘤分类中被提出。肿瘤为非对称性、界限不清,浸润性生长,呈不规则小叶状。

(1) 组织学上肿瘤细胞呈片状、岛状和小梁状排列(图 6-3-39A),可见皮脂分化(6-3-39B,C)。肿瘤小叶由两类细胞组成,一类是嗜碱性的皮脂腺生发细胞,另一类是皮脂腺细胞,胞浆呈嗜酸性泡沫状,瘤细胞浸润性生长,可见脂滴形成(图 6-3-39D,E)。部分瘤细胞体积较小,核深染,肿瘤有坏死,可见异常核分裂象(图 6-3-39F)。

(2) 免疫组织化学染色:肿瘤细胞表达 EMA(图 6-3-40A)、CK(图 6-3-40B)、乳铁蛋白,不表达 CEA。部分表达 EA(图 6-3-40C),P63(图 6-3-40D)。泡状透明细胞表达肌动蛋白(actin)(图 6-3-40E)。肿瘤细胞对 S-100 蛋白,SMA 反应阴性(图 6-3-40F)。

(3) 组织学特殊染色:肿瘤细胞苏丹Ⅲ或苏丹黑染色阳性。

2. 皮脂淋巴腺癌(sebaceous lymphadenocarcinoma,WHO ICD code 8410/3) 又称为癌在皮脂淋巴腺瘤中(carcinoma ex sebaceous lymphadenoma),是罕见的唾液腺低度恶性皮脂肿瘤,也被认为是皮脂淋巴腺瘤的恶性型。组织发生可能来自淋巴结中迷走的唾液腺组织。肿瘤组织由良性成分和恶性成分两部分结构构成。良性部分为皮脂淋巴腺瘤表现,可见淋巴组织中有大小不等的上皮团浸润,上皮团内可见皮脂腺样细胞分化(图 6-3-41A)。恶性部分可以为皮脂腺癌、低分化癌或腺样囊性癌,也可伴有导管样分化或上皮-肌上皮癌样区域。恶性肿瘤细胞呈团块状或条索状,细胞异型性明显,可见核分裂象(图 6-3-41B)。

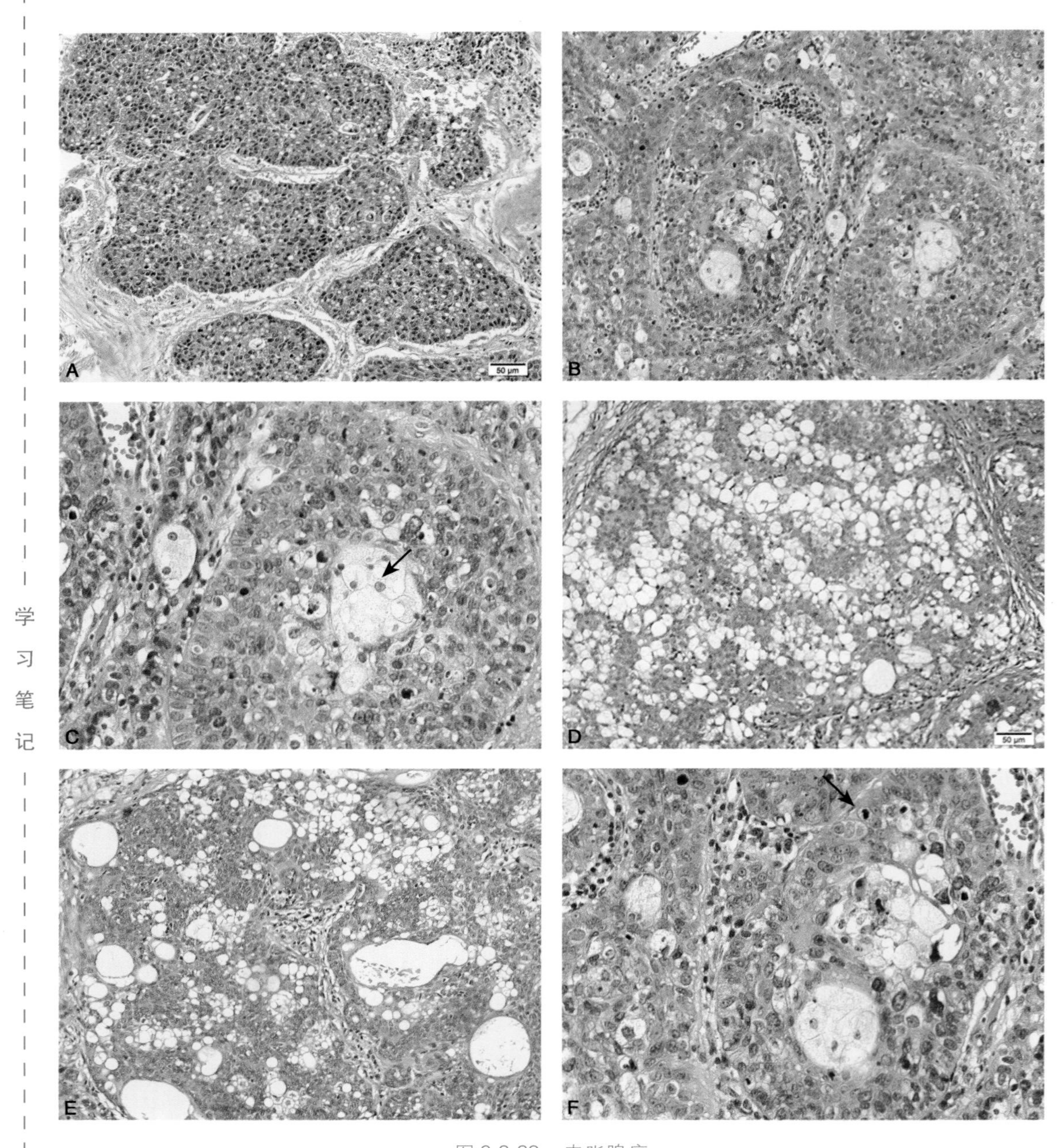

图 6-3-39　皮脂腺癌

A. 肿瘤细胞呈片状、岛状和小梁状排列。HE，×200。B. 瘤组织呈不规则小叶状，可见皮脂分化。HE，×200。C. 皮脂分化的细胞胞浆透明（箭头示，B 图局部放大）。HE，×400。D，E. 瘤细胞浸润性生长，可见脂滴形成。HE，×200。F. 肿瘤细胞异型性和核分裂象（箭头示）。HE，×400

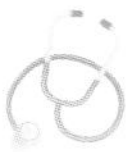

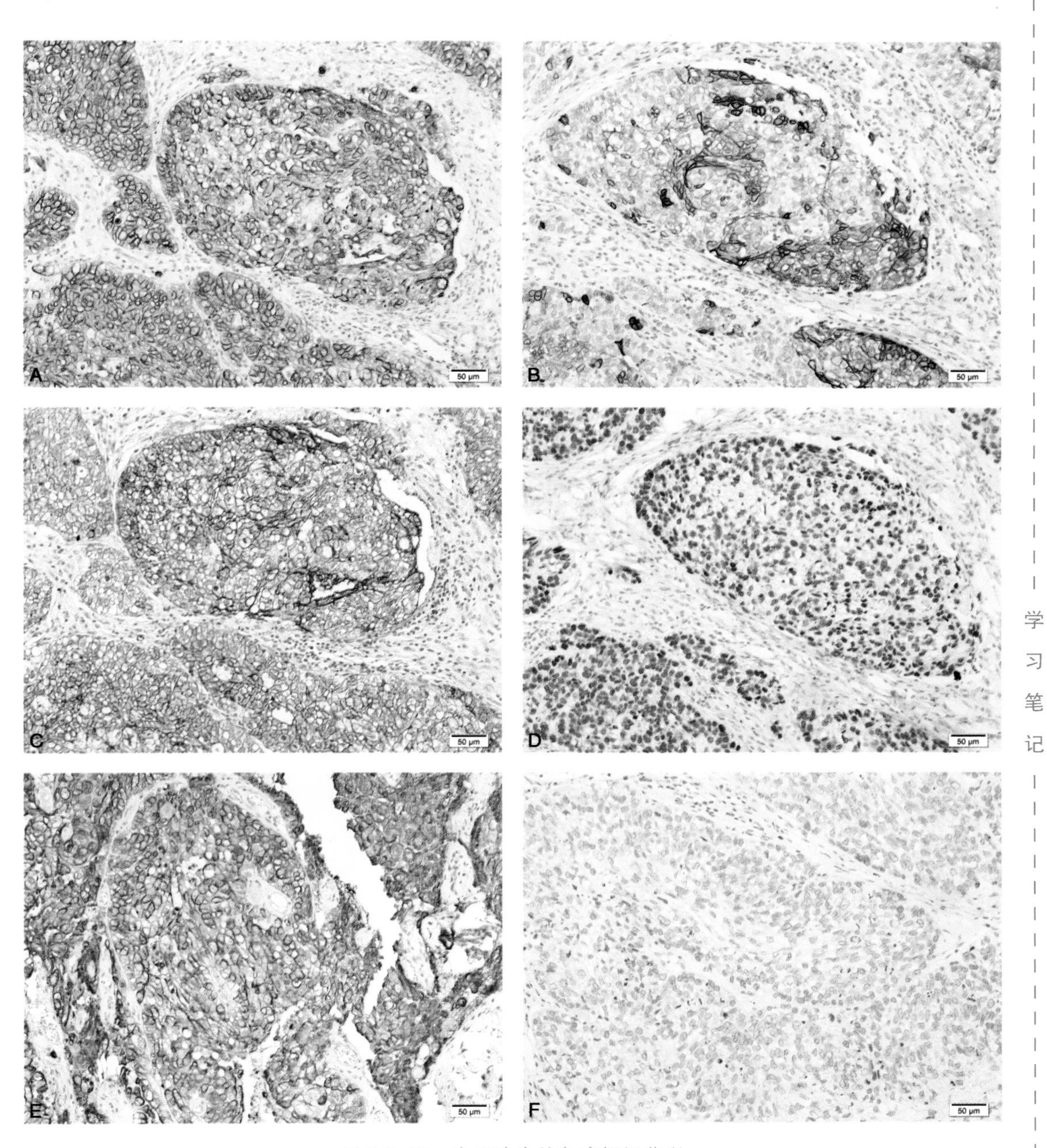

图 6-3-40　皮脂腺癌的免疫组织化学

A. 肿瘤细胞表达 EMA。SP,×200。B. 肿瘤细胞表达 CK。SP,×200。C. 肿瘤细胞表达 EA。SP,×200。D. 肿瘤细胞表达 P63。SP,×200。E. 肿瘤细胞表达 actin。SP,×200。F. 肿瘤细胞对 S-100 蛋白反应阴性。SP,×200

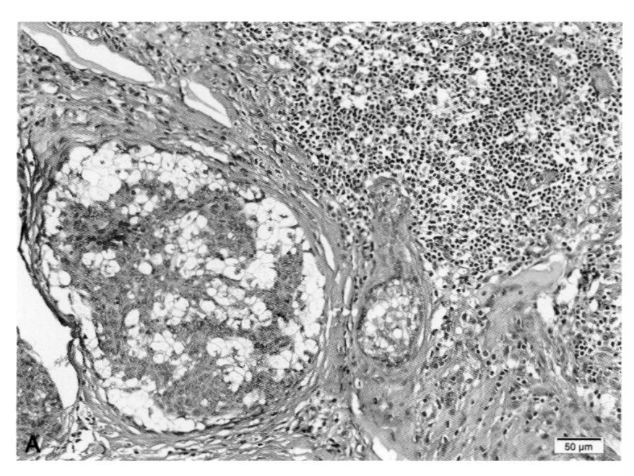

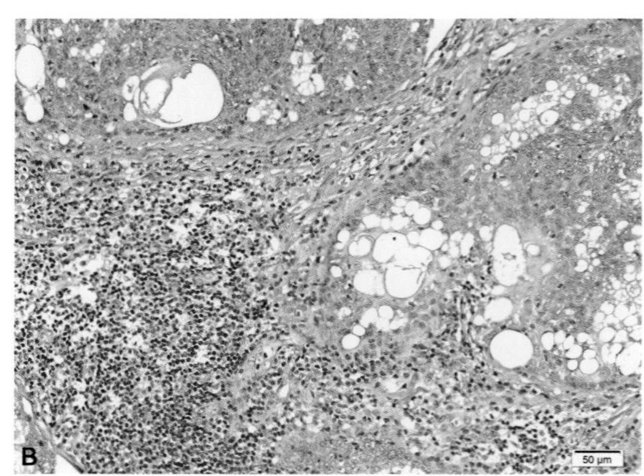

图 6-3-41 皮脂淋巴腺癌

A. 淋巴组织中可见上皮团浸润,上皮团内有皮脂腺样细胞分化。HE,×200。B. 肿瘤呈团块状,可见细胞异型性及核分裂象。HE,×200

【病例 1】

患者男性,58 岁。主诉左耳垂下无痛性结节 4 年。

患者 4 年前发现左耳垂下有一米粒大结节,无自觉症状。四年来逐渐增大,未曾诊治。患病以来身体无其他不适症状。门诊以“左腮腺肿物”收入院。

专科检查:左腮腺区可扪及一结节 4.5cm×3.5cm,质地中等,边界清楚,可活动,无明显压痛。

肉眼观察:肿物包膜完整,大小 5.0cm×3.5cm×2.5cm。剖面部分为多囊状,有小乳头突入囊腔内,腔内可见豆渣样,乳酪样物。部分为实性区,质地较软。

光镜观察:肿瘤由多个小叶构成(图 6-3-42),胶原纤维分隔。小叶内可见较多的皮脂腺细胞和嗜碱细胞,以皮脂腺细胞为主(图 6-3-43A)。部分小叶中可见囊腔,内含皮脂(图 6-3-43B)。

病理诊断:(左腮腺)皮脂腺瘤。

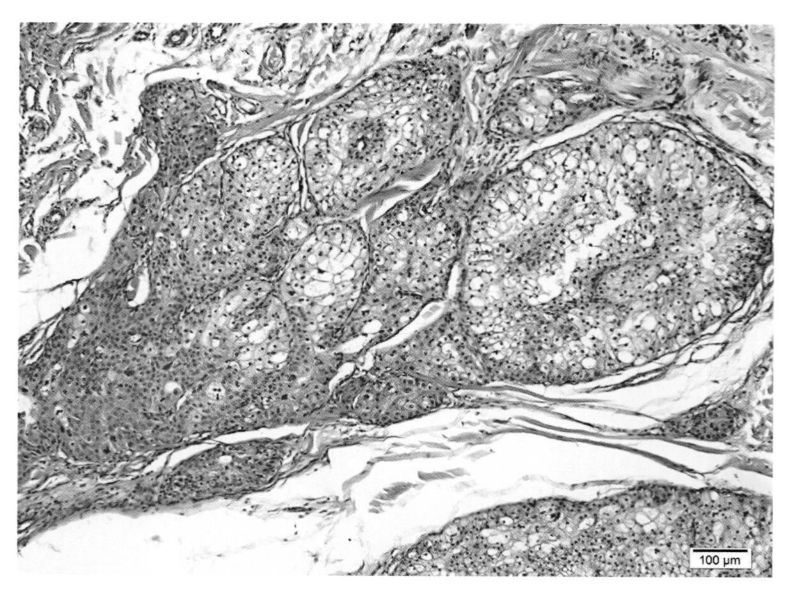

图 6-3-42 病例 1 皮脂腺瘤

肿瘤由多个小叶构成。HE,×100

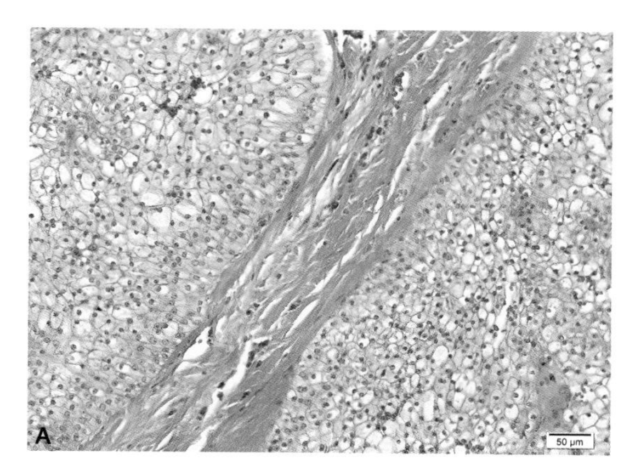

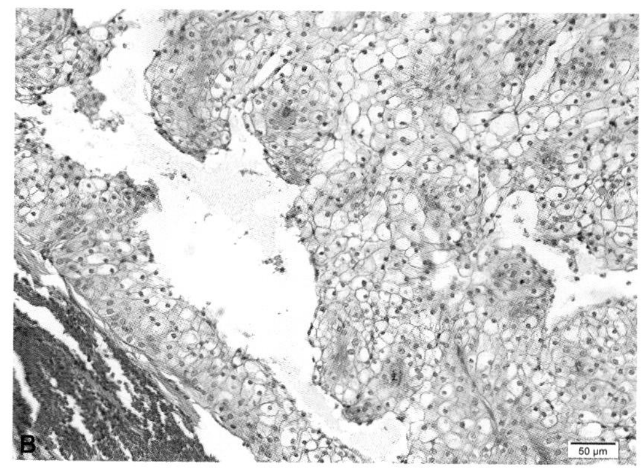

图 6-3-43　病例 1　皮脂腺瘤

A. 肿瘤以皮脂腺细胞为主。HE，×200。B. 肿瘤部分小叶中可见囊腔形成。HE，×200

【病例 1 讨论】

皮脂腺瘤的诊断要点是什么？

皮脂腺瘤临床极其罕见。肿瘤组织与周围界限清楚，常有包膜，由多个形状和大小不一的多个皮脂腺小叶构成。肿瘤细胞主要有两种类型：①嗜碱性细胞，多位于皮脂腺小叶周边，细胞较小，为皮脂腺的生发细胞。②皮脂腺细胞，多位于皮脂腺小叶的中央，细胞较大，细胞中有脂质。大多以皮脂腺细胞为主。部分小叶中可见囊腔，内含皮脂。

【病例 2】

患者女性，61 岁。主诉左腮腺肿物 2 年，迅速增大伴口眼歪斜 1 个月。

患者 2 年前发现左腮腺区有一花生大结节，无自觉症状，抗生素治疗无效。近 1 个月出现左口眼歪斜，且肿物增大迅速。门诊以“左腮腺区恶性肿物”收入院。

专科检查：患者面瘫症状，左口眼向右侧歪斜，左腮腺区可触及 3.5cm×2.5cm 大小肿物，活动度差。

肉眼观察：腮腺及肿物，大小 5.5cm×4.0cm×3.0cm。剖面见一肿物大小 3.5cm×3.0cm×2.0cm，灰白色，质硬，包膜不完整。

光镜观察：瘤细胞排列成巢、成片或索状，部分区域分化较好瘤细胞胞浆透明呈空泡状，可见脂滴形成（图 6-3-44A）。部分区域分化较差瘤细胞体积较小，核深染，可见核分裂象，细胞异型性显著（图 6-3-44B，C）。间质中胶原纤维增生（图 6-3-44D），少数区域见散在柱状黏液细胞及黏液，部分瘤组织向腮腺内侵袭。

免疫组织化学显示，肿瘤细胞表达 EMA，CK5/6，EA，CK/34βE12，P63，Ki-67 增殖指数 30%（图 6-3-45A ~ F）。

病理诊断：（左腮腺）皮脂腺癌。

学习笔记

学习笔记

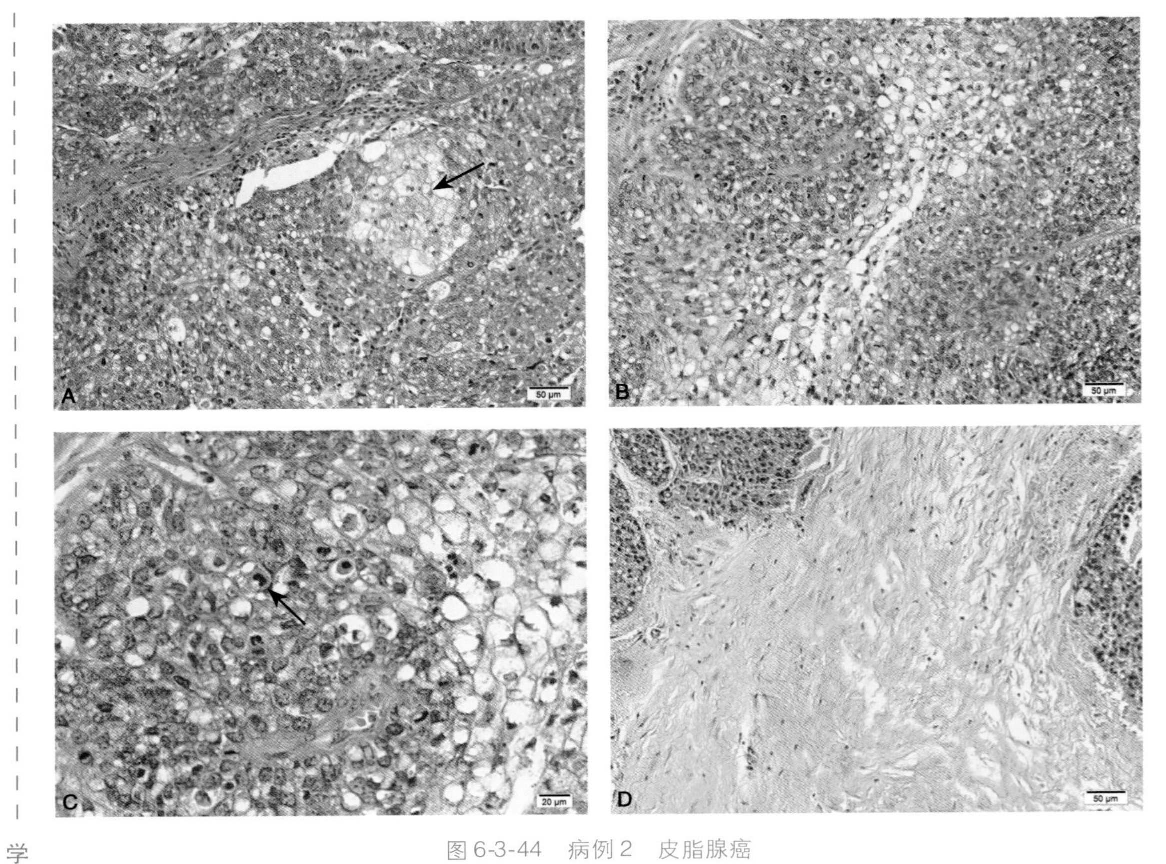

图 6-3-44　病例 2　皮脂腺癌

A. 肿瘤细胞胞浆透明呈空泡状，可见脂滴形成（箭头示）。HE，×200。B. 肿瘤细胞异型性明显。HE，×200。C. 肿瘤细胞异型性和核分裂象（箭头示，B 图局部放大）。HE，×400。D. 肿瘤间质中纤维组织增生。HE，×200

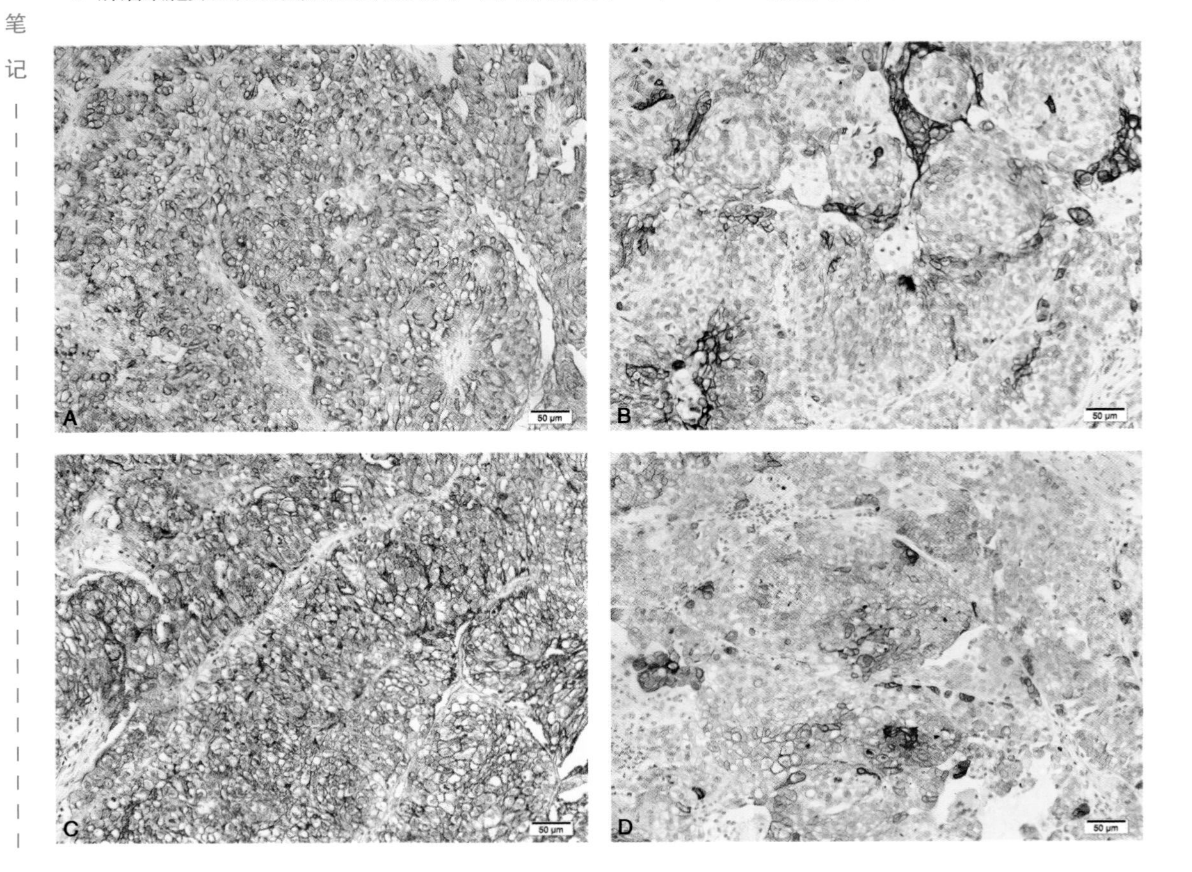

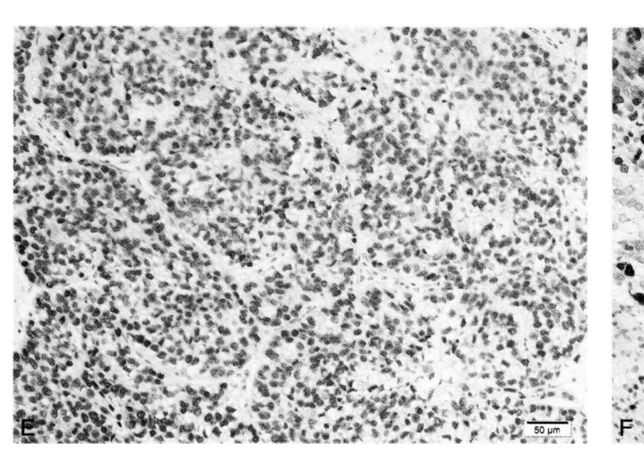

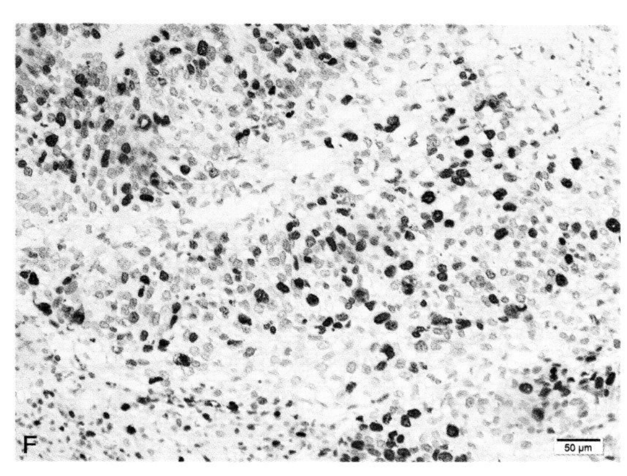

图 6-3-45　病例 2　皮脂腺癌的免疫组织化学

A. 肿瘤细胞 EMA 表达阳性。SP,×200。B. 肿瘤细胞 CK5/6 表达阳性。SP,×200。C. 肿瘤细胞 EA 表达阳性。SP,×200。D. 肿瘤细胞对 CK/34βE12 呈局灶表达阳性。SP,×200。E. 肿瘤细胞 P63 表达阳性。SP,×200。F. 肿瘤细胞 Ki-67 增殖指数 30%。SP,×200

【病例 2 讨论】

皮脂腺癌与黏液表皮样癌的鉴别要点是什么?

皮脂腺癌向皮脂腺分化的细胞少数或散在分布,胞浆透明呈空泡状、杯状细胞及黏液细胞样时,需要与黏液表皮样癌中的黏液细胞相鉴别,可以进行黏液染色有助于鉴别,皮脂腺癌对黏液染色阴性。

【病例 3】

患者男性,68 岁。主诉 3 年前无意中发现右耳屏前肿物。

右耳屏前肿物 2 年,缓慢生长,无不适,未给予治疗。门诊以“左腮腺区良性肿物”收入院。

专科检查:右耳屏前可触及 3. 3cm×2. 6cm 大小肿物,活动度好,界限清楚,质地中等。与周围组织无粘连,表面较光滑,无面瘫症状。

肉眼观察:灰红色腺体及肿物组织,肿物约 2. 8cm×2. 5cm×2. 2cm 大小。剖面灰黄色或灰白色,质中等,包膜不完整,边界欠清。

光镜观察:肿瘤部分区域包膜不完整,部分区域呈局部浸润,侵犯周围腺体组织。肿瘤组织主要由两部分组成,一部分为弥漫的淋巴组织背景中见唾液腺导管样细胞,组成的大小不等的上皮团,细胞分化较好。部分细胞胞浆呈泡沫状,核位于中央(图 6-3-46A)。另一部分为肿瘤细

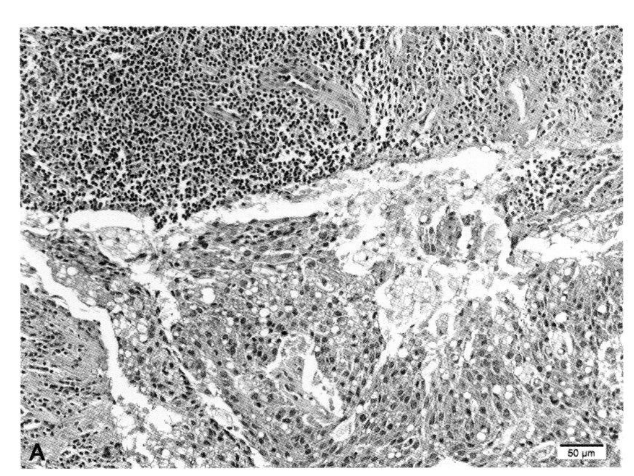

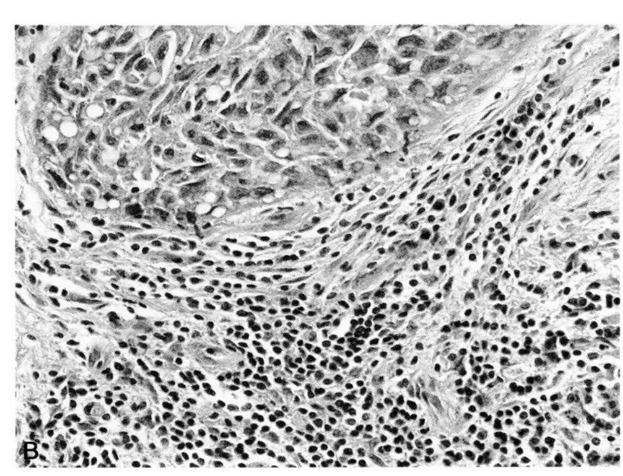

图 6-3-46　病例 3　皮脂淋巴腺癌

A. 淋巴组织背景中可见大小不等的上皮团,细胞分化较好,部分细胞胞质呈泡沫状。HE,×200。B. 淋巴组织背景中可见实性团块状上皮团,有核分裂象。HE,×400

学习笔记

胞组成实性团块状、小条索状，细胞分化较差，仍可见胞浆呈泡沫状的细胞，部分区域伴有导管样分化，可见病理性核分裂象（图 6-3-46B）。

病理诊断：（右腮腺）皮脂淋巴腺癌。

【病例 3 讨论】

皮脂淋巴腺瘤/癌鉴别标准是什么？

皮脂淋巴腺瘤/癌组织发生可能来自唾液腺异位皮脂腺的活化或淋巴结内迷走的皮脂腺组织。发病率均较低，临床多表现为缓慢生长的无痛性肿块。病史长者可有轻度疼痛，一般无面神经受损症状，无明显的恶性特征，临床极易将皮脂淋巴腺癌误诊为唾液腺良性肿瘤。目前的诊断主要依据术后病理诊断，病变含有皮脂腺样成分外，还伴有显著的淋巴样间质。皮脂淋巴腺癌肿瘤剖面灰黄色或灰白色，包膜不完整，可侵犯周围组织。组织学上，皮脂淋巴腺癌被认为是皮脂淋巴腺瘤的恶性变。

（周　峻）

学习笔记

参考文献

1. Aga M, Kondo S, Yamada K, et al. Immunoglobulin class switching to IgG4 in Warthin tumor and analysis of serum IgG4 levels and IgG4-positive plasma cells in the tumor. Human Pathology, 2014, 45(4): 793-801
2. Aga M, Kondo S, Yamada K, et al. Warthin's tumor associated with IgG4-related disease. Auris Nasus Larynx, 2013, 40(5): 514-517
3. Akrish S, Peled M, Ben-Izhak O, et al. Malignant salivary gland tumors and cyclo-oxygenase-2: A histopathological and immunohistochemical analysis with implications on histogenesis. Oral Oncol, 2009, 45(12): 1044-1050
4. Andreadis D, Epivatianos A, Poulopoulos A, et al. Immunohistochemical detection of the expression of the cell adhesion molecules E-cadherin, desmoglein-2, beta4-integrin, ICAM-1 and HCAM (CD44s) in Warthin's tumour of the parotid gland. Oral Oncology, 2005, 41(8): 799-805
5. Anuthama K, Prasad H, Suresh Kannan S, et al. Diagnostic challenges in a large palatal myoepithelioma filling the maxillary sinus and its classi fication as a tumour of uncertain malignant Potential. Journal of Oral and Maxillofacial Surgery, Medicine, and Pathology, 2014, 259: 1-4
6. Balamucki CJ, Amdur RJ, Werning JW, et al. Adenoid cystic carcinoma of the head and neck. American Journal of Otolaryngology-Head and Neck Medicine and Surgery, 2012, 33: 510-518
7. Barnes L, Eveson JW, Reichart P, et al. WHO Classification of Tumours, Pathology and Genetics of Head and Neck Tumours. Lyon: IARC Press, 2005
8. Batsakis J, Luna M. Low-grade and high grade adenocarcinomas of the salivary duct system. Ann Otol Rhinol Laryngol, 1989, 98: 162-163
9. Batsakis J, Wozniak K, Regezi J. Acinous cell carcinoma: A histogenetic hypothesis. J Oral Surg, 1977, 35: 904-906
10. Wang XD, Meng LJ, Hou TT, et al. Frequency and Distribution Pattern of Minor Salivary Gland Tumors in a Northeastern Chinese Population: A Retrospective Study of 485 Patients. J Oral Maxillofac Surg, 2015, 73(1): 81-91
11. Behboudi AI, Enlund F, Winnes M, et al. Molecular classification of mucoepidermoid carcinomas-prognostic significance of the MECT1-MAML2 fusion oncogene. Genes Chromosomes Cancer, 2006, 45(5): 470-481
12. Bell D, Luna MA. Warthin adenocarcinoma: analysis of 2 cases of a distinct salivary neoplasm. Annals of Diagnostic Pathology, 2009, 13(3): 201-207
13. Bhaijee F, Pepper DJ, Pitman KT, et al. New developments in the molecular pathogenesis of head and neck tumors: a review of tumor-specific fusion oncogenes in mucoepidermoid carcinoma, adenoid cystic carcinoma, and NUT midline carcinoma. Annals of Diagnostic Pathology, 2011, 15: 69-77
14. Bhayani MK, Yener M, El-Naggar A, et al. Prognosis and risk factors for early-stage adenoid cystic carcinoma of

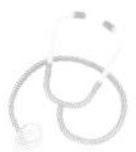

the major salivary glands. Cancer,2012,118:2872-2878
15. Biron VL,Lentsch EJ,Gerry DR,et al. Factors influencing survival in acinic cell carcinoma:a retrospective survival analysis of 2,061 patients. Head & neck,2014,1:20-22
16. Chaudhry AP1,Cutler LS,Leifer C,et al. Ultrastructural study of the histogenesis of salivary gland mucoepidermoid carcinoma. J Oral Pathol Med,1989,18(7):400-409
17. Cho JH,Yon SY,Boe EY,et al. Acinic cell carcinoma on the lower lip resembling a mucocele. Clin Exp Dermatol,2005,30:490
18. Dardick I. Mounting evidence against current histogenetic concepts for salivary gland tumorigenesis. Eur J Morphol,1998,36(Suppl):S257-S261
19. Dardick I,Byard RW,Carnegie JA. A review of the proliferative capacity of major salivary glands and the relationship to current concepts of neoplasia in salivary glands. Oral Surg Oral Med Oral Pathol,1990,69(1):53-67
20. Dardick I,Burford-Mason AP. Current status of histogenetic and morphogenetic concepts of salivary gland tumorigenesis. Crit Rev Oral Biol Med,1993,4(5):639-677
21. Dardick I, Dardick AM, MacKay AJ, et al. Pathobiology of salivary glands. IV. Histogenetic concepts and cycling cells in human parotid and submandibular glands cultured in floating collagen gels. Oral Surg Oral Med Oral Pathol,1993,76(3):307-318
22. Dardick I,Ho J,Paulus M,et al. Submandibular gland adenocarcinoma of intercalated duct origin in Smgb-Tag mice. Lab Invest,2000,80(11):1657-1670
23. Wang XD,Meng LJ,Hou TT,et al. Tumours of the salivary glands in northeastern China:a retrospective study of 2508 patients. British J Oral Maxillofac Surg,2015,53:132-137
24. Dardick I,Gliniecki MR,Heathcote JG,et al. Comparative histogenesis and morphogenesis of mucoepidermoid carcinoma and pleomorphic adenoma. An ultrastructural study. Virchows Arch A Pathol Anat Histopathol,1990,417(5):405-417
25. Dardick I. Myoepithelioma:definitions and diagnostic criteria. Ultrastruct Pathol,1995,19(5):335-345
26. Dardick I,Leong I. Clear cell carcinoma:review of its histomorphogenesis and classification as a squamous cell lesion. Oral Surg Oral Med Oral Pathol Oral Radiol Endod,2009,108(3):399-405
27. Dardick I,Daley TD,McComb RJ. Sialoblastoma in adults:distinction from adenoid cystic carcinoma. Oral Surg Oral Med Oral Pathol Oral Radiol Endod,2010,109(1):109-116
28. Durand N,Mourrain-Langlois E,Leclair F,et al. Synchronous bilateral acinic cell carcinoma of the parotid:When a tumor reveals another one. European Annals of Otorhinolaryngology,Head and Neck diseases,2013,130:22-25
29. Eveson JW,Cawson RA. Warthin's tumor(cystadenolymphoma)of salivary glands:A clinicopathologic investigation of 278 cases. Oral Surgery,Oral Medicine,Oral Pathology,1986,61(3):256-262
30. Ethunandan M,Pratt CA,Higgins B,et al. Factors influencing the occurrence of multicentric and "recurrent" Warthin's tumour:a cross sectional study. International Journal of Oral and Maxillofacial Surgery,2008,37(9):831-834
31. Foschini MP,Marucci G,Eusebi V. Low-grade mucoepidermoid carcinoma of salivary glands:characteristic immunohistochemical profile and evidence of striated duct differentiation. Virchows Arch,2002,440(5):536-542
32. Gao M,Hao Y,Huang MX,et al. Clinicopathological study of distant metastases of salivary adenoid cystic carcinoma. Int. J. Oral Maxillofac. Surg,2013,42:923-928
33. Gleason BC,Hornick JI. Myoepithelial tumours of skin and soft tissue:an update. DiagnoStiC histopathology,2008,14(11):552-562
34. Gondivkar SM,Gadbail AR,Chole R,et al. Adenoid cystic carcinoma:A rare clinical entity and literature review. Oral Oncology,2011,47:231-236
35. Hashimoto K,Matsuzaka K,Muramatsu T,et al. A case of acinic cell carcinoma arising in the lower lip. Journal of Oral and Maxillofacial Surgery,Medicine,and Pathology,2013,25:287-290
36. Herd MK,Murugaraj V,Ghataura SS,et al. Low-Grade Mucoepidermoid Carcinoma of the Palate—A Previously Unreported Case of Metastasis to the Liver. J Oral Maxillofac Surg,2012,70(10):2343-2346

学习笔记

37. Hornick JL, Fletcher CDM. Cutaneous myoepithelioma: A clinicopathologic and immunohistochemical Study of 14 Cases. Human Pathology Volume, 2004, 35(1): 14-24
38. Jaso J, Malhotra R. Adenoid cystic carcinoma. Arch Pathol Lab Med, 2011, 135: 511-515
39. Jie Wang, Qiguang Wu, Kaihua Sun, et al. Quantitative pathologic analysis of myoepithelioma and myoepithelial carcinoma. Int J Oral Maxillofac Surg, 1995, 24(2): 153-157
40. Kakehashi H, Kawano S, Kiyoshima T, et al. Parotid gland myoepithelioma with remarkable cystic formation: A case report. Journal of Oral and Maxillofacial Surgery, Medicine, and Pathology, 2013, 25: 183-188
41. Liew C, Witherow H, Ketheeswaranathan V, et al. Papillary cystic variant of the acinic cell adenocarcinoma. Oral Oncology EXTRA, 2005, 41: 146-149
42. Liu S, Ow A, Ruan M, et al. Prognostic factors in primary salivary gland mucoepidermoid carcinoma: an analysis of 376 cases in an Eastern Chinese population. Int J Oral Maxillofac Surg, 2014, 43(6): 667-673
43. Locati LD, Quattrone P, Pizzi N, et al. Primary high-grade mucoepidermoid carcinoma of the minor salivary glands with cutaneous metastases at diagnosis. Oral Oncology, 2002, 38(4): 401-404
44. van Weert S, van der Waal I, Witte BI, et al. Histopathological grading of adenoid cystic carcinoma of the head and neck: Analysis of currently used grading systems and proposal for a simpli fied grading scheme. Oral Oncology, 2015, 51(1): 71-76
45. Lin WN, Huang HC, Wu CC, et al. Analysis of acinic cell carcinoma of the parotid gland-15 years experience. Acta Oto-Laryngologica, 2010, 130: 1406-1410
46. Lin YC, Chen KC, Lin CH, et al. Clinicopathological features of salivary and non-salivary adenoid cystic carcinomas. Int. J. Oral Maxillofac. Surg, 2012, 41: 354-360
47. Lloyd S, Yu JB, Ross DA, et al. A prognostic index for predicting lymph node metastasis in minor salivary gland cancers. Int J Radiation Oncology Biol. Phys, 2010, 76(1): 169-175
48. Meenakshi M, McCluggage WG. Myoepithelial neoplasms involving the vulva and vagina: report of 4 cases. Human Pathology, 2009, 40: 1747-1753
49. Norberg L, Dardick I, Burford-Mason AP. Differentiating myoepithelial and acinar cells in rat neonatal parotid gland and histogenetic concepts for salivary gland tumors. J Oral Pathol Med, 1996, 25(9): 474-480
50. Ohtomo R1, Mori T, Shibata S, et al. SOX10 is a novel marker of acinus and intercalated duct differentiation in salivary gland tumors: A clue to the histogenesis for tumor diagnosis. Mod Pathol, 2013, 26(8): 1041-1050
51. Omlie JE, Koutlas IG. Acinic Cell Carcinoma of Minor Salivary Glands: A Clinicopathologic Study of 21 Cases. J Oral Maxillofac Surg, 2010, 68: 2053-2057
52. Patel NR, Sanghvi S, Khan MN, et al. Demographic trends and disease-specific survival in salivary acinic cell carcinoma: an analysis of 1129 cases. Laryngoscope, 2014, 124: 172-178
53. Ramer N, Wu HS, Sabo E, et al. Prognostic value of quantitative p63 immunostaining in adenoid cystic carcinoma of salivary gland assessed by computerized image analysis. Cancer, 2010, 116: 77-83
54. Rapidis AD, Givalos N, Gakiopoulou H, et al. Mucoepidermoid carcinoma of the salivary glands. Review of the literature and clinicopathological analysis of 18 patients. Oral Oncology, 2007, 43(2): 130-136
55. Schwarz S, Müller M, Ettl T, et al. Morphological heterogeneity of oral salivary gland carcinomas: A clinicopathologic study of 41 cases with long term follow-up emphasizing the overlapping spectrum of adenoid cystic carcinoma and polymorphous low-grade adenocarcinoma. Int J Clin Exp Pathol, 2011, 4(4): 336-348
56. Schwarz S, Zenk J, Müller M, et al. The many faces of acinic cell carcinomas of the salivary glands: a study of 40 cases relating histological and immunohistological subtypes to clinical parameters and prognosis. Histopathology, 2012, 61, 395-408
57. Seethala RR, Cieply K, Barnes EL, et al. Progressive genetic alterations of adenoid cystic carcinoma with high-grade transformation. Arch Pathol Lab Med, 2011, 135: 123-130
58. Seifert G, Bull HG, Donath K. Histologic subclassification of the cystadenolymphoma of the parotid gland. Analysis of 275 cases. Virchows Arch A Pathol Anat Histol, 1980, 388: 13-38
59. Shah A, Patwari M, Deshmukh RS. Acinic cell carcinoma, papillary-cystic variant of the parotid gland: A case report with review of literature. Oral Oncology EXTRA, 2005, 41: 137-141
60. Shi H, Wang J, Dong FS, et al. The effect of proteoglycans inhibited by RNA interference on metastatic charac-

学习笔记

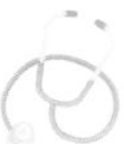

ters of human salivary adenoid cystic carcinoma. BMC Cancer,2009,9:456-471

61. Srivanitchapoom C,Sittitrai P,Mahanupabc P. Central papillary cystadenocarcinoma of the mandible:A case report and review of the literature. Int J Surg Case Rep,2014,5(6):330-334
62. Tachibana H,Ishikawa S,Kikuchi N,et al. Myoepithelioma of the upper lip. Journal of Dental Sciences,2013,1-5. http://dx. doi. org/10. 1016/j. jds,2013. 02. 020
63. Terada T. Hyperplastic intraparotid lymph nodes with incipient Warthin's tumor presenting as a parotid tumor. Pathology-Research and Practice,2008,204(11):863-866
64. Tian Z,Li L,Wang L,et al. Salivary gland neoplasms in oral and maxillofacial regions:a 23-year retrospective study of 6982 cases in an eastern Chinese population. Int. J. Oral Maxillofac. Surg,2010,39:235-242
65. Timon CI,Dardick I. The importance of dedifferentiation in recurrent acinic cell carcinoma. J Laryngol Otol,2001,115(8):639-644
66. Torous VF,Conrad R,Wang HL,et al. Widely metastatic parotid acinic cell carcinoma to bone and liver:a case report,review of literature,and review of diagnostic challenges. J Cytol Histol,2014,S4. http://dx. doi. org/10. 4172/2157-7099. S4-006
67. Veras EFT,Sturgis E,Luna MA. Sclerosing mucoepidermoid carcinoma of the salivary glands. Annals of Diagnostic Pathology,2007,11(6):407-412
68. Weinreb I,Simpson RH,Skálová A,et al. Ductal adenomas of salivary gland showing features of striated duct differentiation('striated duct adenoma'):a report of six cases. Histopathology,2010,57(5):707-715
69. West RB,Kong C,Clarke N,et al. MYB expression and translocation in adenoid cystic carcinomas and other salivary gland tumors with clinicopathologic correlation. Am J Surg Pathol,2011,35(1):92-99
70. Woo VLK,Angiero F,Fantasia JE. Myoepithelioma of the tongue. Oral Surg Oral Med Oral Pathol Oral Radiol Endod,2005,99:581-589.
71. Yaman H,Gerek M,Tosun F,et al. Myoepithelioma of the parotid gland in a child:a case report. Journal of Pediatric Surgery,2010,45:E5-E7
72. Zhang YN,Wang J,Dong FS,et al. The effect of proteoglycans inhibited on the neurotropic growth of salivary adenoid cystic carcinoma. J Oral Pathol Med,2011,40:476-482
73. Zhang YN,Wang J,Dong FS,et al. The role GPC5 in lung metastasis of salivary adenoid cystic carcinoma. Archives of Oral Biology,2014,59(11):1172-1182
74. Zhang CY,Zhong LP,Xia RH,et al. Adenoid cystic carcinoma of the head and neck:clinicopathologic analysis of 218 cases in a Chinese population. Oral Surg Oral Med Oral Pathol Oral Radiol,2013,115:368-375
75. Zook JD,Djurasovic M,Dimar JR,et al. Spinal metastasis from acinic cell carcinoma of the parotid gland:a case report. The Spine Journal,2012,12:e7-e10
76. 于世凤,高岩. 口腔组织学与病理学. 北京:北京大学医学出版社,2005
77. 于世凤. 口腔组织病理学. 第7版. 北京:人民卫生出版社,2012
78. 王洁,吴奇光,孙开华,等. 涎腺腺样囊性癌的免疫组化及免疫电镜研究. 中华病理学杂志,1994,23(3):173-175
79. 王洁,吴奇光,孙开华,等. 腺样囊性癌组织学类型与蛋白多糖形成的关系. 中华医学杂志,1994,74(7):434-435
80. 王洁,吴奇光,孙开华,等. 涎腺肌上皮瘤与多形性腺瘤的免疫组化研究. 华西口腔医学杂志,1994,12(3):169-171
81. 王洁,吴奇光,孙开华,等. 涎腺肌上皮瘤中蛋白多糖的电镜组织化学研究. 中华口腔医学杂志,1995,30(4):215-217
82. 王洁,吴奇光,孙开华,等. 涎腺多形性腺瘤组织发生的探讨. 中华口腔医学,1995,30(2):70-71
83. 王洁,尤红煜,董福生,等. 黏液表皮样癌组织发生的免疫组织化学研究. 现代口腔医学杂志,1998,12(1):15-16
84. 王洁,尤红煜,董福生,等. 黏液表皮样癌组织发生的免疫组织化学研究. 现代口腔医学杂志,1998,12(1):15-16.
85. 王洁,赵玉珍,唐全勇,等. 涎腺肌上皮瘤中纤维形成的组织学及电镜组织化学研究. 现代口腔医学杂志,2002,16(3):200-202.

学习笔记

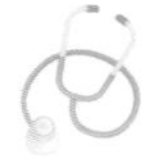

86. 刘彤华. 诊断病理学. 第3版. 北京：人民卫生出版社，2013
87. 高立永，丁谨，潘二辉. 15例涎腺肌上皮瘤的临床病理分析. 临床与实验病理学杂志，2012，28(1)：76-77
88. 任俊奇，李明华，赵夫娟. 腮腺Warthin瘤上皮成份癌变为黏液表皮样癌的临床病理观察. 临床与实验病理学杂志，2013，29(2)：211-213
89. 俞光岩，马大权. 唾液腺病学. 第2版. 北京：人民卫生出版社，2014
90. 俞光岩，Juergen Ussmueller，Karl Donath. 涎腺膜性基底细胞腺瘤的组织发生学研究. 中华口腔医学杂志，2000，35(1)：31-33

学习笔记

第七章 口腔颌面部囊肿

囊肿是一种非脓肿性病理性囊腔，内含囊液或半流体物质，通常由纤维结缔组织囊壁包绕，绝大多数囊肿的囊壁有上皮衬里，少数无上皮衬里者又称为假性囊肿（pseudocyst）。由于特殊的解剖学结构和复杂的胚胎发育特点，口腔颌面部好发囊肿，其中颌骨为人类骨骼中最好发囊肿的部位。根据发生部位的不同，口腔颌面部囊肿一般可分为颌骨囊肿和软组织囊肿两大类，其中颌骨囊肿又可根据其组织来源不同而分为牙源性和非牙源性囊肿。2005 年 WHO 对牙源性肿瘤的新分类中未包含牙源性囊肿，除将以往的牙源性角化囊肿更名为牙源性角化囊性瘤，并归类为牙源性良性肿瘤外，其余未作改动。因此，本章在未改动 1992 年 WHO 有关颌骨上皮性囊肿分类的基础上（牙源性角化囊肿除外），将常见的口腔颌面部囊肿分类如表 7-0-1。为便于叙述，本章分为牙源性囊肿、非牙源性囊肿、假性囊肿和口腔及面颈部软组织囊肿四节。

表 7-0-1 口腔颌面部囊肿

一、颌骨上皮性囊肿（epithelial cysts of the jaws）

（一）发育性（developmental）

1. 牙源性（odontogenic）

（1）婴儿“龈囊肿”（Epstein 珠）[“gingival cysts” of infants（Epstein pearls）]

（2）含牙（滤泡）囊肿[dentigerous（follicular）cyst]

（3）萌出囊肿（eruption cyst）

（4）发育性根侧囊肿（lateral periodontal cyst）

（5）成人龈囊肿（gingival cyst of adults）

（6）腺牙源性囊肿（glandular odontogenic cyst）

2. 非牙源性（non-odontogenic）

（1）鼻腭管（切牙管）囊肿[nasopalatine duct（incisive canal）cyst]

（2）鼻唇（鼻牙槽）囊肿[nasolabial（nasoalveolar）cyst]

（二）炎症性（inflammatory）

1. 根尖囊肿（radicular cyst）
2. 根尖侧囊肿（apical and lateral cyst）
3. 残余囊肿（residual cyst）
4. 牙旁（炎症性根侧，下颌感染性颊）囊肿[paradental（inflammatory collateral，mandibular infected buccal）cyst]

二、口腔、面颈部软组织囊肿

1. 皮样或表皮样囊肿（dermoid or epidermoid cyst）
2. 鳃裂囊肿（branchial cleft cyst）
3. 甲状舌管囊肿（thyroglossal tract cyst）
4. 畸胎样囊肿（teratoid cyst）
5. 黏液囊肿（mucocele）
6. 舌下囊肿（ranula）

学习笔记

第一节　牙源性囊肿

牙源性囊肿(odontogenic cyst)是指牙齿形成器官的上皮或上皮剩余发生的一组囊肿。一般可分为发育性和炎症性两大类。前者由牙齿发育和(或)萌出过程中的某些异常所致,后者则与颌骨内存在的炎症灶有关。作为牙髓炎症的一种后续病变,颌骨炎症性囊肿(如根尖囊肿等)的发生一般经历了牙齿龋坏、牙髓炎症和坏死、根尖周组织的炎症和(或)免疫反应、马氏(Malassez)上皮剩余增殖以及增殖上皮团块中央液化、囊性变等一系列可预测的病理过程,但目前人们对于发育性牙源性囊肿(如发育性根侧囊肿、含牙囊肿等)的组织来源和发病机制的认识尚不深入,许多理论仍建立在推测的基础之上。各种类型牙源性囊肿的诊断应综合考虑其临床、X线和组织病理学表现。

一、发育性牙源性囊肿

(一)含牙囊肿

含牙囊肿(dentigerous cyst)又称滤泡囊肿(follicular cyst),是指囊壁包含一个未萌牙的牙冠并附着于该牙的牙颈部的囊肿。因此含牙囊肿可表现典型的X线特点,即环绕一未萌牙冠的透射影像。然而这种X线表现并非为含牙囊肿所独有,其他牙源性病损也可能表现类似的含牙关系,如牙源性角化囊性瘤、牙源性腺样瘤和单囊性成釉细胞瘤等。因此对含牙囊肿的诊断不能仅仅依据X线表现。含牙囊肿一般发生于牙冠形成后,缩余釉上皮和牙面之间液体蓄积而成囊肿。若囊肿发生于釉质完全形成之前,所含牙齿可表现釉质发育不全。

学习笔记

【临床要点】

1. 多发生于10～39岁患者,男性比女性多见。
2. 发病部位以下颌第三磨牙区最常见,其次为上颌单尖牙、上颌第三磨牙和下颌前磨牙区,可能与这些部位的牙齿易于阻生有关。
3. 含牙囊肿内所含的牙齿大多数为恒牙,偶见含乳牙或额外牙;囊肿生长缓慢,早期无自觉症状。囊肿发育较大时可引起颌骨膨隆或面部不对称、牙齿移位及邻近牙的牙根吸收。
4. X线表现为圆形透射区,边界清楚,囊腔内可含一个未萌的牙冠(图7-1-1),少数较大的病变也可呈多房性改变。
5. 手术治疗后很少复发,预后较好。

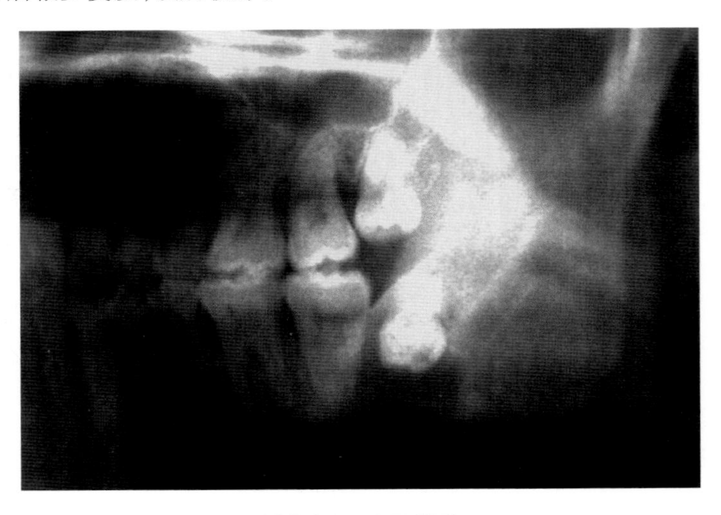

图7-1-1　含牙囊肿
X线示一圆形透射区内含一未萌牙冠

【病理学特征】

1. 肉眼见囊壁较薄，囊腔内含有牙冠，囊壁附着于牙颈部，囊液多呈黄色。

2. 镜下见纤维结缔组织囊壁内衬较薄的复层鳞状上皮（图 7-1-2），仅由 2～5 列扁平细胞或矮立方细胞构成，无角化，没有上皮钉突，类似于缩余釉上皮。

3. 纤维囊壁内炎症不明显，含丰富的糖蛋白和黏多糖；囊肿继发感染时，上皮增生，上皮钉突明显，囊壁组织内见大量炎症细胞浸润。

4. 约 40% 囊肿的衬里上皮可发生黏液化生，含产黏液细胞或纤毛柱状细胞，少数情况还可见皮脂腺细胞。

5. 某些病例的衬里上皮还可发生区域性角化，一般为正角化。

6. 纤维囊壁中有时可见牙源性上皮岛。

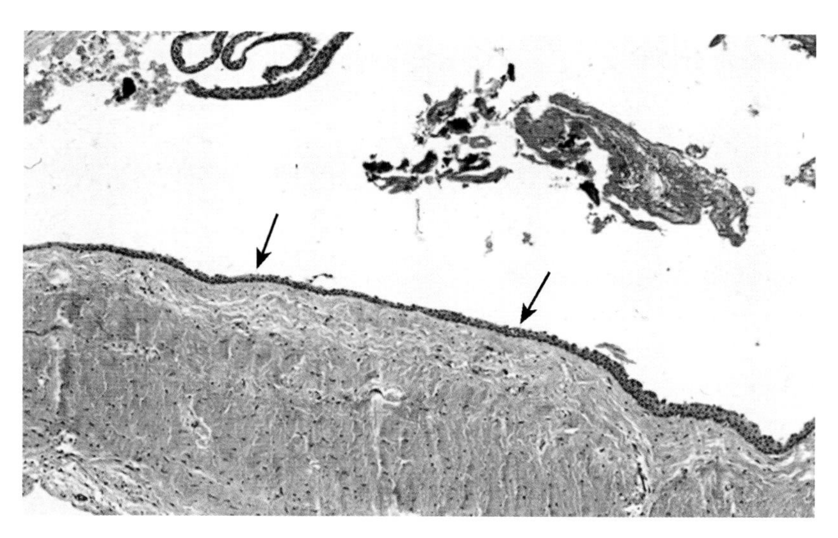

图 7-1-2　含牙囊肿
衬里上皮较薄，类似于缩余釉上皮。HE，×100

【鉴别诊断】

1. 牙源性肿瘤　如牙源性角化囊性瘤、牙源性腺样瘤及单囊型成釉细胞瘤等，X 线均可表现为类似的含牙关系，通过组织学表现可区分。

2. 根尖囊肿　当含牙囊肿及其他牙源性囊肿伴明显炎症时可能与根尖囊肿难以鉴别，主要依据有无患牙来判断。

【问题 1】含牙囊肿的形成机制是什么？

思路：含牙囊肿一般发生于牙冠形成后，缩余釉上皮和牙面之间液体蓄积而成囊肿。若囊肿发生于釉质完全形成之前，所含牙齿可表现釉质发育不全。

知识点

牙源性囊肿的组织学来源

一般认为，牙源性囊肿的衬里上皮来源于牙源性上皮剩余，而不同囊肿可能来源于不同的上皮剩余：①牙板上皮剩余或 Serres 上皮剩余可发生发育性根侧囊肿和牙龈囊肿；②缩余釉上皮发生的囊肿有含牙囊肿、萌出囊肿以及炎性牙旁囊肿；③Malassez 上皮剩余发生根尖囊肿、残余囊肿和炎性根侧囊肿。

学习笔记

学习笔记

【病例】

患者男性，50岁。左上后牙牙体治疗时拍X线片偶然发现左上颌骨囊肿。

专科检查：口内检查见左上23牙龈处稍膨隆，扪诊轻微乒乓感，该处前庭沟轻微变浅，对应腭侧骨板无明显异常，上颌牙及牙列未见明显异常。X线检查见14至26根尖下方一较大囊状透射影，界清，周围有骨白线，22根尖所对应的位置可见一牙齿样高密度影（图7-1-3）。

临床印象：上颌骨囊肿（含牙囊肿）。

临床治疗：患者行上颌骨囊肿刮除术，并一起拔除额外牙。

肉眼观察：送检物为刮除之囊肿壁及一起拔除的额外牙一枚，囊肿壁较薄，附着于牙颈部，牙冠突入囊腔，术中见囊腔内含清亮液体（图7-1-4）。

光镜观察：囊肿的衬里上皮为较薄的复层鳞状上皮，无角化，部分区域可见黏液细胞化生。纤维囊壁较薄，无炎症细胞浸润（图7-1-4）。

病理诊断：含牙囊肿。

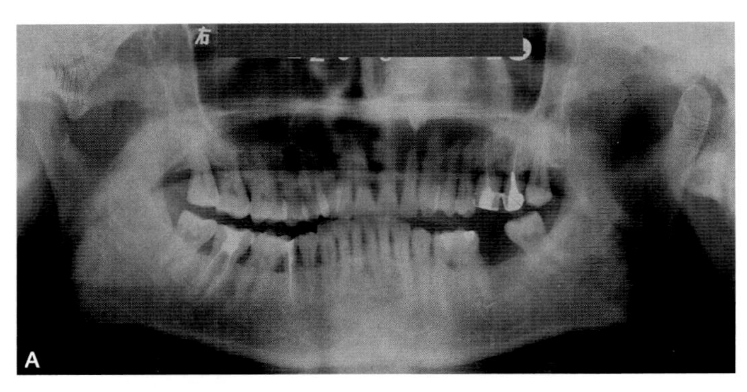

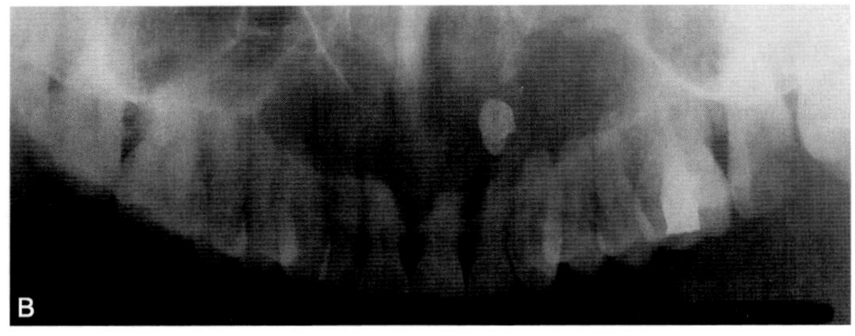

图7-1-3　病例　含牙囊肿

A. 全口曲面体层X线片。B. 咬合片：示上颌骨前份14～26根尖下方一较大的囊性透射影，界清，有骨白线，囊性病损中可见一牙齿样阻生影

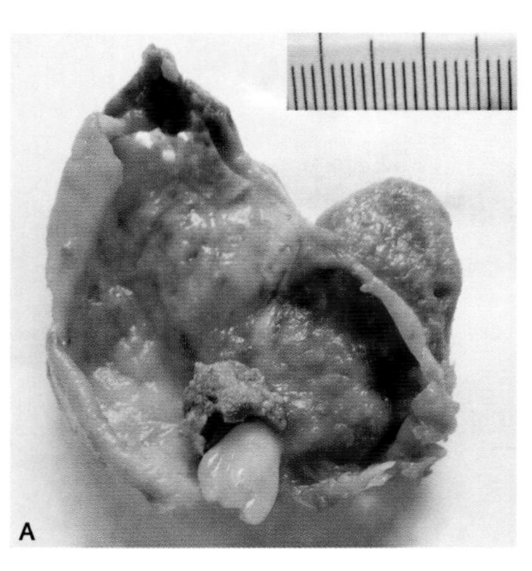

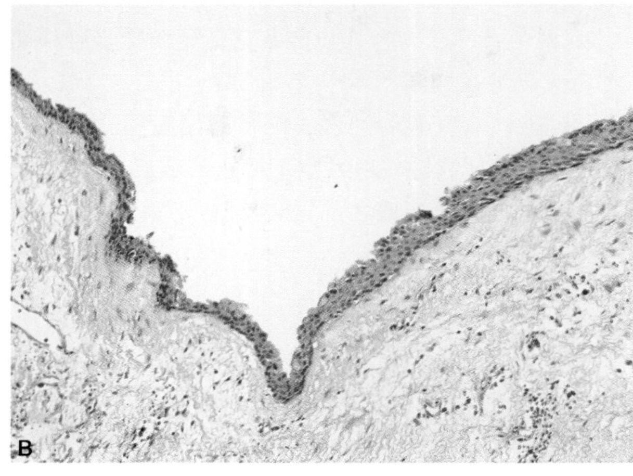

图7-1-4　病例　含牙囊肿

A. 大体标本示囊肿的囊壁较薄，有一牙齿的牙冠萌入囊腔内，囊壁环绕牙颈部。B. 组织学切片示囊肿的衬里上皮为较薄的复层鳞状上皮，无角化，多处可见黏液细胞化生。HE，×200

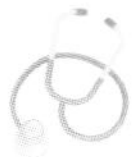

随访资料：患者术后恢复顺利，术后6个月拍片检查术区骨密度几乎恢复正常。术后随访4年无复发迹象。

（二）婴儿龈囊肿

婴儿龈囊肿（gingival cyst of infants）又称新生儿牙板囊肿（dental lamina cyst of the newborn）。来自牙龈内断离的牙板剩余，上皮中央角化、脱落形成囊肿。

【临床要点】

1. 多发于新生儿或出生后1～2个月的婴儿，3个月以后者极为罕见。
2. 上颌较下颌多见。
3. 临床上表现为牙槽黏膜的多个白色或浅黄色结节，又称为Bohn结节，似粟米大小，多少不等。
4. 生长缓慢，可自行退变或脱落至口腔，故不需治疗。

【病理学特征】

1. 镜下见多个小囊肿位于紧贴上皮下方的固有层内，囊肿衬里上皮为薄层角化鳞状上皮，基底细胞扁平，与牙源性角化囊性瘤上皮衬里的柱状基底细胞不同。
2. 囊腔内充满脱落的角化物，偶见炎症细胞，有的囊肿与表面黏膜上皮粘连。

（三）成人龈囊肿

成人龈囊肿（gingival cyst of adults）不常见，与发育性根侧囊肿在组织发生、临床行为和组织学表现等方面均很相似，因此二者易混淆。但成人龈囊肿发生于牙龈软组织，不侵犯骨组织或仅导致局部牙槽骨表面的压迫性吸收，而发育性根侧囊肿则发生于牙槽骨内。成人龈囊肿可能发生于牙板上皮剩余。

【临床要点】

1. 可发生于任何年龄，但以40岁以上较多见。
2. 多发生于颊侧和唇侧牙龈，以尖牙和前磨牙区最常见，下颌多于上颌。
3. 临床上多表现为生长缓慢、无痛性、圆形肿大，大小一般在1cm以下，有波动感，颜色与正常牙龈相同或呈淡蓝色。
4. 由于囊肿位于软组织，X线片常无异常，当囊肿较大时可压迫骨皮质，导致其表面侵蚀性吸收。
5. 局部切除后无复发。

【病理学特征】

1. 衬里上皮厚薄不一，较薄的区域仅由1～2层扁平或立方细胞组成，类似缩余釉上皮，较厚者为复层鳞状上皮，无钉突，无角化。
2. 可见局灶性上皮增厚形成所谓上皮斑（epithelial plaque），细胞呈水样透明状，与发育性根侧囊肿的病理所见有相似之处。

（四）发育性根侧囊肿

发育性根侧囊肿（lateral periodontal cyst）是指发生于活髓牙根侧或牙根之间的牙源性发育性囊肿，与炎症刺激无关。该囊肿应与发生于根侧的牙源性角化囊性瘤、成人龈囊肿和位于根侧的炎症性囊肿相鉴别。

【临床要点】

1. 可发生于任何年龄，患者平均年龄为50岁。

学习笔记

2. 约70%发生于下颌，以尖牙和前磨牙区最多见。

3. 临床多无症状，常在X线检查时偶然发现。X线片见圆形或卵圆形边界清楚的透射区，一般有硬化的边缘，病变直径多小于1cm。

4. 手术摘除后一般无复发倾向。

【病理学特征】

1. 衬里上皮为较薄、无角化的鳞状或立方状上皮，由1～5层细胞组成，胞核较小，呈固缩状。

2. 局灶性上皮增厚常形成上皮斑，主要由梭形或卵圆形透明细胞组成（图7-1-5）。

3. 囊壁的结缔组织为成熟的胶原纤维，炎症不明显，有时可见牙源性上皮条索或上皮岛。

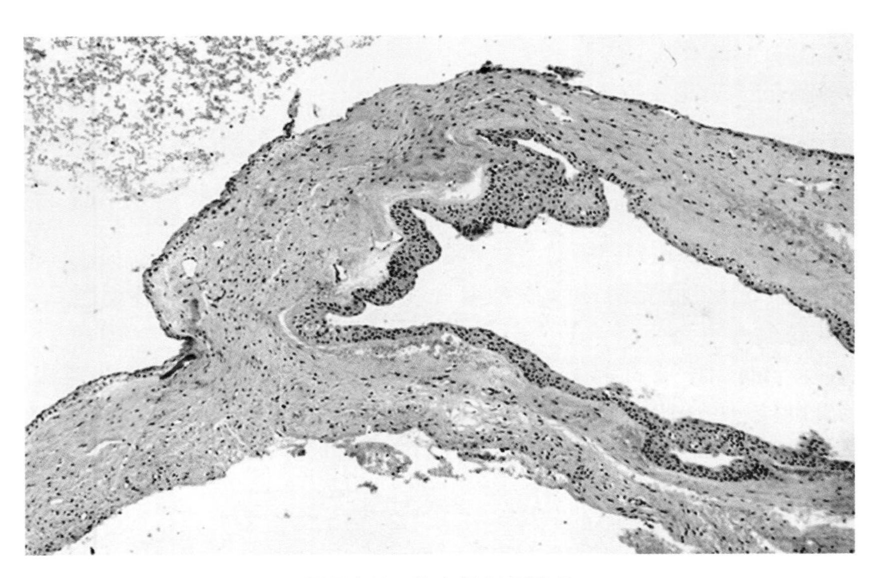

图7-1-5　发育性根侧囊肿
衬里上皮较薄，可见局灶性上皮增厚（上皮斑）。HE，×100

【鉴别诊断】

1. 根侧型的根尖囊肿　由牙髓感染所致的炎症性囊肿，与囊肿相邻的牙齿为失活牙，镜下根尖囊肿的上皮衬里较厚，纤维组织囊壁内炎症明显。

2. 成人龈囊肿　发生于软组织。

3. 牙源性角化囊性瘤　具有特征性的组织学表现，详见相关章节。

知识点

葡萄状牙源性囊肿

发育性根侧囊肿有时表现为多房性，手术标本呈葡萄状，又称为葡萄状牙源性囊肿（botryoid odontogenic cyst）。

（五）萌出囊肿

萌出囊肿（eruption cyst）发生于覆盖在一个正在萌出的乳牙或恒牙牙冠表面的黏膜软组织内，是发生于骨外软组织内的含牙囊肿，即萌出牙的缩余釉上皮与釉质之间液体潴留而形成的囊肿。

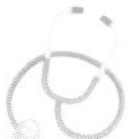

【临床要点】

1. 主要发生于20岁以前的患者,偶见于成人。
2. 临床上表现为正在萌出牙齿上方的光滑肿物,呈淡蓝色或粉红色,质柔软且有波动感。

【病理学特征】

1. 肉眼见囊肿内含清亮液体或血性液体。
2. 镜下见囊肿上方为牙龈黏膜所覆盖,囊肿衬里上皮具有缩余釉上皮特征;继发炎症时,上皮增生,结缔组织囊壁内有慢性炎症细胞浸润(图7-1-6)。

(六)腺牙源性囊肿

腺牙源性囊肿(glandular odontogenic cyst)又称牙源性产黏液囊肿(mucus producing odontogenic cyst)或唾液腺牙源性囊肿(sialo-odontogenic cyst),是一种罕见的颌骨囊肿。Gardner等于1988年报告了8例,并对其组织病理表现进行了详细描述。

【临床要点】

1. 年龄分布较广,男女均可发病。
2. 临床上多表现为颌骨局部膨大,无痛,术后有复发倾向。
3. X线表现为边界清楚的单囊或多囊性透射区。

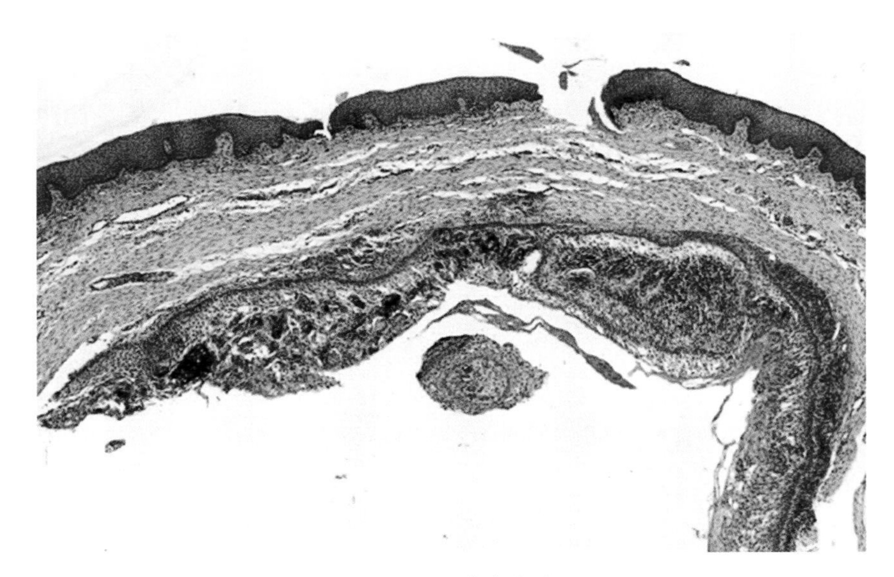

图7-1-6　萌出囊肿

牙龈黏膜下方软组织内囊肿,因继发感染,衬里上皮呈不规则增生。HE,×100

【病理学特征】

1. 镜下纤维组织囊壁内无明显炎症细胞浸润,其衬里上皮部分为复层鳞状上皮,部分为无明显特征的上皮,但在相当区域内,复层上皮的表层细胞呈嗜酸性立方或柱状,常形成不规则的乳头状突起,含不同数量的纤毛细胞和产黏液细胞。
2. 在衬里上皮内常可形成隐窝或囊性小腔隙,内含黏液,形成黏液池,内衬这些小腔隙的细胞为类似于表层的嗜酸性立方细胞(图7-1-7)。
3. 衬里上皮可发生局灶性增厚,形成类似于发育性根侧囊肿和成人龈囊肿中所见的上皮斑。

学习笔记

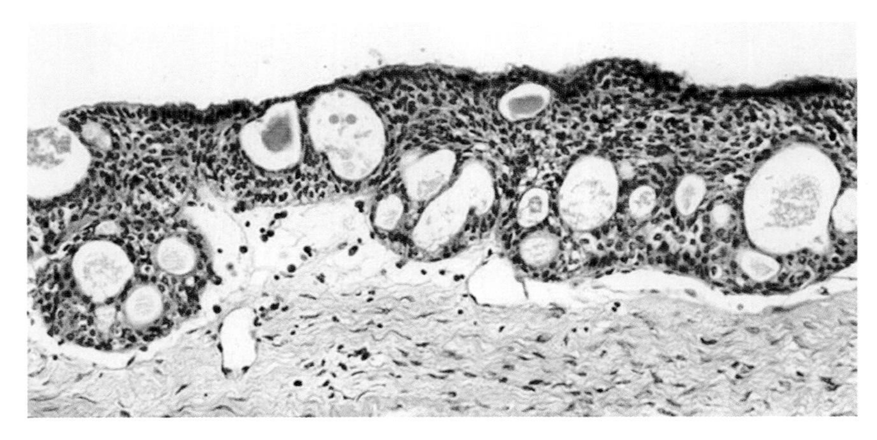

图 7-1-7　腺牙源性囊肿

衬里上皮内形成囊性小腔隙，内含黏液或分泌物，表层为纤毛柱状细胞，呈嗜酸性染色。HE，×200

【鉴别诊断】

1. 发育性根侧囊肿（lateral periodontal cyst）及葡萄状牙源性囊肿　发育性根侧囊肿的衬里上皮有类似腺牙源性囊肿的上皮斑样结构，因此有学者认为腺牙源性囊肿也是发育性根侧囊肿的变异型。但发育性根侧囊肿的复发率0% ~3%，为相对静止的病变；腺牙源性囊肿常导致颌骨的膨隆、破坏，复发率21% ~54%不等。

2. 中心性黏液表皮样癌（特别是低度恶性、囊性型肿瘤）　腺牙源性囊肿主要为囊性病损，衬里上皮厚薄不一，虽有漩涡状上皮斑样增殖，但没有实性肿瘤性增殖，也没有组织学的恶性表现，这些可作为与中心性黏液表皮样癌鉴别的要点。CK18 和 CK19 可作为鉴别两者的有意义的标记物。

【问题 2】腺牙源性囊肿衬里上皮中的产黏液细胞是否可作为诊断依据？

思路：含牙囊肿、发育性根侧囊肿等的衬里上皮也可表现局部区域的黏液化生，因此不是腺牙源性囊肿的诊断依据。

知识点

多种牙源性囊肿（如：含牙囊肿、发育性根侧囊肿等）可表现局部区域的黏液或纤毛细胞化生，但不具有典型的组织学特点者，不应诊断为腺牙源性囊肿。腺牙源性囊肿之所以被归类为牙源性发育性囊肿是因为其发生于颌骨内，其衬里上皮的上皮斑结构与发育性根侧囊肿和牙源性腺样瘤内所见的上皮斑类似。

【病例】

患者男性，36 岁。右下颌骨磨牙区无痛性肿块 3 年，逐渐增大。

专科检查：下颌骨右下后区膨隆，约 2cm×3cm 大小，无压痛，不活动。45 ~47 Ⅱ度松动。X 线检查见右侧下颌骨 43 ~47 区有一约 5cm×3cm 大小囊性密度减低影，边界不清。病变区 44 ~47 根尖轻度吸收，47 移位（图 7-1-8）。下颌骨下缘皮质骨变薄但连续性尚好。

临床印象：右下颌骨成釉细胞瘤，或右下颌骨牙源性囊肿。

临床治疗：患者于全身麻醉下行右下颌骨囊性病变刮治术。

肉眼观察：送检物为囊壁组织，厚薄不均。

光镜观察：病变呈多囊性改变（图 7-1-9A），其衬里上皮为厚薄不一的复层鳞状上皮，上皮结缔组织界面平坦（图 7-1-9B）。上皮表层不规则，有时呈乳头状，表层细胞为嗜酸性立方状纤毛

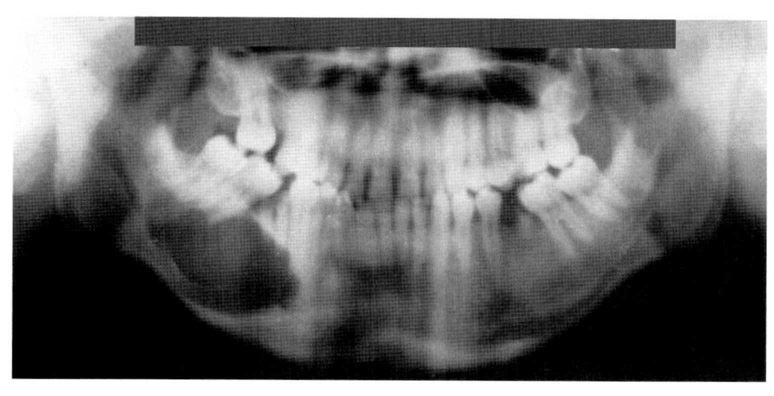

图 7-1-8　病例　腺牙源性囊肿全口曲面体层 X 线片

43～47 区颌骨约 5cm×3cm 大小囊性密度减低影，边界不清，可见 44～47 根尖吸收

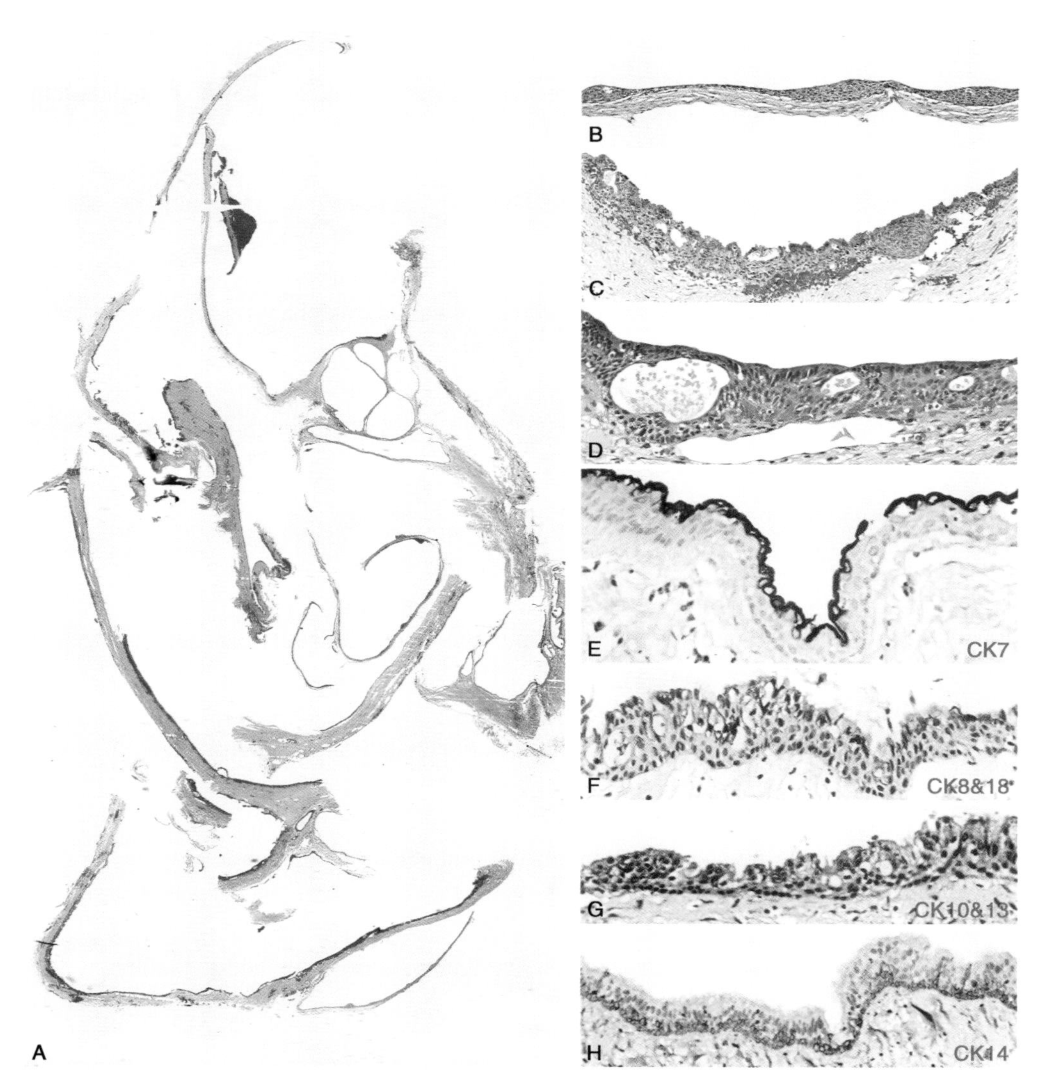

图 7-1-9　病例　腺牙源性囊肿

A. 组织学切片低倍示病变为多囊，囊壁菲薄。HE，×6。B. 衬里上皮为厚薄不匀的复层鳞状上皮。HE，×100。C. 部分上皮表层呈乳头状，表层细胞为嗜酸性立方状纤毛细胞，局部灶性增生形成上皮斑结构。HE，×200。D. 上皮内见微囊形成并伴有黏液样分泌物。HE，×200

免疫组织化学染色显示衬里上皮的浅层细胞可表达：E. CK7。SP，×400。F. CK8 & 18。SP，×400。G. CK10 & 13。SP，×400；衬里上皮的基底或基底上层细胞可表达 H. CK14。SP，×400

细胞（图 7-1-9C），区域可见上皮细胞灶性增生呈特征性上皮斑结构（图 7-1-9C）。上皮内见微囊形成并伴有黏液池（图 7-1-9D）。免疫组织化学染色显示衬里上皮可表达腺上皮标记（CK7、CK8 & 18）和复层鳞状上皮标记（CK10 & 13、CK14），其中 CK7、CK8 & 18 和 CK10 & 13 多位于衬里上皮的浅层细胞（图 7-1-9E、F、G），CK14 则主要表达于上皮基底或基底上层细胞（图 7-1-9H）。

病理诊断：腺牙源性囊肿。

随访资料：患者手术恢复顺利，术后随访 6 年无复发。

二、炎症性牙源性囊肿

（一）根尖囊肿

根尖囊肿（radicular cyst）是颌骨内最常见的牙源性囊肿，属于炎症性囊肿，一般经历了牙齿龋坏、牙髓炎症和坏死、根尖周组织的炎症和免疫反应、Malassez 上皮剩余增殖以及增殖上皮团块中央液化、囊性变等一系列病理过程，因此根尖囊肿常发生于一死髓牙的根尖部。相关牙拔除后，若其根尖炎症未作适当处理而继发囊肿，则称为残余囊肿（residual cyst）。

【临床要点】

1. 多发生于 20 ~ 49 岁患者。男性患者多于女性，约 60% 的囊肿发生于上颌，以上颌切牙和单尖牙为好发部位。

2. 囊肿大小不等，常与末期龋、残根或变色的死髓牙相伴随。较大的囊肿可导致颌骨膨胀，常引起唇颊侧骨壁吸收变薄，扪诊时有乒乓感。

3. X 线片显示根尖区有一圆形或卵圆形透射区，边缘整齐，界限清晰（图 7-1-10），部分病例透射区周围有薄层阻射线，这与囊肿发展减缓、周围骨组织修复改建有关。

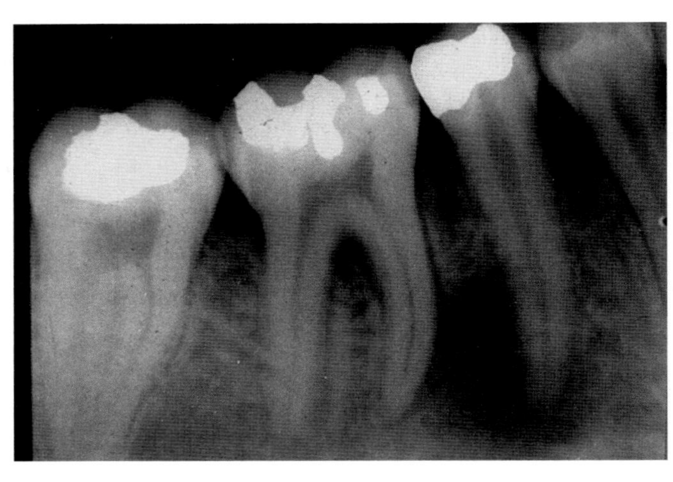

图 7-1-10　根尖囊肿
X 线片示根尖区有一卵圆形透射区，相关牙有治疗史

【病理学特征】

1. 肉眼见囊肿大小和囊壁厚薄不一，囊肿较小时可随拔除之残根或患牙一起完整摘除，为附着于患牙根尖部的软组织囊性肿物。多数情况下，囊壁已破裂，送检物为散碎囊壁样组织。

2. 镜下见囊壁的囊腔面内衬无角化的复层鳞状上皮，厚薄不一，上皮钉突因炎性刺激发生不规则增生、伸长，相互融合呈网状，上皮表现明显的细胞间水肿和以中性粒细胞为主的上皮内炎症细胞浸润，炎性浸润致密区常导致上皮的连续性中断。

3. 纤维组织囊壁内炎症明显，炎性浸润细胞主要为淋巴细胞、浆细胞，也混杂有中性粒细胞浸润以及泡沫状吞噬细胞。

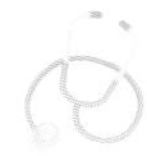

4. 囊壁内可见含铁血黄素和胆固醇晶体沉积，胆固醇晶体在制片过程中被有机溶剂溶解而留下裂隙，裂隙周围常伴有多核巨细胞反应。晶体也可通过衬里上皮进入囊腔，故穿刺抽吸的囊液中有闪闪发亮的物质，涂片镜下可见长方形缺一角的晶体，即胆固醇晶体。

5. 有时衬里上皮和纤维囊壁内可见透明小体（Rushton body），为弓形线状或环状的均质状小体，呈嗜伊红染色。由于这种透明小体仅见于牙源性囊肿中，因此有人认为它是一种由上皮细胞分泌的特殊产物，也有人认为它可能来源于某种角蛋白或来自血液。

【鉴别诊断】

详见“含牙囊肿”。

（二）牙旁囊肿

牙旁囊肿（paradental cyst）是一种特殊类型的炎症性根侧囊肿（inflammatory collateral cyst）。

【临床要点】

1. 发生于阻生下颌第三磨牙的颊侧或远中颊侧，患者常有冠周炎反复发作史，牙齿为活髓。

2. X线显示部分阻生的下颌第三磨牙远中有边界清楚的透射区，有时病变可延伸至根尖部。

3. 常累及根分叉区，检查见大多数受累牙有所谓釉突（enamel spur）延伸至根分叉处，提示囊肿的发生可能与炎症刺激导致该处的结合上皮增生有关。

【病理学特征】

1. 镜下见囊壁内衬无角化的复层鳞状上皮，厚薄不一。

2. 结缔组织囊壁内有大量炎症细胞浸润，部分囊壁可见胆固醇结晶裂隙和异物巨细胞反应。

【鉴别诊断】

1. 根尖囊肿　患牙为死髓牙，而牙旁囊肿的伴随牙为活髓。

2. 发育性根侧囊肿　一般不伴有炎症。

知识点

下颌感染性颊囊肿

下颌感染性颊囊肿（mandibular infected buccal cyst）可能也属于牙旁囊肿的一型，但主要发生于初萌的下颌第一和第二磨牙颊侧，因此多见于6～8岁儿童。其组织学表现类似于牙旁囊肿或根尖囊肿。

第二节　非牙源性囊肿

非牙源性囊肿是指与牙发育无关的囊性病损，颌骨内非牙源性上皮性囊肿的种类较多，分类不一。现将较常见的病损分述如下。

一、鼻腭管（切牙管）囊肿

鼻腭管（切牙管）囊肿[nasopalatine duct（incisive canal）cyst]：来源于切牙管内的鼻腭导管上皮剩余，可表现为切牙管囊肿和龈乳头囊肿，前者发生于骨内，后者则完全位于切牙乳头的软组织内。这组囊肿约占所有非牙源性囊肿的73%，为最常见的非牙源性囊肿。

学习笔记

【临床要点】

1. 可发生于任何年龄,其中高发年龄为 30～60 岁。男性较多见。

2. 临床上常无明显症状,仅在 X 线检查或戴义齿时偶然被发现。最常见的表现为腭中线前部的肿胀,有时可伴疼痛或瘘管形成。

3. X 线片上,常常难以区分鼻腭管囊肿和较大的切牙窝(incisive fossa)。X 线片上的切牙窝宽度在 6mm 以下为正常范围,即使切牙窝前后径达 10mm 但无其他症状者,仍可能为正常,可定期复查而不必急于手术治疗。

4. 囊肿较大时,可见囊肿位于上颌骨中线,呈卵圆形放射透射区(图 7-2-1A)。

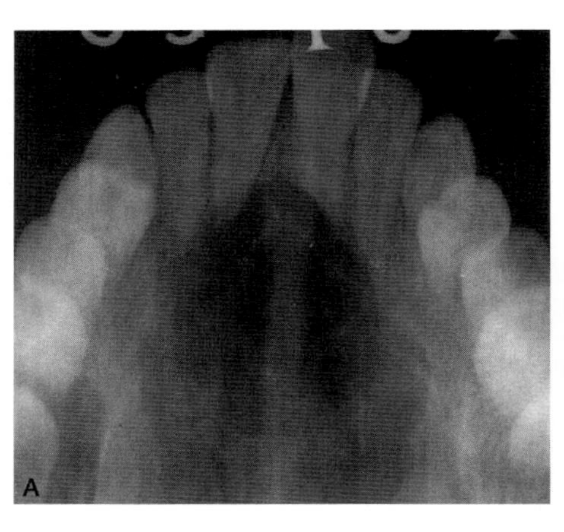
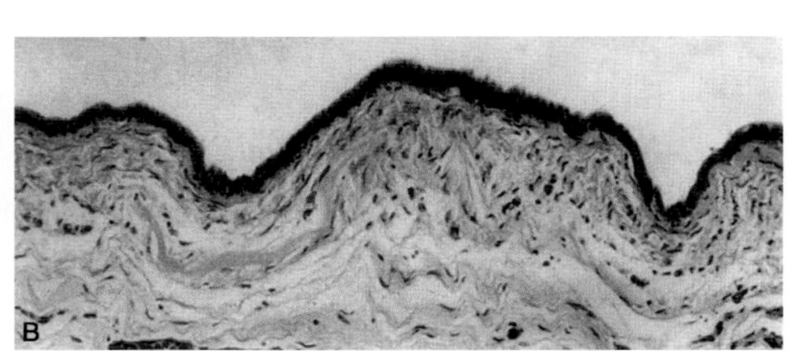

图 7-2-1　鼻腭管(切牙管)囊肿

A. X 线片示腭中线前部卵圆形透射病损。B. 衬里上皮为复层或假复层纤毛柱状上皮。HE,×100

学习笔记

【病理学特征】

1. 衬里上皮变异较大,可内衬复层鳞状上皮、含黏液细胞的假复层纤毛柱状上皮、立方上皮或柱状上皮(图 7-2-1B),这些上皮类型可单独或联合存在。

2. 邻近口腔部的囊肿常内衬复层鳞状上皮,而近鼻腔部者常为呼吸性上皮。

3. 结缔组织囊壁内可含有较大的血管和神经束,为通过切牙管的鼻腭神经和血管结构,囊壁内有时可见小灶性黏液腺和散在的慢性炎细胞浸润。

二、鼻唇(鼻牙槽)囊肿

鼻唇(鼻牙槽)囊肿[nasolabial(nasoalveolar)cyst]是一种发生于牙槽突表面近鼻孔基部软组织内的囊肿,较为少见。

【临床要点】

1. 发病年龄以 30～49 岁多见,女性多于男性。

2. 肿胀是常见的症状,囊肿增大可致鼻唇沟消失,鼻翼抬高,鼻孔变形。

3. 可双侧发生。

4. X 线片不易发现,有时可见上颌骨表面的浅表性骨吸收。

5. 采用口内切口单纯摘除囊肿,一般无复发。

【病理学特征】

1. 光镜下,囊壁多呈皱褶状,衬里上皮一般为无纤毛的假复层柱状上皮,含黏液细胞和杯状细胞,也可见复层鳞状上皮或立方上皮。

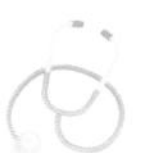

2. 鼻唇囊肿可能来源于胚胎性鼻泪管剩余或成熟管的下前部结构。

三、球状上颌囊肿

球状上颌囊肿(globlo-maxillary cyst)较为少见,以往认为球状上颌囊肿是由中鼻突的球状突和上颌突融合处的上皮残余所发生,属于面裂囊肿。然而现代胚胎学概念不支持这种论点。事实上,除腭中缝外,面突仅仅是一些高起或隆起,这些隆起处是间充质生长中心,随着生长中心的生长发育,各隆起间的浅凹逐渐变平而成为平整的表面,不存在面突融合。

【临床要点】

1. 发生于上颌侧切牙和单尖牙牙根之间,邻牙为活髓牙。
2. X线表现为边界清楚的梨形放射透光区,常导致相邻牙牙根的移位。

【病理学特征】

1. 球状上颌囊肿的衬里上皮不一,多为复层鳞状上皮和(或)纤毛柱状上皮。
2. 组织学上不能诊断为其他囊肿。

知识点

球状上颌囊肿

近来研究表明,所谓的球状上颌囊肿并不是一种独立的囊肿,而可能是发生在"球状上颌"部位的牙源性囊肿,如根尖囊肿、发育性根侧囊肿,甚至牙源性角化囊肿等;但也有人认为球状上颌囊肿的名称还应保留。

四、下颌正中囊肿

下颌正中囊肿(median mandibular cyst)极少见,传统观点认为该囊肿属于面裂囊肿,是由两侧下颌突融合时陷入中缝区的上皮增殖、囊性变所致。然而现代胚胎学认为下颌突是以一个单一的整体发育形成下颌骨,不发生融合,从而没有上皮结构的内陷。因此目前多数学者认为下颌正中囊肿可能是由额外牙牙蕾或牙板上皮剩余发生的始基囊肿,部分病损也可表现其他类型囊肿的形态特点。

【临床要点】

1. 位于下颌中线联合处。
2. X线表现为边界清晰的圆形、卵圆形或不规则形透射区,一般无临床症状,继发感染时有疼痛感,囊肿区的下颌中切牙有活力。

第三节 假性囊肿

一、动脉瘤性骨囊肿

动脉瘤性骨囊肿(aneurysmal bone cyst)是一种膨胀性溶骨性病损,虽然X线显示为囊性病变,但组织学检查无上皮衬里,故称为假性囊肿。1942年Jaffe和Lichtenstein首先描述其临床特征,直到1958年Bernier和Bhaskar才报告发生于颌骨的病例。虽然有关动脉瘤性骨囊肿的病因尚不完全清楚,但一般认为它是一种反应性病变。某些原发于骨的先存病变可能引起血管畸形和局部血流动力学变化,继而发生囊肿性改变。颌骨纤维结构不良、中心性巨细胞肉芽肿、骨化

学习笔记

纤维瘤、纤维肉瘤和骨肉瘤等均可成为引发动脉瘤性骨囊肿的原发性病损。

【临床要点】

1. 一般发生于 30 岁以下,高峰年龄 10~19 岁。性别差异不大。

2. 主要发生于长骨及椎骨,发生于颌骨者下颌多见,多累及颌骨后份(如下颌角、升支、磨牙区等),上颌骨病变易扩展至上颌窦内。

3. 临床上表现为颌骨膨隆,局部可有自发痛或压痛,囊腔内充满新鲜血液。病变发展较快,可在数周或数月内增大的一定体积,引起面部不对称。

4. X 线表现为囊性透射区,大多呈蜂窝状或肥皂泡样改变(图 7-3-1)。

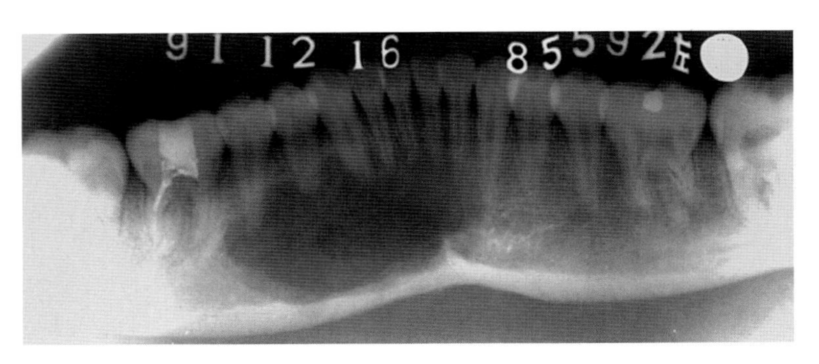

图 7-3-1 动脉瘤性骨囊肿的 X 线表现

【病理学特征】

1. 肉眼可见多数大小不等的囊腔,呈蜂窝状或海绵状,腔内充有血液。

2. 镜下见囊肿由许多充满红细胞的、大小不一的血窦或血腔构成,囊腔面无衬里上皮或内皮细胞,腔内可有血栓形成和机化(图 7-3-2)。

3. 囊壁为纤维结缔组织,含毛细血管和大量成纤维细胞,在出血灶附近有多核巨细胞,囊壁中常伴有类骨质或反应性新生骨。

4. 有时在囊性病变的周围可见纤维结构不良、骨化纤维瘤或巨细胞肉芽肿等病变,这些病变可能是引起动脉瘤性骨囊肿发生的原发病损。

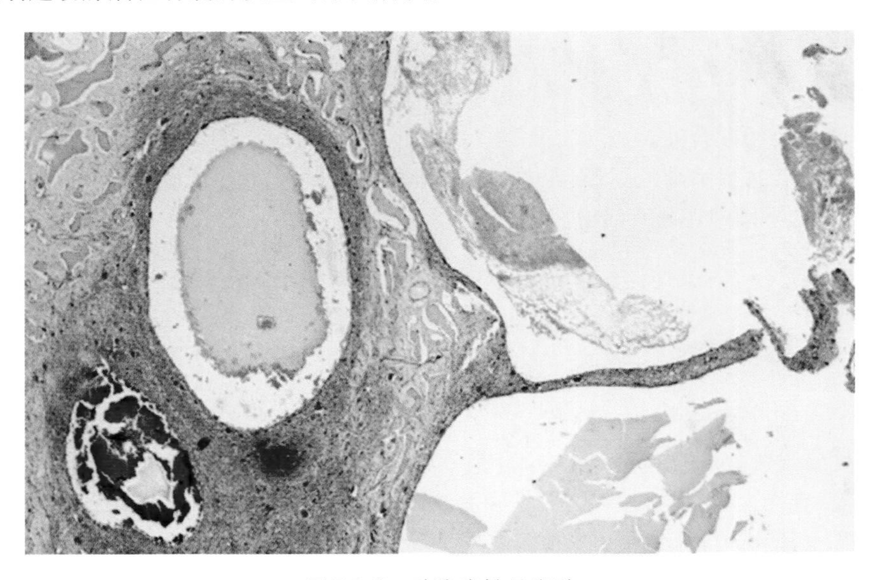

图 7-3-2 动脉瘤性骨囊肿

囊肿由许多大小不一的血窦或血腔构成,无衬里上皮。HE,×100

【病例】

患者男性，9 岁。左面部肿胀 10 个月，4 个月前在当地医院行左上颌骨肿物切除术，不久复发。

专科检查：左面颊部尤其是眶下区明显膨隆，触硬，口内检查见左上龈颊沟处膨隆，牙齿移位，触及一约 3.5cm×2.5cm 的骨性肿物，圆形，界清，无压痛。X 线检查见左上颌窦区巨大椭圆形肿物，使上颌窦诸壁明显膨隆，病变区密度不均匀，有散在高密度影。病变外周有薄层骨皮质边缘，但不连续。26、27 牙胚消失。

临床印象：左上颌骨良性肿物。

临床治疗：患者行左上颌骨肿物扩大切除术及上颌骨次全切除术，术中见肿物界限清楚，囊实性，有血性囊液，术中出血约 300ml。

肉眼观察：上颌骨一块，骨皮质明显膨隆，牙移位，骨壁薄，其内见囊腔，一枚牙根尚未发育的前磨牙位于其中。囊腔内面不光滑，有实性褐色增生物（图 7-3-3A，3B）。

光镜观察：病变为囊性区与实性区相混杂（图 7-3-4A），囊性区见较厚的纤维囊壁样组织及大小不等的充满红细胞的腔隙，囊腔无上皮衬里，由幼稚的纤维结缔组织构成，其中可见散在的多核巨细胞、骨小梁、类骨质及出血灶（图 7-3-4B）。实性区与囊性区无明显分界，由富于细胞的纤维组织构成，成纤维细胞呈梭形，排列较密集，组织中见较多类似牙骨质或骨的矿化物，前者呈圆形或分叶状，有强嗜碱性的沉积线，后者呈骨小梁样，表现典型的骨化纤维瘤特点（图 7-3-4C）。

病理诊断：骨化纤维瘤，继发动脉瘤性骨囊肿。

随访资料：患者术后伤口Ⅰ期愈合，但其下睑逐渐出现外翻，溢泪。术后半年复查时发现肿瘤复发，遂行肿物刮治术、肋软骨植入术以及睑外翻矫治术。术中见左侧眶外侧壁创端有白色质脆肿物，实性，界不甚清，与周围有粘连。送检物为散碎软组织一堆，总体积花生米大小，镜下符合骨化纤维瘤表现。术后随访 6 个月未见复发。

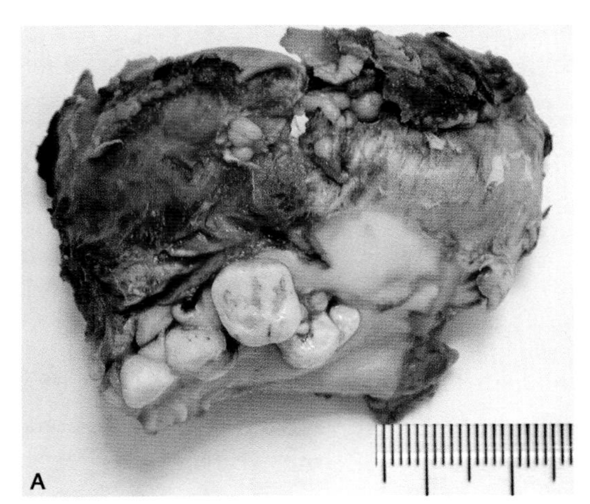

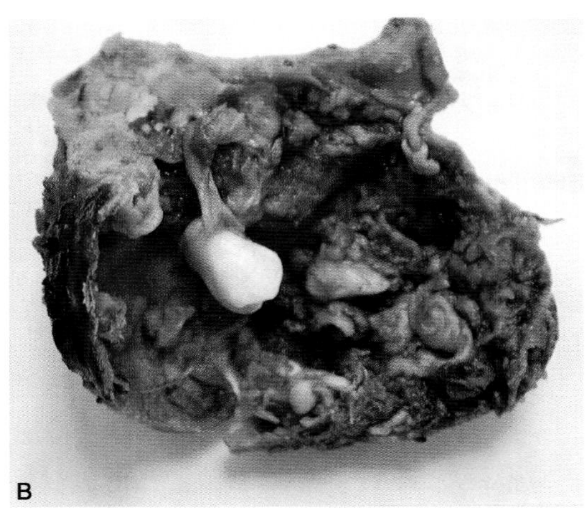

图 7-3-3　病例　大体标本

A. 送检物为切除之部分上颌骨，骨皮质明显膨隆，乳磨牙移位，骨壁变薄。骨内病变呈囊实性，含前磨牙一枚，牙根尚未发育。B. 囊腔内面不光滑，有大小不等的暗褐色实性增生物突入腔内

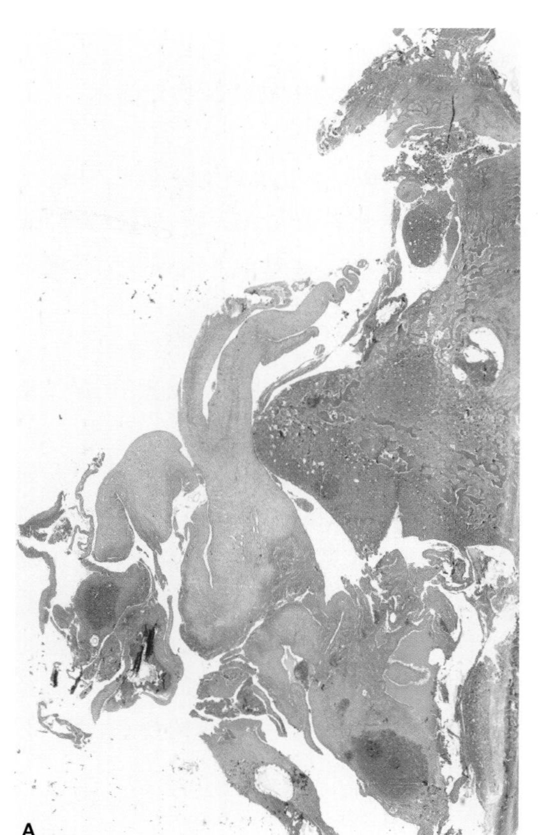
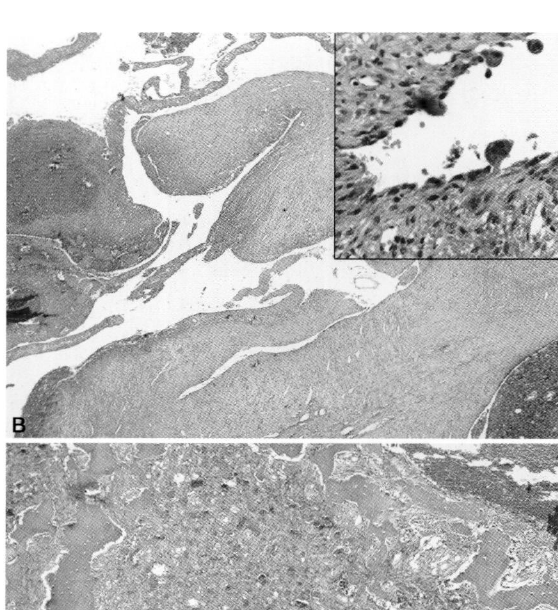
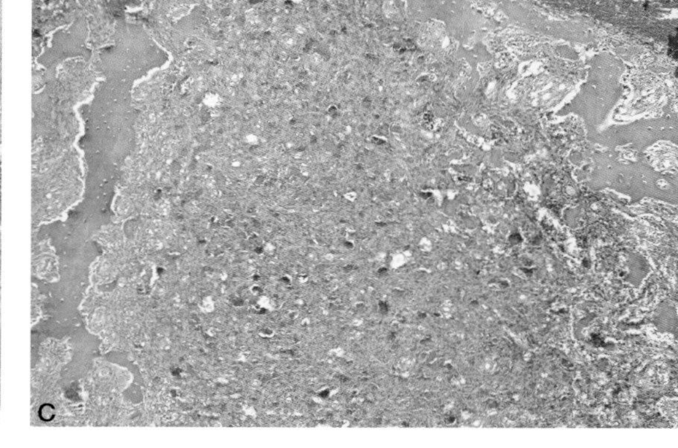
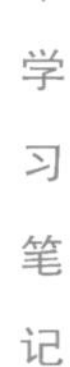

图 7-3-4　病例　组织学表现

A. 低倍示病变呈囊壁样组织及实性团块相混杂，二者无明显分界，纤维囊壁较厚，围绕着大小不等的腔隙，沿囊壁走向排列的类骨质小梁及出血灶。HE，×4。B. 较小的囊腔内充满红细胞，囊壁无上皮衬里，由幼稚的纤维结缔组织构成。HE，×40。其中可见散在的多核巨细胞（插图高倍，HE，×400）。C. 实性区内见密集的成纤维细胞，血管丰富，大量骨样组织及牙骨质小体形成，前者呈不规则的骨小梁样，后者呈圆形，有强嗜碱性的沉积线。HE，×100

二、单纯性（外伤性）骨囊肿

单纯性骨囊肿（simple bone cyst）是无内衬上皮的骨囊肿，由 Lucas 于 1929 年首先报告。又可被称为外伤性骨囊肿（traumatic bone cyst）、孤立性骨囊肿（solitary bone cyst）和出血性骨囊肿（hemorrhagic bone cyst）等。

【临床要点】

1. 好发于长骨，颌骨少见，其发生率约占颌骨囊肿的 1%。
2. 多发于青年人，75% 患者在 10～20 岁之间，男性多见。
3. 颌面部多发于下颌骨的前磨牙和磨牙区，上颌极为少见。
4. 大多数囊肿为单发，也可发生于颌骨双侧。
5. 临床上多无症状，有时可表现颌骨膨胀及疼痛，邻近牙是活髓牙。
6. X 线表现为境界较清楚的单房性透射区，边缘较薄的硬化带（图 7-3-5）。牙根吸收和牙移位少见，病变区牙周膜和硬骨板完整。

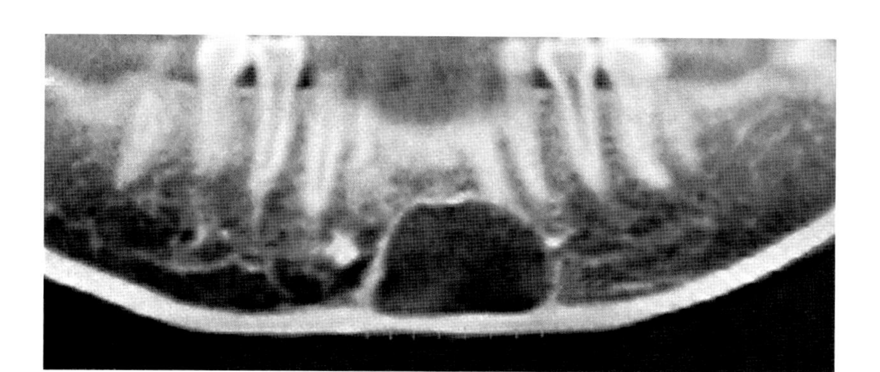

图 7-3-5　单纯性(外伤性)骨囊肿
X 线示边界清楚的透射影

【病理学特征】

1. 肉眼见囊肿为卵圆形或不规则,囊腔内有少量液体,呈淡黄色或棕色,囊壁很薄。

2. 镜下见囊壁由纤维结缔组织构成,厚薄不一,无上皮衬里。

3. 囊腔内含凝血性物质和肉芽组织。

4. 一般认为本病是由于外伤引起骨髓内出血,骨髓内血肿未发生机化,血块变性、降解,使骨内形成空腔。

【病例】

患者女性,15 岁。患者行正畸治疗前常规 X 线检查时,偶然发现下颌骨前部有一囊性阴影。

专科检查:患者面部对称,无明显颌骨膨隆表现。下颌牙列排列整齐,无变色、无松动。X 线检查见 41 ~43 根方有一囊性阴影,界清,有骨硬化线(图 7-3-6)。

临床印象:右下颌骨囊肿。

临床治疗:患者行右下颌骨囊肿刮除术。

肉眼观察:送检物为散碎囊壁样组织,囊壁很薄。

光镜观察:囊壁由纤维结缔组织构成,厚薄不一(图 7-3-7),有散在炎症细胞浸润和含铁血黄素沉积,无上皮衬里。

病理诊断:(右下颌骨)单纯性骨囊肿。

随访资料:患者术后恢复顺利,继续完成正畸治疗,随访 5 年,下颌骨囊肿无复发。

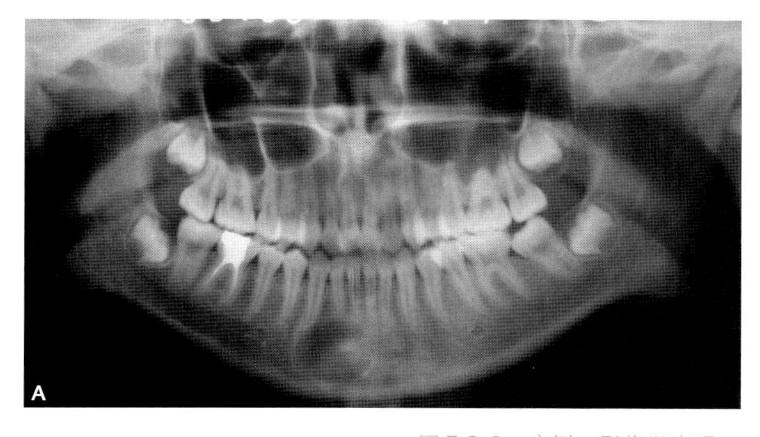

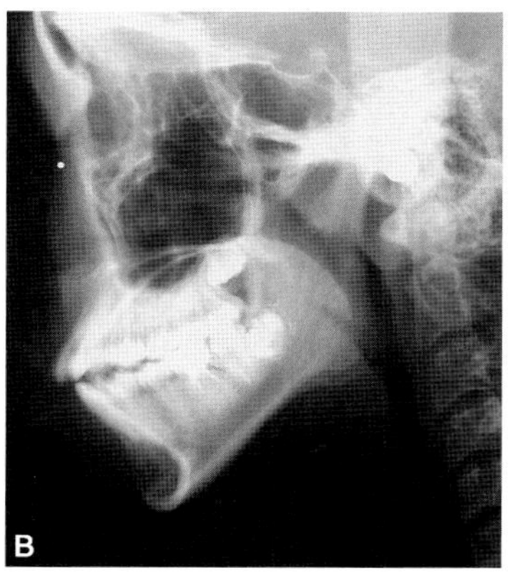

图 7-3-6　病例　影像学表现
A. 全口曲面体层 X 线片和。B. 侧位片示相当于 41 ~43 根方有一囊性阴影,界清,43 牙根有吸收

学习笔记

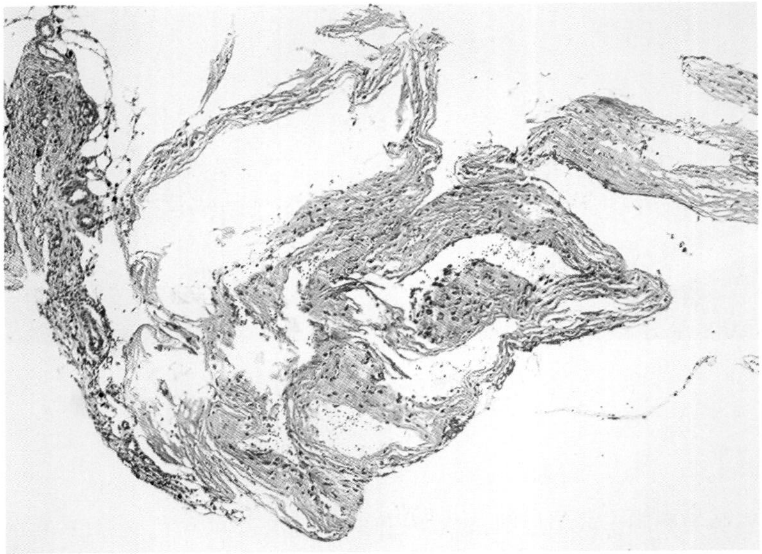

图 7-3-7　病例　组织学表现

较薄的纤维囊壁样组织，无上皮衬里，可见散在炎症细胞浸润和含铁血黄素沉积。HE，×100

三、静止性骨囊肿

静止性骨囊肿(static bone cyst)实际上是发生于下颌骨后份舌侧的解剖切迹，它是由于发育过程中，唾液腺和其他软组织的增殖或迷入而引起的下颌骨局限性缺损。

【临床要点】

1. 好发于下颌磨牙及下颌角区，多位于下牙槽神经管的下方。
2. 有时还可双侧同时发生。一般无症状，多在 X 线检查时偶然发现。
3. X 线表现为边缘致密的卵圆形囊肿样透射区。

【病理学特征】

骨缺损区不存在明显的囊肿，可见到唾液腺组织、脂肪组织、纤维结缔组织和肌肉等。

第四节　口腔、面颈部软组织囊肿

一、皮样和表皮样囊肿

皮样或表皮样囊肿(dermoid or epidermoid cyst)好发于颌面部。多数人认为发生于胚胎发育性上皮剩余，或是外伤植入上皮所致。发生于口底的囊肿可能是由第一、二对鳃弓融合时残留的上皮所发生的。

【临床要点】

1. 口底为口内最常见的部位，其次是舌。
2. 发生于口底较表浅者位于颏舌骨肌与口底黏膜之间(舌下位)，较深在者位于颏舌骨肌与下颌舌骨肌之间(颏下位)。
3. 囊肿表面光滑，为圆形或卵圆形无痛性包块，生长缓慢，界限清楚，触之有生面团样柔韧

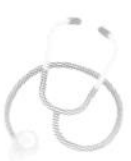

感,波动感不明显,压迫之后可出现凹陷。

【病理学特征】

1. 肉眼见囊壁较薄,囊腔内有灰白色豆腐渣样物质。

2. 镜下见囊壁为角化的复层鳞状上皮衬里,结缔组织囊壁内没有皮肤附属器者称为表皮样囊肿;若囊壁内含有皮肤附属器,如毛发、毛囊、皮脂腺、汗腺等结构,则称为皮样囊肿(图 7-4-1)。

3. 囊腔内为排列成层的角化物质,偶见钙化。角化物质破入周围纤维组织内时,可见异物巨细胞反应、炎症细胞浸润及胆固醇结晶。

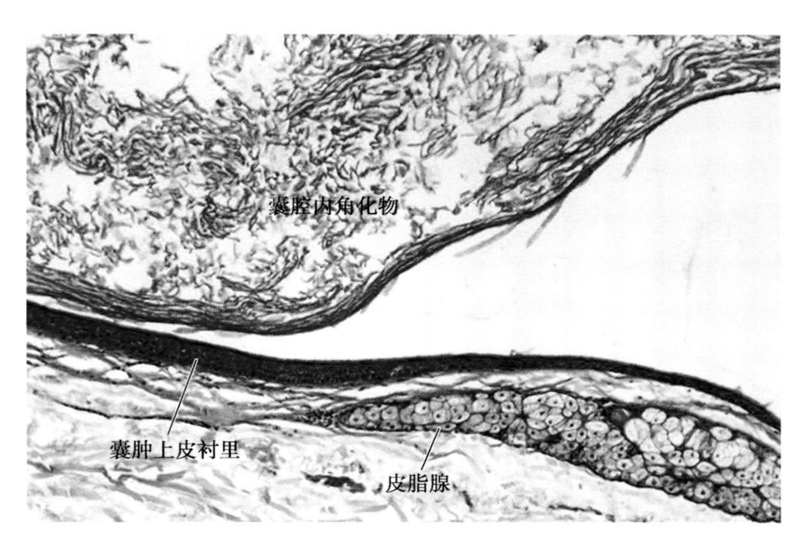

图 7-4-1　皮样囊肿
囊肿的纤维囊壁内含有皮肤附属器。HE,×100

二、鳃 裂 囊 肿

鳃裂囊肿(branchial cleft cyst)又称为颈部淋巴上皮囊肿(cervical lymphoepithelial cyst)。一般认为鳃裂囊肿来自鳃裂或咽囊的上皮剩余,但也有人认为其发生可能与胚胎时期陷入颈淋巴结内的唾液腺上皮囊性变有关。

【临床要点】

1. 常位于颈上部近下颌角处,胸锁乳突肌上 1/3 前缘。

2. 约 95% 的腮裂囊肿为第二鳃裂来源,发生于约相当肩胛舌骨肌水平以上和下颌角以下;其余 5% 分别来源于第一、第三和第四腮裂,其中发生于下颌角以上和腮腺者常为第一鳃裂来源,发生于颈根区者为第三、第四鳃裂来源。

3. 好发于 20～40 岁的年轻患者,囊性肿物柔软,界限清楚,可活动,无明显症状,继发感染时可伴疼痛。

4. 一般发生于单侧颈部,少数情况下,双侧颈部可同时发生囊肿。

手术摘除后,几乎无复发。但文献中有鳃裂囊肿上皮癌变的零星报道,这些病例应与原发于鼻咽部恶性肿瘤的转移瘤相鉴别。

【病理学特征】

1. 囊肿内容物为黄绿或棕色清亮液体,或含浓稠胶样、黏液样物。

学习笔记

2. 组织学上，90%以上的囊壁内衬复层鳞状上皮，可伴或不伴角化，部分囊肿可内衬假复层柱状上皮，纤维囊壁内含有大量淋巴样组织并形成淋巴滤泡（图 7-4-2）。

3. 第一鳃裂囊肿的囊肿壁内缺乏淋巴样组织，与表皮样囊肿相似。

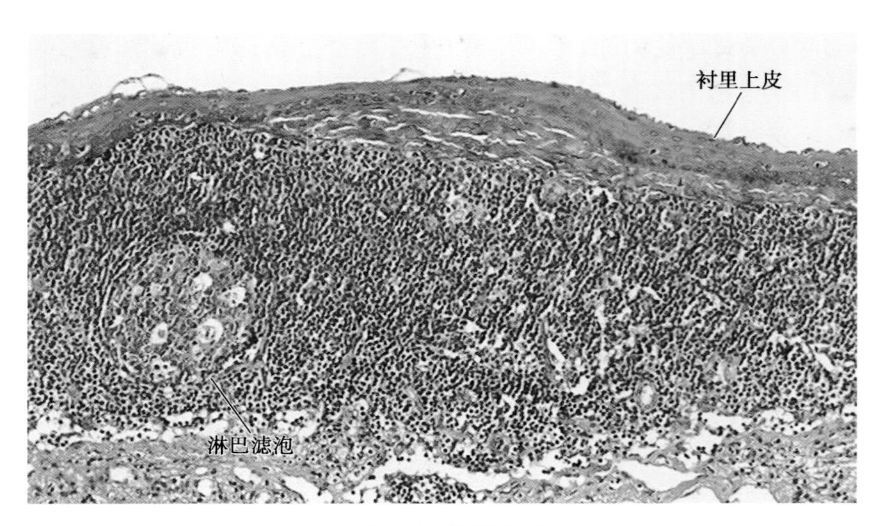

图 7-4-2　鳃裂囊肿

囊壁内衬复层鳞状上皮，纤维囊壁内含有大量淋巴样组织并形成淋巴滤泡。HE，×100

知识点

口腔淋巴上皮囊肿（oral lymphoepithelial cyst）

发生于口腔内构成所谓 Waldeyer 环的淋巴组织内，具有与腮裂囊肿相似组织学特点，与胚胎发育时内陷于这些区域的唾液腺上皮成分的增殖和囊性变有关。好发部位包括口底、舌、软腭等处。近年来有研究显示人类免疫缺陷病毒（HIV）感染者中，腮腺淋巴上皮囊肿的发生率有所增高，这可能与 HIV 感染所致的腮腺内淋巴结病变有关。

三、甲状舌管囊肿

甲状舌管囊肿（thyroglossal tract cyst）是甲状舌导管残余上皮发生的囊肿。胚胎第 4 周时，原始咽底部，第一和第二鳃弓之间，内胚层上皮增殖内陷形成一向下行的袋状突出物即甲状腺始基，这个部位就是以后的舌盲孔处。甲状腺始基下行过程带有中空的管即甲状舌导管。胚胎第 6 周时此管开始退化，第 10 周时此管消失。如甲状舌导管不消失或发育异常可导致各种病损，如甲状舌管囊肿、甲状舌管瘘或甲状腺迷走组织等。

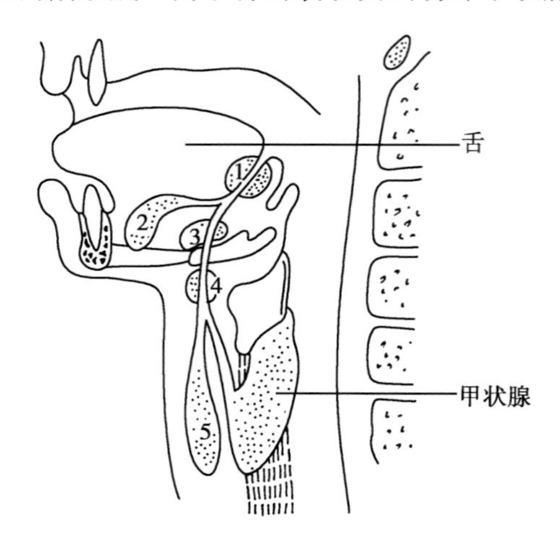

图 7-4-3　甲状舌管囊肿

1～5 示囊肿发生的部位

【临床要点】

1. 可发生在舌盲孔与甲状腺之间导管经过的任何部位，以甲状舌骨区发生者最多见（图 7-4-3）。

2. 可发生于任何年龄，但青少年较多见。男女性别之比为 2∶1。

3. 囊肿常位于颈部中线或近中线处，直径一

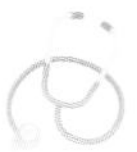

般为 2～3cm，表面光滑，边界清楚，触之有波动感，能随吞咽上下活动。

【病理学特征】

1. 囊内容物为清亮黏液样物质，如继发感染则为脓性或黏液脓性内容物。

2. 囊壁可内衬假复层纤毛柱状上皮或复层鳞状上皮，常见二者的过渡形态，邻近口腔处的囊肿衬里多为复层鳞状上皮，而位置靠下方者多为纤毛柱状上皮衬里。

3. 纤维性囊壁内偶见甲状腺或黏液腺组织。

4. 甲状舌管囊肿偶有癌变的报道，仅占所有甲状舌管囊肿病例的 1% 以下，多数恶性者表现为乳头状甲状腺癌。

四、畸胎样囊肿

口腔畸胎样囊肿（teratoid cyst）又称为异位口腔胃肠囊肿（heterotopic oral gastrointestinal cyst），是一种罕见的发育性囊肿。发病机制尚不清楚，一般认为其组织来源为异位的原始胃胚胎残余。胎儿发育至 3～4mm 长时，未分化的原始胃位于颈中区，与舌始基相邻。外胚层上皮与内胚层上皮在口腔舌下区、舌体和舌尖区融合过程中，可残余一些多潜能细胞，这些胚胎残余可增生分化形成多种胚叶成分，从而形成畸胎样囊肿。

【临床要点】

1. 多发于婴儿和少年，最常见于舌体部，其次是口底部，颈部少见。

2. 临床上无特殊症状，与表皮样囊肿或皮样囊肿不易区别。

3. 囊肿大小不一，直径为数厘米，生长缓慢，囊肿较大时可引起语言及吞咽困难。

4. 口腔畸胎样囊肿为良性病损，手术切除后预后良好。

【病理学特征】

1. 囊肿衬里上皮主要为复层鳞状上皮，部分上皮为胃肠道黏膜上皮，可类似于胃体和胃底黏膜，含壁细胞、主细胞、胃腺和肌膜等。

2. 有时囊肿衬里还可含肠黏膜或阑尾黏膜上皮（图 7-4-4）。

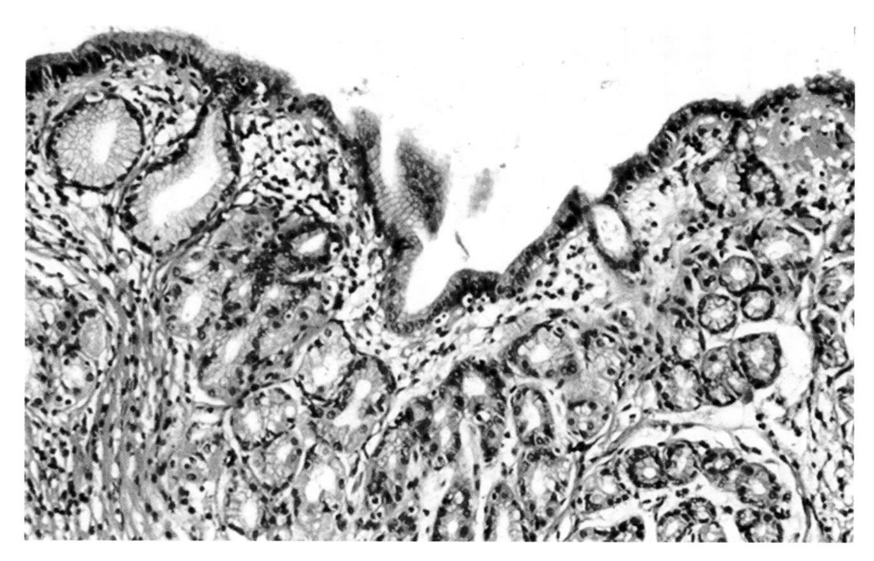

图 7-4-4　畸胎样囊肿
囊肿衬里上皮部分为胃肠道黏膜上皮。HE，×200

学习笔记

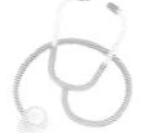

五、黏液囊肿

黏液囊肿(mucocele)是黏液外渗性囊肿和黏液潴留囊肿的统称,是一类由于小唾液腺导管破裂或阻塞所致的黏液外渗或潴留而发生软组织囊肿。

【临床要点】

1. 常发生于下唇黏膜,其次为颊、口底、舌和腭部。黏液囊肿位于组织内的深度不同,可以为浅在性黏液囊肿,也可是深在性的,大小不等,直径可由几毫米至1cm。浅在者其病变表面呈淡蓝色,透明易破裂;深在者表面黏膜与周围口腔黏膜颜色一致。

2. 黏液囊肿可自行消退或破溃,其黏液性内容物可以排出或不排出,故可反复发作。浅在型黏液囊肿更易复发。

【病理学特征】

1. 外渗性黏液囊肿(mucous extravasation cyst)　通常是机械性外伤致唾液腺导管破裂,黏液外溢进入结缔组织内,黏液池被炎性肉芽组织和结缔组织包绕或局限,没有衬里上皮(图7-4-5)。邻近的唾液腺组织呈非特异性慢性炎症。

2. 潴留性黏液囊肿(mucous retention cyst)　被认为是唾液腺导管阻塞,唾液潴留致导管扩张而形成囊性病损。发生于口腔的潴留性黏液囊肿相对少见,多见于50岁以后的患者,以口底、腭、颊和上颌窦部常见。囊腔内含有浓稠液物质,衬以假复层、双层柱状或立方状上皮细胞。部分潴留性黏液囊肿衬里中可见嗜酸性上皮细胞。

学习笔记

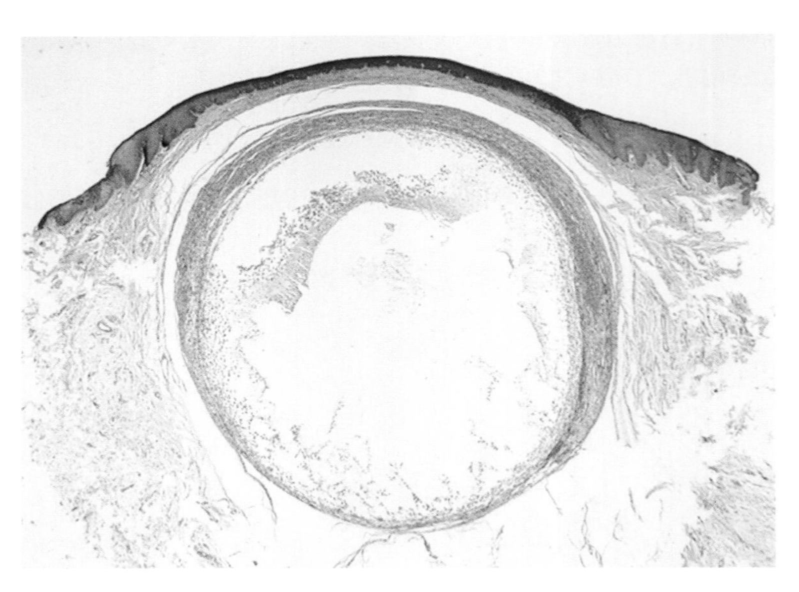

图7-4-5　黏液囊肿
外渗性黏液囊肿无衬里上皮。HE,×40

【鉴别诊断】

外渗性黏液囊肿在吞噬囊液的泡沫细胞丰富时与腺泡细胞癌相似,必要时可用细胞角蛋白和淀粉酶免疫组织化学染色鉴别;腺泡细胞癌均阳性,而外渗性黏液囊肿为阴性。

六、舌下囊肿

舌下囊肿又称蛤蟆肿(ranula)是一种特指发生于口底的黏液囊肿,舌下囊肿病变中的黏液

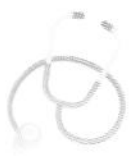

成分多来自舌下腺，但有些囊肿也可发生于颌下腺的导管。

【临床要点】

1. 多见于青少年，男性稍多见。

2. 大多数舌下囊肿较为表浅，位于下颌舌骨肌以上的舌下区，少数深在的潜突型囊肿(plunging ranula)可穿过下颌舌骨肌位于颌下区或颏下三角。

3. 浅在的囊肿位于口底的一侧，生长缓慢，无痛。囊肿较大时，表面黏膜变薄，呈浅蓝色。深在的囊肿表现为颌下或颏下的柔软、无痛性肿物，可伴或不伴口底的肿物。

【病理学特征】

1. 可表现为外渗性黏液囊肿，也可表现为潴留性黏液囊肿。

2. 大多数舌下囊肿为外渗性囊肿，无上皮衬里，少数潴留性囊肿可内衬立方状、柱状、假复层柱状或复层鳞状上皮。

（李铁军）

参考文献

1. 于世凤. 口腔组织病理学. 第7版. 北京：人民卫生出版社，2012
2. 李铁军. 口腔病理诊断. 北京：人民卫生出版社，2011
3. 李铁军. 颌骨肿瘤实例图谱及临床病理精要. 北京：人民军医出版社，2011
4. 郑麟蕃，吴奇光. 口腔病理学. 上海：上海科学技术出版社，1994
5. Shear M, Speight PM. Cysts of the Oral and Maxillofacial Regions. 4th ed. Wiley-Blackwell, 2007
6. 高岩，李铁军. 口腔组织学与病理学. 第2版. 北京：北京大学医学出版社，2013

学习笔记

第八章 牙源性肿瘤

牙源性肿瘤(odontogenic tumor)是由成牙组织(tooth-forming tissue),即牙源性上皮、牙源性间充质或牙源性上皮和间充质共同发生的一组肿瘤。它们主要发生于颌骨内,少数情况下也可发生于牙龈组织内(外周性肿瘤)。与机体其他部位发生的肿瘤一样,牙源性肿瘤无论在细胞形态和组织结构上,都与其来源的正常细胞或组织有不同程度的相似,因此牙源性肿瘤中可含类似于成釉器或牙髓的软组织,也可含釉质、牙本质、牙骨质或它们的混合结构或沉积物等硬组织。这组病损中包括发育异常、良性肿瘤和恶性肿瘤,生物学行为各异。以往根据肿瘤的组织来源、上皮-间叶组织诱导特征以及生物学行为等,对牙源性肿瘤这组复杂的病损有过多种分类意见。1971 年,WHO 对牙源性肿瘤及其相关病损的组织学分类正式出版,从此对牙源性肿瘤的命名和诊断才有了国际统一的标准。1992 年的第 2 版分类对前一版进行了修改和补充,并得到了更为广泛的应用。2005 年 WHO 在前两版分类的基础上,根据近年来的研究成果又对牙源性肿瘤进行了新分类(表 8-0-1),本章对各类牙源性肿瘤和瘤样病变的描述将主要依据这一新分类。

表 8-0-1 WHO 牙源性肿瘤的组织学分类(2005)

- 恶性肿瘤
- 牙源性癌
  - 转移性(恶性)成釉细胞瘤
  - 成釉细胞癌-原发型
  - 成釉细胞癌-继发型(去分化),骨内型
  - 成釉细胞癌-继发型(去分化),外周型
  - 原发性骨内鳞状细胞癌-实性型
  - 发生于牙源性角化囊性瘤的原发性骨内鳞状细胞癌
  - 发生于牙源性囊肿的原发性骨内鳞状细胞癌
  - 牙源性透明细胞癌
  - 牙源性影细胞癌
- 牙源性肉瘤
  - 成釉细胞纤维肉瘤
  - 成釉细胞纤维-牙本质肉瘤和成釉细胞纤维-牙肉瘤
- 良性肿瘤
- 牙源性上皮性肿瘤,具有成熟的纤维性间质,不含牙源性外胚间充质成分
  - 成釉细胞瘤,实性/多囊型
  - 成釉细胞瘤,骨外/外周型
  - 成釉细胞瘤,促结缔组织增生型
  - 成釉细胞瘤,单囊型
  - 牙源性鳞状细胞瘤
  - 牙源性钙化上皮瘤
  - 牙源性腺样瘤
  - 牙源性角化囊性瘤
- 含牙源性上皮和牙源性外胚间充质成分的肿瘤,伴或不伴硬组织形成
  - 成釉细胞纤维瘤
  - 成釉细胞纤维牙本质瘤
  - 成釉细胞纤维-牙瘤
  - 牙瘤
  - 牙瘤,混合型
  - 牙瘤,组合型
  - 牙成釉细胞瘤
  - 牙源性钙化囊性瘤
  - 牙本质生成性影细胞瘤
- 间叶性和(或)牙源性外胚间充质来源的肿瘤,含或不含牙源性上皮
  - 牙源性纤维瘤
  - 牙源性黏液瘤/黏液纤维瘤
  - 成牙骨质细胞瘤
- 与骨相关的病变
  - 骨化纤维瘤
  - 纤维结构不良
  - 骨结构不良
  - 中心性巨细胞病变(肉芽肿)
  - 巨颌症
  - 动脉瘤样骨囊肿
  - 单纯性骨囊肿
- 其他肿瘤
  - 婴儿黑色素神经外胚瘤

学习笔记

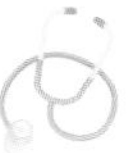

第一节　上皮性牙源性肿瘤

一、成釉细胞瘤

成釉细胞瘤(ameloblastoma,WHO ICD code 9310/0)是一种较常见的牙源性上皮性肿瘤,约占牙源性肿瘤的60%以上。肿瘤内主要含成釉器样结构,但无釉质或其他牙体硬组织形成。大多数肿瘤发生于颌骨内,常导致颌骨的膨大和面部变形。虽属良性肿瘤,但其生长具有局部侵袭性,术后复发率较高,也有恶变,甚至远处转移的零星报道。成釉细胞瘤的病因不明,它可能来源于牙源性上皮或牙源性上皮剩余,包括成釉器、Malassez上皮剩余、Serres上皮剩余、缩余釉上皮以及牙源性囊肿的衬里上皮。还有人认为此瘤可发生于口腔黏膜上皮。

我们对成釉细胞瘤的认识已有100多年的历史。1879年Falkson首先描述本病。1929年Churchill正式命名为成釉细胞瘤。成釉细胞瘤组织学表现多样,历来有经典的滤泡型、丛状型、棘皮瘤型、基底细胞型以及颗粒细胞型等组织学亚型之分,但这些组织学分型与肿瘤的临床行为之间并无明确的相关关系。WHO新分类不再将成釉细胞瘤作为一种单一肿瘤来描述,而是以成釉细胞瘤的复数形式“ameloblastomas”涵盖4种临床病理行为不同的变异型,包括:实性/多囊型、骨外/外周型、促结缔组织增生型和单囊型。这些亚型在患者年龄、部位、影像学表现以及临床预后等方面均存在差异,因此应采用不同的治疗方法。以下将分别叙述这四型成釉细胞瘤的临床病理特点。

(一)实性或多囊型成釉细胞瘤(solid or multicystic ameloblastoma)

是指经典的骨内型成釉细胞瘤(classic intraosseous ameloblastoma),这型肿瘤可沿松质骨的骨小梁间隙向周围浸润,其波及范围往往超越X线所示的肿瘤边缘,若手术不充分极易复发。

学习笔记

【临床要点】

1. 常见于30~49岁,平均年龄40岁。男女性别无明显差异。

2. 肿瘤可发生于上、下颌骨的不同部位,下颌较上颌多见,其中下颌磨牙区和下颌升支部为最常见的发病部位。发生在上颌者,以磨牙区多见。

3. 骨内肿瘤生长缓慢,平均病程6年左右。

4. 临床上表现为无痛性、渐进性颌骨膨大,膨胀多向唇颊侧发展。骨质受压则吸收变薄,压之有乒乓球样感。

5. 肿物的覆盖黏膜一般光滑而无特殊改变,偶见对聆牙的咬痕。肿瘤区可出现牙松动、移位或脱落。肿瘤较大时可致面部变形。疼痛区牙根可吸收,可见埋伏牙。下颌升支和上颌磨牙区肿瘤可直接扩展至颅底。

6. X线可表现为单房或多房性透射影,边界清楚,可见硬化带。肿瘤生长可导致牙移位、牙根吸收。伴有埋伏牙者可表现类似于含牙囊肿的X线特点(图8-1-1)。

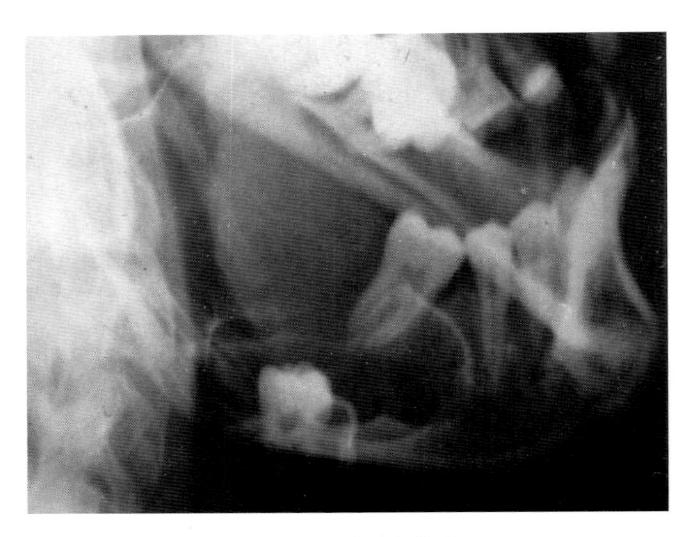

图 8-1-1 成釉细胞瘤
X 线表现为单房或多房性透射影，边界清楚

【病理学特征】

1. 肉眼见肿瘤大小不一，可由小指头至小儿头般大。剖面常见有囊性和实性两种成分，通常在实性肿瘤的背景下，可有多处囊性区域，故也称多囊型。囊腔内含黄色或褐色液体。实性区呈白色或灰白色。

2. 组织学上，典型成釉细胞瘤的上皮岛或条索由两类细胞成分构成，一种为瘤巢周边的立方或柱状细胞，核呈栅栏状排列并远离基底膜，类似于成釉细胞或前成釉细胞；另一种位于瘤巢中央，排列疏松，呈多角形或星形，类似于星网状层细胞。但成釉细胞瘤的组织结构和细胞形态变异较大，可有多种表现，现分述如后。

(1) 滤泡型(follicular pattern)(图 8-1-2A)：肿瘤形成孤立性上皮岛，上皮岛中心部由多边形或多角形细胞组成，这些细胞之间彼此疏松连接，类似于成釉器的星网状层，上皮岛周边围绕一层立方状或柱状细胞，类似于成釉细胞或前成釉细胞(preameloblast)，细胞核呈栅栏状排列并远离基底膜，即极性倒置(reversed polarity)。上皮岛中央的星网状区常发生囊性变，形成小囊腔，囊腔增大时周边部细胞可被压成扁平状。滤泡之间的肿瘤间质为疏松结缔组织。

(2) 丛状型(plexiform pattern)(图 8-1-2B)：肿瘤上皮增殖呈网状连结的上皮条索，其周边部位是一层立方或柱状细胞，被周边细胞包围的中心部细胞类似于星网状层细胞，但其含量较滤泡型者少。这型肿瘤发生囊性变是在肿瘤间质内，而不是上皮内囊性变。

(3) 棘皮瘤型(acanthomatous type)(图 8-1-3A)：是指肿瘤上皮岛内呈现广泛的鳞状化生，有时见角化珠形成。常出现在滤泡型成釉细胞肿瘤内。

(4) 颗粒细胞型(granular cell type)(图 8-1-3B)：肿瘤上皮细胞有时还可发生颗粒样变性，颗粒细胞可部分或全部取代肿瘤的星网状细胞。颗粒细胞大，呈立方状、柱状或圆形。其胞浆丰富，充满嗜酸性颗粒，在超微结构和组织化学上类似于溶酶体。

(5) 基底细胞型(basal cell type)：肿瘤上皮密集成团或呈树枝状，细胞小而一致，缺乏星网状细胞分化，较少见，需与基底细胞癌和颌骨内腺样囊性癌相鉴别。

(6) 角化成釉细胞瘤(keratoameloblastoma)是一种罕见的组织学亚型，肿瘤内出现广泛角化。镜下肿瘤由多个充满角化物的微小囊肿构成，衬里上皮以不全角化为主，并伴有乳头状增生，因此又称为乳头状角化成釉细胞瘤(papilliferous keratoameloblastoma)(图 8-1-4)。

上述组织学亚型中以滤泡型和丛状型最为常见，其中有些亚型往往混合出现。

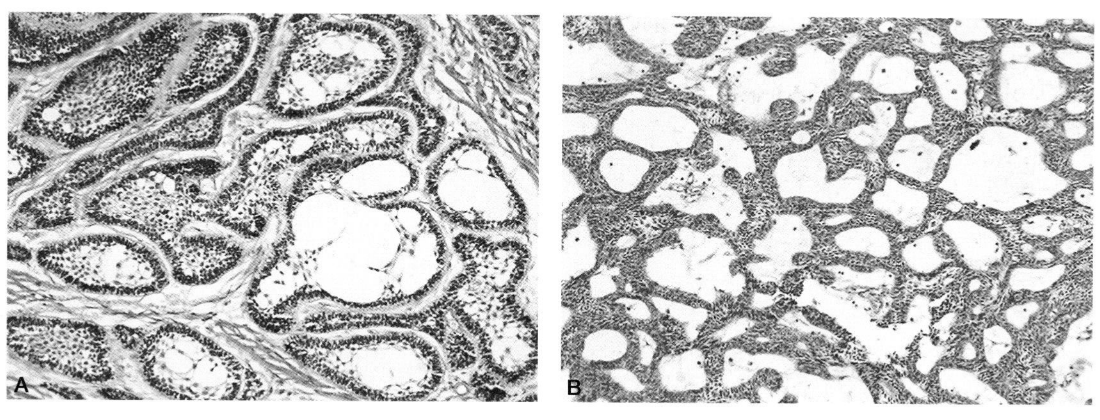

图 8-1-2　成釉细胞瘤的组织学表现

A. 滤泡型，类似于成釉器的上皮岛。HE，×200。B. 丛状型，由呈网状连结的上皮条索组成。HE，×200

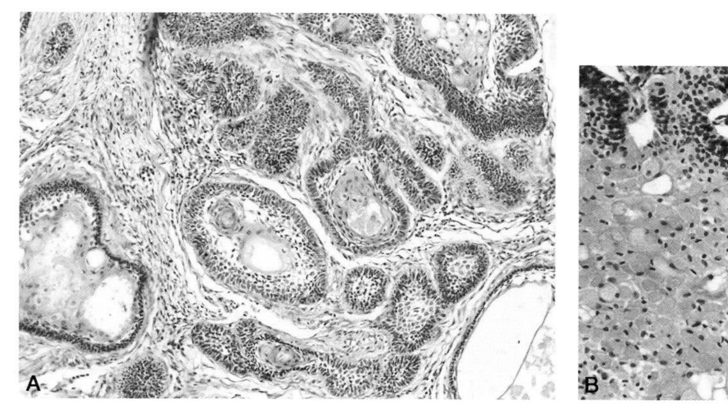

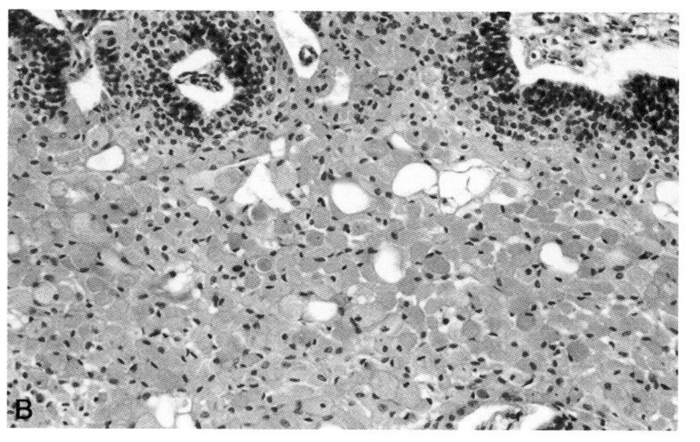

图 8-1-3　成釉细胞瘤的组织学表现

A. 棘皮瘤型，上皮岛内呈现广泛的鳞状化生。HE，×200。B. 颗粒细胞型，上皮细胞呈颗粒样变性。HE，×200

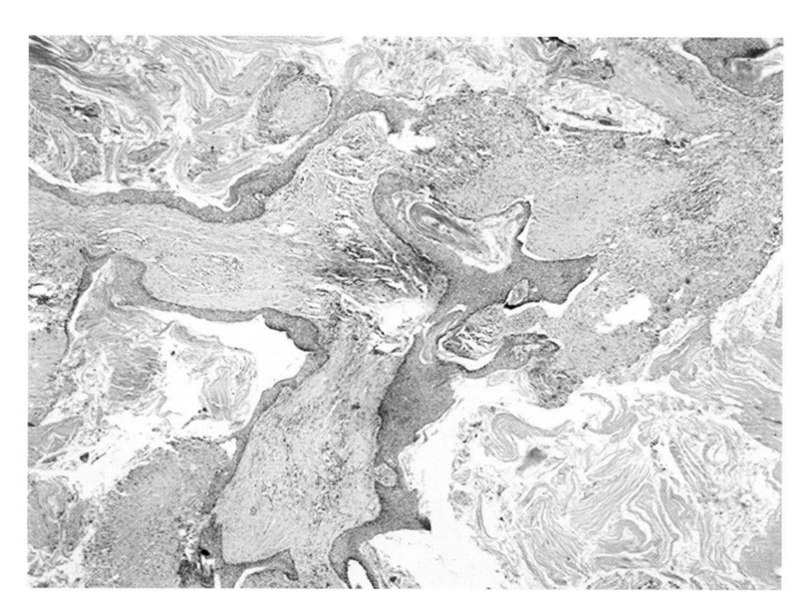

图 8-1-4　角化成釉细胞瘤

由多个充满角化物的微小囊肿构成，衬里上皮呈不全角化。HE，×100

【鉴别诊断】

1. 成釉细胞癌　二者鉴别的基本标准在于细胞的非典型性和有丝分裂指数增高。在临床方面的鉴别点包括：成釉细胞癌好发年龄偏大，生长速度快，常有骨皮质穿孔、疼痛或感觉异常等症状；组织学鉴别点包括：高细胞增殖指数（核分裂活性、PCNA 和 Ki-67 表达增高），肿瘤细胞非典型性（如核多形性、基底细胞增殖活性增强），神经和血管周围侵袭等。

2. 成釉细胞纤维瘤　其纤维成分也为肿瘤性增生，与牙乳头相似，细胞较幼稚且排列疏松，胶原纤维成分极少。

3. 牙源性纤维瘤　有时可含较多牙源性上皮，但无星网状细胞分化。

4. 唾液腺肿瘤　基底细胞型成釉细胞瘤应与小细胞性唾液腺肿瘤相鉴别。唾液腺肿瘤一般含肌上皮细胞，可用肌上皮特异性免疫组织化学抗体鉴别。

5. 基底细胞癌　一般不发生在口腔黏膜及颌骨。根据部位可与基底细胞型成釉细胞瘤鉴别。

【病例 1】

患者女性，51 岁。左下颌骨肿物 17 年。17 年前拔除左下颌牙后，颌骨逐渐膨隆，以后口内牙龈处流脓，自觉左下唇麻木，后因舌侧牙龈肿胀膨隆，影响进食来诊。

专科检查：患者面部不对称，左下颌骨肿物，约 16cm×12cm 大小，位于左侧面部，下颌区膨隆明显，触之骨样硬度，皮色正常（图 8-1-5A），左下后牙区麻木，咬合关系不佳。口腔内检查，左侧口底 4～8 牙齿缺失，肿物约 7cm×5cm 大小，质软，鼻样硬度，有牙齿压痕。全口曲面体层 X 线片可见左下颌从 32 起，至下颌体、下颌角、升支、左侧喙突、髁突呈囊性透光区，多房状，局部蜂窝状，分房锐利。CT 显示左下颌支及相邻下颌骨体部明显膨胀变形，其内可见不规则骨质破坏区，相邻左上颌骨及软组织结构受压变形，左上颌窦，蝶窦，双侧下鼻甲黏膜增厚（图 8-1-5B）。

临床印象：左下颌骨占位性病变，符合成釉细胞瘤。

临床治疗：左下颌骨肿物扩大切除术，术中见肿物突向肌肉内，向颊舌侧膨隆至咬肌和翼内肌、颌下腺与颌骨关系密切。髁突、喙突变形。肿瘤向颅底和上颌结节方向膨出，为囊性和实性混合，内含褐色液体。

肉眼观察：送检物为约 12cm×9cm×9cm 大小，带有一侧下颌骨体及升支区，在牙龈区可见大小约 3cm×3cm×4cm 肿物，剖面灰白色，质地软，骨壁薄，局部可直接穿透，内有多个囊腔，骨壁间隔，流出血性液体，最大囊腔约 5cm×5cm×4cm 大小。

光镜观察：肿瘤形成孤立性上皮岛，为疏松结缔组织分隔（图 8-1-6A），上皮岛周边围绕一层立方状或柱状细胞，细胞核呈栅栏状排列并远离基底膜，上皮岛中心部由疏松排列的多角形细胞组成，类似于成釉器的星网状层（图 8-1-6B）。上皮岛中央的星网状区有鳞状化生或角化，有

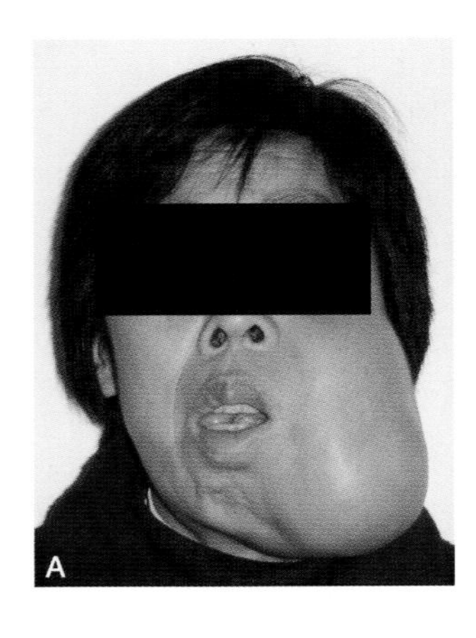

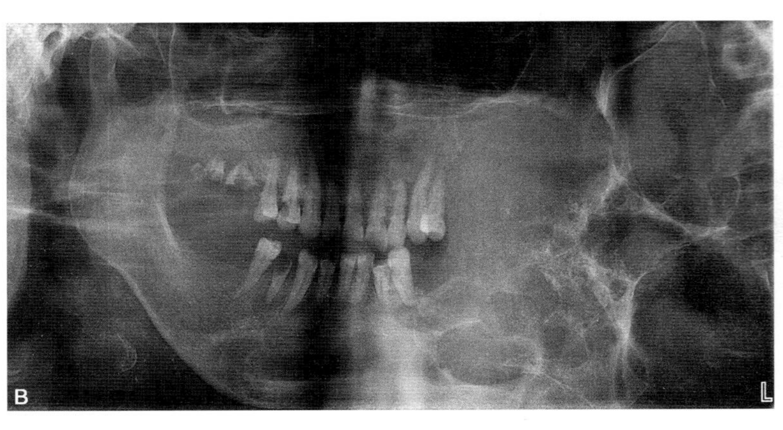

图 8-1-5　病例 1　临床及影像学表现

A. 术前临床照片示左下颌骨巨大肿物，面部不对称。B. 全口牙位曲面体层 X 线片示左下颌 32 至左下颌升支及髁突骨质膨隆变形，呈多房状、囊性透光区，分房锐利

学习笔记

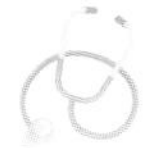

时也可见小囊腔形成(图 8-1-6C)。

病理诊断:成釉细胞瘤,实性/多囊型(滤泡型)。

随访资料:患者术后恢复无特殊,术后随访 2 年未见复发。

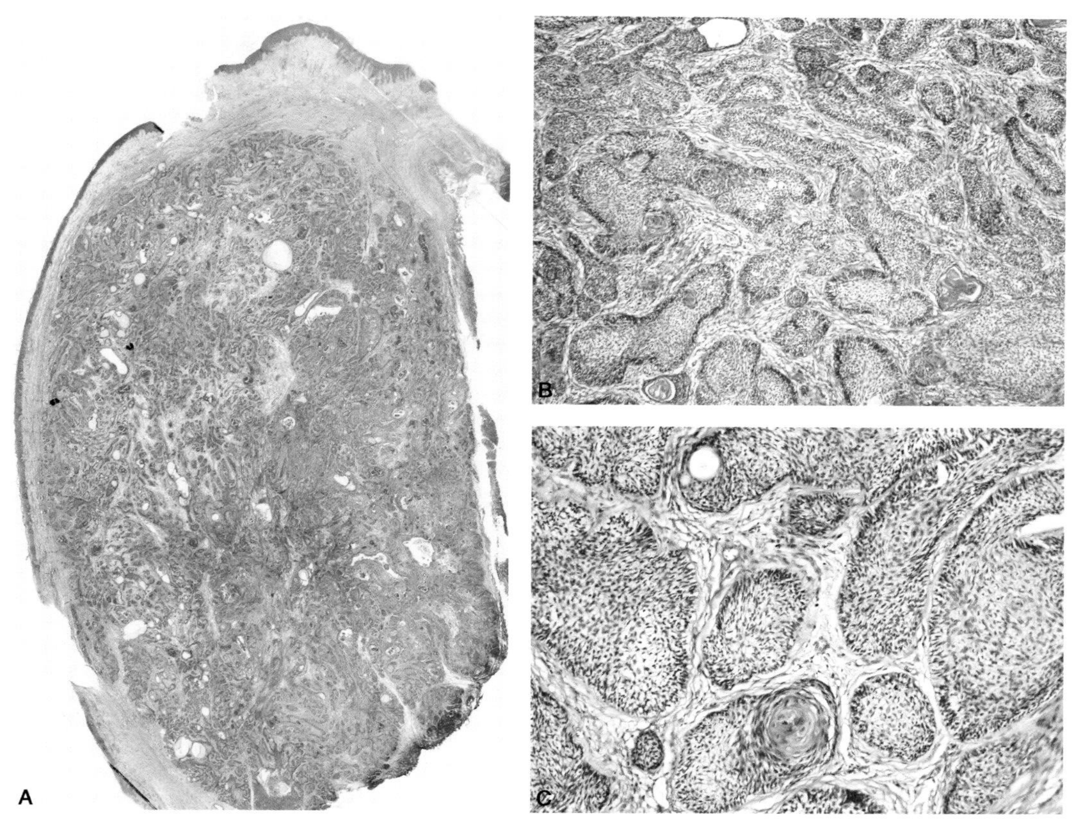

图 8-1-6　病例 1　组织学表现

A. 低倍示肿瘤由孤立性上皮岛构成,有疏松结缔组织分隔,区域可见微小囊肿形成。HE,×4。B. 上皮岛周边的基底细胞呈立方状或柱状细胞,细胞核呈栅栏状极性排列,上皮岛中心部由类似于星网状层的多角形细胞组成。HE,×100。C. 上皮岛中央的星网状区有鳞状化生或角化,有时也可见小囊腔形成。HE,×200

【病例 2】

患者男性,28 岁。左下颌后部反复肿胀 2 年,近半个月来肿胀明显。

专科检查:左下颌骨 34 至升支部颊侧膨隆、质硬,边界尚清,对应的前庭沟扁平。X 线检查见左下颌骨体部、下颌角及升支有一多房性透射影(图 8-1-7),边缘清晰、光滑,35、36、37 牙根有吸收,38 牙胚倒置。

临床印象:左下颌骨良性病变,成釉细胞瘤可能性大。

临床治疗:患者行左下颌骨肿物切除、下颌骨区域截骨术以及左腓骨瓣修复术(图 8-1-8)。

肉眼观察:送检物为区域截断之下颌骨及肿瘤,剖面为囊实性,实性区色淡黄、质脆,囊腔内有淡黄色胶冻样囊液(图 8-1-9)。

光镜观察:肿瘤上皮细胞增殖呈网状连结的上皮条索(图 8-1-9),其周边部位是一层立方或柱状细胞,可见核呈极性排列,被周边细胞包围的中心部细胞类似于星网状层细胞,但量较少。

病理诊断:成釉细胞瘤-实性/多囊型(丛状型)。

随访资料:患者术后恢复顺利,随访 3 年腓骨瓣愈合良好,无复发迹象,行左下颌骨体部牵引成骨术,准备种植修复(图 8-1-10)。

(二)骨外或外周型成釉细胞瘤(extraoseous or peripheral ameloblastoma)

学习笔记

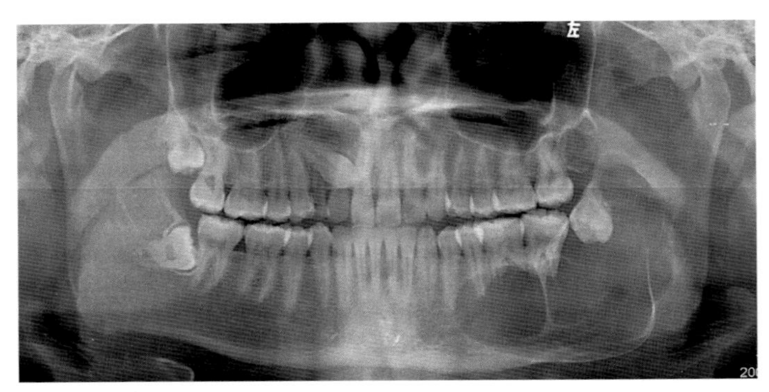

图 8-1-7 病例 2 全口曲面体层 X 线片

左下颌骨体部至升支一多房性透射影，边缘清晰、光滑，35、36、37 牙根吸收明显

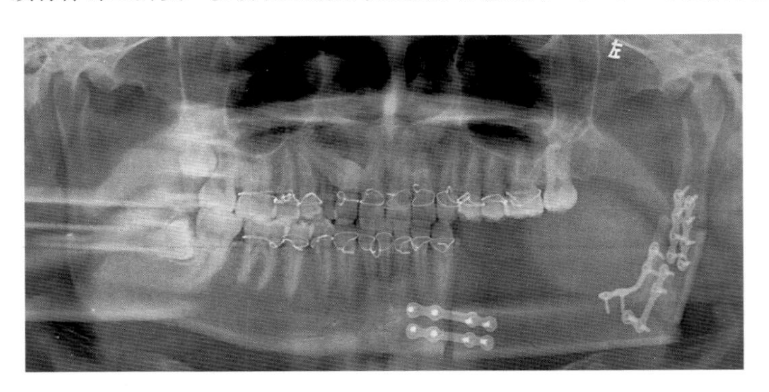

图 8-1-8 病例 2 全口牙位曲面体层 X 线片

左下颌骨区域截骨及腓骨瓣修复术后情况

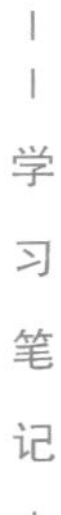

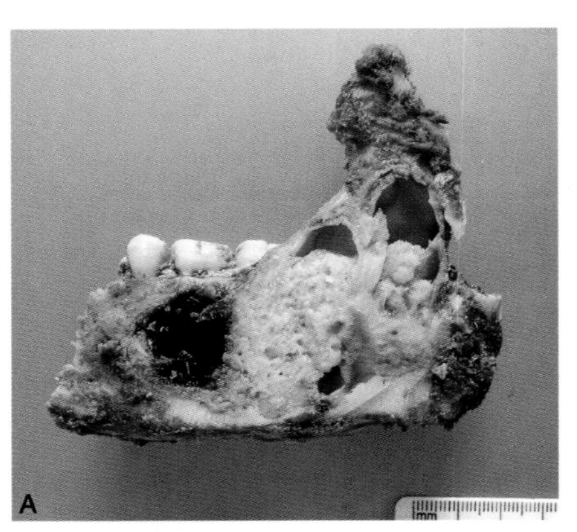

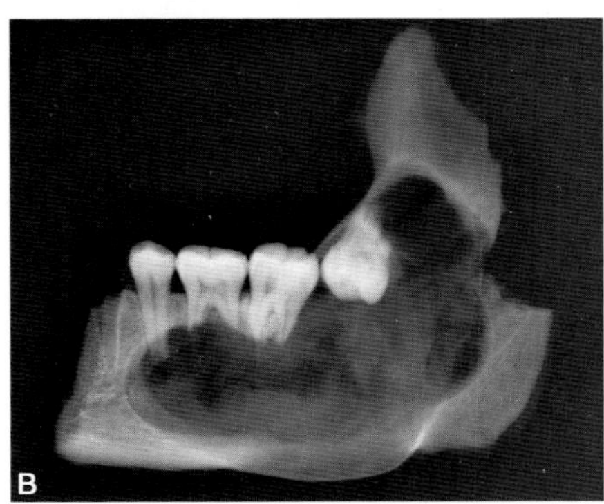

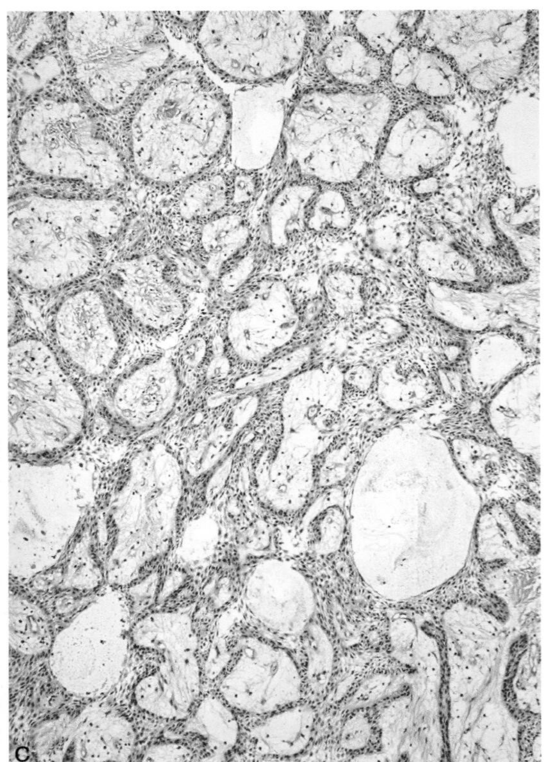

图 8-1-9 病例 2 组织病理学及影像学表现

A. 大体标本示肿瘤为囊实性，实性区色淡黄、质脆。B. 大体标本 X 线片示颌骨破坏情况。C. 组织学切片示肿瘤呈典型的丛状型成釉细胞瘤表现，即上皮细胞增殖呈网状连结的上皮条索，其周边基底细胞呈立方或柱状，核呈极性排列，条索中心部细胞类似于星网状层细胞。HE，×100

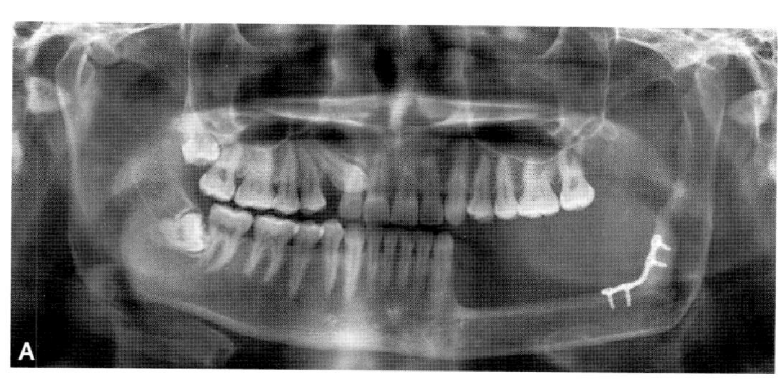

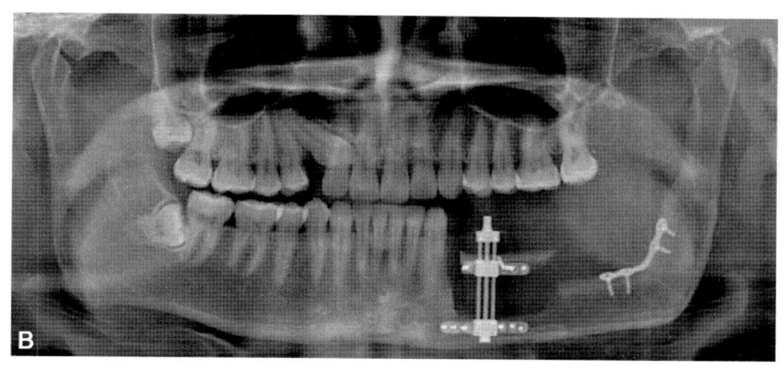

图 8-1-10　病例 2　全口牙位曲面体层 X 线片
A. 术后 3 年腓骨瓣愈合情况。B. 后续牵引成骨术情况

【临床要点】

1. 发生于牙龈或牙槽黏膜而未侵犯颌骨的一类亚型(图 8-1-11),占所有成釉细胞瘤的 1.3% ~10%。

2. 患者平均年龄(男性 52.9 岁;女性 50.6 岁)显著高于骨内型成釉细胞瘤。

3. 由于其生长局限于牙龈,易于早期发现和手术切除,因此,术后无复发。

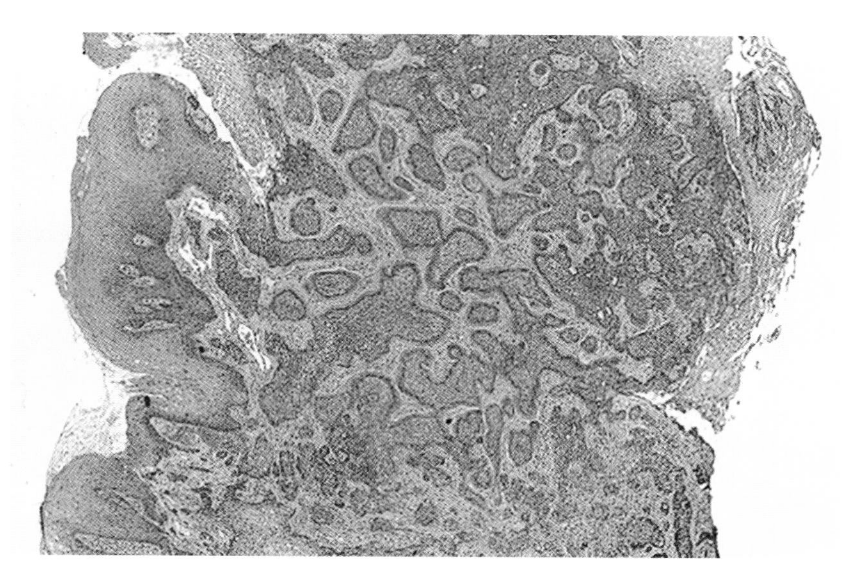

图 8-1-11　外周型成釉细胞瘤
肿瘤完全位于牙龈的结缔组织内。HE,×100

【病理学特征】

组织学表现与骨内型成釉细胞瘤相同，肿瘤可完全位于牙龈的结缔组织内，与表面上皮无联系，有些病变却似乎与黏膜上皮融合或来源于黏膜上皮。

（三）促结缔组织增生型成釉细胞瘤（desmoplastic ameloblastoma）

是成釉细胞瘤的一种变异型，具有特殊的临床、X 线和组织学表现。目前认为其治疗方法应与实性或多囊型成釉细胞瘤相同。

【临床要点】

1. 上下颌发生率相同，常发生于颌骨前部，仅有 6% 发生于下颌磨牙区。

2. X 线片上常见肿瘤边界不清，约 50% 的肿瘤表现为投射/阻射混合影，类似骨纤维性病损（图 8-1-12A）。

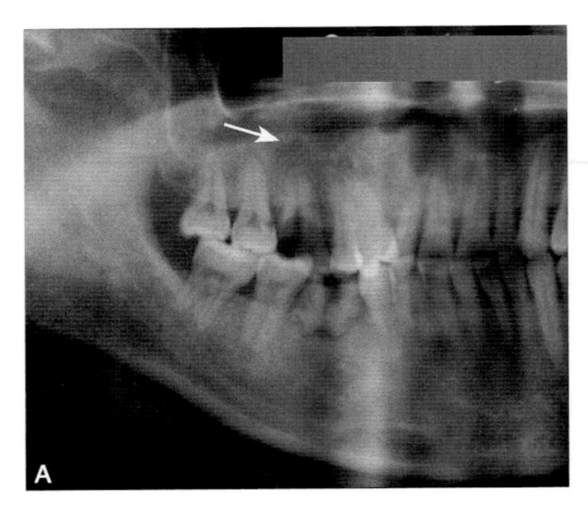

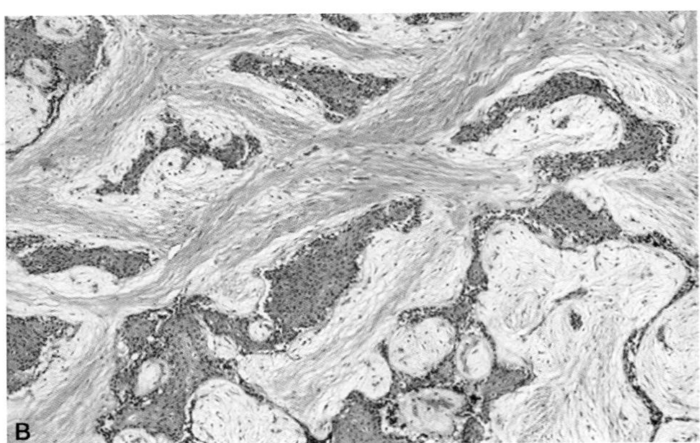

图 8-1-12　促结缔组织增生型成釉细胞瘤

A. X 线表现示病变呈磨玻璃样改变（箭头）。B. 组织学表现肿瘤间质的胶原纤维丰富。HE，×100

学习笔记

【病理学特征】

1. 大体观，肿瘤实性、质地韧，有砂粒感。

2. 镜下肿瘤以间质成分为主，挤压牙源性肿瘤上皮成分。

3. 肿瘤内结缔组织显著增生，胶原丰富，排列成扭曲的束状，可见玻璃样变，肿瘤性上皮岛或条索位于纤维束之间，上皮岛或条索周边细胞呈扁平状、排列紧密（图 8-1-12B）有时中心呈漩涡状。

4. 邻近上皮的间质常发生黏液变性，间质内有时可见类骨小梁形成。

【病例】

患者男性，42 岁。4 年前发现右上颌绿豆大小肿块，缓慢生长，无任何症状。

专科检查：右上颌 11～15 区处有约核桃大小卵圆形肿块，边界清楚，质地稍硬、不活动，表面黏膜正常（图 8-1-13A）。X 线片见右上颌骨 12、13 区骨质结构紊乱，密度增高与透射影并存。12、13 分别向远中、近中移位（图 8-1-13B）。CT 显示右上颌约 3.5cm×3.5cm×3.5cm 大小、密度不均匀肿物，边界清楚（图 8-1-13C）。

临床印象：右上颌骨 11～15 区骨化纤维瘤。

临床治疗：患者于全身麻醉下行右上颌骨骨化纤维瘤切除术。

肉眼观察：送检物为切除之上颌肿物及 13～15，肿物膨隆呈球形，约 3.5cm×3.5cm×

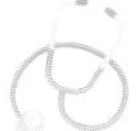

3.5cm大小，界限清楚，但未见明显包膜，质地较硬，剖面实性，有沙粒感，色灰白（图8-1-14）。

光镜观察：肿瘤由上皮和大量增生的纤维间质构成，位于骨小梁之间（图8-1-15A）。上皮形成不规则的岛或条索状，上皮条索及绝大部分上皮岛呈明显压缩状，周边细胞为立方形、胞浆少、核深染、多无极性排列（图8-1-15B）；而中央细胞多呈梭形，排列致密，形成漩涡状或发生鳞状化；少数呈裂隙状。少部分上皮周边细胞呈柱状，核远离基底膜，具有成釉细胞瘤的特点。环绕细胞岛的间质伴显著的胶原增生，纤维排列致密，呈纵横交错排列，邻近上皮周围区域可见较稀疏的黏液样改变（图8-1-15C）。

病理诊断：成釉细胞瘤，促结缔组织增生型。

随访资料：患者手术后恢复顺利，术后随访5年无复发。

（四）单囊型成釉细胞瘤（unicystic ameloblastoma）

由Robinson和Martinez于1977年首先报道，随后曾先后被称为壁性成釉细胞瘤（mural ameloblastoma）、囊肿源性成釉细胞瘤（cystogenic ameloblastoma）、囊型成釉细胞瘤（cystic ameloblastoma）和丛状单囊型成釉细胞瘤（plexiform unicystic ameloblastoma）等。

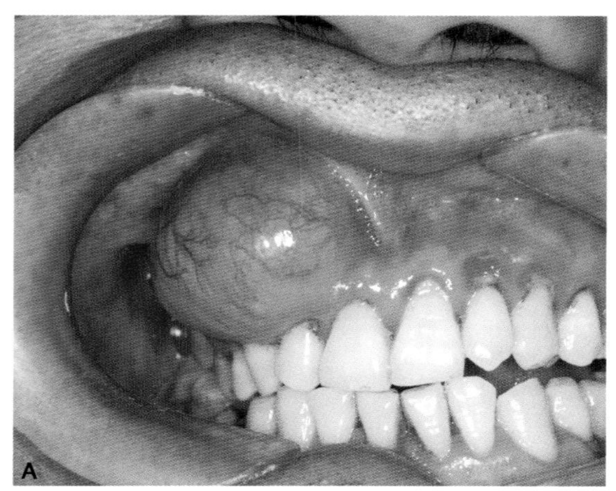

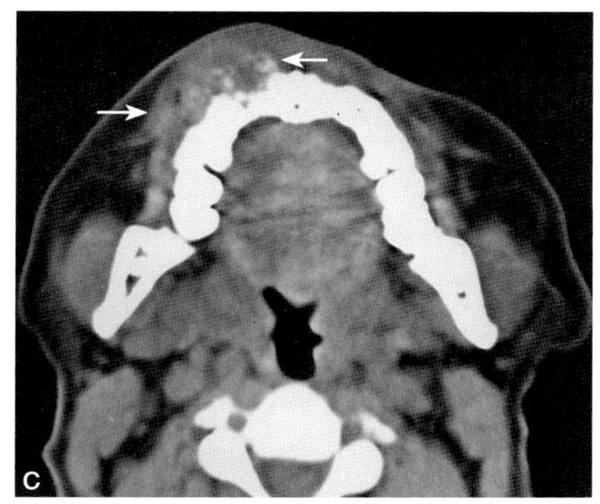

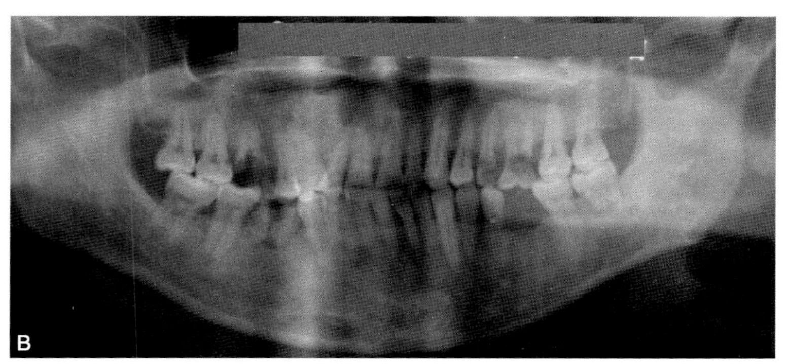

图8-1-13 病例 临床及影像学表现

A. 术前临床照片示上颌病变呈半球形向唇颊侧膨隆。B. 全口曲面体层X线片示12、13区骨质结构紊乱，其内密度高低不匀影，牙移位。C. CT片示右上颌约3.5cm×3.5cm×3.5cm密度不匀影，边界清楚（箭头示）

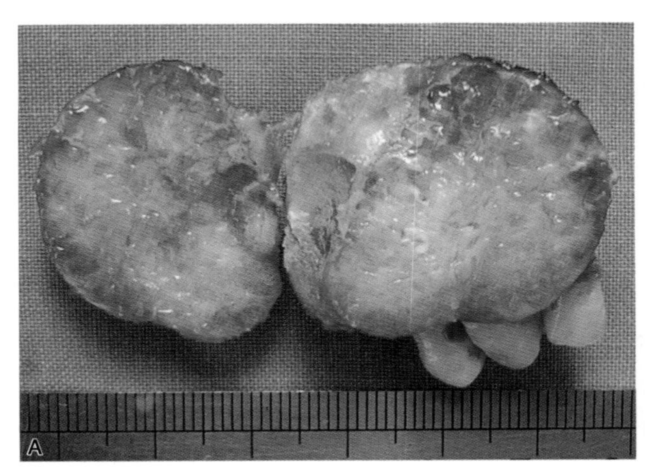

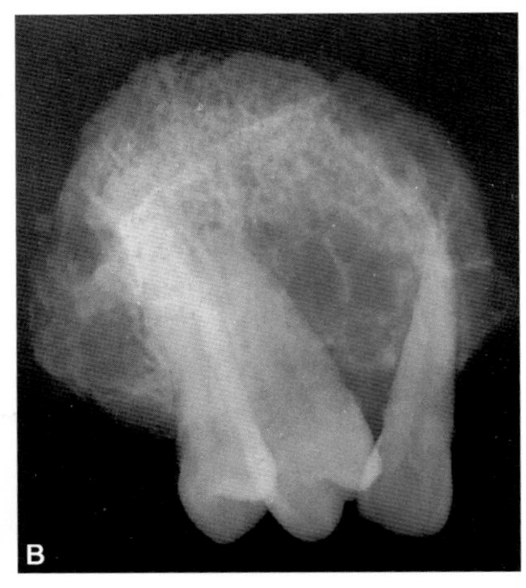

图 8-1-14　病例　大体标本

A. 肿瘤剖面实性、红白相间，切之有砂烁感，似有纤维束分隔。B. X 线片示肿瘤内不规则小片状或条索状不均匀密度减低影像，颇似纤维-骨性疾病改变

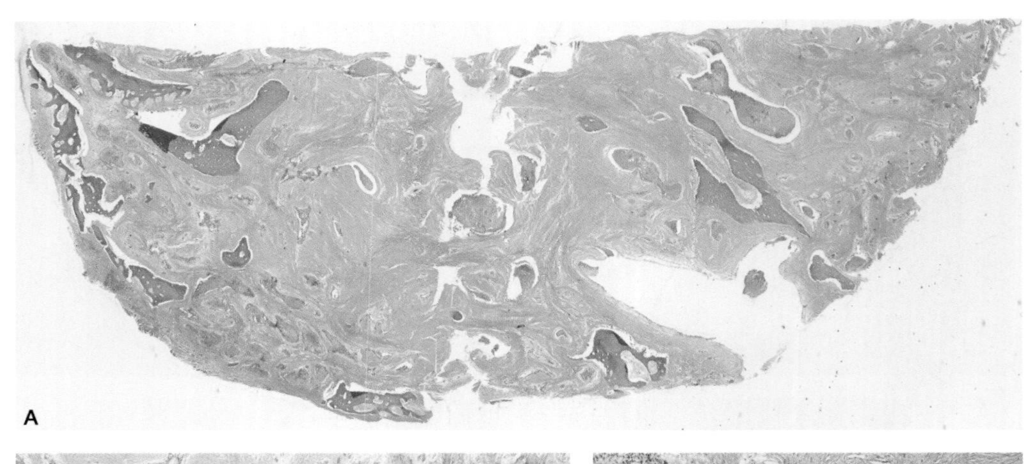

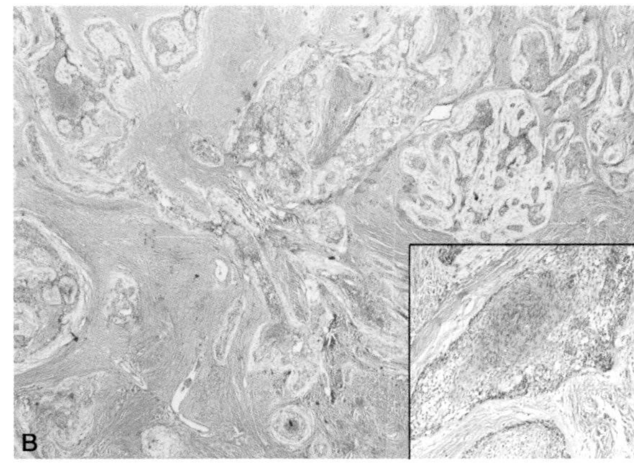

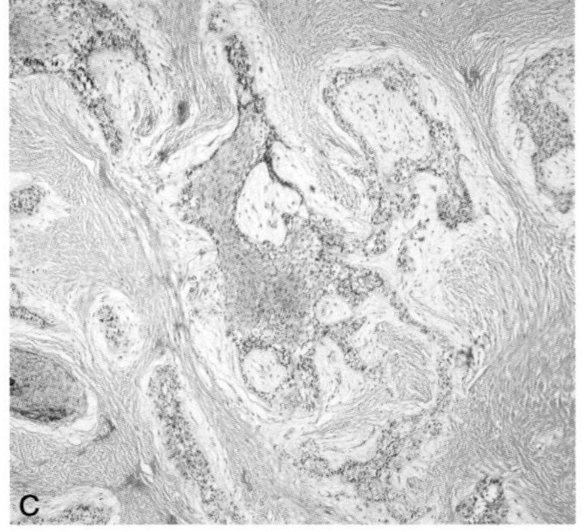

图 8-1-15　病例　组织学表现

A. 纤维组织显著增生，其内见散在的上皮团和残存的骨。HE，×5。B. 肿瘤上皮形成被挤压的、不规则团块或条索状，其间质为成熟的纤维组织，细胞较少。HE，×40。上皮团呈致密、漩涡状排列（插图，HE，×100）。C. 邻近上皮周围区域纤维组织明显黏液样变。HE，×100

【临床要点】

1. 临床和 X 线表现单囊性颌骨改变，类似于颌骨囊肿（图 8-1-16）。
2. 多见于青年人，年龄在 10～29 岁之间，平均年龄 25 岁左右。
3. 好发于下颌磨牙区。
4. 采用刮治术后复发率较低（约为 10%），明显低于实性或多囊型成釉细胞瘤（50%～90%）。

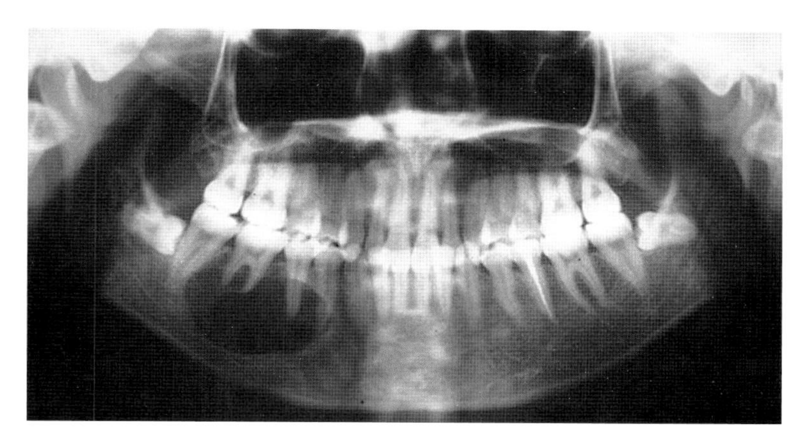

图 8-1-16　单囊型成釉细胞瘤
X 线表现为单房透射影

【病理学特征】

组织学检查见其囊腔的衬里上皮可表现成釉细胞瘤样改变，增生的肿瘤结节可突入囊腔内和（或）浸润纤维组织囊壁。

依据肿瘤的组成成分和结构不同，单囊型成釉细胞瘤又可分为 3 种组织学亚型（图 8-1-17）：第Ⅰ型为单纯囊性型，囊壁仅见上皮衬里，表现成釉细胞瘤的典型形态特点，包括呈栅栏状排列的柱状基底细胞（核深染且远离基底膜）和排列松散的基底上细胞，即所谓的 Vickers-Gorlin 标准（图 8-1-18A）；第Ⅱ型伴囊腔内瘤结节增殖，瘤结节多呈丛状型成釉细胞瘤的特点（图 8-1-18B）；与前两型不同，第Ⅲ型肿瘤的纤维囊壁内有肿瘤浸润岛，可伴或不伴囊腔内瘤结节增殖。囊壁衬里上皮并非均一地表现成釉细胞瘤特点，局部区域可见较薄的、无特征的非角化上皮，伴感染区域上皮较厚，上皮钉突呈不规则状增殖。在纤维囊壁内常常可见程度不一的上皮下玻璃样变或透明带。

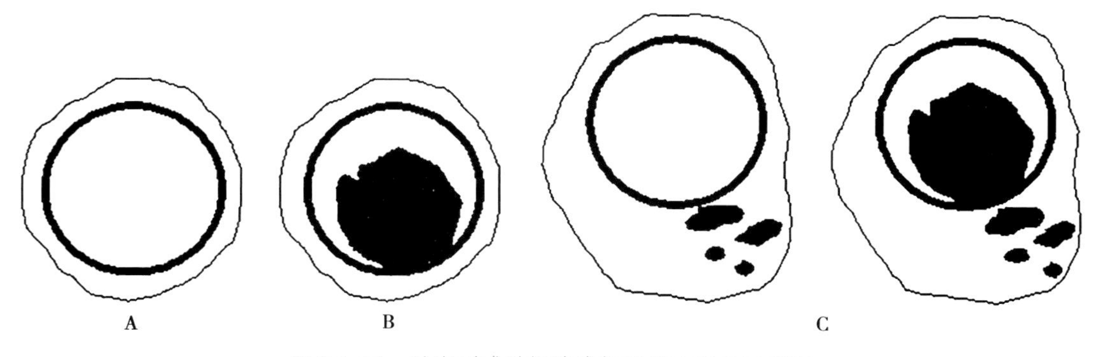

图 8-1-17　单囊型成釉细胞瘤组织学亚型的示意图
A. 单纯囊性型（Ⅰ）。B. 伴囊腔内瘤结节型（Ⅱ）。C. 囊壁内浸润型（Ⅲ），可不伴（右）或伴（左）囊腔内瘤结节

学习笔记

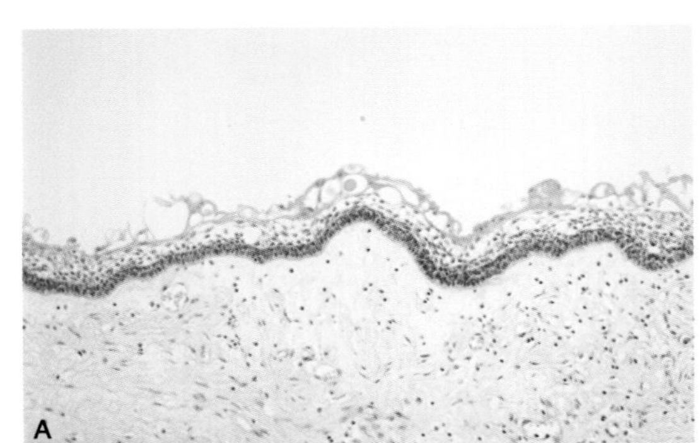
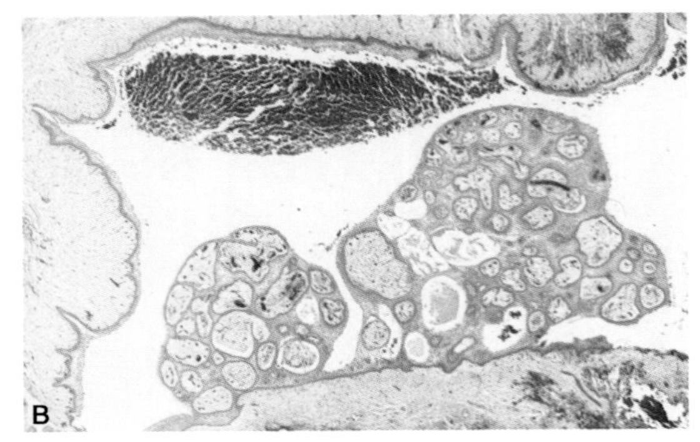

图 8-1-18 单囊型成釉细胞瘤的组织学表现
A. 衬里上皮表现成釉细胞瘤特点。HE,×100。B. 囊腔内的肿瘤结节。HE,×100

【鉴别诊断】

1. 牙源性囊肿　炎症刺激时可出现衬里上皮水肿,似星网状细胞,但基底细胞无极性倒置表现,可与单囊型成釉细胞瘤鉴别。

2. 牙源性角化囊性瘤　临床及X线表现与单囊型成釉细胞瘤类似,但镜下见衬里上皮表面有角化(不全角化为主),可与之鉴别。

【问题】为何一部分单囊型成釉细胞瘤术后不复发,而另一部分复发率较高?

思路:由于Ⅰ、Ⅱ型肿瘤仅表现囊性或囊腔内生长,其生物学行为类似于发育性牙源性囊肿,故单纯刮治后一般不复发;但Ⅲ型肿瘤因其纤维囊壁内存在肿瘤浸润,局部侵袭性可能类似于实性型成釉细胞瘤,因此其治疗原则应与后者相同。另外,有报道单囊型成釉细胞瘤可于术后多年复发,有的复发间隔甚至长达20余年,因此对术后患者作长期随访是必要的。

学习笔记

【病例】

患者女性,9岁。右下颌"含牙囊肿"袋形术后1年半。患者初诊以右下颌肿胀就诊,口内检查见右下前磨牙区域颊侧肿胀,质地较硬。X线检查见右下颌乳牙83、84、85根方有一单房性透射病损,与发育中的44牙冠关系密切,边界清晰(图8-1-19A)。由于考虑到病变下方存在多个恒牙牙胚结构,临床仅行袋形术,并拔除病变上方乳牙(83、84、85),但切除组织未送病理检查,患者按"含牙囊肿"袋形术后作定期随诊。随访1年半,患者又感右下颌轻度膨隆,再来就诊。

专科检查:口内检查见右下44、45萌出基本至功能位,43部分萌出,其下方颊侧骨板稍膨隆,质地硬。X线检查虽见原单房性透射病变区已大部分消失,但41、42根方仍可见透射影(图8-1-19B)。

临床印象:右下颌骨含牙囊肿开窗术后。

临床治疗:行右下颌囊性肿物刮治术。

肉眼观察:送检物为完整刮除之囊壁样组织。

光镜观察:较厚的囊壁组织内衬成釉细胞瘤样上皮(图8-1-22),其基底层细胞为立方状或柱状,胞核远离基底膜,基底上层细胞排列疏松,类似于星网状层细胞,表面无角化。区域衬里上皮呈不规则增殖,可见成釉细胞瘤样上皮岛侵入纤维囊壁(图8-1-20)。

病理诊断:成釉细胞瘤,单囊型,囊壁内见肿瘤上皮岛浸润。

随访及处治:术后恢复无特殊。术后随访1年,患者无复发。但患者随后失访,7年后患者再次来就诊时,下颌骨联合处明显肿胀、膨隆,触诊有波动感,穿刺检查提示为充满囊液的囊性肿物。X线检查见从34~46有一边界清楚的囊性透射影,唇颊侧骨板明显膨隆、变薄(图8-1-21)。患者再次行囊性肿物刮治术,术中见囊壁较薄,易与周围骨壁分离,未见实性成分。刮除之囊壁样组织行病理检查，其形态仍符合单囊型成釉细胞瘤（图 8-1-22）。患者刮治术后随访 1 年，无复发。

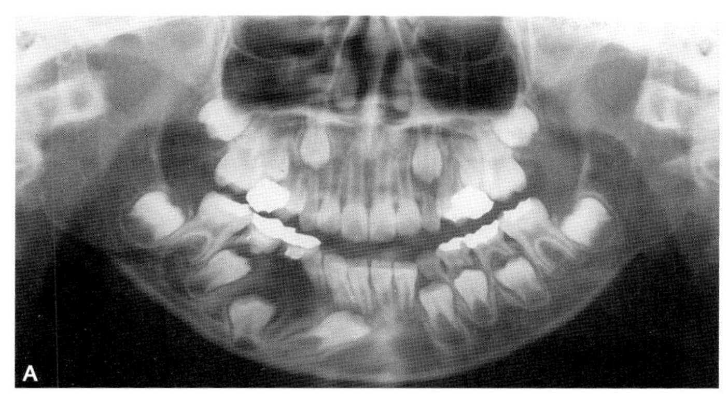

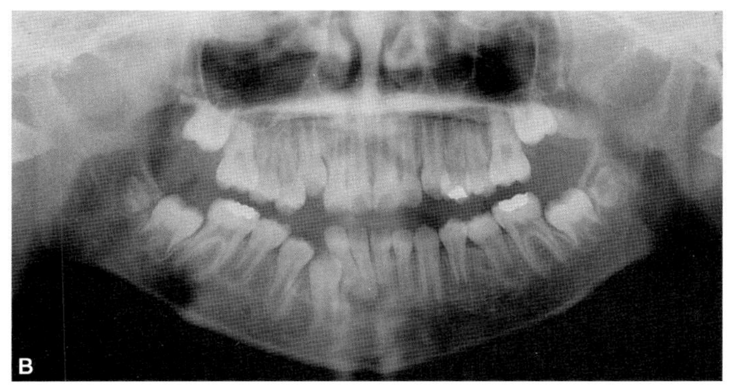

图 8-1-19　病例　全口牙位曲面体层 X 线片

A. 原发病损位于右下颌乳牙 83、84、85 根方，呈单房性透射影，边界清楚，病损下方有发育中的 44 牙冠。B. 袋形术后 1 年复查见原囊性透射影已大部分消失，41、42 根方仍可见透射影

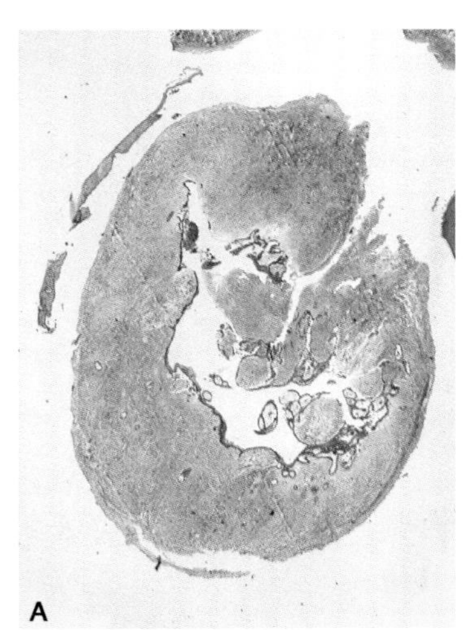

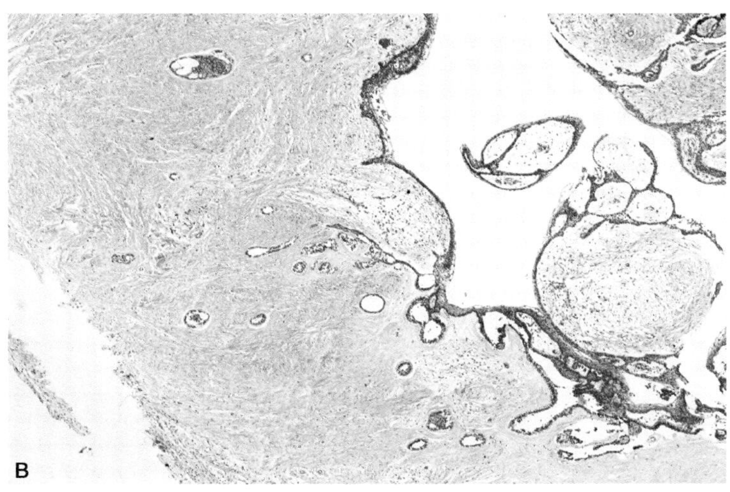

图 8-1-20　病例　组织学表现

A. 完整刮除之囊肿样病损。HE，×15。B. 其衬里上皮呈不规则增殖，表现成釉细胞瘤样特点，即基底层细胞为立方状或柱状，胞核呈极性排列，基底上层细胞疏松，类似于星网状层细胞，下方纤维囊壁内见肿瘤上皮岛浸润。HE，×100

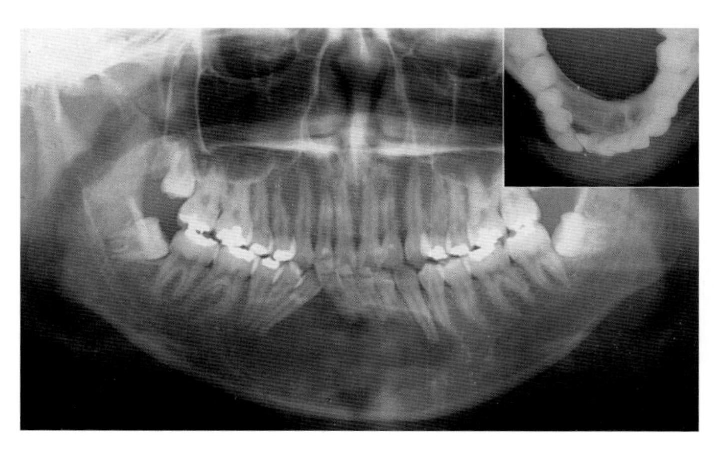

图 8-1-21　病例　全口牙位曲面体层 X 线片

刮治术后 8 年肿瘤复发情况，下颌骨联合部 34～46 有一边界清楚的囊性透射影，边缘可见硬化骨板。唇颊侧骨板明显膨隆、变薄（插图）

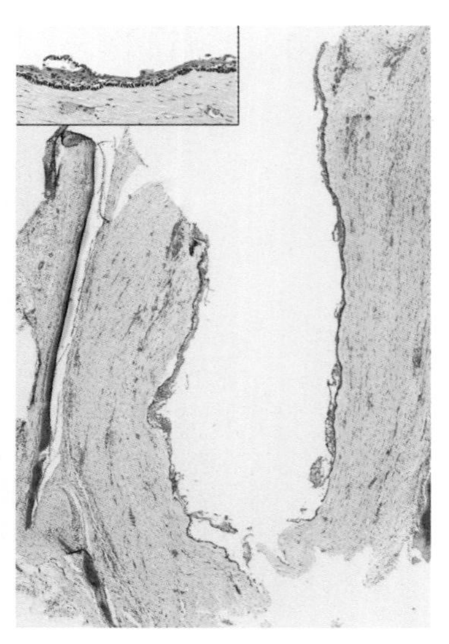

图 8-1-22　病例　组织学表现

刮除之部分囊壁组织，内衬成釉细胞瘤样上皮。HE，×40。基底层细胞为柱状，胞核呈极性排列，基底上层细胞类似于星网状层（插图，HE，×150）

学习笔记

二、牙源性鳞状细胞瘤

牙源性鳞状细胞瘤（squamous odontogenic tumor，WHO ICD code 9312/0）是一种少见的良性牙源性肿瘤。1975 年 Pullon 等首先报告此瘤。它由分化良好的鳞状上皮和纤维间质构成，通常发生于骨内，可能来自 Malassez 上皮剩余或牙板剩余。

【临床要点】

1. 患者年龄分布较广，以 20～29 岁多见。男女之间无明显差异。
2. 肿瘤发生部位，以上颌切牙-尖牙区和下颌前磨牙区多见，上下颌发病几乎相等。
3. 临床上无明显症状，有时受累牙出现松动，疼痛。偶见多发性病损。
4. X 线片表现为三角形或半圆形放射透光区，边界清楚。
5. 本病为良性肿瘤。有些病例具有局部浸润生长能力，但术后很少复发。

【病理学特征】

1. 组织学上，牙源性鳞状细胞瘤的主要组织学特点是分化良好的鳞状上皮岛位于成熟的结缔组织间质内。

2. 肿瘤性上皮团块周边部的细胞呈扁平或立方状，缺乏成釉细胞瘤中的典型柱状细胞（图 8-1-23），不呈栅栏状排列并且其胞核不远离基底膜；细胞团块中央区细胞也缺乏星网状分化。

3. 某些病变中可见钙化和退变。

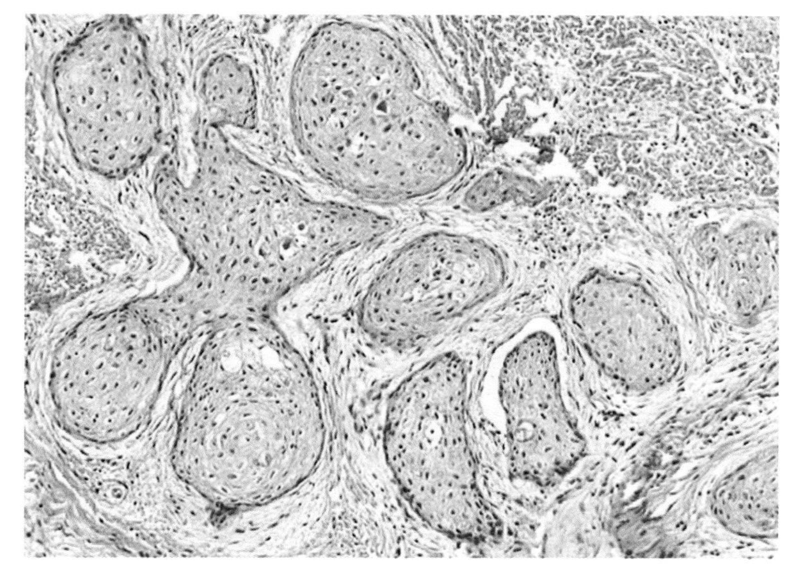

图 8-1-23　牙源性鳞状细胞瘤
肿瘤由分化良好的鳞状上皮岛构成。HE，×200

三、牙源性钙化上皮瘤

牙源性钙化上皮瘤（calcifying epithelial odontogenic tumor，WHO ICD code 9340/0）又称 Pindborg 瘤，较少见。以往认为是成釉细胞瘤或牙瘤的一型。1956 年 Pindborg 首先对此瘤进行了较为详细的描述，此瘤之所以备受重视，是由于其独特的组织学表现可能将其误诊为低分化癌。关于牙源性钙化上皮瘤的组织发生，Pindborg 认为它可能来自埋伏牙的缩余釉上皮，但也有人认为来自成釉器的中间层细胞。

学习笔记

【临床要点】

1. 患者的年龄分布较广，20～60 岁之间均有发病，平均年龄为 40 岁左右。男女性别无差异。

2. 下颌比上颌多见（2∶1），最常见的部位是前磨牙和磨牙区。外周型牙源性钙化上皮瘤多发生于前牙区。

3. 患者无特殊症状，仅见颌骨逐渐膨胀。

4. X 线片表现为不规则透射区内含大小不等的阻射性团块（图 8-1-24），这些不透光团块常

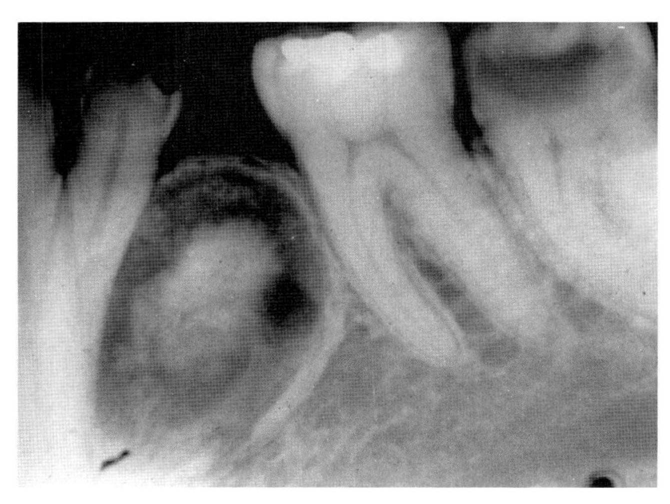

图 8-1-24　牙源性钙化上皮瘤
X 线表现为不规则透射区内含大小不等的阻射性团块

与未萌牙的牙冠部相邻近。病变透射区的周边与正常骨的分界较清楚，但骨硬化带不明显。

5. 属良性肿瘤，但其生长具有局部浸润性。手术治疗后有复发的病例报告。

【病理学特征】

1. 肉眼观病变区颌骨膨大，剖面呈灰白或灰黄色，实性；可见埋伏牙。

2. 镜下见肿瘤由多边形上皮细胞组成，并常见清晰的细胞间桥。纤维性间质常见退变。上皮细胞排列呈片状或岛状，偶呈筛孔状。瘤细胞边界较清晰，胞浆微嗜酸性。

3. 胞核圆形或卵圆形，核仁清楚。有的胞核较大，有时见双核或多核。核多形性明显，但核分裂罕见，这一点可与恶性肿瘤相鉴别。

4. 有时瘤细胞胞浆透明，呈灶性聚集。

5. 肿瘤组织内常见一种特征性圆形嗜酸性均质物质，分布于细胞之间，特殊染色（如硫代黄色T、刚果红等）证实这种物质为淀粉样物质（amyloid）。淀粉样物质内常发生钙化，钙化物呈同心圆沉积。

6. 可有较多的组织学变异型，包括无钙化型（此型在骨外型中更常见）、透明细胞型、朗格汉斯细胞型、色素型及恶性型等。

【鉴别诊断】

1. 鳞状细胞癌　肿瘤细胞间一般无圆形嗜酸性均质物质，可见病理性核分裂象。

2. 牙源性透明细胞癌　肿瘤内无钙化团，细胞间无细胞间桥，可见病理性核分裂象。

【病例1】

患者男性，38岁。右下颌后份疼痛、肿胀不适3周，右侧咬合痛，右下后牙松动。

专科检查：面部不对称，右侧下颌体至升支区肿胀，无明显压痛，无乒乓球感，局部无麻木，无口角歪斜。47Ⅱ°松动，48未萌，该区域牙龈及周围软组织肿胀，黏膜表面高低不平，有压痕。X线检查见44至同侧升支乙状切迹处囊状骨密度减低影，其间可见不规则骨隔影，48位于囊内，牙根吸收不明显（图8-1-25A），颌骨颊侧膨隆不显著（图8-1-25B）。

临床印象：右侧下颌骨牙源性角化囊性瘤，或右侧下颌骨成釉细胞瘤。

临床治疗：患者行右下颌骨部分切除术、髂骨移植及成形钛板缺损修复术。

肉眼观察：送检物为44至升支的下颌骨段及肿瘤，颌骨破坏明显。肿瘤约4cm×3cm×3cm大小，剖面实性、灰白色，似有黏液。

光镜观察：肿瘤由上皮和间质构成，上皮细胞排列呈大小不等片状、岛状或条索状（图8-1-

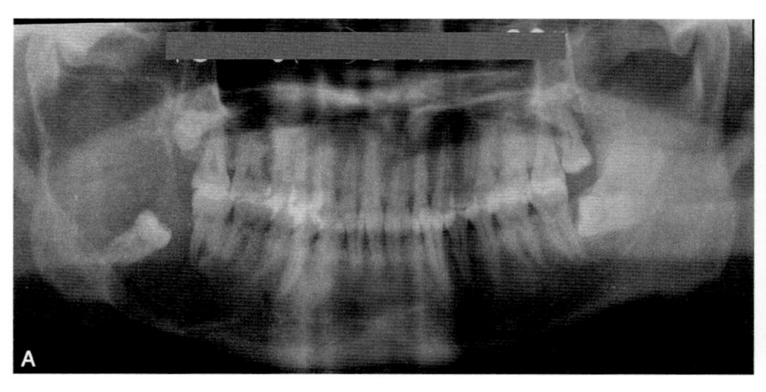

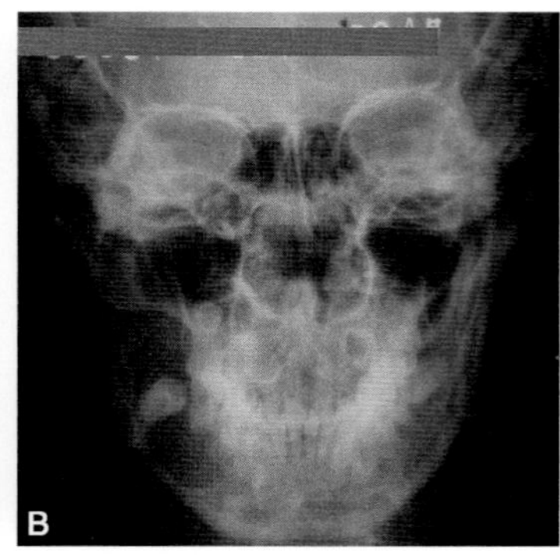

图8-1-25　病例1　影像学表现

A. 全口牙位曲面体层X线片示右下颌骨44至同侧升支乙状切迹囊状骨密度减低影，其内有不规则骨隔影，48位于囊内。B. 正位片示下颌骨及同侧升支骨破坏，但颊侧膨隆不明显

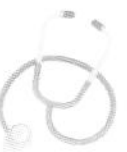

26A,26B）。大的多角形细胞胞核圆或卵圆形，大小一致，染色质细呈颗粒状，分布均匀，核膜清楚，常见一核仁。胞浆丰富、嗜酸性，部分呈透明样。细胞界限清楚，部分细胞有细胞间桥，致密的结缔组织分隔上皮成分。肿瘤组织内见一种特征性圆形嗜伊红均质性的淀粉样物质存在于细胞之间，其内常发生钙化，呈同心圆沉淀（图 8-1-26C）。

病理诊断：牙源性钙化上皮瘤。

随访资料：患者术后恢复良好，术后随访 6 年，无复发。

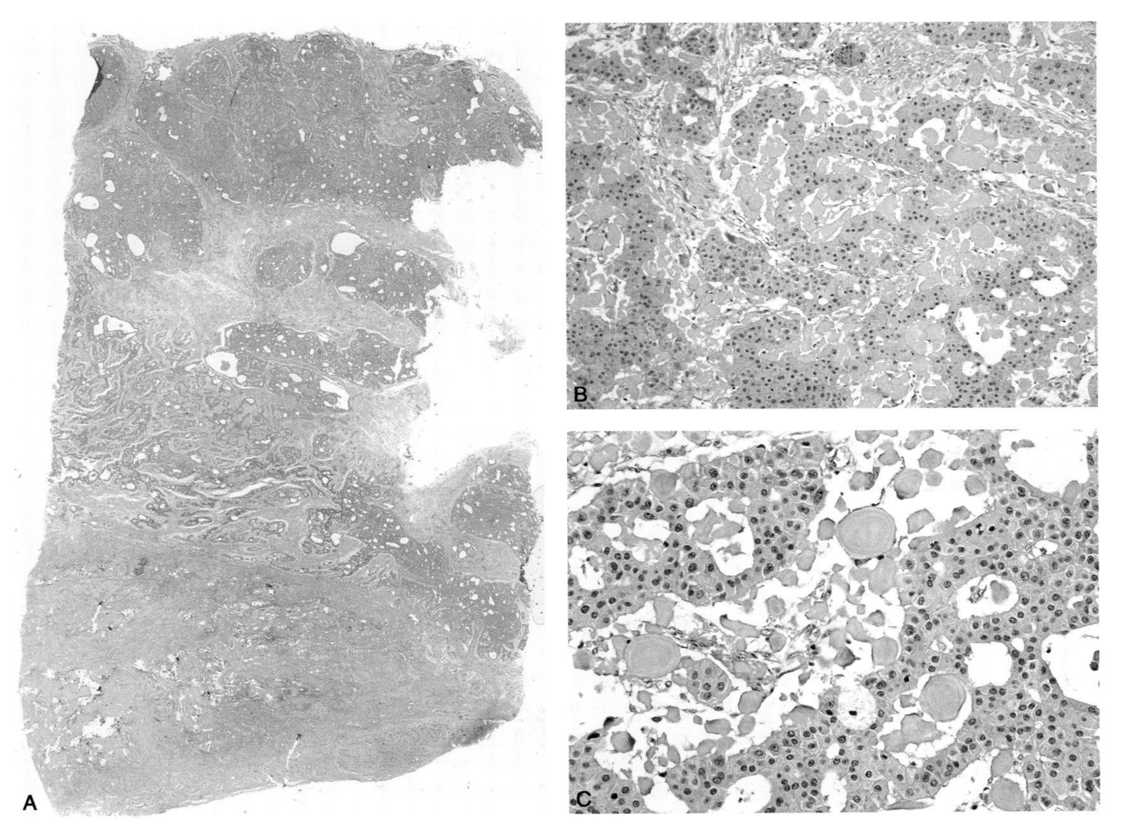

图 8-1-26　病例 1　组织学表现

A. 低倍镜下见肿瘤由大小不等的上皮团块构成，间质成分少。HE，×5。B. 肿瘤上皮细胞排列呈大小不等片状、岛状或条索状。HE，×200。C. 肿瘤细胞呈多边形，可见细胞间桥，上皮内均质嗜伊红物质，呈同心圆沉淀、钙化。HE，×400

【病例 2】

患者女性，40 岁。4 年前左上前牙松动，偶有疼痛。1 年前牙齿松动明显，且疼痛加重，拍片发现上颌囊性肿物。

专科检查：口内见 22 缺失，唇、腭侧凹陷，骨质吸收明显。21、23 无松动、无叩痛，牙龈稍有退缩，唇、腭侧均无膨隆。X 线检查示上颌 11～24 区囊性肿物，界清，相邻牙 11、21、23 的牙根有吸收（图 8-1-27）。

临床印象：上颌骨囊肿。

临床治疗：于局部麻醉下行“上颌骨囊肿刮治术”。术中见肿物为实性，左上中切牙（21）截根状吸收。

肉眼观察：术后送检物为散碎肿瘤组织，灰白色，约 1. 5cm×1. 5cm×1. 0cm 大小。

光镜观察：小巢或小条索状的肿瘤上皮分布于疏松的纤维结缔组织中（图 8-1-28A），上皮细胞团由胞浆嗜酸的多边形细胞和少数胞浆透明的细胞组成，细胞界限不清，细胞间桥不明显，胞

学习笔记

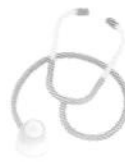

核无多形性，间质中及部分上皮团中可见球形、均质红染的淀粉样物质，刚果红染色呈阳性（图 8-1-28B），免疫组织化学染色见肿瘤上皮巢呈角蛋白阳性（图 8-1-28C），少数细胞呈 S-100 蛋白阳性（图 8-1-28D）。

病理诊断：牙源性钙化上皮瘤，伴朗格汉斯细胞型。

随访资料：手术恢复无特殊，术后 5 年无复发。

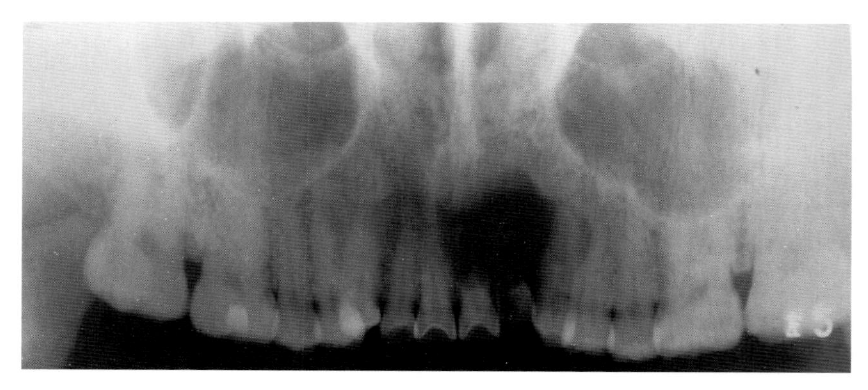

图 8-1-27　病例 2　影像学表现

X 线示 11～24 区囊性肿物，界尚清，相邻牙根有吸收

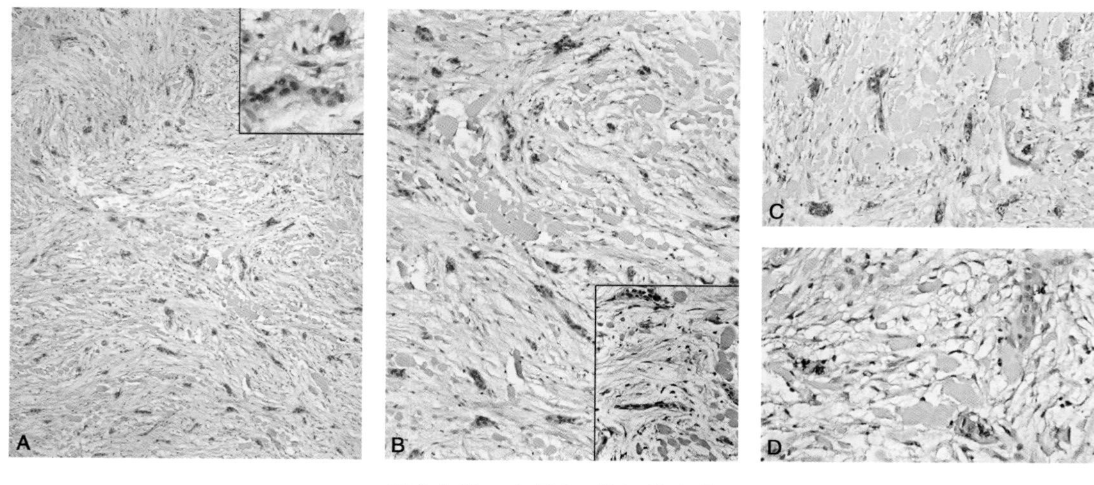

图 8-1-28　病例 2　组织学表现

A. 肿瘤上皮巢或小条索分布于疏松的纤维结缔组织间质中。HE，×40。上皮细胞巢由胞浆嗜酸的多边形细胞和少数胞浆透明的细胞组成（插图，HE，×200）。B. 间质中及部分上皮团中可见球形、均质性的粉染物质。HE，×200。（插图，刚果红染色阳性，×200）。C. 免疫组织化学染色见肿瘤上皮巢呈角蛋白阳性。SP，×100。D. 免疫组织化学染色，肿瘤细胞团中可见少数树枝状 S-100 阳性细胞。SP，×200

四、牙源性腺样瘤

牙源性腺样瘤（adenomatoid odontogenic tumor，WHO ICD code 9300/0）曾被认为是成釉细胞瘤的一型，由于肿瘤内存在导管样或腺样结构，曾被称为腺样成釉细胞瘤（adenoameloblastoma）。但因其在临床、病理和生物学行为上均有别于成釉细胞瘤，现已被作为一种独立的牙源性肿瘤。牙源性腺样瘤是一种包膜完整、生长局限的良性肿瘤，有人甚至认为它是一种错构瘤。刮治后一般不复发。它可能发生于成釉器、缩余釉上皮或含牙囊肿的衬里上皮。

学习笔记

【临床要点】

1. 生长缓慢,一般无明显症状。

2. 其发病年龄多为 10～19 岁。女性比男性多见,男女之比为 1∶1.9。

3. 病损部位是上颌比下颌多见,上颌单尖牙区为好发部位,常伴阻生牙。

4. 肿瘤一般较小,直径 1～3cm。大多数发生与骨内,少数情况下也可发生于牙龈(外周型)。

5. X 线多表现为边界清楚的、单房性透射影,常围绕一个阻生牙的牙冠,因此其 X 线特点与含牙囊肿相似(图 8-1-29A)。病变一般呈 X 线透射区,但有时可见不透光的钙化颗粒。

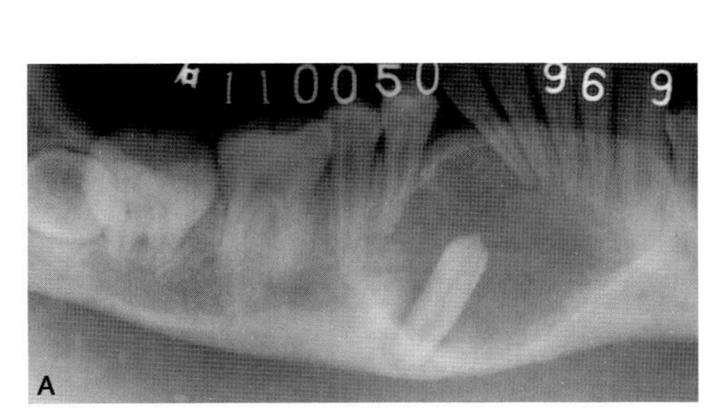

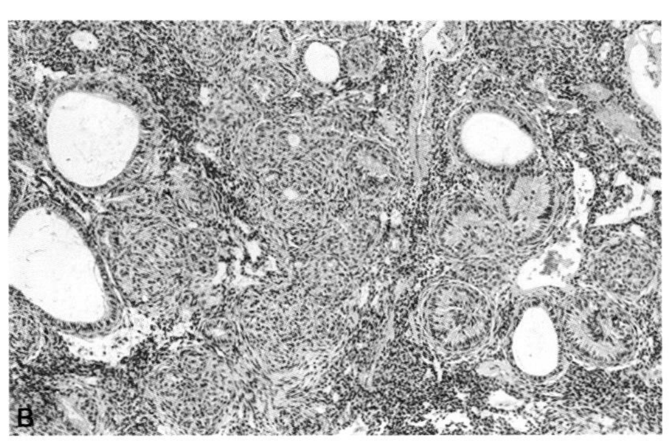

图 8-1-29　牙源性腺样瘤

A. X 线表现为边界清楚的单房性透射影。B. 镜下肿瘤由腺管样和玫瑰花样结构组成。HE,×100

【病理学特征】

1. 肉眼观肿瘤较小,包膜完整。剖面呈囊性或实性。实性部分呈灰白色;囊性部分大小不等,腔内含淡黄色胶冻状物质或血性液体,腔内可含牙。

2. 镜下见肿瘤上皮可形成不同结构。一是结节状实性细胞巢,由梭形或立方状上皮细胞组成,形成玫瑰花样结构(rosette-like structure)。上皮细胞之间以及玫瑰花样结构的中心部可见嗜酸性物质沉积。

3. 二是腺管样结构,立方状或柱状细胞形成环状的腺管样结构,细胞核远离腔面。管状腔隙内可含有嗜酸性物质和细胞碎屑(图 8-1-29B)。

4. 第三种结构是梁状或筛状结构,见于肿瘤的周边部或实性细胞巢之间。细胞呈圆形或梭形,核着色深。常常是 1～2 层的细胞条索形成筛状。

5. 有时肿瘤中可见第四种结构,由多边形、嗜酸性鳞状细胞组成的小结节。小结节内鳞状细胞核呈轻度多形性,细胞间见有细胞间桥和钙化团块以及淀粉样物质沉着。这些结构与牙源性钙化上皮瘤相似,因此称为“牙源性钙化上皮瘤样区”。

6. 肿瘤内有时还可见发育不良的牙本质或骨样牙本质。肿瘤间质成分较少。

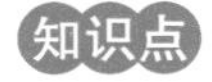

联合性牙源性肿瘤(combined odontogenic tumor)或牙源性杂交瘤(odontogenic hybrid tumor)

目前,文献报道的联合性牙源性肿瘤主要有两种情况,即牙源性腺样瘤(AOT)与牙源性钙化上皮瘤(CEOT)的联合和所谓牙源性钙化囊性瘤(COC)伴发其他类型的牙源性肿瘤。有学者认为所谓的 AOT-CEOT 联合瘤实际上是 AOT 的病变谱之一,而以 CEOT 为主的联合瘤可能是一种真正的联合瘤。一般认为 AOT 并非真性肿瘤,手术摘除或刮除后预后

学习笔记

良好。CEOT是一种具有局部侵袭性的真性肿瘤，但侵袭性不如成釉细胞瘤。已报道的病例均采用保守性的外科手术治疗，均未见复发。这表明AOT-CEOT联合瘤的生物学行为与AOT更为近似，CEOT病灶对肿瘤的生物学行为的影响可能不大。COC伴发牙源性肿瘤的这类所谓“杂交瘤”应具体分析不同病例、区别对待，因为这类病损可因其所伴发肿瘤性质的不同而表现不同的临床行为（如伴发成釉细胞瘤，或伴发牙瘤等瘤样病变），其诊断和治疗应以生物学行为较差的一种病损为主要依据。

【病例】

患者男性，16岁。正畸治疗时发现右上颌区膨隆。乳牙53、52、51滞留8～9年。

专科检查：乳牙53、52、51滞留，右上颌11～14区唇侧明显骨性隆起，14腭侧骨微凸。触压骨有不适，无波动及囊性感，病变固定。X线检查见11、12、13异位埋伏，可见一3cm×2.5cm大小囊性密度减低病变，病变内似有钙化，病变边缘骨较清晰（图8-1-30），14根尖位于病变内。

临床印象：牙源性钙化囊肿，或牙源性腺样瘤。

临床治疗：于颌骨11～14区颊侧龈行梯形切口，凿开骨皮质，完整摘除囊性病变。

肉眼观察：病变为囊、实性，其内有黄色半固体物质及钙化物。

光镜观察：肿瘤由纤维包绕的囊实性结构组成（图8-1-31A），实性成分主要表现牙源性腺样瘤的组织学特点，局部钙化区域还表现牙源性钙化上皮瘤的特点，两种肿瘤成分直接相连续（图8-1-31B），牙源性腺样瘤区域上皮团块中可见腺管样和花瓣样结构（图8-1-31C），牙源性钙化上皮瘤区域由嗜伊红多边形细胞组成，细胞之间有明显的细胞间桥，其中含有同心圆状的钙化团，即Liesegang环（图8-1-31D）。

病理诊断：牙源性腺样瘤，区域伴有牙源性钙化上皮瘤表现。

随访资料：患者手术后恢复顺利，术后随访10年无复发。

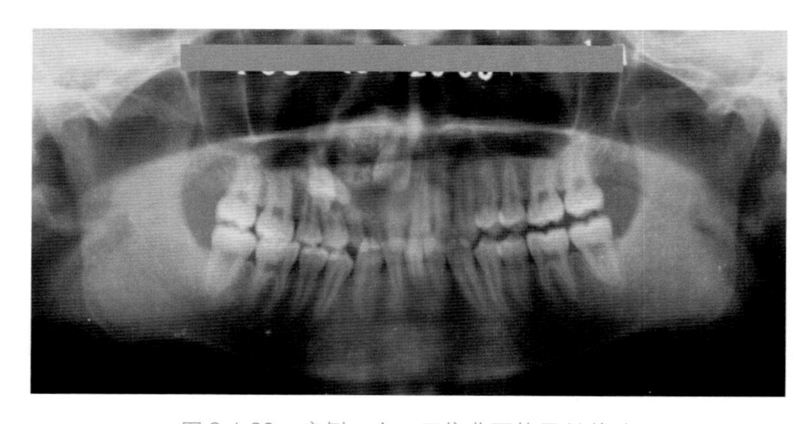

图8-1-30　病例　全口牙位曲面体层X线片

右上颌骨11～13区有一约3cm×2.5cm大小囊性密度减低并伴钙化病变，其边缘骨较清晰，11、12、13埋伏

学习笔记

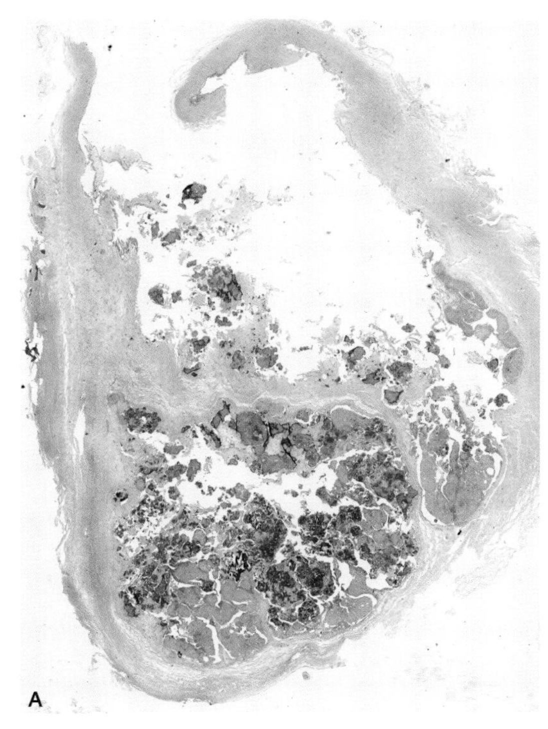

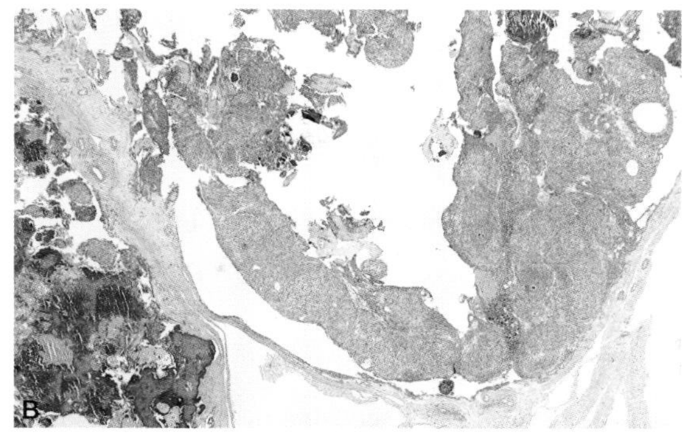

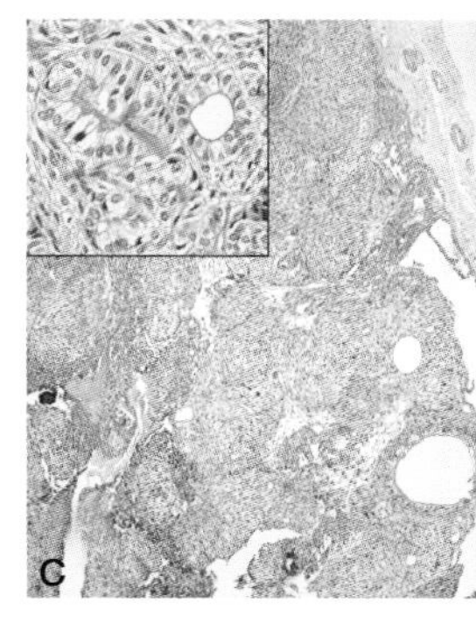

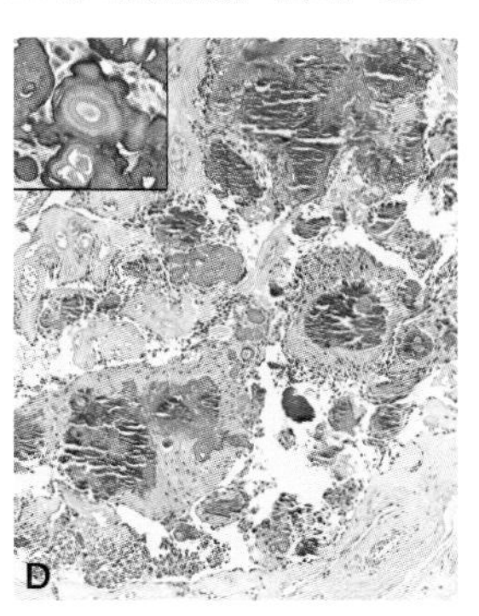

图 8-1-31 病例 组织学表现

A. 低倍示肿瘤包膜完整，病变为囊实性，区域伴明显钙化。HE，×5。B. 肿瘤由牙源性腺样瘤和牙源性钙化上皮瘤两种成分构成，二者直接相连续。HE，×40。C. 其中大部分表现牙源性腺样瘤的典型特点，可见腺管样和花瓣样结构。HE，×100。（插图，HE，×400）。D. 伴大片钙化的区域可见均质、无结构的淀粉样物质，肿瘤上皮细胞呈多边形、细胞间桥可见，淀粉样物质可发生同心圆状的钙化。HE，×200（插图，HE，×400）

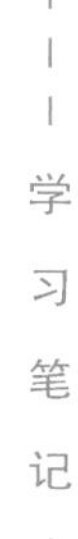

五、牙源性角化囊性瘤

牙源性角化囊性瘤（keratocystic odontogenic tumor，WHO ICD code 9270/0）是一种良性、单囊或多囊、发生于颌骨内的牙源性肿瘤。其特征为不全角化的复层鳞状上皮衬里，具有潜在的侵袭性和浸润性生长的生物学行为。其传统的命名为牙源性角化囊肿（odontogenic keratocyst），由 Philipsen 于 1956 年最先描述。由于其生长方式特殊，术后有较高的复发倾向，且有时可与痣样基底细胞癌综合征（naevoid basal cell carcinoma syndrome）并发。多年来，不断有作者提出这型颌骨囊肿可能代表一种良性囊性肿瘤，而不属囊肿。在 2005 年的 WHO 新分类中，已将其归属为良性牙源性肿瘤，并提出牙源性角化囊性瘤的命名。尽管目前国际上对这一新命名还存在诸多争议，支持方与反对方各执一词，很难达成共识。但本教科书希望对牙源性肿瘤的描述与 WHO 新分类保持一致。

关于牙源性角化囊性瘤的组织来源，多数人认为来自牙板上皮剩余或 Serres 上皮岛，还有人认为可能来自口腔黏膜，特别是下颌磨牙升支区邻近的黏膜上皮。

【临床要点】

1. 患者的年龄分布较广，但多数资料显示患者好发年龄在 10～29 岁之间，也有 40～50 岁为第二发病高峰的报道。男性较女性多见。

2. 病变多累及下颌骨，特别是磨牙及升支部，发生于上颌者以第一磨牙后区多见。可单发或多发，多发者约占 10% 左右，其中部分多发性患者可伴发痣样基底细胞癌综合征。

3. 生长方式特殊，主要沿颌骨前后方向生长，病变较大时仍不引起明显的颌骨膨大，因此临床上多数患者无明显症状，多在常规 X 线检查时偶然发现。

4. 有症状者主要表现为颌骨膨大，肿瘤继发感染时可出现疼痛、肿胀，伴瘘管形成时有脓或液体流出，有时甚至引起病理性骨折或神经麻木等症状。

5. X 线表现为单房或多房性透射区，边缘呈扇形切迹（图 8-1-32）。总的来说，牙源性角化囊性瘤的 X 线表现较为多样，缺乏特异性，可表现类似于成釉细胞瘤、含牙囊肿、发育性根侧囊肿或根尖囊肿等的 X 线特点。因此，对其诊断应基于病变的组织病理学特点。

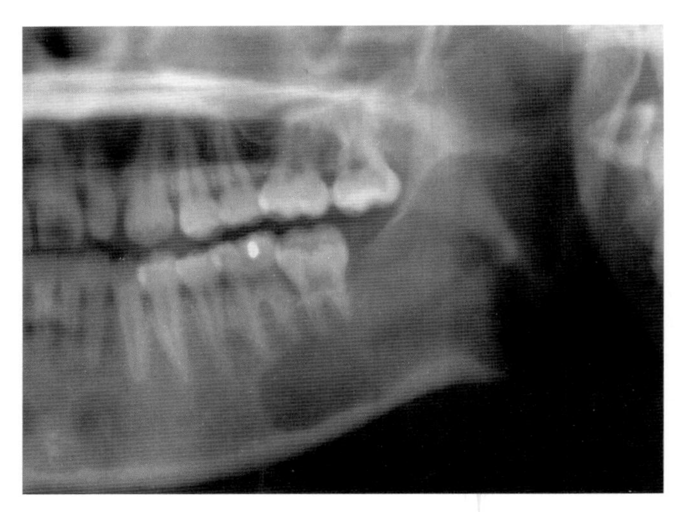

图 8-1-32　牙源性角化囊性瘤
X 线呈单房性透射影

学习笔记

【病理学特征】

1. 肉眼见囊肿壁较薄，囊腔内常含有黄白色发亮的片状物或干酪样物质，有时囊液较稀薄，呈淡黄色或血性液体。

2. 牙源性角化囊性瘤具有独特的组织学特点（图 8-1-33）

（1）衬里上皮为较薄的、厚度一致的复层鳞状上皮，常由 5～8 层细胞组成，一般无上皮钉突，上皮-纤维组织界面平坦，衬里上皮常与其下方的结缔组织囊壁分离，形成上皮下裂隙。

（2）上皮表面呈波浪状或皱褶状，表层角化多呈不全角化（图 8-1-33A）。

（3）棘细胞层较薄，与表面角化层的移行过渡较突然，棘细胞常呈细胞内水肿。

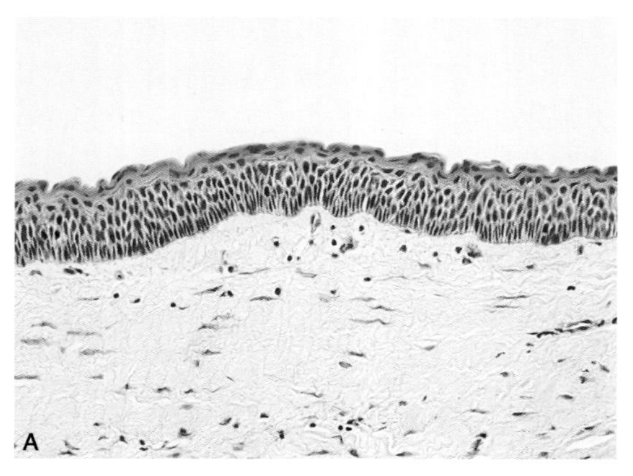

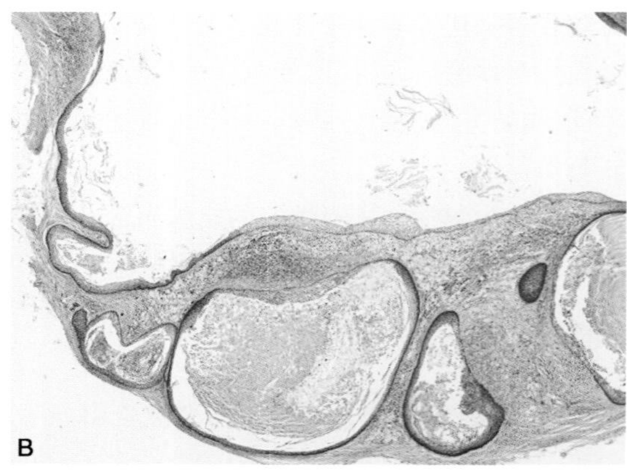

图 8-1-33　牙源性角化囊性瘤
A. 典型衬里上皮为较薄的、厚度一致的复层鳞状上皮构成。HE，×200。B. 纤维囊壁内的多个微小子囊。HE，×40

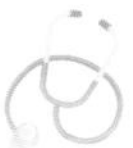

(4) 基底细胞层界线清楚，由柱状或立方状细胞组成，胞核着色深且远离基底膜，呈栅栏状排列。

(5) 纤维性囊壁较薄，一般无炎症，但合并感染时，增厚的囊壁内有大量炎症细胞浸润，上皮可发生不规则增生，出现上皮钉突，角化消失。

(6) 纤维组织囊壁内有时可见微小的子囊和(或)上皮岛(图 8-1-33B)。

【鉴别诊断】

需与牙源性囊肿及单囊型成釉细胞瘤相鉴别，详见相关章节。

【问题1】牙源性角化囊性瘤具有较强增殖能力的原因分析。

思路：采用增殖细胞核抗原(PCNA)和 Ki-67 的定量分析证实：牙源性角化囊性瘤上皮内的增殖细胞数显著高于含牙囊肿和根尖囊肿，而且 90% ~95% 的增殖细胞位于副基底层或基底上层，提示牙源性角化囊性瘤的衬里上皮具有较高的增殖活性，而且表现独特的分化特点。

【问题2】牙源性角化囊性瘤具有较高复发率的影响因素有哪些?

思路：牙源性角化囊性瘤具有较高的术后复发倾向，文献中所报道的复发率多大于 20%(表 8-1-1)。关于复发原因，目前主导性意见认为牙源性角化囊性瘤的囊壁薄、易破碎、手术难以完整摘除，而残留囊壁的上皮具有高度增殖能力，因而易引起复发。术前采用 Carnoy 固定液或冷冻制剂处理囊肿衬里上皮，使其失活，可有效降低术后复发率。此外，还有一些因素可能与复发相关，如牙源性角化囊性瘤的囊壁内可含有微小子囊或卫星囊(特别是伴发痣样基底细胞癌综合征的病变)，若手术残留，可继续长大形成囊肿；该肿瘤的生长具有局部侵袭性，在颌骨内可沿抗性较小的骨小梁之间呈指状外突性生长，其波及范围可能超出了 X 线所示的病变边缘，若手术不彻底则易复发；有学者认为至少部分牙源性角化囊性瘤可能来源于口腔黏膜上皮的基底细胞增殖，手术时如未将与囊肿粘连的口腔黏膜一并切除，具有高度增殖能力的基底细胞可引起复发。另外，有学者将以正角化为主的颌骨囊肿(图 8-1-34)与典型牙源性角化囊性瘤(不全角化)进行比较，发现二者在组织学和免疫组织化学表达等方面均存在明显差异，且正角化囊肿术后复发率极低，至今尚无伴发痣样基底细胞癌综合征的报道。因此，由正角化上皮衬里的颌骨囊性病损应与牙源性角化囊性瘤相鉴别。

表 8-1-1 牙源性角化囊性瘤的复发率*

作者(发表年份)	例数	复发率(%)	作者(发表年份)	例数	复发率(%)
Hansen(1967)	52	52	Forssell(1980)	121	40
Toller(1967)	55	51	Ahlfors 等(1984)	116	26
Browne(1970)	85	25	Reff-Eberwein 等(1985)	82	56
Brannon(1976)	283	12	Niemeyer 等(1985)	64	36
Hodgkinson 等(1978)	79	39	Forssell 等(1988)	75	43
Vedtofte 和 Praetorius(1979)	75	51			

*本表中所收集文献报道的病例数均超过 50 例

学习笔记

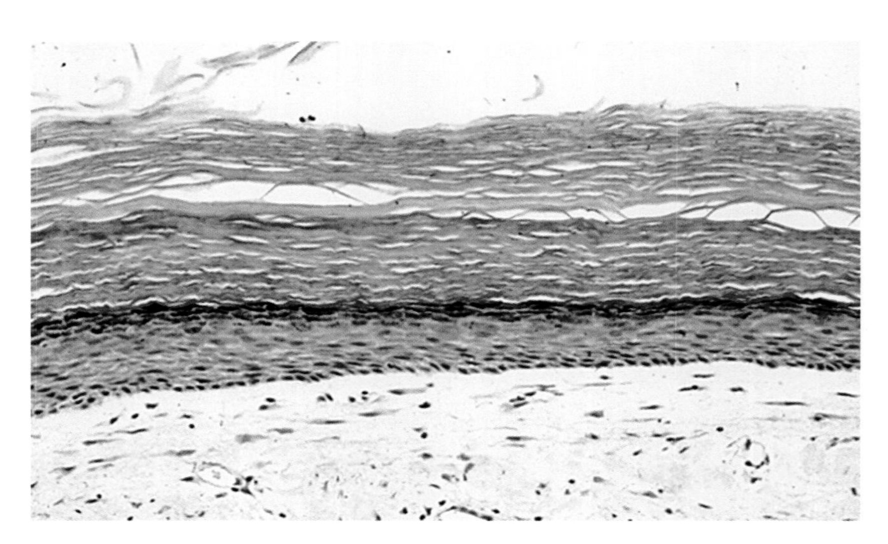

图 8-1-34　正角化型颌骨囊肿
衬里上皮表面角化呈正角化。HE，×200

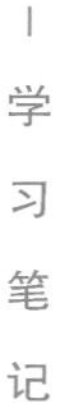

知识点

痣样基底细胞癌综合征

痣样基底细胞癌综合征又称为颌骨囊肿-基底细胞痣-肋骨分叉综合征或 Gorlin 综合征，最早由 Gorlin 和 Goltz(1960)系统描述。此综合征表现复杂，可累及多种组织或器官，主要包括：①多发性皮肤基底细胞癌；②颌骨多发性牙源性角化囊性瘤；③骨骼异常，如肋骨分叉和脊椎骨异常等；④额部和颞顶部隆起，眶距过宽和轻度下颌前凸，构成特征性面部表现；⑤钙、磷代谢异常，表现脑膜钙化和服用甲状旁腺激素之后缺乏磷酸盐尿的排出。综合征患者较年轻，常有家族史，具有常染色体显性遗传特点。颌骨多发性囊肿为本综合征较常见的表现之一，见于65%～75%的患者。组织学和免疫组织化学观察发现伴综合征的牙源性角化囊性瘤的囊壁内见较多的卫星囊和上皮岛，其衬里上皮的核分裂活性和 Ki-67 标记细胞数目均显著地高于不伴综合征的、散发性牙源性角化囊性瘤。这种差异可能反映了综合征患者的遗传性异常。Gailani 等(1992)证实该综合征患者表现染色体 9q22～31 的等位基因缺失，遗传连锁分析(genetic linkage)发现综合征患者所发生的皮肤基底细胞癌、成神经管细胞瘤和卵巢纤维瘤均表现上述相同区域频繁的杂合性丢失(loss of heterozygosity)，提示 9 号染色体长臂上存在一个与综合征发病相关的肿瘤抑制基因，综合征家族成员可能携带该综合征相关基因一个拷贝的遗传性突变，此时并不具有表型效应；而当另一个等位基因通过缺失、有丝分裂期不分离或重组等方式丢失(即两个等位基因同时失活)时，患者则可发生肿瘤。目前该综合征相关基因已被克隆，为果蝇体节极性基因(*Drosophila* segment polarity *Patched* gene，Ptch)的人类同系物(PTCH)，并被准确定位于 9q22.3～q31。PTCH 基因(5.1kb)编码一种跨膜蛋白(1447 个氨基酸)，通过 HH 信号通路(*Hedgehog* signaling pathway)调控细胞周期，可抑制某些转化生长因子-家族成员的基因转录，在神经管、骨骼、颅面和皮肤等结构或组织的正常发育中起重要作用。最近的研究表明：散发性或伴发综合征的基底细胞癌和成神经管细胞瘤等均可发生 PTCH 基因的突变，该基因突变的不同类型(如点突变、无义或错义突变以及移码突变等)及其表达差异可能是决定综合征发生各类发育异常和不同类型肿瘤的直接原因。

【病例 1】

患者女性，33 岁。2 个月前无明显诱因出现右颊部肿胀，疼痛明显，抗感染治疗无明显改善。

专科检查：患者面部不对称，右侧颊部及下颌升支区肿胀，边界不清，质地较硬。全口牙位曲面体层 X 线片示右侧下颌升支自乙状切迹至 6 根尖部囊性阴影，界清，无牙根吸收，囊性肿物长轴发展，边缘皮质骨尚完整（图 8-1-35）。

临床印象：右下颌骨囊肿伴感染，牙源性角化囊性瘤可能性大。

临床治疗：行右下颌骨囊肿刮治术。术中见右下颌骨囊性肿物，壁厚，内有大量角化物。

肉眼观察：送检物为散碎囊壁样组织，可见较多豆渣样腔内容物。

光镜观察：衬里上皮为较薄的、厚度一致的复层鳞状上皮，常由 4～5 层细胞组成，上皮-纤维组织界面平坦，上皮表面呈波浪状或皱褶状，表层角化多呈不全角化（图 8-1-36）；棘细胞层较薄，基底细胞层界线清楚，由立方状细胞组成，胞核着色深且远离基底膜，呈栅栏状排列。

病理诊断：牙源性角化囊性瘤。

随访资料：术后恢复无特殊，术后随访 16 个月，患者无不适和复发表现。

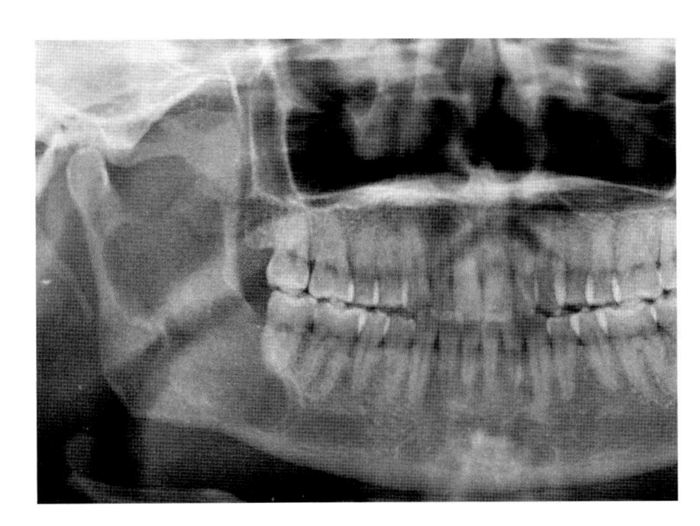

图 8-1-35　病例 1　全口牙位曲面体层 X 线片
右侧下颌升支部一囊性透射影，界限清楚

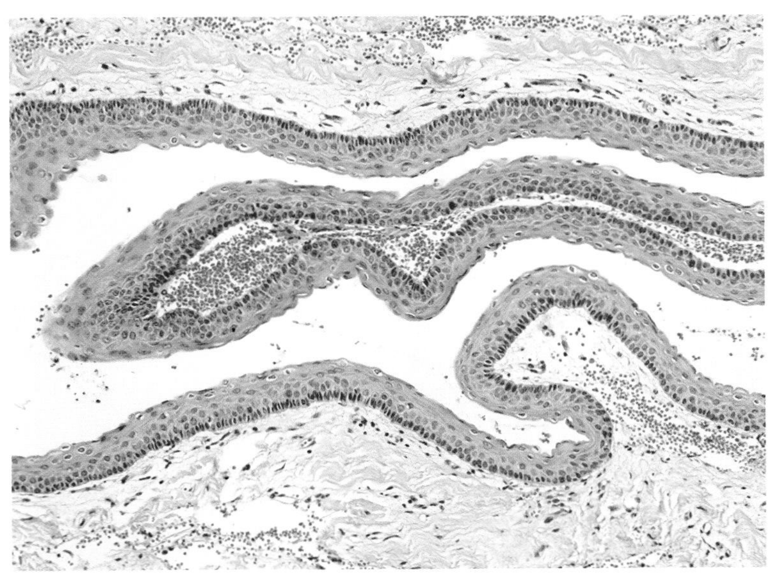

图 8-1-36　病例 1　组织学表现
牙源性角化囊性瘤的典型形态学表现，注意其表层的不全角化和呈栅栏状排列的基底细胞层。HE，×200

学习笔记

【病例2】

患者男性，9 岁，下颌骨肿胀 1 个月。

专科检查：患者面部出现多发性色素痣，下颌骨前份膨隆，下颌骨骨壁变薄，有乒乓感。X 线检查见右下尖牙至左下第二磨牙透射影，边界清楚（图 8-1-37A），下颌骨下缘变薄，下颌切牙已萌出，乳尖牙及磨牙滞留。胸片示左侧第七前肋分叉肋（图 8-1-37B）。

家族史：其母亲（图 8-1-38A）、舅舅和外公（图 8-1-38B）均有多发性牙源性角化囊性瘤病史，曾分别被诊断为痣样基底细胞癌综合征。

临床印象：下颌骨牙源性角化囊性瘤，结合患者家族史，考虑为痣样基底细胞癌综合征的表征。

临床治疗：行下颌骨囊肿刮除术，拔除右下乳磨牙 DE，由于左下 3 牙胚位于病变内，随病变一起刮除。

肉眼观察：刮除之囊壁组织。

光镜观察：囊肿衬里上皮表现典型牙源性角化囊性瘤的特点，即较薄的复层鳞状上皮表面呈波浪状或皱褶状，表层角化多呈不全角化（图 8-1-39A），基底细胞由柱状细胞组成，胞核着色深且远离基底膜，呈栅栏状排列。部分区域基底层细胞呈蕾状增殖（图 8-1-39B）。

病理诊断：牙源性角化囊性瘤，符合痣样基底细胞癌综合征。

随访资料：患者刮治术后 1 年无复发（图 8-1-40A），术后 2 年复查时，X 线检查发现右下颌 3、4 牙根之间一直径为 0.6cm 的囊性肿物（图 8-1-40B），临床行囊肿刮除术，病理检查证实为牙源性角化囊性瘤。1 年后复查，右下颌 3、4 处囊肿无复发，但左下第三磨牙冠周低密度影像区较大（图 8-1-40C），怀疑再发牙源性角化囊性瘤，临床行左侧下颌第三磨牙拔除及囊肿刮除术，病理检查结果：牙源性角化囊性瘤。术后随访 6 个月无复发（图 8-1-40D）。该患者仍在定期随访之中。

实验室资料：该患者及其母亲、舅舅和外公的外周血样本行 PTCH1 基因的突变检查，发现所有患病的家族成员均携带一处无义突变（c. 2619C>A），核苷酸 2619 位发生了 C>A 的替换，氨基酸 873 位转变为一个终止密码子（p. Y873X），即 PTCH1 蛋白的合成将在此处提前截断（图 8-1-41）。系谱分析还发现非患病成员不携带这一突变，证实此突变在该家系中是致病突变（图 8-1-41）。

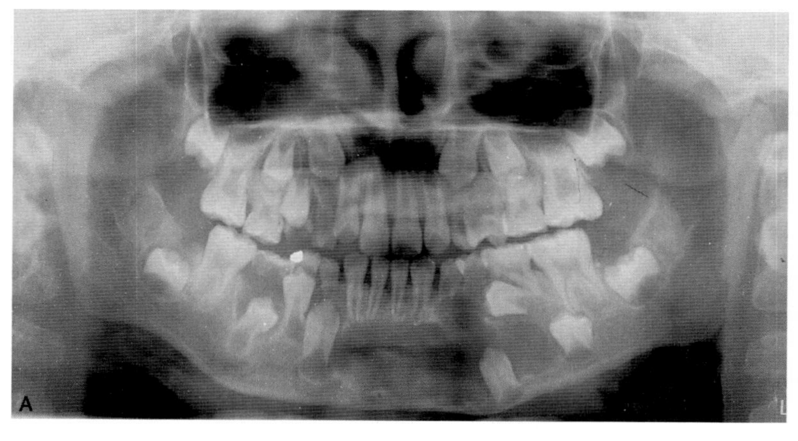

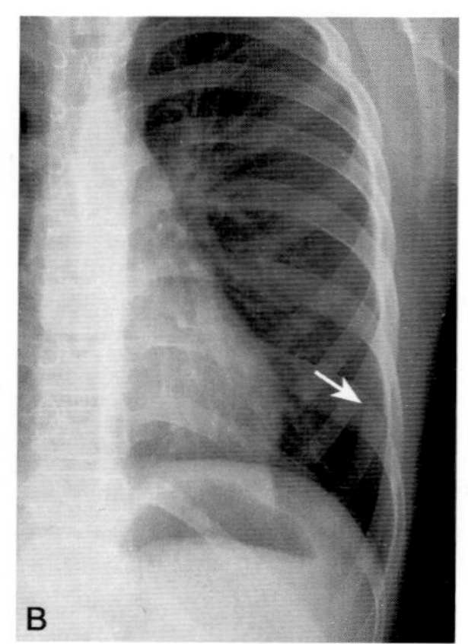

图 8-1-37　病例 2　影像学表现

A. 全口牙位曲面体层 X 线片示下颌骨前份囊性透射影，边界清楚。B. 胸片示左侧第七前肋分叉肋（箭头示）

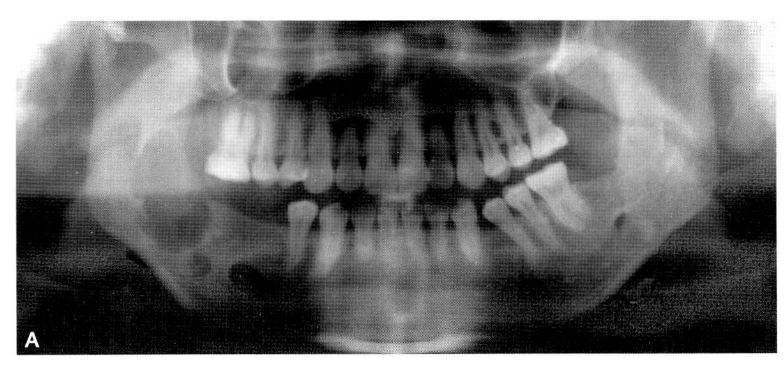

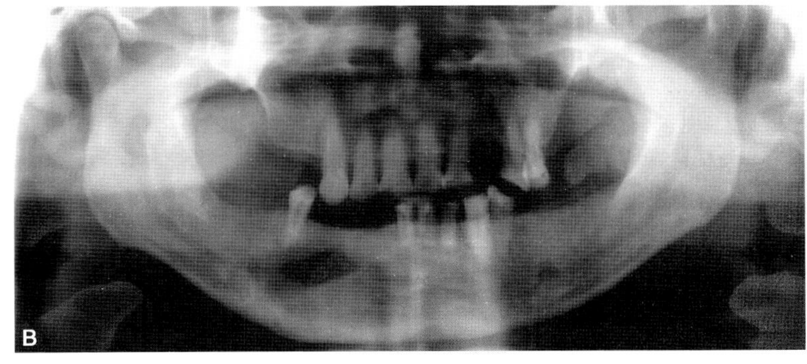

图 8-1-38　病例 2　影像学表现

A,B. 患者母亲和外祖父的全口牙位曲面体层 X 线片示颌骨多发性囊性透射影

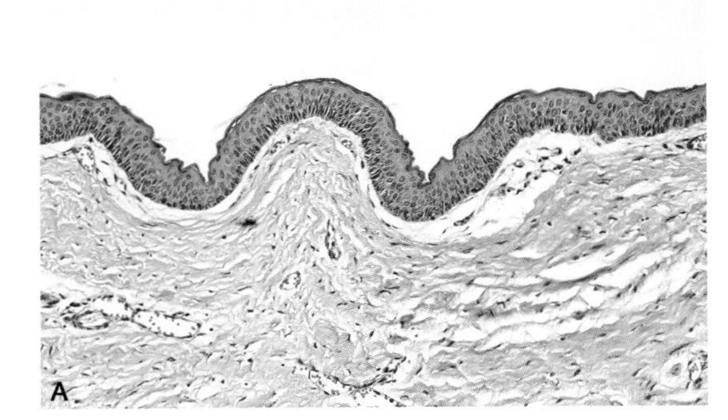

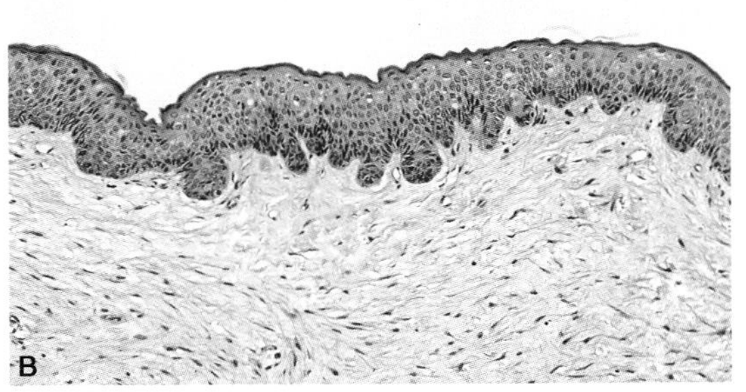

图 8-1-39　病例 2　组织学表现

A. 囊肿的衬里上皮为较薄的复层鳞状上皮。HE,×200。B. 表面呈皱褶状不全角化,基底细胞由柱状细胞组成,部分区域可见蕾状增殖。HE,×200

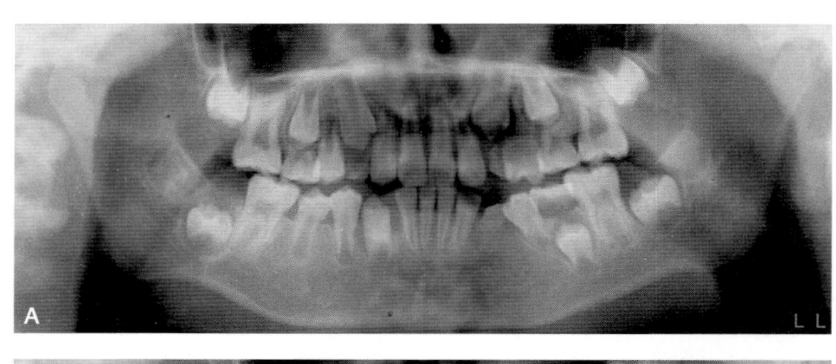

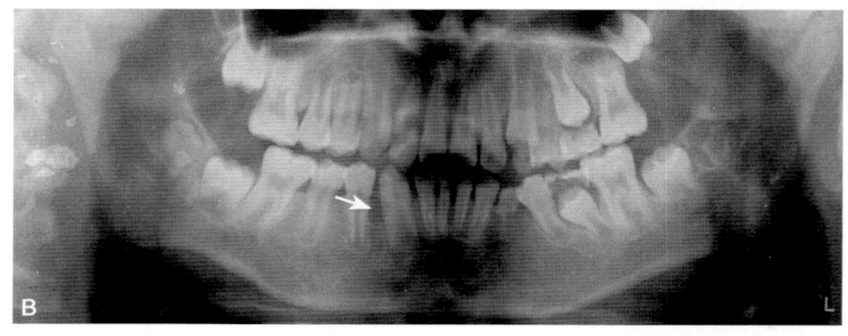

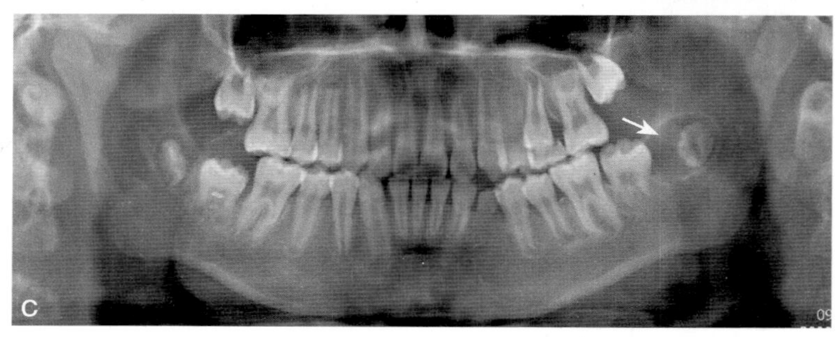

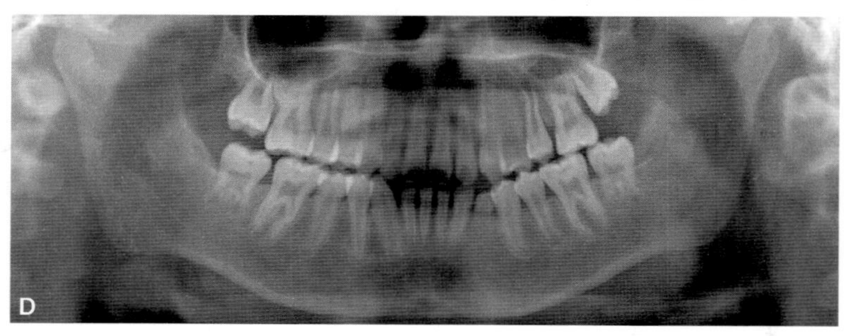

图 8-1-40　病例 2　X 线检查随访资料

A. 刮治术后 1 年原病变无复发(注意与图 8-1-37A 比较)。B. 术后 2 年在右下颌 3、4 牙根之间见一囊性透射影(箭头示)。C. 第二次刮治术后 1 年,刮治处囊肿无复发,但左下第三磨牙冠周低密度影像区较大(箭头示),可疑再发囊肿。D. 第三次刮治术后半年,无复发或再发迹象

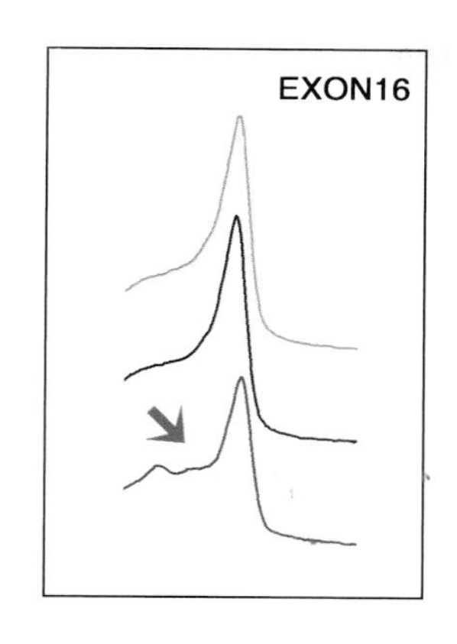

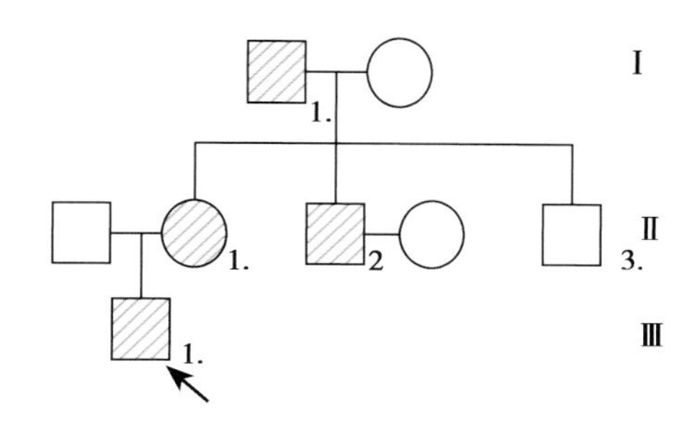

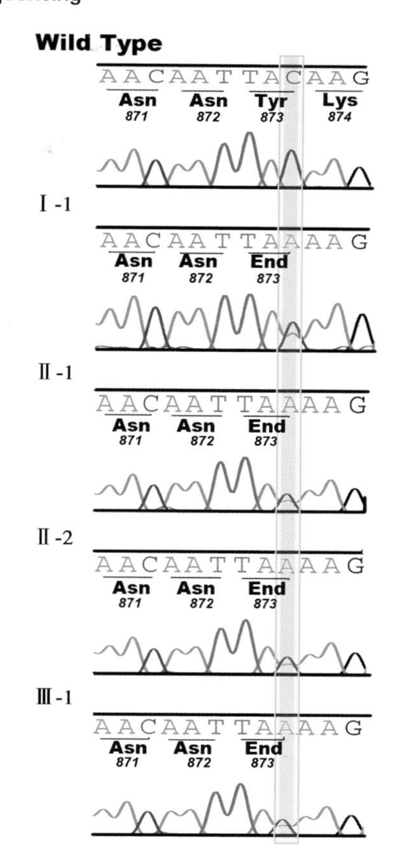

图 8-1-41 病例 2 测序图，该患者携带一处胚系无义突变（c. 2619C>A）

A. DHPLC 分析显示 16 号外显子异常峰形（红箭头）。B. 家系系谱图，阴影为患病个体，黑色箭头所示为先证者（即病例 2）。C. 家系中所有患病个体均携带这一无义突变，导致在氨基酸 873 位提前出现终止密码子

第二节 混合性牙源性肿瘤

一、成釉细胞纤维瘤

成釉细胞纤维瘤（ameloblastic fibroma，WHO ICD code 9330/0）是一种较少见的牙源性肿瘤，其主要特征是牙源性上皮和间叶组织同时增殖，但不伴牙本质和牙釉质形成。因此它是一种真性混合性牙源性肿瘤。

【临床要点】

1. 多见于儿童和青年成人，平均年龄为 15 岁。
2. 男女性别无明显差异。
3. 最常见的部位是下颌磨牙区。
4. 肿瘤生长缓慢，除颌骨膨大外，无明显症状。
5. X 线表现为界限清楚的放射透光区，有时与成釉细胞瘤不易区别（图 8-2-1）。

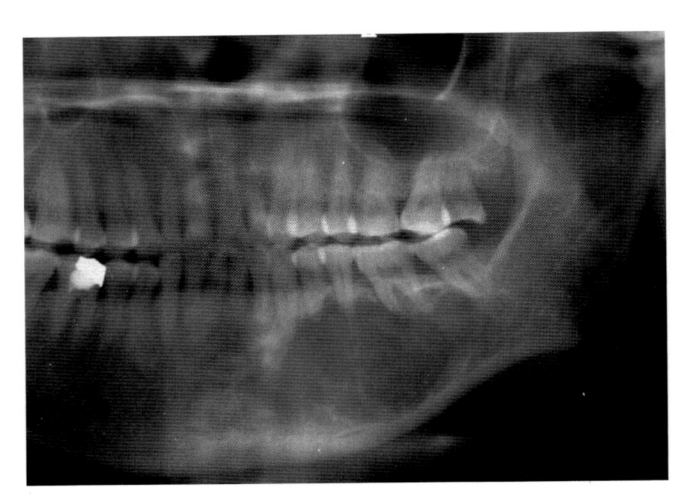

图 8-2-1　成釉细胞纤维瘤
X 线表现为界限清楚的透射区

【病理学特征】

1. 肉眼观肿瘤在颌骨内呈膨胀性生长，有包膜而无局部浸润。剖面呈灰白色，与纤维瘤相似。

2. 镜下见肿瘤由上皮和间充质两种成分组成。肿瘤性上皮呈条索状或团块状排列。上皮条索或团块的周边层为立方或柱状细胞，中心部细胞类似于星网状层，这种形态与成釉细胞瘤相似，但星网状细胞量很少。上皮囊性变亦少见。有些病例内，上皮细胞主要是圆形或立方状，呈细长条索排列，类似于牙板结构（图 8-2-2）。

3. 间叶成分由较幼稚的结缔组织组成，细胞丰富，呈圆形或多角形，颇似牙胚的牙乳头细胞。在上皮与结缔组织之间的界面，有时可见狭窄的无细胞带，有时为呈玻璃样变的透明带，这类似于牙发育过程中所见的牙源性上皮和间叶组织之间的诱导现象。

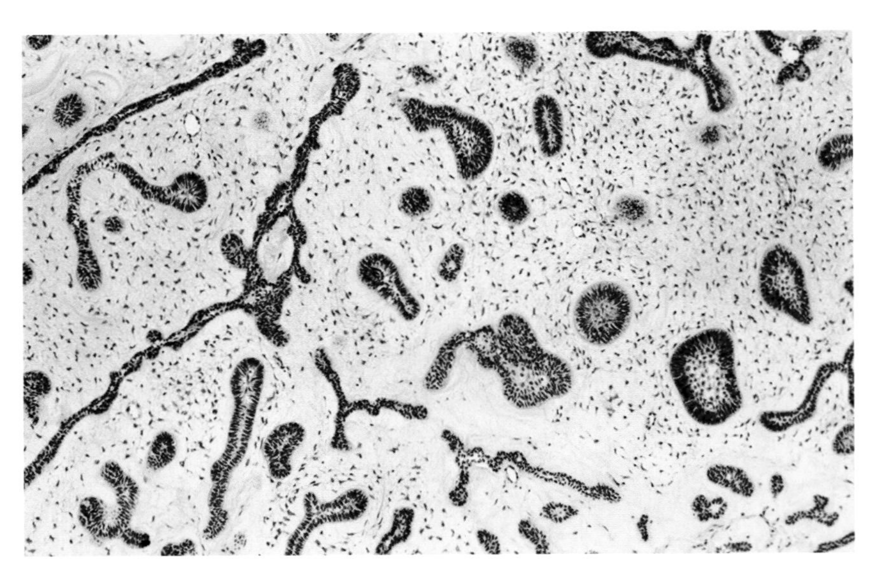

图 8-2-2　成釉细胞纤维瘤
镜下肿瘤性上皮呈条索状或团块状排列，间叶成分由较幼稚的结缔组织组成，颇似牙胚的牙乳头细胞。HE，×100

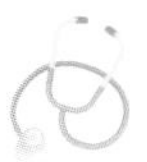

【鉴别诊断】

需与成釉细胞瘤、牙源性纤维瘤及成釉细胞纤维-牙本质瘤和成釉细胞纤维-牙瘤相鉴别（详见相关章节）。

【问题】成釉细胞纤维瘤的病变本质。

思路：有学者提出成釉细胞纤维瘤实际上可能是幼稚的、正处发育中的混合性牙瘤，如果不予治疗，该瘤最终可发育成熟为牙瘤。这种观点认为成釉细胞纤维瘤可继续发育形成牙本质和釉质，从而发展为成釉细胞纤维-牙本质瘤和成釉细胞纤维-牙瘤，最终形成牙瘤。也就是说成釉细胞纤维瘤、成釉细胞纤维-牙本质瘤和成釉细胞纤维-牙瘤实际是代表同一疾病过程的不同阶段。但这一“连续变化谱”学说未被多数学者接受，首先因为在大多数复发或残余成釉细胞纤维瘤病变中，未观察到该瘤可继续发育成熟的现象。其次，成釉细胞纤维瘤患者年龄一般高于成釉细胞纤维-牙瘤患者，不符合上述推测的病程发展顺序。而且，有相当一部分成釉细胞纤维瘤患者的发病年龄超过了 20 岁，这时牙发育已基本完成，因此认为成釉细胞纤维瘤是一种牙发育异常-牙瘤的初期表现是难以令人信服的。有关成釉细胞纤维瘤时有复发，甚至恶变的报道，也进一步支持该瘤的性质属真性肿瘤。不过，成釉细胞纤维瘤不表现沿骨小梁间隙向周围浸润的特点，因此其临床行为较成釉细胞瘤好，复发少见，预后良好。

【病例】

患者女性，18 岁。左下颌骨前份肿物逐渐增大 8 年余。

专科检查：左下颌骨前份 35～42 唇颊侧局部膨隆，触诊质硬，范围约 3cm×5cm，相对应部位隆起、龈颊沟消失。33 缺失，41、42 向近中倾斜，31、32 向远中倾斜。X 线检查见 37～43 区下颌骨为大小不等多房囊状密度减低影，其间可见不规则骨隔，病变边缘不整齐。31、32 和 41、42、45 根尖及 36 近中根尖见不规则吸收，34、35 根尖区见一多生埋伏牙，左下颌骨下缘骨质变薄（图 8-2-3）。

临床印象：左下颌骨牙源性肿瘤。

临床治疗：患者行下颌骨肿瘤扩大切除术、下颌骨区段截骨术以及血管化左侧腓骨肌皮瓣游离移植下颌骨重建术。

肉眼观察：送检物为区域截断之下颌骨，见 44 至对侧下颌角区颌骨内肿瘤呈膨胀性生长，界限清楚，剖面实性（图 8-2-4）。

光镜观察：低倍镜下见肿瘤呈结节状在骨内生长，瘤结节由上皮和间叶成分组成（图 8-2-5A，5B）。上皮呈条索状或团块状排列，其周边为立方或柱状细胞，中心部有少量星网状细胞（图 8-2-5C）；部分区上皮细胞，圆形或立方状，呈条索状排列，颇似牙板结构。间叶成分为幼稚的结缔组织，细胞丰富，呈圆形或多角形，颇似牙胚的牙乳头细胞（图 8-2-5C）。在上皮与结缔组织之间可见狭窄的无细胞带或玻璃样透明带（图 8-2-5D）。

病理诊断：成釉细胞纤维瘤。

随访资料：手术后恢复顺利，术后 1 个月复诊，44 至对侧下颌角处骨质缺损，其间见“钛板”影和植入腓骨影，植入物位置正常。术后随访 1 年无复发。

学习笔记

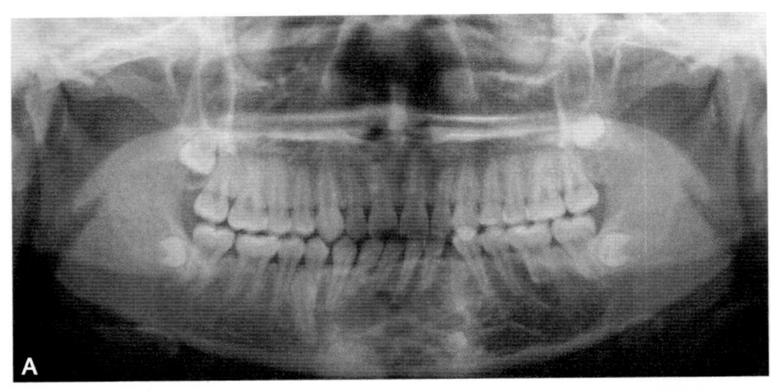

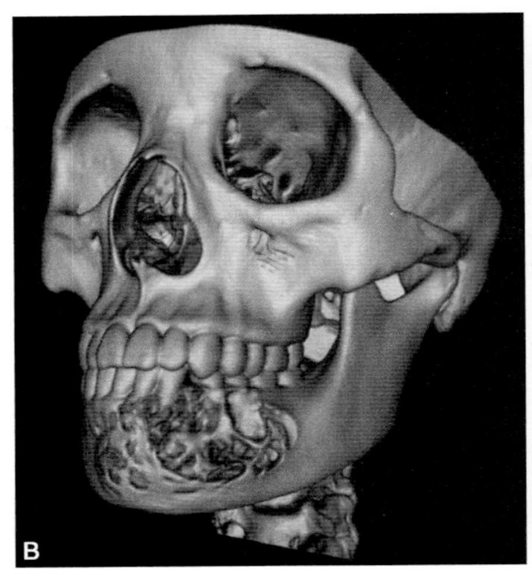

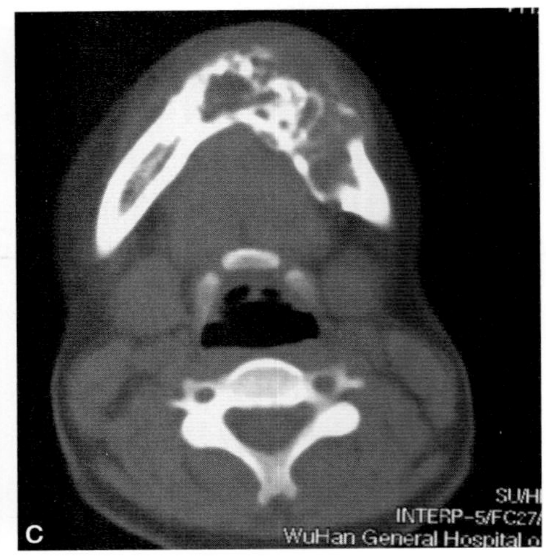

图 8-2-3　病例　影像学表现

A. 全口牙位曲面体层 X 线片示 37～43 区颌骨内有一多房性密度减低影，病变边缘不整齐，31、32 和 41、42、45 根尖及 36 近中根尖见不规则吸收，34、35 之间见一多生埋伏牙。B. 三维重建。C. CT 片示下颌骨的破坏范围和程度

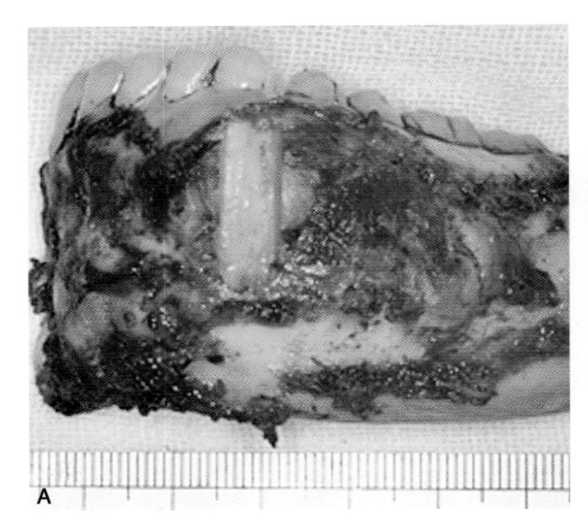

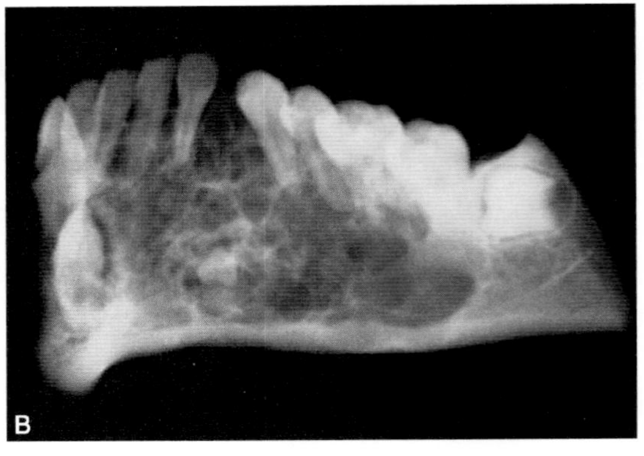

图 8-2-4　病例　大体标本

A. 示病变区颌骨膨隆，剖面苍白、实性。B. X 线片示肿瘤呈大小不一多房囊状密度减低影

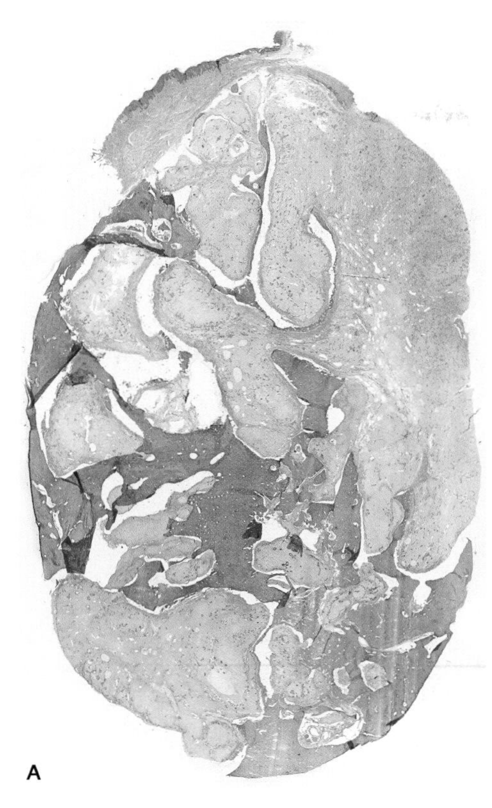

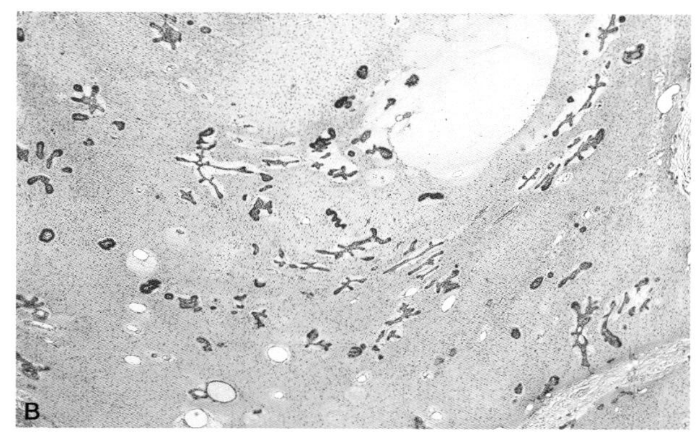

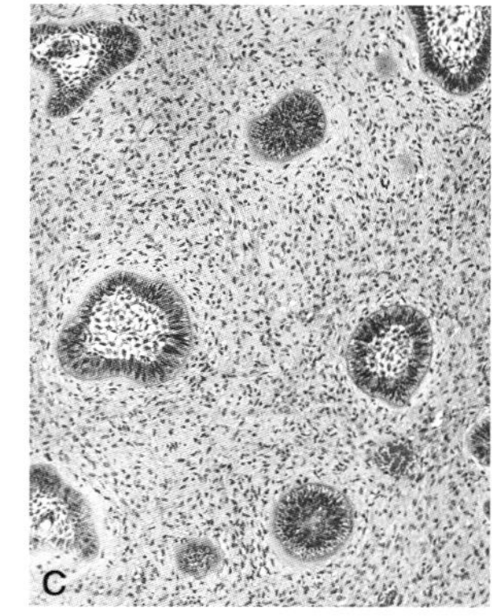

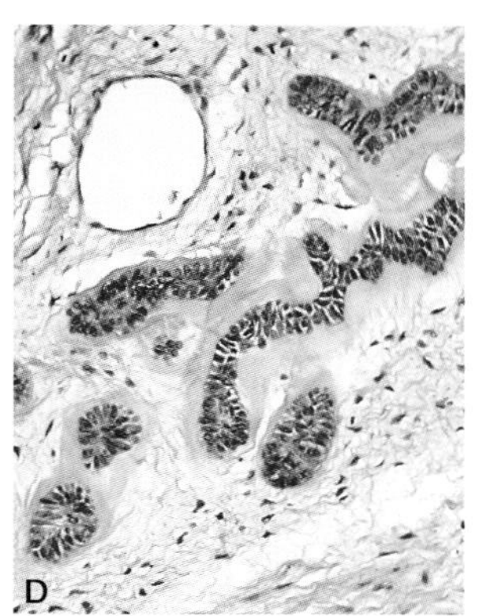

图 8-2-5　病例　组织学表现

A. 低倍镜下示肿瘤在骨内呈结节状。HE,×4。B. 肿瘤由上皮和间叶两种成分构成。HE,×40。C. 上皮呈条索状或岛状排列,其周边基底细胞为柱状,中心部有少量星网状细胞,结缔组织细胞丰富,较幼稚,形态类似牙乳头。HE,×200。D. 部分区域可见在上皮与结缔组织之间形成的无细胞带或玻璃样透明带。HE,×400

学习笔记

二、成釉细胞纤维-牙本质瘤和成釉细胞纤维-牙瘤

成釉细胞纤维-牙本质瘤(ameloblastic fibrodentinoma, WHO ICD code 9271/0)和成釉细胞纤维-牙瘤(ameloblastic fibro-odontoma WHO ICD code 9290/0)是与成釉细胞纤维瘤相似,但病变中上皮-间叶组织的诱导作用导致牙本质的形成,在成釉细胞纤维-牙瘤中还有牙釉质形成。

本节所描述的病损都应与发育中的牙瘤相鉴别。除了组织学观察以外,还应注意患者年龄和病损部位,例如发生于儿童、位于一未萌牙牙冠上方的病变很可能是发育中的牙瘤。

(一)成釉细胞纤维-牙本质瘤

【临床要点】

X 线表现为界限清楚的透光区,其中可见多少不一的阻射性物质。

【病理学特征】

1. 组织学表现与成釉细胞纤维瘤极为相似,由细长的上皮条索和类似于牙乳头的间叶组织所构成,所不同的是病变中有牙本质或牙本质样物质沉积。

2. 牙源性上皮条索与牙本质的沉积关系密切,有时上皮结构可陷入其中。所形成的牙本质矿化不良,间质细胞也可内陷其中。

(二)成釉细胞纤维-牙瘤

【临床要点】

1. X 线表现为界限清楚的透光区,含有数量不等的阻射性物质(图 8-2-6)。

2. 成釉细胞纤维-牙瘤较成釉细胞纤维瘤更为少见,且发生于更年轻的患者约 62% 的患者小于 10 岁,平均发病年龄为 8.1 岁。男女性别差异不大。

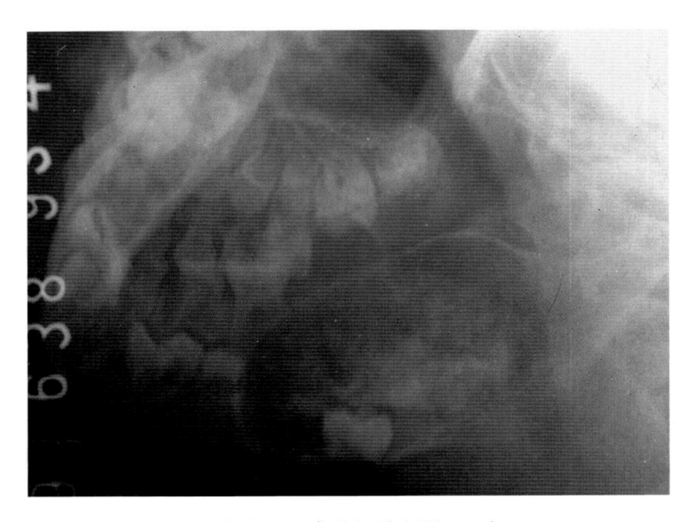

图 8-2-6　成釉细胞纤维-牙瘤
X 线示在界限清楚的透光区内有不规则阻射性物质

学习笔记

【病理学特征】

与成釉细胞纤维-牙本质瘤相比,肿瘤中除有牙本质形成之外,还有牙釉质形成(图 8-2-7)。

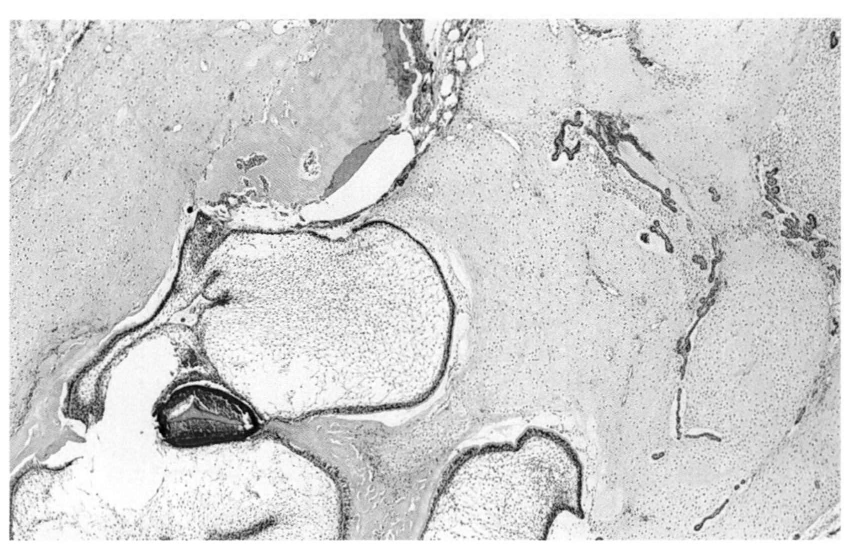

图 8-2-7　成釉细胞纤维-牙瘤
镜下与成釉细胞纤维瘤相似,但肿瘤中有牙本质(或牙本质样物质)以及釉质(或基质)沉积。HE,×40

【病例】

患者男性,2 岁,上唇肿胀数月。

专科检查:上唇膨隆,51,52 唇侧骨质隆起,质硬,切牙区可见一溃疡面及增生的肉芽样组

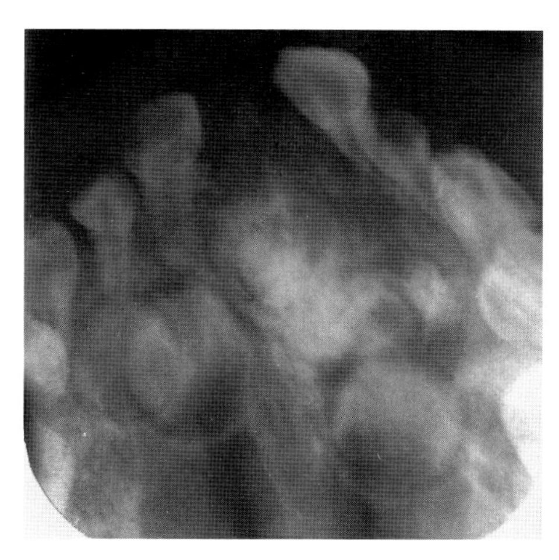

图 8-2-8　病例　X 线表现
右上前牙区一高密度与低密度混合影,病变与 2 枚牙胚相邻

织。51,61 远中移位。X 线片见右上前牙区一高密度与低密度混合存在的区域,与 2 枚发育中的牙胚相邻(图 8-2-8)。

临床印象:混合性牙瘤。

临床治疗:右上颌骨肿物刮治术。

肉眼观察:送检物为 1.5cm×1.5cm×1.5cm 大小的组织块,切开时发现其中有钙化团块,其余软组织部位有砂粒感。

光镜观察:肿瘤由牙源性上皮条索和类似牙乳头的间质组成,局部可见少量牙本质及釉基质形成(图 8-2-9)。

病理诊断:成釉细胞纤维牙瘤。

随访资料:刮治术后患儿恢复顺利。术后 1.5 年 X 线复查时,发现有复发迹象,原病变部位出现高密度影像,边缘不清(图 8-2-10B)。由于肿物生长缓慢,无明显不适,且病变相邻的 2 枚牙胚仍处发育阶段,经患儿家属同意,暂不行手术治疗,定期随诊(图 8-2-10C、10D)。患儿随诊 7 年,X 线复查发现右上 11、12 已发育萌出至功能位,病变的范围仍然局限,但密度增高,与周围正常组织分界清楚(图 8-2-10D),再次行刮治术,术中见肿物为数个绿豆大小的牙样钙化物,无囊性被膜。术后病理检查镜下见肿物由杂乱排列牙本质、釉质构成,表现为混合性牙瘤(图 8-2-11)。第二次刮治术后恢复良好(图 8-2-10E),随访 10 年无复发。

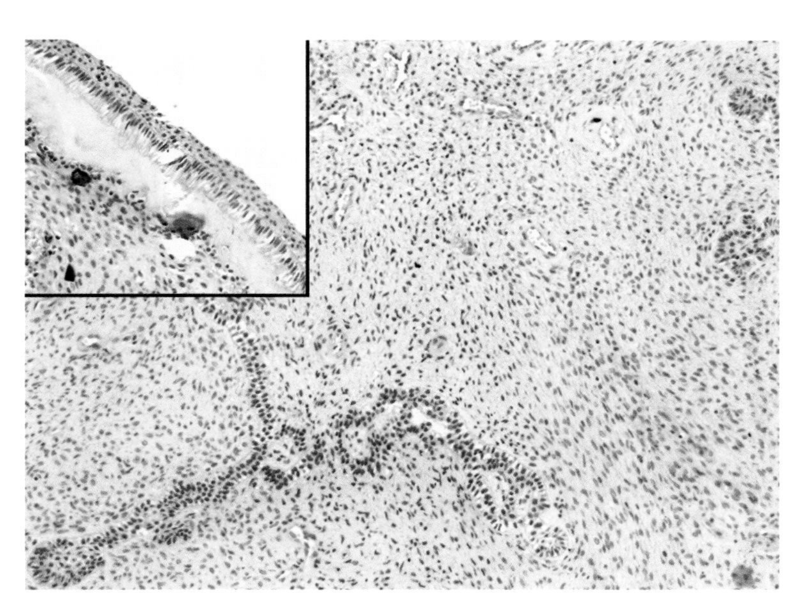

图 8-2-9　病例　组织学表现
肿瘤由牙源性上皮条索和牙乳头样间质成分所构成。HE,×200。区域可见牙体硬组织形成。(插图,HE,×200)

学习笔记

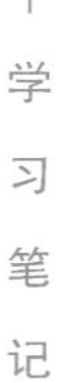

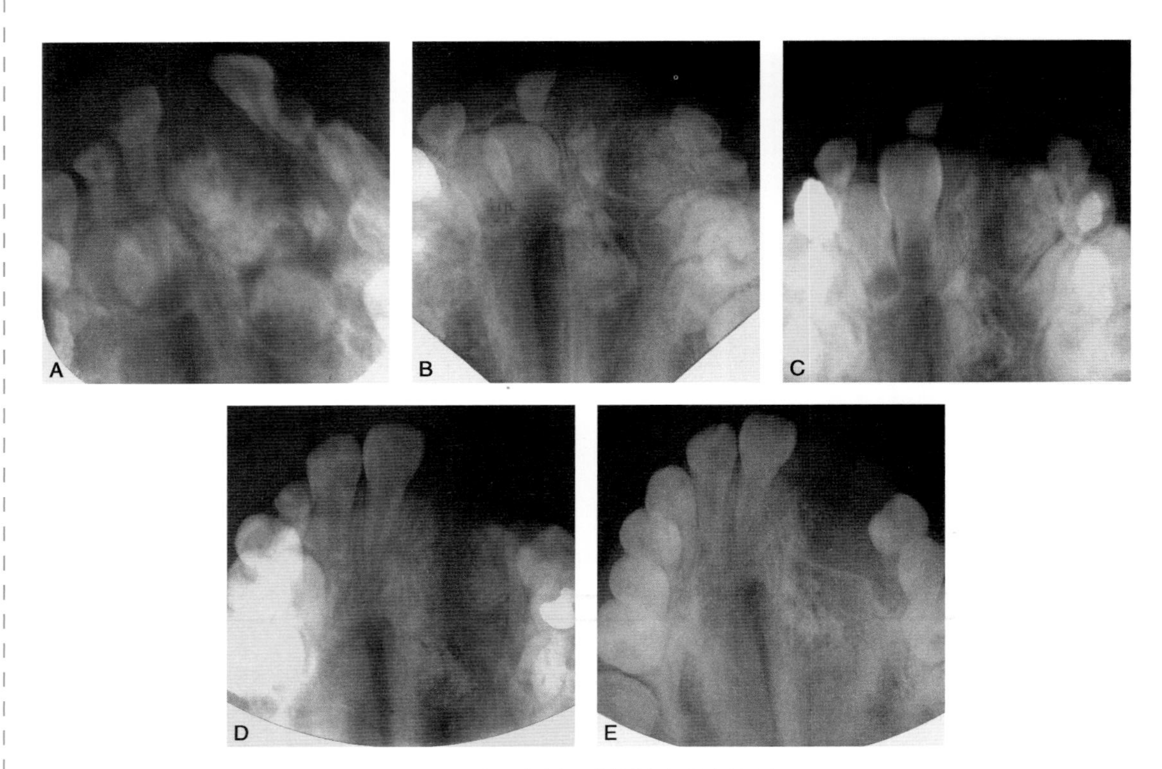

图 8-2-10　病例　X 线随访观察资料

A. 原病变行刮治术后 1.5 年，局部有复发迹象。B. 原病变部位密度增高影，边缘不清，相邻的 2 枚牙胚仍处发育中。C. 随访 3.5 年时病变仍局限，肿物密度增高。D. 继续随访 7 年，X 线复查见病变与周围正常组织分界清楚，肿物密度增高，邻近的 2 枚牙(11,12)已发育萌出至功能位。E. 行第二次刮治术后 1 年复查，病变无复发迹象

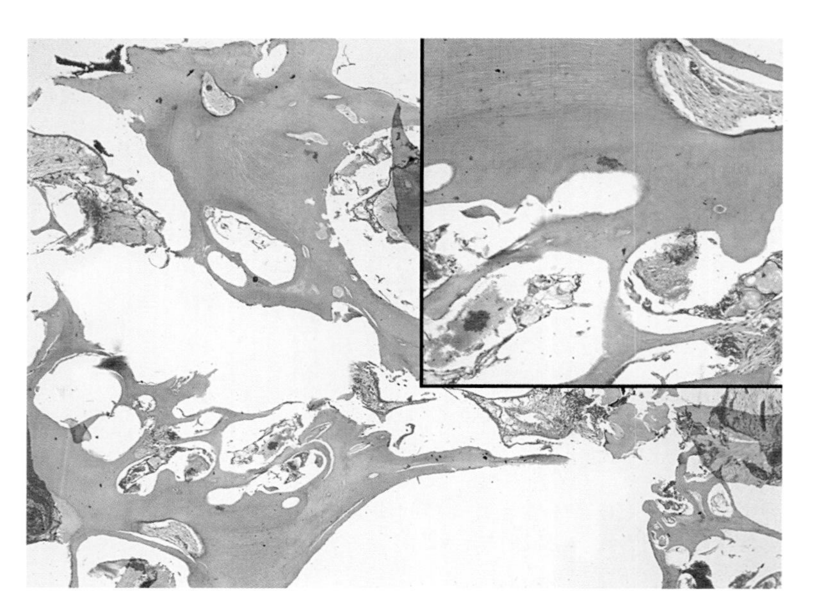

图 8-2-11　病例　组织学表现

第二次刮除的肿物为呈紊乱排列的牙本质和釉质，符合混合性牙瘤。HE，×200。(插图高倍，HE，×400)

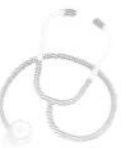

三、牙　　瘤

牙瘤（odontoma，WHO ICD code 9280/0）是成牙组织的错构瘤（hamartoma）或发育畸形（malformation），不是真性肿瘤。与牙的发育类似，当牙瘤完全钙化后，其生长也随之停止。肿物内含有成熟的牙釉质、牙本质、牙骨质和牙髓组织。根据这些组织排列结构不同，可分为混合性牙瘤和组合性牙瘤两种。

（一）混合性牙瘤（complex odontoma，WHO ICD code 9282/0）

【临床要点】

1. 多发生于儿童和青年。
2. 上下颌骨均可发生，以下颌前磨牙区和磨牙区多见。活动性生长期可引起颌骨膨大。
3. X线片表现为境界清楚的放射透光区，其中可见放射阻射性结节状钙化物（图 8-2-12A）。
4. 肿物生长有自限性，预后良好。

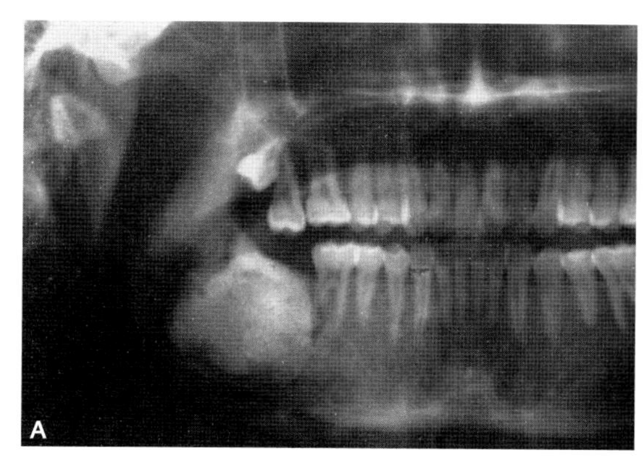

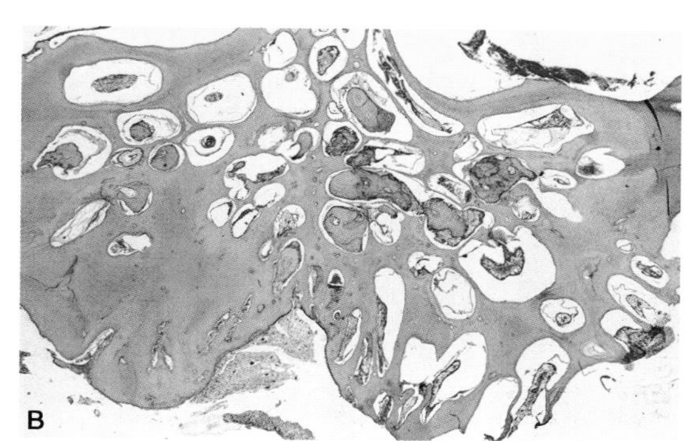

图 8-2-12　混合性牙瘤

A. X线示放射阻射性结节状钙化物。B. 镜下示排列紊乱的成熟牙体组织。HE，×40

【病理学特征】

1. 镜下见肿物内牙体组织成分排列紊乱，相互混杂，而无典型的牙结构（图 8-2-12B）。
2. 发育期的混合性牙瘤，与成釉细胞纤维瘤或成釉细胞纤维-牙瘤不易区别。

【病例】

患者女性，19岁。右颌面部反复肿痛1个月余。1个月前感冒后出现右侧下颌及面部肿胀、疼痛伴发热，当地医院抗感染治疗后缓解，但颌面部肿胀未完全消退，此后又多次出现右颌面部肿痛、发热，均于抗感染治疗后缓解，但下颌肿胀逐渐加重。9天前再次出现肿痛伴张口受限，进行性加重。患者自述12岁时右下乳磨牙脱落后，其远中一直没有恒牙萌出。

专科检查：右侧面部及下颌肿胀明显，张口度约1cm，45～48缺失，对应下颌体部颊侧膨隆明显，表面黏膜充血肿胀，压痛明显。X线检查见右下颌骨内椭圆形密度增高影（图 8-2-13A），范围自44远中至右下颌升支前部，约3cm×7cm，内部密度不均匀，下缘可见一类似磨牙牙冠的高密度影。病变边界清楚，周围有狭窄的透射带。病变近中、44根尖下方可见异位阻生的45。

临床印象：右下颌骨牙瘤伴感染。

临床治疗：患者入院后抗感染治疗，炎症缓解后行右下颌牙瘤摘除术（图 8-2-13B）。术中见 44 至升支颊、舌侧骨质膨隆，去除表面骨质后见肿物表面不平，骨性硬度，分块取出肿物。因肿物较大，且为骨性，压迫下牙槽神经，术中为切除肿物，不得已牺牲神经。

肉眼观察：硬组织一堆，总体积约 4cm×3cm×3cm，较大一块表面圆钝、结节状，有薄层包膜，脱钙后，见剖面为灰白及灰褐色相混杂，有较多微小的腔隙散在其中。另见磨牙牙冠一枚，牙根未发育，牙颈部附着少许囊壁样软组织（图 8-2-14）。

光镜观察：大片红染的牙本质样组织，形态不规则，排列紊乱，其内部可见牙本质小管。牙本质团块之间或其内部有大小不等的椭圆形或不规则腔隙，内有少许结构模糊弱嗜碱性的釉质基质，另见混杂排列的牙骨质样结构及血管较丰富的纤维组织（图 8-2-15A、15B）。

病理诊断：混合型牙瘤。

随访资料：患者术区顺利愈合，但出现右下唇麻木。随访 20 个月未见复发。

（二）组合性牙瘤（compound odontoma，WHO ICD code 9281/0）

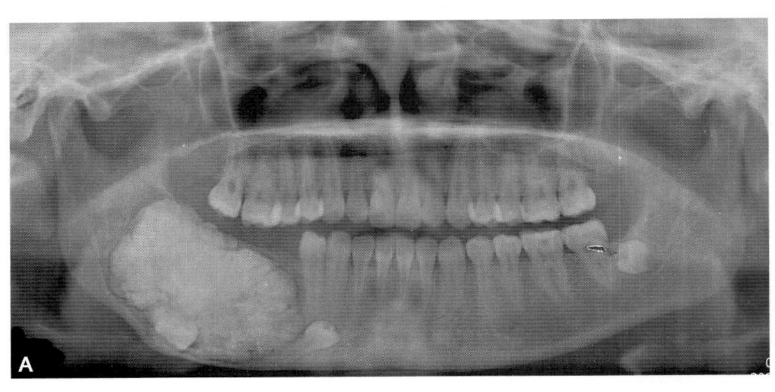

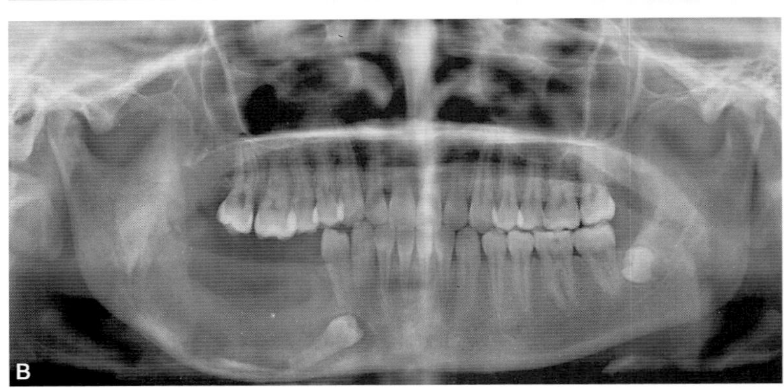

图 8-2-13　病例　全口牙位曲面体层 X 线片

A. 术前见右下颌骨类椭圆形阻射影，自 44 远中延伸至右下颌升支前部，边界清楚，周围有狭窄的透射带。其内部密度类似牙本质，下缘可见一类似磨牙牙冠的高密度影。右下颌恒磨牙缺失，45 阻生于病变的近中下方，接近下颌骨下缘。B. 行右下颌牙瘤摘除术后 1 年，骨质有新生，45 位置略有改变

学习笔记

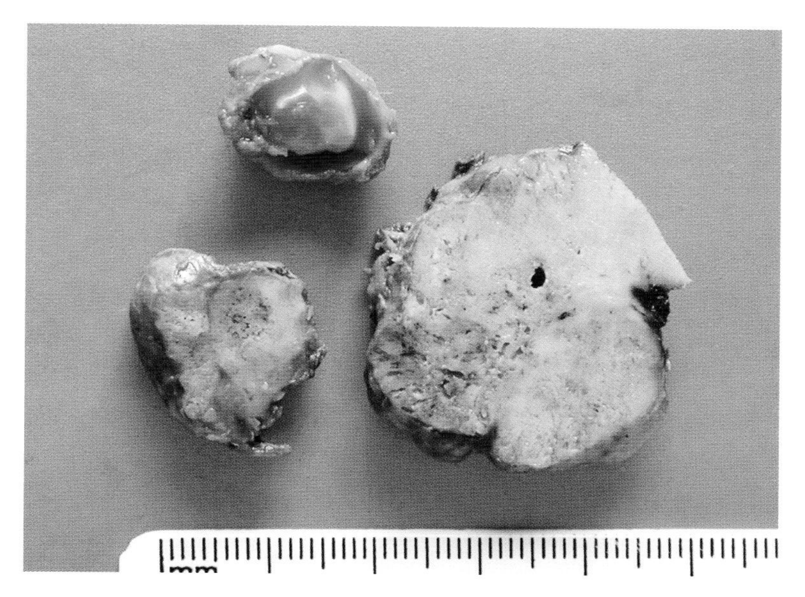

图 8-2-14　病例　大体标本

分块摘除的硬组织一堆，脱钙后，见剖面灰白至灰褐色，较多小腔隙散在其中，另见磨牙牙冠一枚，牙根未发育

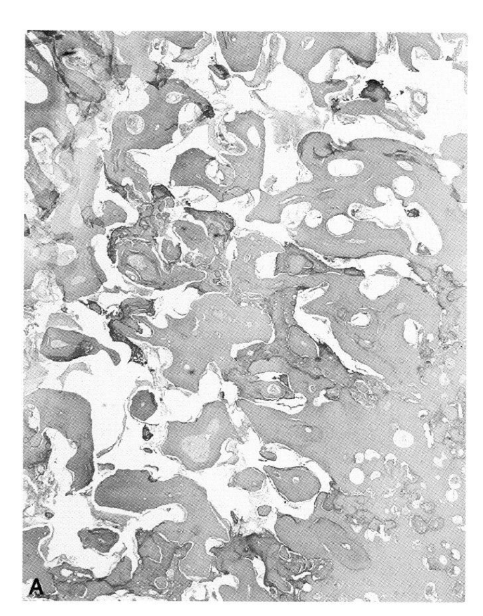

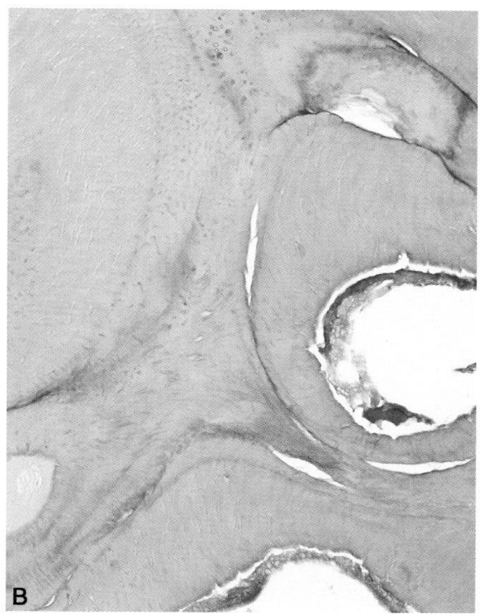

图 8-2-15　病例　组织学表现

A. 大片排列紊乱、红染的牙本质样组织，团块之间或其内部有大小不等的椭圆形或不规则腔隙，腔隙内为釉质脱钙后遗留的空白区，另见混杂排列的、有嗜碱性线的牙骨质样组织。HE，×40。B. 高倍镜下牙本质小管结构清晰可见，紧靠牙本质有少许弱嗜碱性的釉质基质，呈结构模糊的丝网状。HE，×400

【临床要点】

1. 患者年龄较小，好发于上颌切牙-尖牙区。
2. X 线显示形态及数目不一的牙样物堆积在一起（图 8-2-16A）。

学习笔记

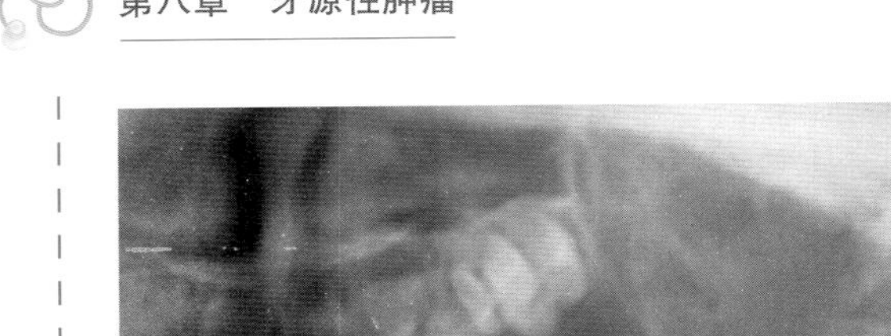

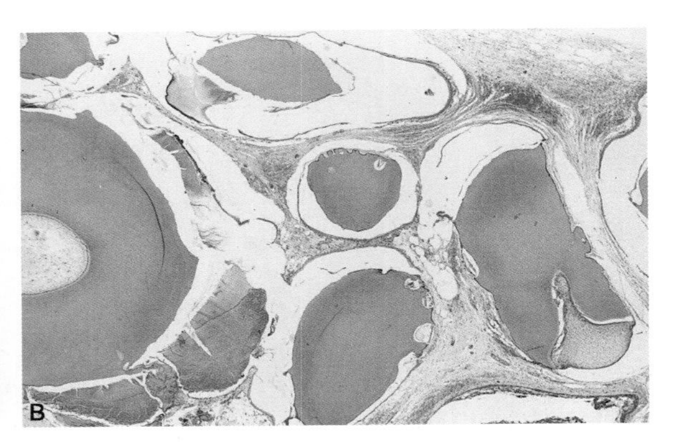

图 8-2-16　组合性牙瘤

A. X 线示形态及数目不一的牙样物。B. 镜下见肿物由牙样结构所组成。HE,×40

【病理学特征】

镜下见肿物由许多牙样结构所组成,这些牙样结构虽然不同于正常牙,但牙釉质、牙本质、牙骨质和牙髓的排列如同正常牙的排列方式(图 8-2-16B)。

【病例】

患者女性,5 岁。2 岁半时家长发现其左下乳前牙未萌出,检查发现 72、73、82 未萌出,乳牙列其他牙均已萌出。相当于 73 处有缺牙间隙,可触及骨质隆起。X 线检查(图 8-2-17A)发现 73 阻生,其牙根侧方可见形态不规则的阻射影,内部密度不均,外周有透射带围绕,界限清楚。未见 72、82 及 32、42 牙胚。当时未予治疗。患者定期复查,自觉肿物缓慢长大。

专科检查:左下颌乳中切牙及乳磨牙间有缺牙间隙,牙槽骨表面隆起,质硬,有正常黏膜覆盖。相当于 71 ~74 范围下颌骨唇颊侧亦可触及骨性膨隆。X 线检查发现自首次就诊两年半来,左下颌骨内高密度影范围逐渐扩大(图 8-2-17B,17C,17D),内部呈大小不等的多个高密度团块,外周围绕着狭窄的透射带及骨白线。异常高密度影的近中可见阻生的 73,其远中邻近 74 牙根及 34 牙胚。

临床印象:左下颌骨牙瘤。

临床治疗:患者行左下颌骨牙瘤刮治术,术中见下颌骨相当于 72、73 处膨隆明显,表面骨皮质完整,去除骨皮质后见数十个形态异常的牙样硬组织。

肉眼观察:送检物为散碎硬组织一堆,部分为牙齿样,黄豆至粟米大小,另见蚕豆大小囊壁样软组织 2 块及乳尖牙一枚(图 8-2-18)。

光镜观察:多个牙样结构,牙本质、釉质基质、牙骨质及牙髓的排列如正常牙,但大小差异很大,牙冠及牙根形态异常,有些牙根未发育(图 8-2-19A)。牙囊样软组织内见增生的牙源性上皮和间叶组织,部分上皮条索类似于成釉细胞或缩余釉上皮(图 8-2-19B),个别区域可见影细胞团及钙化。

病理诊断:组合型牙瘤。

随访资料:患者术后恢复顺利。定期复查 4 年半,未见复发,31、41 已萌出,原来与牙瘤影重叠而不能分辨的 33 牙胚影清晰可见,并逐渐萌出。但 71 迟脱(见图 8-2-20)。

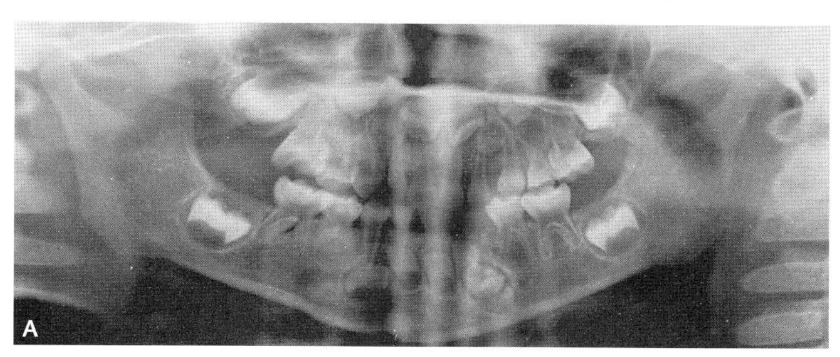

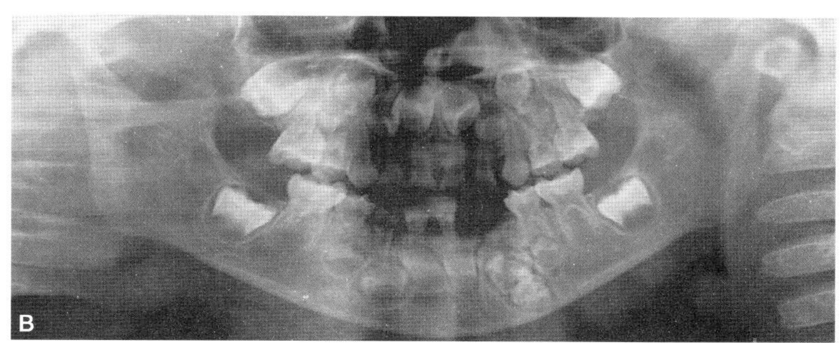

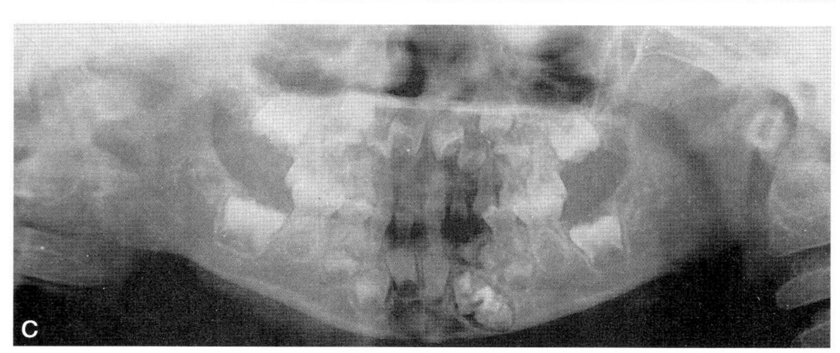

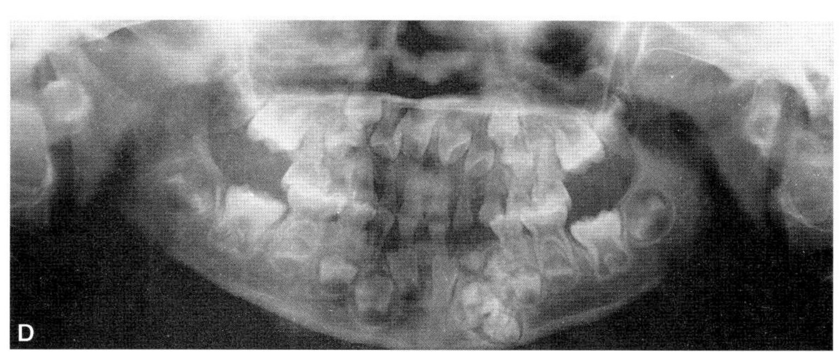

图 8-2-17　病例　影像学表现

患者 2 岁半时全口牙位曲面体层 X 线片(A)示 73 阻生,其牙根侧方远中可见高密度影,形态不规则,外周有狭窄的透射带,双侧下颌侧切牙的乳牙及恒牙牙胚均未见。患者 3 岁半(B)、4 岁半(C)及 5 岁(D)时的全口曲面体层 X 线片显示高密度影逐渐增大,其内部为紊乱排列的致密度团块,大小不等,结构不清,相当于牙硬组织密度,外周始终围绕着一圈透射带,边缘有骨白线

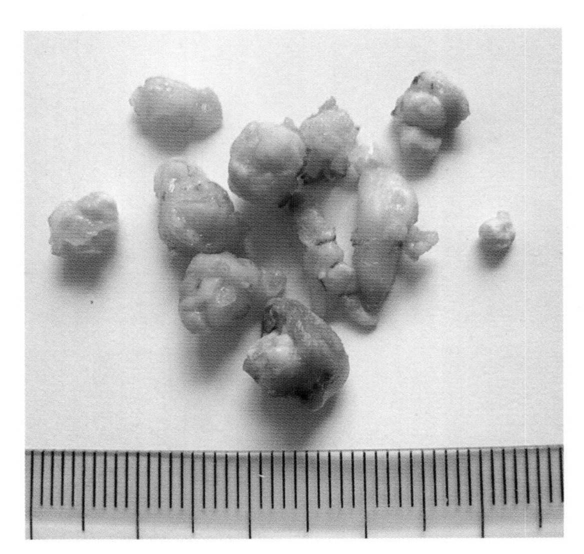

图 8-2-18　病例　大体表现

送检物为一堆散碎硬组织，黄豆至粟米大小，淡黄色，有少量软组织附着，大部分形态不规则，少数能分辨出牙样结构，但大小差异很大，可见乳尖牙一枚

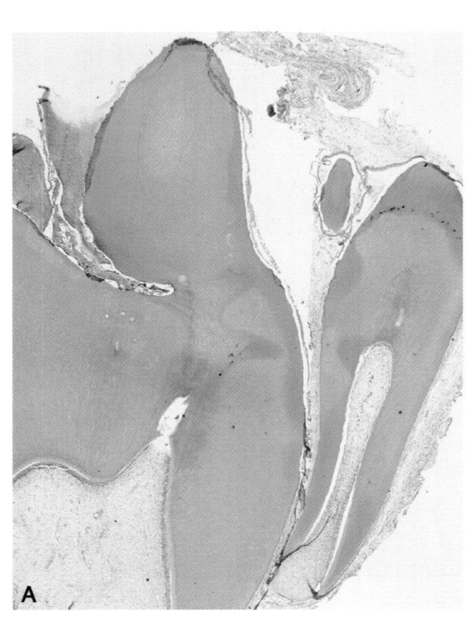

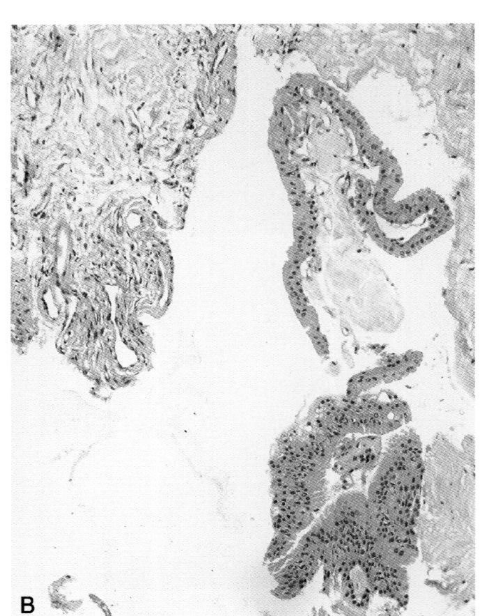

图 8-2-19　病例　组织学表现

A. 多个孤立的牙样结构，大小不等，牙本质、釉质基质、牙骨质及牙髓的排列如正常牙，牙冠及牙根形态异常。HE，×40。B. 软组织内见增生的牙源性上皮条索，有些高柱状细胞排列整齐，类似成釉细胞或缩余釉上皮。HE，×200

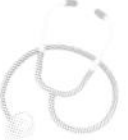

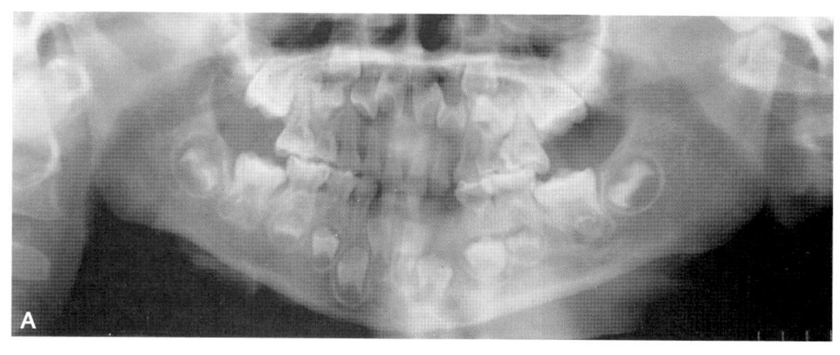

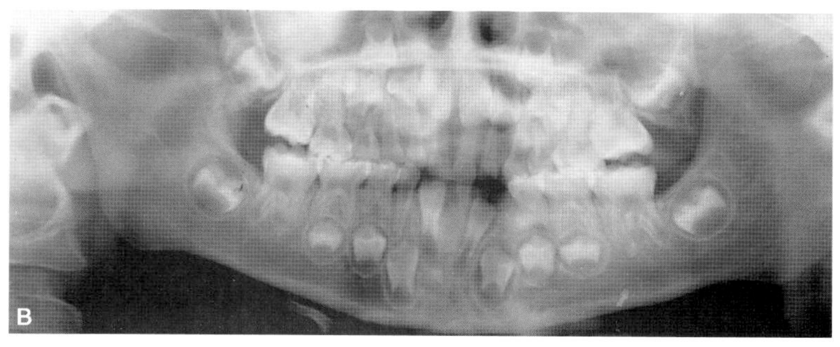

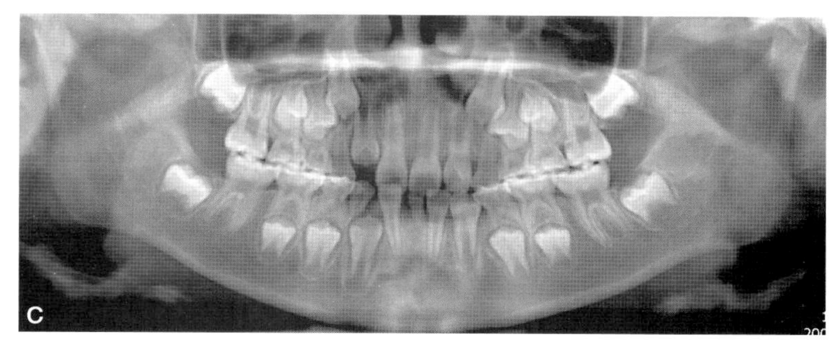

图 8-2-20 病例 影像学随访资料

患者行牙瘤刮治术后 1 个月(A)、8 个月(B)、3 年(C)复查全口牙位曲面体层 X 线片未见肿瘤复发。牙瘤摘除后,33 牙胚影清晰可见,并逐渐向𬌗方萌出。患者 8 岁时 33、31、41 已萌出,但 71 尚滞留(C)

四、牙源性钙化囊性瘤

牙源性钙化囊性瘤(calcifying cystic odontogenic tumor,WHO ICD code 9301/0)是一种囊性的牙源性良性肿瘤,含类似于成釉细胞瘤的上皮成分和影细胞,后者可发生钙化。这型肿瘤以往被称为"牙源性钙化囊肿(calcifying odontogenic cyst)",最早由 Gorlin 等(1962)作为一种独立的颌骨囊肿进行描述,但后来大量的临床病理观察表明:所谓"牙源性钙化囊肿"除大多数以囊性改变为主外,部分病例表现为实性病损或伴发其他牙源性肿瘤(如成釉细胞瘤、成釉细胞纤维瘤等),其中少部分病例还可表现恶性特征。因此,2005 年的 WHO 新分类中,将这几种变异型分别进行命名(见后),本节所描述的牙源性钙化囊性瘤实际是指以往称为囊肿型牙源性钙化囊肿的一组病损。

【临床要点】

1. 患者高峰年龄为 10~19 岁,男女性别差异不大。
2. 好发部位上颌前磨牙区,病变多较为局限,有时也可发生于颌骨外的软组织内。
3. X 线片表现为界限清楚的放射透光区,单房或多房,有时可伴有牙瘤发生(图 8-2-21A)。

学习笔记

4. 牙源性钙化囊性瘤摘除术后较少复发，骨外型未见复发报道。

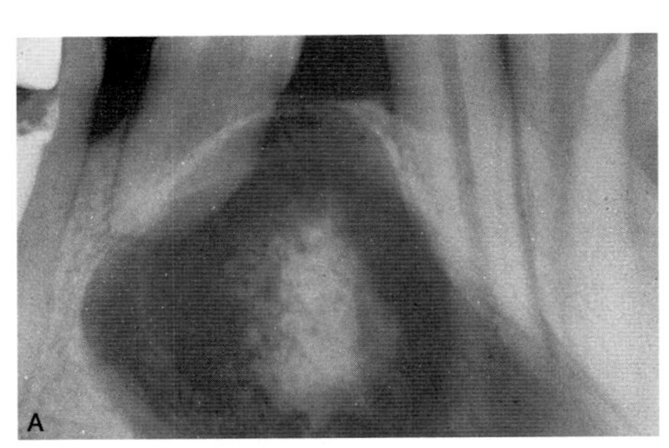
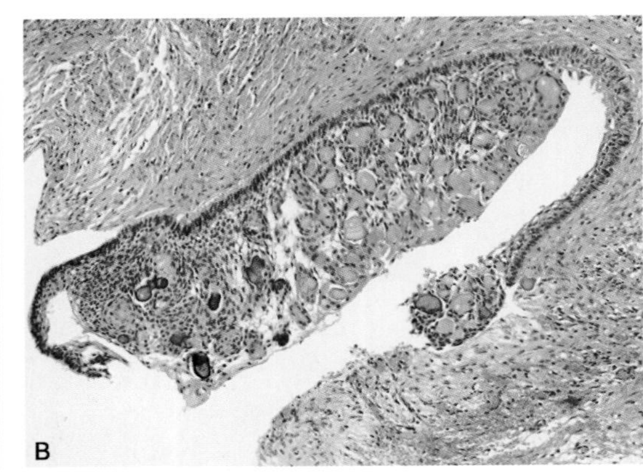

图 8-2-21　牙源性钙化囊性瘤

A. X 线示界限清楚的透射区内有阻射性物质。B. 镜下见衬里上皮和纤维囊壁内有数量不等的影细胞灶，并可钙化。HE，×200

【病理学特征】

1. 病变呈囊性，衬里上皮的基底细胞呈立方状或柱状，胞核远离基底膜，其浅层由排列疏松的星形细胞构成，与成釉器的星网状层相似。

2. 在衬里上皮和纤维囊壁内可见数量不等的影细胞（ghost cell）灶，并有不同程度的钙化（图 8-2-21B）。影细胞呈圆形或卵圆形，细胞界限清楚，胞浆红染，胞核消失而不着色，在胞核部位出现阴影，故称影细胞。

3. 邻近上皮基底层下方可见带状发育不良牙本质。有些病例中见有广泛牙齿硬组织形成，类似于组合性或混合性牙瘤。

4. 文献中报道多种牙源性肿瘤中可出现牙源性钙化囊性瘤样结构。

【鉴别诊断】

1. 牙本质生成性影细胞瘤　衬里上皮增生型牙源性钙化囊性瘤与具有囊腔结构的牙本质生成性影细胞瘤不易鉴别诊断。前者衬里上皮主要呈局部腔内增生，后者衬里上皮可向纤维组织囊壁内增生，类似成釉细胞瘤样结构，含有大量上皮团块，其中可见影细胞团或类牙本质形成。

2. 其他牙源性肿瘤　成釉细胞瘤、成釉细胞纤维瘤及牙源性腺样瘤也可出现 CCOT 的组织学特征，根据成釉细胞瘤样上皮衬里及影细胞灶（钙化或未钙化）等特点不难诊断。因上述三种伴发牙源性肿瘤均有局部侵袭性和易复发的特点，此类“牙源性杂交瘤”的诊断和治疗方式的选择应以生物学行为较差的伴发肿瘤为主要依据。

【病例】

患者女性，15 岁。2 个月前偶然发现左下颌骨肿大，无任何症状，近日感病变肿大明显并伴疼痛。

专科检查：左下颌骨前份肿大，触之肿物约 3cm×5cm 大小，质中等，有波动感，压痛不明显，无下唇麻木。口内见左下乳牙 74、75 滞留，颊舌侧肿胀。

前庭沟丰满。X 线检查见 41～36 区域有一 2cm×5cm 的囊性密度减低影，边界清楚。病变内见团状致密钙化影，34、35 异位埋伏（图 8-2-22）。

临床印象：左下颌骨牙源性囊肿。

临床治疗：患者于全身麻醉下行左下颌骨囊肿刮除术，术中见颊侧骨壁吸收明显。

肉眼观察：送检物为囊壁组织，其腔内约 2cm×2cm×1.5cm 大小的钙化组织及游离牙 2 枚，表面不规则、色苍白。

光镜观察：囊肿的衬里上皮为成釉细胞瘤样上皮（图 8-2-23A，23B），基底细胞呈立方状或柱状，胞核远离基底膜，其浅层由排列疏松的星形细胞构成，与成釉器的星网状层相似（图 8-2-23C）。上皮内见多处影细胞团，其内伴钙化（图 8-2-23C）。

病理诊断：牙源性钙化囊性瘤。

随访资料：患者术后恢复无特殊，术后随访 10 年无复发。

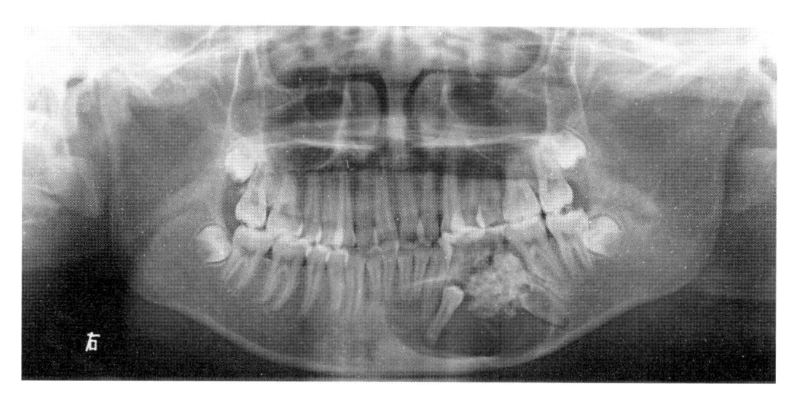

图 8-2-22　病例　全口曲面体层 X 线片

41～36 区 2cm×5cm 的囊性密度减低影，其内见致密钙化影及未萌牙 34、35

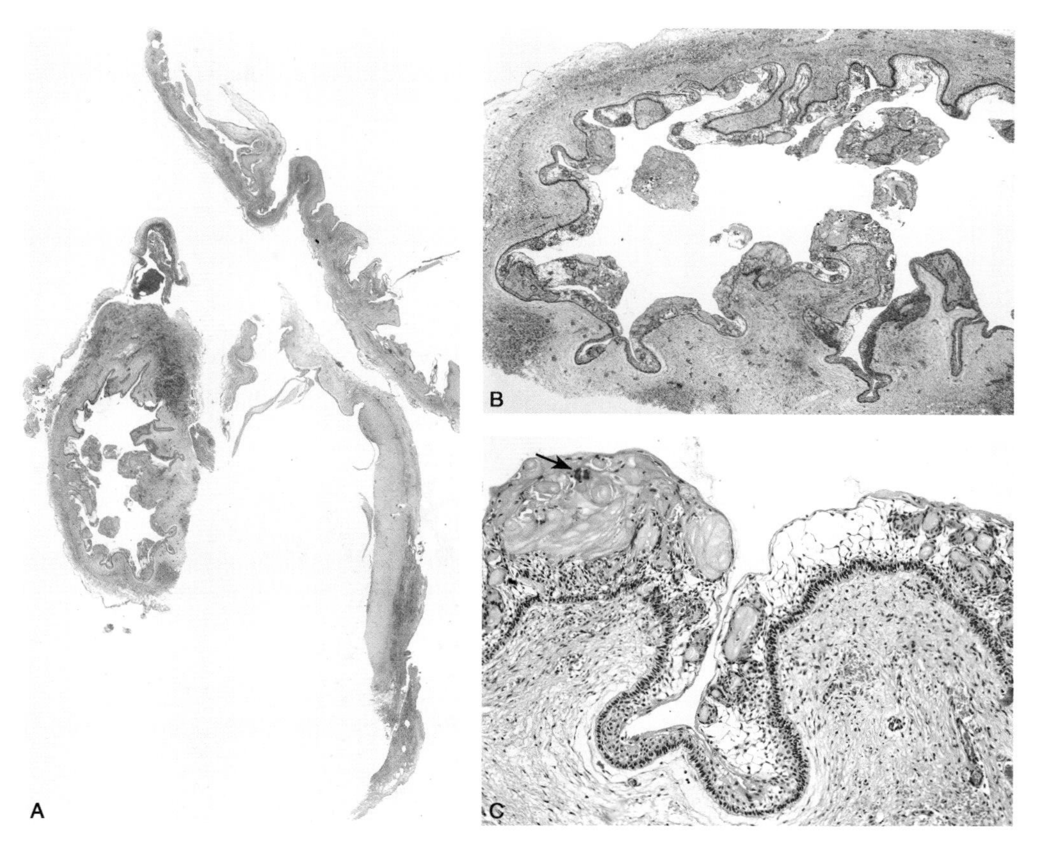

图 8-2-23　病例　组织学表现

A. 低倍示病变呈囊状，纤维囊壁内衬上皮。HE，×5。B. 上皮与间质界限清楚，上皮内见多个影细胞区。HE，×40。C. 衬里上皮呈成釉细胞瘤样，基底层细胞呈柱状、核呈栅栏状排列，其上方细胞排列疏松，类似星网状层，上皮内大量影细胞团，区域可钙化（箭头示）。HE，×200

学习笔记

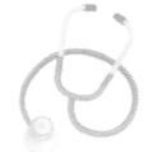

五、牙本质生成性影细胞瘤

牙本质生成性影细胞瘤(dentinogenic ghost cell tumor,WHO ICD code 9302/0)实际是指以往称为肿瘤型牙源性钙化囊肿的一组病损,2005 年 WHO 新分类将其定义为:一种具有局部侵袭性的肿瘤,在成熟的结缔组织间质中可见成釉细胞瘤样上皮岛、影细胞和伴有数量不等的发育不良的牙本质形成。

【临床要点】

1. 大多数发生于颌骨内,骨外型较少见。
2. 发病年龄 10~89 岁不等,男性稍多于女性。
3. 可发生于颌骨承牙区的任何部位,上下颌发病率无明显差异,尖牙至第一磨牙区常见。
4. 由于钙化程度不同,X 线可表现为透射或透射/阻射混合影,边缘较清楚,大多数病损为单房性,邻近牙的根吸收较常见。
5. 部分病例临床行为与成釉细胞瘤类似,生长具有局部侵袭性,术后易复发。文献中有牙本质生成性影细胞瘤恶变为牙源性影细胞癌的报道。

【病理学特征】

1. 在成熟的结缔组织间质中,可见牙源性上皮巢和成釉细胞瘤样上皮团块,病变内可见影细胞和钙化灶,间质内有成片的发育不良的牙本质形成(图 8-2-24)。
2. 如上皮基底层细胞转化为影细胞,基底膜可消失,影细胞突入纤维结缔组织内引起异物反应。

学习笔记

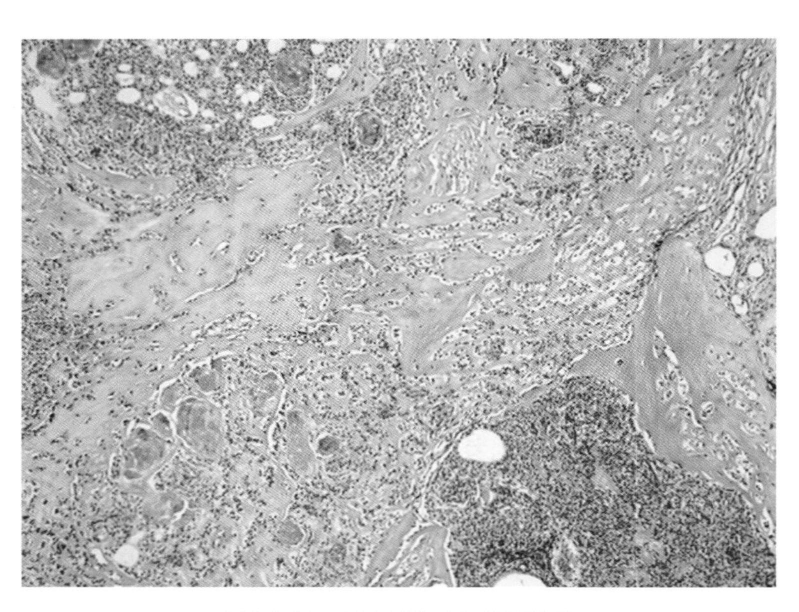

图 8-2-24　牙本质生成性影细胞瘤

镜下肿瘤上皮团块表现成釉细胞瘤样特点,可见影细胞灶,间质内有成片的发育不良的牙本质形成。HE,×100

【鉴别诊断】

1. 牙源性钙化囊性瘤详见前文。
2. 牙源性影细胞癌　根据临床表现及组织病理学特点可鉴别。
3. 成釉细胞瘤　一般没有明显的影细胞分化,没有牙硬组织形成。

【问题】根据影细胞是否可以鉴别牙本质生成性影细胞瘤和成釉细胞瘤?

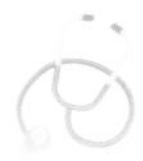

思路：影细胞形成并非牙本质生成性影细胞瘤所特有的组织学特点，如颅咽管瘤、皮肤钙化上皮瘤及部分成釉细胞瘤也可含影细胞。但成釉细胞瘤仅含个别影细胞，且没有发育不良的牙本质。

【病例】

患者男性，39 岁。右下颌骨膨隆半年。患者于 18 年前曾因下颌骨正中处“囊肿”在外院行刮治术，术后 10 年复发，行第二次刮治术，当时病理诊断为“下颌骨囊肿”。

专科检查：患者面部基本对称，颏部膨隆，口内检查见下颌 41～46、31～33 已拔除，33～46 之间牙槽突缺失，右侧下颌骨体部颊、舌侧均有骨性膨隆。X 线检查见 35～47 之间多房性透射影，下颌骨下缘骨皮质受累，边界尚清（图 8-2-25）。

临床印象：成釉细胞瘤或囊肿瘤变。

临床治疗：患者行右下颌骨肿物扩大切除术、下颌骨区段截骨术以及右腓骨肌皮瓣修复术（图 8-2-26）。

肉眼观察：送检物为区域截断之下颌骨，其中可见一囊实性肿物，舌侧骨质膨隆变薄，剖面可见实性区域为灰白色，质中等（图 8-2-27），可见囊性区域。

光镜观察：肿瘤由成釉细胞瘤样上皮岛所构成（图 8-2-28），未见核分裂象，区域可见囊性变，特征性表现为上皮岛内可见成团的影细胞，部分影细胞可发生钙化，肿瘤间质内可形成发育不良的牙本质（或骨样牙本质）。

病理诊断：牙本质生成性影细胞瘤。

随访资料：患者术后恢复顺利，随访术后 1 年无复发。

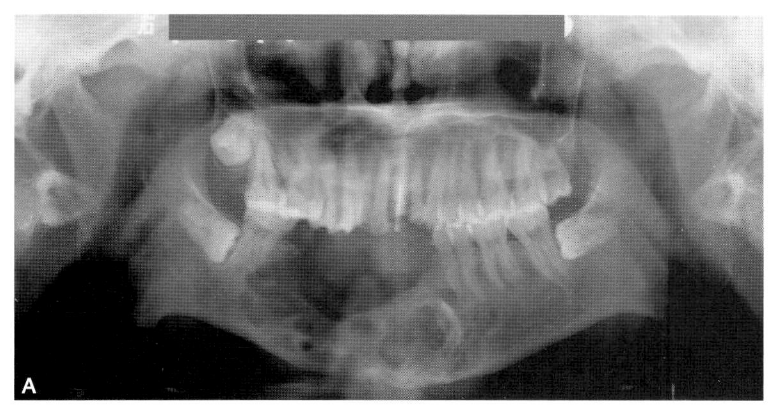

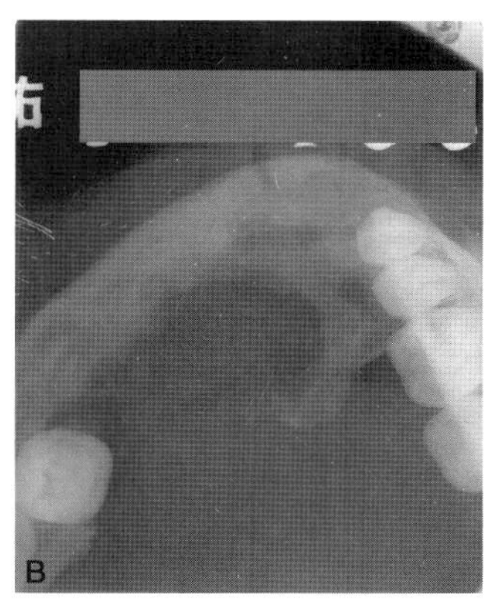

图 8-2-25　病例　影像学表现

A. 全口曲面体层 X 线片。B. 咬合片示下颌骨 35～47 之间多房性透射影，下颌骨下缘骨皮质受累，边界尚清，舌侧膨隆明显

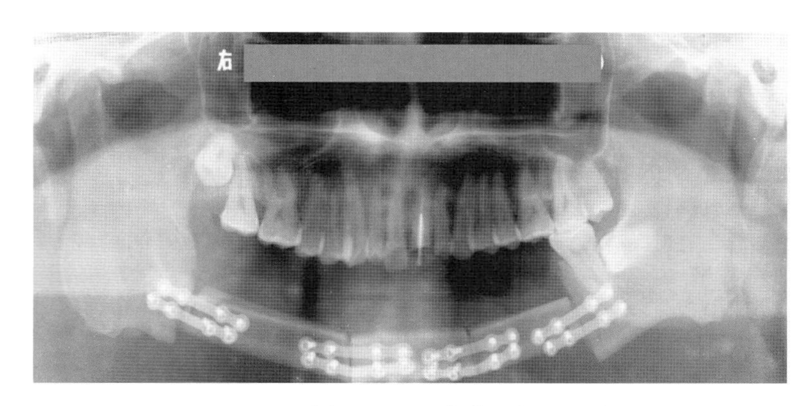

图 8-2-26　病例　全口牙位曲面体层 X 线片

下颌骨区段截骨以及右腓骨肌皮瓣修复术后

学习笔记

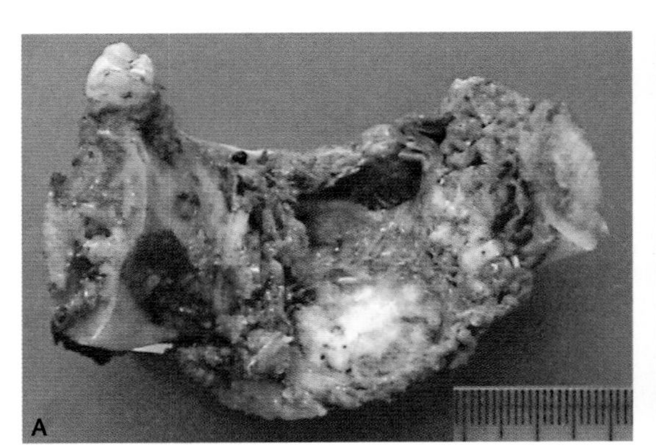

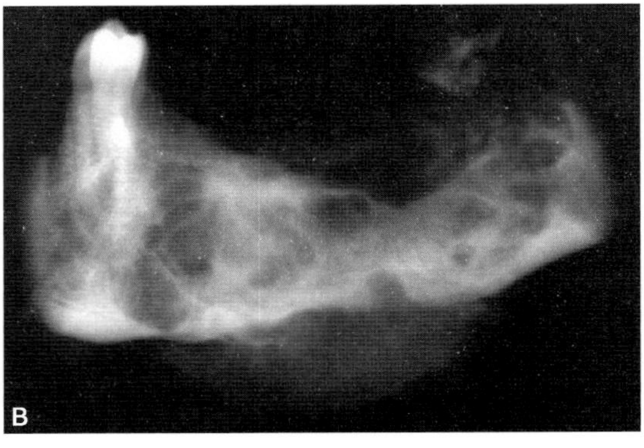

图 8-2-27　病例　大体标本

A. 肿瘤剖面囊实性，实性区质中等，色灰白，囊性区可见囊液及豆渣样物质。B. 大体标本 X 线片可见颌骨呈多房性破坏

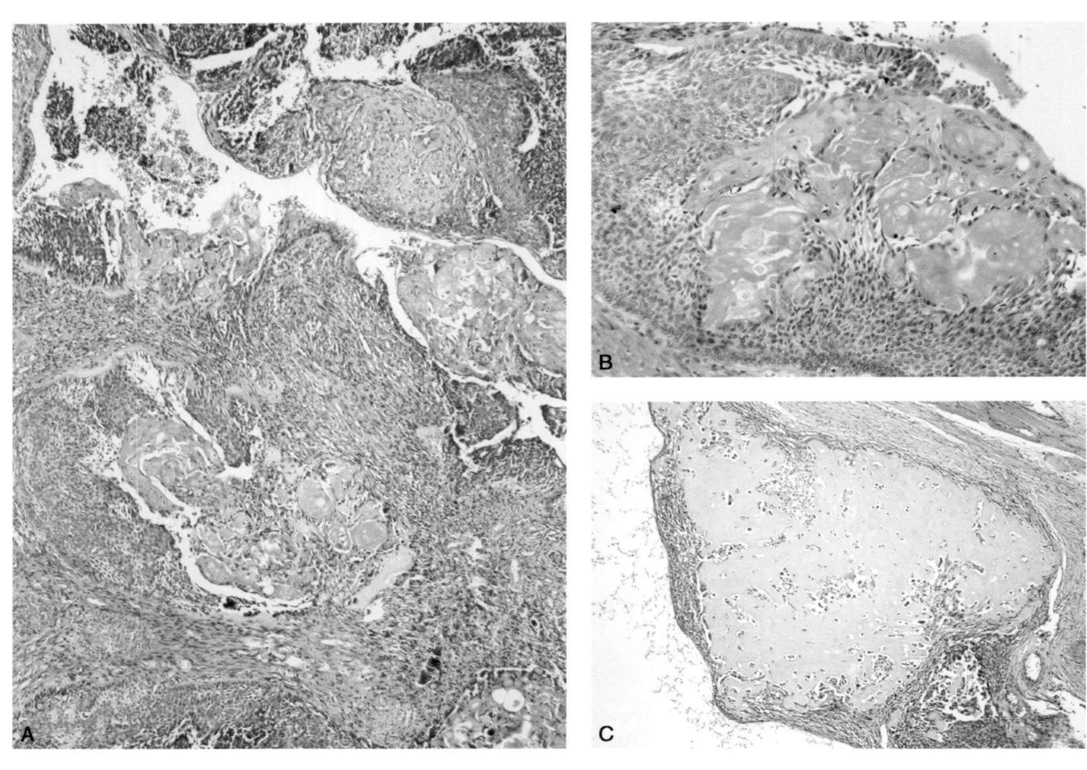

图 8-2-28　病例　组织学表现

A. 肿瘤由成釉细胞瘤样上皮岛所构成，可见囊性变。HE，×100。B. 上皮岛内有特征性的影细胞灶。HE，×200。C. 影细胞呈卵圆形，胞浆红染，胞核消失而不着色，故在胞核部位出现阴影；肿瘤间质中可见所谓发育不良的牙本质。HE，×100

学习笔记

第三节　间叶性牙源性肿瘤

一、牙源性纤维瘤

牙源性纤维瘤（odontogenic fibroma，WHO ICD code 9321/0）较少见，约占牙源性肿瘤的 5% 左右。根据其发生部位，可分为中心性（骨内性）和外周性（骨外性）两种类型。

（一）中心性牙源性纤维瘤（central odontogenic fibroma）

是指发生于颌骨内的纤维瘤，其中含有数量不等的非活跃性牙源性上皮。2005 年 WHO 新

分类根据肿瘤含上皮成分的多少，将其分为“上皮缺乏型(epithelium-poor)”和“上皮丰富型(epithelium-rich)”分别取代以往的“单纯型”和“WHO 型”。

【临床要点】

1. 患者年龄分布 9～80 岁，平均年龄为 30 岁。
2. 有报道女性较男性多发。
3. 上颌前部为常见部位。
4. 临床表现为颌骨渐进性膨大，生长缓慢、无痛。
5. X 线表现为界限清楚的、单房或多房透射影像，可导致牙移位和牙根吸收。
6. 中心性牙源性纤维瘤为良性肿瘤，不浸润周围骨组织，仅引起压迫性吸收。刮治后极少复发。

【病理学特征】

1. 肉眼观肿物界限清楚，有包膜，中等硬度，剖面呈浅粉色。
2. 镜下见肿瘤由细胞丰富的纤维性结缔组织构成，梭形的成纤维细胞形态、大小一致，上皮丰富型肿瘤的胶原纤维之间散在着牙源性上皮岛或条索(图 8-3-1)，这些细胞体积小、呈立方状、胞浆少而透亮、核深染、排列紧密，似牙周膜中的上皮剩余。
3. 肿物中可见似发育不良牙本质或牙骨质小体的钙化物。
4. 黏液样变明显的区域，细胞数量少、呈星状。
5. 有时肿瘤纤维成分中数目不等的细胞可含嗜伊红胞浆颗粒，构成所谓牙源性纤维瘤的颗粒细胞变异型(granular cell variant)，这些颗粒细胞不表达 S-100 蛋白，因此与颗粒细胞瘤(肌母细胞瘤)细胞的组织来源不同。

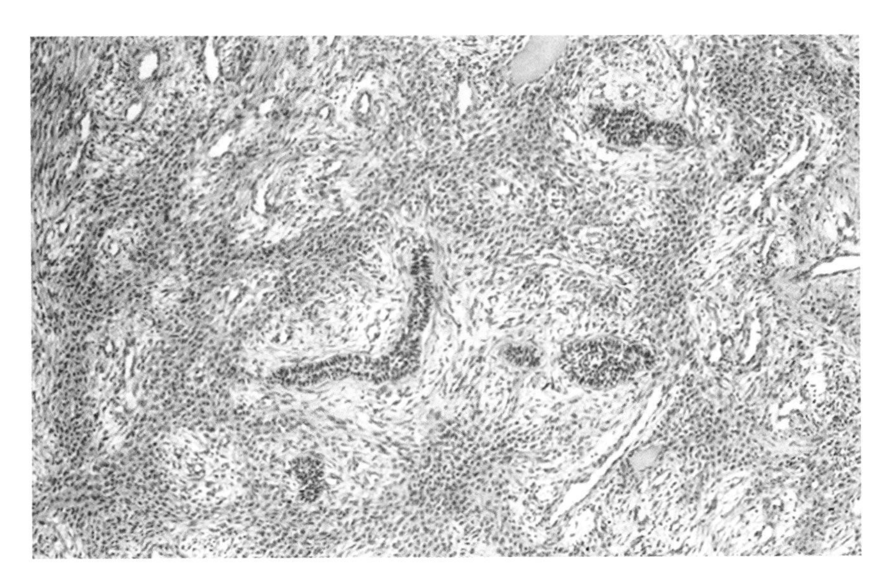

图 8-3-1　牙源性纤维瘤

镜下肿瘤由细胞丰富的纤维性结缔组织构成，有时可见牙源性上皮岛或条索。HE，×200

【鉴别诊断】

颌骨内增生的牙滤泡(hyperplastic dental follicle)：增生的牙滤泡通常包绕一个未萌牙冠(多为第 3 磨牙)，X 线表现类似含牙囊肿，镜下见牙滤泡有纤维结缔组织构成，可致密，也可呈疏松的黏液样，可含或不含牙源性上皮岛。

学习笔记

（二）外周性牙源性纤维瘤（peripheral odontogenic fibroma）

常被误诊为纤维性龈瘤，组织学观察有牙源性上皮剩余的存在才能协助确诊。

【临床要点】

1. 好发于20～29岁，女性稍多于男性。
2. 可发生于任何部位，其中以下颌尖牙-前磨牙区和上颌前部较多见。
3. 临床上与纤维性龈瘤无法鉴别，为发生于附着龈的质硬包块，有蒂或无蒂，一般为单发、局限性病损。
4. X线片常见软组织包块中存在钙化物质，但其下方的骨质无破坏。
5. 外周性牙源性纤维瘤生长较局限，局部切除可治愈。

【病理学特征】

1. 镜下见肿瘤无包膜，界限不清，纤维组织以胶原为主、或细胞丰富、或呈黏液样改变，牙骨质、骨样或牙本质样物质可沉积于基质中，有时还可见多核巨细胞。
2. 数量不一的牙源性上皮岛或条索可分布于纤维组织之中，这些上皮岛缺乏高柱状基底细胞和星网状细胞的分化，其周围常有透明、无形物质环绕。

【鉴别诊断】

纤维性龈瘤：纤维组织内不含牙源性上皮岛或条索。

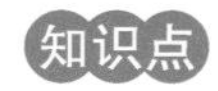

牙源性龈上皮错构瘤

所谓的牙源性龈上皮错构瘤（odontogenic gingival epithelial hamartoma）是一种特殊的龈病损，由牙源性上皮岛和条索组成，间质为成熟的纤维性组织，包块直径在1cm以下，不引起肿瘤下方的骨吸收。这种病损以上皮增殖为主，不是真性肿瘤。

二、牙源性黏液瘤/黏液纤维瘤

牙源性黏液瘤（odontogenic myxoma，WHO ICD code 9320/0）又称为黏液瘤（myxoma）或黏液纤维瘤（myxofibroma），是一种良性但有局部浸润的肿瘤，较牙源性纤维瘤多见。有关颌骨黏液瘤的组织来源，目前尚无直接证据。但累及骨骼的黏液瘤几乎仅限于颌骨、发生于颌骨的黏液瘤与牙源性间叶组织在形态学上的相似以及肿瘤中有时可见的牙源性上皮剩余，均提示该瘤是牙源性的。颌骨黏液瘤的组织来源与牙源性纤维瘤一样，可能来源于牙源性间叶组织。

【临床要点】

1. 多发于20～39岁，10岁以前和50岁以后较少见。性别无明显差异。
2. 下颌比上颌多见，常位于下颌前磨牙和磨牙区，偶可发生于髁突。
3. 肿瘤生长缓慢，可导致颌骨膨大、变形，有时可伴疼痛，下颌病例可伴有下唇麻木，常见牙松动、移位和阻生。
4. X线片显示为多房性透射影，由大小不等的蜂窝状或囊状阴影组成，相互之间有薄的骨隔，界限不清（图8-3-2）。牙根吸收常见。
5. 可浸润骨组织，甚至穿破骨皮质进入邻近软组织。由于肿瘤呈局部浸润性生长，加之肿瘤本身质脆呈胶冻状，手术不易完全切除，术后易复发，但一般不发生转移。

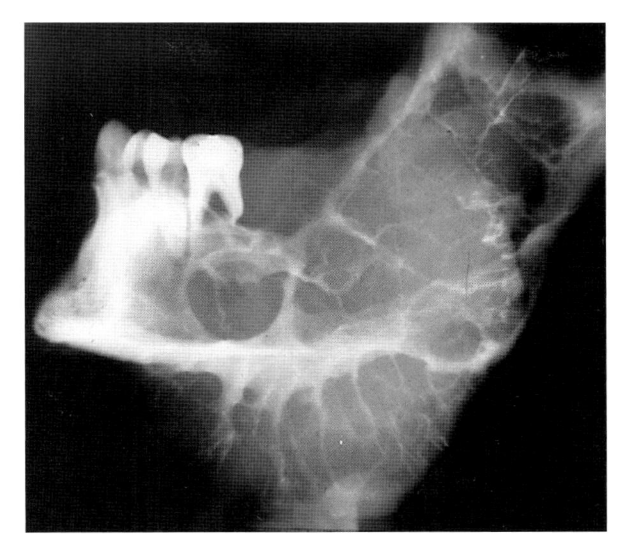

图 8-3-2　牙源性黏液瘤
手术切除颌骨标本的 X 线表现，呈多房性透射影，其中有薄的骨隔

【病理学特征】

1. 肉眼观肿瘤边界不清，剖面为灰白色，半透明，质脆，富有黏液，常无包膜。
2. 镜下见瘤细胞呈梭形或星形，排列疏松，核卵圆形，染色深，偶见不典型核，大小形态不一，但核分裂罕见。
3. 瘤细胞间有大量淡蓝色黏液基质，肿瘤有时生长加快，可能是黏液基质堆积的结果。
4. 肿瘤内有时见有少量散在的牙源性上皮剩余（图 8-3-3）。
5. 肿瘤内纤维成分多者，又称为纤维黏液瘤。

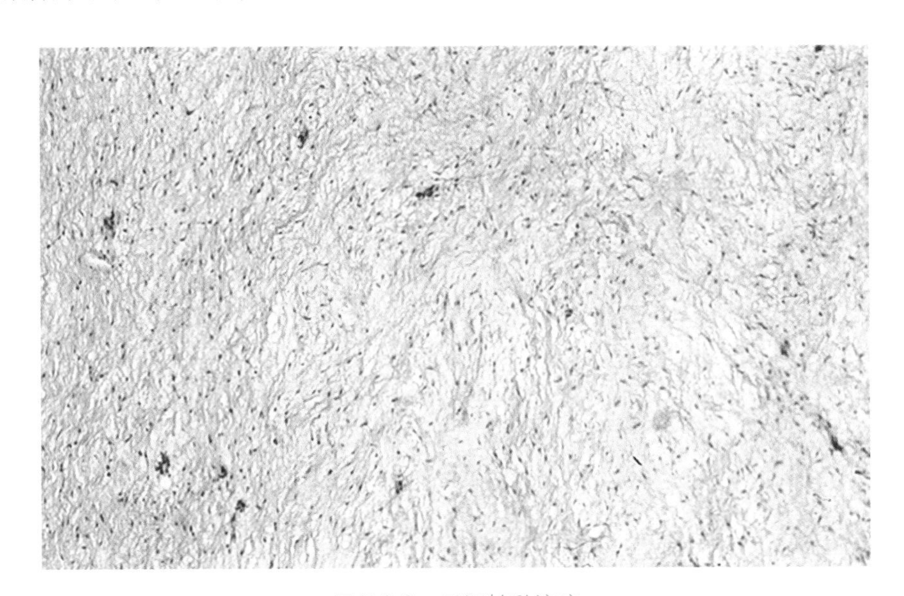

图 8-3-3　牙源性黏液瘤
镜下瘤细胞呈梭形或星形，排列疏松，瘤细胞间有大量淡蓝色黏液基质。HE，×100

学习笔记

学习笔记

【鉴别诊断】

1. 牙囊组织　虽然牙囊的纤维成分也可以呈黏液样改变，并含较多的牙源性上皮剩余，但部分牙囊结构可内衬缩余釉上皮，这是黏液瘤所缺乏的。增生牙囊的X线表现为环绕一个未萌牙冠、界限清楚、较窄的透射影，这与黏液瘤可以鉴别。

2. 牙乳头　表面有一层排列规则的成牙本质细胞，且其细胞成分为较幼稚的间叶组织细胞，大小一般不超过1.5cm，这些特点有助于鉴别诊断。

3. 其他发生黏液样变性的肿瘤　如黏液样神经纤维瘤、黏液样脂肪瘤以及软骨黏液样纤维瘤等，一般通过复习临床病理特点以及免疫组织化学染色可辅助鉴别。

【问题】颌骨黏液瘤为何属于牙源性肿瘤？

思路：因其好发于青年人、多位于颌骨的承牙区、常伴牙缺失、组织学上肿瘤表现牙源性间叶组织的某些特点、且有时含有牙源性上皮岛，故一般认为颌骨黏液瘤属牙源性。

【病例】

患者男性，37岁。右侧下颌骨肿物2年，逐渐长大，无明显疼痛或消长史。

专科检查：患者面部不对称，右侧下颌骨体部膨隆，可触及一4cm×3cm大小肿物，质硬，无乒乓感。X线检查见41牙位至右升支中份有一多房性透射影（图8-3-4A），界清，密度不均匀，下颌骨下缘骨皮质变薄、膨出，颊侧骨皮质也明显变薄（图8-3-4B）、膨出，43、44、46、47牙根均有不同程度的吸收。

临床印象：骨化纤维瘤或成釉细胞瘤。

临床治疗：患者行右侧下颌骨肿瘤刮除术，拔除41～47（图8-3-5）。术中见肿瘤呈灰白色、鱼肉状。

肉眼观察：送检物为刮除之肿瘤组织块，未见明显包膜，瘤体剖面灰白，质松软。

光镜观察：肿瘤由排列疏松的黏液样结缔组织构成，细胞梭形，肿瘤中含少量胶原纤维（图8-3-6）。

病理诊断：牙源性黏液瘤。

随访资料：患者术后恢复顺利，因治疗采用刮治术，故嘱患者定期随访。患者于术后6个月、1年、3年X线复查（图8-3-7），无复发。

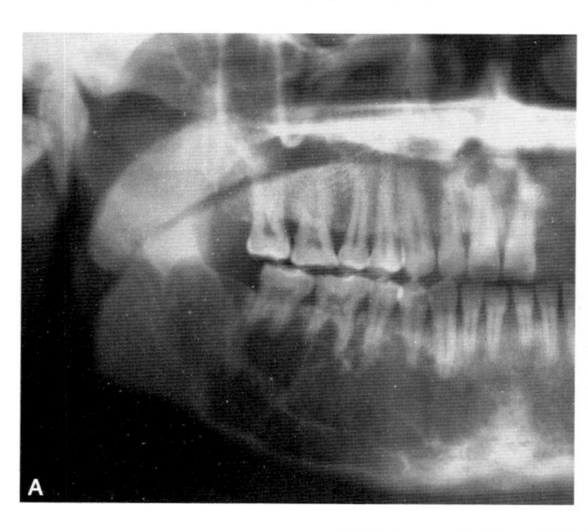

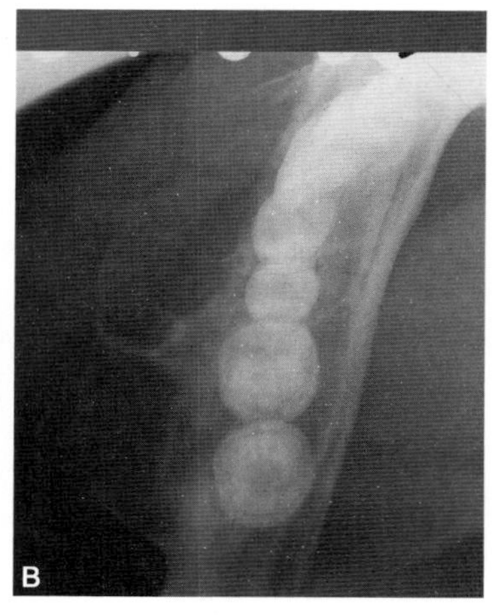

图8-3-4　病例　影像学表现

A. 全口曲面体层X线片。B. 咬合片示41牙位至右升支中份一多房性透射影，边界界清，下颌骨下缘以及颊侧骨皮质变薄、膨出，病变区牙根均有不同程度的吸收

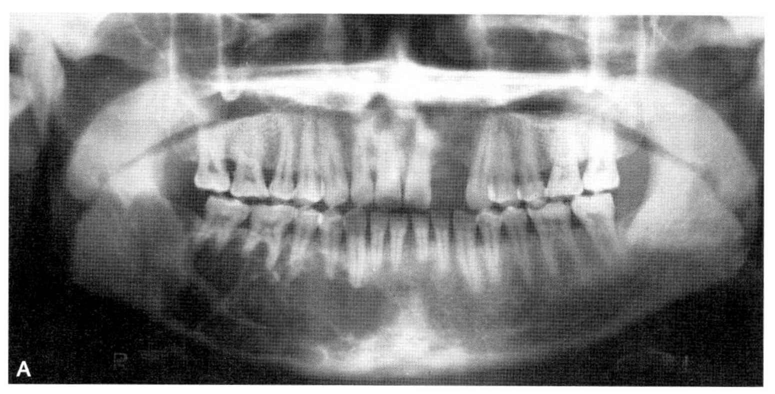

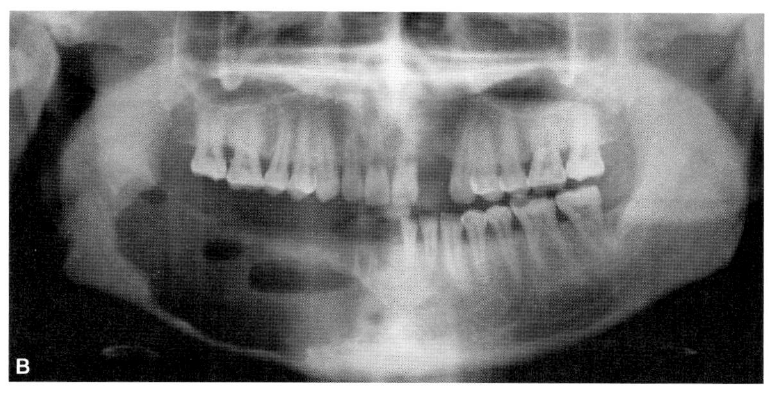

图 8-3-5　病例　影像学表现
A. 刮治前。B. 刮治后下颌骨及病变的全口牙位曲面体层 X 线片对照

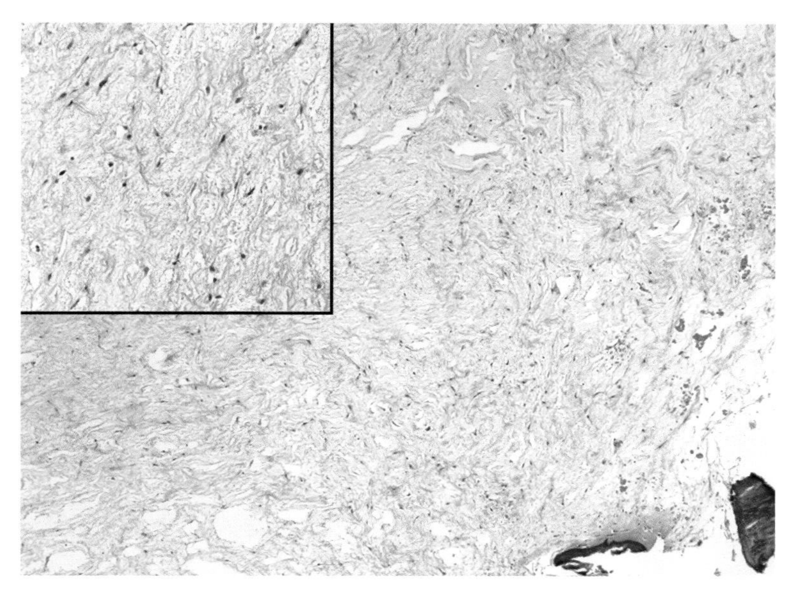

图 8-3-6　病例　组织学表现
肿瘤由排列疏松的黏液样结缔组织构成，右下角为肿瘤中残留的骨小梁。HE，×100。高倍插图示梭形细胞及少量胶原纤维。HE，×200

学习笔记

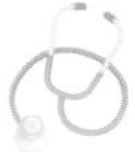

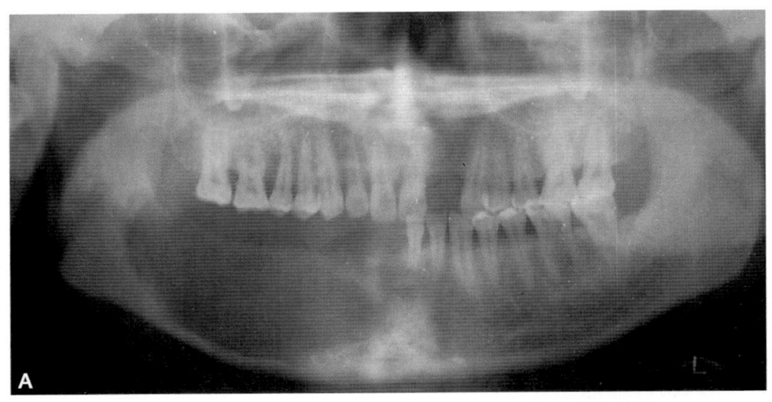

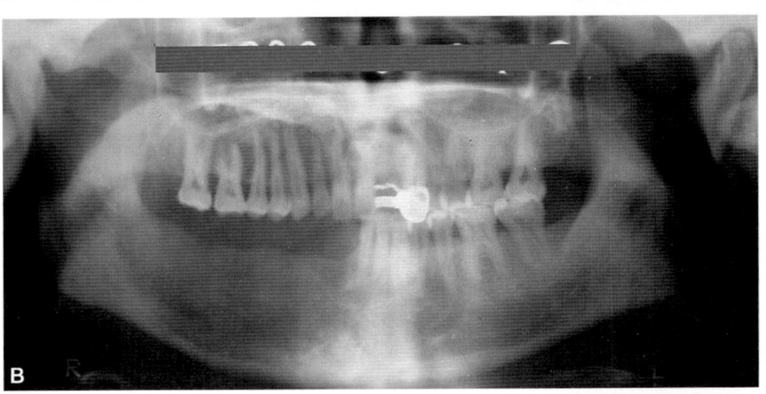

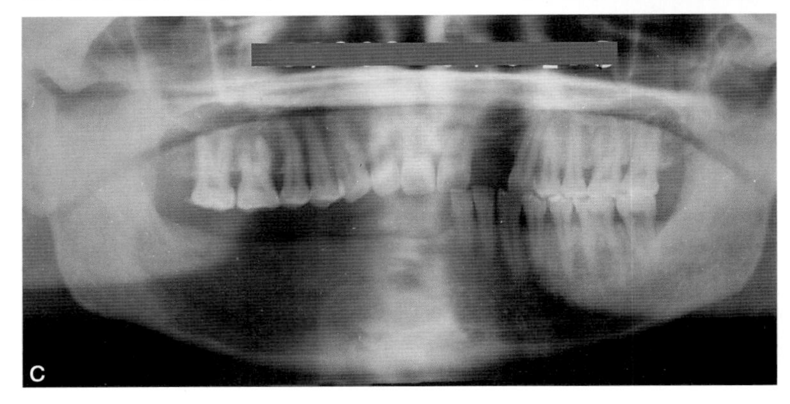

图 8-3-7　病例　影像学表现
刮治术后 6 个月(A)、1 年(B)、3 年(C)随访的全口牙位曲面体层 X 线片比较

学习笔记

三、成牙骨质细胞瘤

成牙骨质细胞瘤(cementoblastoma,WHO ICD code 9273/0)又称为真性牙骨质瘤(true cementoma),是一种以形成牙骨质样(cementoid)组织为特征的肿瘤,常与一颗牙的牙根相连,较少见。

【临床要点】

1. 男性较常见。大部分病例的年龄在 10～29 岁之间。
2. 多发生在前磨牙或磨牙区,下颌较上颌多见。
3. 肿瘤常围绕牙根生长。
4. X 线片显示肿物为界限清楚的致密钙化团块,在钙化团块的周围有一带状放射透光区环绕,提示为未矿化组织和细胞丰富区域。通常相关牙的牙根吸收而变短,并与肿瘤性硬组织

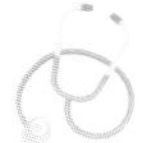

融合。

5. 本病为良性肿瘤,容易摘除,术后很少复发。

【病理学特征】

1. 肿瘤由牙骨质样组织所组成。有的呈片状排列,类似于有细胞牙骨质,可见较多嗜碱性返折线(reversal line),与Paget病所见相似;有的呈圆形或卵圆形矿化团块,似牙骨质小体。

2. 在上述矿化组织的周边区或其他生长活跃区,可见嗜酸性、未矿化的牙骨质样组织和呈一列或数列排列的成牙骨质细胞(图8-3-8)。成牙骨质细胞有时大小不一,胞核浓染,可与成骨细胞瘤或非典型骨肉瘤中所见相似,但一般没有骨肉瘤中常见的核异型或核分裂。

3. 肿瘤间质为富于血管的疏松纤维结缔组织。肿瘤周围有包膜。

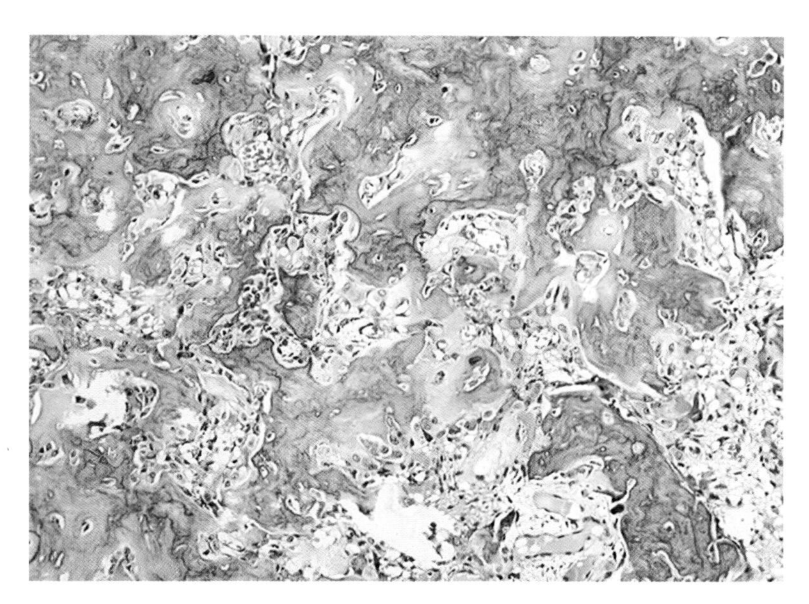

图8-3-8　成牙骨质细胞瘤

镜下肿瘤由呈片状排列的牙骨质样团块组成,可见嗜碱性返折线,生长活跃区可见增生的成牙骨质细胞。HE,×200

【鉴别诊断】

1. 骨化纤维瘤　两者发生部位不同,成牙骨质细胞瘤常位于颌骨有牙区域,钙化物为牙骨质及牙骨质小体,而骨化性纤维瘤常位于下颌角一升支区等远离牙齿的部位,钙化物为骨样组织及骨小梁。

2. 成骨细胞瘤　两者的组织学特点极为相似。成牙骨质细胞瘤常见有牙骨质小体样结构,且与牙根紧密相连,肿瘤周围可见呈放射状排列的未矿化结构和成牙骨质细胞;成骨细胞瘤镜下由单层成骨细胞围绕的、相互吻合的骨小梁构成,小梁间为疏松的梭形细胞和毛细血管。

3. 纤维结构不良　上颌骨多见,常为弥漫性,镜下虽有增生的纤维组织,但字母样排列的新生的骨小梁与前者放射状排列的牙骨质不同。

4. 成釉细胞瘤　二者X线表现极为相似,仅颌骨膨胀方向略有不同。镜下由巢状、条索状或不规则团块状排列的牙源性上皮构成。

学习笔记

5. 骨巨细胞性病变　多发于颌骨中央部，镜下除有纤维组织外，还见较多多核巨细胞；成牙骨质细胞瘤多发于下颌骨磨牙区，有时镜下虽可见多核巨细胞，但数量较少，且可见牙骨质及牙骨质小体。

【病例】

患者男性，14 岁。2 年前下颌骨近中线舌侧处肿瘤，缓慢生长伴疼痛。

专科检查：下颌骨正中联合舌侧肿块约 3cm×2cm，质硬，界限清楚，表面黏膜正常。X 线检查见 32～43 区颌骨内可见约 2cm×2cm 大小的不规则密度减低区，边界欠清晰（图 8-3-9）。

临床印象：下颌骨骨瘤。

临床治疗：患者全身麻醉下完整摘除肿瘤。

肉眼观察：送检物为 2cm×1. 8cm×1. 5cm 大小钙化性病变，界限清楚，表面粗糙不平。分切时见肿瘤外层较厚、钙化较硬的壳剥脱。

光镜观察：肿瘤由牙骨质样组织构成（图 8-3-10A）。部分区域呈片状排列，类似于有细胞牙骨质，可见明显的嗜碱性返折线（图 8-3-10B）；部分区域见圆形或卵圆形矿化团块，似牙骨质小体。在病变的周边区为生长活跃区，由呈放射状排列的嗜酸性、未矿化的牙骨质样组织构成，可见成列排列的成牙骨质细胞（图 8-3-10C）。

病理诊断：成牙骨质细胞瘤。

随访资料：患者手术后恢复顺利，术后随访 1. 5 年无复发。

学习笔记

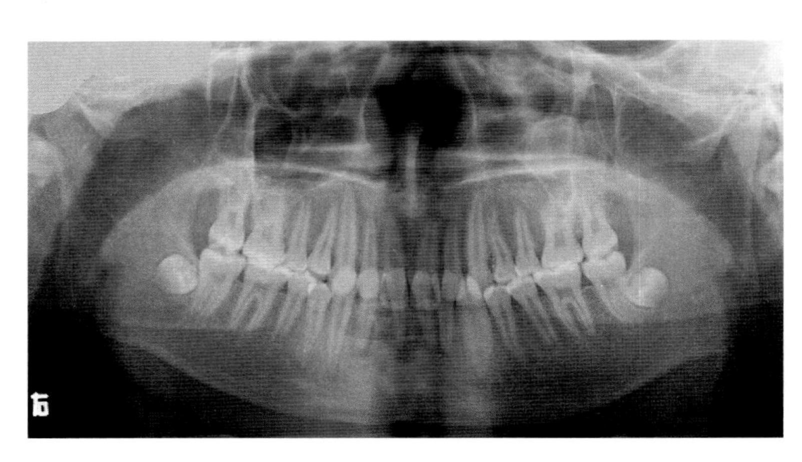

图 8-3-9　病例　影像学表现

全口曲面体层 X 线片示下颌 32～43 区颌骨内不规则密度减低区，边界欠清晰

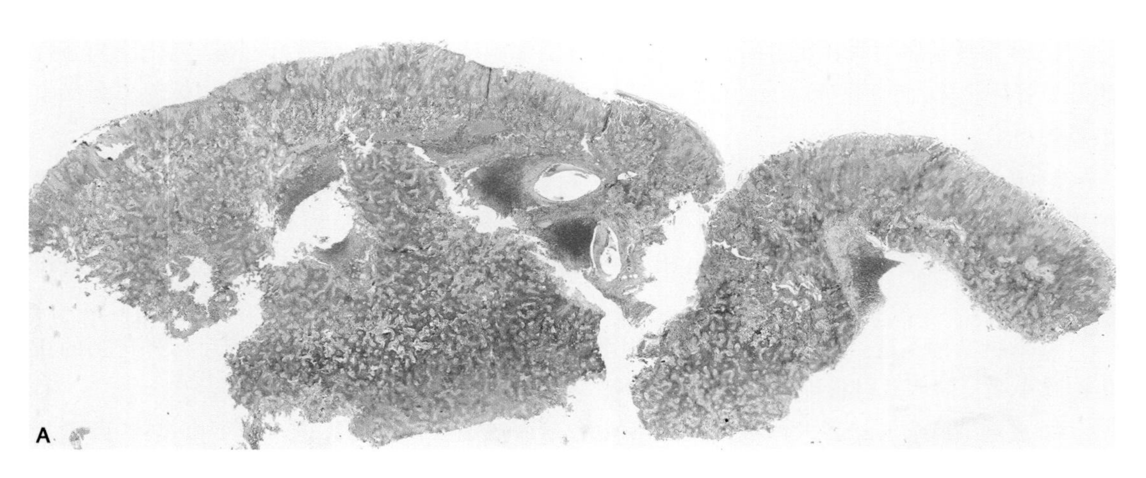

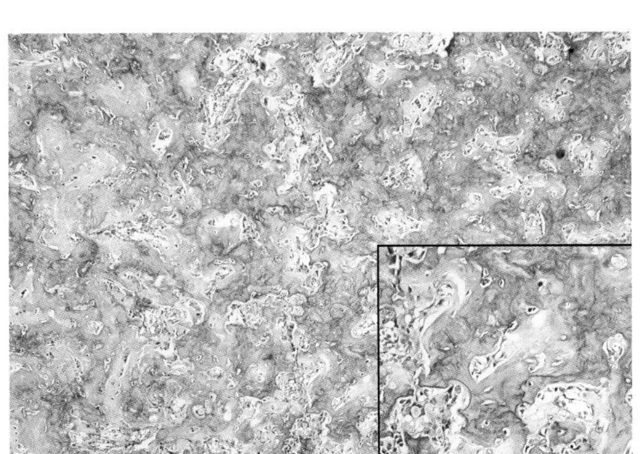

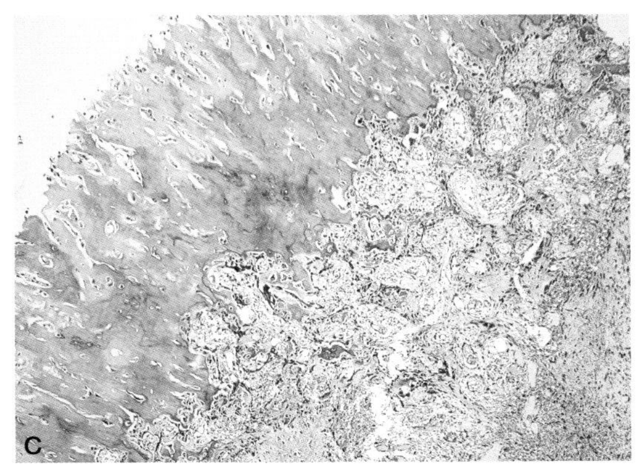

图 8-3-10　病例　组织学表现

A. 低倍镜示肿瘤外层由呈放射状排列、均质红染、且较致密的结构，其下方为排列疏松、着色深的牙骨质样结构。HE，×5。B. 病变部分区域呈片状、似细胞性牙骨质，嗜碱性返折线显著，部分疏松似骨小梁。HE，×100。（插图高倍，HE，×200）。C. 病变周边区域可见呈放射状排列的、未矿化组织，周围有较大的成牙骨质细胞成列排列。HE，×100

第四节　恶性牙源性肿瘤

一、牙 源 性 癌

大部分颌骨内的癌瘤是由口腔黏膜癌或上颌窦黏膜癌侵犯颌骨所致，少数可由身体其他部位的恶性肿瘤转移至颌骨内。另外，还有一组原发于颌骨的、被称为牙源性癌（odontogenic carcinoma）的病损，它们可以是由先存的成釉细胞瘤恶变而来、也可直接发生于牙源性上皮剩余、可以是其他牙源性肿瘤的恶性型、或是由牙源性囊肿衬里上皮的恶变而来。牙源性癌较少见，约占所有牙源性肿瘤的 1.6% 。

（一）转移性（恶性）成釉细胞瘤［metastasizing（malignant）ameloblastoma，WHO ICD code 9310/3］

是指具有良性组织学表现、但发生了转移的成釉细胞瘤。其“恶性”主要表现在临床行为，而不在组织学特点。在组织学上，原发瘤和转移瘤均与通常的成釉细胞瘤无明显区别，应与所谓成釉细胞癌（ameloblastic carcinoma）相区别。这型肿瘤极为少见，其转移灶主要见于肺，但其他部位也有报道。

（二）成釉细胞癌-原发型（ameloblastic carcinoma-primary type，WHO ICD code 9270/3）

是一种少见的原发性牙源性恶性肿瘤，肿瘤具有成釉细胞瘤的某些组织学特征，但表现明显分化不良、细胞异型性和核分裂增加。

【临床要点】

1. 将近 2/3 的成釉细胞癌发生于下颌，男女发病率没有差异，颌骨前部是最常见部位。

2. X 线为界限不清或边缘不整齐的透射影，有时可侵犯骨皮质造成穿孔。

3. 发生于上颌骨的成釉细胞癌约有 1/3 以上的病例出现与肿瘤相关的死亡或肺转移，下颌骨病变常在转移前出现局部复发。

【病理学特征】

肿瘤在整体上表现成釉细胞瘤的组织学特点，细胞具有恶性特点，如细胞多形性、核分裂、局部坏死、神经周浸润及核深染（图 8-4-1）。

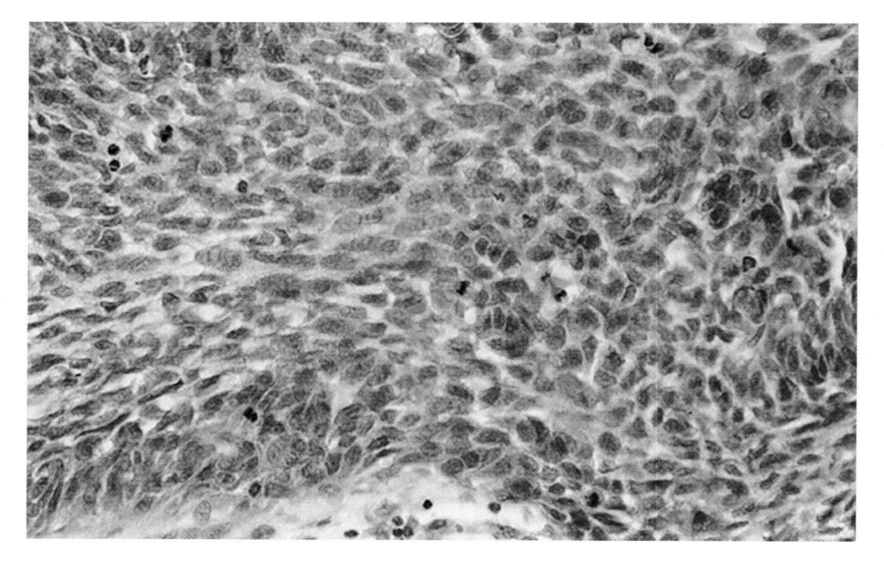

图 8-4-1　成釉细胞癌
镜下表现成釉细胞瘤的组织学特点，但细胞呈多形性、核深染、核分裂多见。HE，×400

【病例】

患者男性，29 岁。右下颌磨牙后区肿物 5 年伴瘘孔形成，近来自觉肿物生长加快，疼痛明显，张口困难。

专科检查：患者面部不对称，右面颊部膨隆，鼻唇沟变浅，口内右下颌牙龈有约 5cm×4cm×3cm 大小肿物，呈菜花状，有牙痕，触之易出血。右下 47 松动，右下 48 阻生，颌下淋巴结肿大。X 线检查正侧位片示右侧下颌体部可见 4cm×4cm 大小的透射影，呈多房性，周围部分边缘模糊，含有一枚牙齿，邻近牙根有切削状吸收（图 8-4-2），X 线胸片检查未见明显异常（图 8-4-4A）。

临床印象：右下颌骨成釉细胞瘤，恶性待排外。

临床治疗：患者行右侧下颌骨肿物术中冰冻病检，结果提示恶性成釉细胞瘤，因此行右下颌骨切除及颈部清扫术。

肉眼观察：送检物为切除之右侧下颌骨、肿物以及颈部清扫之淋巴结和软组织。颌骨肿物为囊性，内含淡黄色囊液，为多房，可见骨腔分隔，肿物前界达颏孔，后界达下颌升支中部。

光镜观察：肿瘤具有成釉细胞瘤的特点，主要呈滤泡型表现（图 8-4-3）。但多数区域上皮岛中央细胞呈梭形，排列密集，有明显异型性，核分裂多见，可见病理性核分裂（图 8-4-3）。送检颌下淋巴结见转移性肿瘤灶形成，其形态与颌骨原发肿瘤一致，细胞异型性更加明显，核分裂和病理性核分裂多见（图 8-4-3）。

病理诊断：成釉细胞癌-原发型，伴颌下淋巴结转移。

随访资料：患者术后恢复尚可，术后 2 年该患者右颊部局部复发，再次行肿物局部切除，术后病理证实为成釉细胞癌复发，与 2 年前 X 线胸片（图 8-4-4A）相比，发现双肺有数个结节，界限清楚，怀疑成釉细胞癌双肺转移（图 8-4-4B）；2 年后口腔肿瘤局部再次复发，未作治疗，之后患者左侧胸部出现气胸（图 8-4-4C），后因多种并发症死亡。

（三）成釉细胞癌-继发型（去分化）[ameloblastic carcinoma-secondary type (dedifferentiated)，WHO ICD code 9270/3]

由先存的良性成釉细胞瘤发展而来的成釉细胞癌。依据本病定义，最初必须存在一个良性成釉细胞瘤，继而出现恶性转变。

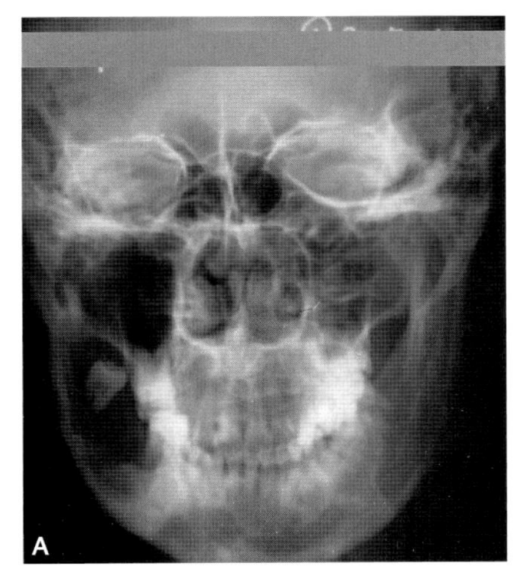
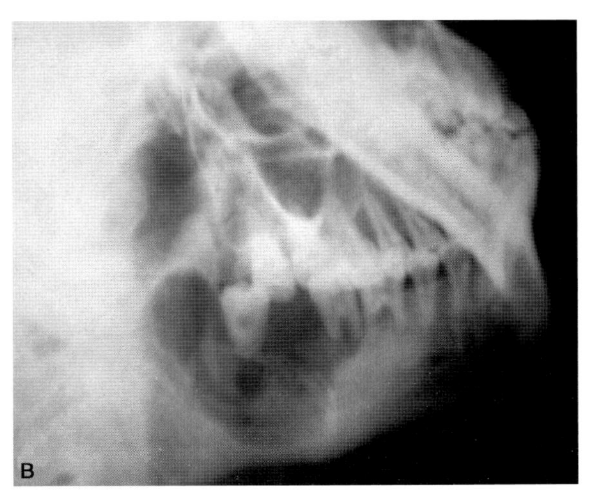

图 8-4-2　病例　影像学表现

A. X 线前后位片。B. 侧位片示右下颌骨体部及升支部有一多房性透射影，边界模糊，内含一枚阻生齿

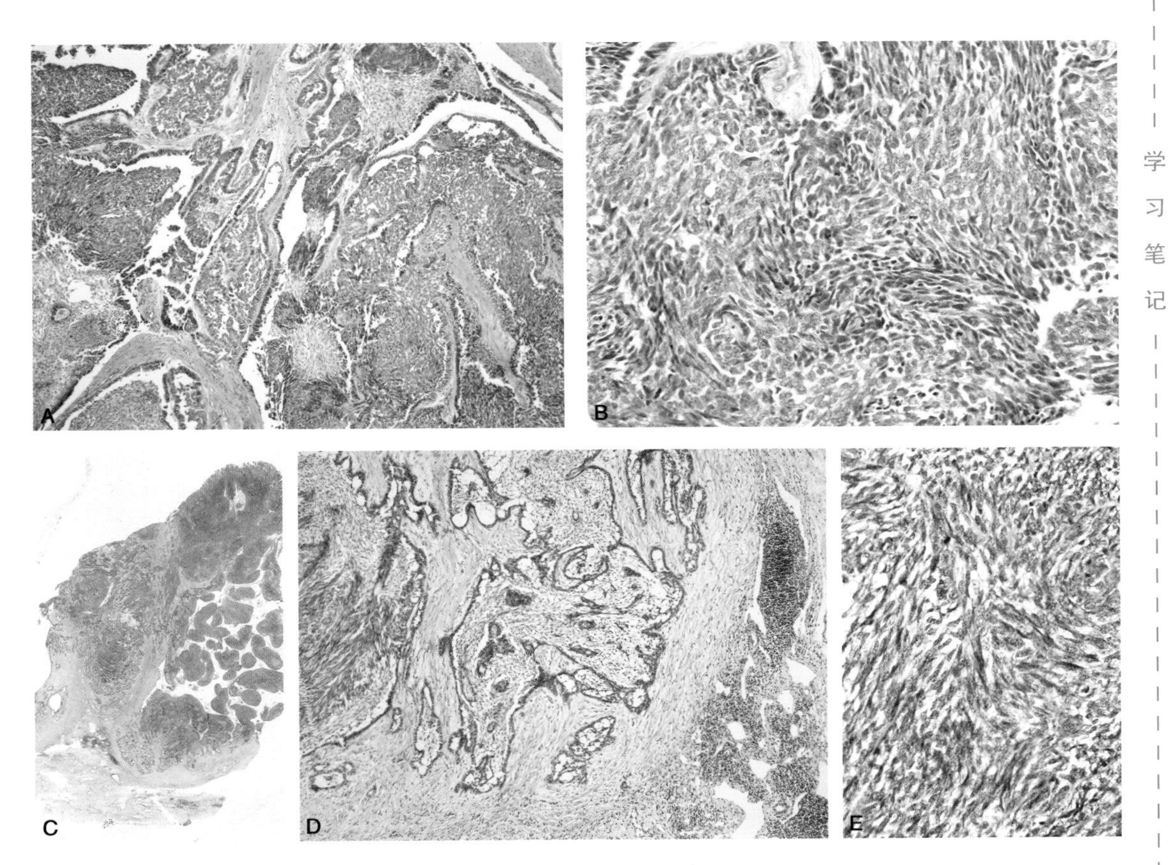

图 8-4-3　病例　组织学表现

A. 原发肿瘤表现成釉细胞瘤的特点。HE，×100。B. 上皮岛内细胞密集，呈梭形，有明显异型性，核分裂多见，可见病理性核分裂。HE，×400。C. 颌下淋巴结内见肿瘤转移灶形成。HE，×4。D. 转移灶的组织学形态与颌骨原发肿瘤一致。HE，×100。E. 转移灶的细胞异型性更加明显，核分裂和病理性核分裂多见。HE，×400

学习笔记

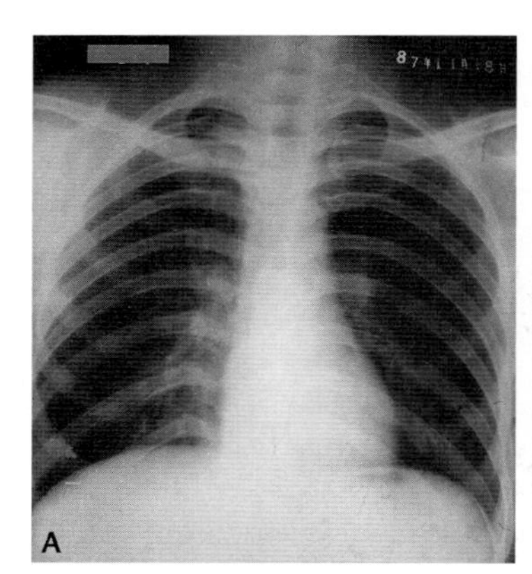

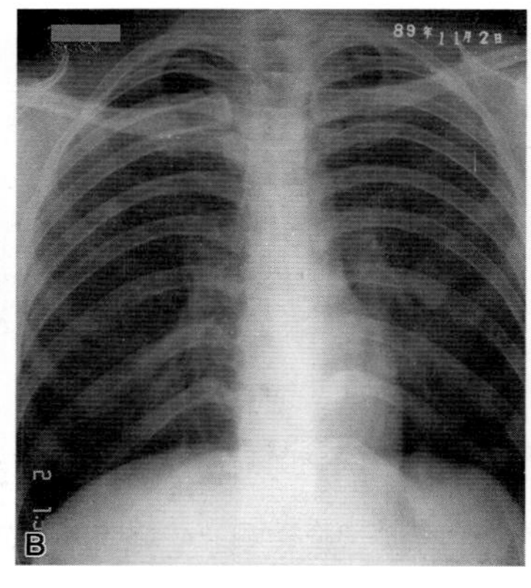

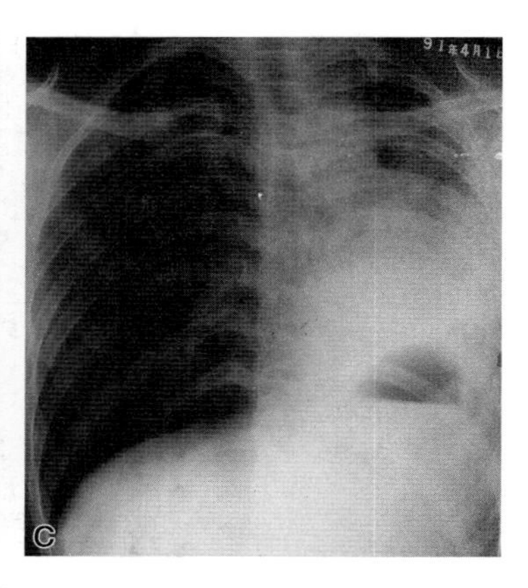

图 8-4-4　病例　X 线胸片随访资料

A. 患者初诊时无明显异常。B. 术后 2 年肿瘤局部复发后，患者双肺出现数个结节，界限清楚，怀疑为成釉细胞癌双肺转移。C. 第二次手术后 2 年，患者再次局部复发，胸片示左侧胸部出现气胸

【临床要点】

1. 通常在恶变前，患者有多次局部复发和（或）放疗史，大多数病例发生于老年人。
2. X 线表现从典型的成釉细胞瘤特点，发展为快速骨破坏，穿透骨皮质并侵犯邻近软组织。

【病理学特征】

组织学上也具有从良性成釉细胞瘤转变为成釉细胞癌的证据。继发型的成釉细胞癌还有发生于骨外的报道，即由先存的外周型成釉细胞瘤恶变而来。

【病例】

患者女性，69 岁。右上后牙区肿胀伴出血 3 年余。起初因右上颌骨囊肿手术治疗，术后一直时有术区出血，不痛，消炎治疗有好转。1 个月前感觉右上后牙区肿胀出血症状加重。

专科检查：右侧上颌磨牙区及磨牙后区可见范围约 4cm×3cm 的肿物，局部软组织颜色鲜红，质中等，无触痛，边界尚清，触之出血。右上 17、左下 37 缺失。右颌下区可扪及一大小约 1cm×1cm 的淋巴结，质中等、可活动，无压痛。X 线检查见右侧颌面部团块样软组织影，最大截面积约为 4. 2cm×4. 8cm。上至眶下壁水平，下至牙槽区，内部密度略有不均匀，邻近骨质明显吸收、破坏，右侧上颌窦窦腔不清晰（图 8-4-5）。

临床印象：右上颌骨肿瘤。

临床治疗：患者全麻下先行术中冰冻活检以协助判断肿瘤性质，回报为上皮源性恶性肿瘤。患者随即行右上颌骨肿瘤扩大切除术。

肉眼观察：送检物为扩大切除之右侧上颌骨及 4cm×3cm×3cm 大小的肿瘤，并已破坏骨及上颌窦。肿瘤剖面灰白、实性，部分区与邻近组织界限不清（图 8-4-6A）。

光镜观察：低倍下显示肿瘤主要以上皮成分构成，少量纤维间质穿行上皮内；进一步观察见部分区域上皮细胞分化良好，并形成大小不一、形状不规则的团块或条索（图 8-4-6B），团块或条索周围细胞呈柱状，栅栏状排列，核远离基底膜；团块或条索中心细胞疏松，似釉质器星网状层，符合良性成釉细胞瘤的特点（图 8-4-6C）。但肿瘤的大部分区域细胞较密集、排列拥挤（图 8-4-6D），瘤巢中央的星网状分化不明显，核浆比例增加，细胞异型性明显，核分裂多见，符合癌变（图 8-4-6E）。

病理诊断：成釉细胞癌-继发型。

随访资料：患者手术后恢复顺利，术后随访1年无复发。

（四）原发性骨内鳞状细胞癌（primary intraosseous squamous cell carcinoma，WHO ICD code 9270/3）

是原发于颌骨内的一种鳞状细胞癌，与口腔黏膜没有原始联系，可能由牙源性上皮剩余发展而成。2005年WHO新分类对原发性骨内鳞状细胞癌作了进一步规定，其亚类应包括：①侵犯骨髓腔并导致骨吸收的实性肿瘤（实性型）；②发生于牙源性囊肿的鳞状细胞癌；③与其他良性牙源性上皮性肿瘤相关的鳞状细胞癌。

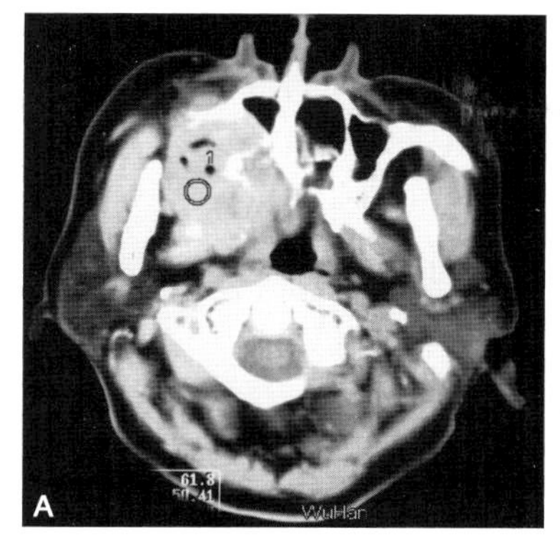

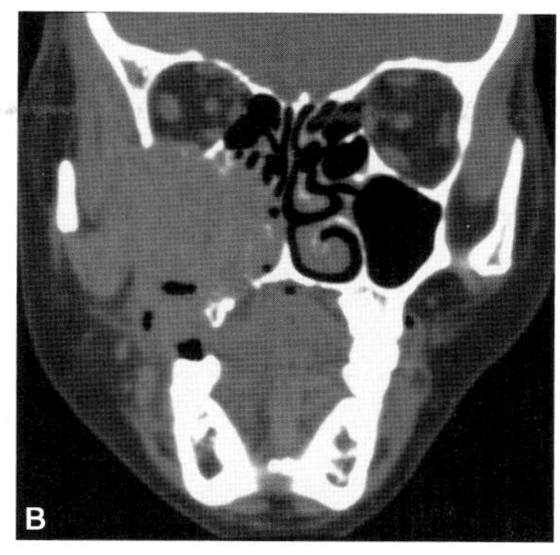

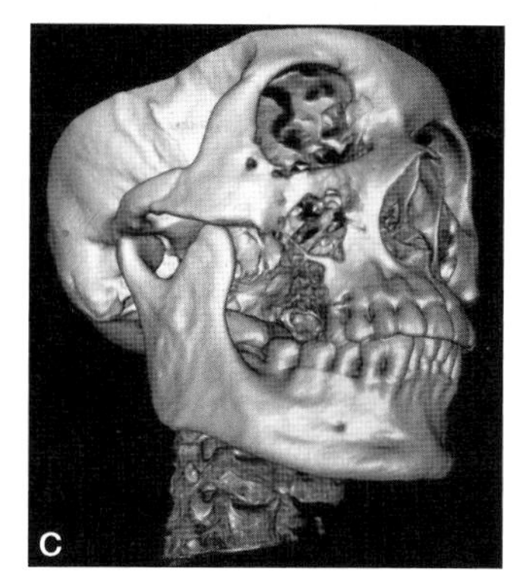

图8-4-5　病例　影像学表现

A. CT片示右上颌骨肿物侵犯上颌窦及鼻腔，约4.2cm×4.8cm大小。B. 上至眶下壁水平、下至牙槽区密度不均匀病变，邻近骨质明显破坏。C. 三维重建片示骨质破坏情况

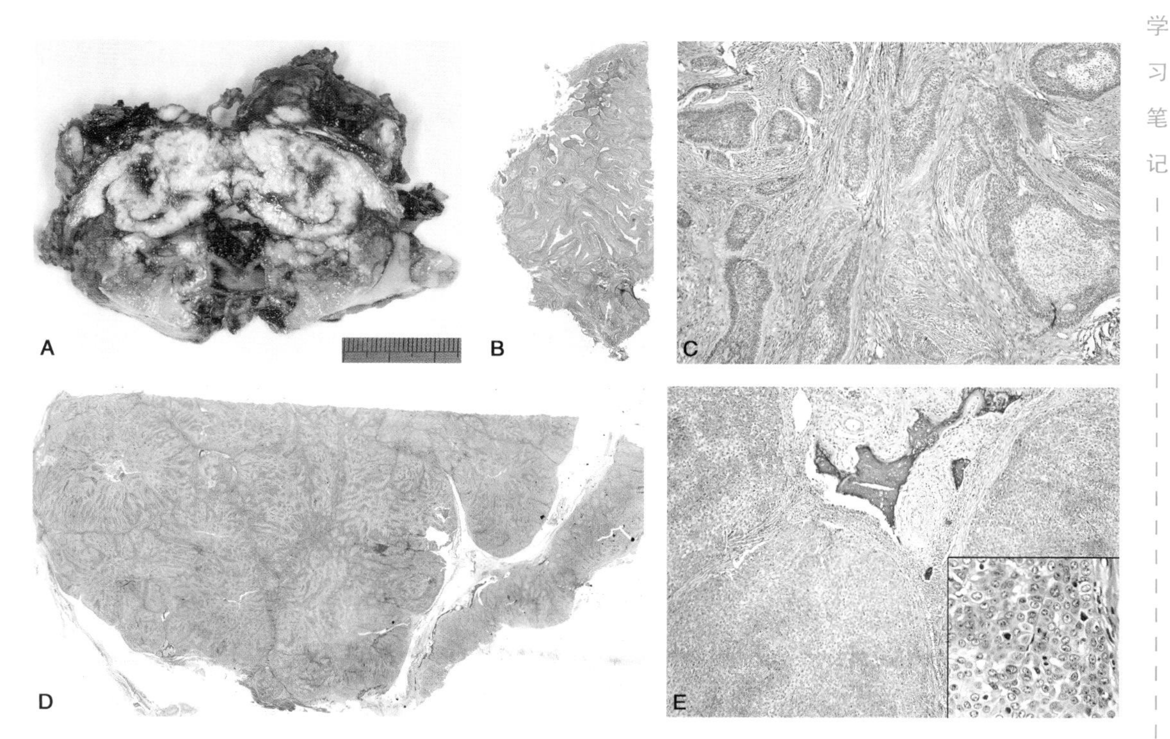

图8-4-6　病例　病理学表现

A. 大体标本示肿瘤切面灰白、实性，部分区与邻近组织界限不清。B，C. 组织学切片示部分肿瘤上皮细胞分化良好，形成团块或索周围细胞呈柱状，栅栏状排列，核远离基底膜，中心细胞疏松，似釉质器星网状层（B图：HE，×4；C图：HE，×100）。D. 但大部分肿瘤区域上皮细胞密集，形成大的实性团，间质少。HE，×5。E. 肿瘤细胞异型性明显，核分裂多见。HE，×100。（插图高倍：HE，×400）

学习笔记

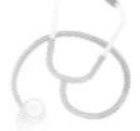

学习笔记

【临床要点】

1. 原发性骨内鳞状细胞癌较少见，可发生于各年龄组，但多见于45岁以上的中老年人，男性较女性多发。

2. 下颌后份为常见部位。

3. 颌骨肿大、疼痛、牙齿移位及松动为早期症状，以后可穿破骨皮质，侵犯软组织，口腔黏膜可出现溃疡。

4. X线表现颌骨的弥漫性透射影像，与其他恶性肿瘤相似。

【病理学特征】

1. 镜下肿瘤一般表现为无角化的鳞状细胞癌（图8-4-7），癌细胞排列呈团块或丛状癌巢，癌巢的周边细胞呈栅栏状排列，核远离基底膜，有时可发生角化。

2. 少数发生角化的鳞状细胞癌与发生于口腔黏膜的鳞癌难以鉴别，往往需结合临床和放射学检查来确诊。

3. 如组织学上可证实颌骨中心性癌发生于牙源性囊肿的衬里上皮，可确定颌骨为原发部位。黏液表皮样癌也可发生于牙源性囊肿的衬里上皮，应包括在鉴别诊断之中。

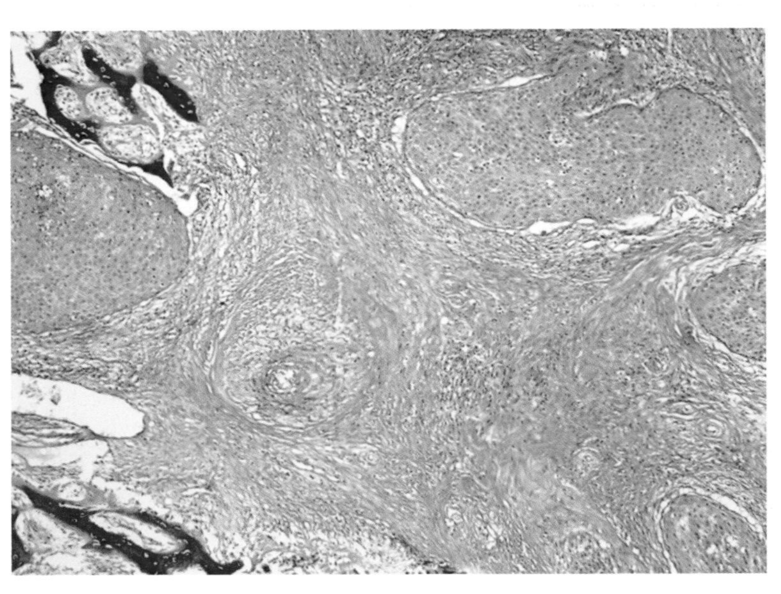

图8-4-7　原发性骨内鳞状细胞癌
镜下表现为无角化的鳞状细胞癌。HE，×40

【鉴别诊断】

根据临床病理特点，可以与角化型成釉细胞瘤、实性型牙源性角化囊性瘤、牙源性鳞状细胞瘤、中心性高分化黏液表皮样癌、牙源性透明细胞癌以及转移性肿瘤等相鉴别。

【病例】

患者女性，60岁。左下颌骨肿物3个月，左侧下唇麻木疼痛，伴有张口受限。拔除松动的37后，疼痛加剧，拔牙创不愈。

专科检查：左下颌部以下颌角为中心高度肿胀，约5cm×5cm大小，质硬，无压痛，表面皮肤色泽正常。37拔牙创处可见1cm×1cm大小的溃疡面，颌下、颏下及颈部未触及肿大淋巴结。X线检查见左下颌角溶骨性改变，骨皮质破坏，边界不清，区域呈毛玻璃状表现（图8-4-8）。

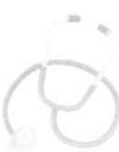

临床印象：左下颌骨恶性肿瘤，骨肉瘤可能性大。

临床治疗：患者行左下颌骨肿瘤扩大切除术、左下颌骨半侧切除术以及右腓骨骨皮瓣修复术（图 8-4-9）。鉴于术后病理检查报告为颌骨原发性骨内鳞状细胞癌，患者于 1 个月后再次手术，行左侧颈淋巴结清扫术。

肉眼观察：送检物为切除之左下颌骨及肿物，以下颌角为中心的肿物已突破颊侧骨板，剖面灰白色、实性，可见角化灶（图 8-4-10A）。

光镜观察：肿瘤由透明细胞为主的鳞状上皮细胞巢构成（图 8-4-10B），胞巢中央可见大量角化物及细胞残屑，周围细胞多边形，胞浆透明，胞核有异型性，可见核分裂（图 8-4-10C），细胞巢周边的基底细胞扁平，无明显极性排列（图 8-4-10D）。其组织学表现与普通鳞状细胞癌有所不同，大量的透明细胞组成的肿瘤需与牙源性透明细胞癌相鉴别，本例肿瘤有大量角化物存在，以此可与后者鉴别。患者二次手术送检的各组颌下、颈部淋巴结中均未见癌转移。

病理诊断：原发性骨内鳞状细胞癌。

随访资料：患者两次手术恢复顺利。术后于外院辅助放疗，6 个月后复发，患者未选择手术，又行放疗，患者于术后 1 年半死于肿瘤复发。

（五）牙源性透明细胞癌（clear cell odontogenic carcinoma，WHO ICD code 9341/3）

是一种少见的由空泡状或透明细胞为主组成的牙源性肿瘤。尽管 WHO（1992）牙源性肿瘤组织学新分类中认为它是良性肿瘤，并将其命名为牙源性透明细胞瘤，但从目前报道的病例看，约 40% 病例可发生局部淋巴结或远处转移，并常穿破骨皮质向软组织浸润，已有多例致死病例报告。因此，2005 年 WHO 新分类将其归类为牙源性癌，并命名为牙源性透明细胞癌。

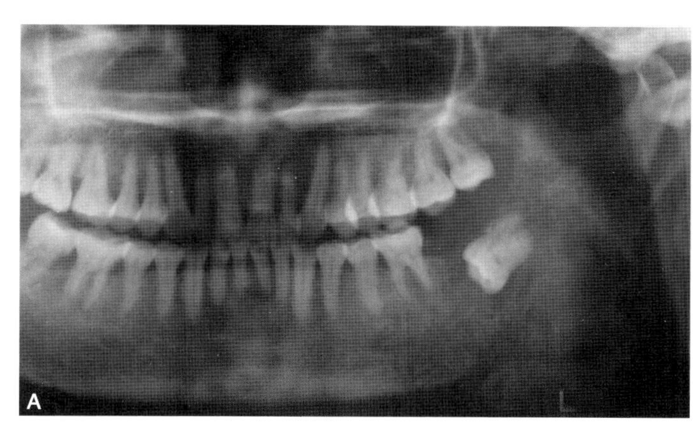

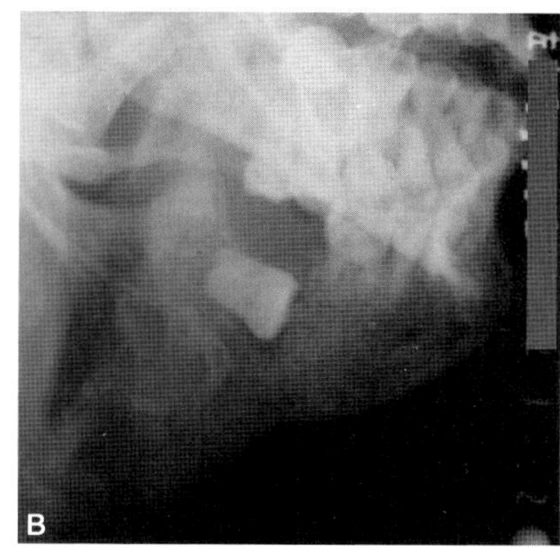

图 8-4-8　病例　影像学表现

A. 全口曲面体层 X 线片。B. 左下颌骨侧位片显示左下颌骨体部及升支大范围溶骨性破坏，边界不清，其中可见斑点状致密影，病变区下颌骨下缘及升支后缘骨皮质消失

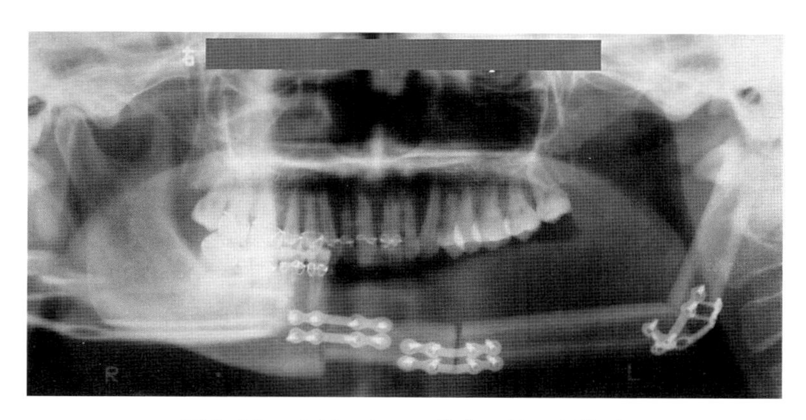

图 8-4-9　病例　全口牙位曲面体层 X 线片

左下颌骨半侧切除及腓骨骨皮瓣修复术后

学习笔记

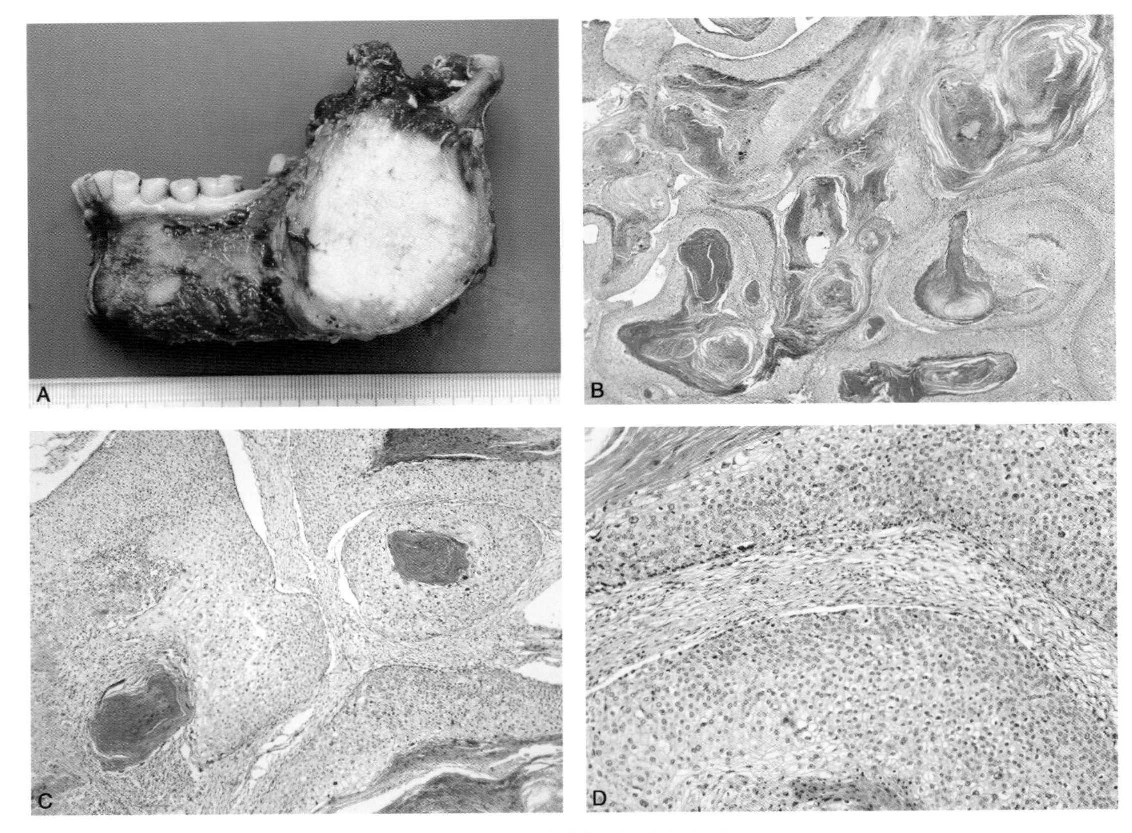

图 8-4-10　病例　病理学表现

A. 大体标本示肿瘤剖面灰白、实性，可见米粒状角化灶。B. 组织学切片示肿瘤由透明细胞为主细胞巢构成，胞巢中央可见大量角化物及细胞残屑。HE，×40。C. 周围细胞多边形，胞浆透明，胞核有异型性，可见核分裂。HE，×100。D. 细胞巢周边的基底细胞扁平，无明显极性排列。HE，×200

学习笔记

【临床要点】

1. 该肿瘤较少见，多发于中年以上女性。

2. 下颌多于上颌，可位于下颌角区或下颌前牙区。

3. 病程数月至数年不等。主诉为颌骨肿胀，并累及邻近牙，引起牙松动。拔牙后有肿物长出或牙龈溃疡。

4. X 线片示颌骨较广泛的骨质破坏（图 8-4-11A）。

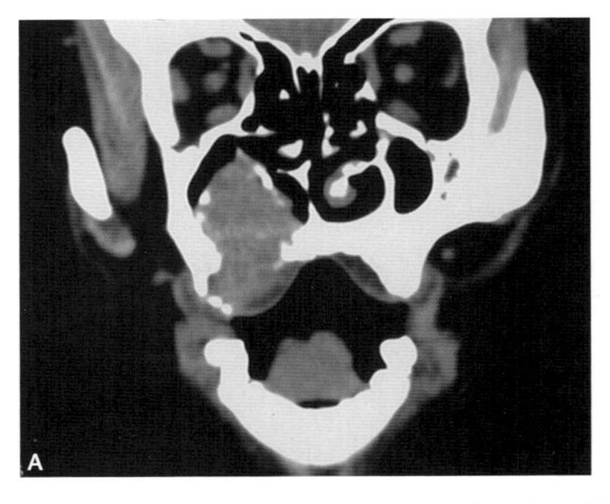

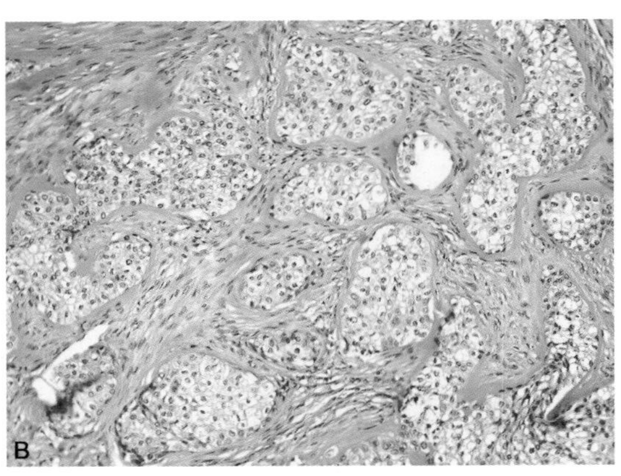

图 8-4-11　牙源性透明细胞癌

A. CT 示肿瘤破坏颌骨、累及上颌窦。B. 镜下见肿瘤由片状、条索状排列的透明上皮细胞构成。HE，×200

5. 肿瘤呈浸润性生长，常发生局部淋巴结转移。

【病理学特征】

1. 肉眼见肿瘤无被膜，剖面实性、色灰白，可浸润骨组织。

2. 镜下见肿瘤由片状、岛状、条索状排列的上皮细胞构成（图 8-4-11B）。大部分肿瘤细胞胞浆透明，PAS 染色阳性，细胞界限明显。胞核位于细胞中心或偏向细胞一侧，较深染，可见分裂象。肿瘤中还可见少量基底样细胞，胞浆少，弱嗜酸性，与透明细胞有形态上的过渡。

3. 间质为成熟的结缔组织。

4. 肿瘤中无腺样结构，无钙化物沉积。

【鉴别诊断】

1. 唾液腺肿瘤　含有透明细胞的唾液腺肿瘤，可根据肿瘤的原发部位、黏液成分化学染色（唾液腺肿瘤的透明黏液细胞阳性）、淀粉酶和（或）溶菌酶的免疫组织化学染色（腺泡细胞癌阳性）、S-100 及 actin 染色（透明细胞肌上皮瘤阳性）来鉴别。

2. 牙源性肿瘤　部分牙源性钙化上皮瘤、成釉细胞瘤中也可出现透明细胞。前者肿瘤中有钙化物，牙源性透明细胞癌中无钙化物；后者透明细胞占小部分，主要区域为典型的成釉细胞瘤图像。

3. 转移性肿瘤　应做全身检查以排除转移性透明细胞性肾细胞癌等肿瘤的可能。

【病例】

患者女性，31 岁。4 个月前下颌前牙拔出后创口不愈，下颌前部疼痛/肿胀 4 个月。

专科检查：下颌骨前份肿胀，下颌 31、32、41、42 拔除，拔牙创未愈合，33、43 Ⅱ°松动，口腔卫生差。X 线检查见 35～45 牙位之间有一界限不清的放射透射影（图 8-4-12），肿瘤区牙根无吸收。

临床印象：下颌骨恶性肿瘤。

临床治疗：由于患者下颌前部肿瘤破坏广泛，手术选择下颌骨截断切除术，从左侧第一前磨牙至右侧第一前磨牙，肿瘤切除后行即刻钛板固位修复。

光镜观察：肿瘤主要由透明细胞和基底样细胞构成，上皮巢由纤维间质分隔，有些周边细胞呈栅栏状排列，但中央细胞排列紧密，无星网状层样分化。肿瘤有异型性，核分裂偶见，肿瘤边缘侵犯肌肉组织及神经（图 8-4-13）。免疫组织化学显示：肿瘤细胞呈 Pan-CK，CK19，CEA 等上皮性标记阳性。

病理诊断：牙源性透明细胞癌。

随访及处理：患者 1 年后复发（图 8-4-14），临床再行肿瘤切除加颈淋巴结清扫术，病理检查证实：肿瘤广泛侵犯软组织，颌下淋巴结转移（图 8-4-15）。术后 2 年，肿瘤再次复发，患者因肿瘤局部广泛破坏、无法手术，于 1 年后死亡。

（六）牙源性影细胞癌（odontogenic ghost cell carcinoma，WHO ICD code 9302/3）

是指具有牙源性钙化囊性瘤（或牙本质生成性影细胞瘤）特征（包括含量不等的影细胞或发育不良的牙本质），又具有恶性细胞学特征和呈浸润性生长的肿瘤。它可以由先存的良性病变恶变而来，也可为原发的恶性肿瘤。可以表现为囊性肿物，也可为实性。

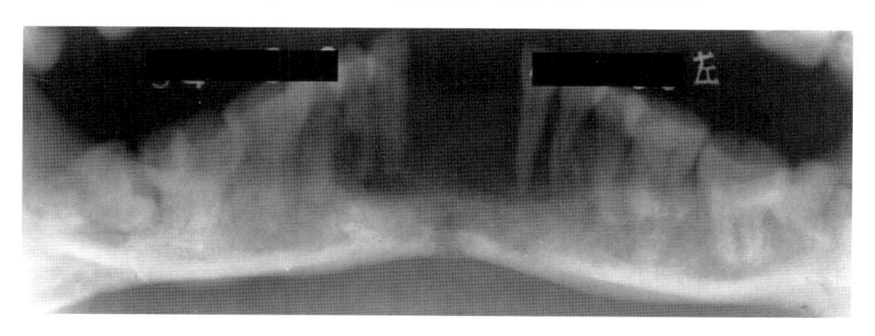

图 8-4-12　病例　X 线片

下颌前份（35～45 牙位之间）有一颌骨破坏影，边界不清，受累牙无牙根吸收

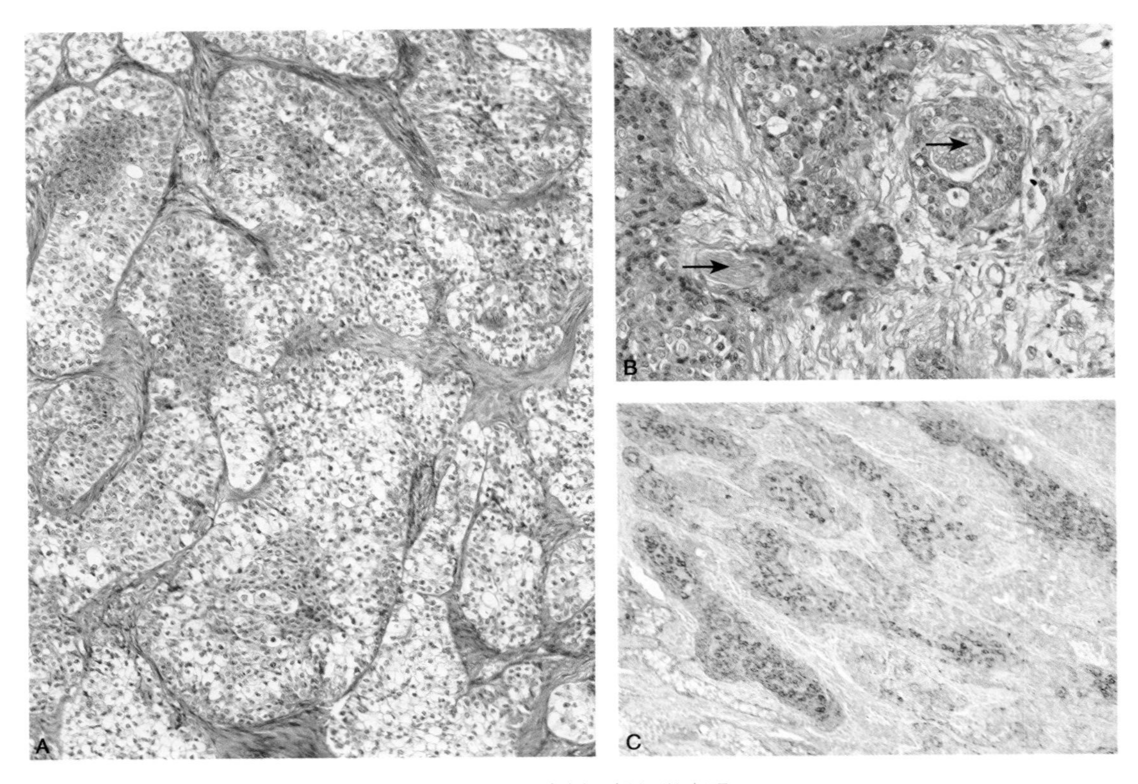

图 8-4-13　病例　组织学表现

A. 肿瘤由以透明细胞为主的上皮巢组成。HE，×200。B. 纤维间质分隔，区域上皮巢周边细胞呈高柱状，核远离基底膜；可见肿瘤细胞侵犯神经（箭头示神经）。HE，×400。C. 免疫组织化学染色肿瘤细胞呈 CK19 阳性。SP，×200

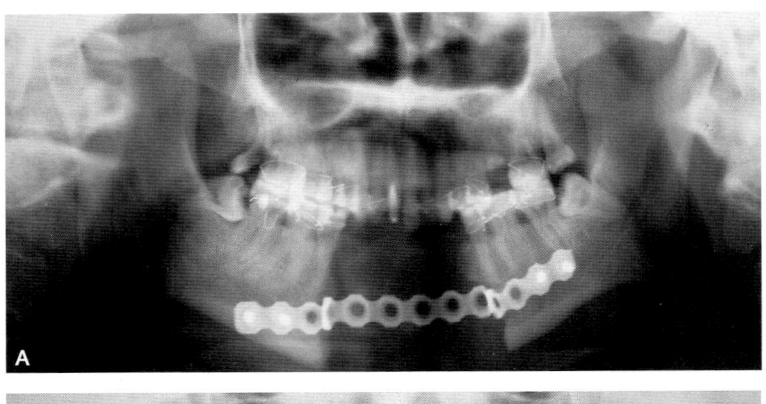

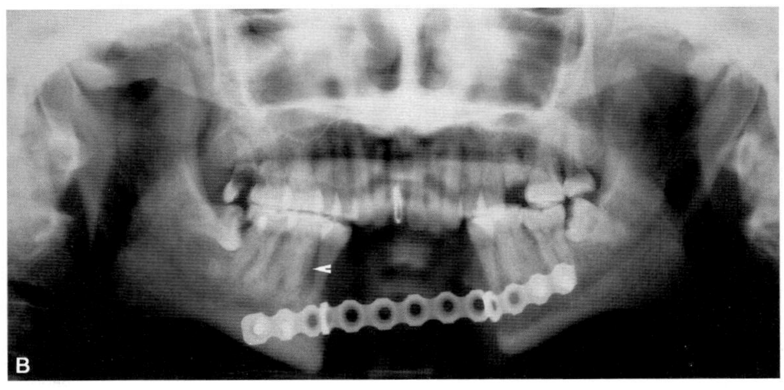

图 8-4-14　病例　全口牙位曲面体层 X 线片

A. 术后记存片。B. 1 年后复查片示右侧截骨端有骨质破坏迹象（箭头示），提示复发

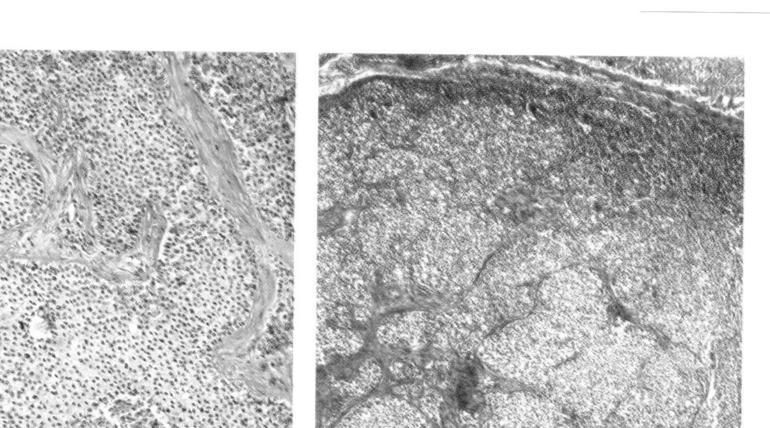

图 8-4-15　病例　组织学表现

A. 复发肿瘤仍以透明细胞为主,坏死明显。HE,×200。B. 发生颌下淋巴结转移。HE,×100

【临床要点】

1. 年龄范围在 13 ~ 72 岁之间,平均年龄 38.4 岁,男性多见,上颌骨好发。
2. 颌骨膨大为常见症状,上颌肿瘤最终可侵犯上颌窦和鼻腔。
3. X 线表现为界限不清的透射影,其中可见不规则阻射物质。肿瘤可导致唇颊侧骨板破坏。

【病理学特征】

1. 镜下表现牙源性钙化囊性瘤或牙本质生成性影细胞瘤的某些特征,如肿瘤上皮岛具有排列规则的基底细胞,并含数量不等的影细胞和中央的星网状细胞。但肿瘤表现细胞和胞核的多形性,核分裂象多见,有时可见肿瘤坏死以及周围组织侵犯(图 8-4-16)。

2. 肿瘤中还可见邻近上皮的牙本质样物质(juxtaepithelial dentinoid)。肿瘤呈浸润性生长,术后易复发,有肺转移甚至致死的病例报道。

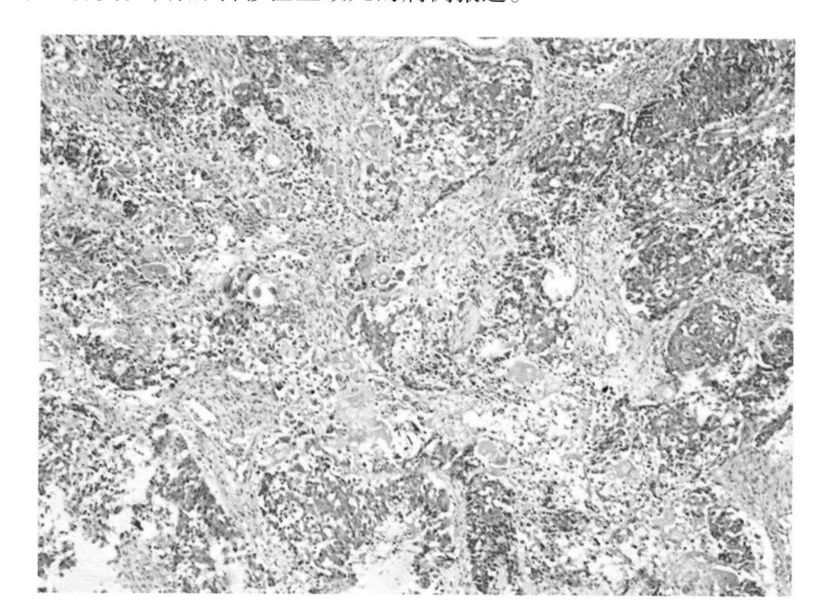

图 8-4-16　牙源性影细胞癌

镜下表现牙本质生成性影细胞瘤的某些特征,含数量不等的影细胞,但肿瘤表现细胞和胞核的多形性,核分裂象多见。HE,×200

学习笔记

【病例】

患者男性,30 岁。1 个月前发现右上颊侧牙龈包块,生长迅速。

专科检查:右眶下膨隆,右上颌前庭沟隆起,肿块约 5cm×4cm 大小,黏膜表面溃烂(图 8-4-17A),触诊质软,轻度压痛。牙无松动,咬合关系正常。X 线检查见右侧上颌窦窦腔密度增高,右侧颧牙槽嵴下份变薄、欠完整(图 8-4-17B)。

临床印象:右上颌骨肿瘤。

临床治疗:术中见肿瘤穿破上颌窦前壁与口内病变相连,行右上颌骨次全切除术以及右舌骨上淋巴清扫术。

肉眼观察:送检物为切除之右上颌骨(11～16)和肿瘤,12～15 区颊侧骨壁及上颌窦下壁骨质被肿瘤破坏。肿瘤约 3cm×3cm×2. 5cm 大小、有界限,剖面实性。

光镜观察:肿瘤呈实性,主要由上皮成分及少量间质构成(图 8-4-18A)。肿瘤上皮形成巢状或大片状,细胞多边形,胞浆丰富、核大深染,细胞表现异型性,核分裂多见,在肿瘤巢内存在大量均质红染的影细胞灶(图 8-4-18B)。

病理诊断:牙源性影细胞癌。

随访资料:患者手术后恢复顺利,术后随访 6 年无复发。

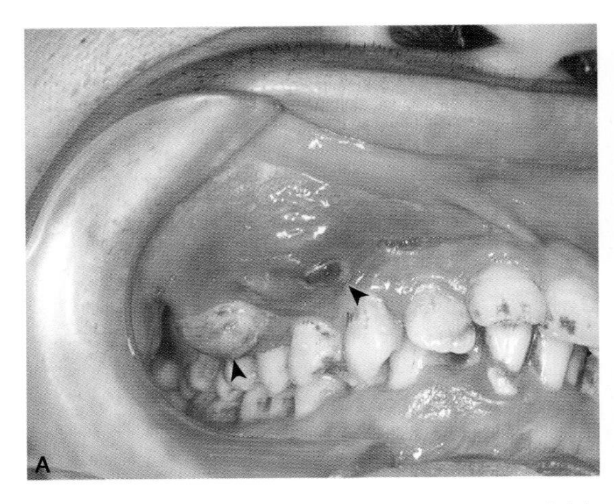

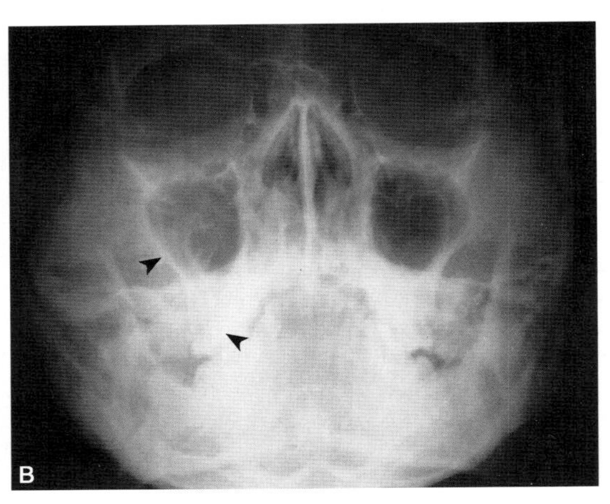

图 8-4-17　病例　临床及影像学表现

A. 术前临床照片示右上颌前庭沟隆起肿块(箭头示),表面黏膜溃疡形成。B. 华氏位片示右侧上颌窦窦腔密度增高,颧牙槽嵴下份变薄且不完整(箭头示)

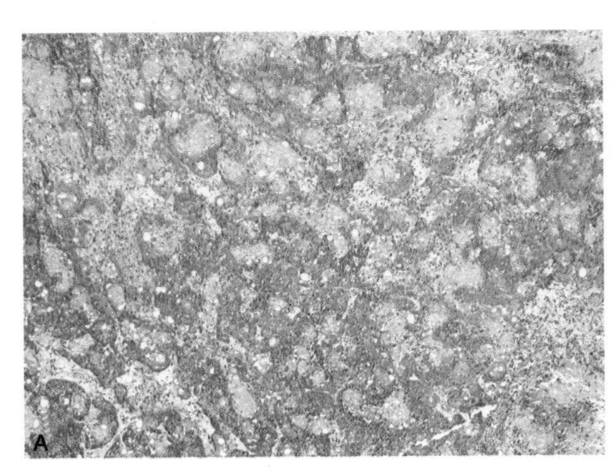

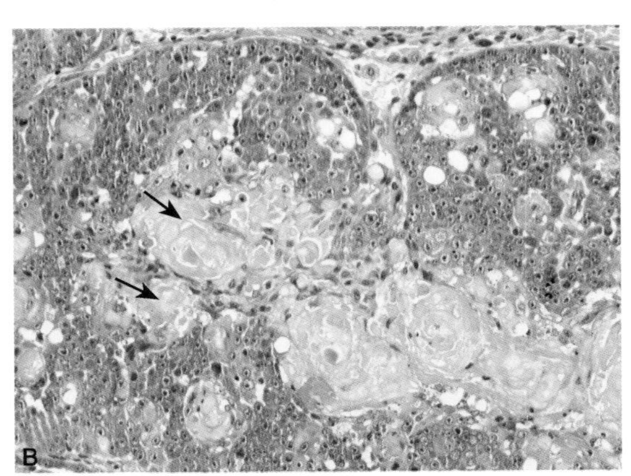

图 8-4-18　病例　组织学表现

A. 肿瘤主要为上皮成分,并形成小巢状或大片状,纤维间质较少。HE,×100。B. 高倍镜示肿瘤细胞呈多边形,具有异型性,核大深染,核分裂多见;肿瘤巢内可见呈均质红染的影细胞灶(箭头示)。HE,×400

二、牙源性肉瘤(odontogenic sarcoma)

(一) 成釉细胞纤维肉瘤(ameloblatic fibrosarcoma,WHO ICD code 9330/3)

具有类似于成釉细胞纤维瘤的组织结构,但其间叶成分表现肉瘤的特征。

【临床要点】

1. 极少见;好发于中青年人,平均年龄在30岁左右,下颌比上颌多见,性别无差异。
2. 肿瘤生长较快且伴疼痛,大多数患者疼痛发生在肿胀之前。
3. X线显示颌骨边界不清的透射区,并伴骨组织破坏。
4. 成釉细胞纤维肉瘤呈局部高度浸润性生长,较少发生远处转移。

【病理学特征】

1. 肉眼见肿物为分叶状,质较软,剖面为淡粉红色,无明显纤维束,无包膜。

2. 镜下见上皮成分较少,呈团块状或条索,上皮分化较好。间叶成分表现明显间变,细胞密集,呈多形性,瘤细胞大小不一,有核浓染、异型,核分裂多见(图8-4-19),且可有瘤巨细胞。

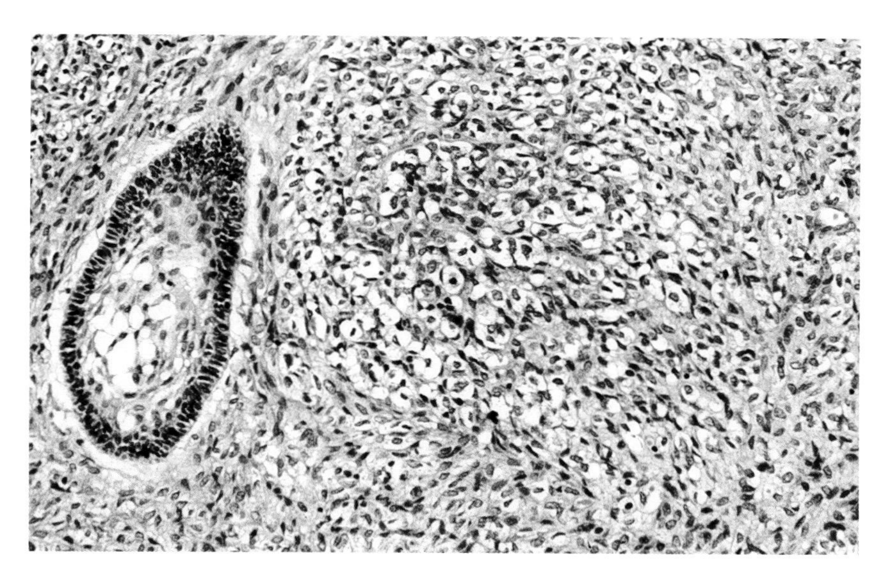

图8-4-19　成釉细胞纤维肉瘤

镜下见上皮成分较少,分化较好;间叶成分表现明显间变,瘤细胞大小不一,核浓染、核分裂多见。HE,×400

【鉴别诊断】

成釉细胞纤维肉瘤和成釉细胞纤维瘤的鉴别要点:①间质细胞丰富,伴有细胞密集区和稀疏区的间杂分布;②细胞异型性明显,核染色深,有时可见瘤巨细胞;③束状排列的细胞可形成青鱼骨样或轮辐状结构,偶可见红色的细胞外基质形成;④有学者认为核分裂数多于2个/10高倍视野是诊断成釉细胞纤维肉瘤的重要指标,如有病理性核分裂更具诊断价值。

【问题】成釉细胞纤维肉瘤的组织学来源?

思路:成釉细胞纤维肉瘤具有混合性来源,即成釉上皮和牙乳头或牙囊。大约1/3的病例由成釉细胞纤维瘤的间叶成分恶变而来,往往与成釉细胞纤维瘤术后复发有关。

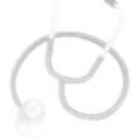

【病例】

患者男性，24 岁。2 个月前不明原因出现左面部肿胀，并感牙松动、疼痛。

专科检查：左面部腮腺区明显肿胀，未扪及软组织包块。左颊黏膜肿胀，有咬痕。X 线检查见左下颌 36 根尖区至髁突骨质大部分破坏，下颌角至升支后缘皮质骨缺失，磨牙后区见多囊残迹影（图 8-4-20A），颊侧皮质骨大部分缺失（图 8-4-20B）。

临床印象：左下颌骨囊性病变待查，或左下颌骨成釉细胞瘤。

临床治疗：患者在全麻下行左下颌骨肿物切除术、左下颌骨部分切除术以及左髂骨切取移植术。

肉眼观察：送检物为 36 至同侧升支骨及其肿瘤，骨质破坏，肿瘤位于内。肿瘤有界限，剖面实性、淡粉红色，质细嫩似鱼肉状。

光镜观察：肿瘤由上皮和间叶两种组织成分构成（图 8-4-21）。上皮较少，呈小团块状或条索状，且细胞分化良好似釉质器；间叶成分丰富，细胞密集，瘤细胞大小不一，核深染，有异型性，核分裂象多见（图 8-4-21）。

病理诊断：成釉细胞纤维肉瘤。

随访资料：患者手术后恢复顺利，术后随访 4 年未复发。

（二）成釉细胞纤维-牙肉瘤（ameloblastic fibro-odontosarcoma，WHO ICD code 9290/3）

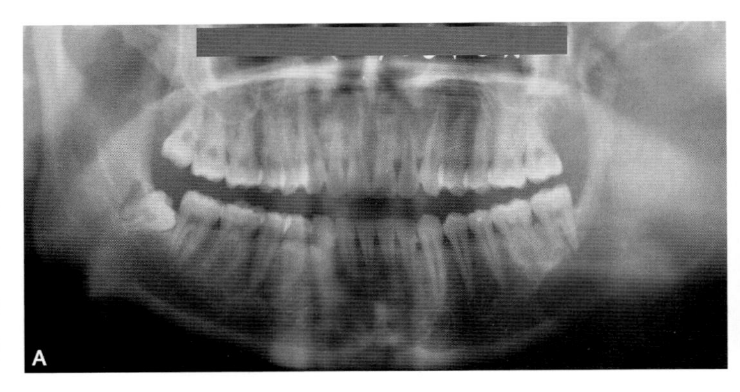

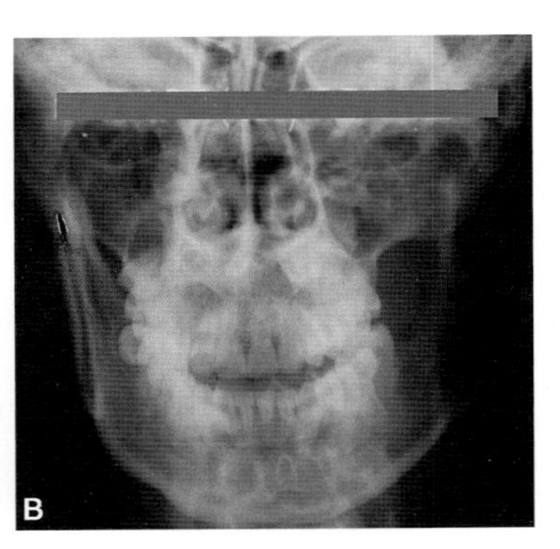

图 8-4-20　病例　影像学表现

A. 全口牙位曲面体层 X 线片示左下颌 36 根尖区至髁突多囊透射影，骨质破坏，升支后缘皮质骨缺失。B. 后前位片示颊侧骨皮质大部分消失

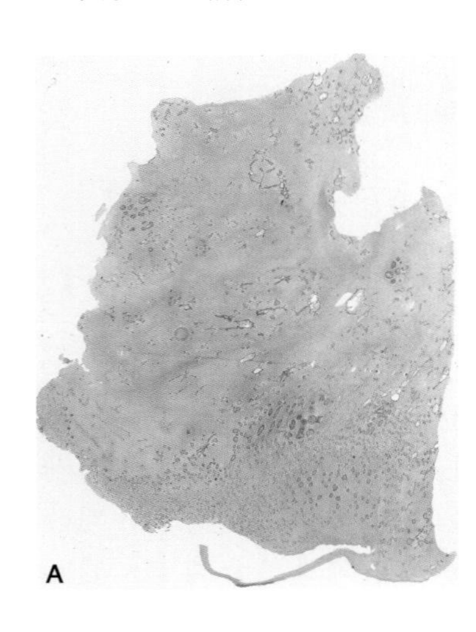

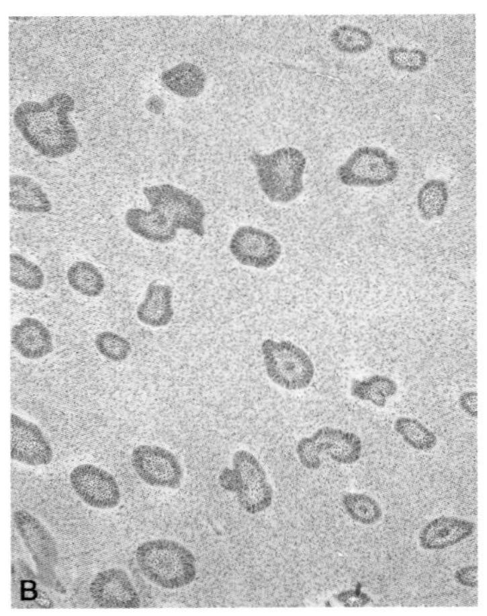

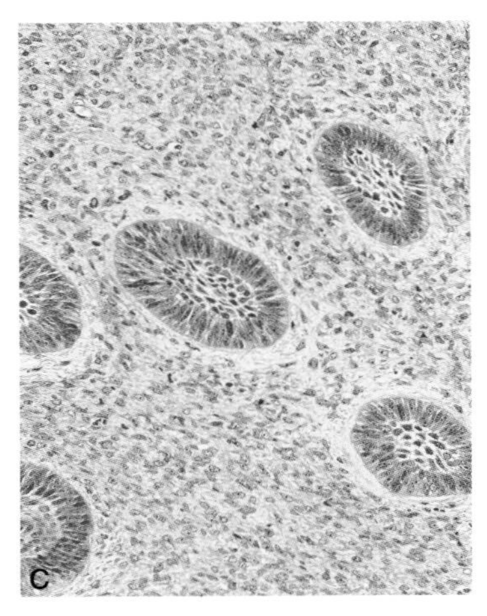

图 8-4-21　病例　组织学表现

A. 低倍示肿瘤主要为均质性间质和散在其内的上皮岛或条索构成，肿瘤间质细胞幼稚、丰富，细胞胞浆少，核深染。HE，×5。B. 上皮呈团块状散在间质，且细胞分化良好，似成釉器。HE，×100。C. 间叶细胞成分密集，并表现明显的间变和异型性，瘤细胞大小不一，核深染，病理性核分裂多见。HE，×400

学习笔记

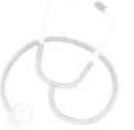

【临床要点】

1. 较少见，好发于青年人，肿物生长较快，且伴疼痛。
2. X线可见不规则且边界尚清楚的透射区，其中有小块阻射灶。
3. 此瘤为低度恶性，术后易复发，但极少远处转移。

【病理学特征】

1. 镜下特点类似于成釉细胞纤维肉瘤，其主要区别在于该肿瘤伴发育不良的牙本质、釉质和牙骨质形成。肿瘤中仅有发育不良的牙本质成分而无釉质形成者，又称为成釉细胞纤维牙本质肉瘤。

2. 肿瘤中牙源性上皮虽然不是恶性成分，但对诱导牙本质形成和釉基质形成具有一定作用，但决定肿瘤性质的是肉瘤性间质。

第五节 与骨相关的病变

一、骨化纤维瘤

骨化纤维瘤（ossifying fibroma，WHO ICD code 9262/0）是一种边界清楚、由富于细胞的纤维组织和表现多样的矿化组织构成的病变。2005年WHO新分类简化了“骨相关病变”的分类和命名，其主要特点是将以往命名中所使用的“牙骨质”一词全部略去。由于发生于颌骨的多种骨相关病变中存在类似于牙骨质的沉积物，长期以来对这些牙骨质样结构的本质存在争议。新分类中明确指出：由于牙骨质是指覆盖于牙根表面的矿化物质，而在牙根以外的部位，牙骨质与骨组织并没有明显差异，区分二者的临床意义不大。因此，以“骨化纤维瘤”代替了“牙骨质-骨化纤维瘤（cemento-ossifying fibroma）”，并将“青少年小梁状骨化纤维瘤（juvenile trabecular ossifying fibroma，JTOF）”和“青少年沙瘤样骨化纤维瘤（juvenile psammomatoid ossifying fibroma，JPOF）”作为骨化纤维瘤的两种组织学变异型。

学习笔记

【临床要点】

1. 主要发生于10～39岁之间，女性多见。不同组织学亚型的发病年龄有差异，JTOP发病年龄较小（8.5～12岁），JPOF患者平均年龄约20岁左右，而经典的骨化纤维瘤为35岁。

2. 主要见于下颌后部，JTOF好发于上颌，而JPOF主要发生于鼻窦的骨壁。

3. 临床早期无症状，随着肿瘤增大，可由于颌骨膨隆引起牙移位、关系紊乱和颌面部变形。

4. X线表现为境界清楚的、单房性密度减低区，由于伴有硬组织形成，在病变的中央区域常见不透光区（图8-5-1）。

5. 一般认为，骨化纤维瘤来自于牙周韧带，如不治疗可持续生长，治疗应完整切除。尽管青少年小梁状骨化纤维瘤在形态学上表现极为活跃，但保守性手术后一般无复发。

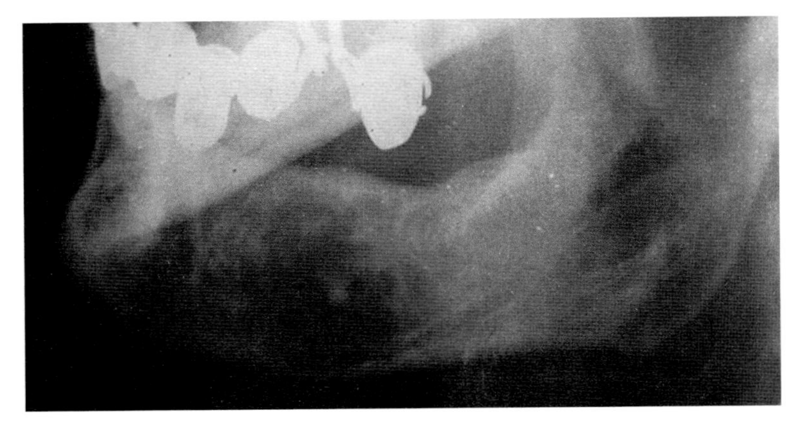

图 8-5-1　骨化纤维瘤
X 线示界限清楚的密度减低区，其中伴有硬组织形成

【病理学特征】

1. 肉眼观肿瘤界限清楚，有包膜，剖面呈黄白色、呈实性。

2. 镜下由富含成纤维细胞的结缔组织构成，其细胞丰富程度可有较大差异。

3. 肿瘤中的钙化结构很多样，小梁状编织骨（trabeculae of woven bone）较常见，其周围绕成排的成骨细胞，这些骨小梁可相互连接成网。有时可见宽大的板层骨（lamellar bone）结构和营养不良性钙化。肿瘤中常可见无细胞的嗜碱性类牙骨质沉积物，呈圆形或卵圆形，周界光滑，类似于牙骨质小体（cementicle）（图 8-5-2）。

4. JTOF 由含丰富细胞的纤维组织构成，其中可见含细胞的带状类骨质，另外可见纤细幼稚的骨小梁，内有骨陷窝和骨细胞，骨小梁外周密集围绕一排较大的成骨细胞。这些骨小梁相互吻合成网状，细胞丰富区域可见核分裂。

5. JPOF 的特征是在成纤维性间质内含有丰富的沙瘤样骨小体，这些卵圆形或弯曲的骨小体中可无细胞，也可见散在细胞，与牙骨质小体不同，骨小体边缘没有放射状的胶原纤维，骨小体本身可相互融合形成具有反转线的小梁结构。

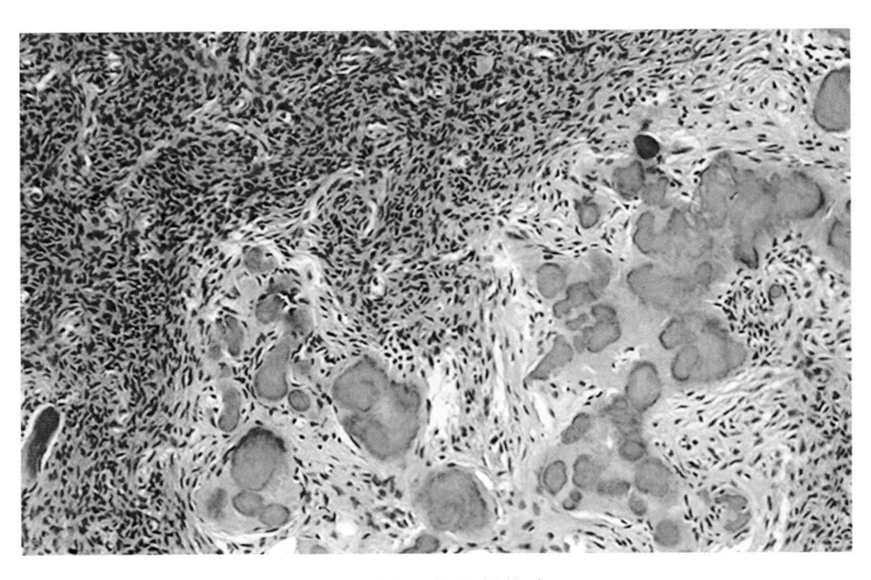

图 8-5-2　骨化纤维瘤
镜下由富含成纤维细胞的结缔组织构成，可见嗜碱性类牙骨质沉积物。HE，×200

学习笔记

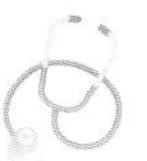

【鉴别诊断】

纤维结构不良:在组织学上,骨化纤维瘤与纤维结构不良有时很难鉴别,主要依据其X线及临床特点。骨化纤维瘤好发于下颌,界限清楚,有包膜。同时所形成的骨小梁周围常见到成排的成骨细胞,以此可与纤维结构不良相区别。

【病例1】

患者女性,10岁。发现右面部肿胀20天。

专科检查:面部不对称,右面部略膨隆,口内14有咬合痛,根方明显膨隆,乳牙53牙根吸收,Ⅲ松动。CT示右上颌骨实性占位,累及颊、腭侧,呈哑铃状,边界较清,内部分隔,可见数个点状高密度影。全口曲面体层X线片示混合牙列,14牙根移位,与55之间可见密度减低影,边界较清(图8-5-3)。

临床印象:右上颌骨肿物待查。

临床治疗:患者行右上颌骨肿物切除术。

肉眼观察:送检物为两个有包膜的结节,表面光滑,大结节约2cm×1.5cm×1.5cm,小结节直径约1.2cm(图8-5-4A),剖面灰白色间杂黄色,质脆,发亮(图8-5-4B)。

光镜观察:肿物由富含成纤维细胞的结缔组织构成,梭形细胞丰富、密集,呈漩涡状、交错状排列(图8-5-5A),肿瘤中可见无细胞的嗜碱性类牙骨质沉积物,呈圆形或卵圆形,周界光滑,类似于牙骨质小体(cementicle)或沙瘤样骨小体(图8-5-5B)。

病理诊断:(右上颌骨)骨化纤维瘤。

随访资料:患者术后恢复无异常,术后随访1年无复发。

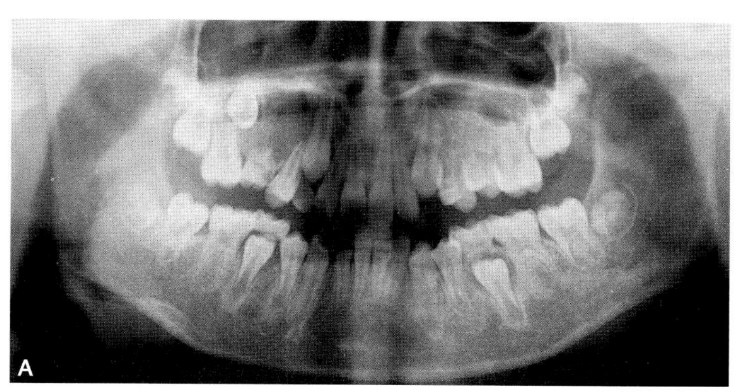

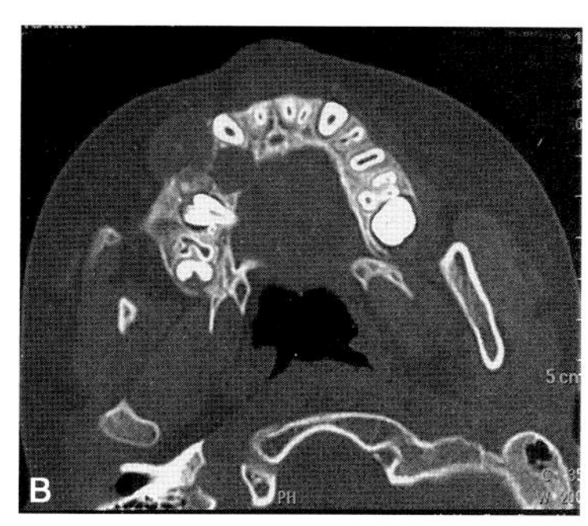

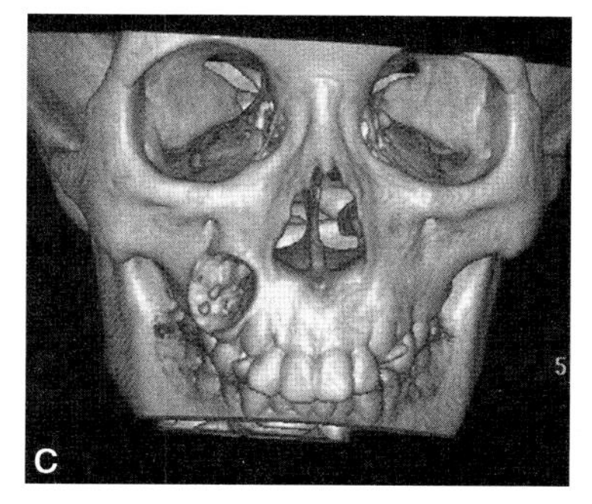

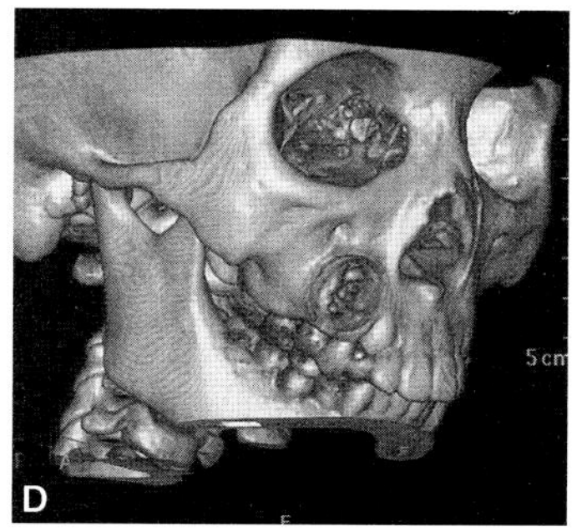

图8-5-3 病例1 影像学表现

A. 全口牙位曲面体层X线片示混合牙列,右上14牙根移位,与55之间可见密度减低影,边界尚清。B. CT片示右上颌前磨牙区可见一界限清楚的哑铃状病变,其中有点状钙化影。C,D. 三维重建片示右上颌骨破坏情况

学习笔记

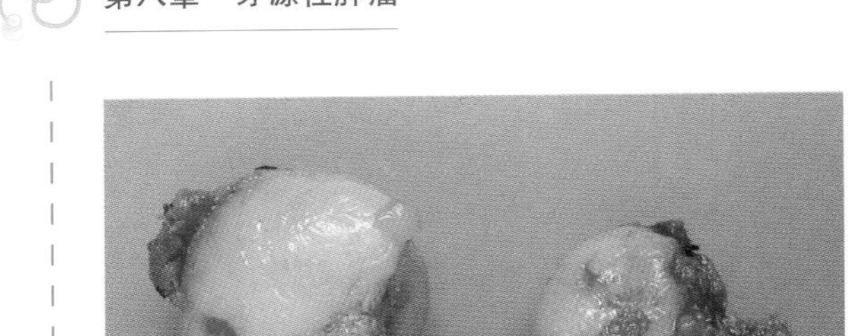

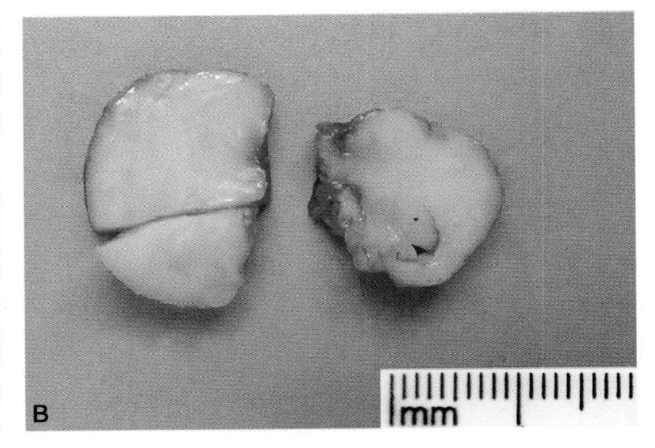

图 8-5-4　病例 1　大体标本

A. 两个有包膜的结节，表面光滑，大结节约 2cm×1.5cm×1.5cm，小结节直径约 1.2cm。B. 结节切面灰白色间杂黄色，质脆

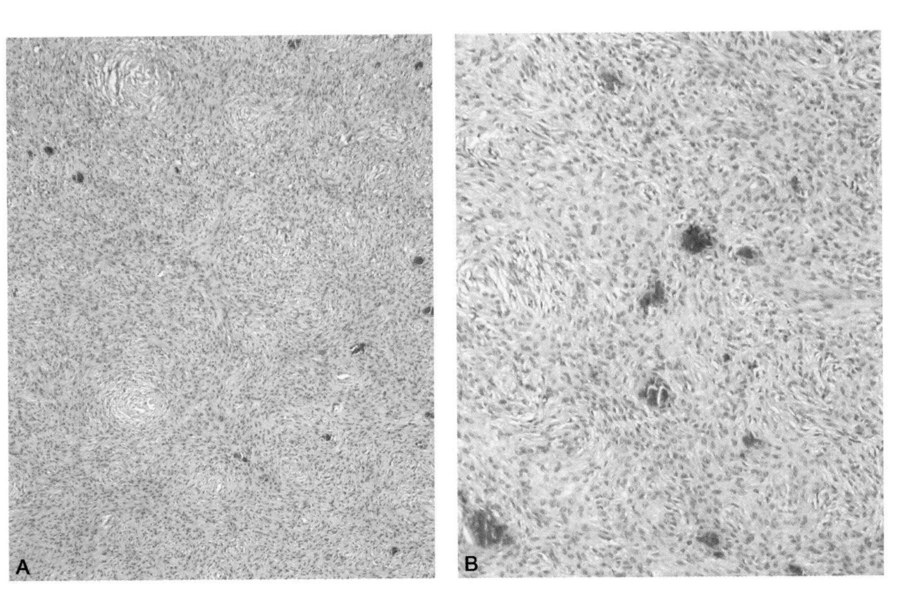

图 8-5-5　病例 1　组织学表现

A. 肿物由富含成纤维细胞的结缔组织构成，梭形细胞丰富、密集，呈漩涡状、交错状排列。HE，×100。B. 肿瘤中可见无细胞的嗜碱性类牙骨质沉积物，呈圆形或卵圆形，类似于牙骨质小体。HE，×200

【病例 2】

患者男性，11 岁。左上颌面部无痛性膨隆半个月。

专科检查：左侧颜面部膨隆、肿大。触诊质硬，无压痛。左上牙槽嵴底部触及骨膨隆，左上后牙松动。X 线检查见左上颌骨骨质肿物，波及眶下壁，鼻中隔及鼻腔，肿瘤约 4.5cm×6.8cm 大小。23～28 区牙槽突、颧牙槽嵴以及部分颧骨均破坏（图 8-5-6A）。上颌窦区密度增高，各壁骨质破坏，24～28 牙移位明显。

临床印象：左上颌骨肿瘤。

临床治疗：患者全身麻醉下行左上颌骨全切除术以及钛网植入术（图 8-5-6B）。

肉眼观察：送检物为切除之左上颌骨及肿物，肉眼见 23～28 区颌骨颊侧膨隆，肿瘤充满上颌窦。肿瘤界限清楚，剖面苍白、实性（图 8-5-7）。

光镜观察：病变由含丰富细胞的纤维组织构成（图 8-5-8A），其中可见含细胞的带状类骨质，还可见纤细幼稚的骨小梁，内有骨陷窝和骨细胞，骨小梁相互吻合成网状（图 8-5-8B），部分区细胞丰富、密集、核深染、并见核分裂（图 8-5-8C），外周密集围绕一排较大的成骨细胞。部分区域

见散在的、似牙骨质小体样钙化灶。

病理诊断:青少年小梁状骨化纤维瘤。

随访资料:患者手术后恢复顺利,术后随访4年半无复发。

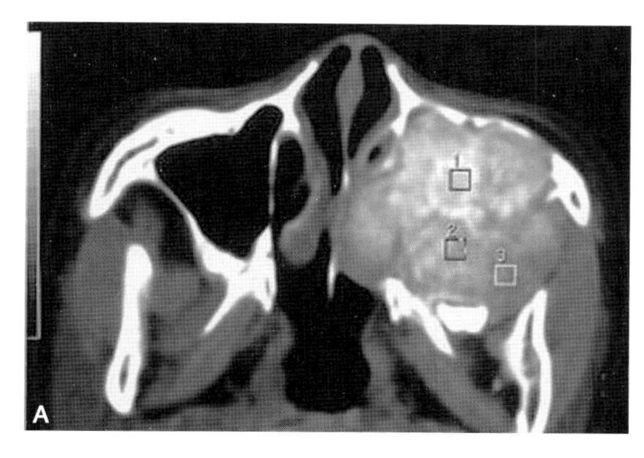

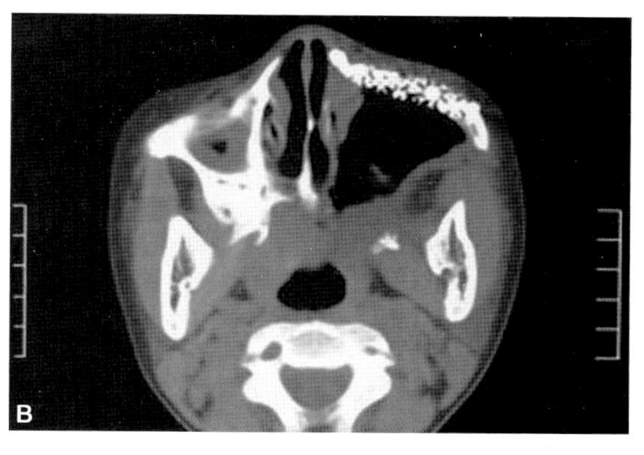

图8-5-6　病例2　影像学表现

A. 术前CT片示肿瘤约4.5cm×6.8cm大小,波及眶下壁、鼻中隔及鼻腔。B. 术后CT片示左上颌骨全切除及钛网植入后情况

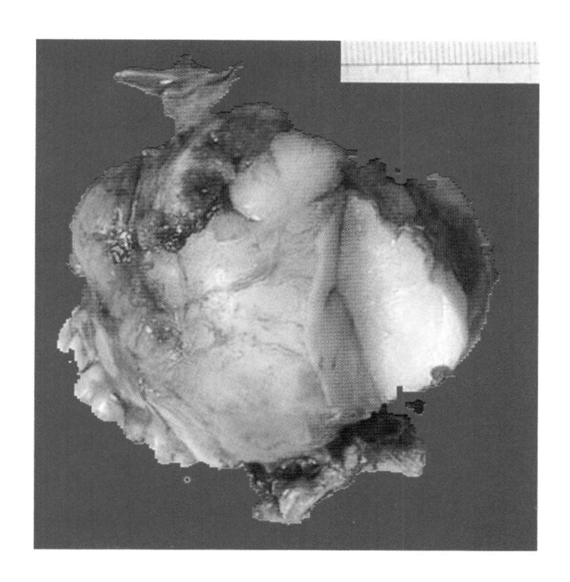

图8-5-7　病例2　大体标本

左上颌23~28区颌骨颊侧膨隆,肿瘤界限清楚,剖面实性、色苍白

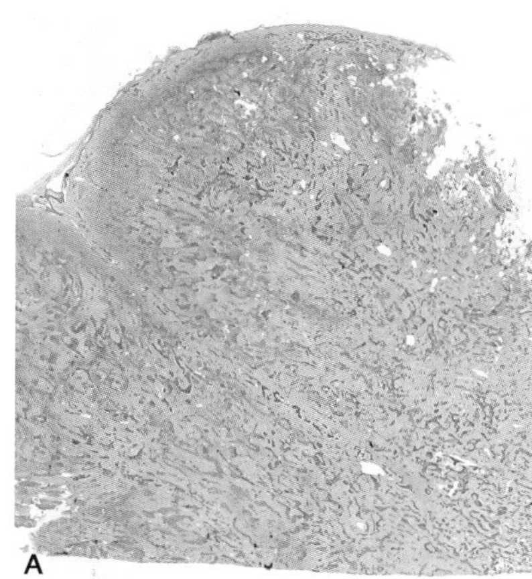

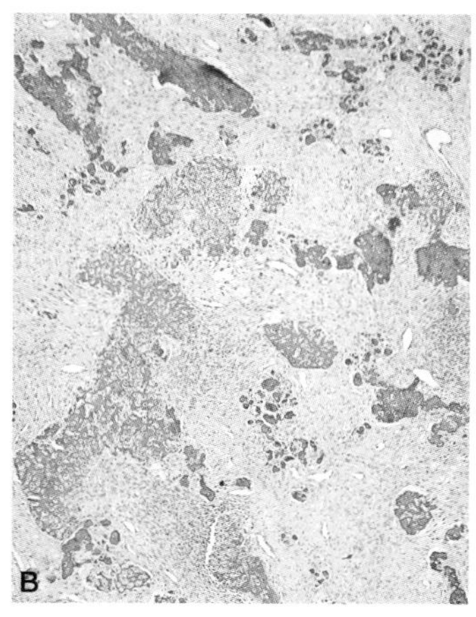

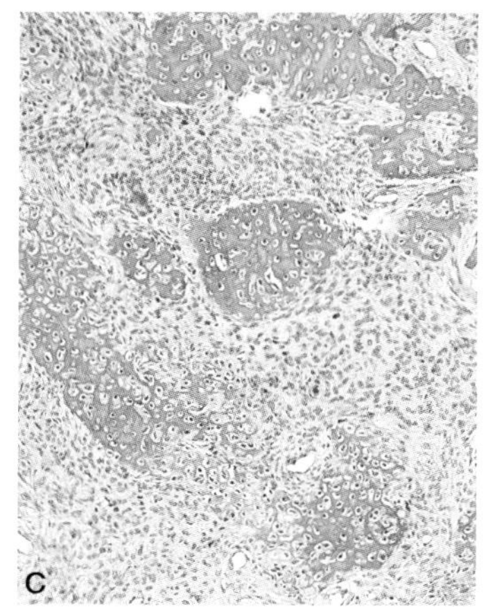

图8-5-8　病例2　组织学表现

A. 低倍示病变由含丰富细胞的纤维组织和大量骨小梁样结构构成,有包膜。HE,×4。B. 纤维组织背景内见骨小梁样结构及灶性钙化团块。HE,×100。C. 幼稚的骨小梁,内有骨陷窝和骨细胞,部分区域骨小梁样结构周围细胞增生活跃,可见核分裂。HE,×200

学习笔记

学习笔记

二、骨结构不良

骨结构不良(osseous dysplasias):是一组发生于颌骨承牙部位的根尖周区域,以纤维组织和化生性骨取代正常骨组织的特发性病变。以往被称为“牙骨质-骨结构不良”,2005 年 WHO 新分类主张略去“牙骨质”。

【临床要点】

1. 好发于中年黑人女性。

2. 发生于牙周膜,只见于颌骨的承牙区。

3. 病变有多种临床表现形式,并具有不同的名称。发生于下颌前部、仅累及少数牙时,称为根尖周骨结构不良(periapical osseous dysplasia),发生于颌骨后牙区的类似局限性病变称为局灶性骨结构不良(focal osseous dysplasia)。

4. 另外两型弥漫性骨结构不良常发生于双侧下颌骨,甚至可累及颌骨的四个象限。其中一型为繁茂性(florid)骨结构不良,主要发生于中年黑人妇女。另外一型发生于年轻人,可导致明显的颌骨膨胀,称为家族性巨大型牙骨质瘤(familial gigantiform cementoma),是一种表现形式各异的常染色体显性遗传病。

5. 根尖周和局灶性骨结构不良通常在行 X 线检查时偶然发现(图 8-5-9),受累牙活力正常。繁茂性骨结构不良可在继发感染后出现症状。除了家族性巨大型牙骨质瘤外,颌骨膨胀不是骨结构不良的常见表现。

6. 骨结构不良可以透射影为主、阻射影为主或透射/阻射混合影,随病变时间的推移,阻射影改变有逐渐增加的趋势。

7. 除非病变继发感染(常见于繁茂性骨结构不良)或造成面部畸形(多见于家族性巨大型牙骨质瘤),各型骨结构不良一般不需要治疗。

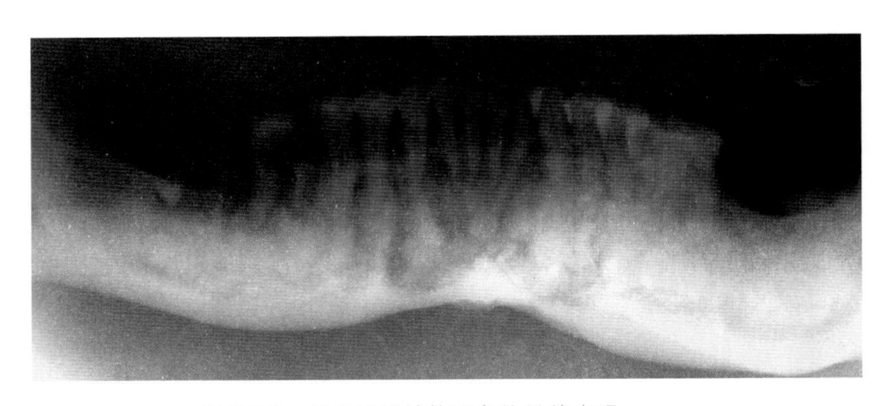

图 8-5-9　根尖周骨结构不良的 X 线表现

【病理学特征】

1. 各型骨结构不良均由富于细胞的纤维组织构成,其中含有层板骨和牙骨质样物质。

2. 病变无包膜。大多数病变中的硬组织成分与受累牙牙根表面不融合,但与其周围的骨组织相连。

第六节　婴儿黑色素神经外胚瘤

婴儿黑色素神经外胚瘤(melanotic neuroectodermal tumor of infancy;WHO ICD code 9363/0)

曾被称为黑色素釉质上皮瘤(melanotic adamantinoma)或黑色素突变瘤(melanotic progonoma)。由于其与牙关系密切,曾认为该瘤为牙源性肿瘤。根据胚胎学、超微结构和生化研究,目前认为此瘤来自神经嵴细胞。

【临床要点】

1. 见于1岁以内婴儿。
2. 典型病例的发生在上颌骨,但也可发生于下颌骨或头颅骨。
3. 病损表现为非溃疡性黑色或黑色素性牙龈部和骨内包块。
4. X线片显示为界限不清的透光区,可以含有发育中的牙齿并可导致牙移位。
5. 治疗方法应为完整局部切除;除非有转移证据,否则应避免放疗和化疗。
6. 虽然多数病例属良性肿瘤,但局部切除不全,常可出复发,约7%的病例可发生淋巴结、肝、骨、肾上腺和软组织等部位的转移。

【病理学特征】

1. 肉眼见肿物表面黏膜无溃破,边界不清,无包膜。剖面呈灰黑色或深黑色。
2. 镜下见肿瘤由上皮样细胞和淋巴细胞样细胞组成。上皮样细胞和淋巴细胞样细胞可单独各自组成灶性聚集,但多是两种细胞混杂在一起呈巢状。
3. 上皮样细胞体积较大,呈立方状或多边形,核大而淡染,胞浆丰富,含黑色素或色素不明显。上皮样细胞排列不一,呈片块状、索状、裂隙样或导管状(图8-6-1)。导管或裂隙内可含淋巴细胞样细胞。
4. 淋巴细胞样细胞的变异较大,有些病例中它们类似于小淋巴细胞,伴致密圆形核,胞浆很少。部分病例中,胞核较大,伴有发育较好的染色质。
5. 在肿瘤周边部,瘤组织可延伸至骨内,似乎呈浸润性生长。

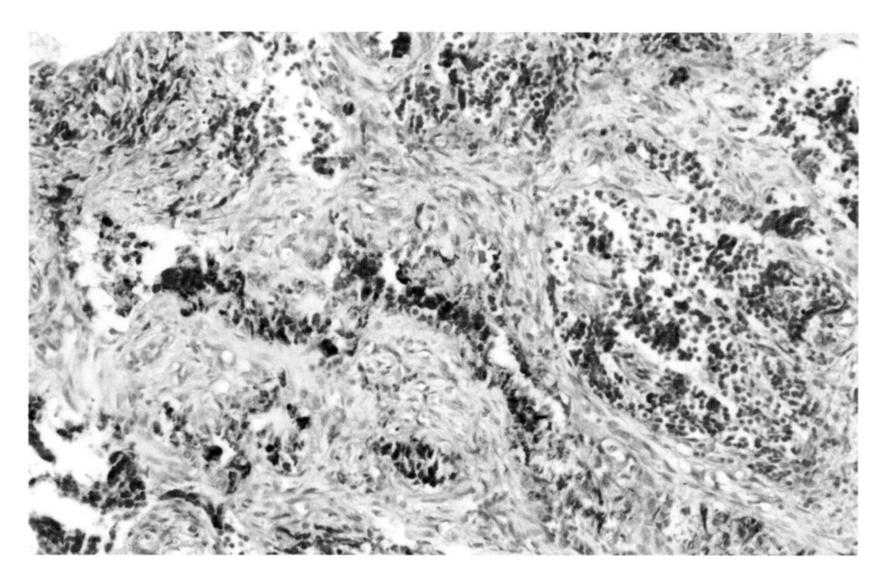

图8-6-1　婴儿黑色素神经外胚瘤

镜下肿瘤由上皮样细胞和淋巴细胞样细胞组成。上皮样细胞可含黑色素。HE,×200

【鉴别诊断】

婴儿黑色素神经外胚瘤与恶性黑色素瘤鉴别要点见表8-6-1。

学习笔记

表 8-6-1　婴儿黑色素神经外胚瘤与恶性黑色素瘤鉴别要点

		婴儿黑色素神经外胚瘤	恶性黑色素瘤
发病年龄		1 岁以下婴儿	中老年人多见
组织学表现		由上皮样细胞和淋巴细胞样（神经母细胞样）细胞组成，多混杂排列	片状或岛状的上皮样黑色素细胞为主，排列成器官样或腺泡样
免疫组织化学	CK	+	−
	HMB45	−	+
	S100	+	+

【病例】

患者男性，3 个月。出生后 1 个月发现右牙龈肿大，未予重视。肿物逐渐长大，导致右面部肿大。

专科检查：口内右腭及颊侧弥漫性肿大，黏膜无破溃，色灰黑，肿物近腭中线，后界达右上腭结节，界清，质硬。CT 示右上颌一低密度与高密度混合影像，边界较清楚（图 8-6-2）。

临床印象：右上颌肿物，性质待定。

临床治疗：患儿行右上颌骨肿物切除术及右上颌骨次全切术。

肉眼观察：送检物为部分上颌骨，约 5cm×4cm×3cm，表面黏膜呈灰黑色。肿物剖面实性，黑色区域与白色区域相间，边界不清（图 8-6-3）。

光镜观察：肿瘤无包膜，与骨组织混杂（图 8-6-4A），由两种细胞组成，分别为较小的神经母细胞样细胞和较大的含黑色素的上皮样细胞，排列为不规则的腺泡样、裂隙状结构，间质为致密纤维组织（图 8-6-4B）。大的上皮样、含黑色素细胞完全或部分衬覆在腺泡样、裂隙状结构的壁上，在管腔或裂隙中央及纤维间质中为小的圆形或卵圆形的神经母细胞样细胞，胞核致密，胞浆很少（图 8-6-4C）。在不同区域上皮样细胞与神经母细胞样细胞的比例不等。

病理诊断：婴儿黑色素神经外胚瘤。

随访资料：术后恢复无特殊，随访 1 年无复发。

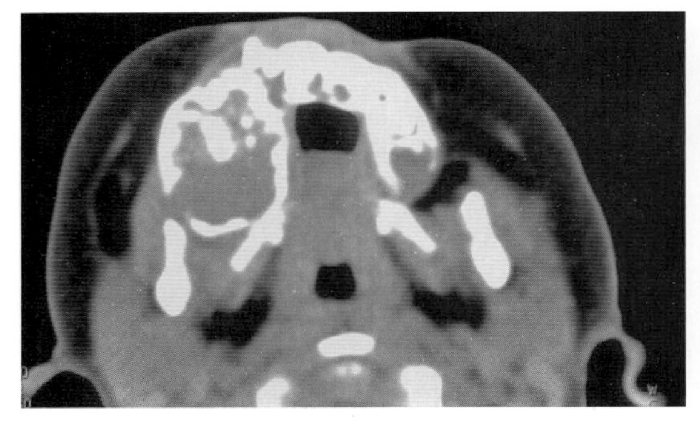

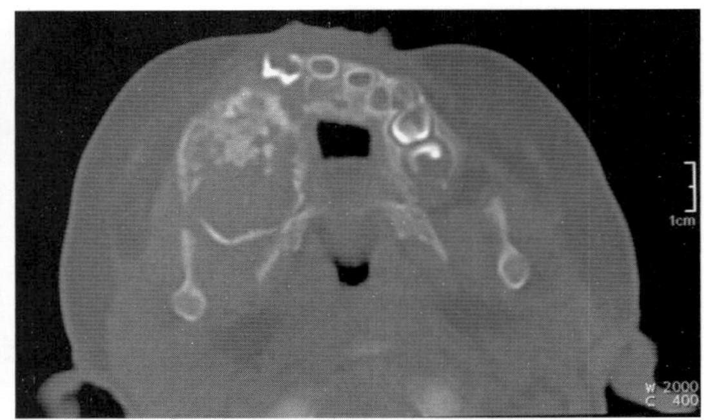

图 8-6-2　病例　影像学表现
CT 示右上颌一低密度与高密度混合，边界较清楚的肿物

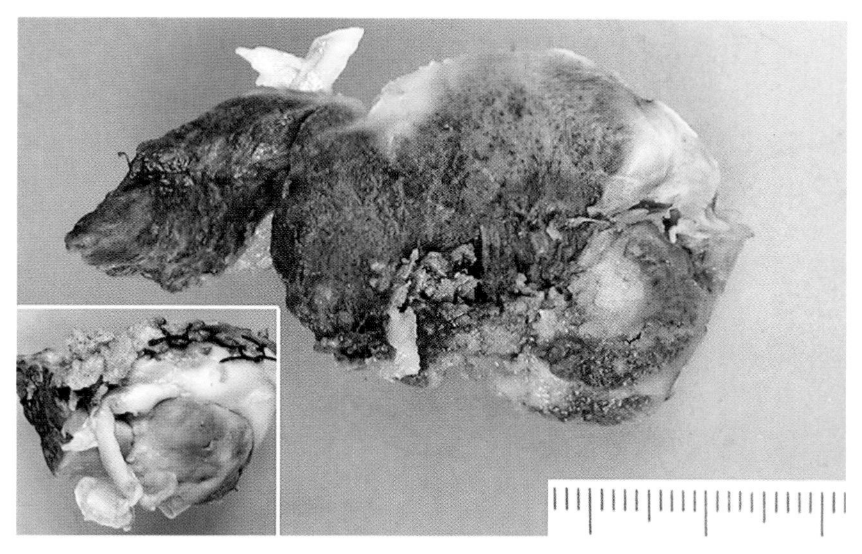

图 8-6-3　病例　大体标本

肿瘤为实性，剖面黑色为主，可见白色相间区域。肿瘤表面黏膜呈灰黑色（插图）

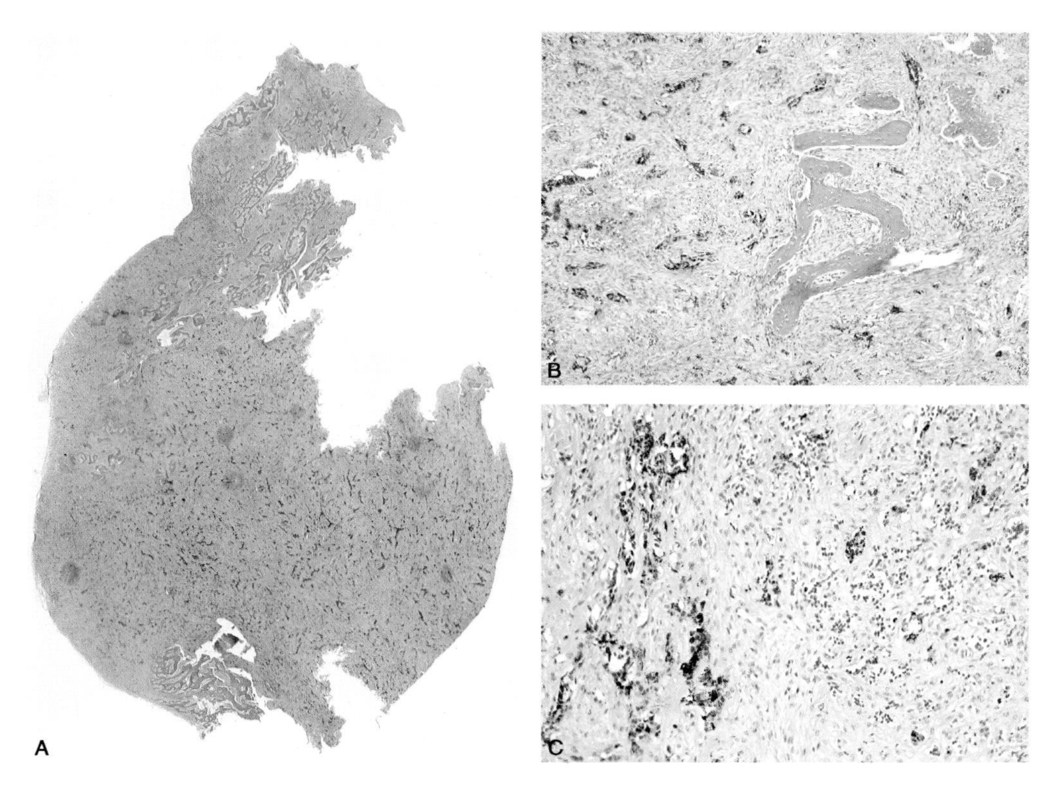

图 8-6-4　病例　组织学表现

A. 低倍示肿瘤无明显包膜，与骨组织混杂在一起。HE，×5。B. 两种细胞排列为不规则的腺泡样、裂隙状结构，间质为致密纤维组织。HE，×100。C. 大的上皮样细胞呈泡状或腺管状排列，管腔内和纤维间质中可见小的圆形或卵圆形的神经母细胞样细胞，核深染、胞浆少。HE，×200

（李铁军）

参考文献

1. Barnes L, Eveson JW, Reichart P, et al. WHO Classification of Tumours, Pathology and Genetics of Head and Neck Tumours. Lyon: IARC Press, 2005

2. 于世凤. 口腔组织病理学. 第7版. 北京:人民卫生出版社,2012
3. 李铁军. 口腔病理诊断. 北京:人民卫生出版社,2011
4. 李铁军. 颌骨肿瘤实例图谱及临床病理精要. 北京:人民军医出版社,2011
5. 郑麟蕃,吴奇光. 口腔病理学. 上海:上海科学技术出版社,1994
6. 高岩,李铁军. 口腔组织学与病理学. 第2版. 北京:北京大学医学出版社,2013

学习笔记

第九章 颞下颌关节病

颞下颌关节疾病是临床常见的疾病之一，种类较多。本章节对骨关节炎、髁突增生、滑膜软骨瘤病和弥漫型腱鞘巨细胞瘤的临床病理特点进行介绍。

一、骨关节炎

骨关节炎（osteoarthritis，OA）又称骨关节病，是变性性关节炎的一种，其特点为骨关节软骨发生退行性变后，继之以邻近软骨、骨的增生和骨化。

【临床要点】

1. 常见于40岁以上，女性稍多见，病程迁延。
2. 临床上主要为颞下颌关节区疼痛，颌骨运动受限。
3. 可有骨质增生、骨赘以及伴有关节盘穿孔破裂。
4. 部分病例关节多声弹响、摩擦音或破碎音。
5. X线检查显示关节腔狭窄、关节变形和（或）髁突变扁平、骨赘形成、髁突前斜面唇状增生、软骨下骨硬化、囊性变等（图9-0-1A）。CT影像主要表现为骨质增生及关节软组织改变。（图9-0-1B）。MRI显示骨关节炎损伤的程度、范围（图9-0-1C）。三维重建显示关节骨质局部增生（图9-0-1D）。

学习笔记

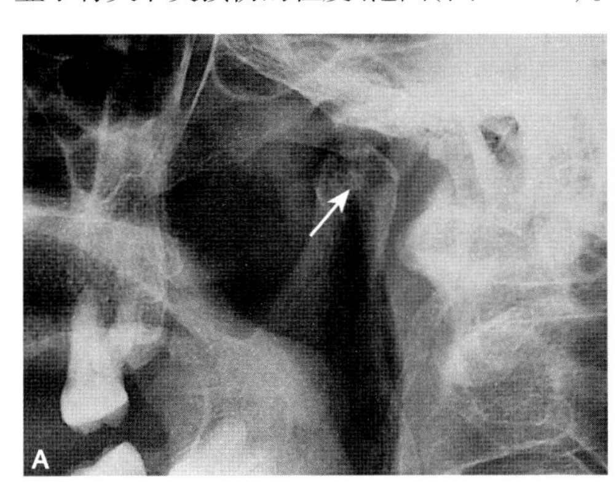

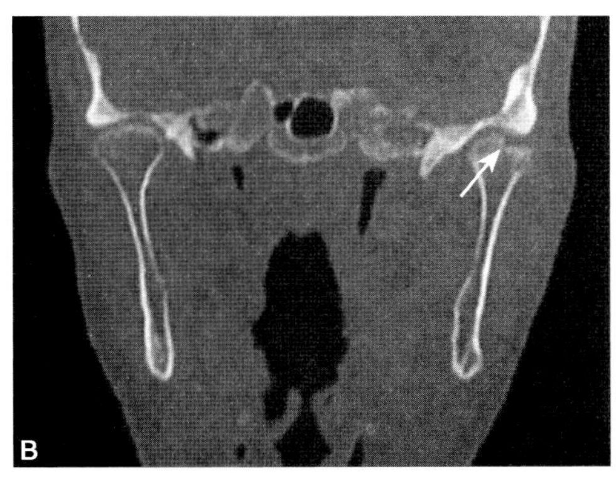

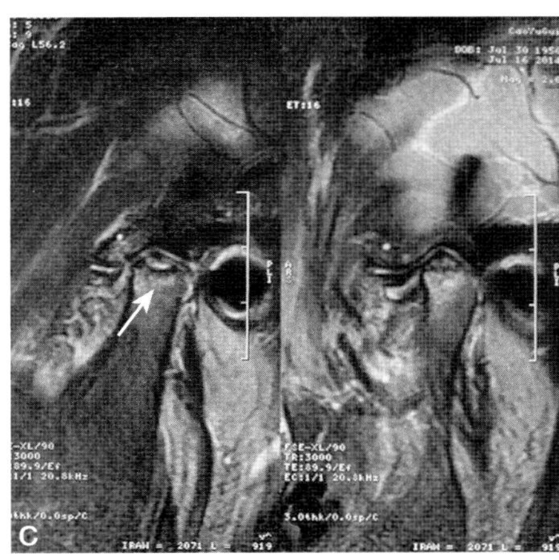

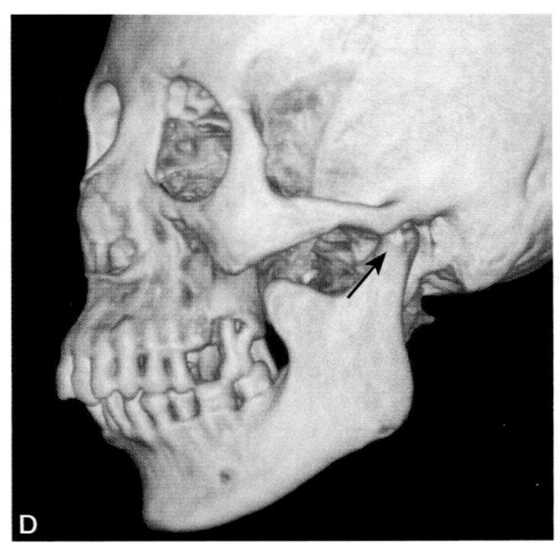

图9-0-1 骨关节病

A. 曲面断层显示（箭头示）。B. CT冠状面显示左侧髁突（箭头示）。C. MRI显示（箭头示）。D. 三维重建（箭头示）

【病理学特征】

1. 肉眼观察　关节面软骨损伤，在应力作用下关节承重部位软骨剥脱，暴露的软骨下骨可发生反应性增生，骨小梁增厚和表层致密骨形成并硬化称为骨质象牙化。髁突前斜面可出现骨赘性唇状突。软骨性和骨性骨赘，可部分脱落于关节腔形成游离体，残存的关节面软骨无光泽、粗糙呈绒毛状突起。

2. 光镜观察

（1）关节软骨损伤和退行性变：软骨损伤表现在关节面软骨不规则变薄和纤维化，软骨细胞局灶性或广泛性死亡；软骨基质的蛋白多糖减少；由于软骨基质损伤造成关节软骨面粗糙和垂直或水平方向裂隙形成；软骨内不规则颗粒状钙化及重复的矿化线出现（图9-0-2A）。

（2）关节软骨周围组织的修复和包括滑膜在内的增生性改变：软骨的修复表现在受损区软骨和软骨下骨的软骨细胞再生，增生的软骨陷窝内细胞比较丰富，核较大，有双核细胞。软骨下骨暴露，骨小梁微小骨折，骨局部溶解、被纤维黏液样组织取代形成软骨下囊肿。

（3）骨组织修复表现：软骨下骨质增生和硬化，表层骨小梁增厚、关节面重建和骨赘形成以及软骨下囊肿周围骨质的反应性增生（图9-0-2B）。

（4）滑膜细胞则呈乳头状增生，滑膜间质缺乏明显的炎症改变。

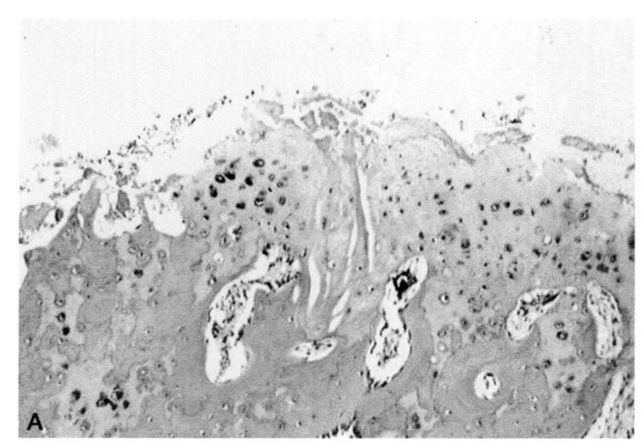

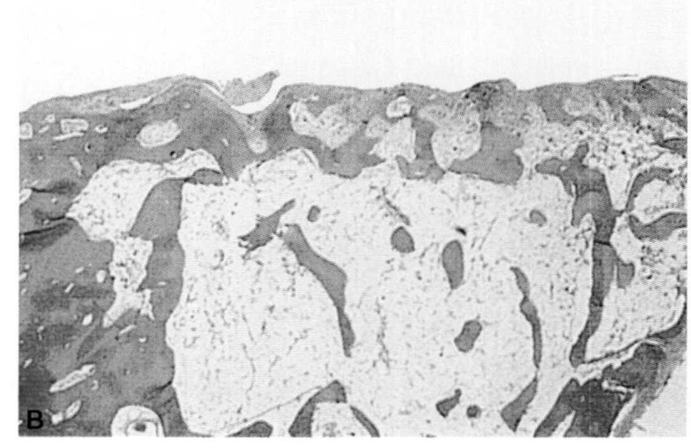

图9-0-2　骨关节炎
A. 软骨内裂隙和软骨破坏。HE，×40。B. 软骨下骨暴露。HE，×100

【鉴别诊断】

1. 类风湿关节炎　多发在20～50岁。多急性发作，全身症状较轻，持续时间长。受累关节多对称或多发，不侵犯远端指间关节。关节早期肿胀呈梭形，晚期功能障碍及强直畸形（图9-0-3AB），关节骨膨大（图9-0-3C），张口受限（图9-0-3D）。X线检查局部或全身骨质疏松关节面吸收骨性愈合强直畸形。CT显示右侧颞下颌关节强直，有不规则透光影（图9-0-3E）。实验室检查血沉增快，类风湿因子阳性。

2. 颞下颌关节紊乱病　骨关节病与颞下颌关节紊乱病临床上很多表现非常类似，如张口受限（图9-0-4A、B）。但骨关节病病变主要是累及关节软骨，而颞下颌关节紊乱综合征除髁突软骨退行性变外，还存在关节盘的退变。前带和中带胶原纤维排列紊乱，行走无定向；中带及后带软骨细胞增多，细胞较大，成双或单个出现；且后带有新生的毛细血管长入；双板区纤维细胞增多，血管减少，出现纤维化，在此基础上可发生病理钙化。曲面平展及MRI可见颞下颌关节盘移位（图9-0-4C、D）。

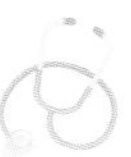

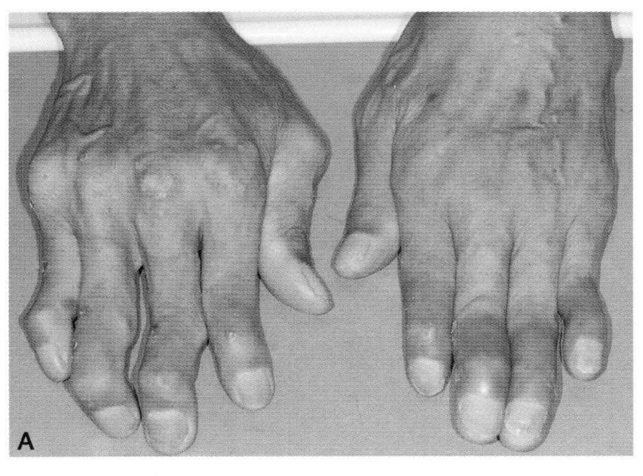
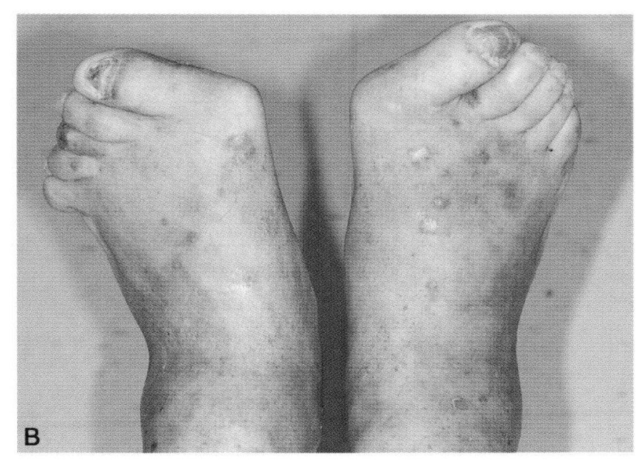
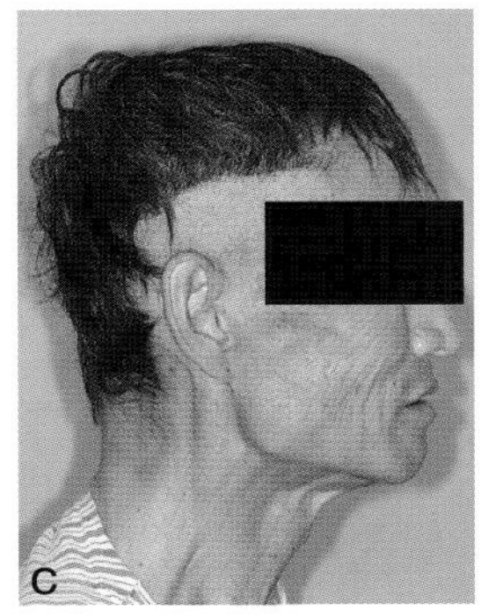
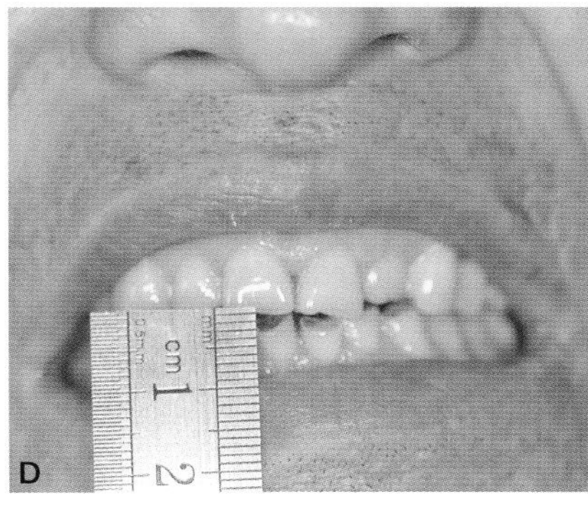
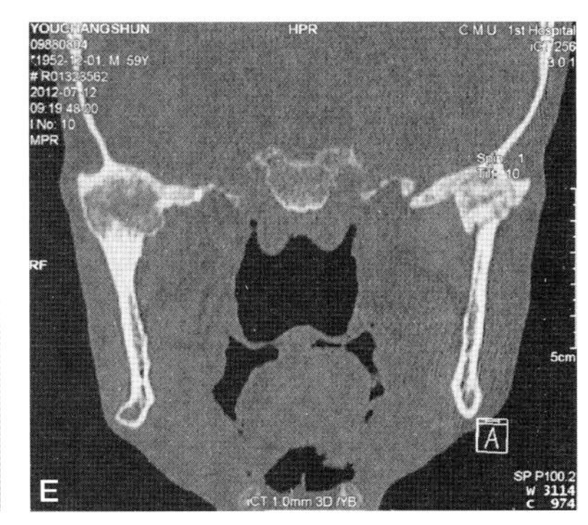

图 9-0-3　类风湿关节炎

A，B. 患者手足关节强直畸形侧位像。C. 颞下颌关节处骨膨大。D. 患者张口度受限。E. CT 冠状面显示右侧颞下颌关节强直，有不规则透光影

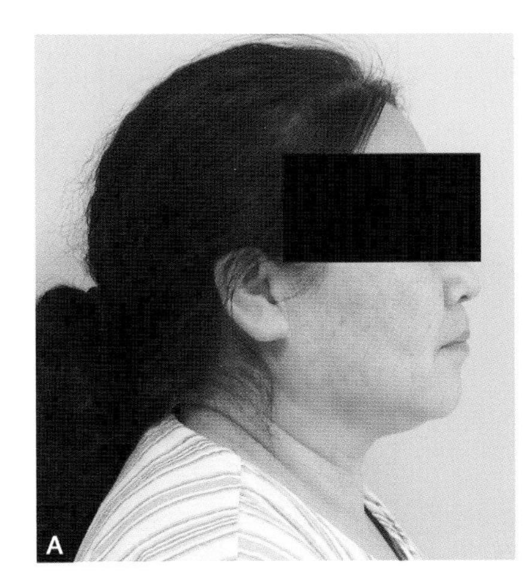
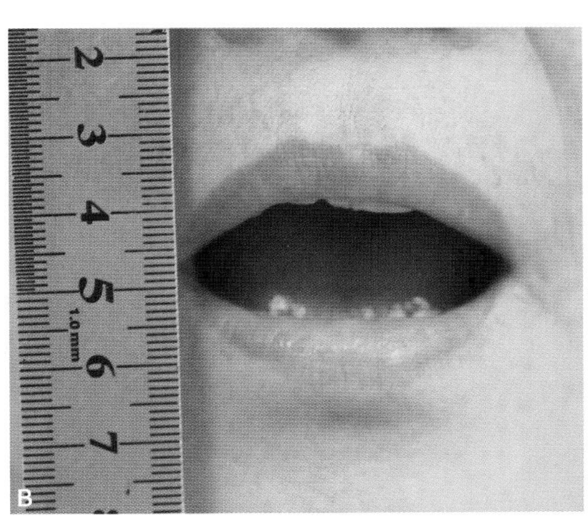
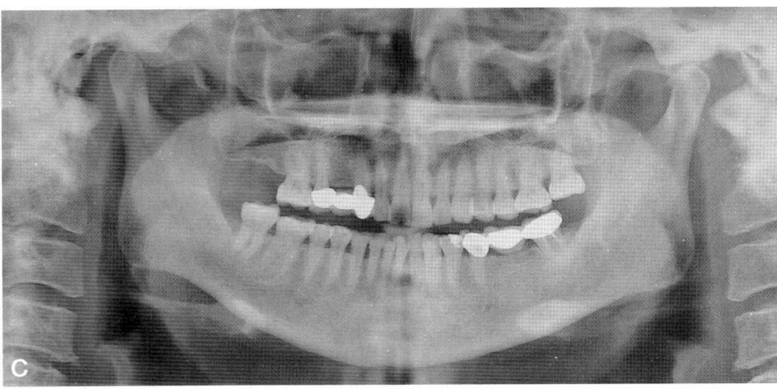
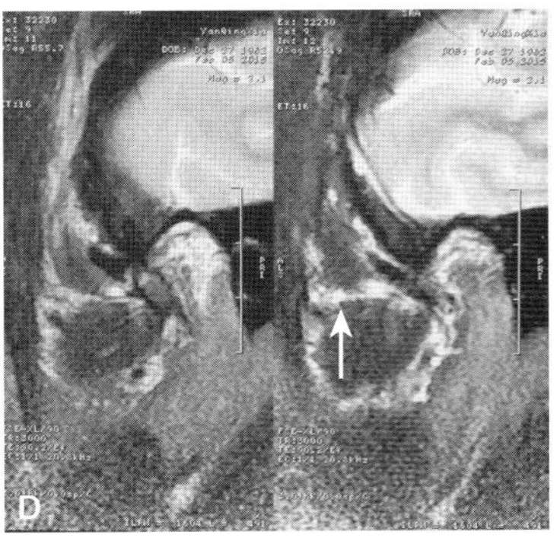

图 9-0-4　颞下颌关节紊乱病

A. 患者侧位像。B. 患者张口度受限。C. 曲面平展可见右侧颞下颌关节前移位。D. MRI 显示（箭头示）

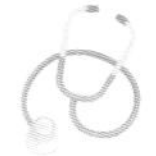

【问题】骨关节炎可能与哪些因素有关？

思路：根据有无局部和全身致病因素，将骨关节炎分为原发性和继发性两大类。

1. 继发性骨关节炎　机械性或解剖学异常、炎症性关节疾患、代谢异常、内分泌异常、神经性缺陷等。

2. 原发性骨关节炎　原发性骨关节炎的病因尚不清楚，可能与高龄、女性、肥胖、职业性过度使用等因素有关。

【问题】骨关节炎的诊断标准和进展。

思路：骨关节炎（OA）诊断标准目前仍以临床表现和X线表现为主，其中在标准X线片上测量关节间隙宽度所得的测量值仍是诊断OA的"金标准"。然而由于OA诊断的影像学敏感性及精确性均较差，无法检测到早期关节病理或代谢的变化，因此反映OA早期敏感特异的生物标记物对OA的早期诊断、病情及疗效监测具有重要意义。

OA诊断性生物标记物根据生物学途径可分为合成代谢标记物、分解代谢标记物及炎性因子，近几年关于标记物的研究主要集中在软骨基质的结构成分上，尤其是Ⅱ型胶原降解标记物CTX-Ⅱ和非胶原蛋白类COMP。

二、髁突增生

髁突增生（condylar hyperplasia）又称髁突肥大，通常是一种单侧性髁突增大。临床表现类似于骨瘤或软骨瘤，但在组织病理上仅为髁突增生，且生长有自限性。

【临床要点】

1. 在青春期前很少发病，多见于青春期后。
2. 面部不对称和错殆。
3. 单侧髁突病变多见，出现面部不对称，下颌体偏向健侧。

【病理学特征】

1. 肉眼观察　髁突和髁颈增大。
2. 光镜观察

（1）髁突软骨全层增厚，通常表现为未分化间充质层和肥大层明显增厚，软骨细胞数量增多（图9-0-5）。

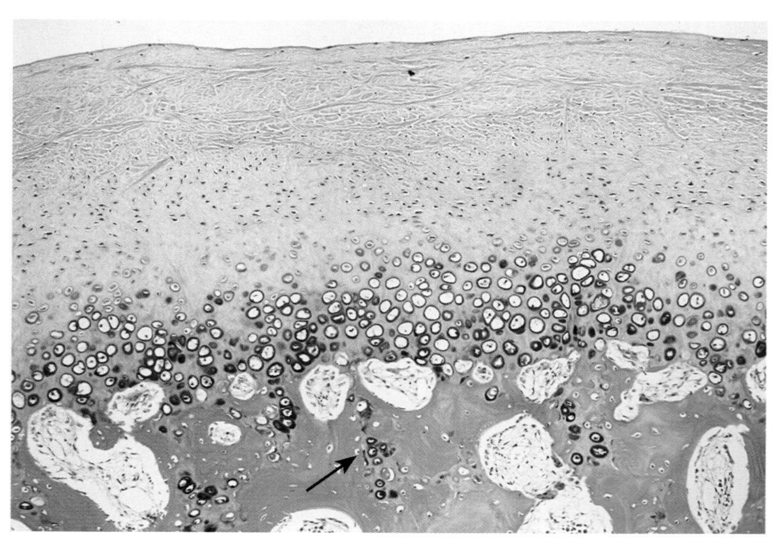

图9-0-5　髁突增生
髁突体积增大，纤维软骨增厚，松质骨内软骨岛（箭头示）形成。HE，×40

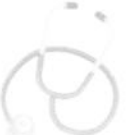

（2）少数纤维层明显增厚；极少数髁突软骨层可见丰富的胞外基质，但细胞数量未见明显改变。

（3）髁突松质骨通常出现吸收，骨小梁增多，排列较规则。髁突松质骨内可见大量软骨岛形成。

【鉴别诊断】

与软骨瘤鉴别。

【问题】引起髁突增生的相关因素？

思路：髁突增生的原因不明，可以是先天性或获得性疾病。先天性髁突增生可能与基因有关。获得性因素多为外伤、感染和内分泌障碍有关。有学者认为轻度慢性炎症可刺激髁突增生，单侧发病也提示为一种局部性病变。

【病例】

患者女性，14 岁。左面部偏斜 1 年，逐渐加重。

专科检查：面部左右不对称，皮肤颜色正常，未触及肿块。咬合中线向左侧偏斜，咬合关系紊乱。CT 冠状面和三维重建均显示左下颌骨显示髁突体积增大，髁颈延长（图 9-0-6A、B）。

临床诊断：偏侧咬合畸形？

手术在全身麻醉下行右下颌骨髁突切除术。

肉眼观察：送检物为切除的髁突。

光镜观察：低倍镜下显示髁突纤维软骨的增厚和髁突体积的增大（图 9-0-6C）。高倍下见纤维软骨增厚（图 9-0-6D）。

病理诊断：结合影像学，符合髁突增生。

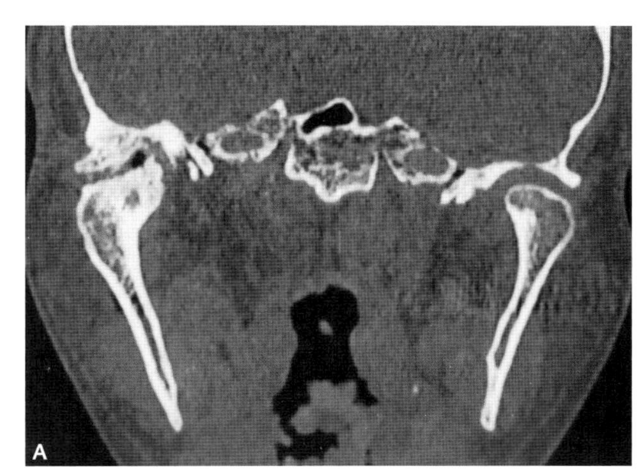

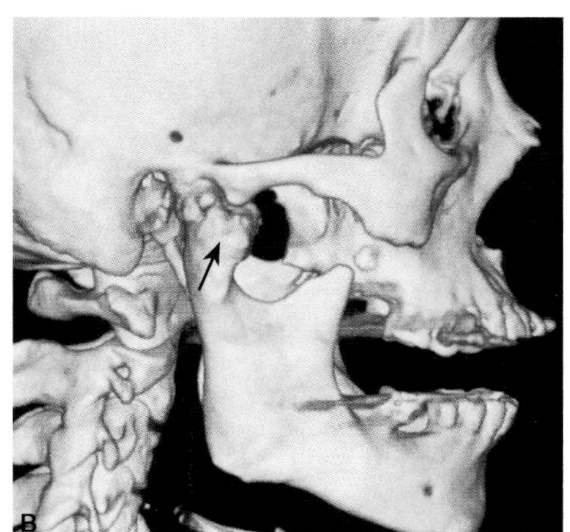

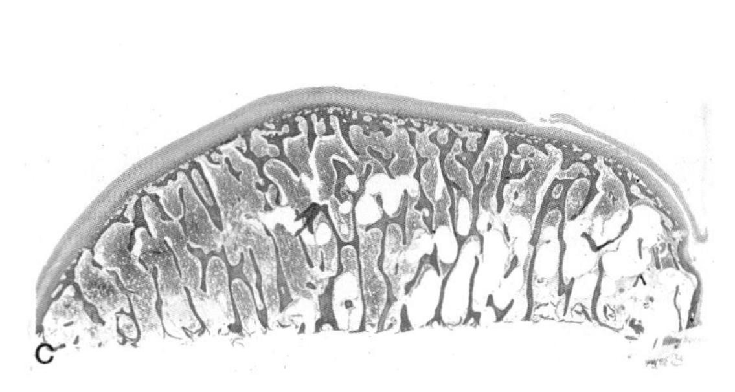

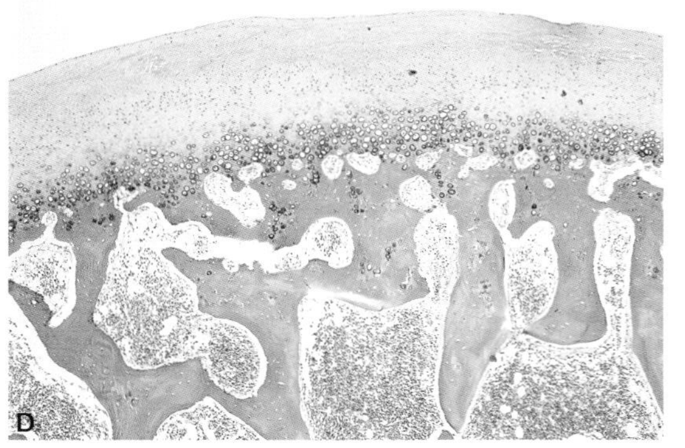

图 9-0-6　病例　髁突增生

A. CT 冠状面显示左侧髁突（箭头示）。B. CT 三维重建示髁突增生（箭头示）。C. 显示髁突体积增大。HE，×6。D. 纤维软骨增厚，松质骨内软骨岛形成。HE，×100

学习笔记

【病例讨论】

髁突增生与髁突软骨瘤的鉴别：髁突增生与髁突骨软骨瘤的临床表现非常相似，如面形不对称、颏点偏斜、开口受限以及咬合功能紊乱等，因此利用CT及病理学检查可为鉴别诊断下颌骨髁突骨软骨瘤和髁突增生提供良好的依据（表9-0-1）。

表9-0-1　髁突增生与髁突软骨瘤的CT检查与病理学检查

	CT检查	病理学检查
髁突增生	病变髁突颈部和（或）患侧下颌支较对侧延长明显，病变髁突形状改变且体积较对侧增大，偶尔伴发的上颌骨偏斜畸形。	光镜下髁突表面有未分化的间充质细胞层和增生的软骨细胞层，软骨岛散在分布于深层小梁骨内。
髁突软骨瘤	病变髁突光滑，其内有不均匀的骨化，病变髁突上方有软骨帽覆盖，患侧的颞骨关节面因肿瘤压迫而改建明显，关节间隙较对侧减小，部分病变呈分叶状且与病变髁突有蒂相连。	光镜下可见骨针状骨松质，表面覆盖透明软骨帽，在骨与软骨交界区可见骨膜内成骨。

三、滑膜软骨瘤病

滑膜软骨瘤病（synovial chondromatosis，SC，WHO ICD code：9220/0）是良性结节性软骨增生性改变，发生在关节、滑囊或肌腱的滑膜。

【临床要点】

1. 常发生中年人，男性发病率为女性的2倍。

2. 90%为单关节受累，膝关节占70%。颞下颌关节SC多发生于关节上腔，且右侧多见。

3. 偶尔表现关节附近无痛性软组织肿物。除非结节有钙化或骨化。

4. 影像学检查可以只见渗出，其他是阴性。MRI可明确关节内的结节是软骨性的还是骨性的病变确切位置及其与周围正常结构的关系。

5. SC为自限性的，但是切除或不完全滑膜切除可局部复发。

【病理学特征】

1. 肉眼观察　病变组织是多个发亮的蓝或白色圆形小体或是滑膜组织内的结节，从小于1mm到数厘米不等（图9-0-7A）。

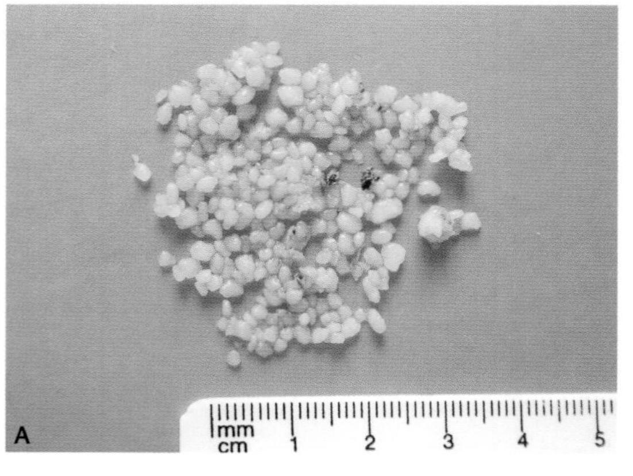

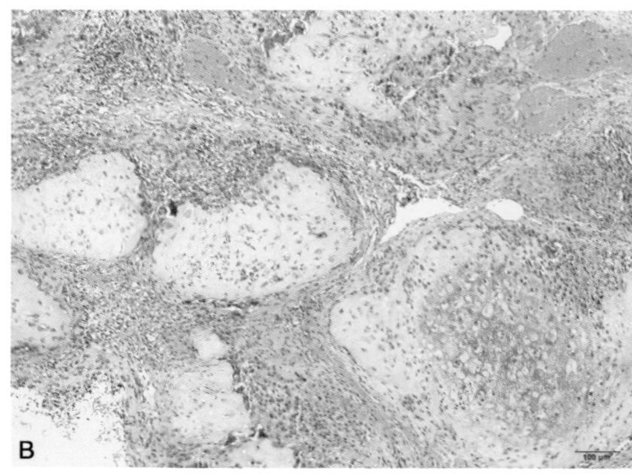

图9-0-7　滑膜软骨瘤病

A. 病变呈圆形或卵圆形结节。B. 多个软骨结节形成。HE，×40

2. 光镜观察

（1）病变为多结节，其内细胞数多少不等和透明软骨组成，其外为纤细的纤维组织覆盖，有时有滑膜衬覆细胞。软骨细胞呈簇状，可见肥硕的细胞核并伴有中等程度的核多形性，双核细胞常见（图 9-0-7B），罕见核分裂象。

（2）约 60% 的病例中可见钙化，但一般钙化的软骨成分不超过全部病变的 10%。可有骨化现象，有时在骨小梁间有脂肪性骨髓。

【鉴别诊断】

1. 滑膜原发性软骨肉瘤　在多数 SC 病例中，核异型性和细胞丰富程度与低至中度恶性软骨肉瘤相当，如果只考虑组织学表现，而不了解其病史及术中所见，可能误诊为软骨肉瘤。

（1）通常 SC 病变局限于关节间隙及滑膜浅层，而不侵及骨及滑膜深层，只是部分 SC 病变可呈侵袭性生长并累及关节周围组织，可能与其他部位发生的软骨肉瘤累及关节或罕见的滑膜原发性软骨肉瘤难以区别。

（2）软骨肉瘤没有 SC 中软骨细胞成团聚集的特征，肿瘤细胞密集成片，肿瘤周边细胞梭形，丰富且密集，软骨基质黏液样变性，可见坏死及分裂象。另外 SC 可侵犯骨及软组织，但通常为推进式生长，若肿瘤浸润至骨小梁间则应考虑为恶性。

2. 剥脱性骨软骨炎　剥脱性骨软骨炎等病变造成关节表面软骨变性、脱落，亦形成关节腔内游离体，但软骨细胞分布均匀，没有异型性，细胞不大，很少有双核，呈层板状或同心圆状钙化。通常认为这类继发性关节软骨化生与原发性 SC 不同，后者更具侵袭性、复发率高，二者应加以区分。

【问题 1】滑膜软骨瘤病病变的发展过程是什么？

思路：有研究将病变的发展过程分为三期。Ⅰ期：活跃的滑膜内病变，见软骨灶性增殖，较大的形成突向关节间隙的结节，甚至可突出关节囊，但关节腔内没有脱落的游离体；Ⅱ期：过渡性的滑膜病变伴游离体形成，即滑膜内及关节腔内均见软骨物质；Ⅲ期：关节腔内有较多游离体，但滑膜病变处于静止状态。

【问题 2】滑膜软骨瘤病的性质是什么？

思路：滑膜软骨瘤病病因不明，可能是由于慢性、反复的轻度创伤伴炎症引发的化生过程。但部分病变具有侵袭性生长的特点，可造成局部破坏。有学者发现本病与 6 号染色体的细胞遗传学异常有关，提示其为肿瘤。

【病例】

患者女性，49 岁。右颞下颌关节间断性疼痛 2.5 年，大张口或咀嚼时疼痛加重。

专科检查：面部不对称，右耳前区膨隆，压痛。右髁突后区压痛，开闭口弹响。下颌牙中线左偏 2mm，咬合关系紊乱。CT 检查见右侧颞下颌关节腔积液，未见占位性病变（图 9-0-8A）。颞下颌关节 MRI 检查显示在 T_2 加权像上关节腔内可见高低信号混杂表现，有大量积液（图 9-0-8B）。

临床诊断：右颞下颌关节腔积液，炎症可能性大。

手术在局部麻醉下行右颞下颌关节肿物探查刮除术。

肉眼观察：送检物为大量粟米至米粒大小类圆形物质，白色，半透明，表面光滑，部分互相融合成较大的分叶状结节，质地韧（图 9-0-8C）。

光镜观察：结节大小不等，形态不规则，边缘圆钝。结节由透明软骨组成，内部染色深浅不

学习笔记

一，软骨细胞疏密不等，呈灶状聚集。软骨细胞较胖，瘤细胞团间有丰富的基质，部分结节表面可见纤维组织覆盖。多数软骨细胞核固缩、深染，但也有较多细胞核大，呈泡状，可见明显的核仁，双核或多核细胞可见，部分结节内可见钙化(图 9-0-8D，E)。

病理诊断：滑膜软骨瘤病。

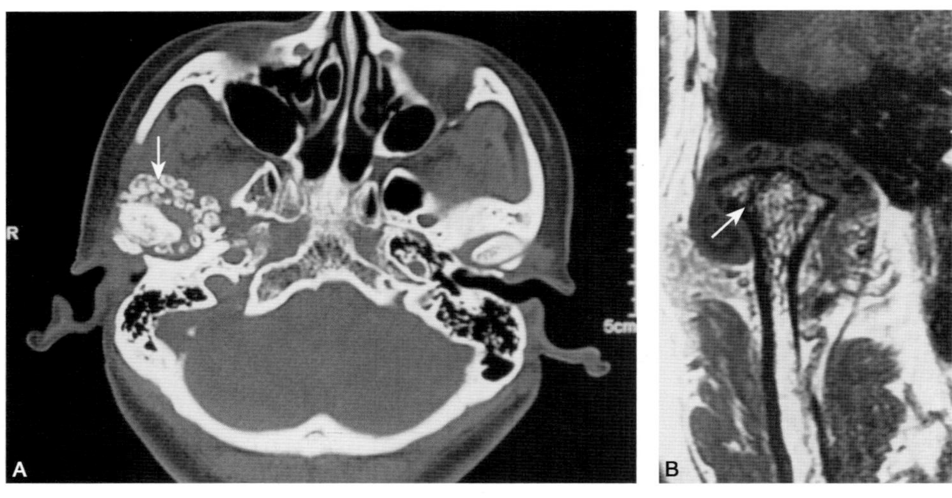

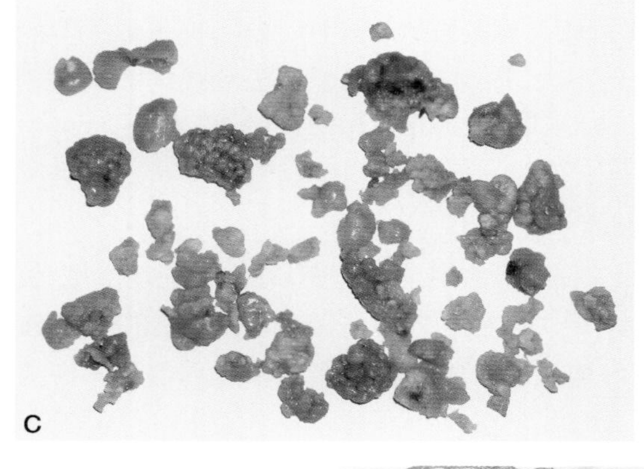

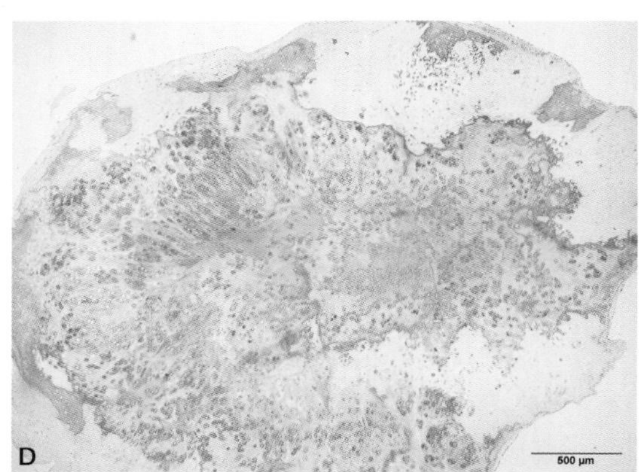

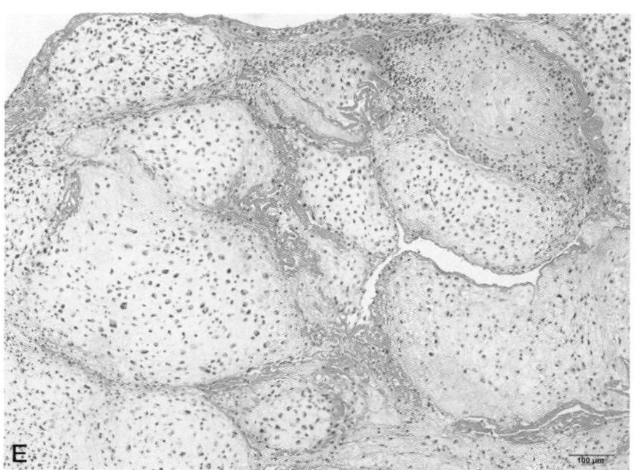

图 9-0-8　病例　滑膜软骨瘤病

A. CT 冠状面显示右侧颞下颌关节可见多个类圆形结节(箭头示)。B. MRI 显示关节囊内髁突增生(箭头示)。C. 病变呈粟米至小豆大不规则类圆形分叶状结节。D. 结节由透明软骨组成。HE，×40。E. 多个软骨结节形成。HE，×100

【病例讨论】

1. 滑膜软骨瘤病可能的因素　滑膜软骨瘤病是一种少见的病变，而其他原因造成的滑膜软骨

化生及关节腔内游离体形成更加常见，如退行性关节病、创伤、类风湿关节炎和剥脱性骨软骨炎等，被称为继发性SC，而无明确病因的则称为原发性SC 4。但在WHO的分类中，明确SC应为原发性。

2. 滑膜软骨瘤病的影像学特点　常规X线片检查可见，大小不等的结节在关节内呈圆形、卵圆形或不规则形的阻射影，关节间隙增宽、不规则，关节窝及髁突变形、硬化或表面破坏。是否能查见软骨结节有赖于结节的钙化或骨化程度。CT检查能发现较小的钙化灶，并清楚显示病变骨破坏情况。MRI能确定病变是否为滑膜来源、病变的位置及与周围正常结构的关系。

四、弥漫型腱鞘巨细胞瘤

弥漫型腱鞘巨细胞瘤（diffuse type giant cell tumour of tendon sheath，WHO ICD code：9252/0）是一种主要发在关节外软组织内生长的纤维组织细胞性肿瘤，与其相对应的在关节内生长的肿瘤称色素性绒毛结节性滑膜炎（pigmented villonodular synovitis，PVNS），二者主要起源于大关节的关节滑膜、关节囊和腱鞘，在大多数情况下，弥漫型腱鞘巨细胞瘤可能是关节内病变的关节外延伸。

【临床要点】

1. 该瘤主要发生在大关节，其只膝关节约占75%，仅有少数发生在颞下颌关节的病例报告。

2. 可发生在任何年龄，30～50岁为高发年龄，性别无差异。

3. 临床表现为颞下颌关节区或腮腺区肿块。仅30%左右的患者可有颞下颌关节的症状。

4. 影像学上大多数肿瘤表现为边界不清的关节旁肿物，早期改变不明显，后期可见不同程度的骨质破坏。

5. 通常病情进展缓慢，病史平均为11个月。

6. 该肿瘤常复发，关节外病变复发率高于关节内病变。

【病理学特征】

1. 肉眼观察　该瘤多呈浸润性、弥漫性或膨胀性生长，常有人为撕裂状裂隙或有滑膜被覆的腔隙。关节外病变，外观为多结节状，色彩多样，白色、黄色和棕色区域交替分布。肿瘤常缺乏色素绒毛结节性滑膜炎中典型的绒毛结构。

2. 光镜观察

（1）肿瘤主要由梭形或椭圆形的单核细胞组成（图9-0-9A），胞质浅染或嗜酸性，细胞核小，椭圆形或多边形，染色质细致，可见核仁，有时可见核沟；也可见较大的单核细胞，圆形、胞质丰富，常见含铁血黄素颗粒，核分裂象可见。

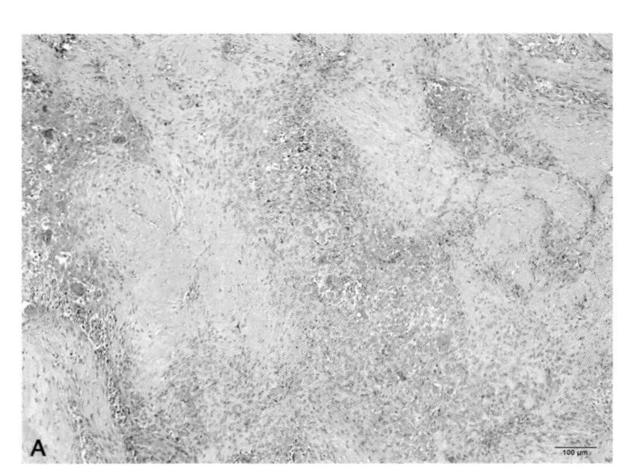

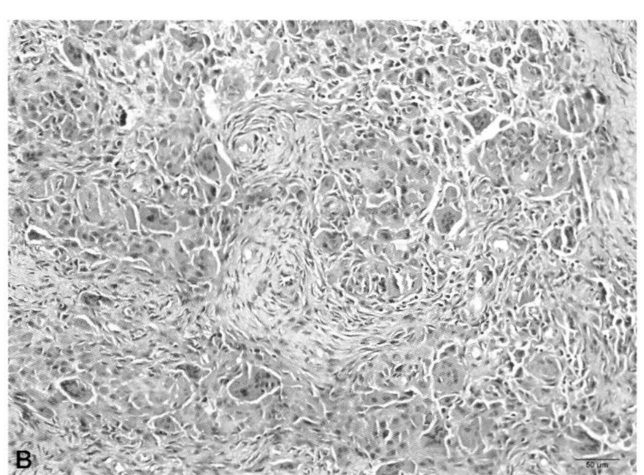

图9-0-9　弥漫型腱鞘巨细胞瘤

A. 梭形或椭圆形的单核细胞形成多个结节，其内多核巨细胞和含铁血黄素沉积。HE，×40。B. 病变结节内大量多核巨细胞。HE，×100

学习笔记

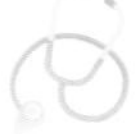

（2）多数病例可见成片的泡沫细胞及含铁血黄素沉积（图 9-0-9B）。与局限性病变相比，多核巨细胞较少。可见少量反应性骨、软骨形成。间质有不同程度纤维化，亦可玻璃样变。

【免疫组织化学特征】

肿瘤起源于骨膜，表现出间叶细胞、组织细胞双相分化特征，免疫组织化学标记 vimentin、CD68 阳性，部分细胞肌源性标记如 Desmin、SMA 阳性。

【鉴别诊断】

巨细胞肉芽肿：巨细胞肉芽肿组织形态与巨细胞瘤更为接近，通过仔细观察，发现此类病变并不真正发生于骨内，总是与关节腔有关。弥漫型腱鞘巨细胞瘤组织学上常见腱鞘组织、滑膜组织或滑膜裂隙。免疫组化显示多核巨细胞 Vimintin、CD68 阳性表达（图 9-0-10A，B），间质纤维细胞核 Ki-67 阳性（图 9-0-10C）

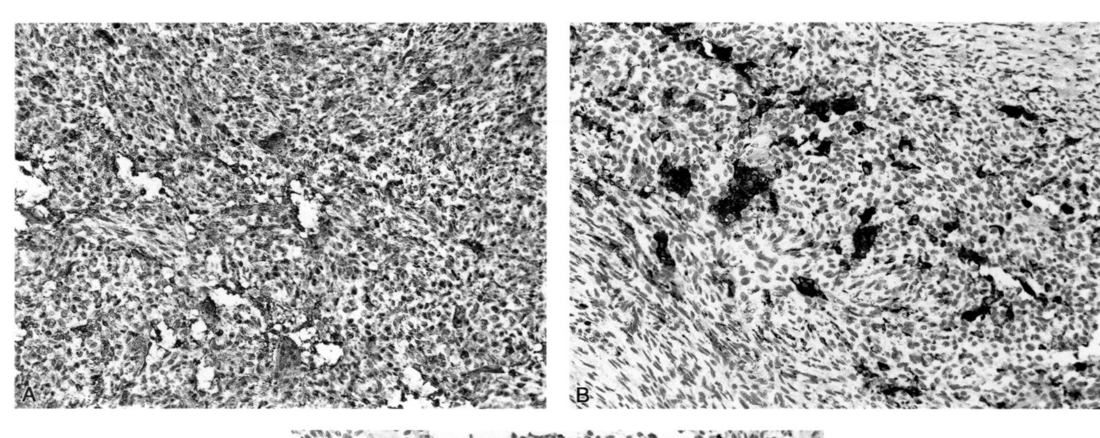

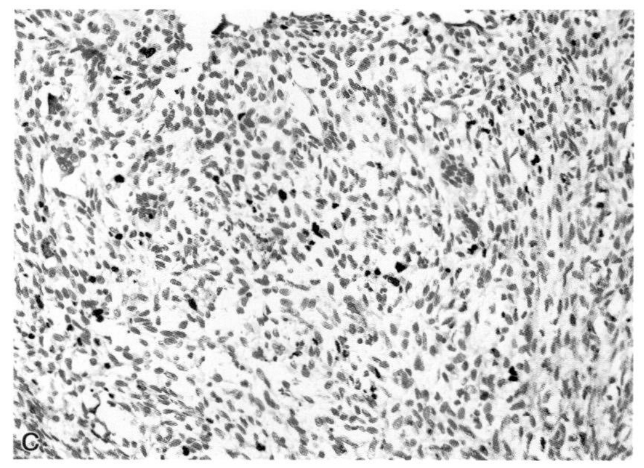

图 9-0-10　巨细胞肉芽肿

A. VIM 在多核巨细胞及成纤维细胞浆中均有表达。SP，×200。B. CD68 多核巨细胞浆表达阳性。SP，×200。C. 细胞增殖核抗原 Ki-67 在间质纤维细胞核中为阳性。SP，×100

【问题】弥漫型腱鞘巨细胞瘤与局限型腱鞘巨细胞瘤不同之处？

思路：发生于指趾等小关节的有包膜的相应病变，称局限型腱鞘巨细胞瘤。该病损曾被认为是反应性病变，现在普遍认为是肿瘤性病变，因有克隆性异常，且可自主性生长。

【病例】

患者女性，50 岁。2 年前发现左耳屏前肿物，进食时加剧并伴疼痛、关节弹响，未行特殊诊治。半年前肿物增大迅速，并伴有轻微刺痛感。

专科检查：患者颌面部不对称，左耳前区皮肤隆起，皮下可及一肿物，质硬，无压痛，表面光

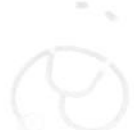

滑，直径约2.0cm，边界清，活动度较差。口内黏膜未见异常，颌面未及肿大淋巴结。CT示左侧髁突区围绕髁突见一软组织肿块影，密度不均，边界尚清，颞下颌关节间隙增宽，但骨质未见明显破坏（图9-0-11A）。

3DCT显示左侧颞下颌关节髁突骨质增生（图9-0-11B）。MRI显示左侧颞下颌关节髁突病变的范围和程度（图9-0-11C）。

临床诊断：左耳前区良性肿瘤：1. 腮腺多形性腺瘤。2. 髁突软骨肿瘤？

手术在全身麻醉下行左髁突肿物扩大切除术及修复。

肉眼观察：送检物为一肿块组织，2cm×1.8cm×1.5cm，剖面灰白色，部分半透明，界限尚清。

光镜观察：肿瘤无包膜，部分区域侵犯至周围组织，肿瘤主要由梭形、卵圆形的单核细胞组成，期间散在分布多少不等的多核巨细胞（图9-0-11D），后者由单核细胞融合而成，有含铁血黄

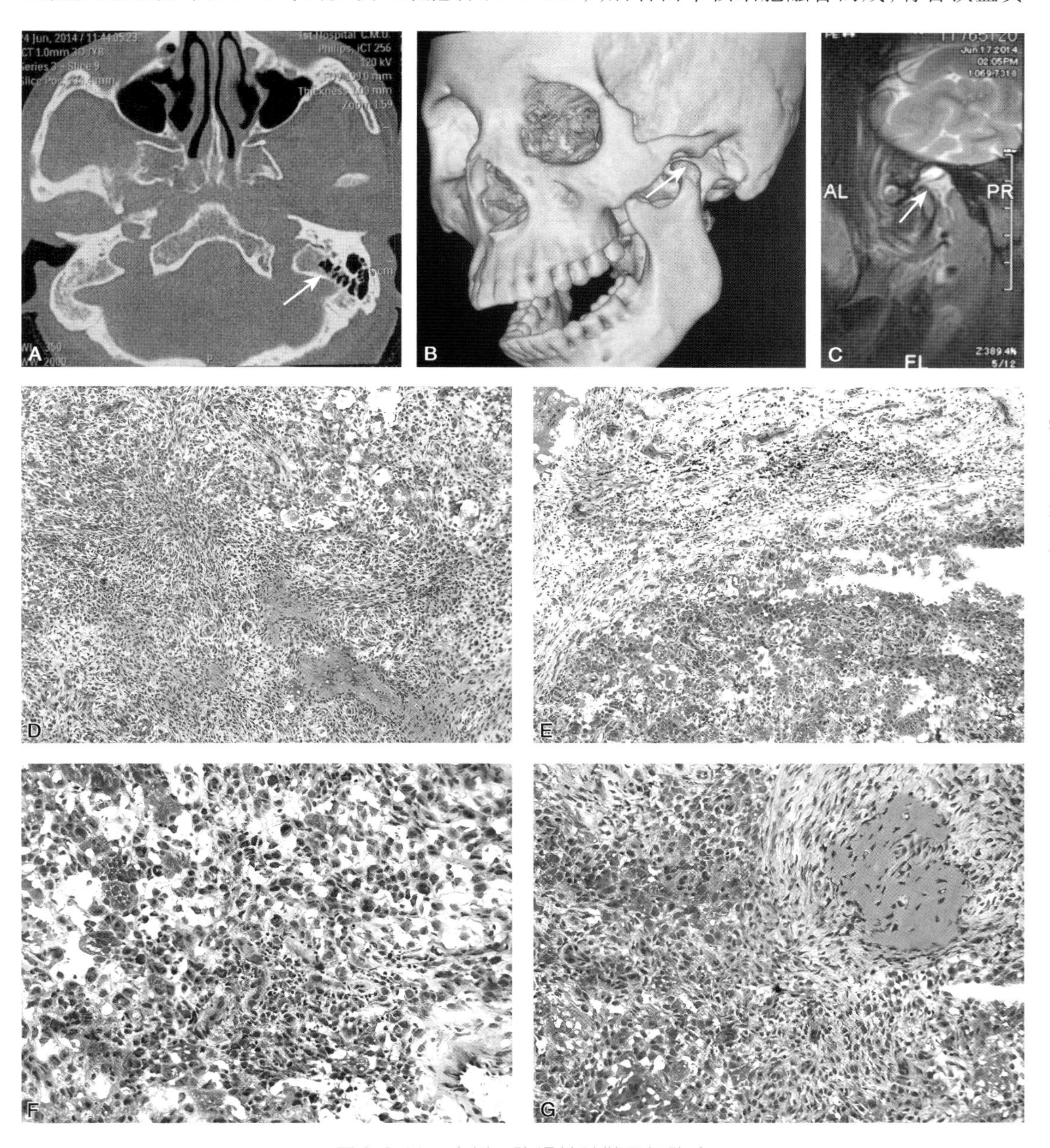

图9-0-11　病例　弥漫性腱鞘巨细胞瘤

A. CT冠状面显示左侧颞下颌关节有破坏及增生（箭头示）。B. 3DCT显示左侧颞下颌关节（箭头示）。C. MRI显示左侧颞下颌关节（箭头示）。D. 肿瘤主要由梭形、卵圆形的单核细胞组成。HE，×100。E. 散在的多核巨细胞。HE，×100。F. 含铁血黄素沉积于巨噬细胞内。HE，×200。G. 可见反应性骨形成。HE，×200

素颗粒沉积于巨噬细胞内或间质中。局部可见被覆滑膜的裂隙结构(图 9-0-11E,F),肿瘤中可见反应性软骨形成,其中有典型的网格状钙化,也可见反应性骨形成(图 9-0-11G)。病变细胞丰富区域的单核细胞中可见核分裂。

病理诊断:弥漫性腱鞘巨细胞瘤。

【病例讨论】

1. 腱鞘巨细胞瘤的生物学特点 由于该肿瘤呈侵袭性生长,因此彻底的手术治疗是首选方法,应在保存功能的前提下尽可能彻底切除肿瘤。对发生在颞下颌关节者,应在尽可能保留髁突的前提下完全切除肿瘤,同时行颞肌筋膜瓣转移修复以预防颞下颌关节强直。弥漫性腱鞘巨细胞瘤存在复发的可能,复发率为 40% ~50%,术后随访至为重要。但其恶变及远处转移很少发生,有报道对于不能完全手术切除者可进行放疗,但其疗效尚未得到肯定。

2. 弥漫性腱鞘巨细胞瘤可能与哪些因素有关 目前有关该肿瘤的病因尚未明确,曾有学者通过反复的关节积血及关节腔内注射血液及盐溶液成功的构建了动物模型。有学者推测积血、创伤及炎症反应可能是致病因素。

知识拓展

1. IHC 在腱鞘巨细胞瘤诊断的意义 在 HE 切片上,我们经常遇见“形同病异”的问题,此时想要明确诊断,必须借助于免疫组织化学技术,选择抗体及判断结果都要以 HE 形态为依据,这也是免疫组织化学诊断的一个重要原则。通常我们首选一线抗体如 CK、Vimentin、S-100 等初步判定组织的来源,对于细胞的来源诊断通常需要借助一组抗体才能做出准确的诊断。在腱鞘巨细胞瘤的诊断中,单核细胞和多核巨细胞、泡沫细胞对 Cys、α1-AT、CD68、溶菌酶、vimentin 阳性,单核细胞核 Ki-67 阳性,多核巨细胞 Ki-67 阴性,部分肌源性标记如 Desmin、SMA 阳性,而 S-100、actin、CK 和 EMA 阴性。

2. 骨关节病的治疗进展 骨关节病临床治疗的目的是缓解症状、改善功能、延缓进程及矫正畸形,并尽可能地降低与之有关的残疾程度。骨关节炎的治疗方法较多,大体可分为手术治疗和非手术治疗。非手术治疗又包括合理的休息与功能锻炼、药物治疗、物理治疗以及关节内注射疗法等多种治疗手段。

药物治疗主要采用暂时缓解症状的药物如传统的非甾体抗炎药(NSAIDs)、延缓关节炎病程的药物如硫酸氨基葡萄糖(GS)、四环素类抗生素、抗氧化剂等

物理治疗大多应用热敷、水疗、超短波、中频电、激光或药物离子导入等治疗方法。

(肖晶 钟鸣)

参考文献

1. 李铁军. 颌骨肿瘤实例图谱及临床病理精要. 北京:人民军医出版社,2011
2. 于世凤. 口腔组织学与病理学. 北京:人民卫生出版社,2014
3. Christopher DM, Fletcher K, Krishnan Unni Fredrik Mertens. World Health Organization Classification of Tumours:Pathology and Genetics of Tumours of Soft Tissue and Bone. Lyon:IARCPress,2002
4. 张惠箴,蒋智铭. 关节炎的病理诊断. 中华病理学杂志,2006,35(6):368-371
5. Rosai J. Bone and Joints//Rosai J. Ackerman's Surgical Pathology. 9th ed. Philadelphia:Mosby,2004:2137-2208
6. Peng LW,Yan DM,Wang YG,et al. Synovial chondromatosis of the temporomandibular joint:a case report with bilateral occurrence. J Oral Maxillofac Surg,2009,67:893-895

学习笔记

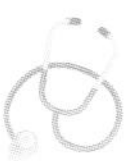

7. Cascon P, Filiaci F, Paparo F, et al. Pigmented villonodular synovitis of temporomandibular joint. J Orofac Pain, 2008, 22: 252-255
8. Henrotin Y. Osteoarthritis year 2011 in review: biochemical markers of osteoarthritis: an overview of research and initiatives. Osteoarthritis Cartilage, 2012, 20(3): 215-217
9. 赵泽亮,沈国芳,石慧敏,等. 髁突骨软骨瘤与髁突增生患者的 CT 表现特点分析. 中国口腔颌面外科杂志, 2012, 2: 139-145

学习笔记

第十章 颌骨疾病

第一节 颌骨骨髓炎

颌骨骨髓炎是指发生于颌骨骨质和骨髓的炎症。颌骨的大部分炎症性病变由细菌感染引起，病原菌经坏死的牙髓、牙周袋或暴露的伤口等途径进入骨内。需要强调的是，颌骨炎症性病变的病理诊断必须结合其临床及影像学表现。

一、急性化脓性骨髓炎

急性化脓性骨髓炎(acute suppurative osteomyelitis)是一种发生于颌骨内的炎症性疾病，其进展迅速，破坏骨组织。炎症过程起始于骨髓，并在骨髓腔内扩散，以后继发骨皮质和骨膜的破坏。

【临床要点】

1. 好发于年轻成年男性，下颌骨多见，病灶牙常为第一磨牙。

2. 临床主要表现为严重的疼痛、发热、淋巴结肿大、白细胞增多、软组织肿胀等。病变区牙松动、牙龈红肿。有些病例可见瘘口排脓、开口受限等。

3. 早期X线片无明显异常表现。7～10天后，骨纹理变模糊，然后出现弥漫的透射影，呈斑驳的虫蚀状，界限不清。

学习笔记

【病理学特征】

光镜观察可见骨髓组织充血、水肿，伴有大量中性粒细胞浸润；骨细胞消失，骨陷窝细胞空虚；边缘被破骨细胞吸收而呈粗糙的锯齿状；有时可见死骨完全崩解，菌群繁殖。

【鉴别诊断】

1. 新生儿急性上颌骨骨髓炎　发生于出生数周的婴儿，为面中部弥漫性、破坏严重的骨感染，病变侧的腭黏膜红肿，与正常侧在腭中缝处有明显的分界。脓肿形成后，可在口腔、鼻腔及内眦等处出现瘘口排脓。病变引起牙胚坏死，可造成釉质发育不全。

2. 骨肉瘤　在临床及影像学上需要与骨肉瘤、恶性肿瘤侵犯骨或骨转移相鉴别，必要时应进行组织学检查以确诊。

【问题】颌骨急性化脓性骨髓炎的感染途径是什么？

思路：颌骨急性化脓性骨髓炎多来自于牙源性感染，常继发于根尖脓肿、根尖肉芽肿或根尖囊肿等根尖病变，少数情况下由外伤后感染和血行感染引起。由于抗生素的使用，大多数根尖感染并不会发展为急性化脓性骨髓炎，但某些情况会增加患者的易感性，如患有糖尿病、慢性肾衰竭、免疫抑制、营养不良、吸烟等。

二、慢性化脓性骨髓炎

慢性化脓性骨髓炎(chronic suppurative osteomyelitis)与急性化脓性骨髓炎相比，慢性骨髓炎病情迁延，至少持续1个月以上，可反复急性发作，单纯抗生素治疗效果不佳。

【病因】

颌骨慢性化脓性骨髓炎多由治疗不当的急性骨髓炎发展而来，也可以是原发病变，由毒力弱的细菌感染引起。与急性骨髓炎相似，多来自牙源性混合细菌感染。

【临床要点】

1. 男性患者多于女性，高峰在40～60岁。

2. 发病部位以下颌骨、特别是磨牙区多见，可能由于下颌骨的血供不如上颌骨丰富，且骨质更为致密。

3. 患者常有轻重不等的疼痛及肿胀，可伴有牙松动、瘘道排脓及骨坏死。感染引发的血栓可使大范围的骨组织失去血供，形成大块死骨。较严重的症状还包括咬合紊乱、张口受限及病理性骨折。下唇麻木等感觉异常很少见。

4. 病变的X线表现主要为透射影，其内部常混杂有局灶性的阻射区。病变边界不清，有时其范围可以很大。其周围有新骨形成时，则骨密度增加（图10-1-1A～C），也可见骨膜反应。

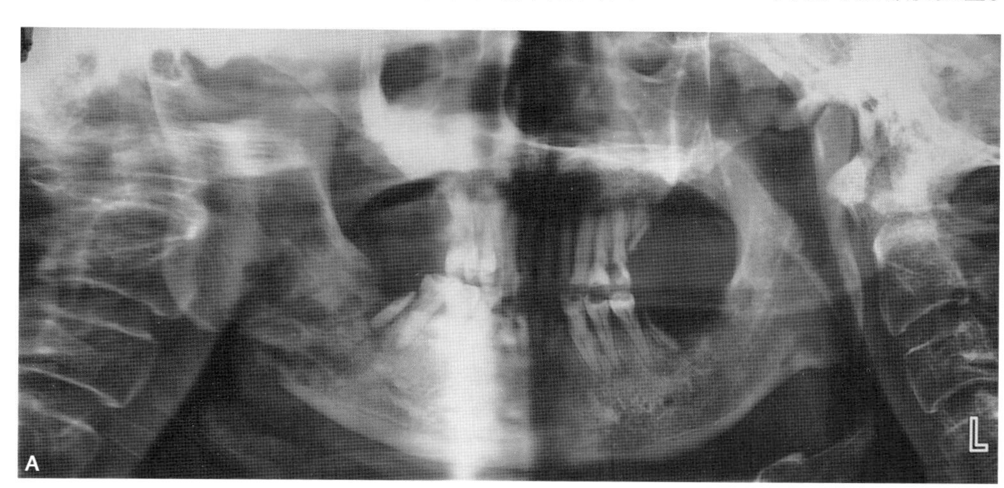

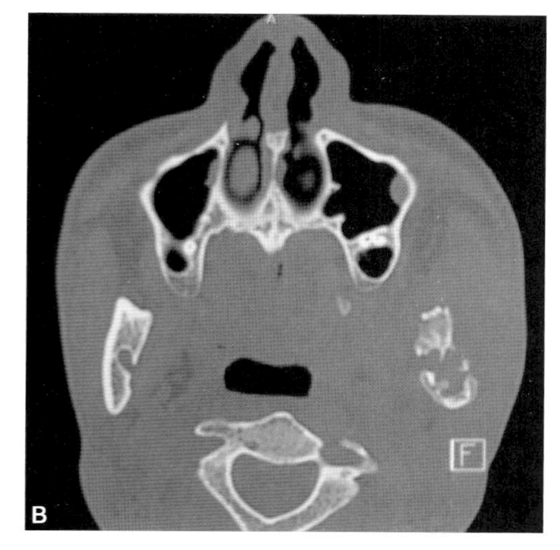

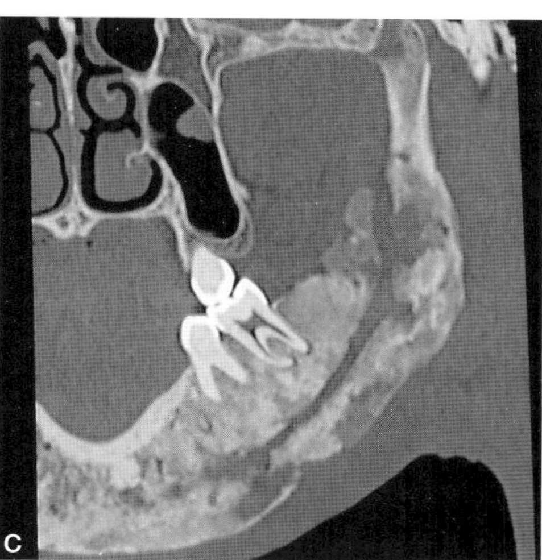

图10-1-1　慢性化脓性骨髓炎

A. 曲面体层片示左侧下颌骨不规则的虫蚀样破坏。B，C. CT轴位及矢状位显示左侧下颌骨不规则的骨质破坏

【病理学特征】

病变的炎症反应轻重不一，组织学表现差异较大。较重的病变可见大量炎症细胞、脓肿形成及死骨片。由于松质骨较易被吸收，常见的死骨片多来自皮质骨的坏死，其周围被肉芽组织包裹。炎症较轻时仅见骨髓腔内为纤维组织，少许淋巴细胞和浆细胞浸润(图 10-1-2A，B)。病变中可见成骨及破骨反应并存，散在着不规则的骨小梁，有明显的沉积线。

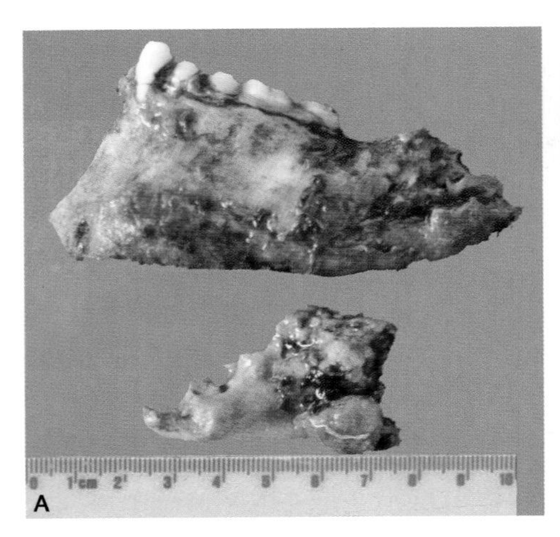

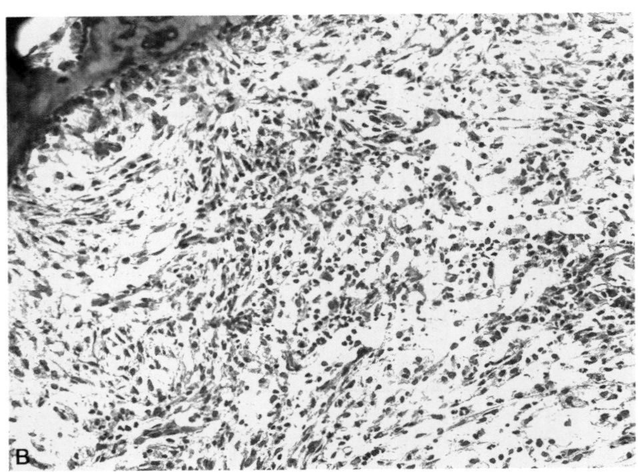

图 10-1-2 慢性化脓性骨髓炎

A. 肉眼观察下颌骨呈不规则的虫蚀样破坏。B. 间质内可见大量的淋巴细胞浸润。HE，×100

【鉴别诊断】

1. 慢性局灶性硬化性骨髓炎　多发生于下颌，最常见于下颌磨牙和前磨牙的根尖区。X 线片可见根尖区一团密度均匀的阻射影，其边缘光滑、界清，有时周围有一圈透射带，但也可能与周围骨融合。组织学检查可见互相平行、排列紧密的骨小梁。骨小梁较宽，根据是否处于活跃期，其周围可以有或没有成骨细胞围绕。骨小梁间为少量的纤维性间质，可见散在的淋巴细胞浸润。

2. 结核性骨髓炎(tuberculous osteomyelitis)　一般多见于儿童，骨髓腔内形成结核性肉芽组织，由上皮样细胞、朗汉斯巨细胞以及散在炎症细胞聚集形成所谓上皮样细胞结节。结节中心常见干酪样坏死，周围可见增生的纤维结缔组织。有时可见死骨形成。抗酸染色或结合结核菌素实验证实(图 10-1-3A ~ F)。

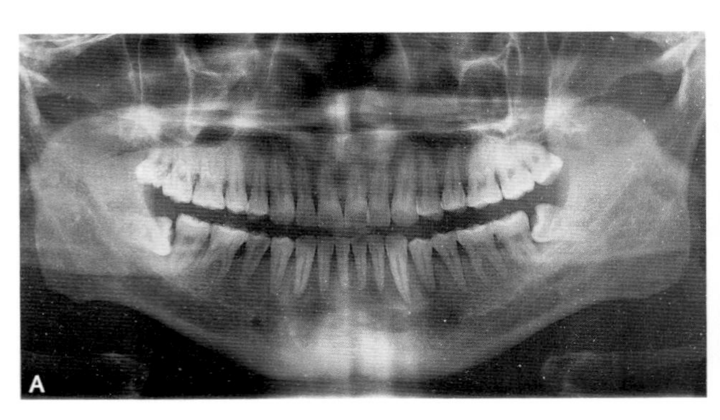

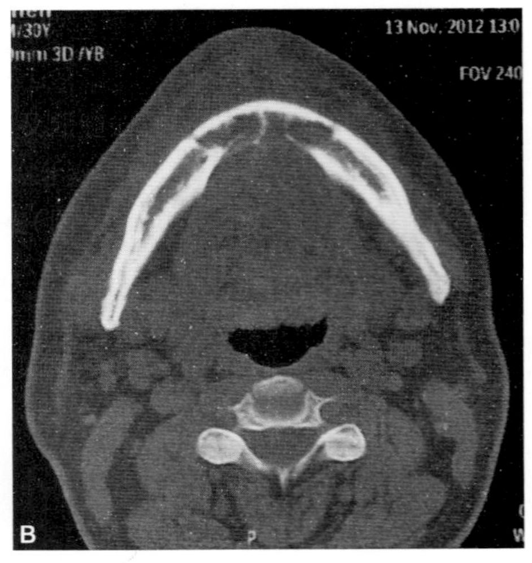

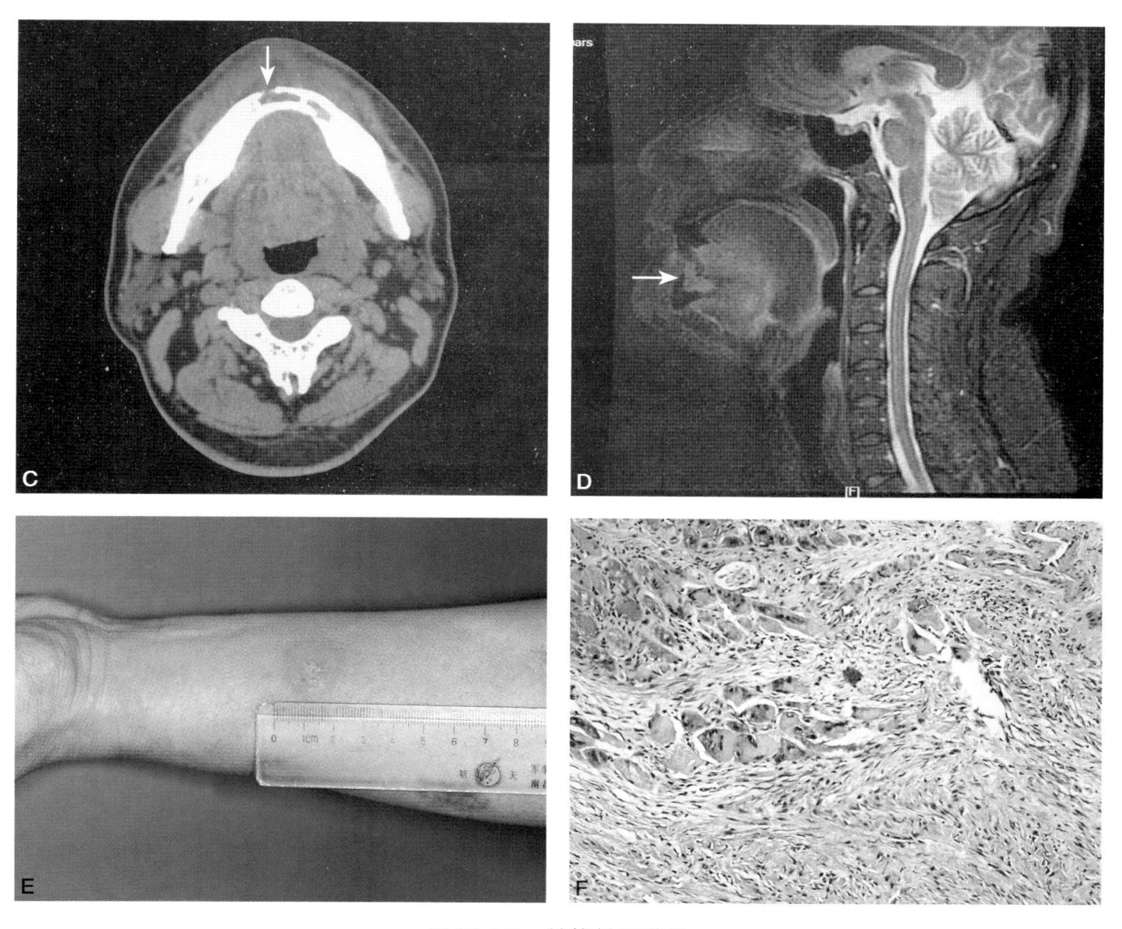

图 10-1-3　结核性骨髓炎

A. 曲面体层片示下颌骨见囊肿样腔洞与周边模糊不清。B. CT 示下颌骨有破坏区。C,D.（箭头示）CT 正侧位片结核病灶破坏区。E. 患者结核菌素试验为阳性。F. 不典型的朗罕巨细胞。HE,×100

3. 颌骨真菌性骨髓炎　较为少见。可以由真菌直接侵袭、感染传播，血源性播种等途径传播，临床诊断和治疗较为困难。最常见的感染病原菌为白色念珠菌。病理学上需要做特殊染色 PAS、抗酸、银染辅助诊断，最终的诊断需要真菌培养（图 10-1-4A～F）。

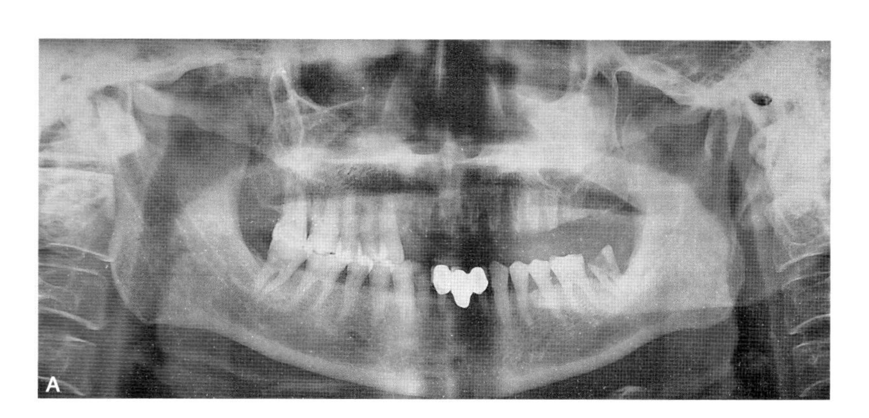

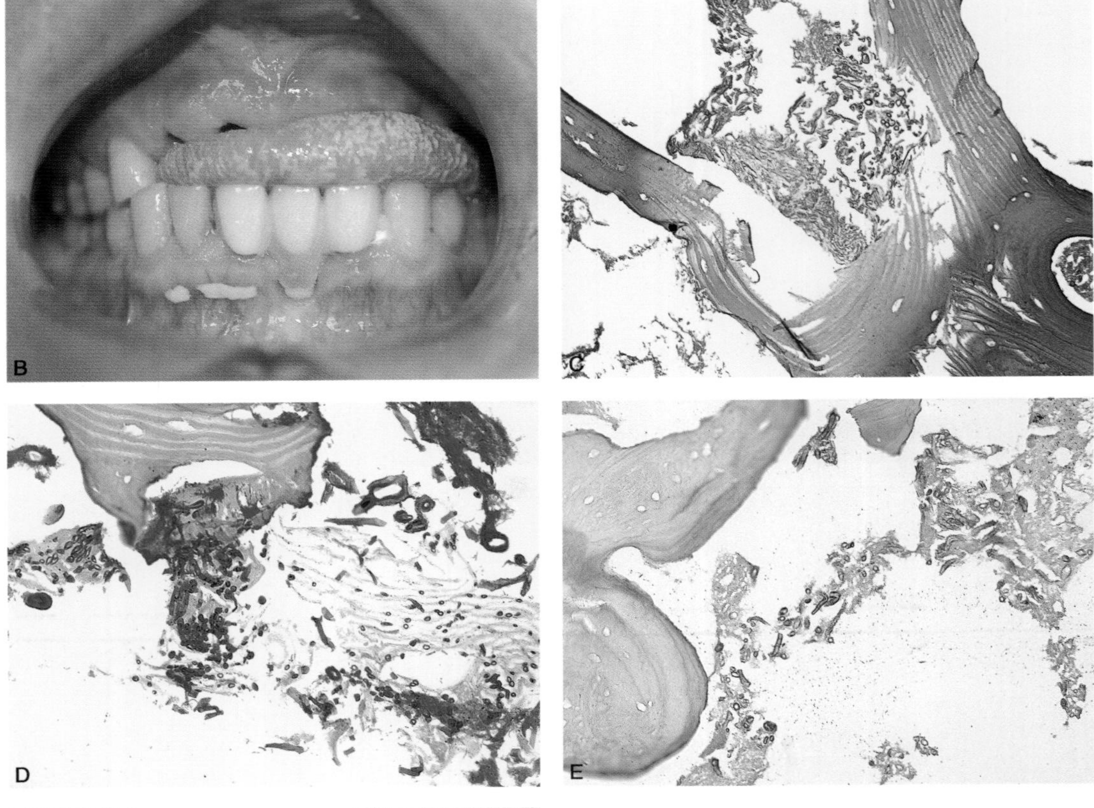

图 10-1-4 颌骨真菌性骨髓炎

A. 曲面体层片显示下颌骨组织破坏。B. 口内像见牙龈发红及溃破，有假膜。C. 在骨髓腔内可见丝状或杆状样物质。HE，×200。D. 在玻璃样破坏的骨组织下有丝状、短小杆状真菌破坏骨组织。PAS，×200。E. 颌骨内见杆状、圆形红色菌丝。抗酸染色，×200。F. 颌骨内见杆状黑色菌丝。银染，×200

【问题 1】真菌感染的骨髓炎如何证实？

思路：真菌性感染的临床表现不一，可以从隐匿症状进展为快速的组织结构破坏。诊断隐匿性真菌感染有时在临床中较为困难；真菌性骨髓炎骨病变的 X 线片表现似结核性骨髓炎、多发性骨髓瘤，或转移癌，缺乏特异性，不能作为诊断真菌病原菌的依据；可以通过真菌抗原实验协助真菌感染的诊断，通过 PCR 来检测真菌 DNA 确定真菌类型。特殊类型的染色也可以鉴别真菌组织，包括 PAS 染色、抗酸染色、银染色等。最终可以通过真菌培养来的得到证实。

【问题 2】慢性化脓性骨髓炎的治疗方法是什么？

思路：慢性骨髓炎的药物治疗效果不佳，必须在静脉给予大剂量抗生素的基础上，进行清创、引流等外科手术。这是由于在慢性化脓性骨髓炎中，机体对感染的反应主要为形成肉芽组织，以此包裹和隔离坏死组织。随后肉芽组织转化为不含血管的瘢痕组织，其中心的感染坏死区可以成为细菌聚集繁殖的中心，抗生素很难达到有效浓度。

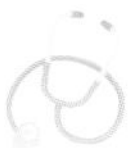

三、慢性骨髓炎伴增生性骨膜炎

慢性骨髓炎伴增生性骨膜炎(chronic osteomyelitis with proliferative periostitis)曾称 Garré 骨髓炎(Garré's osteomyelitis),是慢性骨髓炎的一个临床影像学亚型,其特征为轻度感染引起的增生性骨膜反应。

【临床要点】

1. 患者多为儿童或青少年,处于混合牙列期,平均年龄 13 岁,男性略多。
2. 绝大多数病变位于下颌的磨牙区或前磨牙区,最常见的病灶牙为下颌第一磨牙。
3. 单侧下颌后部膨隆,触及颌骨表面的骨性肿块,其硬度类似周围正常骨,可导致下颌运动受限。
4. 影像学上主要为骨皮质表面有增生的骨板,呈线状的阻射条带,相互平行,并与原有的骨皮质平行,呈"洋葱皮样",或称"骨皮质复制"(图 10-1-5A ~ D)。

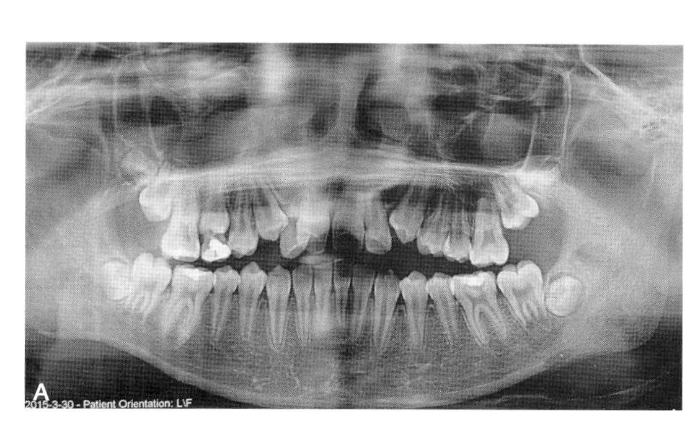

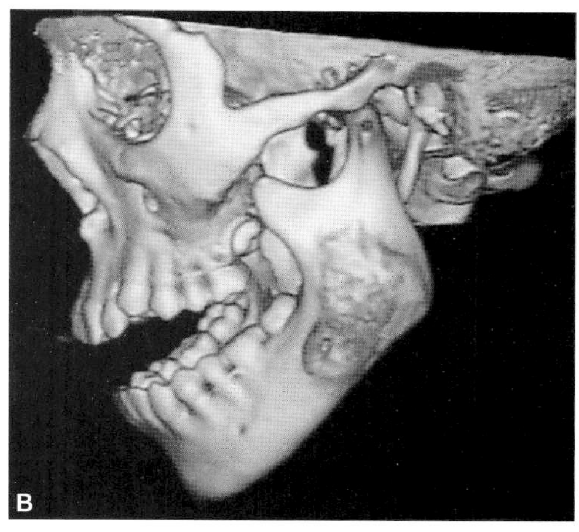

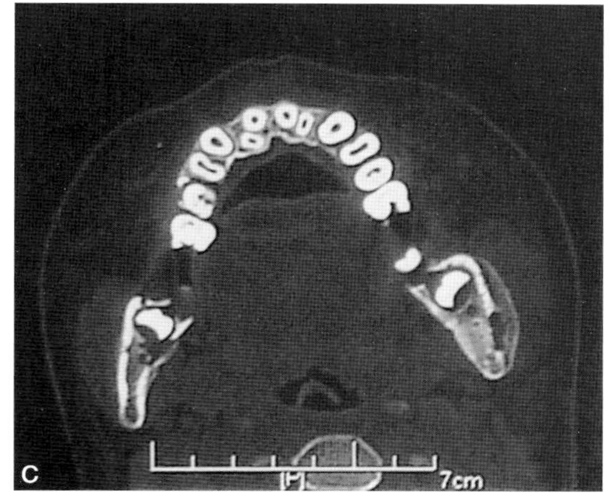

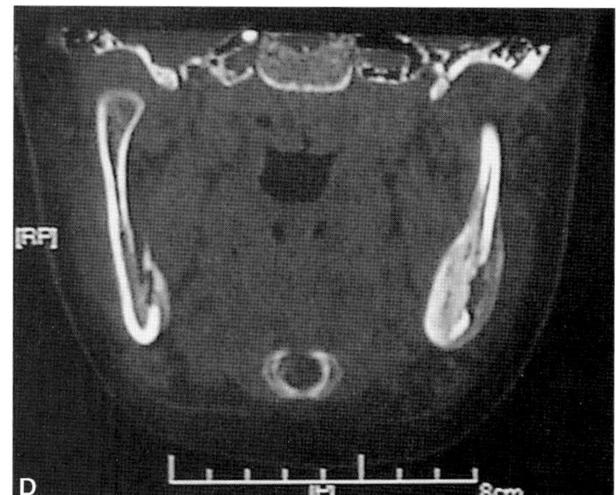

图 10-1-5　慢性骨髓炎伴增生性骨膜炎

A. 曲面体层片显示左侧下颌骨体上缘骨膜表面形成增生的骨板(箭头处)。B、C. CT 三维影像示下颌角病变区。D. 三维 CT 可见左侧下颌骨体骨膜表面增生的骨板

【病理学特征】

组织学上,可见成层增生的骨小梁,相互平行。骨小梁为编织骨,细胞丰富,成骨活跃。骨小梁间为纤维结缔组织,只有极少量散在的慢性炎症细胞。有时骨小梁不呈典型的层状排列,而是交织成网状,或排列紊乱,类似纤维-骨性病变(图 10-1-6A ~ C)。

学习笔记

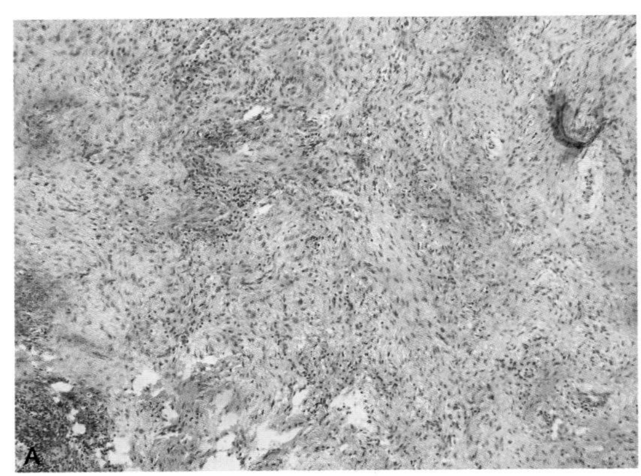
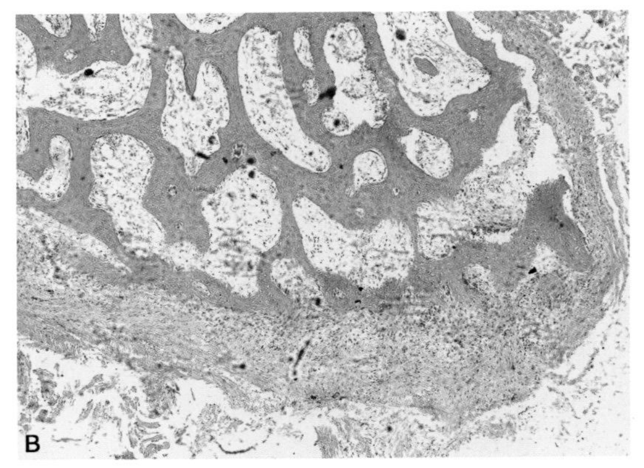
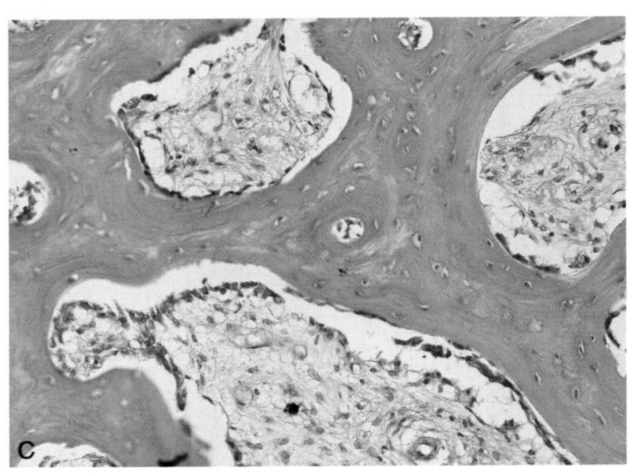

图 10-1-6 慢性骨髓炎伴增生性骨膜炎

A. 增生的骨膜纤维结缔组织中可见散在的淋巴细胞浸润。HE，×40。B. 可见新生编织状的骨小梁。HE，×40。C. 骨小梁周可见成排的成骨样细胞。HE，×200

学习笔记

【鉴别诊断】

尤因肉瘤和骨肉瘤：包括恶性肿瘤在内的多种颌骨病变均可出现骨膜反应，如尤因肉瘤和骨肉瘤，二者在发病年龄和临床表现上也类似慢性骨髓炎伴增生性骨膜炎。其鉴别要点是：后者的骨皮质保持完整，而前两种肿瘤中正常骨皮质被破坏，新生骨也可能被破坏。一般来说，慢性骨髓炎伴增生性骨膜炎可以通过临床及影像学表现确诊，但以下情况需进行组织学检查：正常的骨皮质边缘被破坏；发生牙或牙胚移位；临床不能查见确切的感染来源。

【问题 1】慢性骨髓炎伴增生性骨膜炎概念。

思路： 慢性骨髓炎伴增生性骨膜炎（chronic osteomyelitis with proliferative periostitis）曾称 Garré 骨髓炎（Garré's osteomyelitis）、Garré 骨髓炎慢性非化脓性硬化性骨炎或化骨性骨膜炎，是一种伴明显骨膜炎症反应的慢性骨髓炎的亚型。

【问题 2】慢性骨髓炎伴增生性骨膜炎的治疗要点是什么？

思路： 慢性骨髓炎伴增生性骨膜炎的治疗要点为去除感染源，即治疗或拔除病灶牙，在治疗的早期可辅以抗生素治疗。在感染去除、炎症消退后，附着肌的功能运动可以使骨发生重建，恢复原有形态，面形也恢复对称。一般来说，完全的外形重建需 3～4 个月。骨膜的增生性病变一般不需外科治疗，个别情况下可能需要修整骨外形。但是，如果皮质骨边缘被破坏，或表现进展性的骨膨隆，应警惕恶性肿瘤或较严重的感染，需进行活检或细菌培养。

四、颌骨骨坏死

放射性骨坏死（osteoradionecrosis）：又称放射性骨髓炎，在对头颈部癌进行放射治疗的过程

中，放射性骨坏死是最严重的并发症之一。由于放射性损伤，骨的创伤修复能力及炎症反应能力下降，小的损伤即引起骨的坏死，并导致细菌在局部大量繁殖。

化学性骨坏死：使用双磷酸盐等化学药物后出现的颌骨坏死，在治疗时静脉注射（主要是帕米磷酸盐等）引起，口服氨基双磷酸盐发生骨坏死不常见。

【临床要点】

1. 疼痛是骨坏死的首要症状。其他常见表现包括感觉异常、严重的感染、瘘口、死骨暴露、恶臭、开口受限、吞咽咀嚼困难、病理性骨折等。

2. X线特征为骨破坏造成的不规则透射区，以及死骨形成的阻射影（图10-1-7A，B）。

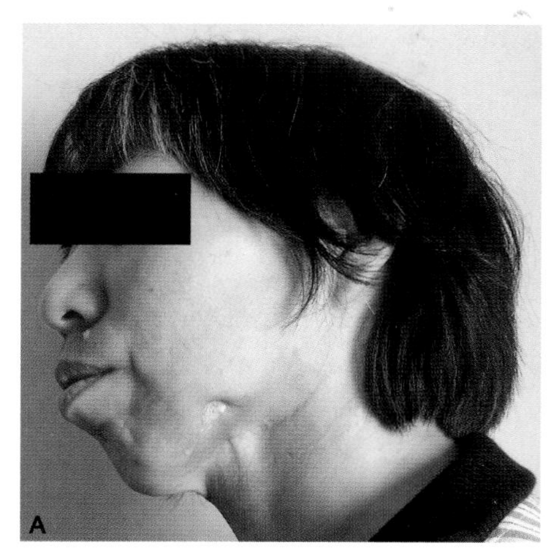

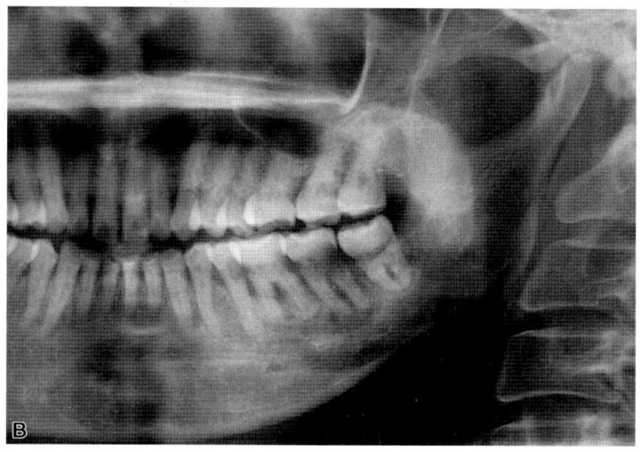

图10-1-7　放射性骨髓炎

A. 患者面部不对称，左下颌放射后形成溃破，瘘道形成。B. 曲面体层片可见左侧下颌骨骨破坏造成的不规则透射区，左下磨牙区多颗牙龋坏

3. 放射性骨坏死是由放射性损伤引起，而化学性骨坏死是由于不当用药造成的（图10-1-8A）。

【病理学特征】

组织学改变有充血、动脉内膜炎、血栓、细胞减少、血管减少、纤维化。随着时间的延长，病变逐渐加重，导致骨组织失去活力。送检标本内常见软组织坏死，急性或亚急性炎症细胞浸润；骨组织变性、坏死，骨陷窝中缺少骨细胞，骨髓中含坏死的组织残屑、菌团，炎症细胞浸润，可有不同程度的纤维化（图10-1-8B，C）。

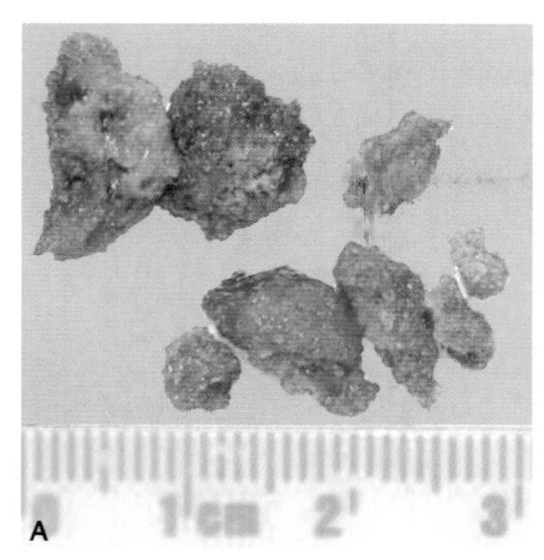

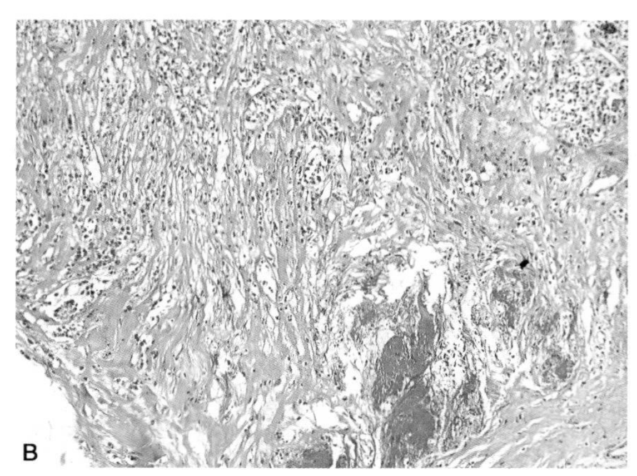

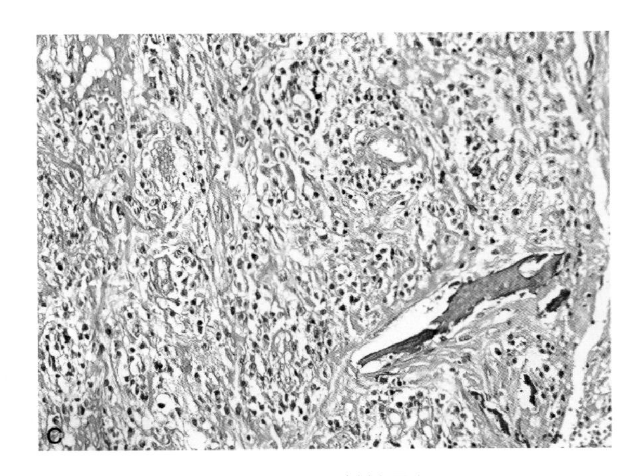

图 10-1-8 放射性骨坏死

A. 肉眼可见死骨形成。B. 低倍镜下可见骨组织变性坏死和炎性细胞浸润。HE，×100。C. 增生变性纤维间质内可见散在淋巴细胞浸润，在周边可见死骨。HE，×200

【鉴别诊断】

1. 放射性骨髓炎 在临床及影像学上，骨髓炎骨坏死需与骨的转移性肿瘤、局部肿瘤复发、骨髓炎、骨肉瘤、放射性肉瘤等进行鉴别。最重要的是60Gy以上的放射治疗史，必要时应进行组织学检查以排除恶性肿瘤。

2. 化学性骨髓炎 含氮双磷酸盐（帕米磷酸和唑来磷酸）、三氧化二砷失活牙髓均可导致化学性骨坏死。

【问题】放射性骨坏死的发病机制是什么？

思路：接受头颈部放射治疗的患者中，颌骨放射性骨坏死的发生率为2.7%～19.1%。自发性坏死的病例多在治疗开始后6～23个月发病，而局部创伤引发的骨坏死有两个发病高峰期，一是治疗开始后前3个月，另一个是治疗后2～5年。在颅面部骨中，绝大多数病变发生于下颌骨，可能是因为下颌骨相对血供少、骨质密。放射性骨坏死的发生与放射量有关，一般认为60Gy照射量以下不会引起骨坏死。多数病例具有启动因素，主要为局部的微小创伤或感染，最常见的是拔牙，也可能是根尖炎症、牙周病、外科治疗或修复体的刺激等。少数病例无明确的激惹因素，为自发性骨坏死。一般认为，照射后局部的微血管系统受到损伤，骨细胞被破坏，造成骨内缺氧、细胞减少、血管减少的微环境，对小的损伤及细菌感染也无法进行修复和防御，很快发生坏死，随后细菌在其中大量繁殖。

【病例】

患者女性，70岁。发现右下颌骨脓肿。

专科检查：左面颊部右侧膨隆，开口度和开口型正常；口内卫生条件良好，多颗牙缺失，左下颌可见1cm×1cm组织缺损，可见脓液排出，舌侧牙槽骨暴露，颊侧牙槽骨隆起，无触压痛，可触及多个骨刺。其余未见明显异常。曲面体层显示左侧下颌骨体部有死骨形成；核素扫描发现左侧下颌骨体部核素浓聚（图10-1-9A，B）。患者于1991年于肿瘤医院治疗乳腺癌，后进行放化疗，曾注射磷酸盐8年，2013年拔牙后，创口长期排脓、不能愈合，长期抗生素治疗，患者近期身体条件良好。

临床诊断：下颌骨骨髓炎。

手术在局部麻醉下行死骨摘除术。

肉眼观察：送检物为碎骨组织一堆。

光镜观察：镜下病变急性或亚急性炎症细胞浸润；骨组织变性、坏死，骨陷窝中缺少骨细胞，可有不同程度的纤维化（图10-1-9C）。

病理诊断：化学性骨坏死。

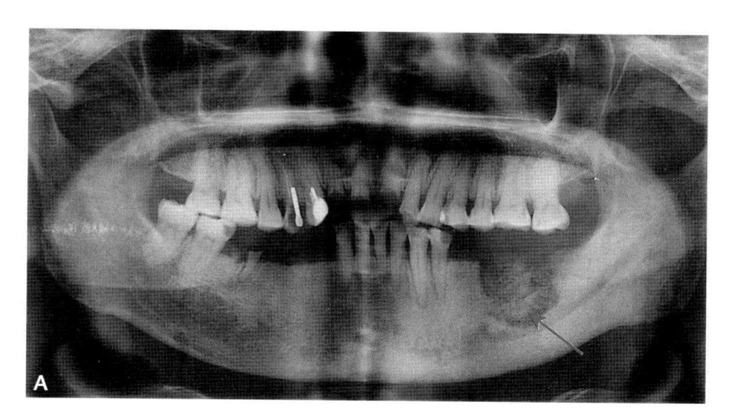

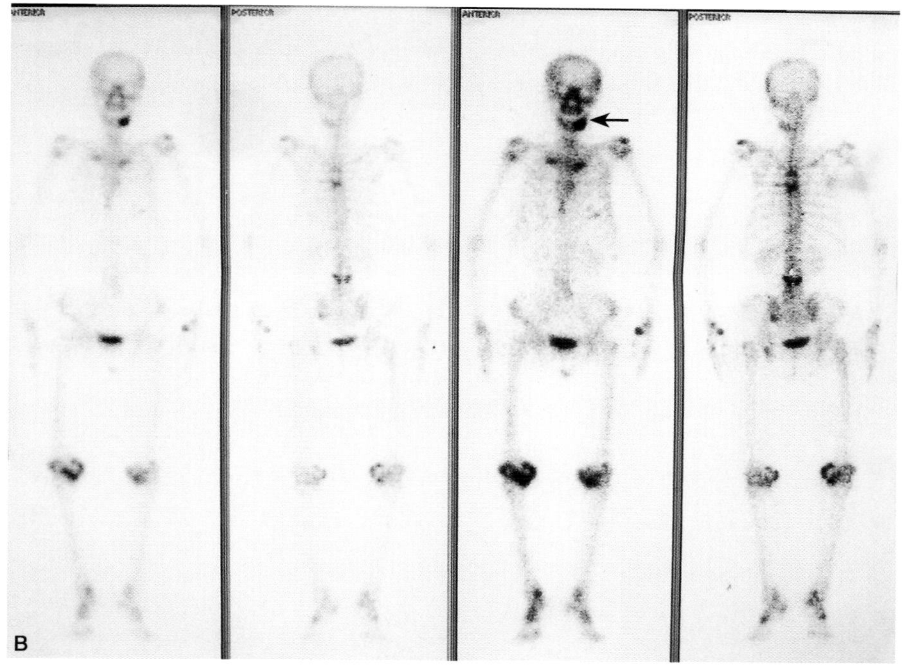

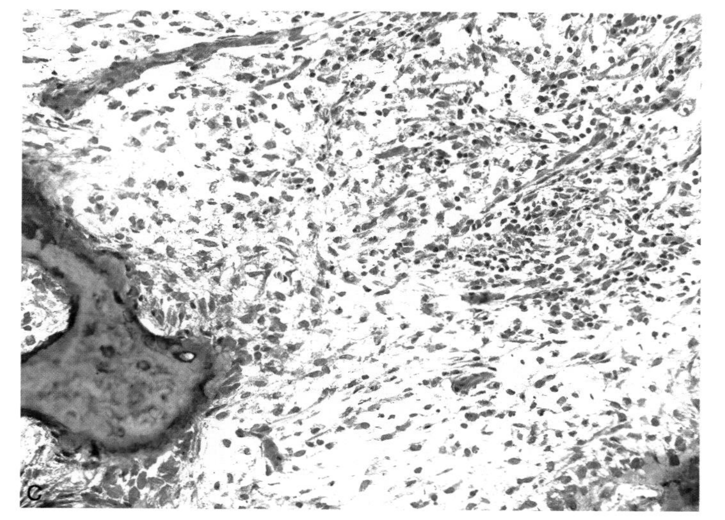

图 10-1-9　病例　化学性骨坏死

A. 曲面体层片示左侧下颌骨体部有死骨形成（箭头示）。B. 核素扫描：左侧下颌骨体部核素浓聚。C. 可见部分纤维组织增生。HE，×100

学习笔记

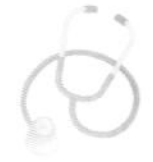

【病例讨论】

双磷酸盐药物所致下颌骨坏死研究进展：双磷酸盐类(bisphosphonate,BPs)药物广泛应用于预防和治疗由破骨细胞活性增强所致的骨质降解，如骨质疏松症，骨髓瘤，肿瘤源性高钙血症，恶性肿瘤溶骨性骨转移及 Paget 病等。目前常用的 BPs 药物主要有口服及注射两种剂型。根据美国口腔颌面外科协会(American Academy of Oral and Maxillofacial Surgeons,AAOMS)2009 年对于 BPs 相关性颌骨坏(BONJ)的诊断标准，目前或之前有使用 BPs，颌骨外露已持续 8 周以上，颌骨没有接受过放射线治疗。BONJ 的确切机制尚不清楚，多数学者认为破骨细胞功能障碍、微血管栓塞创伤和感染被认为是其发生的主要因素。BPs 药物可抑制破骨细胞功能，并诱导其凋亡改变。破骨细胞与成骨细胞之间平衡被打破，骨循环被严重抑制，最终导致颌骨发生坏死。有报道指出接受静脉注射 BPs 的癌症患者若有牙科疾病的病史，如牙周病根尖周病等，其发生颌骨坏死的几率约高于无此类病史的患者 7 倍。因此建议在接受拔牙治疗前后 1 ~ 3 个月可考虑停用 BPs 类药物且合理应用抗生素。拔牙前局部洁治、含漱，拔牙时采用微创技术等均为很好的预防措施。

第二节 颌骨非肿瘤性疾病

颌骨疾病类型繁多，除炎症和肿瘤外，而颌骨非肿瘤性疾病是十分常见的一类。本节主要介绍巨细胞性、纤维结构不良及骨嗜酸性肉芽肿病变。

一、巨细胞性病变(巨细胞肉芽肿)

学习笔记

中心性巨细胞肉芽肿(central giant cell granuloma,GG)又称中心性巨细胞病变(central giant cell lesion)，曾又名巨细胞修复性肉芽肿，为颌骨内的非肿瘤性、含有大量多核巨细胞的病变。

【临床要点】

1. 多见于 20 ~ 30 岁下颌骨的前牙区，女性稍多。
2. 颌骨吸收破坏，并使颌骨膨隆，但破坏达密质骨者少见。常引起牙移位、松动或脱落。
3. X 线呈境界清楚的密度减低区，有时呈多房性骨吸收(图 10-2-1A ~ D)。

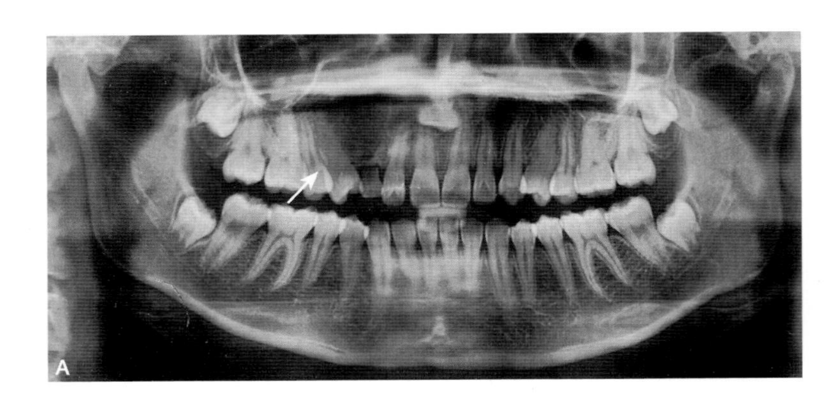

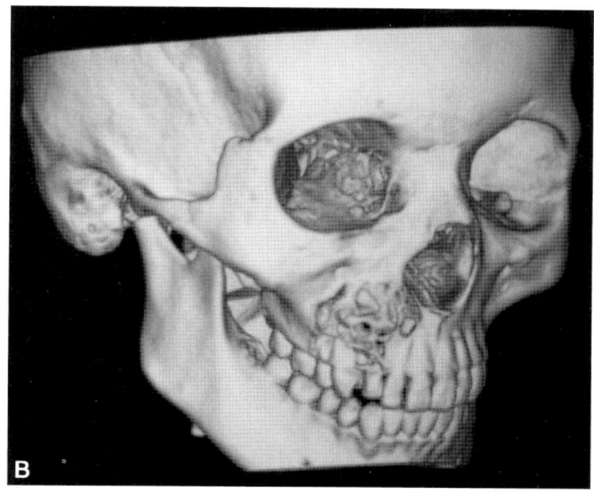

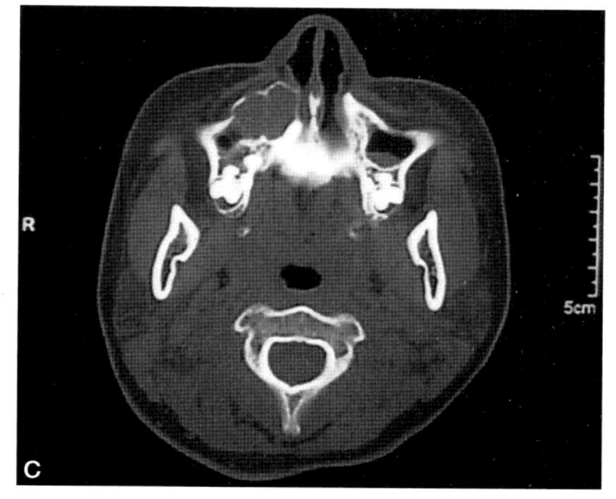

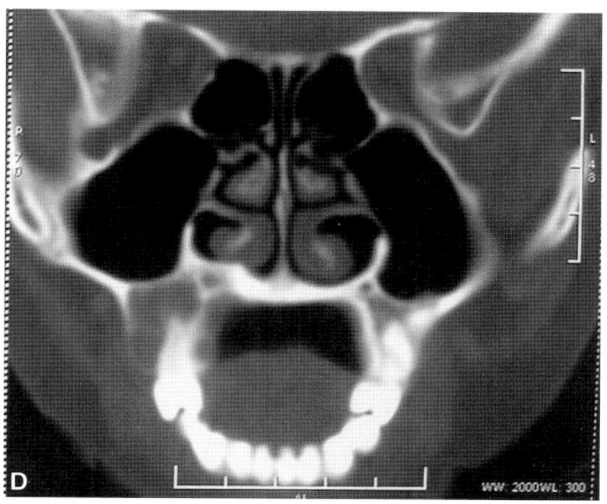

图 10-2-1 巨细胞肉芽肿

A. 曲面体层全景片示右上颌骨低密度透光区，边界清楚，其内可见分隔。B. CT 三维重建示右上颌骨多囊占位性病变。C、D. CT 轴位片和冠状位片示右上颌骨囊状低密度占位性病变，边界清楚呈花边状，上颌窦前壁骨质破坏

【病理学特征】

肉眼观察：骨质膨隆，剖面灰白或红褐色，病变较大时，可有出血、坏死和囊性变。

光镜观察：病变由纤维结缔组织构成，其中含有不规则分布的多核巨细胞。血管较丰富，并常见出血（图 10-2-2A，B），还可见少许骨样组织。多核巨细胞多在新生骨周围或围绕出血区呈灶性分布。间质内可见大量的含铁血黄素沉积。

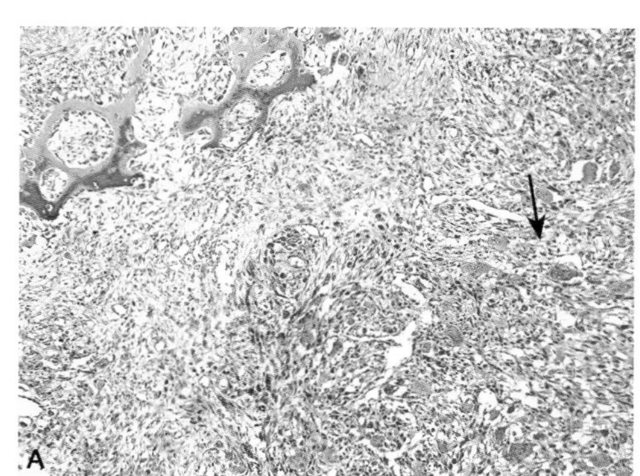

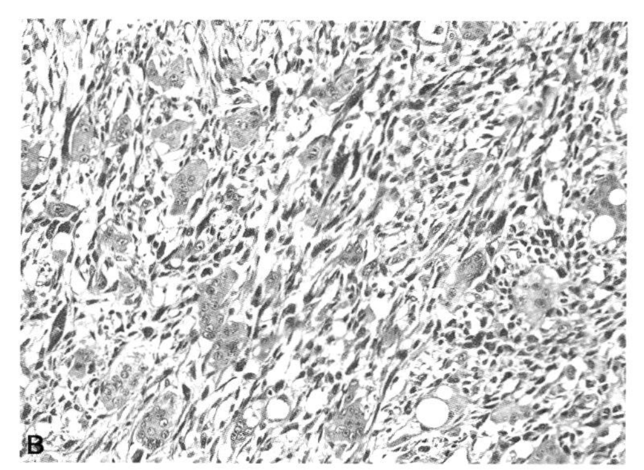

图 10-2-2 巨细胞肉芽肿

A. 多核巨细胞围绕出血灶，增生的成纤维细胞之间有淋巴细胞浸润（箭头示）。HE，×100。B. 可见较典型的多核巨细胞组织学图像。HE，×400

【免疫组织化学】

多核巨细胞可表达单核-吞噬细胞相关抗原（如α-1-抗胰蛋白酶、α-1-抗糜蛋白酶、溶菌酶、MAC-387 和 CD68 等），破骨细胞特异性酶——抗酒石酸酸性磷酸酶染色也呈阳性，体外培养还证实这些多核巨细胞具有破骨能力，表明这些细胞同时具有单核-吞噬细胞和破骨细胞的某些特性。

【鉴别诊断】

1. 巨颌症　是一种少见的常染色体显性遗传的家族性疾病，患者一般从 2～5 岁开始发病，通常表现为双侧颌骨的无痛性肿大。影像学上表现为颌骨呈边界清楚的多房性、大小不等的低密度透射影（图 10-2-3A），有骨间隔，骨皮质膨胀变薄，有时可穿通、破坏。镜下见骨组织被富于血管的纤维结缔组织代替，在血管周围有嗜酸性物质呈袖口状沉积，多核巨细胞常围绕或紧贴血管壁，有的在血管腔内（图 10-2-3B）。

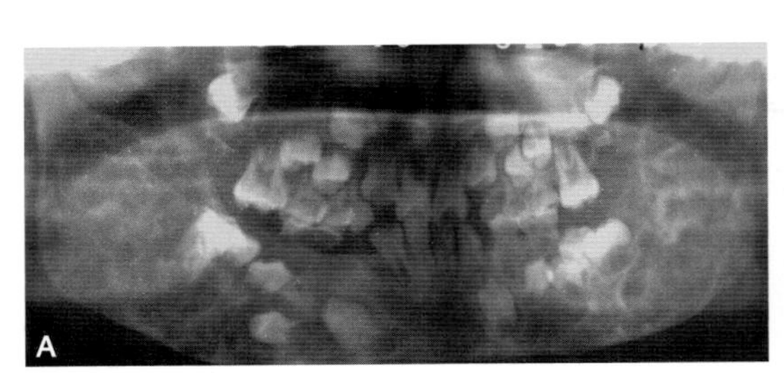
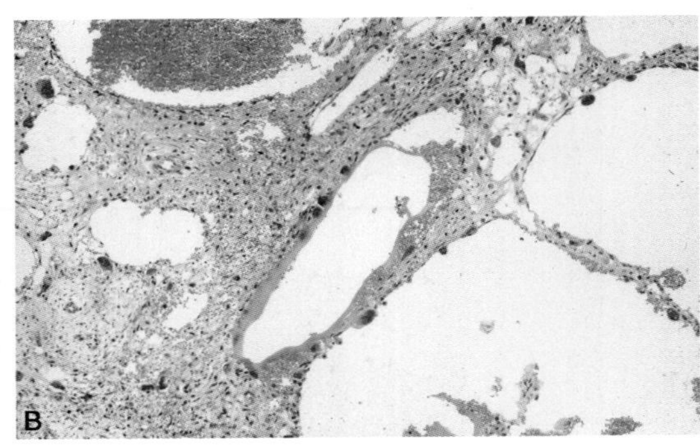

图 10-2-3　巨颌症

A. 巨颌症的 X 线表现颌骨成对称性膨胀，为多囊性密度减低区。B. 镜下可见骨组织被富于血管的纤维结缔组织替代，纤维组织增生，多核巨细胞紧贴血管壁，可见出血区。HE，×100

学习笔记

2. 甲状旁腺功能亢进性棕色瘤　中年以上女性多见，肾、骨病及高钙血症为诊断本病的重要三组表现。血清学检查，可见血清钙和血清 PTH 升高，并且常见血清磷降低、血清碱性磷酸酶升高。变初期主要表现为骨改建亢进（high-turnover state），破骨细胞性骨吸收和成骨细胞性骨形成均处于亢进状态，在某种程度上保持着骨吸收和骨形成的平衡。随着病变进一步发展，骨小梁中可出现穿凿性吸收（tunneling resorption），吸收区被富含血管的纤维组织所取代，病变中可见较多的多核巨细胞（图 10-2-4A～D）。

3. 巨细胞性龈瘤（giant cell epulis）　又称外周性巨细胞肉芽肿（peripheral giant cell granuloma），位于牙龈或牙槽黏膜，病变发生在牙间区者，颊和舌侧肿物与牙间狭窄带相连形成一种时漏状外观。镜下见病变区与覆盖的鳞状上皮之间也有纤维组织间隔。巨细胞数量多，大小和形态不一（图 10-2-5）。

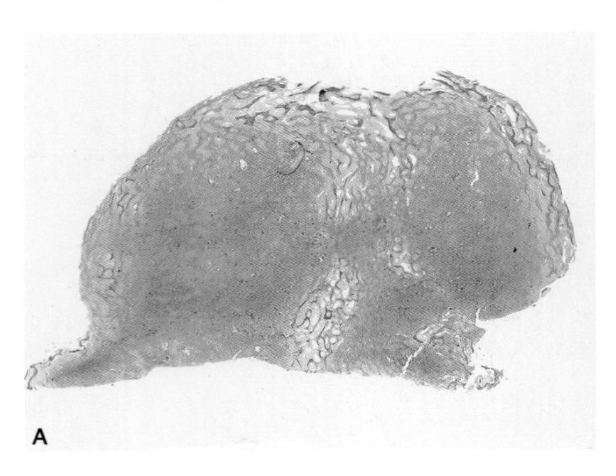
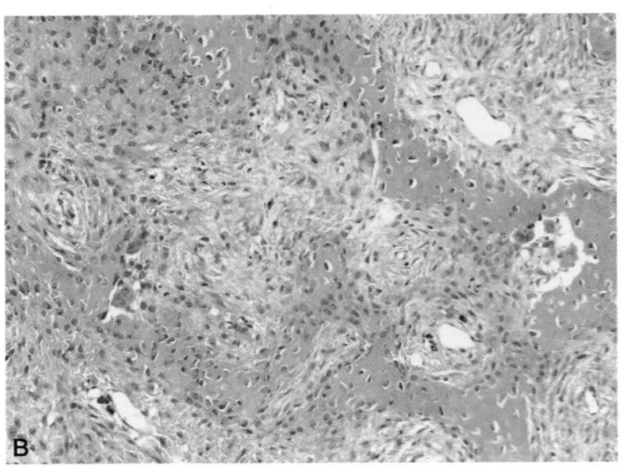

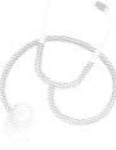

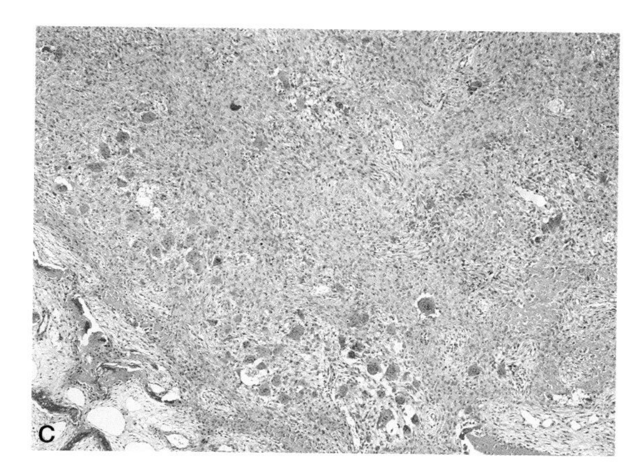

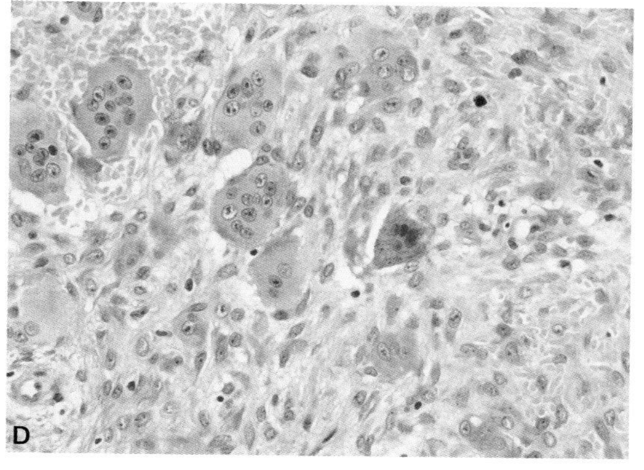

图 10-2-4　甲状旁腺功能亢进性棕色瘤

A. 低倍镜下可见肿物呈结节状。HE，×2。B. 镜下可见骨小梁被纤维结缔组织替代，纤维组织增生，多核巨细胞紧贴血管壁。HE，×100。C. 可见出血灶和多核巨细胞。HE，×100。D. 可见多核巨细胞片状分布。HE，×400

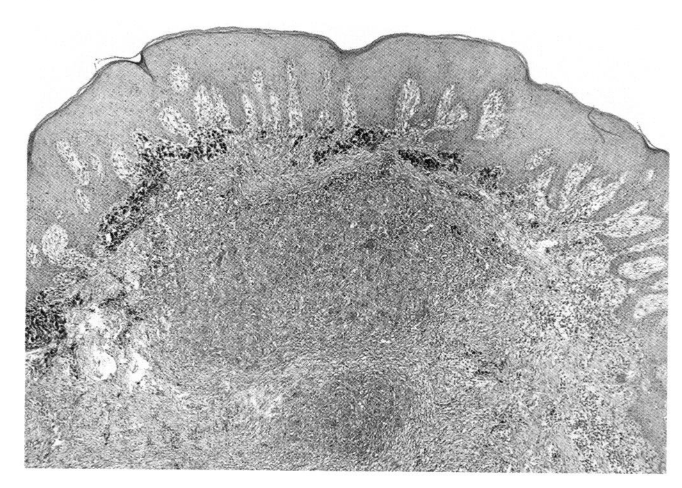

图 10-2-5　上皮下形成巨细胞结节

HE，×100

学习笔记

【问题 1】颌骨巨细胞病变的名称的演变。

思路：20 世纪 50 年代以前，几乎所有含多核巨细胞的颌骨病变均被考虑为骨巨细胞瘤。随着多种含多核巨细胞的特殊性颌骨疾病，如甲状旁腺功能亢进性棕色瘤、家族性巨颌症、动脉瘤性骨囊肿和纤维结构不良等先后独立描述后，Jaffe 于 1953 年将剩余的一组含多核巨细胞的颌骨病变命名为"巨细胞修复性肉芽肿"（giant cell reparative granuloma），认为它们与发生于长骨骺端的经典骨巨细胞瘤不同，为非肿瘤性、修复性疾患，很少复发。然而无证据表明本病具有修复反应，因此，多数学者主张应将上述名称中的"修复性"一词删去，今天这类病变被称为巨细胞肉芽肿。颌骨是否真正发生的所谓真性骨巨细胞瘤尚不清楚且有争议。因此，目前国外多数学者主张将二者统称为颌骨巨细胞病变（giant cell lesions of the jaws）。

【问题 2】颌骨含有巨细胞病变有哪些？

思路：巨细胞瘤；中心性巨细胞肉芽肿；外周性巨细胞肉芽肿；巨颌症；棕色瘤；动脉瘤性骨囊肿；纤维结构不良等。

【病例 1】

患者男性，20 岁。双侧下颌骨肿物 2 个月。

专科检查：面部膨隆，左右不对称，质硬，无压痛，表面黏膜无红肿。质中等，无压痛。右侧颌下淋巴结可及，约 1.5cm×0.7cm。口内可见病变累及磨牙区，右侧下颌磨牙腭侧移位，口腔卫生良好。全口牙位曲面体层 X 线片左右下颌体、下颌角升支部多房性透光影，有分隔，边界尚清楚（图 10-2-6A，B）。

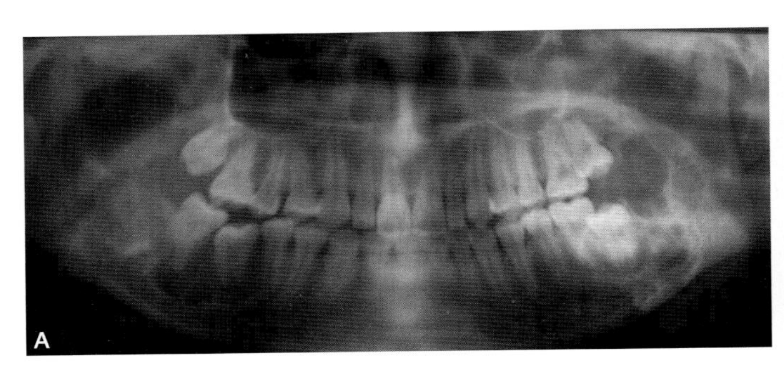
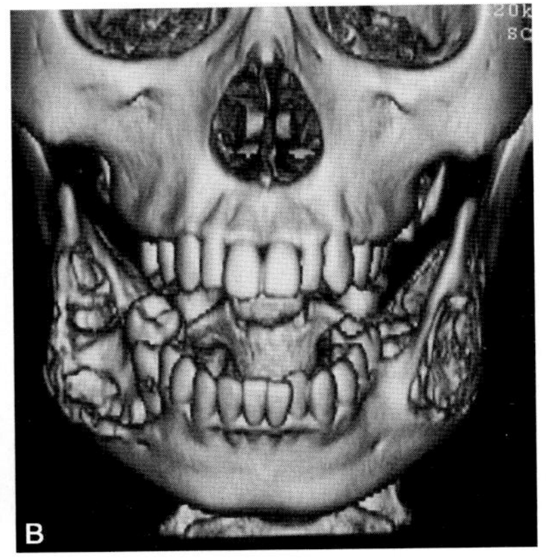

图 10-2-6　病例 1　颌骨巨细胞病变

A. 全口曲面体层 X 线片示双侧下颌骨体、下颌角、升支部多房性透光影，有分隔，边界尚清楚。
B. CT重建显示颌骨多房性透光影，边界清楚

临床诊断：肿瘤待查。

手术在全身麻醉下行双侧下颌骨病变刮除术。

肉眼观察：送检物为切除之部分下颌骨及肿物，颌骨膨隆。剖面可见肿瘤边界清楚，质软，灰白色，间杂红褐色。

光镜观察：镜下病变由血管丰富的纤维组织或纤维黏液样组织取代了正常骨组织，纤维结缔组织成熟，由梭形的成纤维细胞组成，未见细胞异型性或核分裂，可见大量破骨细胞样的多核巨细胞，聚集成小簇状分布于出血区，病变中有含铁血黄素沉积，多核巨细胞的胞核从数个到十几个不等（图 10-2-7A～F）。

病理诊断：（双侧下颌骨）中心性巨细胞病变（肉芽肿）。

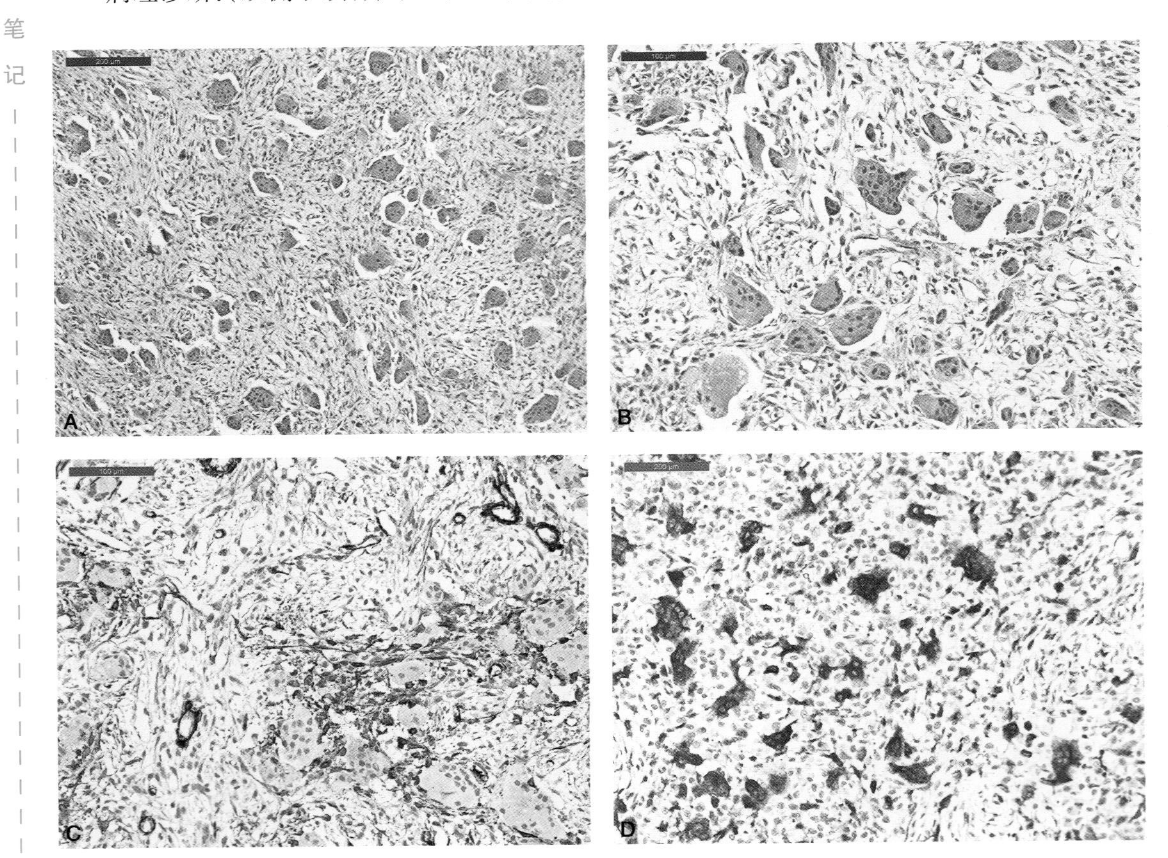

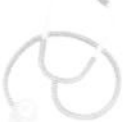

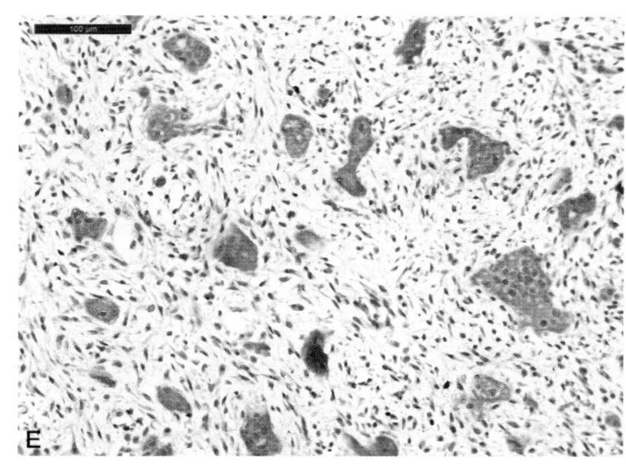

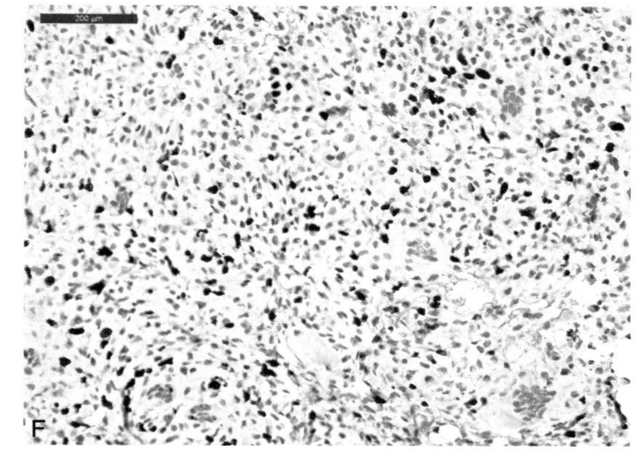

图 10-2-7 病例 1 颌骨巨细胞病变

A,B. 病变由血管丰富的纤维组织、呈灶性分布的多核巨细胞所组成。HE,×200。C. 增生的纤维细胞胞浆 SMA 阳性。SP,×200。D. 多核巨细胞胞浆中巨噬细胞抗体 CD68 表达为强阳性。SP,×200。E. 多核巨细胞浆中癌基因 bcl-2 表达为阳性。SP,×200。F. 细胞增殖核抗原 Ki-67 在增生的纤维细胞核中表达。SP,×200

【病例 1 讨论】

1. 本病例多发性的巨细胞肉芽肿 GG 常为单发,多发者常伴有遗传性或系统性疾病如副甲状腺功能亢进的棕色瘤、纤维发育不良及 noonan 综合征等,但是的确存在不伴任何其他疾病的多发性 GG 病例,病因不明,因此对于多发颌骨 GG 应排查其他疾病。

2. 免疫组织化学在 GG 中的意义 在 GG 病变中 SMA 的阳性表达说明增生的纤维组织中,部分纤维具有肌纤维细胞的特征,其侵袭力会比较强,此点可为 Ki-67 阳性所证实。因为 Ki-67 阳性的细胞表明其在细胞增殖的 G_1 期或 S 期。CD68 或 CD163 为巨噬细胞较可靠的标记物,表明其为单核-吞噬细胞来源,但又经学者证实,其也可表达抗酒石酸酸性磷酸酶,说明其也具有破骨细胞的某些特征。Bcl-2 为一种癌基因,具有抗凋亡、促增殖作用,在多核巨细胞中的阳性有待进一步探讨。

【病例 2】

患者女性,26 岁。发现左下颌骨肿物复发 20 余天。

1 年前于在我院行下颌骨肿物肿瘤手术切除,检查病变鸡蛋大小,伴左下唇麻木。术后病理诊断为“颌骨侵袭性巨细胞肉芽肿”。20 余天前于原手术区又发现包块,约桂圆大小,轻微肿胀。

专科检查:患者面部左右不对称,左侧下颌骨可扪及,直径 3cm 大小,界限清楚,轻微触痛。左耳下至左颌下可见术后瘢痕。张口度及开口型正常。口内检查见左下颌 7、8 缺失,左下颌骨后牙列颊侧牙槽骨可扪及骨性膨隆,范围约为 3cm 大小,界限清楚,轻微触痛,表面黏膜无破溃,色红。上下颌骨平扫:检查所见侧下颌骨支近角部可见膨胀性溶骨性骨质破坏,大小约为 2.9cm×3.2cm,其内可见点状致密影,病变边界清晰,局部骨皮质缺如,硬化边及骨膜反应,邻近组织受压。

临床诊断:左下颌骨肿物术后复发。

手术在全身麻醉下行左下颌骨肿物切除术、左下颌骨区段截骨术和左髂骨游离移植术。

学习笔记

肉眼观察:切除部分下颌骨,8.9cm×6.5cm×2.5cm,有骨质破坏,骨内及骨外可见软组织肿物,剖面质实黄白。

光镜观察:肿瘤由基质细胞和大量瘤巨细胞组成,巨细胞体积大,多核,基质细胞梭形或卵圆形,部分核大深染,可见少量病理性核分裂箭头示。镜下病变由血管丰富的纤维组织或纤维黏液样组织取代了正常骨组织,纤维结缔组织成熟,由梭形的成纤维细胞组成,可见肿瘤细胞异型性或核分裂,可见大量破骨细胞样的多核巨细胞,聚集成小簇状分布于出血区,病变中有含铁血黄素沉积,多核巨细胞的胞核从数个到十几个不等(图 10-2-8A,B)。

病理诊断:(左侧下颌骨)侵袭性巨细胞病变。

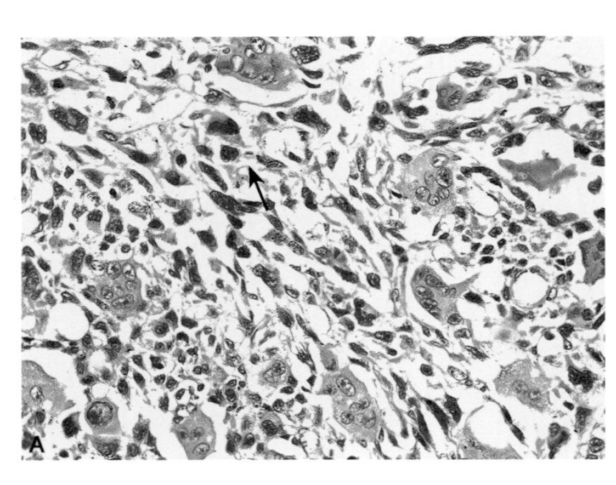

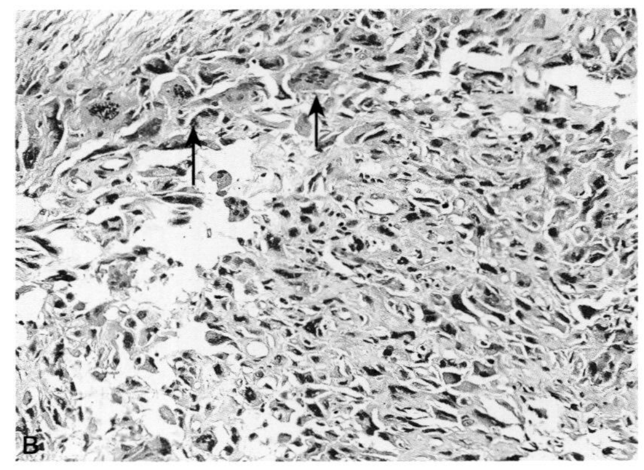

图 10-2-8 病例 2 侵袭性巨细胞病变

A. 增生纤维细胞可见病理性核分裂(箭头示)。HE,×200。B. 增生纤维细胞核大小不一,核大深染,可见病理性核分裂象(箭头示)。HE,×200

学习笔记

【病例 2 讨论】

1. 侵袭性巨细胞肉芽肿和非侵袭性肉芽肿的鉴别 根据临床、影像学、病理学改变将 GG 分为侵袭性和非侵袭性病变。

(1) 侵袭性病变平均年龄较年轻,可出现疼痛、麻木、牙根吸收、生长迅速、牙脱落、皮质骨变薄,复发率较高(40% ~70%)。非侵袭性病损少有此症状,生长缓慢且无皮质骨穿孔。

(2) 一般表现为 X 线主要表现为单房或多房境界清晰的密度减低区。影像表现无诊断特异性。

(3) 一般认为组织学上出现大片弥散分布的多核巨细胞是侵袭性 GG 的表现。由于缺乏特异性,很难仅从组织学表现来判断所谓侵袭性或非侵袭性病损。单核细胞分布(圆形单核细胞占优势或纤维型单核细胞占优势)、有丝分裂、黏液、纤维丰富、出血、出血灶周单核巨细胞聚集、含铁血黄素沉积、骨及类骨质形成、炎细胞浸润、灶性坏死等组织学指标进行比较,未发现有任何差异。

2. 细胞周期蛋白 D1、细胞增殖活性(Ki-67)在区别侵袭性和非侵袭性巨细胞病变的意义 有研究表明,Ki-67 免疫反应仅限于单核细胞而不存在于多核巨细胞染色。一般认为 Ki-67 的明显升高表明巨细胞肉芽肿具有更强的侵袭性;细胞周期蛋白 D1 基因的拷贝数在最低限度地升高的情况下,96.5% 细胞周期蛋白 D1 蛋白过度表达,主要存在巨细胞的细胞核。在巨细胞肉芽肿高增殖活性的情况下,细胞周期的失调可能提高了巨细胞肉芽肿发病的可能性。

知识拓展

侵袭性 GG 的分子生物学：侵袭性 GG 中的多核巨细胞及部分单核细胞呈 CD68、TRAP、V-ATPase、CA II、Cathepsin K 以及 MMP-9 强阳性，原位杂交显示 RANKL mRNA 主要分布于梭形单核细胞，而 OPG 则在多核巨细胞及单核细胞表达，PCNA 阳性的增殖细胞均为单核细胞。提示侵袭性 GG 病变中的多核巨细胞具有破骨细胞的特点，TRAP 阳性的单核细胞可能是多核巨细胞的前体细胞。RANKL、OPG 和 RANK 的表达在多核巨细胞的分化中具有重要的作用，侵袭性 GG 的异型性多表现单核小圆细胞或纤维细胞中。

二、纤维结构不良

纤维结构不良(fibrous dysplasia，FD)，曾又名骨纤维异常增殖症，是一种组织学上正常的骨组织被大量纤维结缔组织取代，形成的颌骨内增殖性病变。

【临床要点】

1. 单骨性病例多见于年轻成人，平均年龄约为 25 岁，性别无明显差异。多骨性者则好发于 10 岁以前儿童，女性多见。

2. 本病发展缓慢，病程长，青春期后可停止生长，也可终生缓慢进展。上颌比下颌多见，一般表现为无痛性骨膨胀，引起颜面部不对称，牙移位及咬合关系改变。

3. 本病一般无明显症状，受累骨呈缓慢性增大。可发生于单一骨，即单骨性(monostotic)或两处以上骨的多骨性(polyostotic)纤维结构不良。80% 为单骨性，常累及颌骨，其他如肋骨和股骨等也常受累。多骨性者少见，但约一半的病例累及头颈部，表现为颅骨、面部骨或颌骨的同时受累。多骨性损害同时伴有皮肤色素沉着和女性性早熟等内分泌异常，称为 McCune-Albright 综合征(图 10-2-9A ~ F)。

4. 典型的 X 光表现为病变区骨阻射性降低，呈磨玻璃样或棉絮状改变，病变与周围正常骨的界限不明显。病变区纤维成分较多时，可表现为囊性密度减低区，类似于囊肿或囊性肿瘤。病变内骨化明显时，则可见散在斑块状密度增高区。CT 和 MRI 可进一步明确病变的特征和程度(图 10-2-10A ~ E)。

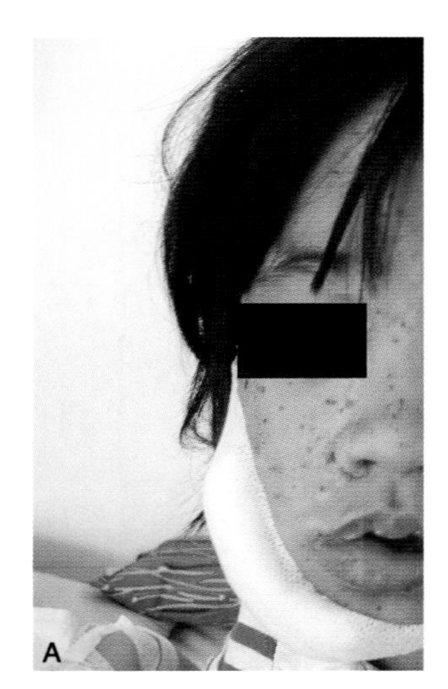

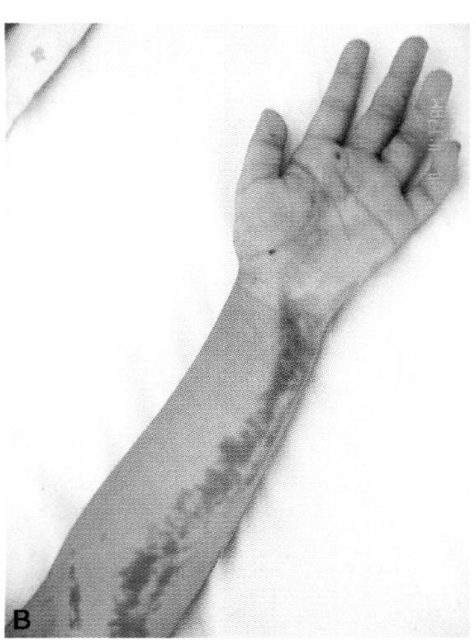

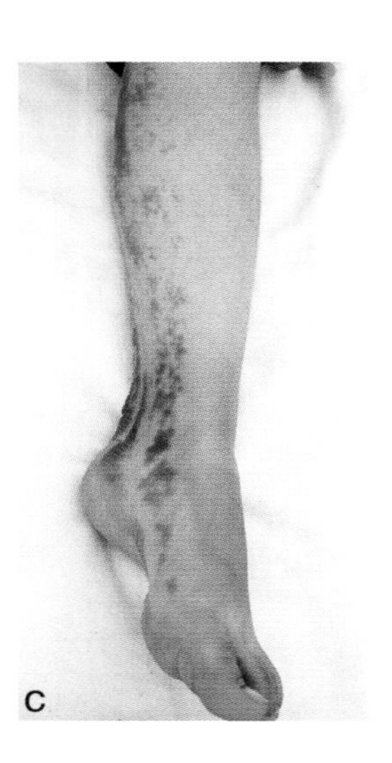

学习笔记

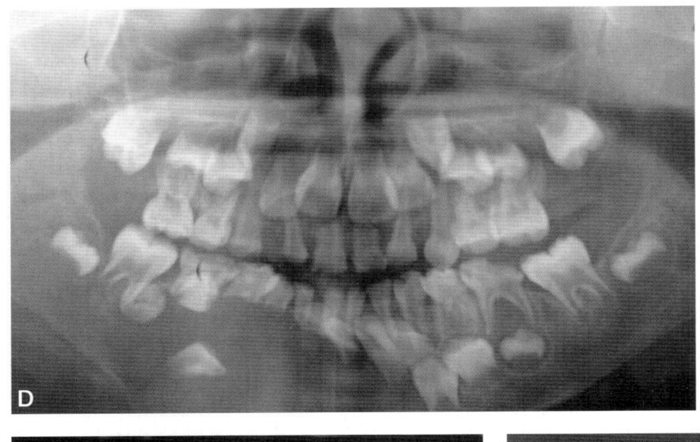

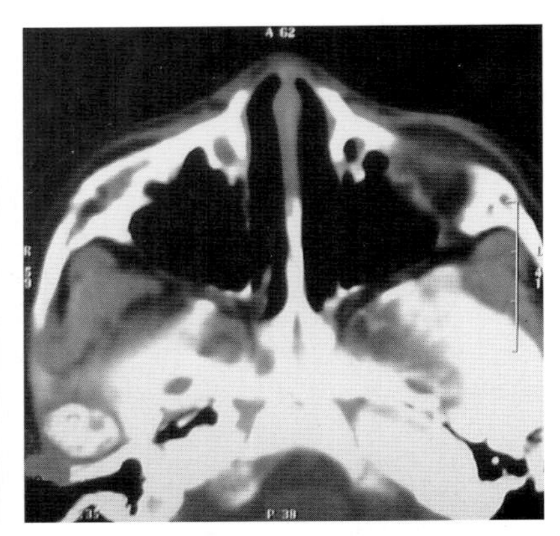

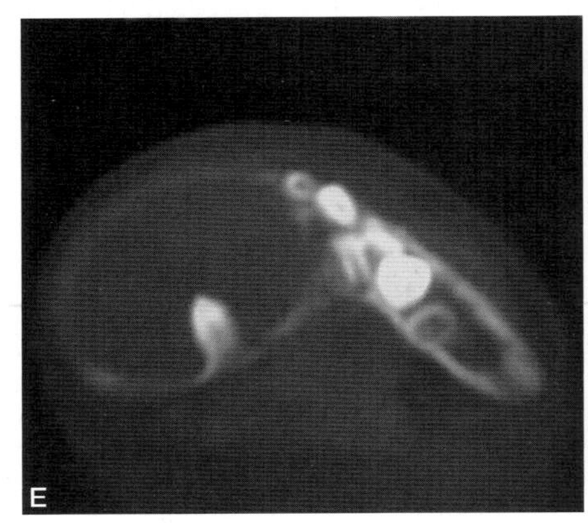

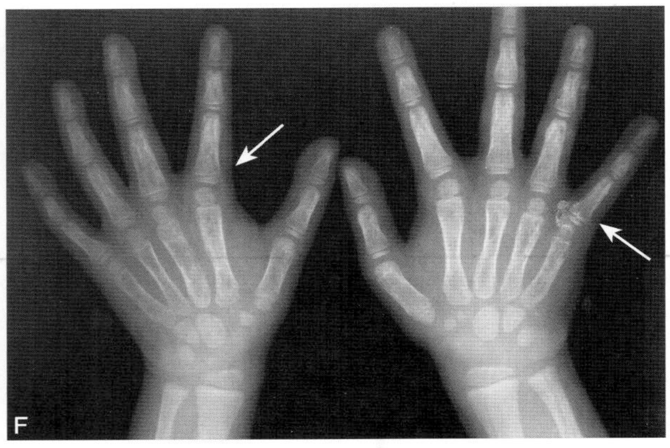

图 10-2-9 多骨性纤维结构不良

A. 右面部有点状色素沉着。B,C. 手脚皮肤可见咖啡牛奶色素沉积。D. 曲面体层片示右侧下颌骨囊性低密度影,囊内牙根呈切削状吸收。E. CT 轴位显示右侧下颌骨囊性低密度影,囊内含牙。F. 手骨部分骨受累破坏(箭头示)

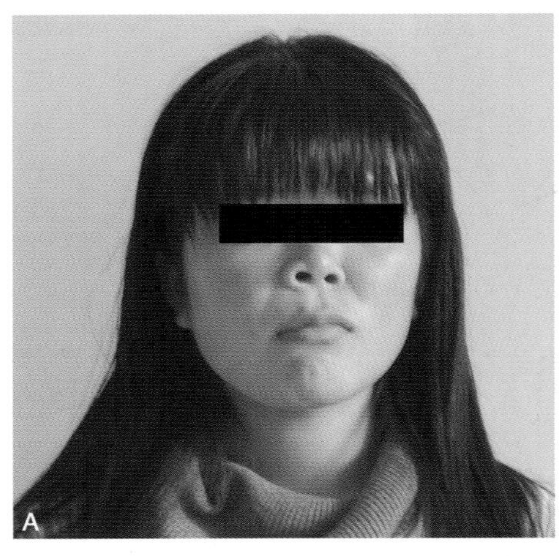

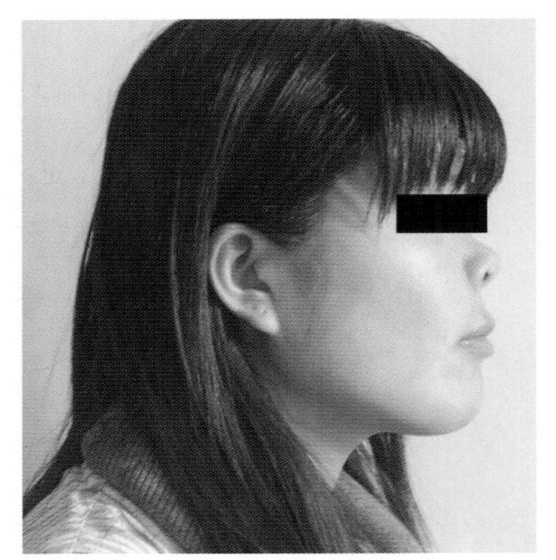

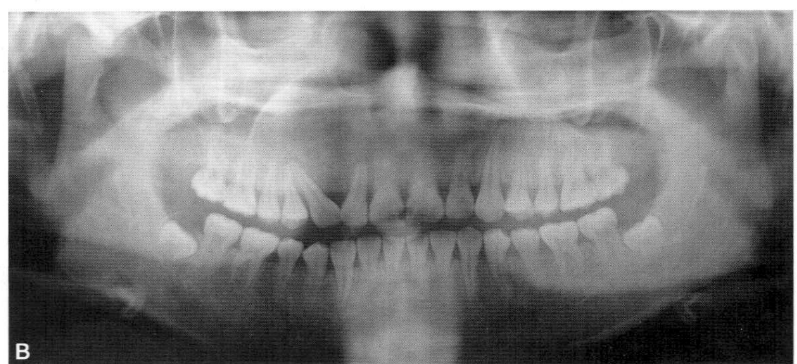

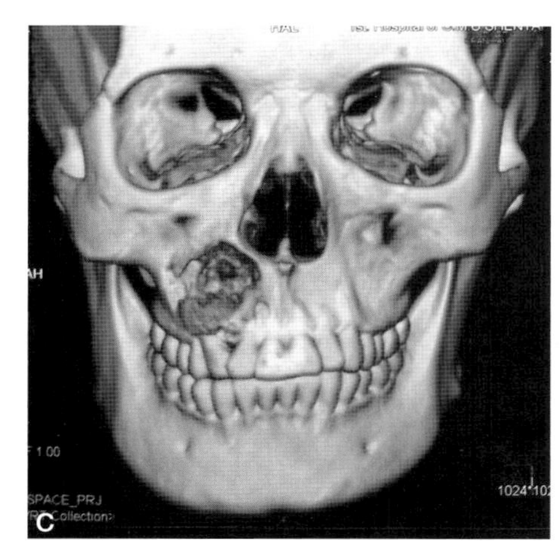

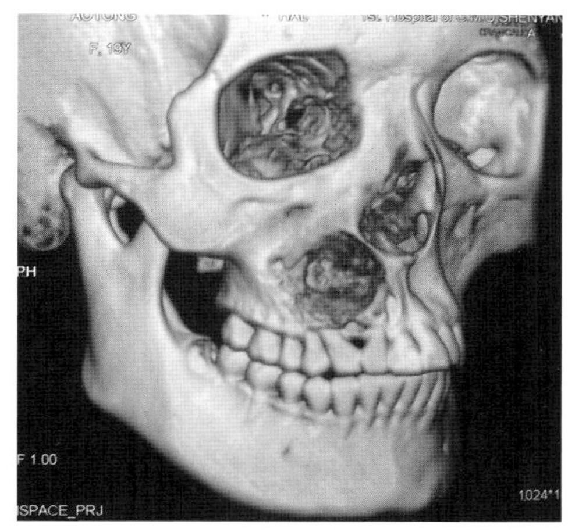

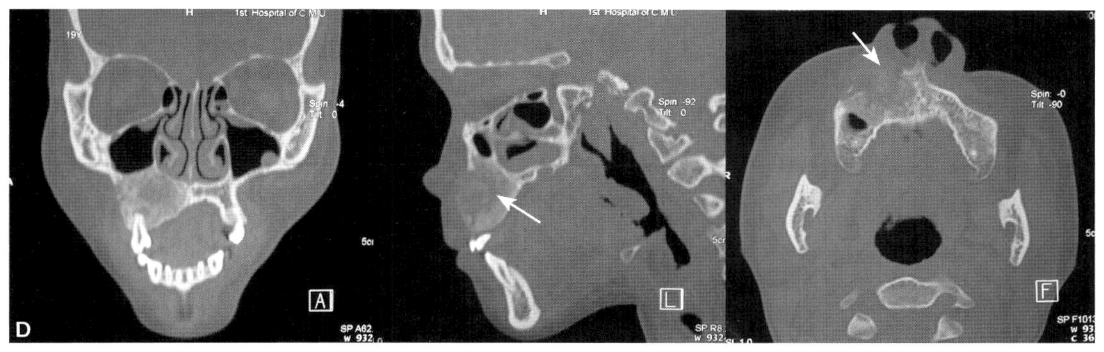

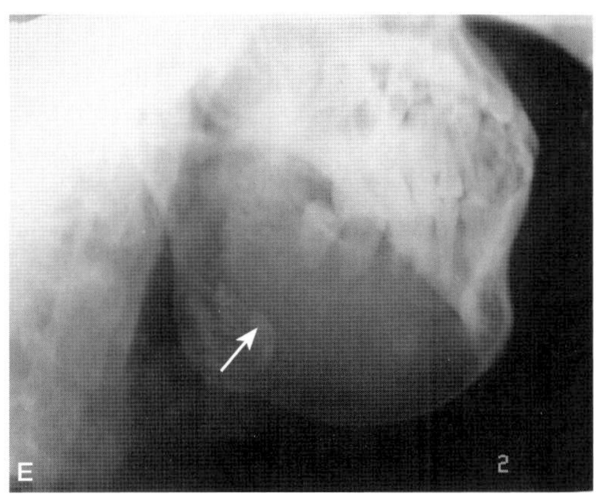

图 10-2-10 纤维结构不良

A. 患者正侧位片。B. 曲面体层片显示患者右侧上颌骨界限清晰的透亮影,有硬化缘。C. 三维图像显示右侧上颌骨占位,呈棉絮状改变,骨质破坏明显。D. CT 冠状位、矢状位、轴位示右侧上颌骨骨质破坏,边界不清,密度呈透射和阻射混合的棉絮状改变(箭头示)。E. X 线片显示下颌骨体膨隆,呈磨砂玻璃样改变(箭头示)

【病理学特征】

肉眼观察:病变部位骨膨胀,剖面显示骨密度变薄,与骨松质之间无明显界限。骨髓腔被灰白色结缔组织代替,从质韧到砂粒样逐渐移行,可有出血或囊性变,囊内为淡黄色液体。当含有软骨时,表现为界清淡蓝色半透明物质。

光镜观察:疏松的细胞性纤维组织代替了正常骨组织,纤维组织背景下可见呈均匀分布、形态不一的编织状骨骨小梁,这些幼稚的骨小梁彼此缺乏连接,无层板结构,纤细呈弓形或分支状,类似 O、C、U、L 等英文字母的形态(图 10-2-11A,B)。这些骨小梁的周围往往缺乏成排的成骨细胞,提示骨小梁结构可能由周围纤维组织化生而来,骨小梁之间的胶原纤维排列疏松或呈漩涡状,成纤维细胞大小一致，呈梭形或星形。增生的纤维结缔组织中富于血管，有时还可见到骨样组织、软骨岛、破骨细胞、泡沫细胞、多核巨细胞及继发性动脉瘤样骨囊肿或黏液变等继发性改变。

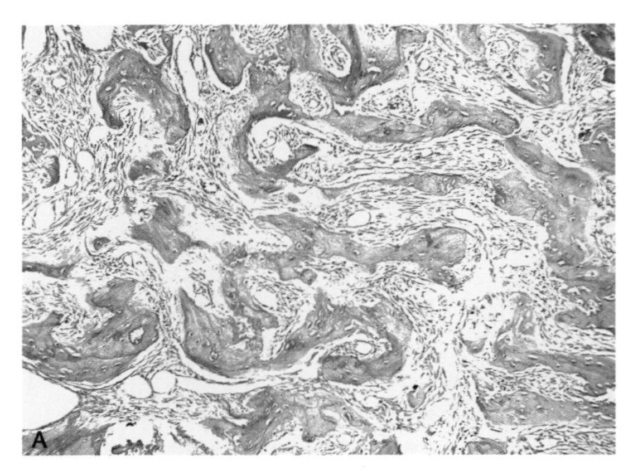

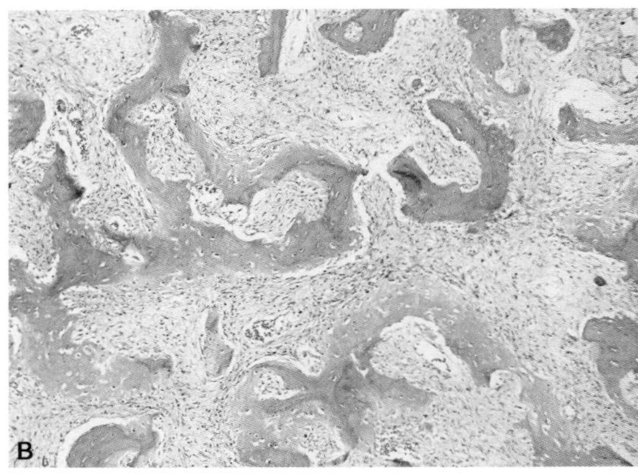

图 10-2-11　纤维结构不良

A，B 纤维增生及纤维化骨，骨小梁破坏，形成英文字母样的 C、O、V 等形状。HE，×200

【鉴别诊断】

1. 骨化纤维瘤　在组织学上，骨化纤维瘤与纤维结构不良有时很难鉴别，主要依据其 X 线(图 10-2-12A，B)及临床特点。骨化纤维瘤好发于下颌，界限清楚，有包膜(图 10-2-12C)，同时所形成的骨小梁周围常见到成排的成骨细胞，以此可与纤维结构不良相区别(图 10-2-12D)。

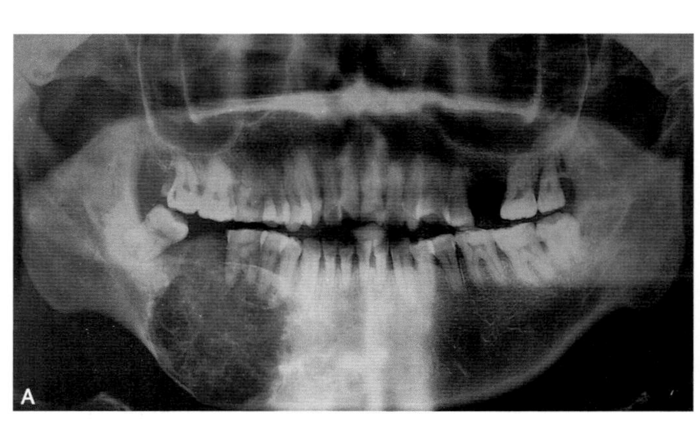

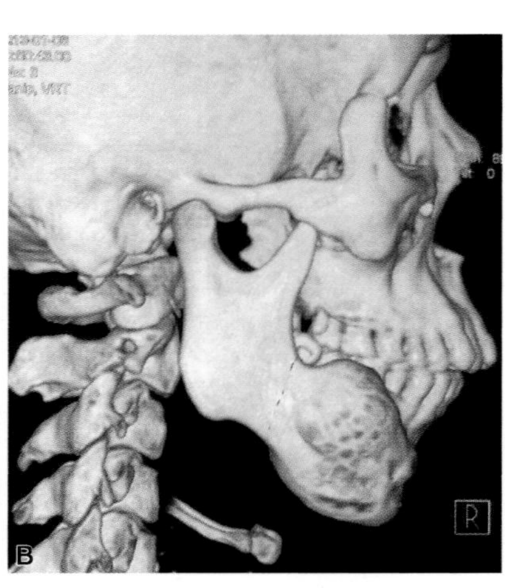

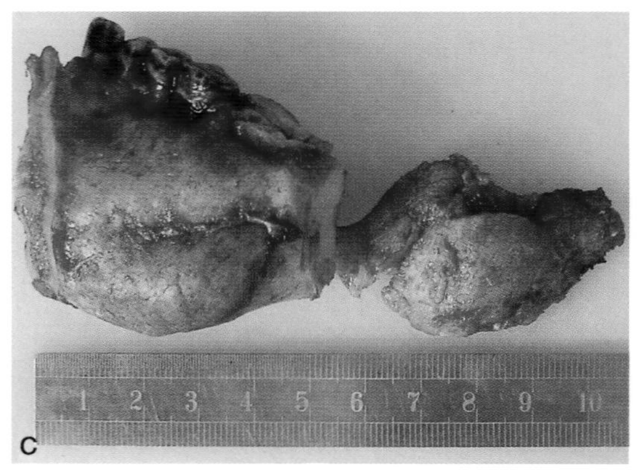

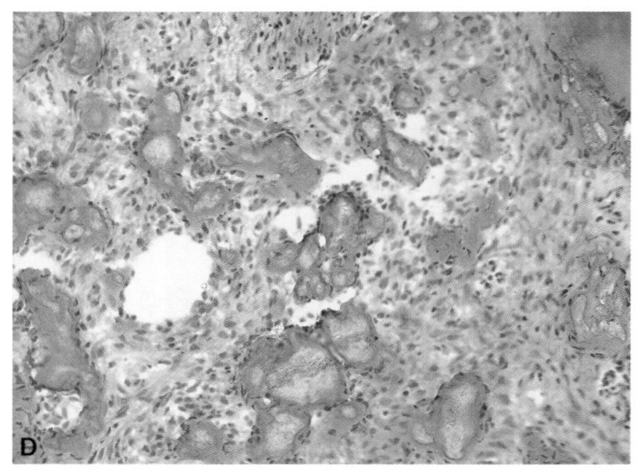

图 10-2-12　骨化纤维瘤

A. 曲面体层片显示右下颌呈膨胀性改变，密度混杂，可见点状、云絮状高密度及软组织密度影，骨皮质变薄，连续。B. 下颌骨 CT 重建：右侧下颌骨体肿物，向颊侧膨胀较明显。C. 术后肉眼观病变区骨膨隆。D. 组织学表现可见骨小梁和类牙骨质小体。HE，×200

学习笔记

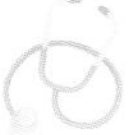

2. 骨性纤维结构不良　只见于胫、腓骨，偶见于尺桡骨，可能是纤维结构异常的特殊类型，颌骨发生于牙周膜，只见于颌骨的承牙区。通常患者至15岁时大多停止生长。骨结构不良可以透射影为主、阻射影为主或透射/阻射混合影。各型骨结构不良均由富于细胞的纤维组织构成，其中含有层板骨和牙骨质样物质。病变无包膜。大多数病变中的硬组织成分与受累牙牙根表面不融合，但与其周围的骨组织相连。

3. 外周性骨化纤维瘤　主要发生在青少年，几乎都发生在牙龈，表现为结节状肿块，组织学表现为纤维性增生伴矿化物质形成，表面可发生溃疡（图10-2-13A，B）。

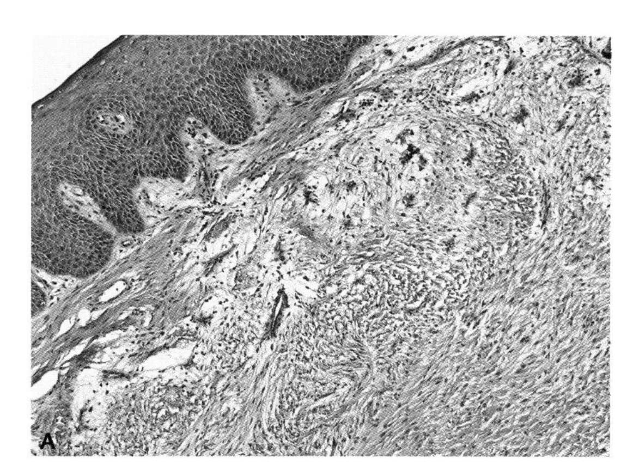

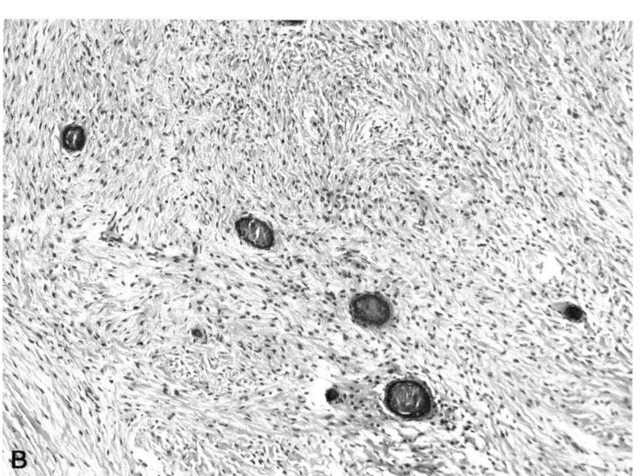

图10-2-13　外周性骨化纤维瘤

A. 低倍镜可见被覆鳞状上皮以及下方的病变。HE，×100。B. 组织学表现为牙骨样组织和增生的纤维组织混合存在。HE，×100

4. 畸形性骨炎　又称Paget病，是一种慢性进行性的骨代谢异常性疾病。颌骨少见。多无自觉症状，头颅或颌骨增大，X线片见病变骨的皮质和松质界限消失，骨小梁粗大稀疏，密度不均，排列紊乱。组织学上形成特征性改变，即在增宽的骨小梁内可见大量蓝染的迂回曲折的嗜碱性间歇线形成。

【问题】纤维结构不良名称的衍变。

思路：1938年，Lichtenstein首次以fibrous dysplasia命名并描述该疾病，目前骨纤维异常增殖症的旧称已经废弃，WHO《软组织和骨肿瘤遗传学和病理学》统一命名为“纤维结构不良”。1937年，Albright等以播散性纤维性骨炎（osteitis fibrosa disseminate）描述了一种发生于青春期早熟女性与该疾病病理表现相同，伴有皮肤色素沉着，即McCune Albright综合征（MAS）。

【病例】

患者男性，20岁。右面部发育畸形影响美观10余年。

6岁后开始出现右面部发育畸形，影响美观，近年来发现右眼视物不能，偶发复视，未经任何治疗。

专科检查：右颧部膨隆明显，无压痛，无上唇麻木，右鼻通气良好。CT示右上颌骨改变，骨纤维结构不良或骨化纤维瘤。上下颌骨3D. 右侧上颌骨颧部膨隆，内侧密度增高，夹杂斑块状软组织密度影，大小约4.7cm×5.2cm，右侧上颌窦消失，膨胀骨质周围可见硬化缘，周围软组织未见明显异常，左侧额窦黏膜弥漫性增厚，窦腔变小（图10-2-14A，B）。

临床诊断：右颧骨纤维结构不良。

手术在全身麻醉下行病灶部分切除，右上颌骨、右颧骨、眶底成形术。

肉眼观察：送检物为散碎骨组织一堆，骨组织表面为磨砂玻璃状。

学习笔记

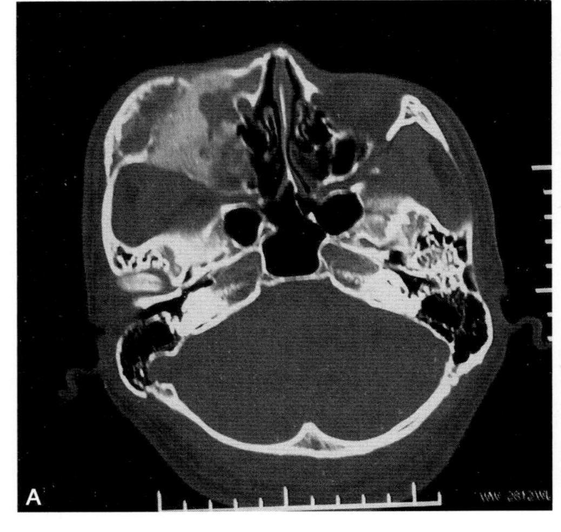
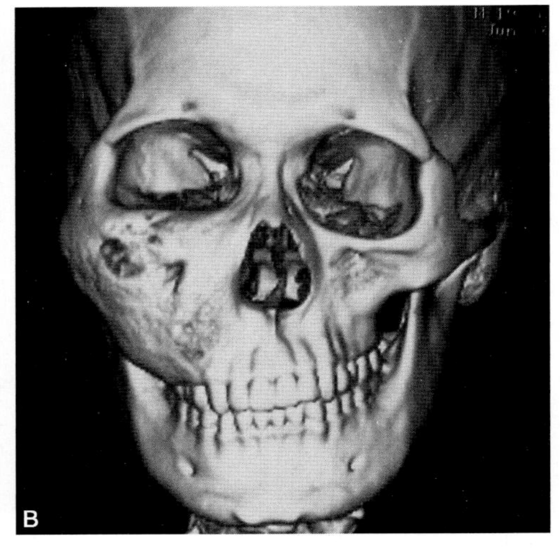

图 10-2-14 病例 1 纤维结构不良

A. CT 轴位显示右侧颧骨膨大，内侧密度增高，夹杂斑块状软组织密度影；上颌骨受累，呈现磨砂玻璃样改变。B. 3DCT 显示右侧上颌骨颧部膨隆

光镜观察：肿物由纤维组织和形态不一的编织状骨小梁构成。这些骨小梁彼此间缺乏连接，无层板结构，纤细呈弓形或分支状，类似英文字母的形态。骨小梁的周围缺乏成排的成骨细胞。骨小梁之间的胶原纤维排列疏松，成纤维细胞的大小一致。增生的纤维结缔组织富于血管（图 10-2-15A，B）。

病理诊断：（右颧骨）纤维结构不良。

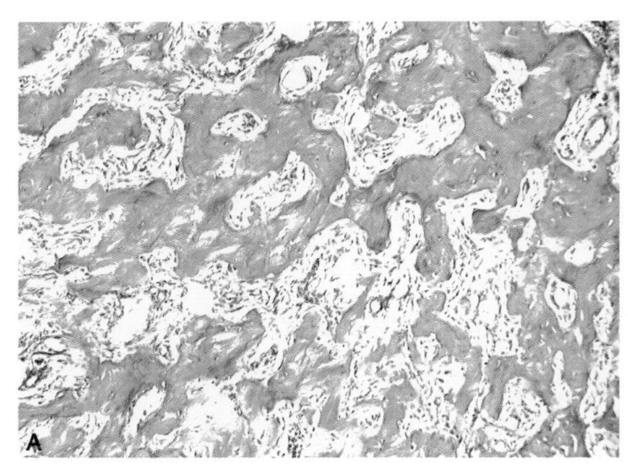
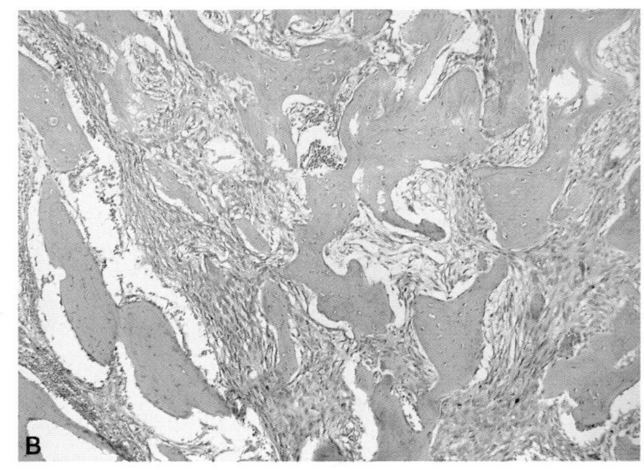

图 10-2-15 病例 1 纤维结构不良

A. 病变由纤维组织和形态不一的编织状骨小梁构成。HE，×200。B. 编织状骨小梁，周围类骨质没有成骨细胞围绕。HE，×200

【病例讨论】

1. 纤维结构不良的注意事项

（1）单发、多发：单发性骨损害多见，下颌表现为单骨性病灶，上颌损害常累及周围骨质，称为颅面纤维结构不良；多发性骨损害少见，但多伴有皮肤和内分泌异常。

（2）治疗原则：下颌较小的病灶可以手术完整切除，但许多弥漫性病灶不能进行广泛手术切除，待骨骼成熟时趋于稳定。禁忌放疗。

（3）不典型影像学可表现为放射透光区，明显的硬化或棉絮状透光区，透光区边缘总有模糊的边界、上颌骨病变总可侵犯周围骨组织，发生上颌骨的肿瘤可导致鼻塞和慢性鼻窦炎，颅底脑神经受累可以导致视力和听力丧失。

（4）鉴别诊断：FD可恶变为骨肉瘤、纤维肉瘤，需与骨化纤维瘤、骨异常增生、低度恶性骨肉瘤、硬化性骨髓炎鉴别，这些病变都不会出现编织状骨小梁。

（5）某些病例中可检测到克隆性染色体畸变，这些发现提示该病可能是一种肿瘤性病变。

2. 纤维结构不良伴发的综合征　当伴有“牛奶咖啡”样色素沉着时，这一状态称为Jaffe-Lichtenstein综合征。多骨性纤维结构不良除伴有牛奶咖啡色素沉着外还可伴有多发性内分泌病，如性早熟、垂体腺瘤和（或）甲亢，这一状态称为McCune-Albright综合征。另一罕见的与纤维结构不良相关的疾病是Mazabraud综合征，以伴有肌内黏液瘤的纤维结构不良为特征。

知识拓展

纤维结构不良（fibrous dysplasia，FD）的分子生物学：对于FD的致病基因目前已有认识，是位于20q13.2～13.3位点上编码G蛋白α亚基的GNAS1突变所致。如果体细胞突变发生于胚胎早期（胚胎细胞还很少的时期），就可导致McCune-Albright综合征；而突变发生于胚胎晚期，胚胎细胞已比较多，则可导致多骨性FD；如果突变发生于出生后，则导致单骨性FD。FD病变的GNAS1基因突变具有突变热点，主要集中于8号外显子的201位密码子，突变导致此位点的精氨酸被组氨酸、半胱氨酸、丝氨酸、甘氨酸所取代。病例58、60和61均发生了GNAS1基因该位点的体细胞突变，支持上述有关FD病因学的推测。最近又发现位于9号外显子的227位密码子的新突变，该位的谷氨酸被亮氨酸所替代。氨基酸的改变可能影响G蛋白的活性，使Gsα-cAMP信号转导通路处于激活状态，受累细胞的cAMP产量过剩。在骨组织内，高浓度的cAMP导致成骨细胞的增殖和异常分化，骨内大量梭形细胞增生，而不能形成成熟的骨组织。

三、朗格汉斯细胞组织细胞增生症

朗格汉斯细胞组织细胞增生症（Langerhans cell histiocytosis，WHO ICD code：9752/1，9753/1）又称朗格汉斯细胞病（Langerhans cell disease）、组织细胞增生症X（histiocytosis X），朗格汉斯细胞组织细胞增生症是一组由朗格汉斯细胞过度增生形成的肿瘤性增生性病变，包括嗜酸性肉芽肿、汉-许-克病及勒-雪病，其中嗜酸性肉芽肿在颌骨最常见，本节将其重点描述。

【临床要点】

1. 好发于儿童及青少年，成年人也可发生，男性多见。

2. 本病多发生于骨内，病变可为孤立性或多发性，颅骨、下颌骨、肋骨是最常受侵犯的部位，个别病例可累及肺。通常多为单骨性损害。口腔病变常侵犯颌骨及牙龈，以下颌最多见。

3. 患者常因牙龈肿胀、溃疡、颌骨肿大、疼痛及牙松动而就诊。检查牙龈呈微黄色肿胀但无脓，质地松软，触之易出血，龈缘可呈虫蚀样破坏，龈乳头糜烂消失（图10-2-16）。

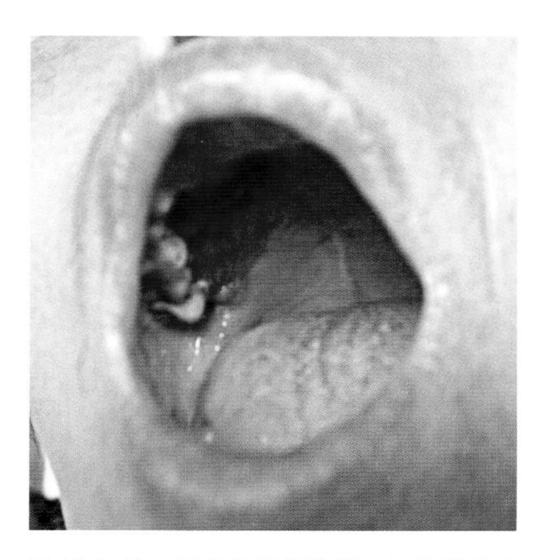

图10-2-16　朗格汉斯细胞组织细胞增生症
患者口内溃烂、发红，有骨质破坏

4. X线显示溶骨性破坏或穿凿性破坏，以颌骨中心破坏为主或以牙槽骨破坏为主（图10-2-17A～D），也可发生广泛性破坏。临床易误诊为恶性肿物、坏死性龈炎、牙周病、骨髓炎、颌骨肿瘤或囊肿。

学习笔记

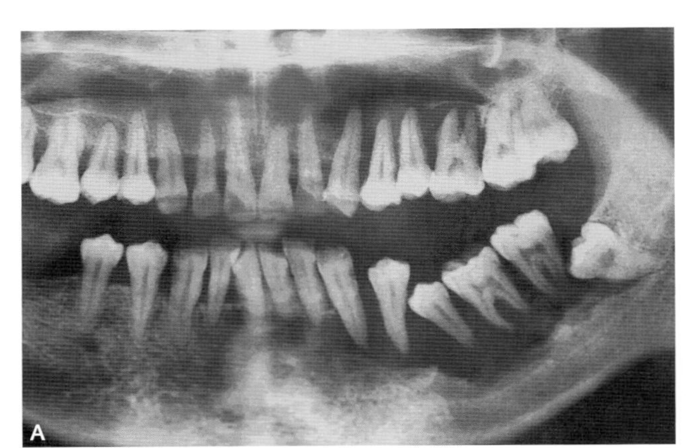

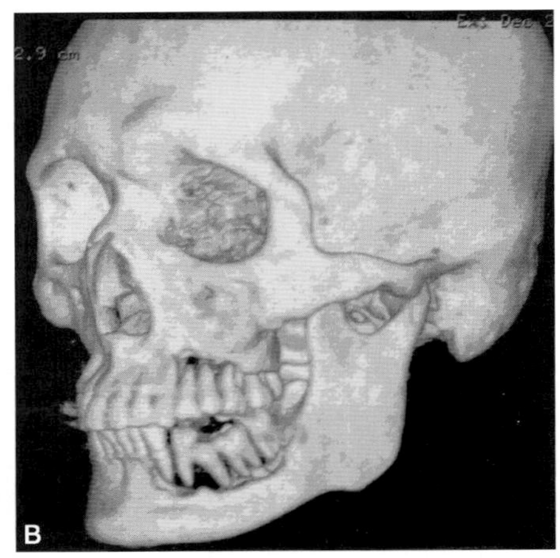

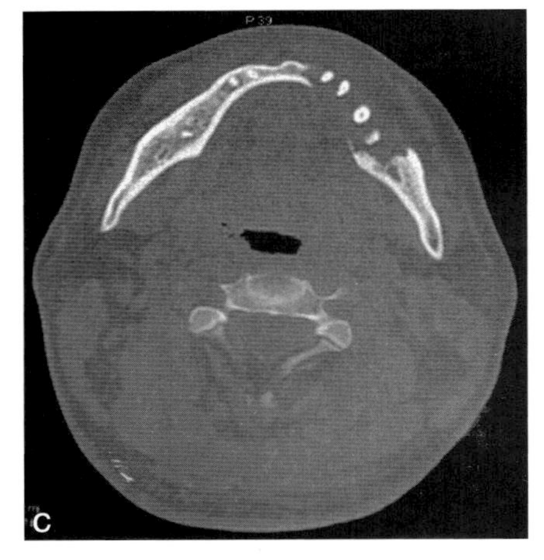

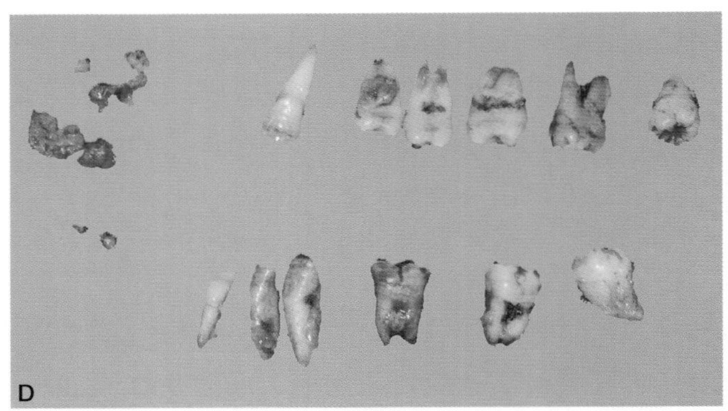

图 10-2-17 朗格汉斯细胞组织细胞增生症

A. 曲面平展显示右侧下颌骨溶骨性破坏，以牙槽骨吸收破坏为主。B. 与曲面平展相对应的三维重建图像。C. 与之相对应的 CT 轴位图像显示有骨的吸收破坏。D. 术后大体标本肉眼所见

【病理学特征】

病变主要由增生的朗格汉斯细胞、淋巴细胞以及浸润的嗜酸性粒细胞和其他炎症细胞组成。病变内还可见数目不等的泡沫细胞和多核巨细胞。朗格汉斯细胞多呈灶状、片状聚集，细胞体积较大，不具备树突状突起，胞浆丰富，弱嗜酸性，细胞核呈圆形、椭圆形或不规则的分叶状，具有特征性的核沟和凹陷，核仁明显（图 10-2-18A）。

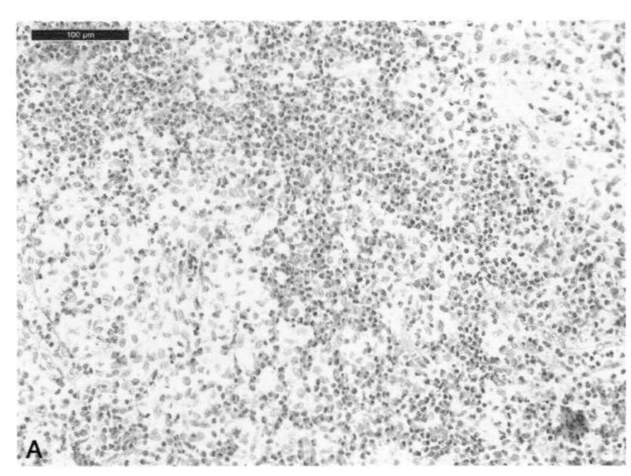

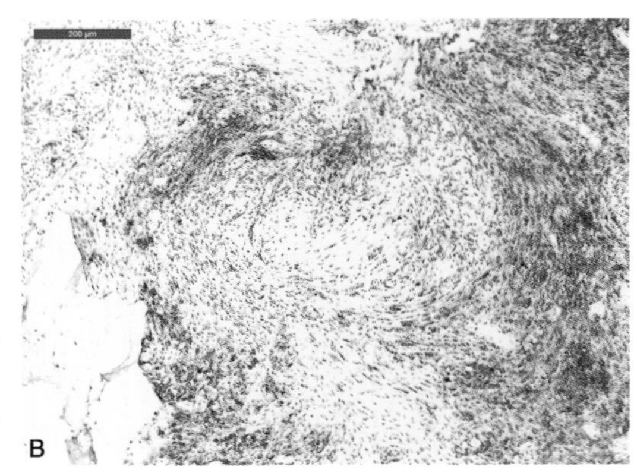

图 10-2-18 朗格汉斯细胞组织细胞增生症

A. 朗格汉斯细胞呈弥散性浸润，其中可见嗜酸性粒细胞呈灶性或聚集在血管周围，也可弥漫散在。HE，×100。B. 免疫组织化学：朗格汉斯细胞 CD1a 呈强阳性表现。HE，×100

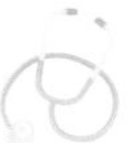

【免疫组织化学染色】

朗格汉斯细胞的胞浆和胞核内均呈 CD1a 抗原、S-100 蛋白和 HLA-DR 阳性，尤其 CD1a 为特异性强阳性（图 10-2-18B）。

【问题 1】朗格汉斯细胞组织细胞增生症的性质是什么？

思路：本病的病因和发病机制尚不清楚，有人认为是反应性疾病，而非真性肿瘤。也有人认为本病是免疫系统异常所致。但有人采用 X 染色体连锁的多态性 DNA 探针，证实患者病变中增生的朗格汉斯细胞属单克隆性扩增，提示为肿瘤。

根据疾病的严重程度，分为三种类型：嗜酸性肉芽肿、汉-许-克病及勒-雪病，这些病损由于发病年龄、病变部位和朗格汉斯细胞增生的程度不同，而预后不同，具有发病年龄越早预后越差的特点。其中：嗜酸性肉芽肿单骨病变一般预后良好，多发性病变治疗后易复发；汉-许-克病一般发病迟缓，病程较长，可出现颅骨病变、突眼和尿崩症等，虽然患者可治愈，但常遗留尿崩症或发育迟缓等后遗症，且发病年龄越早预后越差；勒-雪病病程为急性或亚急性，是最严重的一型，病情较重，进展迅速，可危及生命。

【问题 2】朗格汉斯细胞组织细胞增生症名称的演变过程。

思路：朗格汉斯细胞组织细胞增生症（Langerhans cell histiocytosis）亦称朗格汉斯细胞病（Langerhans cell disease）、组织细胞增生症 X（histiocytosis X）或嗜酸性细胞肉芽肿（eosinophilic granuloma），是一种相对少见的病变，主要表现为朗格汉斯细胞的增生。朗格汉斯细胞是一种抗原呈递细胞，主要存在于皮肤和黏膜。朗格汉斯细胞组织细胞增生症的病变细胞在形态、表型和功能上都与朗格汉斯细胞非常相似，因此，目前认为是朗格汉斯细胞及其前体细胞的增生性疾病。

学习笔记

【病例】

患者男性，40 岁，右下颌肿块逐渐增大伴轻度疼痛半年余。

专科检查：面部不对称，右侧颌下肿胀，界限不清，轻度压痛。口内检查发现，右下颌磨牙区黏膜颜色发红，11、16、17 缺失。X 线检查发现，右下颌骨体部有一形状不规则的骨质密度减低影，边界不清，下颌骨下缘破坏。

临床诊断：颌骨转移性肿瘤待排。

临床治疗：在全身麻醉下行右侧下颌骨肿物刮除活检，术后建议放疗。

光镜观察：病变主要由增生的朗格汉斯细胞以及浸润的嗜酸性粒细胞和其他炎症细胞组成（图 10-28A，B）。朗格汉斯细胞呈灶状、片状聚集或弥漫散在分布。细胞体积较大，胞浆丰富，弱嗜酸性，细胞核呈圆形、椭圆形或不规则的分叶状，具有特征性的核沟和凹陷，核仁明显。病变内还可见数目不等的泡沫细胞和多核巨细胞。免疫组织化学染色显示，朗格汉斯细胞呈 S-100 蛋白、CD1a 阳性表达，Ki-67 在朗格汉斯细胞核中呈阳性表达（图 10-2-19C ~ F）。

病理诊断：朗格汉斯细胞组织细胞增生症，（右下颌骨）嗜酸性肉芽肿。

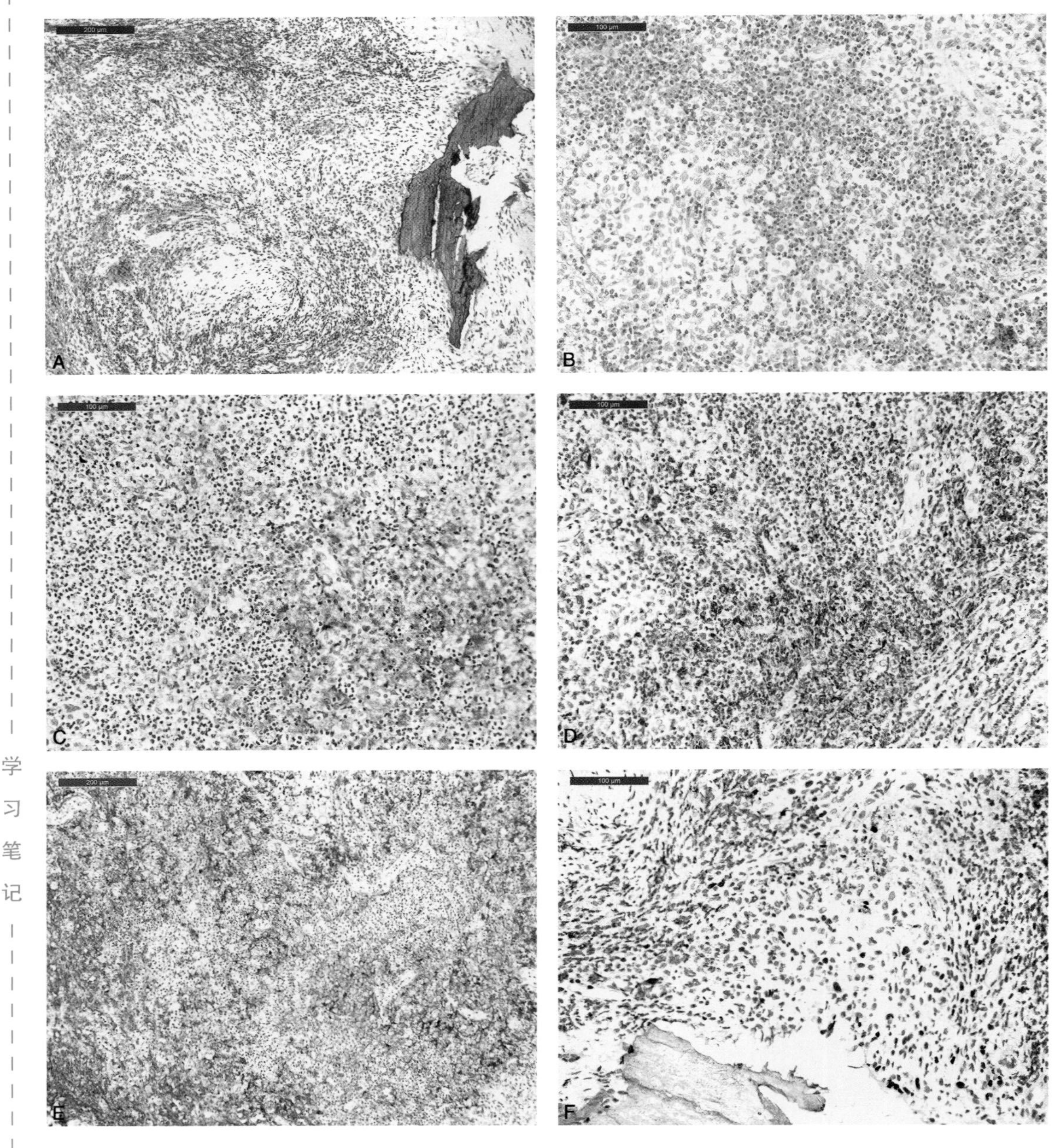

图 10-2-19　朗格汉斯细胞组织细胞增生症

A，B. 病变由片状增生的朗格汉斯细胞、嗜酸性粒细胞和散在淋巴细胞构成，可见残存的骨组织。HE，×200。C. 朗格汉斯细胞呈 S-100 蛋白阳性表达。SP，×200。D. 朗格汉斯细胞呈 CD68 阳性表达。SP，×200。E. 朗格汉斯细胞呈 CD1a 阳性表达。SP，×200。F. 朗格汉斯细胞呈 Ki-67 阳性表达。SP，×200

【病例讨论】

1. 诊断朗格汉斯细胞组织细胞增生症有意义的标记物　大多数实验室检查依赖免疫组织化学检查来识别病损部位的朗格汉斯细胞，大多数朗格汉斯细胞均表达 CD1a 抗原、波形蛋白、S-100 蛋白、langerin、fasin、HLA-DR，另外还常与花生凝集素（PNA）和 CD68 呈阳性反应，其中尤以 CD1a 为特异性强阳性。冷冻切片时 CD45 阳性，不表达大多数 B 和 T 细胞的标记。由于朗格汉斯细胞超微结构中含有 Birbeck 颗粒，有助于进一步明确诊断。

2. 朗格汉斯细胞组织细胞增生症另外两种类型

（1）汉-许-克病（Hand-Schuller-Christian disease）：为慢性播散型，易发生于 3 岁以上的儿

童,男性多见。一般发病迟缓,病程较长,常为多骨性病变及骨外病变。本病可出现三大特征:即颅骨病变、突眼和尿崩症。病变侵犯眶骨可引起眼球突出,病变位于蝶鞍时,可侵犯垂体而引起尿崩症。病变侵犯牙龈时呈现红色松软或增生状,可出现牙松动或过早脱落,患者可伴发热。X线检查可见颅骨呈不规则的穿凿性破坏,颌骨有骨质破坏的透射区。

(2) 勒-雪病(Letterer-Siwe disease):为急性播散型,发病多为3岁以内的婴幼儿。此型可表现广泛的内脏器官受累,以皮肤、肝、脾、肺、淋巴结及骨等最易受累。临床上可有反复或持续高热、皮疹,贫血、肝脾淋巴结肿大、腹泻等全身症状。口腔可出现乳牙松动,舌组织被侵时形成巨舌,颈部淋巴结常肿大。X线可见颅骨及长骨有明显的骨质破坏,颌骨可表现界限清楚的溶骨性改变。

四、动脉瘤样骨囊肿

动脉瘤样骨囊肿(aneurysmal bone cyst,WHO ICD code:9260/0)是一种骨内性大小不一的、充满血液的腔隙聚集,腔隙周围的细胞纤维结缔组织时常混杂反应性编织骨小梁。

【临床要点】

1. 好发于30岁以下的青少年,多发生在10~20岁。

2. 病程较长,多数在半年以上。其症状为局部疼痛肿胀,以及患处功能障碍。若病骨表浅,可摸到肿物,局部温度增高,有压痛,患处偶有搏动,多不能触到搏动。大的动脉瘤样骨囊肿可闻杂音。

3. 局部穿刺不仅可以吸出血样液体,而且内压力常很高。

4. X线表现 偏于一侧的显著溶骨性病变,皮质变薄,呈吹气样,边缘有狭窄的硬化带,其中有粗或细的不规则小梁分隔成蜂窝状,部分病例可见骨膜反应。

【病理学特征】

囊壁呈宽带状,表面细胞丰富,含较多破骨细胞型巨细胞和组织细胞,后者常吞噬含铁血黄素,其下为细胞较少的纤维组织和骨样组织或骨小梁,囊壁间常充满红细胞(图10-2-20),有时可由上述各成分组成之实区,易误诊为巨细胞瘤或其他肿瘤。

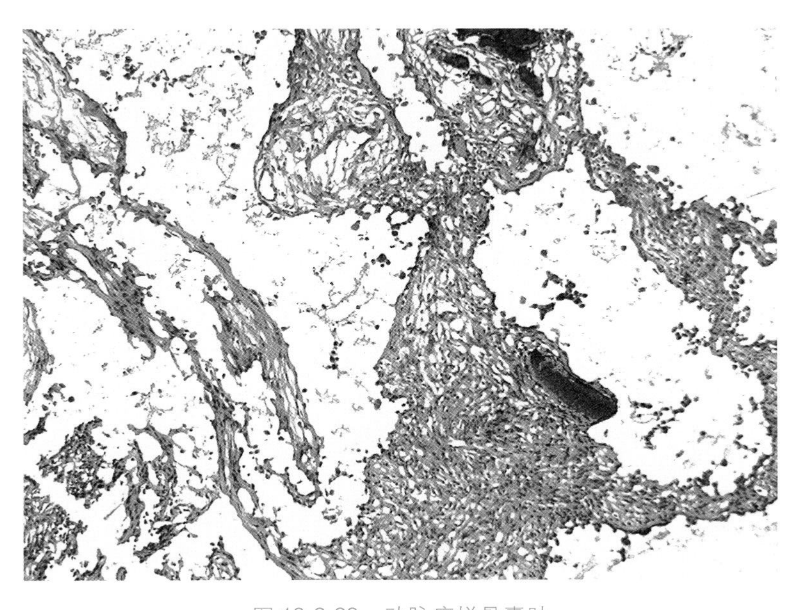

图10-2-20 动脉瘤样骨囊肿

病变呈囊壁样组织,纤维囊壁较厚,围绕着大小不等的腔隙,腔内可见红细胞。HE,×100

学习笔记

【鉴别诊断】

1. 单纯性骨囊肿(simple bone cyst)　颌面部多发于下颌骨的前磨牙和磨牙区,上颌极为少见。X 线表现为境界较清楚的单房性透射区,边缘较薄的硬化带。大多数囊肿为单发。单发性骨囊肿是中心性膨胀,瘤性骨囊肿系偏心性扩张。骨囊肿发生骨折后,囊内含血性液体或凝血块,二者的肉眼病理混淆。

2. 静止性骨囊肿(static bone cyst)　是由于发育过程中,唾液腺和其他软组织的增殖或迷入而引起的下颌骨局限性缺损。X 线片上可表现为囊肿样透射区。好发于下颌磨牙及下颌角区,多位于下牙槽神经管的下方,X 线表现为边缘致密的卵圆形透射区。组织学骨缺损区不存在明显的囊肿,可见到唾液腺组织、脂肪组织、纤维结缔组织和肌肉等。

【问题】何为假性囊肿？有哪几种？

思路：无上皮衬里的囊肿为假性囊肿。单纯性骨囊肿、动脉瘤样骨囊肿、静止性囊肿、外渗性黏液囊肿。

【病例】

患者女性,43 岁。患者一年前发现左上颌骨膨隆,肿物增大,现为鸡蛋大小,无痛。

专科检查:面型不对称,开口度及开口型正常,左上颌骨前牙区 2. 5×3cm 大小肿物,颊部膨隆,触诊有乒乓球样感,无触痛。CT:左上颌骨蜂窝状低密度影。

临床诊断:左上颌骨良性肿物。

手术在全身麻醉下行左上颌骨肿物切除术。

肉眼观察:送检物 3. 5cm×2. 0cm×0. 8cm 组织,带少量骨组织,不整,剖面质实粉红。

光镜观察:多量大小不等的扩张的囊腔,呈海绵状,未见衬里上皮,囊壁为纤维组织,其中可见形状不一的骨小梁组织(图 10-2-21A,B)。

病理诊断:(左上颌骨)动脉瘤样骨囊肿,局部区见骨化纤维瘤的改变。

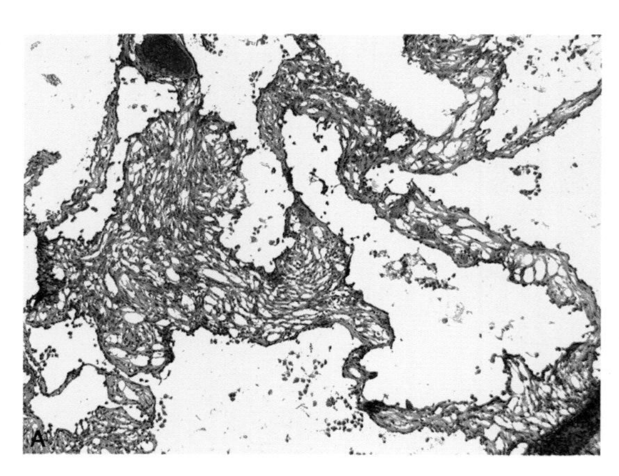

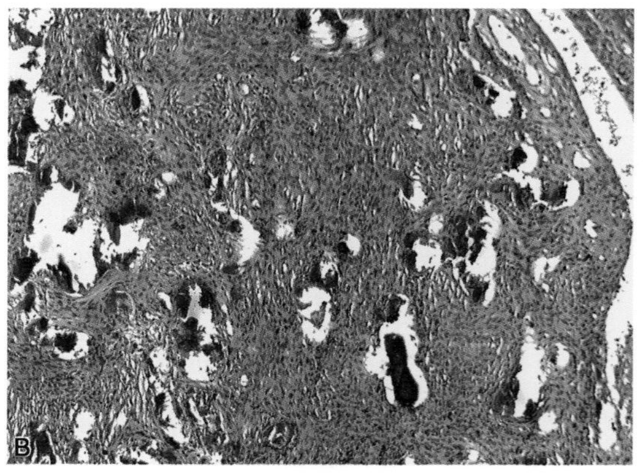

图 10-2-21　病例　动脉瘤样骨囊肿

A. 囊肿由大小不一的血窦或血腔构成,无衬里上皮。HE,×200。B. 可见牙骨样小体及增生的纤维组织。HE,×100

【病例讨论】

动脉瘤样骨囊肿与其他病变的关系:动脉瘤样骨囊肿可为原发,也可是其他良恶性骨肿瘤或非肿瘤性骨病出血囊性变后的继发性改变。至少 30% 的动脉瘤样骨囊肿继发于明确原发病变,其中良性病变居多,最常见的是巨细胞病变(图 10-2-22A ~ D),其次为成骨细胞瘤、成软骨细胞瘤和血管瘤,也有继发于纤维结构不良、嗜酸性肉芽肿、骨肉瘤等的报道。

学习笔记

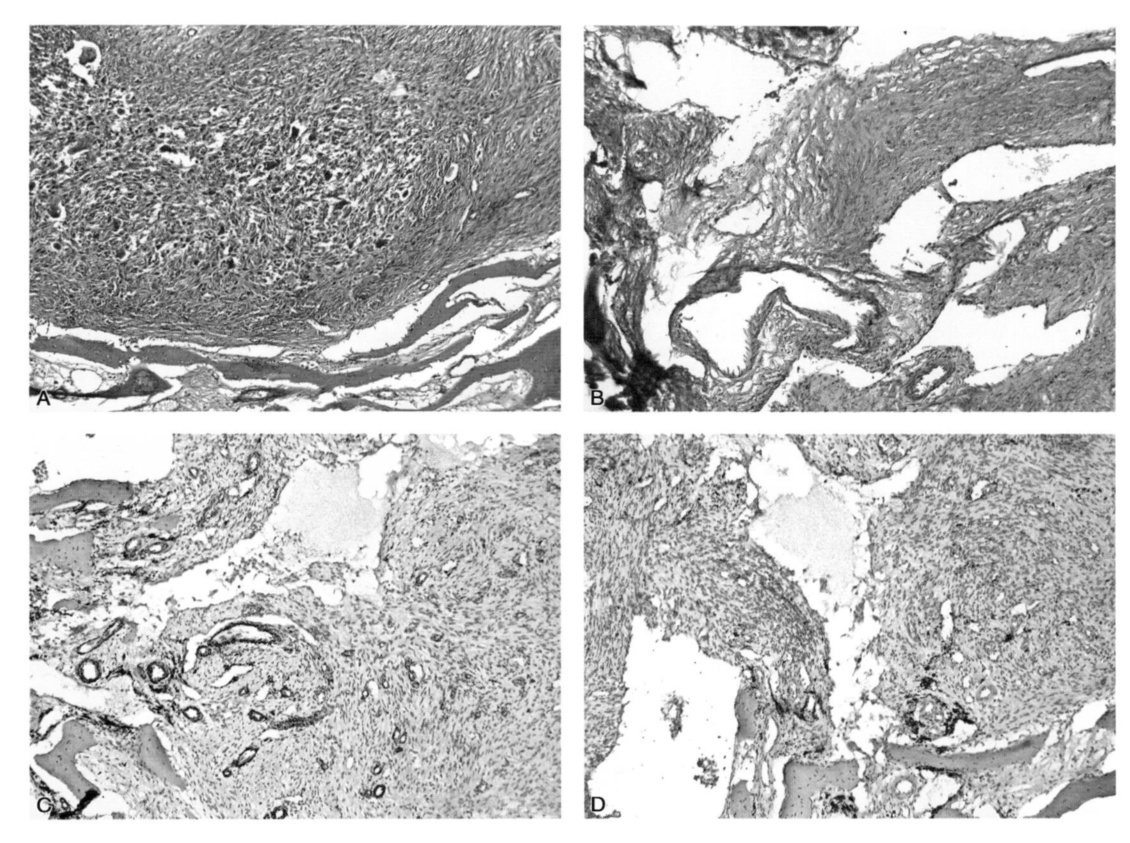

图 10-2-22 动脉瘤性骨囊肿伴纤维结构不良

A. 多核巨细胞分布在增生变性的结缔组织内，可见周边骨小梁。HE，×100。B. 囊肿由大小不一的血窦或血腔构成，无衬里上皮。HE，×100。C. 颌骨内可见血管内皮细胞阳性，扩张的囊腔壁 SMA 为阴性。SP，×100。D. 扩张的囊腔壁无 Ki-67 表达。SP，×100

学习笔记

第三节 颌骨肿瘤

颌骨肿瘤种类较多，有牙源性肿瘤和非牙源性肿瘤之分。本节介绍非牙源性、常见的骨源性肿瘤。

一、良性肿瘤

（一）骨软骨瘤

骨软骨瘤（osteochondroma，WHO ICD code 9210/0），又称骨软骨性外生性骨疣，外生骨疣，孤立性骨软骨瘤。是指发生在骨表面，表面覆以软骨帽的疣状骨性隆起。

【临床要点】

1. 发病年龄多以青少年为主。
2. 口腔颌面部以髁突和喙突多见，偶见于上颌尖牙窝。
3. 临床常无症状，呈缓慢生长的硬性包块，但可以导致局部膨胀畸形。
4. X 线见骨表面有蒂或无蒂的骨性突起。

【病理学特征】

肉眼观察：肿物呈外凸的表面，其下为帽状的灰蓝色透明软骨样的软骨结构。无蒂型骨软骨瘤的软骨层所占面积较大。

光镜观察：外凸的肿物表面有一薄层血管稀少的纤维性软骨膜，其下为帽状的透明软骨样的软骨结构，再下方为成熟的骨小梁结构（图 10-3-1）。在软骨中偶有钙质碎屑沉积。

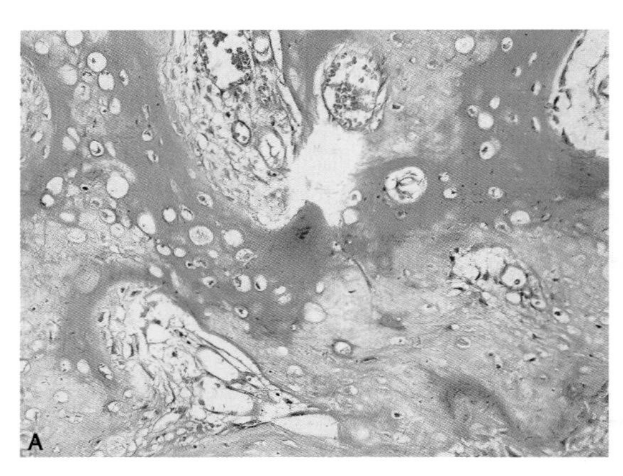
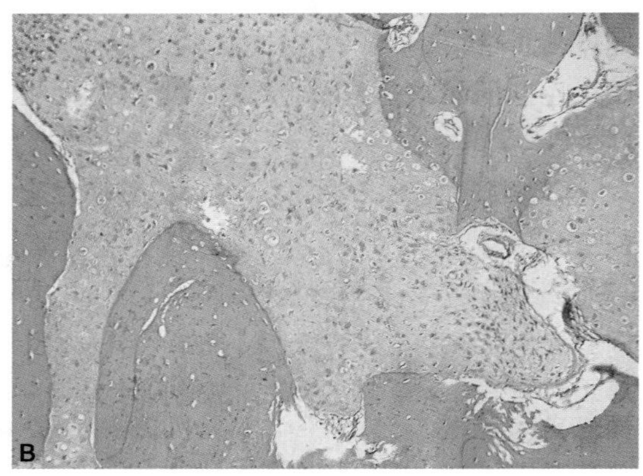

图 10-3-1 骨软骨瘤

A. 透明软骨样的软骨结构。HE，×200。B. 病变中心为软骨瘤样结构，周边为成熟的骨样组织。HE，×100

【鉴别诊断】

骨旁骨软骨瘤样增生：又称 Nora 病（Nora lesion），见于手和足，有大而怪异的双核软骨细胞，似软骨肉瘤，但 X 线表现为附着于骨旁有一重度钙化或骨化的肿块，有宽的基底部附着于其下方正常的骨皮质上。肿块的外形经常光滑，但亦可有轻度分叶。

【问题】如何判断骨软骨瘤恶变？

思路：

（1）临床上如果肿块体积迅速增大，软骨帽增厚至 1～2cm 以上，则须考虑恶变的可能，且多发比单发者恶变比率高，即 1% 的单发性骨软骨瘤可以发生恶变，10%～20% 的多发性骨软骨瘤可以发生恶变。本瘤如手术切除不彻底易复发，多发生在 1 年或数年后。

（2）影像学上病变内有不规则钙化，如帽盖小，分界清楚，带有规则点状钙化，即呈良性生长；如帽盖大且厚，边界不清楚，不规则或不完全的絮状钙化灶，提示其有恶变可能性。

（3）组织学上如果软骨结构消失、纤维带增宽，或软骨细胞增密、异型、分裂增加，或出现黏液样变、坏死等，则提示可能发生了恶变，肿瘤恶变者可以形成软骨肉瘤，有显著的钙化及骨化形成。

（二）软骨瘤

软骨瘤（chondroma，WHO ICD code：9220/0）是以透明软骨为主要病变的良性骨肿瘤，有内生性（髓腔性/中央型/孤立型内生性）软骨瘤和骨膜下（皮质旁/骨旁/骨膜）软骨瘤之分。

【临床要点】

1. 多见于青少年，发病缓慢；发生于颌骨的软骨瘤非常少见。
2. 临床上多无自觉症状，只是局部逐渐肿胀，呈不规则的半球外凸。
3. 颌骨可引起牙根吸收、牙齿松动；位于髁突者可引起下颌运动障碍。
4. X 线片上局部呈界限清楚的溶骨性改变。CT 扫描见髓腔内的软组织呈低密度影，肿瘤内有无定形的小环状高密度钙化影。

【病理学特征】

肉眼观察：内生性软骨瘤呈分叶状淡蓝色软骨样肿块，剖面可见到淡黄色钙化区和灰红色

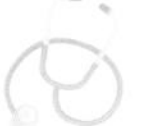

斑点，可呈黏液样质地。

光镜观察：分化成熟的透明软骨细胞分布在淡蓝色均匀粉染的软骨基质陷窝中，软骨细胞胞浆丰富，呈圆或卵圆形，核小而圆，深染。肿瘤基质中局部可见钙化与骨化，或有黏液样基质形成，钙化区细胞可有变性或坏死，有的细胞大而不规则，偶见双核（图 10-3-2A，B）。

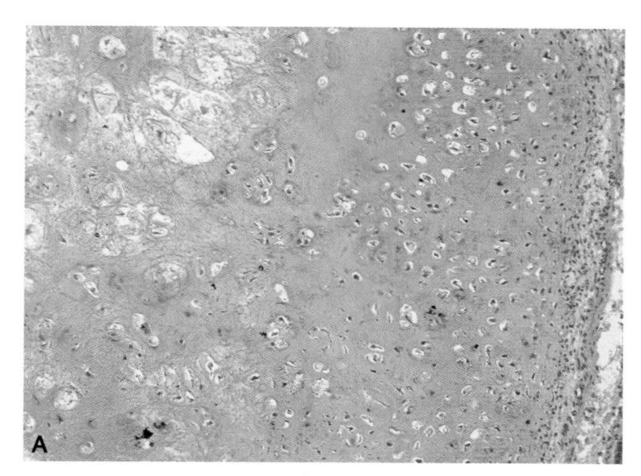

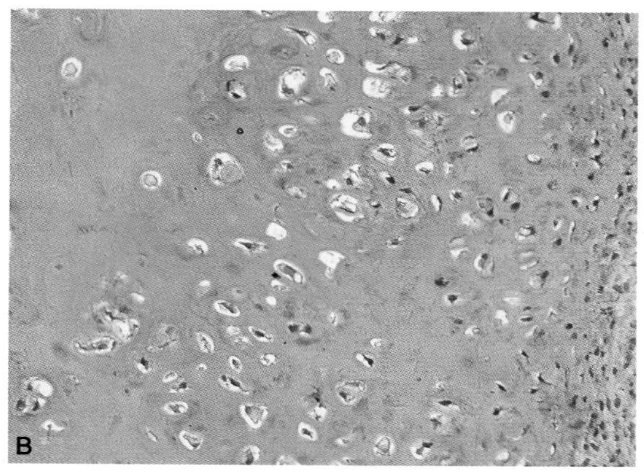

图 10-3-2　软骨瘤

A. 组织学上表现为成熟的透明细胞，软骨细胞胞浆丰富，内有空泡。HE，×100。B. 软骨细胞胞浆丰富，内有空泡。HE，×200

【鉴别诊断】

1. 骨瘤（Osteoma，ICD-O 编码 9180/0，图 10-3-3A～D）。

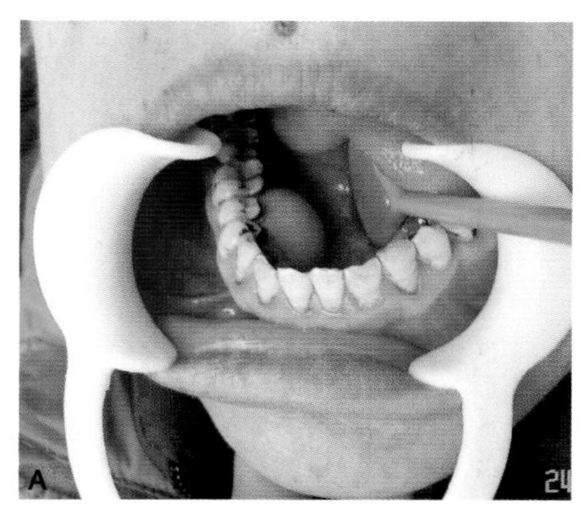

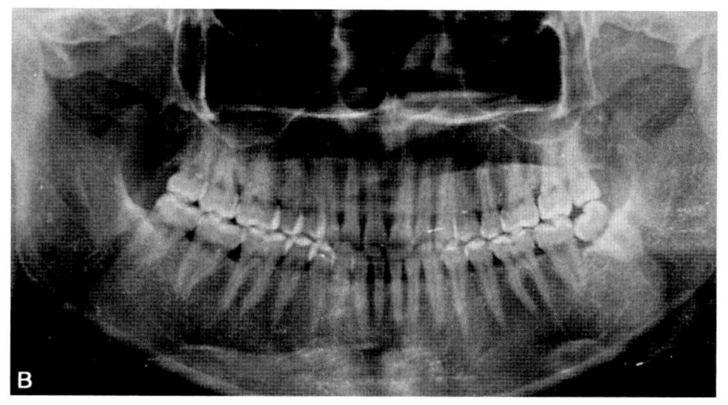

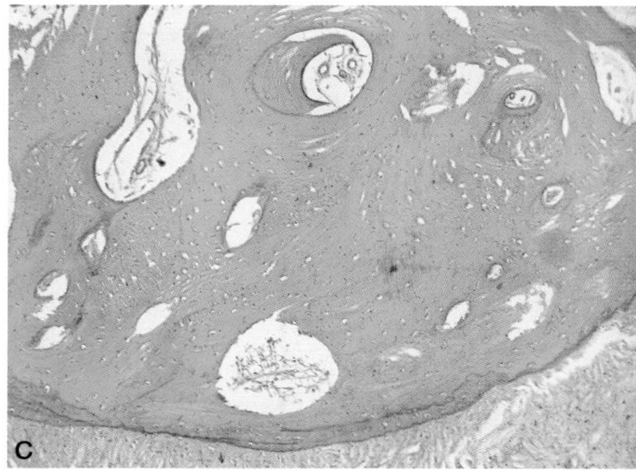

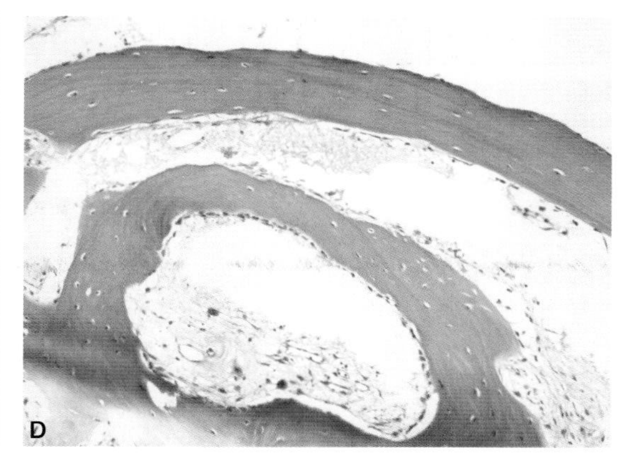

图 10-3-3　骨瘤

A. 口内观下颌舌侧可见凸起于黏膜表面的卵圆形肿物，表面光滑。B. 曲面平展可见患者左下颌密度不均肿物影（箭头示）。C. 成熟的骨组织形成的致密性骨瘤。HE，×100。D. 海绵状骨组织形成的海绵状骨瘤。HE，×100

学习笔记

2. 骨囊肿　骨囊肿多以肱骨上端和股骨上端为多见，且位于干骺端中央，并向周围膨胀，透亮区较均一，多房性骨囊肿的骨间隔亦较细小，组织学上二者明显不同。

3. 高分化软骨肉瘤　内生性软骨瘤病者组织学常可见细胞丰富，核大、双核，还可伴基质黏液样变，易误诊为高分化软骨肉瘤。

4. 骨膜软骨瘤　软骨瘤X线片见病变局部呈界限清楚的溶骨性改变，内有间隔或斑点状、絮状或弧状钙化影，周边皮质骨可膨胀变薄。骨膜软骨瘤者可见局部骨皮质呈蝶形凹陷，中央不规则钙化，局部骨皮质反应性硬化。

【问题】如何判断软骨瘤的恶变？

思路： 病变属于良性，完整手术切除效果良好，很少复发或恶变。但是如果肿瘤生长迅速，局部皮温高而光亮，表面血管充盈，应警惕恶变的可能。

（三）骨促结缔组织增生性纤维瘤

骨促结缔组织增生性纤维瘤（desmoplastic fibroma of bone，WHO ICD code 8823/1），又称骨韧带状瘤、软组织纤维瘤病发生于骨内，由轻度异型的梭形细胞及其产生的大量胶原构成。

【临床要点】

1. 多发生于20岁以前的青少年。

2. 多发生于长骨，偶见于颌骨。90%以上见于下颌骨，好发部位依次为体部、下颌角、升支。

3. 临床上表现为颌骨无痛性膨大，部分也可生长较快，伴有疼痛麻木等神经症状及牙松动，肿瘤活动性差，多数病变可逐渐穿破颊、舌侧皮质骨致颌骨周围肌受损。

4. X线表现主要表现为溶骨性、膨胀性骨破坏。骨皮质变薄，呈周界清晰或模糊的单房或多房透射性病变，有的不规则呈地图状，并有一窄的过渡带，病变内可见假骨小梁形成，很少有骨膜新骨形成的硬化边缘。

学习笔记

【病理变化】

肉眼观察：肿瘤无明显的周界，剖面质硬韧、灰白色。

镜下观察：主要由波浪状和漩涡状交错编织的、丰富的、成熟的成纤维细胞构成，其间被不同程度玻璃样变性的粗大的胶原纤维分隔，有的细胞生长比较活跃，但无多形性、坏死和核分裂，其间血管较少（图10-3-4A，B）。

免疫组织化学：病变内细胞波形蛋白阳性，MSA和SMA阳性程度不等。少数细胞可同时表达结蛋白和S-100蛋白（图10-3-4C～E）。

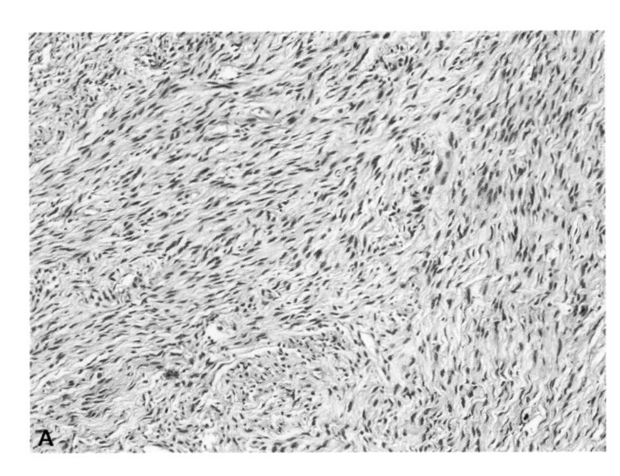

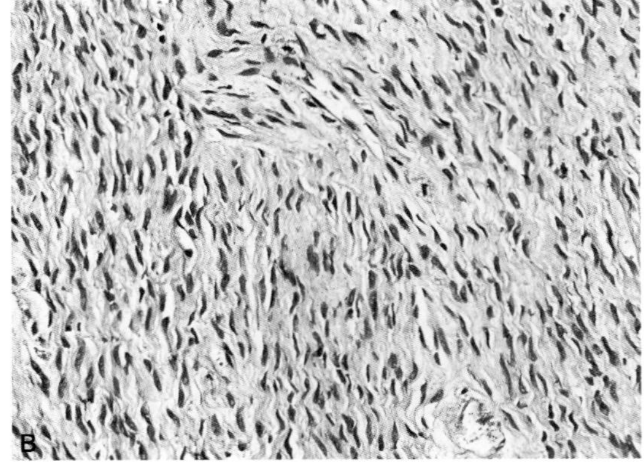

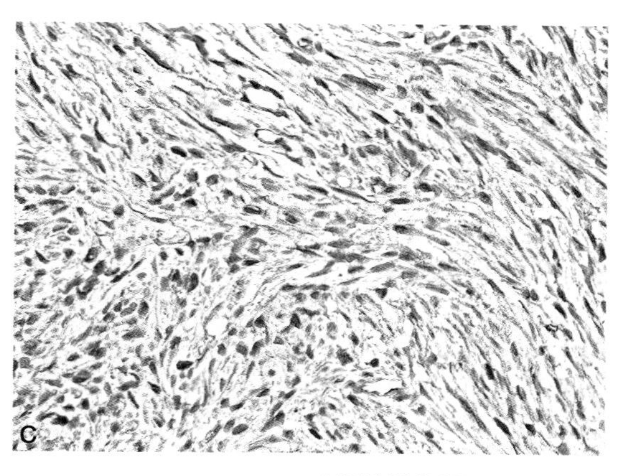

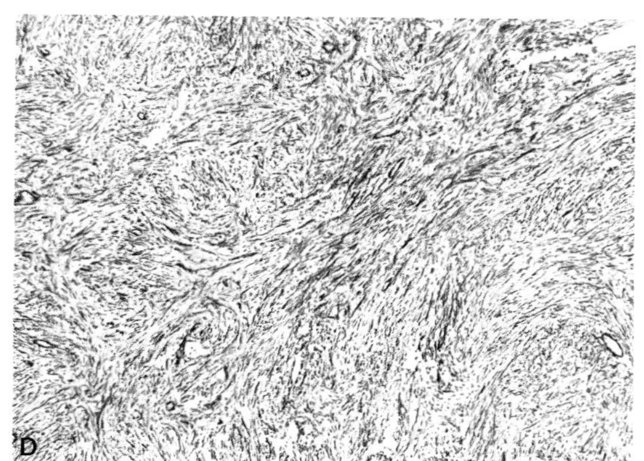

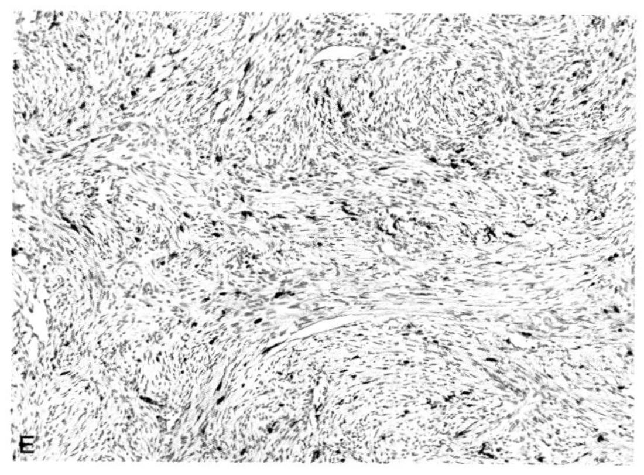

图 10-3-4 骨促结缔组织增生性纤维瘤

A. 镜下肿瘤由密集梭形的成纤维细胞构成。HE，×100。B. 成纤维细胞无异型性。HE，×200。C. 纤维细胞波形蛋白表达阳性。SP，×200。D. 梭形成纤维细胞 SMA 表达阳性。SP，×100。E. 梭形细胞核 Ki-67 表达阳性。SP，×100

学习笔记

【鉴别诊断】

1. 低度恶性纤维肉瘤　与骨促结缔组织增生性纤维瘤总是难以区分的，只有当患者出现复发和转移的时候才能区分。

2. 纤维结构不良　以纤维组织为主而骨化并不明显的纤维结构不良的病变区域与骨促结缔组织增生性纤维瘤类似。骨促结缔组织增生性纤维瘤有细长的细胞核，纤维结构不良的细胞核更短、更紧缩。

【病例】

患者女性，52 岁。1 年前发现左下颌后牙舌侧牙龈豆粒大小肿物，伴后牙松动、疼痛，逐渐长大至乒乓球大小。

专科检查：患者面部不对称，左下颌 34～38 颊侧膨隆，肿物约 2cm×4cm 大小，质硬，不活动，边界较清楚，无压痛。口内检查：左下颌 35、37、38 Ⅱ°度松动，36 Ⅲ°松动。X 线可见左下颌 34～38 牙齿根方低密度影像，受累牙牙根均有不同程度的吸收，病变边界尚清，有压痕，呈多房性（图 10-3-5A，B）。CT 可见左下颌骨体部约 2.7cm×3.8cm 大小，膨胀性骨质破坏，内部 CT 值 50.22Hu，伴散在点状高密度影，骨皮质变薄，有区域不连续。

临床诊断：左颌下骨肿物，性质待定。

手术在全身麻醉下行良性肿物扩大切除术、下颌骨截断性截骨术和髂骨游离移植术。

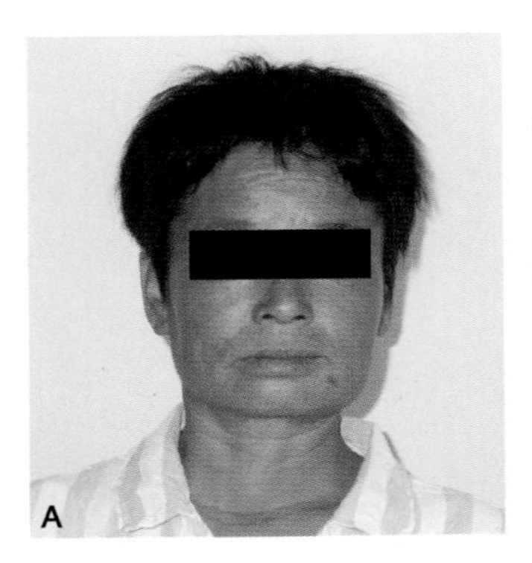

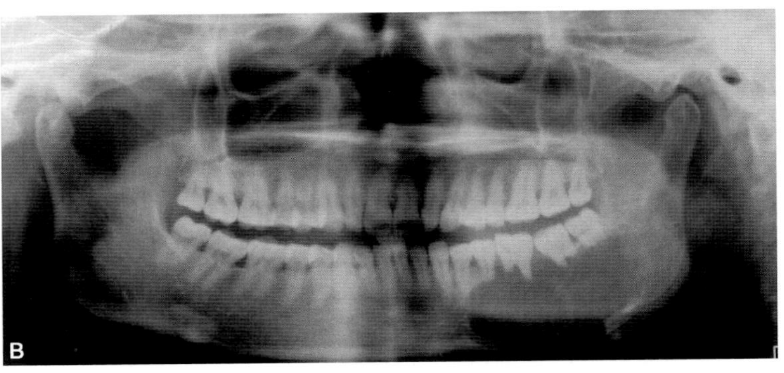

图 10-3-5　病例　骨促结缔组织增生性纤维瘤

A. 患者术前正位片。B. 全口牙位曲面体层 X 线片示左下颌椭圆形低密度区，向颊侧膨隆，牙根呈截断吸收

肉眼观察：送检物为切除之下颌骨体部及肿物，约 4.5cm×3cm×2cm 大小，骨质颊侧膨隆。剖面白色，质韧，骨腔内完全为肿物占据，骨皮质菲薄，可见牙根切削样吸收（图 10-3-6A，B）。

光镜观察：肿瘤主要由产胶原的成纤维细胞构成，增生的成纤维细胞和胶原纤维素呈波浪状或漩涡状交错编织，间杂有少量血管，梭形的成纤维细胞十分成熟，未见核分裂，增生的纤维组织完全取代了骨组织（图 10-3-6C，D）。

病理诊断：颌骨促结缔组织增生性纤维瘤。

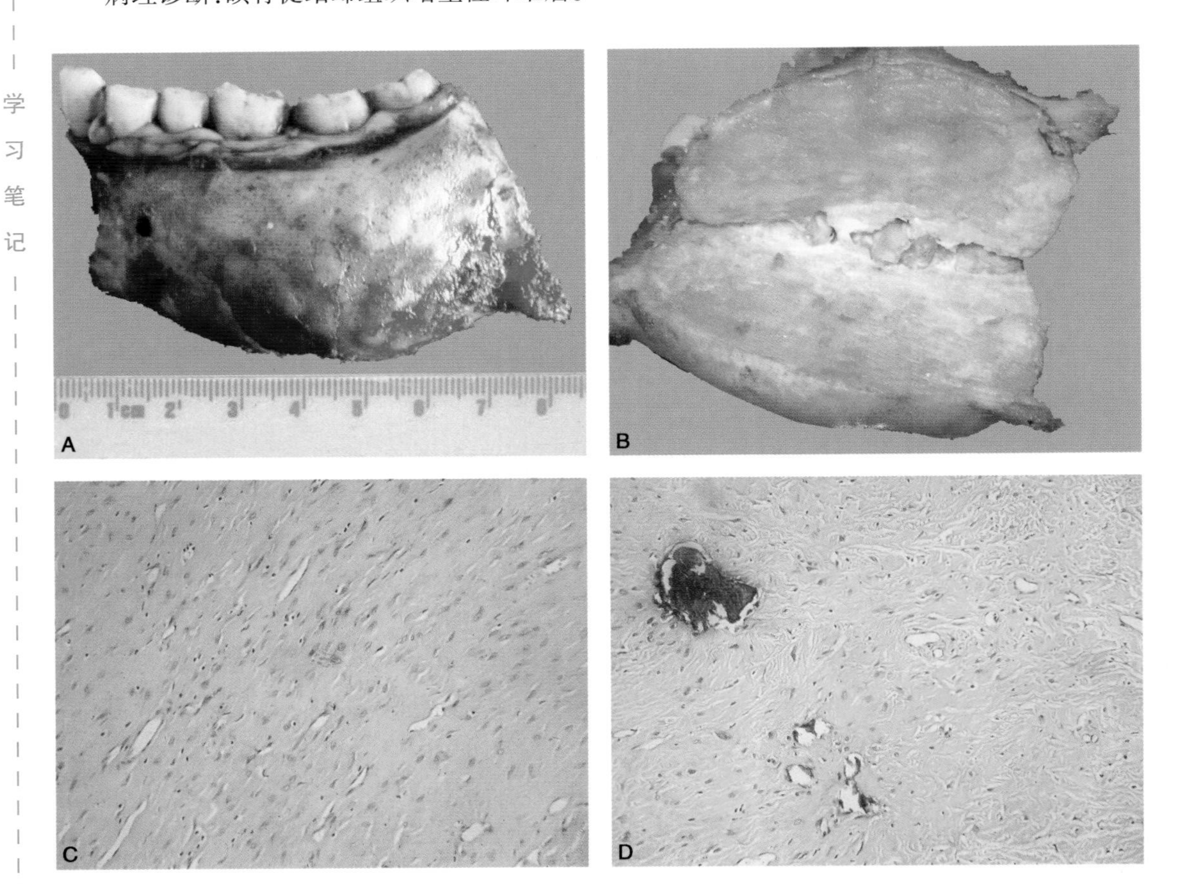

图 10-3-6　病例　骨促结缔组织增生性纤维瘤

A. 肉眼观察下颌骨体颊侧骨质膨隆，局部区域有破坏。B. 剖面白色，质地均匀，骨腔内完全被肿物占据，骨皮质菲薄。C. 低倍示增生的纤维性肿瘤主要由产胶原的成纤维细胞构成。HE，×100。D. 增生的成纤维细胞和胶原纤维素呈波浪状或漩涡状交错编织，间杂有少量血管。HE，×100

【病例讨论】

颌骨促结缔组织增生性纤维瘤的性质:骨促结缔组织增生性纤维一般是指发生于骨内的侵袭性纤维瘤。促结缔组织增生性纤维瘤是一种成纤维细胞的克隆性增生,可以侵袭邻近的组织,但无远处转移,手术后经常复发和偶有多发,单独采用刮治术治疗复发率可高达70%,而切除术仅为20%。该瘤不完全符合恶性肿瘤的定义(即转移的能力),良性并不能准确地反映促结缔组织增生性纤维瘤表现出的侵袭邻近组织而导致的严重后果,因此目前普遍认为是一种具有潜在恶性的"良性"肿瘤。

(四)成骨细胞瘤

成骨细胞瘤(osteoblastoma,WHO ICD code 9200/0)又称骨母细胞瘤(osteogenic fibroma),是一种少见的良性或具有侵袭性的成骨性肿瘤,其特征是肿瘤产生针状的编织骨,其周围排列着明显的成骨细胞。

【临床要点】

1. 大多数发生于骨髓腔内(骨内型),少数发生于骨膜(外周型)。下颌为上颌的2~3倍,且以下颌骨后部多见。
2. 肿瘤发生的高峰年龄为10~19岁,男女比例没有明显差异。
3. 最常见的症状为持续的自发性钝痛,伴局部肿胀及触痛。
4. 影像学上表现为界清的圆形或椭圆形的透射影,肿瘤内部有矿化区,可呈斑片状或云雾状的阻射影(图10-3-7A,B)。

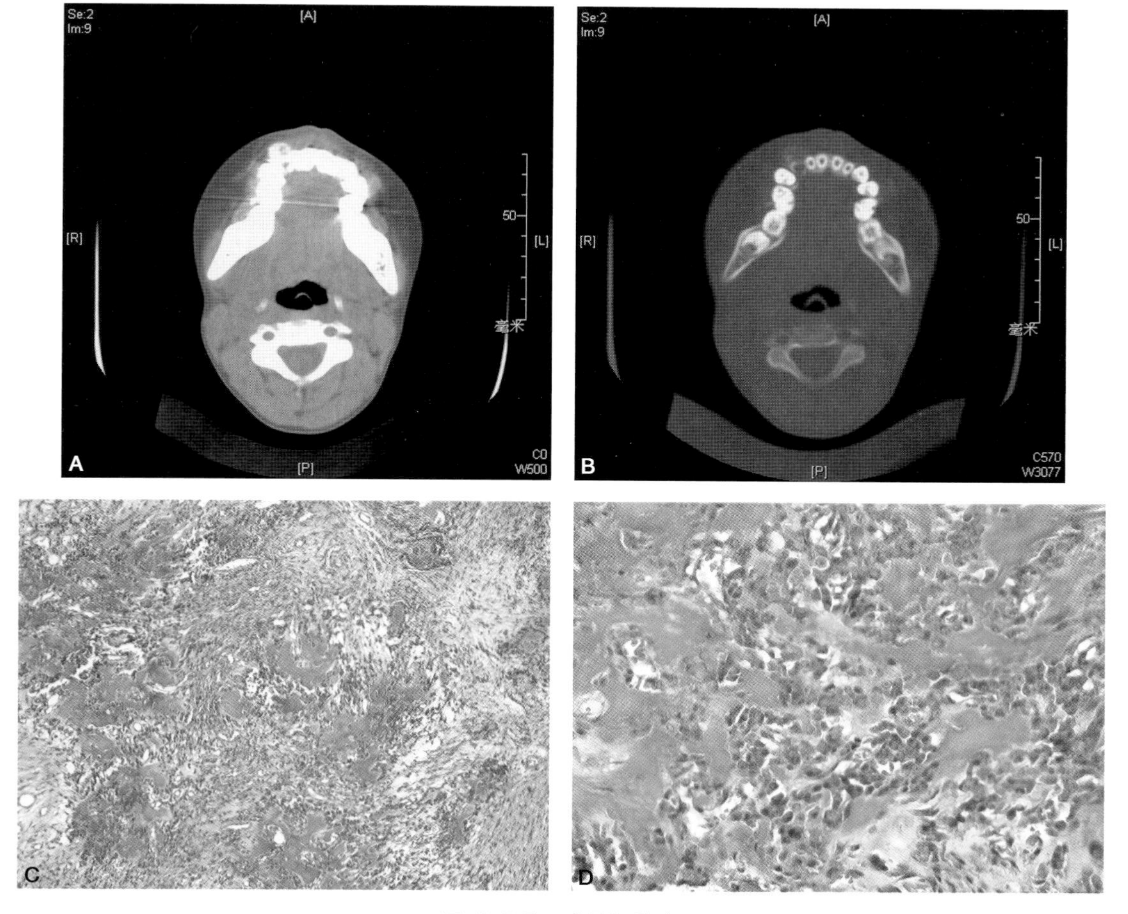

图10-3-7 成骨细胞瘤

A,B. CT显示下颌骨有骨性增生及破坏区。C. 镜下肿瘤由不规则增生的骨小梁构成。HE,×100。D. 小梁周围可见有明显的成骨细胞镶边。HE,×400(图片由上海交通大学医学院第九人民医院李江教授提供)

学习笔记

【病理学特征】

肉眼观察：肿瘤切面常呈红色或红褐色、质地不均，有砂粒样感，与正常骨组织有分界。

镜下观察：肿瘤内含大量相互交织的类骨质小梁或骨针，形成幼稚的编织骨结构。小梁的形态不规则，排列紊乱，矿化程度不一，其周围有一至数层浆细胞样或多边形成骨细胞围绕（图10-3-7C，D）。成骨细胞的胞浆较丰富，嗜酸性，有明显的核和单个核仁，少见细胞异型和核分裂。肿瘤间质为疏松的结缔组织，血管丰富，并见散在的破骨细胞样巨细胞。在肿瘤边缘，类骨质小梁与正常骨相融合。

【鉴别诊断】

1. 骨样骨瘤（Osteoid osteoma，WHO ICD code 9190/0）　骨样骨瘤一般小于1～2cm；核心外周有厚而致密的反应性骨围绕，肿瘤很少长大，即具有限制性生长的特点；且临床上疼痛较剧烈，有夜间痛，疼痛能被非甾体抗炎药缓解（图10-3-8A～C）。

2. 成牙骨质细胞瘤（cementoblastoma，WHO ICD code 9273/0）　二者的主要区别是成牙骨质细胞瘤的钙化成分与一个或多个牙的牙根相融合，而成骨细胞瘤无这种表现。有时成骨细胞瘤的X线表现类似恶性肿瘤，由于其组织学上细胞密集，有时在组织学上很难鉴别（图10-3-9A～E）。

3. 骨肉瘤　骨肉瘤的肿瘤细胞更大，核浆比例更高，核深染及细胞异型性更明显，且分裂象及病理性分裂象多见；另外成骨细胞瘤的边缘一般呈“推进式”生长，而骨肉瘤则呈侵袭性，直接侵犯宿主骨，常在肿瘤组织中见到残留的层板骨。

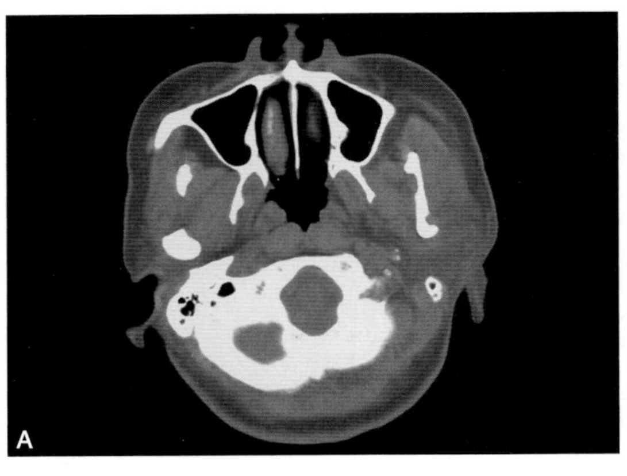

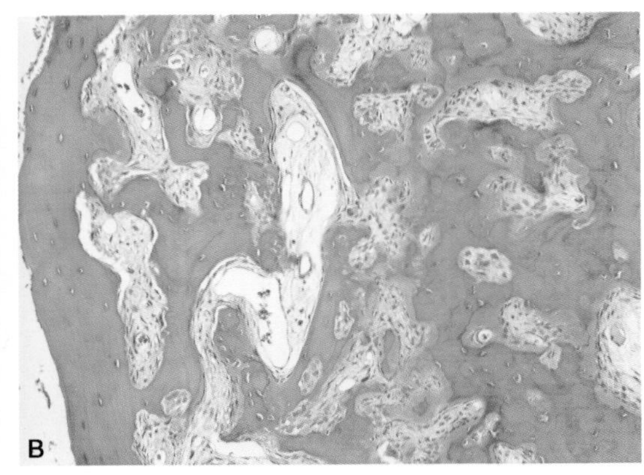

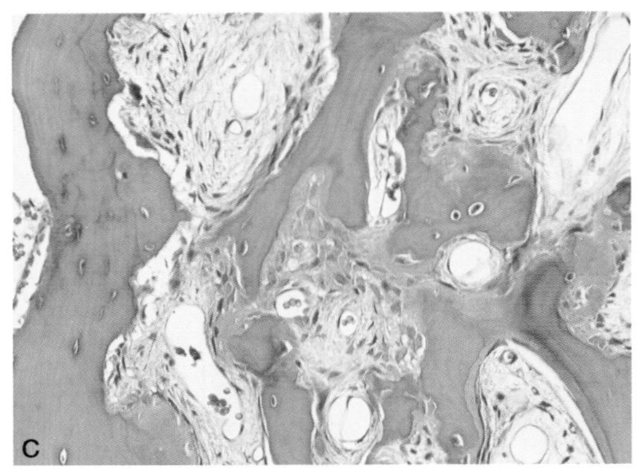

图10-3-8　骨样骨瘤

A. CT示右侧骨组织有不规则的增生高密度影。B. 由成熟的小梁状骨组织形成，小梁间可见疏松的纤维结缔组织。HE，×200。C. 骨小梁周可见有破骨样细胞及部分成骨样细胞排列。HE，×400（图片由上海交通大学医学院第九人民医院李江教授提供）

学习笔记

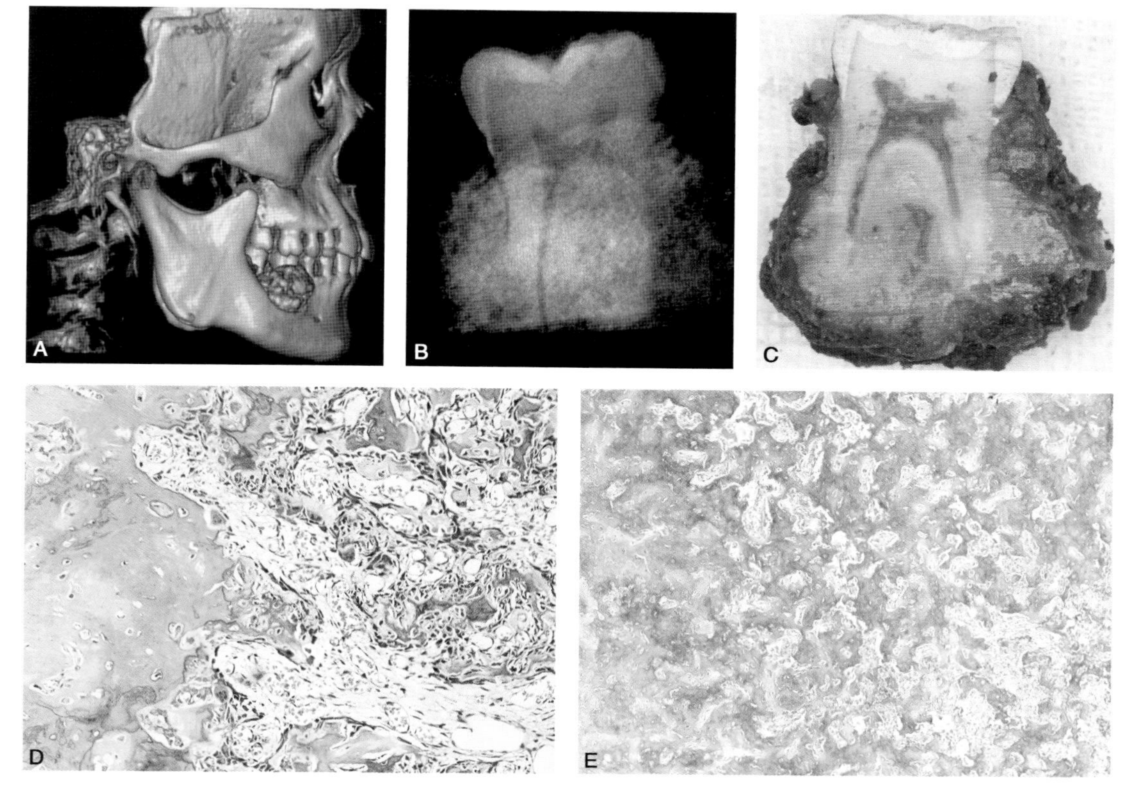

图 10-3-9 成牙骨质细胞瘤

A. 三维 CT 可见右下颌骨磨牙区肿物。B. 根尖片显示肿物与牙齿相连。C. 石蜡包埋标本。D. 病变区域呈片状、似细胞性牙骨质，嗜碱性返折线明显。HE，×100。E. 部分区域疏松似骨小梁。HE，×100

学习笔记

【问题】成骨细胞瘤生物学行为是什么？

思路：直径不超过 4cm 的成骨细胞瘤生物学行为一般为良性，但有一种交界性的肿瘤，有局部侵袭性，超过 4cm，称为侵袭性成骨细胞瘤（aggressive osteoblastoma）或恶性成骨细胞瘤（malignant osteoblastomas）。由于该肿瘤的恶性潜能不易预测，有 15% 的成骨细胞瘤术后易复发，有学者建议诊断时避免用良性成骨细胞瘤这一名称，但通常该肿瘤不发生转移。

【病例】

患者女性，9 岁。2 个月前突发左下颌后牙疼痛，3 天后出现左下颌肿胀，疼痛剧烈，向耳颞部放射，伴发热，体温 38℃左右，抗感染治疗无明显效果。

专科检查：面部不对称，左面中下部及颌下区肿胀明显，皮温高，皮肤发红，有压痛。开口轻度受限，开口度 2.5cm。X 线检查曲面断层及后前位示下颌体及升支区密度增高影，与正常骨组织无明显界限，其内部骨小梁结构紊乱，可见斑片状透射影。CT 示左下颌骨体及升支椭圆形透射/阻射混合影，颊舌侧骨板有破坏。

临床诊断：左下颌恶性肿瘤。

手术在全身麻醉下行左下颌骨肿物切除术以及左下颌骨半侧截骨术。

肉眼观察：送检物为左下颌骨一段，局部膨隆，有包膜，大小约 6cm×5cm×4cm，剖开灰红色，实性，有砂粒感。

光镜观察：大量的骨样组织形成，呈不规则的小梁状或细窄的针状，其中央有不同程度的钙化，周缘多有较宽的未矿化的类骨质带（图 10-3-10A）。骨样组织间为圆形或多边形肿瘤细胞，常紧贴类骨质排列成一排，其胞浆丰富，嗜酸性，核多偏位，深染，核仁小，分裂象少见。肿瘤间质为疏松的结缔组织，血管丰富，多为扩张的薄壁小血管，局部有出血。肿瘤边缘未见明显的侵袭性生长，局部可见反应性成骨（图 10-3-10B）。

病理诊断：成骨细胞瘤。

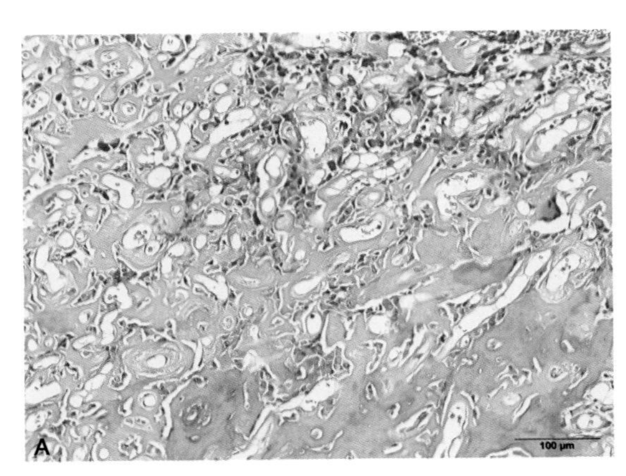

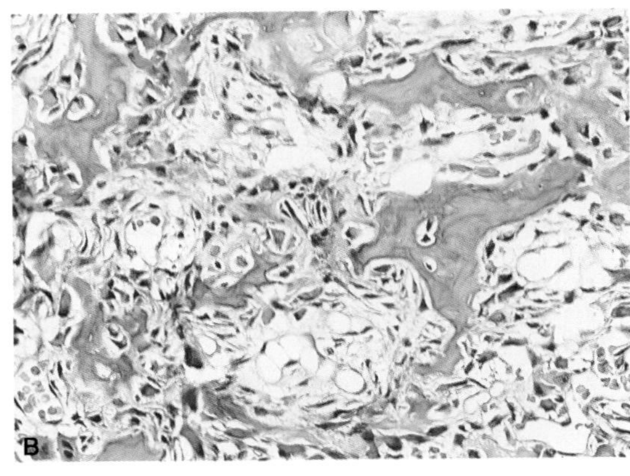

图 10-3-10 病例 成骨细胞瘤

A. 镜下肿瘤由编织状骨小梁构成。HE，×100。B. 小梁周围可见有明显的成骨细胞镶边。HE，×100

【病例讨论】

1. 成骨细胞瘤的预后 成骨细胞瘤一般采用手术治疗，牙齿连同钙化肿块一并予以切除。有学者报道成骨细胞瘤的复发率为 10% ~16%。复发与采用刮治或肿瘤摘除等保守术式有关，建议应行正常骨质范围内的扩大切除。术后放疗不能防止复发，反而增加肿瘤恶变的风险，不建议采用。

2. 侵袭性成骨细胞瘤的特点 侵袭性成骨细胞瘤通常见于成年患者，大多数起病时超过 30 岁，体积要比铍铜成骨细胞瘤大，直径一般超过 4cm。疼痛是最常见的症状，有时疼痛剧烈。影像学上无显著差别。组织学上具有更典型的组织病理特征且局部成侵袭性发展，可以鉴别。

二、恶性肿瘤

（一）软骨肉瘤

软骨肉瘤（chondrosarcoma，WHO ICD code 9220/3）是一种伴有透明软骨分化的常见的恶性肿瘤。肿瘤组织可发生黏液变、钙化或骨化。本章重点介绍原发性软骨肉瘤。

【临床要点】

1. 头颈部常见部位是喉、颌骨、颅底、鼻中隔等处，其中上颌骨较下颌骨多见。

2. 临床症状是局部肿胀和疼痛，生长缓慢肿物。有时出现下唇麻木、牙松动、牙痛等。

3. X 线检查发现，中心型软骨肉瘤呈界限不清的透射影，内有分布不均的斑点状、云雾状阻射影，为肿瘤中钙化或骨化的区域。特征性的钙化呈环状或拱形。

【病理学特征】

肉眼观察：肿瘤呈分叶状，剖面可见呈灰蓝色或灰白色半透明的软骨样外观，常有散在的黄白色钙化灶，可伴有黏液样变、坏死和囊性变。

光镜观察：肿瘤形成大小形状不同的结节，其中有大量蓝灰色软骨基质，成簇的肿瘤性软骨细胞位于软骨陷窝内，呈圆形或椭圆形，胞浆空泡样肿胀。结节内可发生钙化及骨化，但与骨肉

学习笔记

瘤不同的是，没有由肿瘤细胞直接形成的骨或类骨质，形态似正常骨。也可见黏液变、坏死、细胞变成梭形、侵袭性生长、核异型及分裂等(图 10-3-11A，B)。

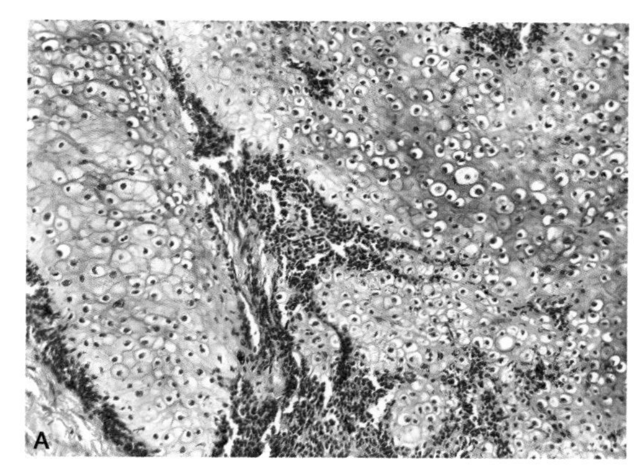
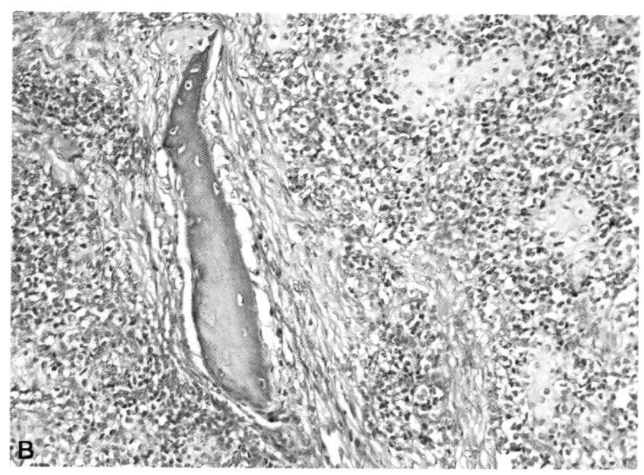

图 10-3-11 软骨肉瘤

A，B. 镜下肿瘤细胞分布在软骨陷窝内，细胞具有异型性及核分裂。HE，×200

组织学上根据肿瘤细胞的形态特点(分化和增殖程度)分为三级(Ⅰ级、Ⅱ级和Ⅲ级)：Ⅰ级：细胞中等致密，核深染，但大小比较一致，双核少；Ⅱ级：细胞密度增加，核更深染，大小不一，异型明显；Ⅲ级：细胞致密，核异型、分裂易见。

【鉴别诊断】

1. 软骨瘤 高分化的软骨肉瘤与良性的软骨瘤在组织学上进行鉴别常较困难，应结合肿瘤发生的部位、临床表现和 X 线表现进行综合分析。

2. 骨肉瘤 骨肉瘤在颌面部更常见，且软骨样分化多见，二者的主要区别是骨肉瘤内可见异型性明显的成骨细胞和肿瘤性类骨质形成，其形态明显异常，常呈带状。只有见到由肉瘤细胞直接形成类骨质时才能诊断骨肉瘤。当有大片黏液样基质、肿瘤细胞分散并有细胞内空泡时，不易与好发于筛骨、蝶骨区的脊索瘤相区分，常需行免疫组织化学染色鉴别，脊索瘤细胞呈 CK、EMA 阳性，而这二者在软骨肉瘤中均不表达。

3. 软骨黏液样纤维瘤(chondromyxoid fibroma，WHO ICD code 9241/0) 好发于年轻人，组织学上由成纤维细胞样梭形细胞及数量不等的多核破骨细胞构成，富含黏液性软骨样组织，分叶状，小叶由富于细胞的组织分隔(图 10-3-12A～F)。

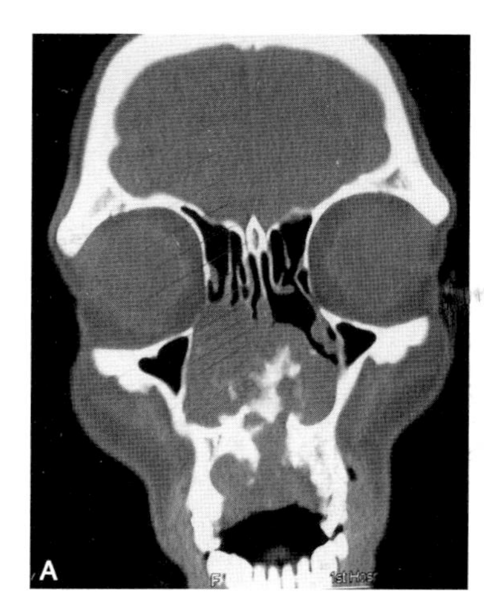
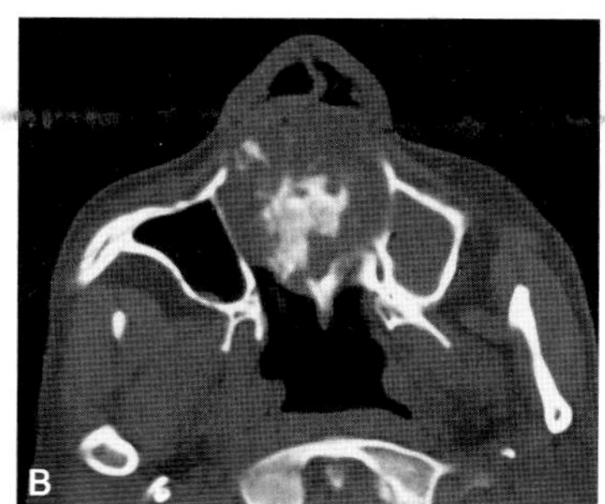
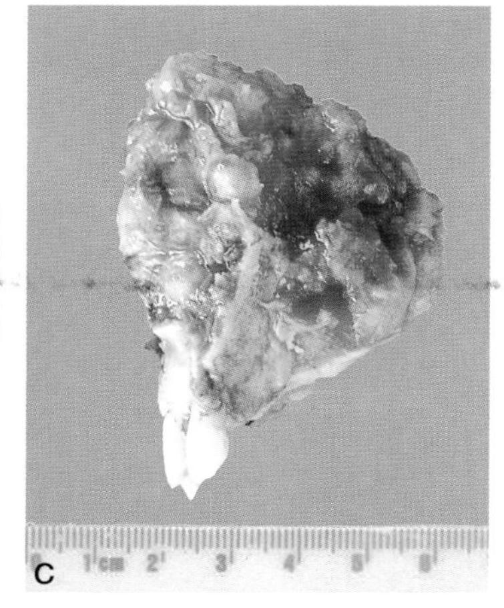

学习笔记

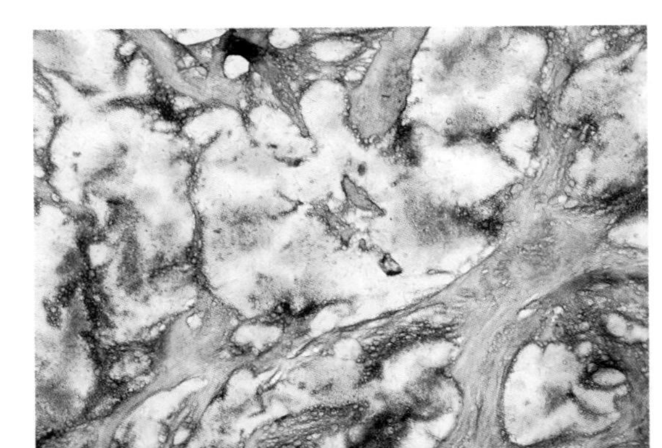

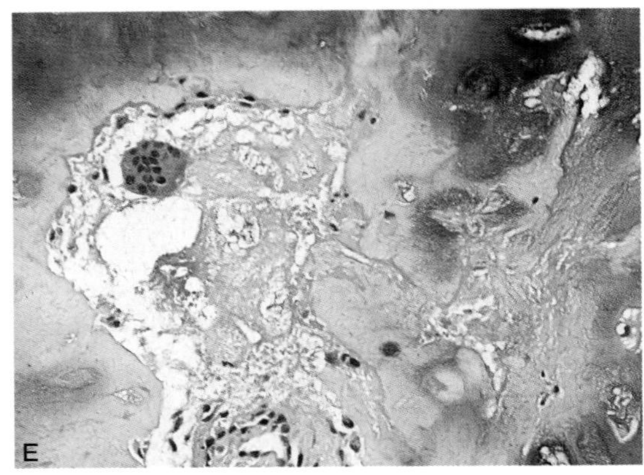

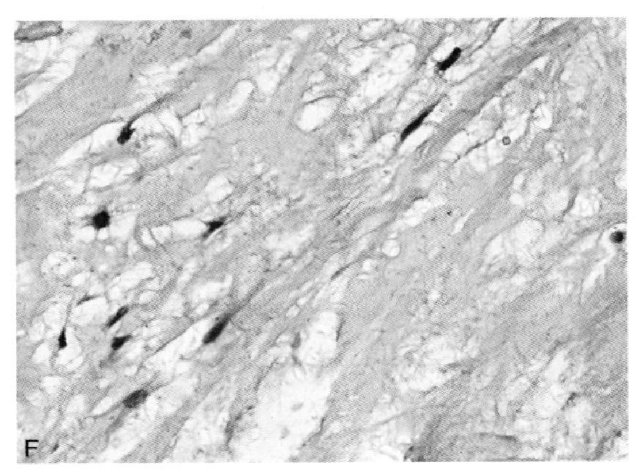

图 10-3-12 软骨黏液样纤维瘤

A. CT冠状位显示上颌骨及上颌窦破坏,上颌骨肿瘤边界不清、透光度不均匀。B. CT轴位显示上颌骨肿瘤边界不清、不均匀阻射影。C. 大体肉眼观,肿物破坏骨质,红黄相间。D. 骨小梁之间见黏液样物。HE,×200。E. 软骨组织旁见多核巨细胞。HE,×200。F. 增生的纤维束间可见黏液样物。HE,×200

学习笔记

【问题】除了原发性软骨肉瘤外,还有哪些软骨肉瘤类型?

思路:根据肿瘤部位可分为中心性和周边性;根据肿瘤的发生情况和结构分为原发性软骨肉瘤、去分化性软骨肉瘤、间叶性软骨肉瘤和透明性软骨肉瘤。根据发病部位,软骨肉瘤可分为中心型和周围型,包括骨旁型或骨膜型。具有典型组织学表现者称为经典型软骨肉瘤,约占全部软骨肉瘤的90%。还有几种少见的变异型,如去分化软骨肉瘤、间叶性软骨肉瘤、透明细胞软骨肉瘤和黏液样软骨肉瘤等。

去分化软骨肉瘤 去分化软骨肉瘤(dedifferentiated chondrosarcoma,WHO ICD code 9243/3)是一种既有分化好的软骨肉瘤组织,同时又伴发其他低分化肉瘤组织者(如纤维肉瘤、恶性纤维组织细胞瘤、平滑肌肉瘤、骨肉瘤等),两种分化不同的结构相互毗邻存在,具有侵袭性,预后不佳的一种软骨肉瘤。它一般是由软骨肉瘤术后多次复发演变而成的。

【临床要点】

1. 老年男性相对多见。临床上以骨盆和肩胛骨为好发部位,也可见于脊椎、肋骨、肱骨、胫骨和颌骨等。

2. 患者多有缓慢无痛性肿大的软骨肉瘤病史,但局部突然生长加快,出现感觉异常、疼痛或骨折等症状。

3. X线见骨组织呈吸收性破坏,内充满低密度影,可破坏骨组织进入软组织,生长迅速(图10-3-13A,B)。

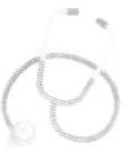

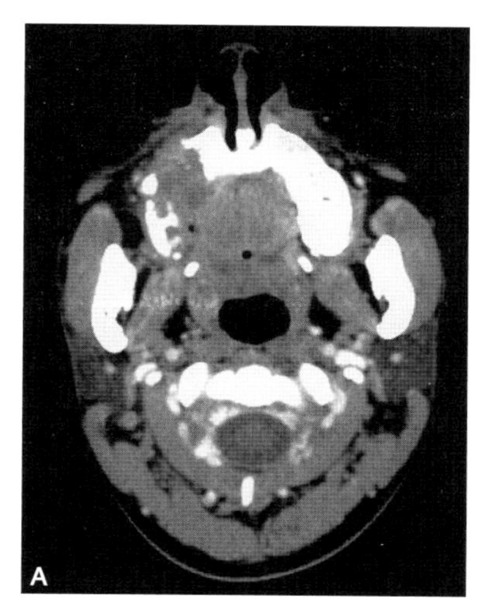

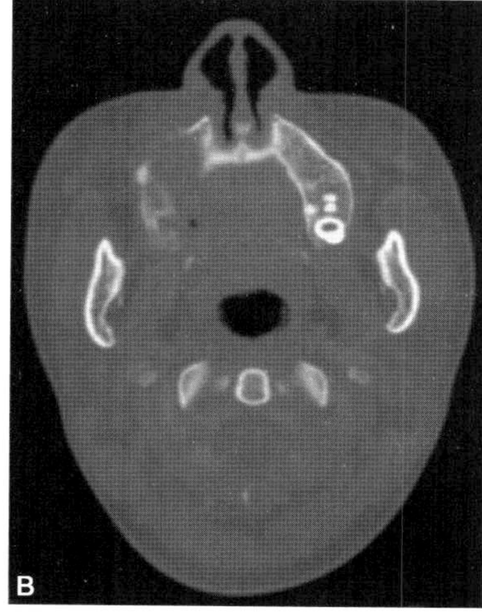

图 10-3-13　去分化软骨肉瘤
A,B. CT 轴位示右侧上颌骨骨质不完整,破坏灶内见散在骨片影

【病理学特征】

肉眼观察:中央部分呈蓝灰色小叶状软骨样结构,质硬;周围为恶性的肉瘤成分,灰白或灰红色,质软,破坏骨质,可见坏死。

镜下观察:低度恶性成分为细胞较丰富、但较成熟的软骨肉瘤结构,邻区即可见高度恶性的肉瘤成分,最多见的是恶性纤维组织细胞瘤,也可见到纤维肉瘤、骨肉瘤或其他高度恶性的肉瘤结构(图 10-3-14A ~ C)。

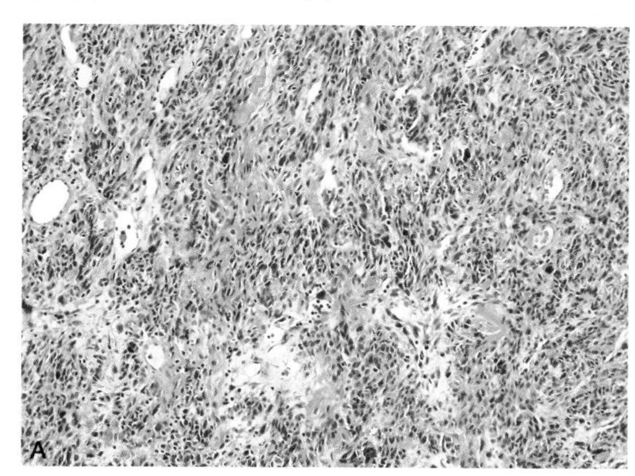

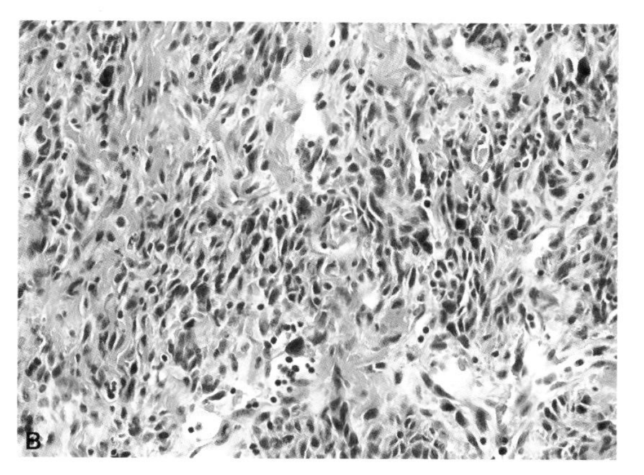

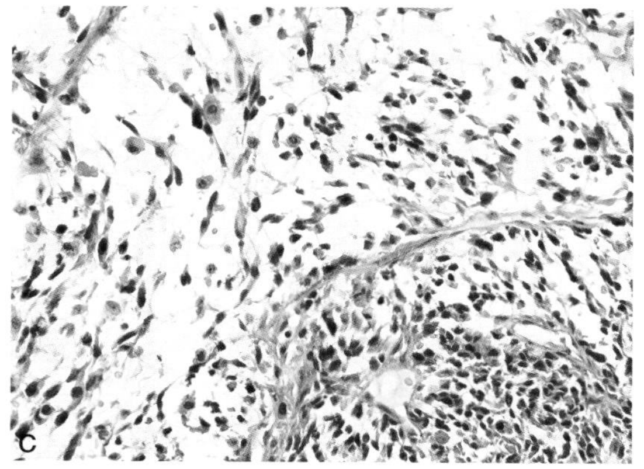

图 10-3-14　去分化软骨肉瘤
A. 细胞丰富,排列为梭形的纤维瘤样组织。HE,×200。B. 细胞异型性明显,核大深染,核浆比例失调。HE,×400。C. 散在或团片状梭形、多边形肿瘤细胞,核深染,核浆比失调,围绕血管周围。HE,×400

学习笔记

间叶性软骨肉瘤　间叶性软骨肉瘤（mesenchymal chondrosarcoma，WHO ICD code 9240/3）是由分化良好的软骨岛和高度富于血管的梭形或小圆形间叶细胞组成的少见的一种软骨肉瘤。

【临床要点】

1. 临床上多见于青少年，以扁骨多见如骨盆、颅骨、颌骨和肋骨，也可见于椎骨、股骨等。

2. 临床上常表现为持续性疼痛和渐进性肿胀。

3. X线片见骨组织呈不规则形溶解破坏，内有不规则斑点状钙化，有的可见硬化边缘。

【病理学特征】

肉眼观察：肿物结节或分叶状，周界清楚，大小不等，剖面实性，灰白或灰红色，质地软，内有不规则软骨区，局部可见坚硬的钙化灶，或可见坏死和出血。大体标本X线见骨皮质膨胀变薄，甚至被破坏，肿物突入软组织。

光镜观察：部分区域有分化良好的透明软骨岛，另一些区域有致密排列的未分化的圆形或梭形细胞，其间富于血管，瘤细胞间偶见软骨样基质。二者或者移行，或者混杂存在（图10-3-15A，B）。

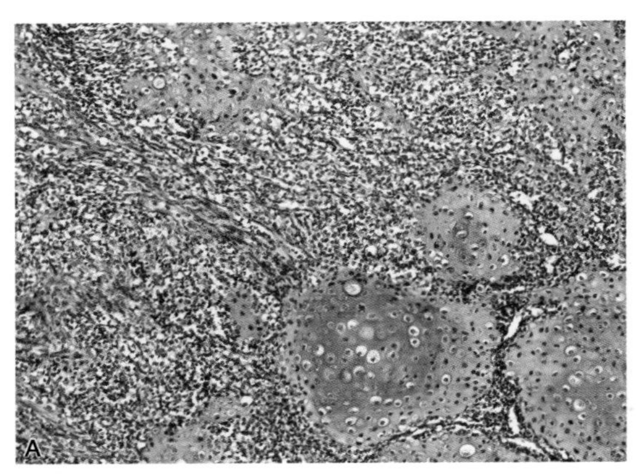

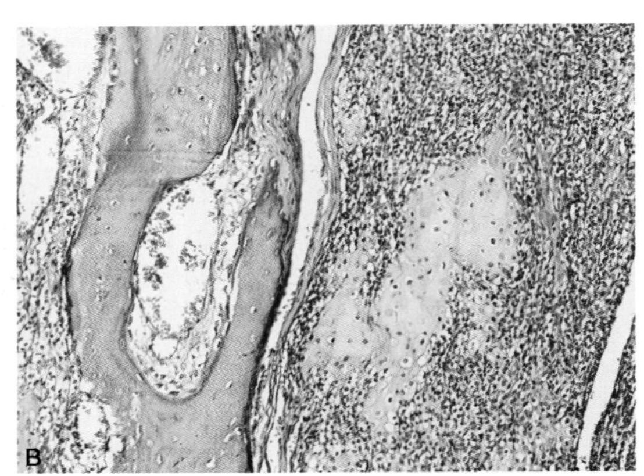

图10-3-15　间叶性软骨肉瘤

A，B. 肿瘤由未分化小圆细胞和岛状透明软骨构成，呈典型的双向分化。HE，×100

透明细胞软骨肉瘤　透明细胞软骨肉瘤（clear cell chondrosarcoma，WHO ICD code 9242/3）是一种少见的、临床上生长缓慢、组织学上含有大量透明细胞的低度恶性软骨肉瘤。

【临床要点】

1. 男性多见，青壮年好发。以长骨的干骺末端为多见，如股骨和肱股上端、手足骨及颅骨、椎骨等，颌骨也可发生。

2. 临床常有明显疼痛。

3. X线片见病变局部骨骺区溶骨性破坏，可见特征性的絮状钙化影，骨皮质轻度变薄，但很少穿通，有时有硬化边缘（图10-3-16A～D）。

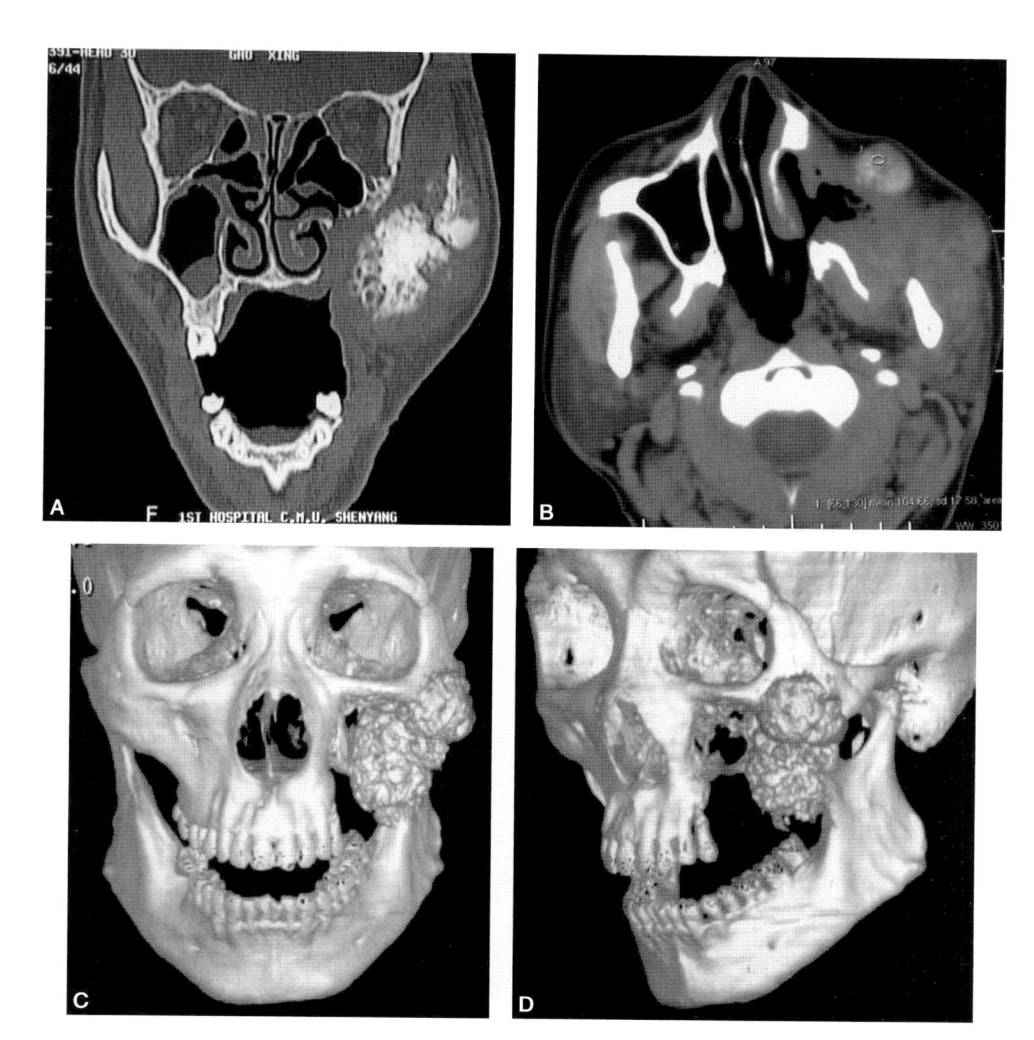

图 10-3-16　透明细胞软骨肉瘤

A. CT 冠状位片显示髁突及其邻近骨组织溶骨性改变，界限清晰。B. CT 轴位显示左侧多处膨胀的肿块影像，左侧上颌窦受累，界限清晰。C，D. CT 三维重建能显示肿物影像及广泛地骨质破坏

【病理学特征】

肉眼观察：病变大小不一，质软，界清，有的部位有砂粒样感，局部有囊性变。

光镜观察：肿瘤细胞成片排列，胞浆透明，核位于中央，胞膜清楚，核分裂罕见。肿瘤细胞成片，被少量结缔组织分隔成叶，肿瘤细胞之间有时可见透明软骨和软骨肉瘤样区，此外还可见到局部钙化、骨化、编织骨形成，有的部位还可见到软骨母细胞、多核巨细胞、动脉瘤样骨囊肿样改变（图 10-3-17A，B）。

学习笔记

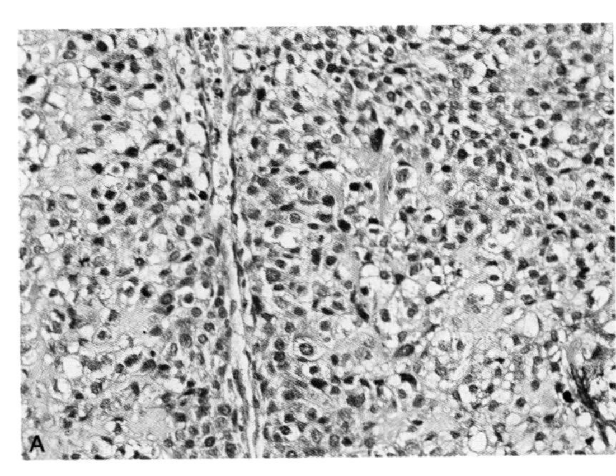

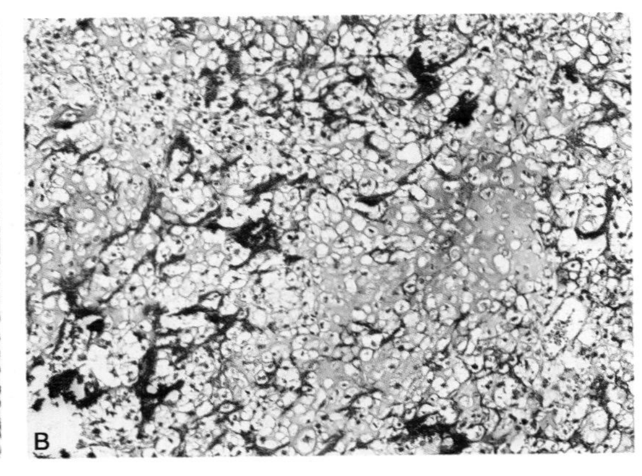

图 10-3-17　透明细胞软骨肉瘤

A. 肿瘤细胞成片排列，胞浆透明，肿瘤细胞成片，被少量结缔组织分隔成叶。HE，×100。B. 肿瘤细胞胞浆透明，核位于中央，胞膜清楚，核分裂罕见。HE，×200

黏液样软骨肉瘤（myxoid chondrosarcoma）

【临床表现】

经典表现是软组织肿瘤，骨内病变可见于头颈部或其他部位。

【病理学特征】

其特点是可见黏液状背景物质中透明的、空泡的或含嗜酸性细胞质的细胞增生，在形态上很像脊索瘤（图 10-3-18A，B）。免疫组织化学 S-100、波形蛋白阳性，但 CK 阴性，这与脊索瘤不同。

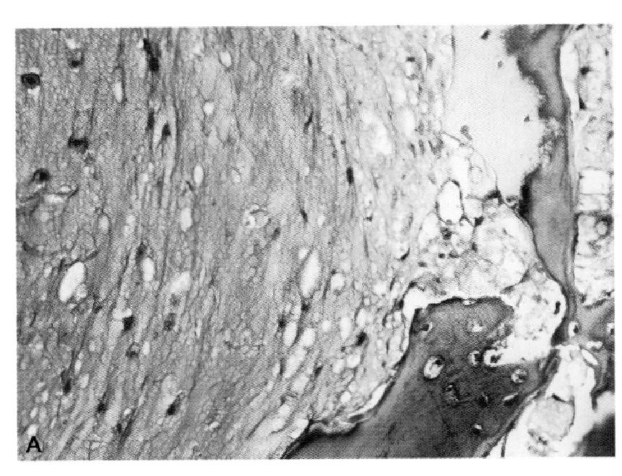

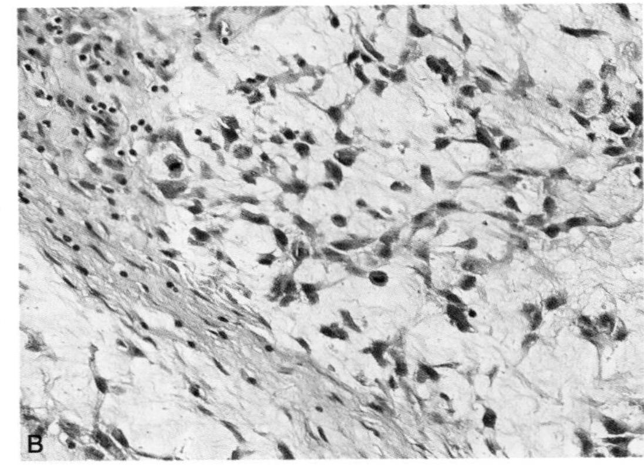

图 10-3-18　黏液样软骨肉瘤

A. 残存的骨组织旁见有黏液样物。HE，×200。B. 增生的肿瘤细胞为梭形、多边形，分布在黏液样间质中。HE，×200

【病例】

患者女性，29 岁。左下唇麻木半年，压痛 1 个月。

患者半年前自觉左下唇麻木，逐渐加重，伴左侧下牙列麻木。当地诊断为“面神经炎”，予静脉滴注“面瘫一号”1 周未见好转。近 1 个月来左下唇及左侧下牙列疼痛。严重时左面颊部疼痛。

专科检查：左颈颌下淋巴结肿大，界清，可活动，牙痛（++）。口内张口度及咬合正常，未触及明显肿物。X 线检查见左侧下颌骨不规则低密度影像。（图 10-3-19A）。CT 见下颌骨体左右不对称，左侧可见不规则的低密度影像，伴邻近软组织受侵，肿块形成（图 10-3-19B）。

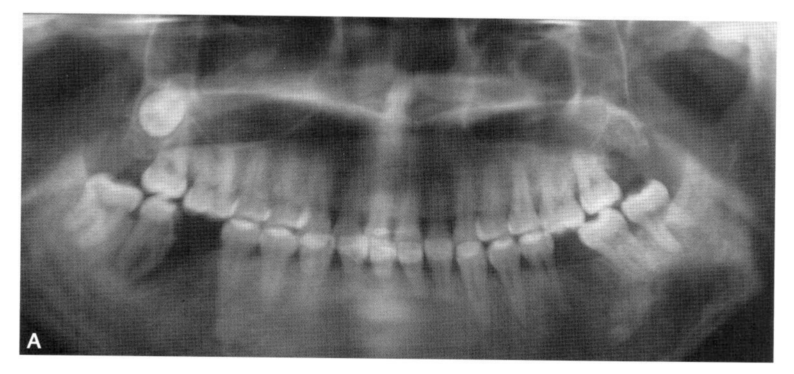

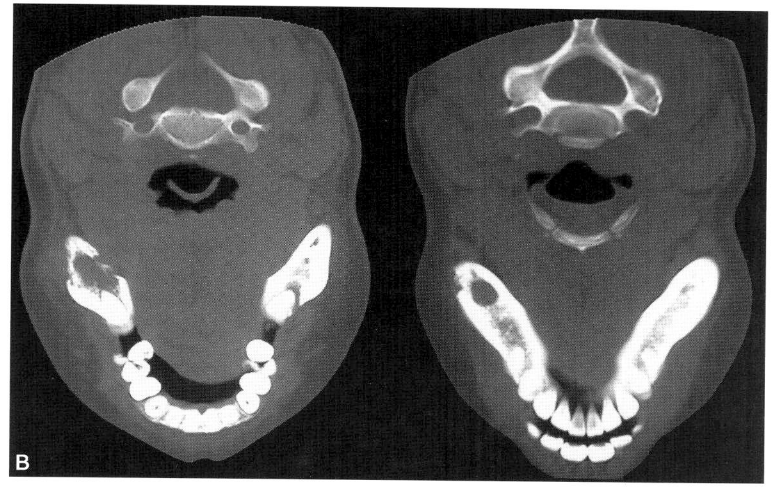

图 10-3-19　病例　软骨肉瘤

A. 曲面平展显示下颌骨体溶骨性改变。B. CT 显示下颌骨皮质破坏及骨的钙化

临床诊断:左下颌骨肿物。

手术在全身麻醉下行左下颌骨肿物扩大切除术,髂骨游离移植修复术。

肉眼观察:送检物花生米粒大,不整形,灰白色,质地较硬。

光镜观察:肿瘤呈大小不等的分叶状,无完整包膜,侵犯邻近横纹肌。肿瘤内形成大量蓝灰色软骨基质,其间成簇分布着具软骨细胞分化的肿瘤细胞,细胞圆形,肥大,位于陷窝内,有核异型性,可见双核细胞。部分软骨结节内见骨化,所形成的类骨质形态接近正常骨。肿瘤边缘及小叶结构的外周细胞密集,异型性明显,较多细胞呈梭形、多边形,可见多核细胞及奇异核细胞,核分裂象偶见,部分区域见黏液样变性(图 10-3-20A,B)。

病理诊断:(左下颌骨)软骨肉瘤。

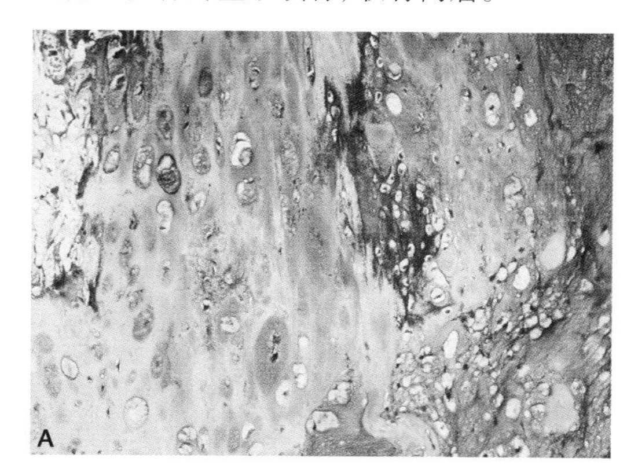

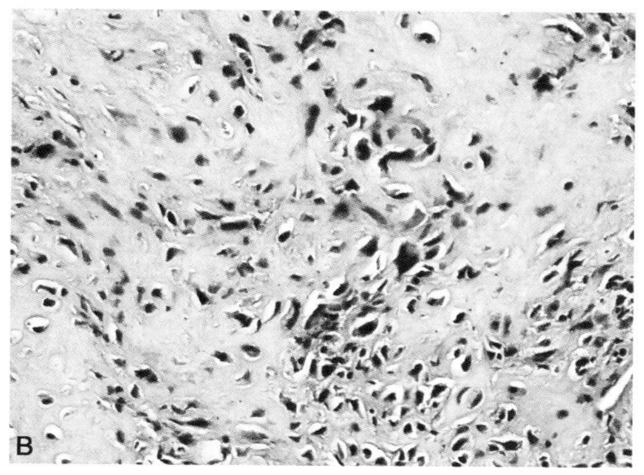

图 10-3-20　病例　软骨肉瘤

A. 软骨肉瘤见软骨样组织,细胞大小不一,有双核细胞的存在。HE,×200。B. 肿瘤细胞核大深染,并可见病理性核分裂。HE,×200

【病例讨论】

软骨肉瘤的分级与生物学行为的关系　软骨肉瘤的组织学分级是评估肿瘤生物学行为及预后的重要指标，不同分化肿瘤预后也不同。

（1）Ⅰ级：呈明显的分叶状，类似正常的软骨，细胞分化好，均匀一致，核小而深染，几乎见不到核分裂象，间质黏液样变少见，钙化或骨化常见，无坏死。Ⅰ级肿瘤不转移，5 年生存率可达 90%。

（2）Ⅱ级：黏液样间质增多，核增大，有轻度异型性，偶见核分裂；小叶的周边细胞密集，可见坏死。Ⅱ级肿瘤的侵袭性生长明显，容易复发，5 年生存率约 81%，约 10% 发生转移。

（3）Ⅲ级：细胞密集，核异型性明显，核分裂增加，常见小叶周边呈梭形细胞分化，间质黏液样变明显，钙化和骨化少，坏死可较明显。侵袭性最强。70% 以上的Ⅲ级软骨肉瘤发生转移，5 年生存率约 43%。

知识拓展

WHO 新版软组织与骨组织肿瘤遗传学与病理学的变化

旧版分类中将软骨肉瘤表述为“chondrosarcoma，central，primary，and secondary，peripheral”，即软骨肉瘤：中心的、原发和继发的及外周的，而 2013 版将“非典型软骨样肿瘤/软骨肉瘤（Ⅰ级）”置于中间型（局部侵袭型）项下；将软骨肉瘤（Ⅱ～Ⅲ级）置于软骨源性肿瘤恶性项下，表述为软骨肉瘤（Ⅰ～Ⅲ级）包括原发和继发性变型及骨膜软骨肉瘤。这种分类具有新意，取消了骨膜软骨肉瘤作为单独病种，而将之调整到非特殊类型的软骨肉瘤中，作为一种变异型或分型。然而，这种变化增加了软骨肉瘤（Ⅰ级）与（Ⅱ级）间的鉴别诊断难度。肿瘤变异型被定义为具有确定的组织学形态且与临床预后相关，但仍属于之前已确定的病种。如将骨膜软骨肉瘤并入普通型软骨肉瘤的亚型，表明不同分化的组织学构型具有组织形态上可识别的差异，但并无显著的临床或病理学意义。这种分型充分体现了最新研究进展，更好地理解肿瘤的生物学行为及肿瘤病种、特殊变异型和组织学亚型之间的关系。

（二）骨肉瘤

骨肉瘤（osteosarcoma，osteogenic sarcoma，WHO ICD code 9181/3）是指肿瘤细胞能直接形成肿瘤性类骨或骨组织的恶性肿瘤，是临床较常见的恶性成骨性肿瘤。

【临床要点】

1. 颌面骨骨肉瘤好发于 31～40 岁，男性略多见。

2. 发生于颌骨者，下颌比上颌稍多见。

3. 临床上持续性疼痛和局部肿块是主要症状。发生于颌骨者往往表现为牙痛、拔牙创不愈或局部皮肤麻木等。

4. X 线发现髓腔内骨质破坏呈虫蚀状或不规则密度减低，也可见到反应性成骨，如骨膜反应或放射状骨针，骨膜与骨皮质间形成特征性的 Codman 三角（图 10-3-21A～D）。CT 显示有骨质破坏，其中可见钙化、阻射影（图 10-3-21E）。

学习笔记

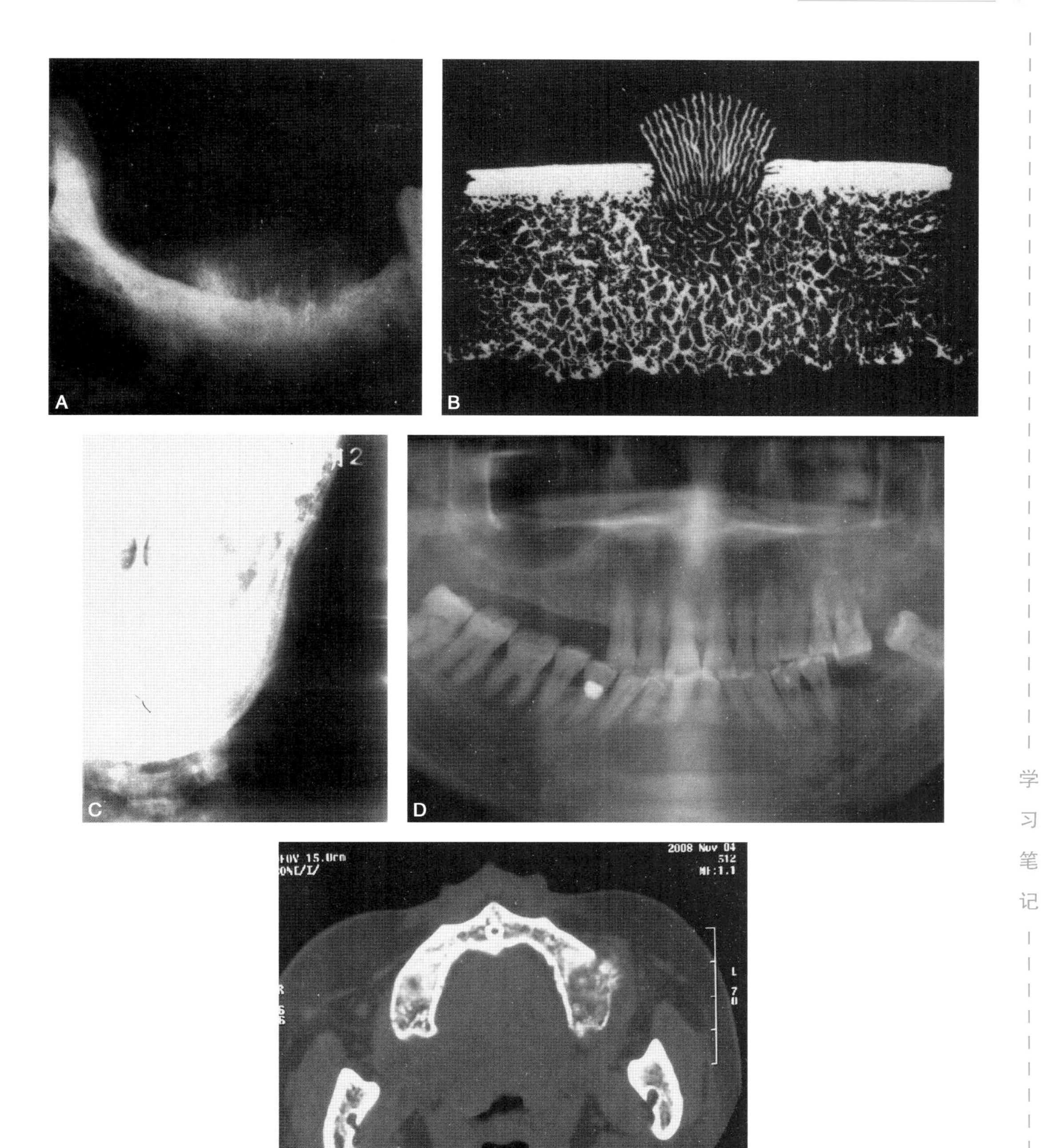

图 10-3-21　骨肉瘤

A. 骨肉瘤呈日光性放射表现。B. 放射性骨针示意图。C. 骨肉瘤的骨膜反应，特征性的 Codman 三角。D. 曲面平展显示为边界不清，成骨为主的病变。E. CT 显示有骨质破坏，其中可见钙化、阻射影

【病理学特征】

肉眼观察：剖面呈实性，鱼肉样、灰白、硬软不等，常见出血、坏死或局部液化，血管扩张（图 10-3-22A）。

镜下观察：骨肉瘤的肿瘤性成骨细胞可以向不同方向分化，形成骨、软骨或纤维等，骨表面骨肉瘤又分多种情况，分化因部位和组织结构而不同。但形成不规则骨样基质（图 10-3-

学习笔记

22B)，肿瘤直接成骨是诊断骨肉瘤的重要依据。一般型骨肉瘤可见多种形态分化的肿瘤细胞，如圆形、梭形、多边形细胞等，细胞异型明显，核深染偏位，胞浆丰富、嗜酸，可见细胞周围有花边样骨基质形成，局部可见分叶的、细胞丰富的软骨样分化区，或多少不等的梭性细胞性纤维肉瘤样结构。颌骨骨肉瘤以一般型为主，尤其成骨细胞型几乎占全部病例的二分之一。

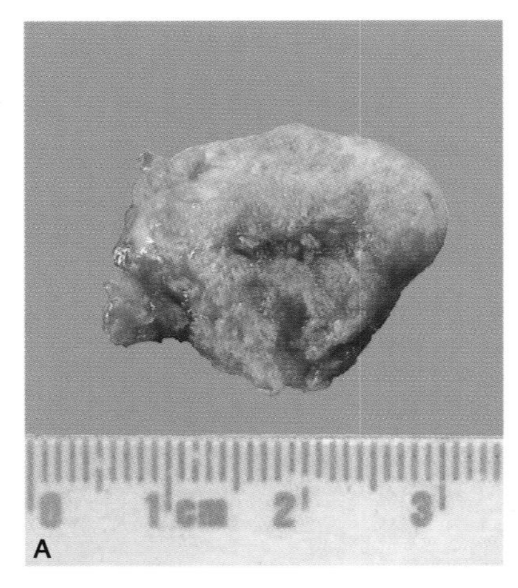

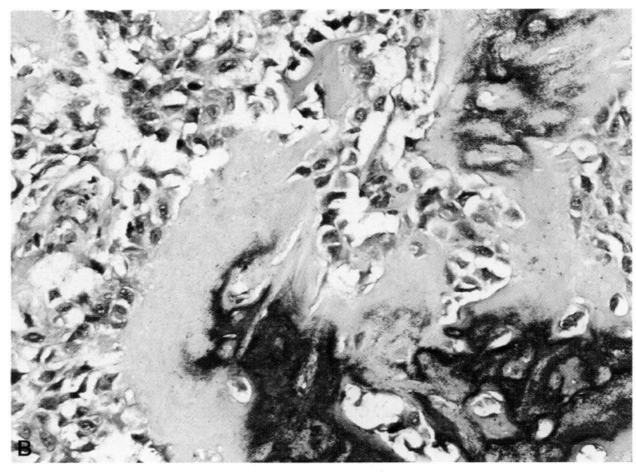

图 10-3-22 骨肉瘤

A. 术后大体标本见骨表面有局灶性破坏。B. 镜下见肿瘤细胞异型性明显，可见肿瘤性骨样基质形成。HE，×400

学习笔记

【问题】特殊类型骨肉瘤有哪些？

思路：组织形态可分为一般型和特殊类型等：一般型包括成骨细胞型、成软骨细胞型、成纤维细胞型，特殊类型包括血管扩张型、小细胞型、骨内低度恶性型（或髓内高分化型）、骨表面骨肉瘤和继发性骨肉瘤等。

（1）血管扩张型（telangiectatic osteosarcoma，WHO ICD code 9183/3）：肿瘤富含腔或窦，内含血液或坏死组织，周边为异型性明显、分裂多、核呈炭块状的丰富的肿瘤细胞构成，细胞间常见花边状骨样组织（图 10-3-23A，B）。

（2）小细胞型（small cell osteosarcoma，WHO ICD code 9185/3）：由成片的小圆或卵圆形嗜酸性染色的肿瘤细胞组成，核大，有的有成束排列倾向，其间有花边样骨样组织（图 10-3-24A，B）。

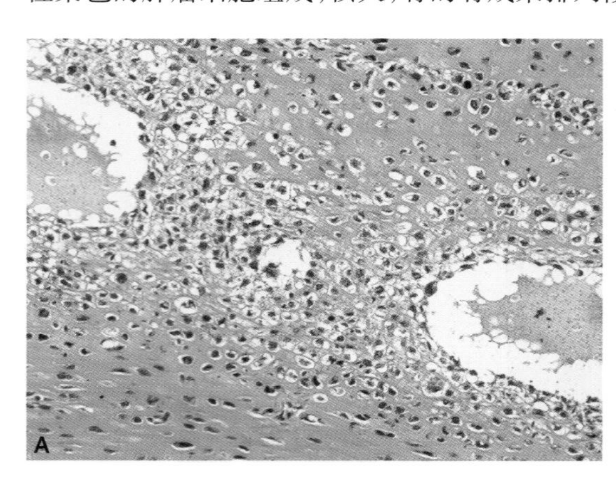

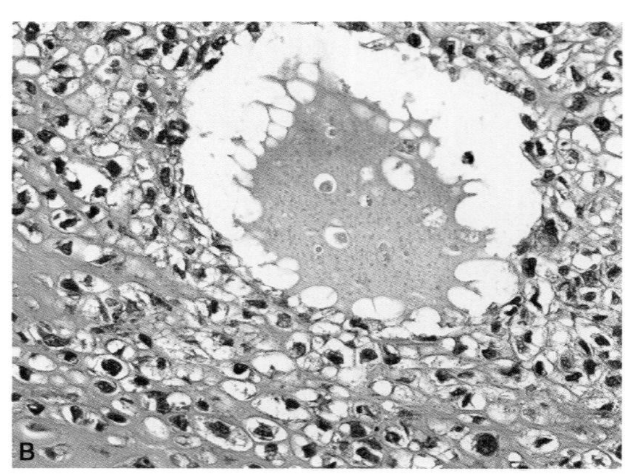

图 10-3-23 血管扩张型骨肉瘤

肿瘤细胞富含血管样腔窦，细胞间常见花边状骨样组织。HE，×200

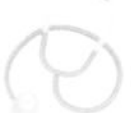

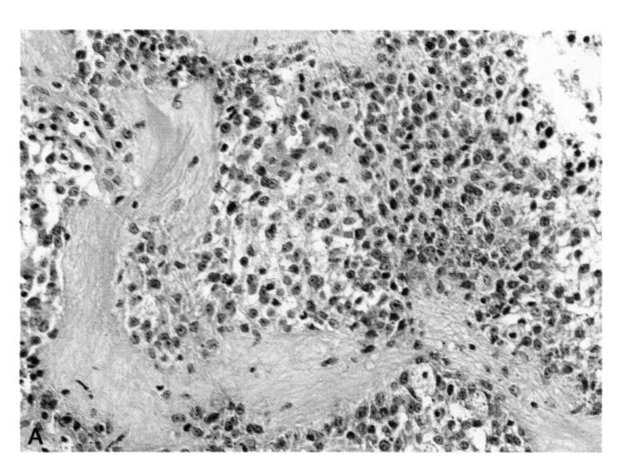

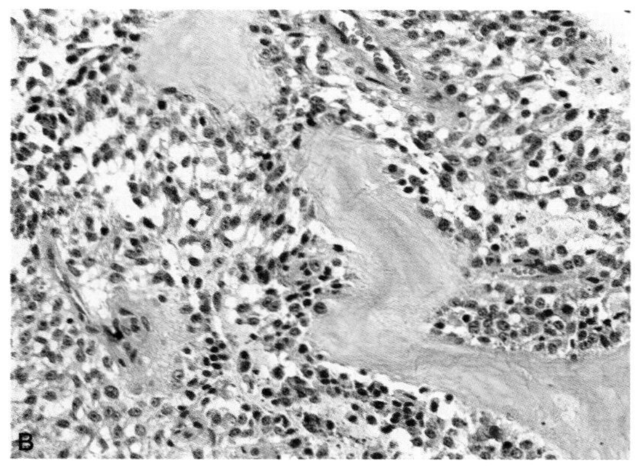

图 10-3-24　小细胞型骨肉瘤
卵圆形嗜酸性染色的肿瘤细胞成片分布。HE，×200

（3）骨内低度恶性型：由纤维样细胞和骨样基质构成，纤维成束交织或玻璃样变，可有不规则钙化。

（4）骨表面骨肉瘤（parosteal osteosarcoma，WHO ICD code 9192/3）：为由骨外膜向外生长形成的骨肉瘤，预后多较髓内型好些，如骨旁骨肉瘤（纤维肉瘤样结构及骨样基质为主）和骨膜骨肉瘤（软骨样骨肉瘤成分为主），但是也有预后较差的去分化骨旁骨肉瘤（低度恶性骨旁骨肉瘤与高度间叶肉瘤共存）和骨表面高度恶性骨肉瘤（由高度恶性的成纤维样肿瘤细胞和成骨细胞组成）。此外少见继发于骨的良性病变者（图 10-3-25A ~ D）。

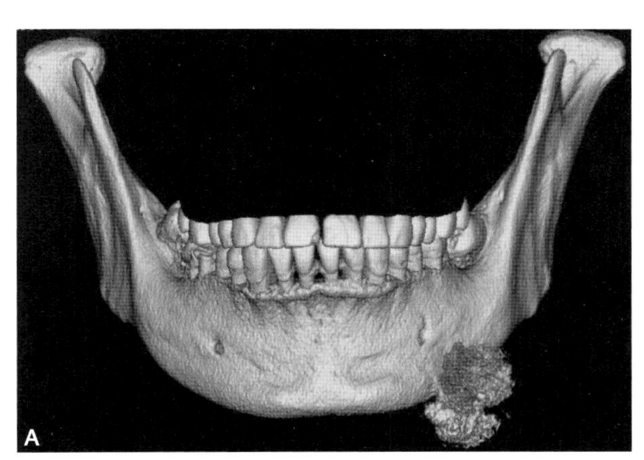

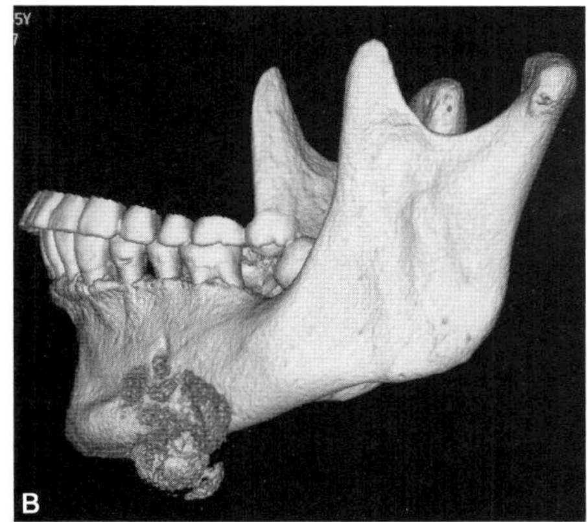

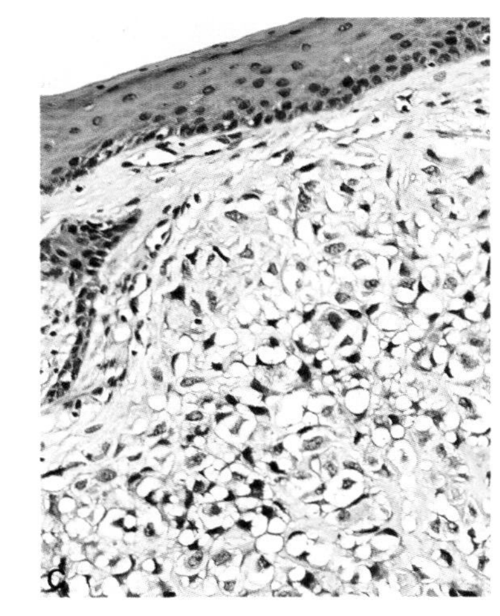

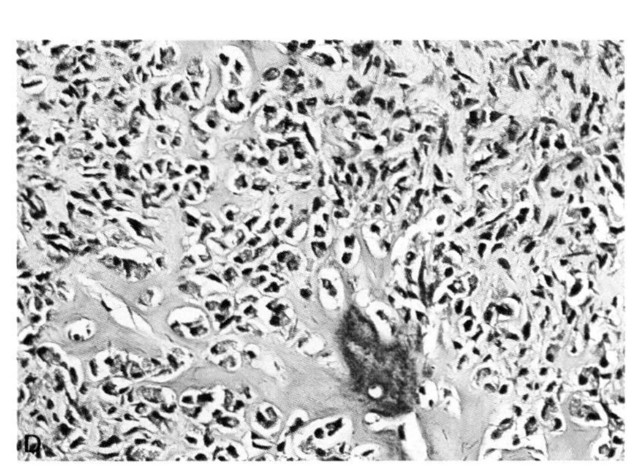

图 10-3-25　骨表面骨肉瘤
A. 三维 CT 显示下颌骨体表面高密度肿物影像。B. 三维 CT 侧位显示下颌骨体突出表面肿物，骨质破坏。C. 上皮下可见多量异形的肿瘤细胞。HE，×400。D. 异形的肿瘤细胞形成结构不良的骨。HE，×200

学习笔记

【病例1】

患者男性,42岁。患者自述3年前病理诊断为骨肉瘤,行“右下颌骨肿物扩大切除术”,术后恢复良好。患者发现右下颌膨隆1天,一天前患者洗脸时发现右下颌面颊部膨隆,无异常感觉。

专科检查:肿物大小约为4cm×4.5cm大小,右下颌面颊部膨隆,皮色正常,可扪及骨性硬肿物,未触及淋巴结肿大。下颌骨CT扫描:下颌骨中线偏右侧见术后骨缺损,右侧下颌角下方见一卵圆形软组织肿块影,其内密度不均匀,散在絮状高密度阴影,其边缘界限不清楚,相邻软组织受压移位(图10-3-26A～D)。

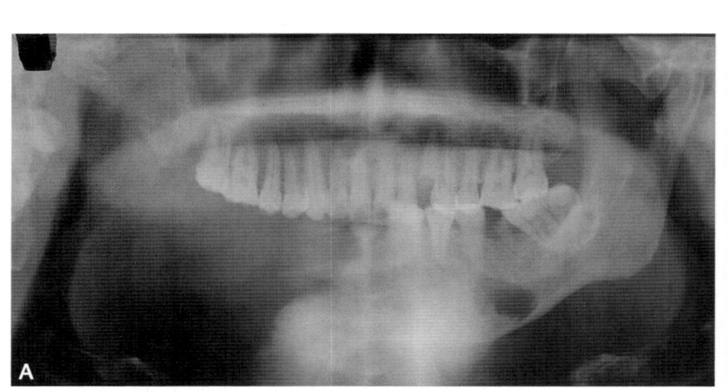

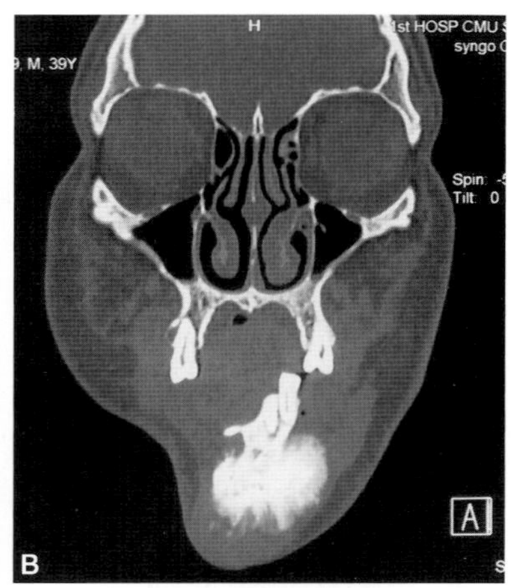

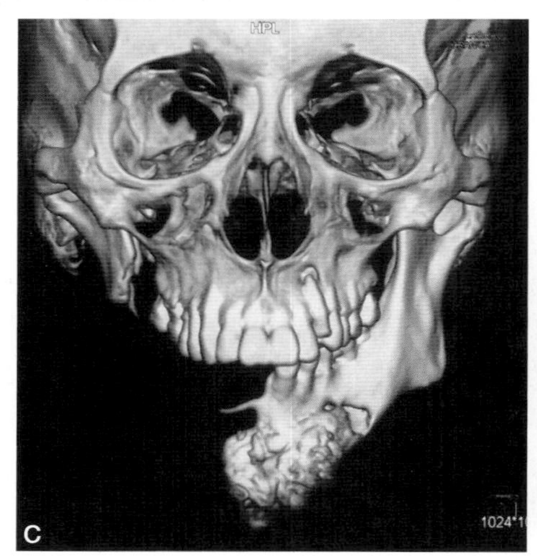

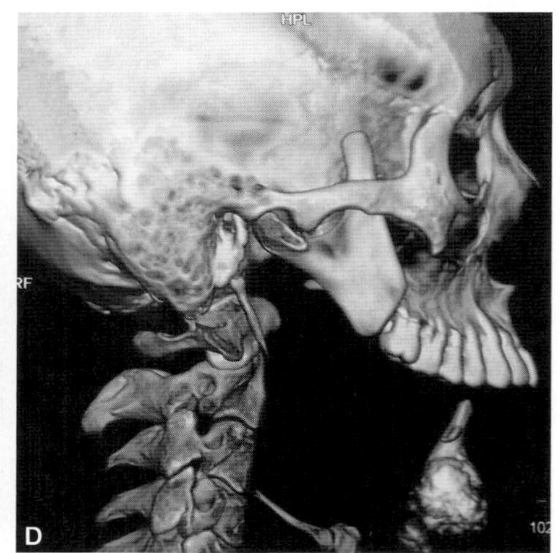

图10-3-26 病例1 骨肉瘤影像学

A. 曲面平展示左侧下颌骨体椭圆形高密度占位性病变,下颌骨骨质破坏。右侧下颌骨术后改变。B. 下颌骨中线偏右侧见术后骨缺损,右侧下颌角下方见一卵圆形软组织肿块影。C,D. 三维重建示右侧下颌骨体部缺如,周围软组织部分缺如,左侧下颌骨体部膨隆,边缘毛糙可见骨针,其前方可见混杂低密度影

临床诊断:左上颌骨恶性肿瘤。

手术在全身麻醉下行右下颌骨肿物扩大切除术,髂骨切取移植术。

肉眼观察:送检物为切除颌骨及其病变,肿瘤位于颌骨,约5cm×6cm,质中等。

光镜观察:肿瘤既有成骨区和也有成软骨区域,肿瘤细胞间变明显,以小圆或纺锤状细胞为主,核分裂多见;成骨区域有骨样基质的沉积,为致密、红染、无规则形的细胞间物质,呈弯曲线状,有小节状分支和不完整的小窝,其中有不规则钙化;肿瘤还伴有广泛的软骨形成,细胞间基

质蓝染，细胞有明显异型性，有大小不规则的陷窝（图 10-3-27A，B）。

病理诊断：（纤维组织细胞型）骨肉瘤。

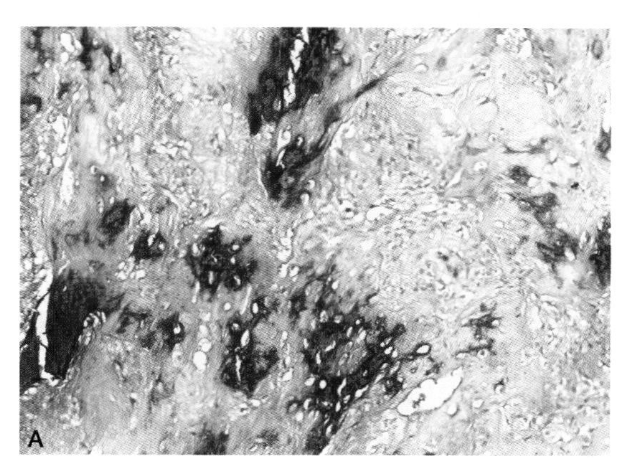

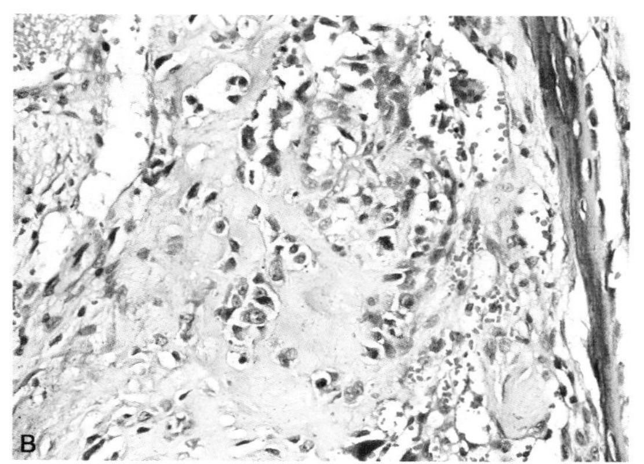

图 10-3-27　病例 1　骨肉瘤

A. 肿瘤有生成恶性软骨及骨构成。HE，×100。B. 异型的肿瘤细胞形成了富于细胞的、结构不良的骨。HE，×200

【病例 2】

患者女性，52 岁。左上颌骨无痛肿物 1 个月余。

1 个月前，左上颌骨肿物"核桃"大小，无痛。现为"蛋黄"大小仍无痛。上颌骨 CT 平扫：左侧上颌窦内可见软组织密度影，其内见索条状及斑块状高密度影，向下延伸至左侧牙槽突，致该处骨质破坏，范围约为 1.4cm×1.5cm。左侧上颌窦内及牙槽突考虑曲霉菌感染（图 10-3-28A，B）。

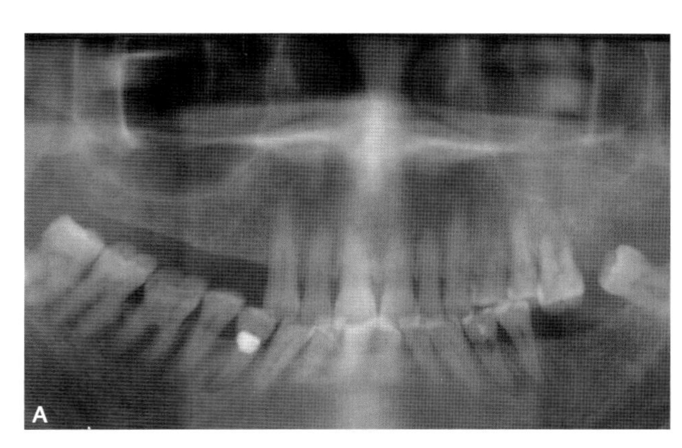

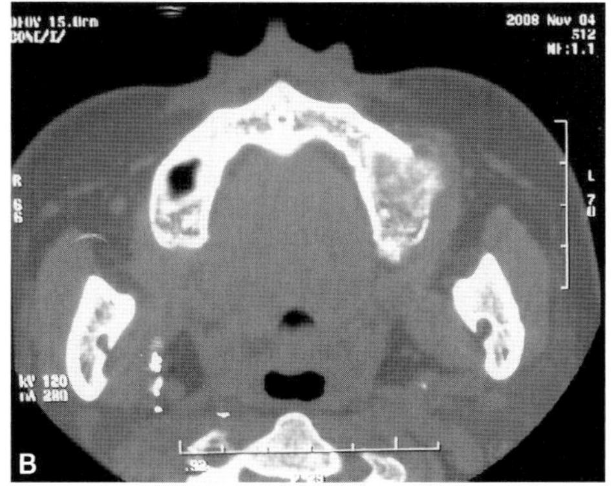

图 10-3-28　病例 2　骨肉瘤影像学

A. 曲面平展显示肿瘤内骨小梁结构呈"日光照射样"。B. CT 显示左侧上颌骨骨质破坏并可见轻微骨膜反应

手术在全身麻醉下行左上颌骨次全切除术。

肉眼观察：送检物 2cm×1.8cm×1cm，表面带包膜，有一面未见包膜，质脆（图 10-3-29A）。

光镜观察：送检物表面有纤维结缔组织被覆，基底部缺乏包膜，可见编织状骨小梁，小梁周边可见骨母细胞，部分区域可见较多扩张的血管，部分区域有纤维增生，黏液变性，并见核异型（图 10-3-29B）。

病理诊断：骨肉瘤。

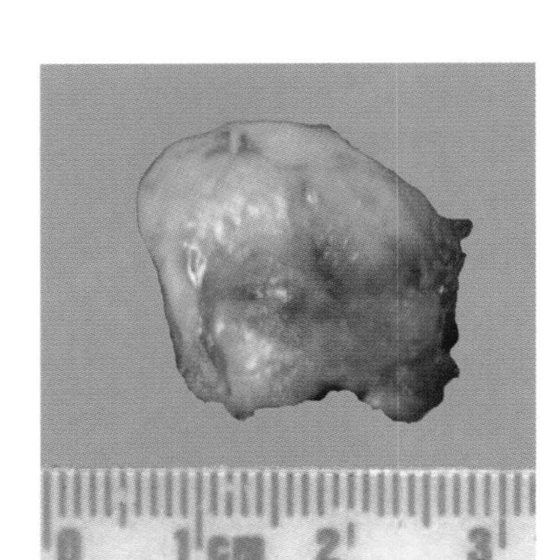

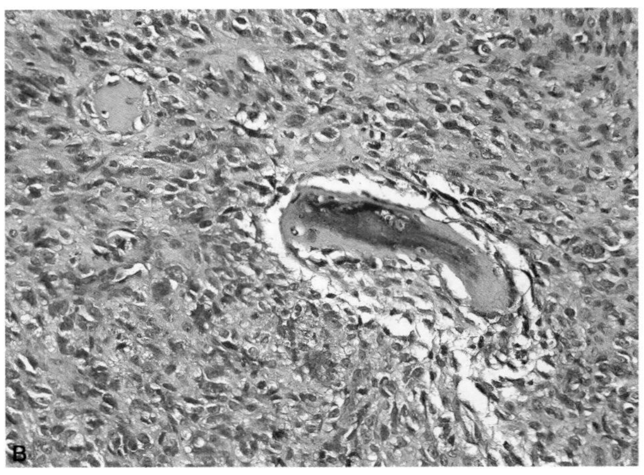

图 10-3-29 病例 2 骨肉瘤

A. 肉眼观察鱼肉样肿物,剖面质实。B. 肿瘤由成骨和成软骨两种成分构成成骨区域细胞丰富间变明显,核分裂多见,有红染的骨样基质的沉积。HE,×100

【病例讨论】

1. 骨肉瘤的预后 骨肉瘤是高度恶性肿瘤,一般生长迅速,预后较差。局部扩展一方面侵犯骨髓腔及骨皮质,并破坏骨膜及周围软组织;另一方面向骨骺蔓延,甚至扩展到关节软骨。极少数病例可越过关节软骨,侵入关节囊,造成关节活动障碍。近年还发现,约见于 1/4 的病例骨肉瘤在骨内可呈跳跃性转移,即在与原发瘤同一骨内的另一处形成孤立性转移结节,甚至还可以转移到相邻的骨内,形成孤立结节,不易被 X 线检查发现,因而预后更差。或偶有多中心性骨肉瘤,其预后非常差。远处转移多经血道到肺,不少病例在发现原发瘤的同时,即已有肺转移。极少数病例可转移到局部淋巴结。

2. 皮质旁骨肉瘤的临床特征 皮质旁骨肉瘤是骨肉瘤的一种特殊亚型。

(1) 发病年龄比一般骨肉瘤大 5 ~ 10 岁。

(2) 发生于骨膜或骨旁的成骨性纤维组织,其主要部分位于骨的表面。

(3) 瘤体一般较大,边界较清晰,可呈分叶状。早期对骨质侵犯较少,故易于剥离;晚期可破坏骨皮质而侵犯骨髓腔。

(4) 远处转移少见。而颌骨骨肉瘤相对转移率低,生存率高,生物学行为比长骨者为好。大多生长缓慢,恶性程度较低,预后远较一般骨肉瘤好。

(三) 尤因肉瘤

尤因肉瘤(Ewing sarcoma,EWS,WHO ICD code 9260/3;9264/3)亦称原始神经外胚层肿瘤(primitive neuroectodermal tumour,PNET)是有原始神经外胚叶分化特点的小圆细胞肿瘤,是一组有不同程度神经上皮分化、具有相同超微结构改变和免疫、遗传学表型的骨内圆细胞恶性肿瘤。

【临床要点】

1. 发病年龄多见于青少年,以男性略多见。

2. 全身骨骼均可发病,下颌骨为好发部位。

3. 常见的症状为疼痛,多数患者可有间歇性疼痛或持续性疼痛,可引起唇麻木。

4. 贫血、白细胞增多及血沉加快;血清乳酸脱氢酶活性和碱性磷酸酶可增高;肿瘤糖原染色阳性。

5. X 光检查多见骨皮质增厚,髓腔增宽,骨膜反应性呈洋葱皮样。CT 显示为骨质广泛破坏。MRI 可见瘤体处广泛性骨质破坏,呈软组织肿块影。

【病理学特征】

肉眼观察:肿瘤呈结节状,质地柔软,无包膜。切面呈灰白色,部分区域因出血或坏死而呈暗红色或棕色。肿瘤坏死可形成假囊肿,内充满液化的坏死物质。

光镜观察:肿瘤由小而一致的实性成片的细胞组成,其间由纤维性条索分隔。瘤细胞呈圆形或多角形,形态一致,胞浆少、染色淡,胞膜不清楚,细胞核圆形或椭圆形,大小一致,染色质颗粒细且分布均匀,分裂象多见(图 10-3-30)。肿瘤细胞丰富,往往排列成巢状,有的形成器官样,双层细胞条索间由细丝、血管间质分隔开,即“金银丝工艺品状”或偶见假菊形团结构。瘤组织常有大片坏死。肿瘤周边可有反应性新骨形成。但是有学者主张,组织学上呈明显分叶状,并有明显菊形团结构时应该诊断为 PNET。

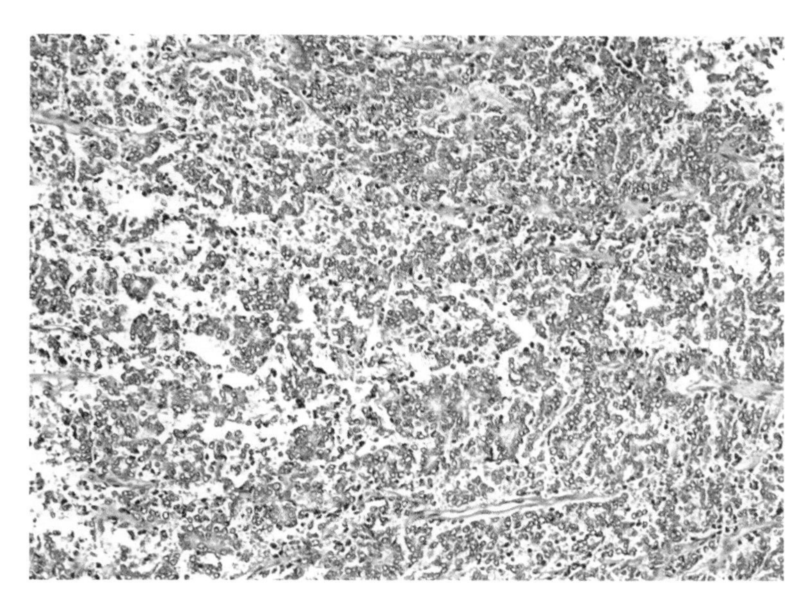

图 10-3-30 尤因肉瘤

镜下肿瘤细胞较小、圆形,体积形态较为一致,细胞界限不清,排列紧密。HE,×100

【鉴别诊断】

1. 急性化脓性骨髓炎 本病发病急,多伴有高热,化脓时常伴有剧烈跳痛,无夜间加重症状,多有死骨出现;穿刺可有血性液体或脓液形成,细菌培养阳性。另外,骨髓炎对抗感染治疗明显,而尤因肉瘤对放疗极敏感。

2. 骨原发性网织细胞肉瘤 多发生于青壮年,病程长,X 线表现为不规则的溶骨性破坏,有时呈溶冰状,无骨膜反应。病理见胞核往往具有多形性,网织纤维丰富。

3. 神经母细胞瘤骨转移 多见于幼儿,多来源于腹膜后,常无明显原发病症状,转移处有肿胀疼痛,尿液检查儿茶酚胺升高。组织学上成神经细胞瘤可见真性菊花样结构,电镜下瘤细胞内有分泌颗粒,可做鉴别。

4. 神经内分泌肿瘤 瘤细胞由较一致的小到中等大小的癌细胞所组成,胞浆界限不清,核圆而规则,排列成片、索、簇、腺样或菊形团样。分化差者,癌细胞较小,胞浆少,核常带棱角,深染,有分裂象(图 10-3-31A ~ D)。神经内分泌癌应与低分化腺癌鉴别。

学习笔记

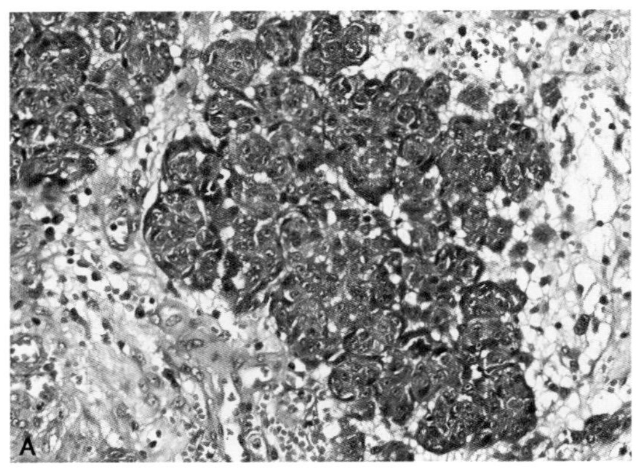

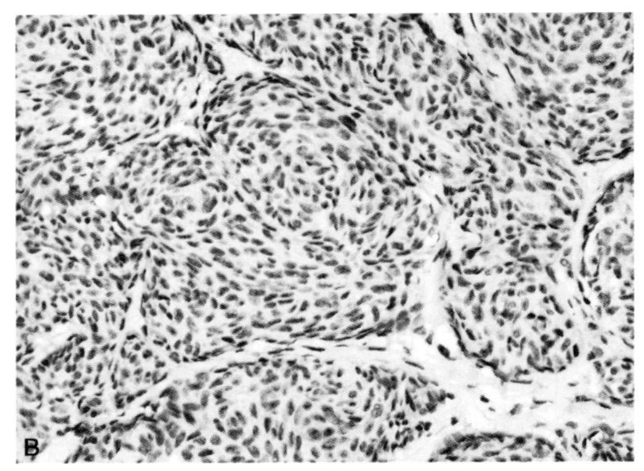

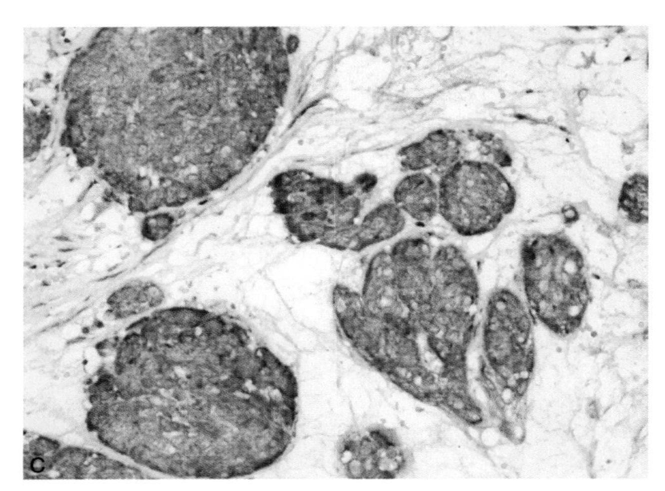

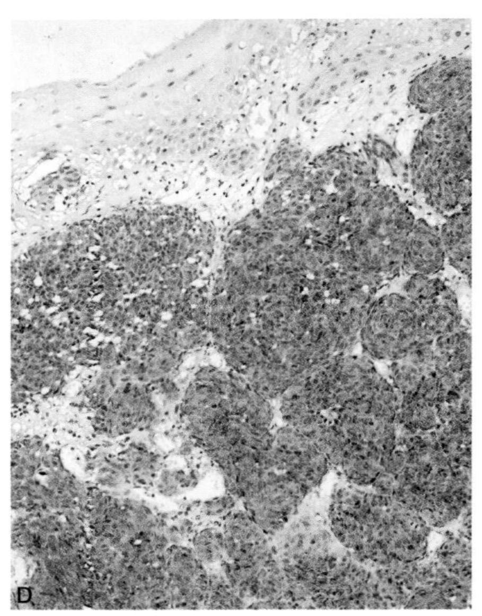

图 10-3-31　颌骨神经内分泌肿瘤

A. 瘤细胞由较一致的小细胞组成，胞浆界限不清，呈片状、簇状分布。HE，×200。B. 神经丝蛋白NF在肿瘤细胞核中表达阳性。SP，×200。C. 神经特异性烯醇化酶NSE在肿瘤细胞浆表达阳性。SP，×200。D. S-100蛋白在肿瘤细胞胞核和胞浆表达阳性。SP，×200

5. 骨肉瘤　伴轻微发热，常有明显的夜间痛，肿瘤多偏于骨的一旁，内有骨化影，常见Codman三角及放射状骨针改变。病理上瘤细胞不呈假菊花样排列。

【问题1】尤因肉瘤/原始神经外胚层肿瘤的发病因素有哪些？

思路：尤因肉瘤/原始神经外胚层肿瘤是一种独特的原发性骨恶性肿瘤，过去认为PNET在某些方面与EWS相似，但又有不同。近年免疫组织化学研究发现，PNET与EWS均表达CD99、NSE，85%～90%的肿瘤存在第11对染色体和第22对染色体的相互易位t(11;22)(q24;q12)，只是EWS缺乏神经上皮样分化，不同于发生于软组织中的PNET的组织学表现。此病我国并不多见。

【问题2】尤因肉瘤/原始神经外胚层肿瘤的生物学行为是什么？

思路：肿瘤发展很快，早期即可发生广泛血行转移，常转移至肺、肝、其他骨等，很少通过淋巴道转移。肿瘤的部位、大小和组织学分化等都是影响预后的重要因素。原发位于肢体者较位于骨盆、骶骨等躯干位预后好，肿瘤小的、组织学分化好的，预后相对好。有报告认为PNET预后比EWS更差，初诊时40%的病例就已经具有转移。

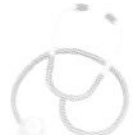

【病例】

患者男性，22 岁。右颞下颌关节肿物发现半年。

半年前发现耳前包块，约花生米粒大小，无疼痛等自觉症状，近 2 个月，自觉包块增大，局部肿胀。

CT 检查：发现右侧髁突吸收破坏，局部软组织有肿块影（图 10-3-32A ~ C）。

临床诊断：下颌骨横纹肌肉瘤。

手术在全身麻醉下行右髁突肿物扩大切除，下颌骨部分切除，髂骨游离移植术。

肉眼观察：送检物为下颌骨一段，唇舌侧膨隆，肿物约 7cm×5cm×4cm 大小，剖面肿物灰白色，鱼肉状，无包膜，累及软组织。

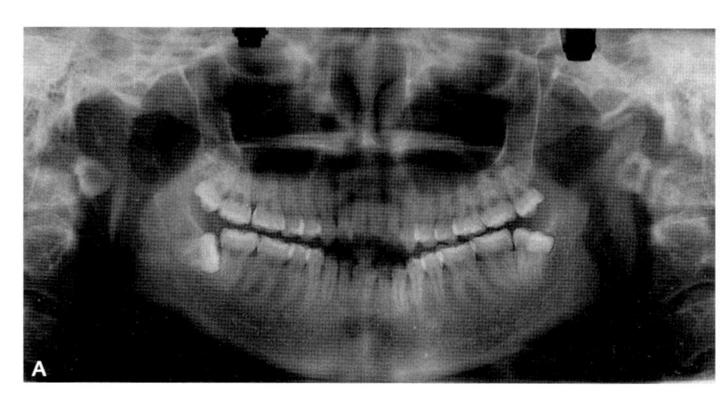

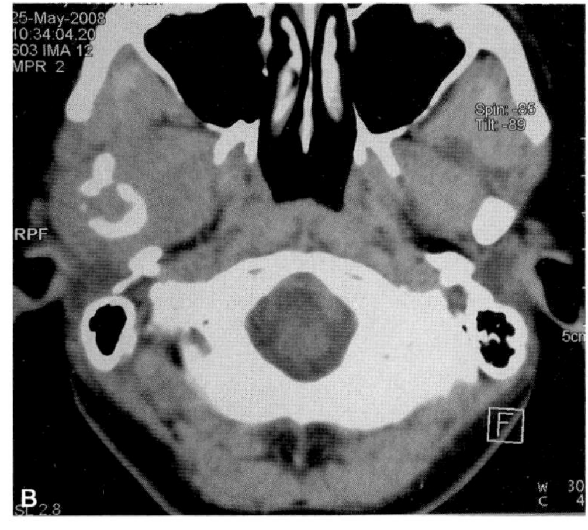

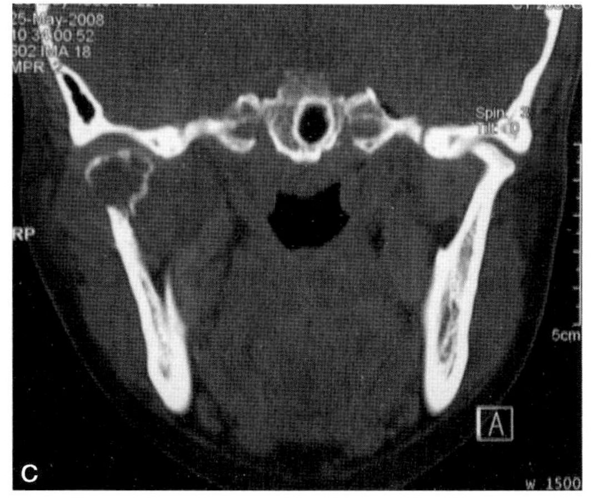

图 10-3-32 病例 Ewing 肉瘤影像学

A. 曲面平展示右侧髁突囊性病变，骨质破坏吸收。B，C. CT 三维图像见右侧髁突松质骨明显破坏吸收

光镜观察：低倍镜下见肿瘤破坏骨组织，侵犯软组织，肿瘤由大小一致的、密集排列的小细胞构成，分叶状，偶尔弥漫排列。肿瘤细胞胞浆少，核深染，圆形或椭圆形，核仁不明显，染色质分布均匀，核分裂多见，未见典型的菊形团或玫瑰花环结构（图 10-3-33A，B）。免疫组织化学染色：CD99（+）、NSE（+）、Vimentin（+）、S-100 蛋白（-）、LCA（-）、CD20（-）、CD45RO（-）、Des（-）、MyoD1（-）、CgA（-）（图 10-3-33C ~ G）。

病理诊断：Ewing 肉瘤/原始神经外胚瘤。

学习笔记

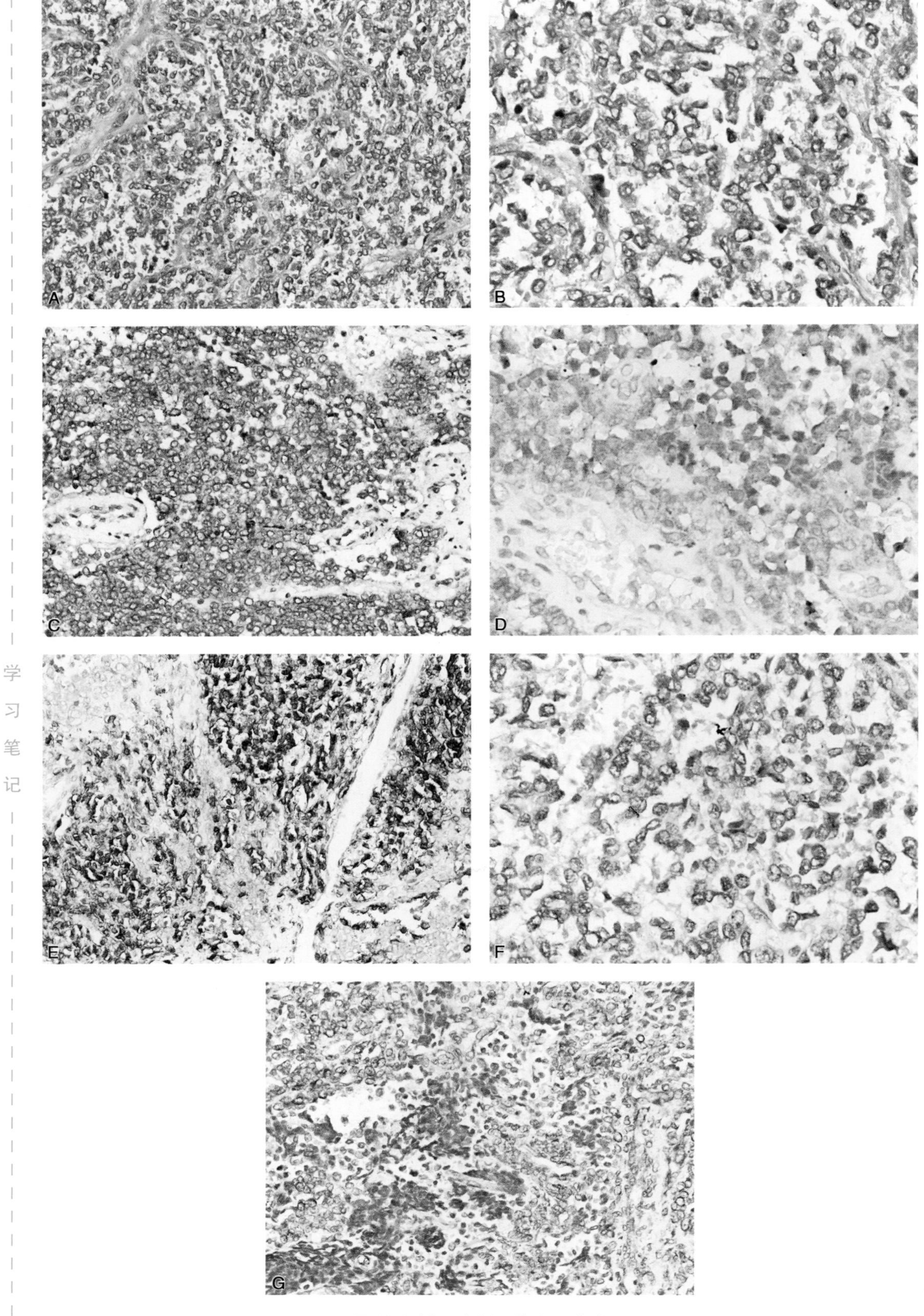

图 10-3-33 病例 Ewing 肉瘤

A. 肿瘤由小细胞构成,分叶状。HE,×200。B. 肿瘤细胞核为圆形或椭圆形,核仁不明显,染色质分布均匀,可见核分裂,胞浆少,HE,×400。C. 肿瘤细胞 CD99 表达阳性。SP,×200。D. 肿瘤细胞 NSE 表达阳性。SP,×400。E. 肿瘤细胞 CD45 表达阳性。SP,×200。F. 肿瘤细胞 NF 表达阳性。SP,×400。G. 肿瘤细胞 VIM 表达阳性。SP,×200

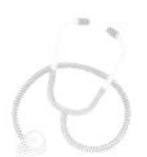

【病例讨论】

1. EWS/PNET 瘤的诊断要点

（1）发生于颌骨的 EWS/PNET 瘤平均年龄较小，临床表现为疼痛、发热和白细胞升高，酷似骨髓炎。

（2）X 线表现为病变区溶骨性破坏，皮质增厚，髓腔扩张，缺乏"洋葱皮"样骨膜反应，仅凭此很难与其他骨肿瘤区别。

（3）EWS/PNET 瘤的形态学特征主要通过细胞学检查加以确认。

（4）CD99 是 Ewing 肉瘤/PNET 的较特异性指标，但因其还可在淋巴母细胞性淋巴瘤、滑膜肉瘤、间叶性软骨肉瘤、未分化横纹肌肉瘤中有表达，故 CD99 应用时需鉴别。FLI-1（C-19）等被认为对 Ewing 肉瘤/PNET 的诊断有价值，其特异性高于 CD99。

（5）95% 有相同的特异性染色体异位［t(11;22)；(q24,q12)］。免疫组织化学染色和分子遗传学检测是非常有用的方法，有时甚至是鉴别诊断的关键证据。

2. EWS/PNET 瘤的预后　EWS/PNET 瘤通过外科切除、大剂量放疗、多种药物化疗的综合疗法，85% 的患者可得到局部控制，五年生存率可达 75%。EWS/PNET 瘤主要转移到肺和胸膜、颅骨和中枢神经系统，偶可转移到局部淋巴结。组织形态表现为掐丝样结构、具有神经分化、P53 过表达、c-myc 基因扩增、INK4A 基因的缺失等往往提示预后不良。

（四）颌骨浆细胞性肿瘤

骨的浆细胞肿瘤包括浆细胞骨髓瘤（PCM）及骨的孤立性浆细胞瘤（solitary plasmacytoma of bone，SPB，ICD-O 编码 9731/1）。WHO 新版分类中将原先浆细胞骨髓瘤中的孤立性浆细胞瘤单独列出，作为一种新的病种出现；而它们在新旧版里都有各自独立的诊断标准。相比于浆细胞骨髓瘤（PCM），其定义为单中心发病、伴局部骨质破坏而无系统性累及的病变，两者均为骨髓源性浆细胞的克隆性肿瘤性增生形成的肿瘤。

【临床要点】

1. 好发于男性，男女比例为 1.5∶1。好发于成年人或老年人，通常在 40～50 岁以后发病，少见于 30 岁以前，不见青春期以前。

2. 浆细胞瘤是起源于骨髓的全身性肿瘤，迟早要累及全身的大多数骨骼，特别是于成人期有红骨髓的部位。而 SPB 发病年龄小于 PCM，中位发病年龄为 55 岁，男女发病比为 2∶1。SPB 最常发生于脊柱，是脊柱最常见的原发肿瘤，约占其 30%；其次好发于肋骨、颅骨、骨盆和股骨。

3. 颌骨浆细胞瘤主要见于下颌磨牙区骨体、下颌角、下颌升支等部位。局部表现为疼痛、麻木、肿胀、牙松动、病理性骨折等症状。患者常有鼻、牙龈出血。

4. X 线表现为境界清楚的圆形穿凿样透射影，也可由弥漫性骨破坏。

【病理学特征】

肿瘤组织由密集的细胞簇组成，几乎没有细胞间基质（大部分为薄壁血管）。肿瘤细胞大多数情况下可以辨认浆细胞特征，至少部分肿瘤细胞可以辨认为是浆细胞。这些细胞的胞浆丰富，色深染，嗜碱性，界线清晰。细胞核为圆形，偏心性，有清晰的核周晕（非常发达的高尔基复合体）。染色质呈块状，明显朝向核膜（车轮状或豹皮样核）（图 10-3-34）。有时在电镜下于胞浆内或胞浆外可见到方形或三角形的结晶。在这些或多或少的典型浆细胞周围有些体积大的细胞，可有双核，可见核分裂象。具有上述特征的肿瘤为分化良好的浆细胞瘤。在一些病例中，肿瘤的细胞有高度的异型性，非常不典型。以大细胞或巨大细胞为主，胞浆深染，可有大量的空泡，细胞核有明显的多形性，伴染色过度，核仁大，可见病理分裂象，可见含有数个核或异形核的巨细胞。这些不典型的细胞散在于分化好、能够被辨认为浆细胞的细胞。

学习笔记

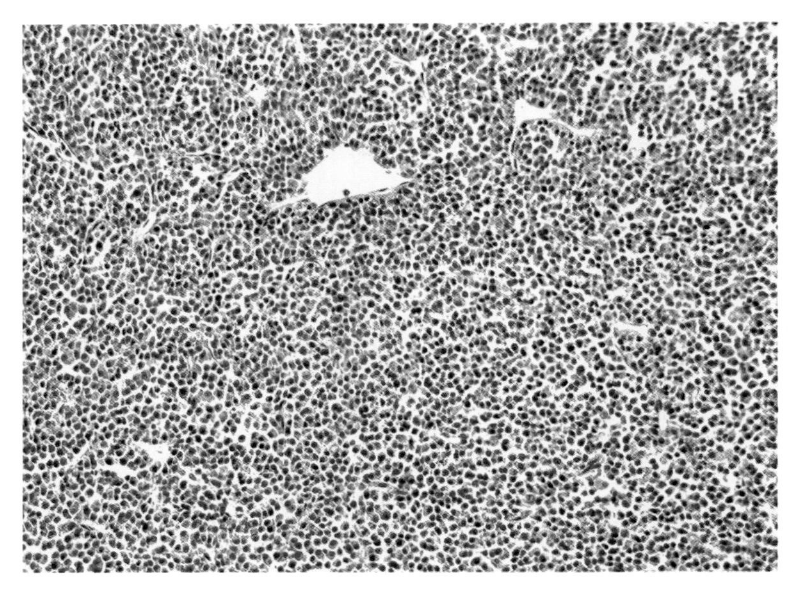

图 10-3-34 · 颌骨浆细胞瘤
低倍镜下浆细胞成片分布。HE,×100

【鉴别诊断】

1. 炎症如化脓性或慢性骨髓炎所致的浆细胞反应性增生　细胞的单一性、Dutcher 小体及轻链的限制性支持浆细胞瘤的诊断。

2. 小 B 细胞淋巴瘤及粒细胞肉瘤　小 B 细胞淋巴瘤有 MALT、小淋巴细胞性、套细胞性,可以观察有无淋巴上皮病和淋巴滤泡形成,CD20、CD5 及 CD10 是否阴性,CD138 及 CD38 是否阳性加以鉴别。此外,可利用 MPO 和溶菌酶与粒细胞肉瘤加以鉴别。

3. 弥漫性大 B 细胞性淋巴瘤(diffuse large B-cell lymphoma,DLBL)　低分化的浆细胞瘤和 DLBL 在形态学上难以区分。免疫组织化学有助于鉴别,多数 DLBL 表达 B 细胞标记 CD19、CD20,不表达 CD38;DLBL 浆母细胞型及免疫母细胞型可丢失一种或多种 B 细胞标记,呈 CD20 阴性,并可表达浆细胞相关标记 CD38、CD138,但常呈 LCA、EMA、IgM 阳性,可与低分化浆细胞瘤相鉴别。

【问题 1】浆细胞骨髓瘤(PCM)和骨的孤立性浆细胞瘤(SPB)的主要鉴别要点。

思路: 两者均为骨髓源性浆细胞的克隆性肿瘤性增生形成的肿瘤,在病程上存在交叉,因此要严格执行诊断标准。SPB 的诊断标准:①血清和(或)尿中无或仅有少量 M 蛋白;②仅有单发骨质破坏;③无其他骨髓受累;④骨骼检查正常;⑤除骨的孤立性病变无其他终末器官受损。

【问题 2】浆细胞骨髓瘤的诊断要点。

思路: 须具备以下 3 个临床特征:

(1) 血或尿 M 蛋白(无血尿 M 蛋白量的限制,大多数患者 IgG>30g/L 或 IgA>20g/L 或 24 小时尿轻链蛋白定量>1g,但一些有症状的 MM 患者低于此水平);

(2) 骨髓单克隆浆细胞或者浆细胞瘤(单克隆浆细胞通常>0.10,但未设定最低阈值,因为约 5% 有症状的 MM 患者骨髓浆细胞<0.10,但诊断不分泌型骨髓瘤时需要浆细胞≥0.10,单克隆浆细胞需要行免疫组织化学等证实 κ 或 λ 轻链限制性表达);

(3) 出现骨髓瘤 ROTI(高钙血症、肾功能不全、贫血、溶骨损害)。

有症状的 PCM 最重要的是确定终末器官的损害,包括贫血、高钙血症、肾损害、骨骼症状、反复感染等。无症状(焖燃型)骨髓瘤:①血清 M 蛋白水平达到骨髓瘤水平(≥30g/L);②和(或)骨髓中单克隆浆细胞≥0.10;③无骨髓瘤 ROTI 或骨髓相关症状。

【病例 1】

患者女性,57 岁。以“右下颌骨膨隆 8 个月”收入院。

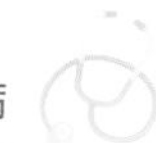

患者8个月前发现右下颌骨区膨隆，伴咀嚼不适，经中医针灸治疗无效。术前实验室检查均未见异常(图10-3-35A～F)。

临床诊断：右下颌骨肿物。

手术在全身麻醉下行右下颌骨肿物部分切除术，左腓骨肌皮瓣游离移植修复术。

肉眼观察：送检物为4.4cm×5.0cm×1.5cm，切除的部分下颌骨及软组织，有骨质破坏，结构不清，质不硬，暗红色(图10-3-36A)。

光镜观察：瘤细胞成浆细胞样，弥漫分布，局部浸润于横纹肌纤维间(图10-3-36B～F)。

病理诊断：浆细胞瘤。

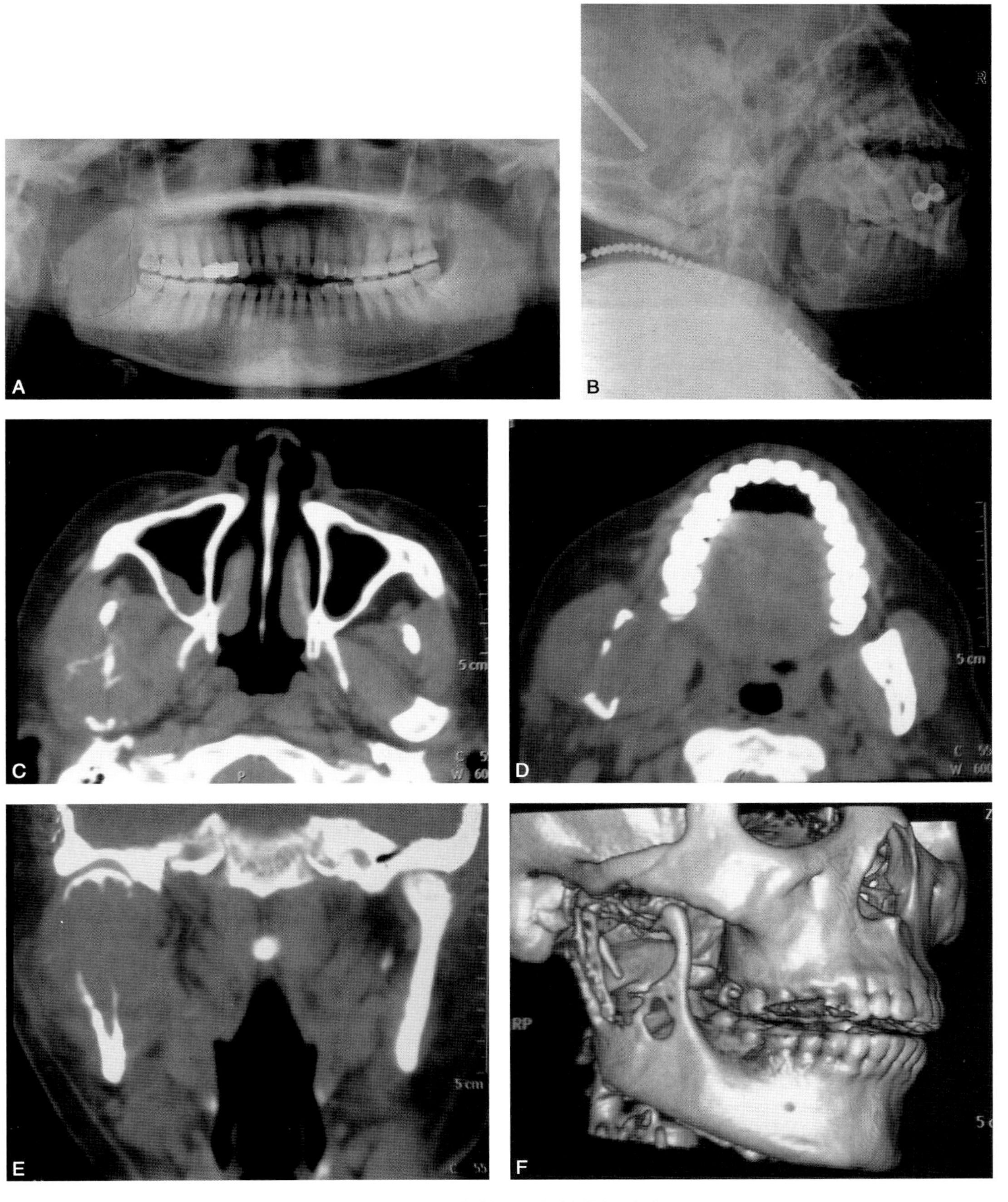

图10-3-35　病例1　颌骨浆细胞瘤

A. 曲面平展示右侧下颌升支巨大囊性肿物。B. 下颌骨侧位，表现同A。C，D. CT轴位示右侧下颌角至髁突处的囊性肿物伴骨质破坏。E. 冠扫表现同C，D。F. 3D重建见下颌升支广泛骨质破坏

学习笔记

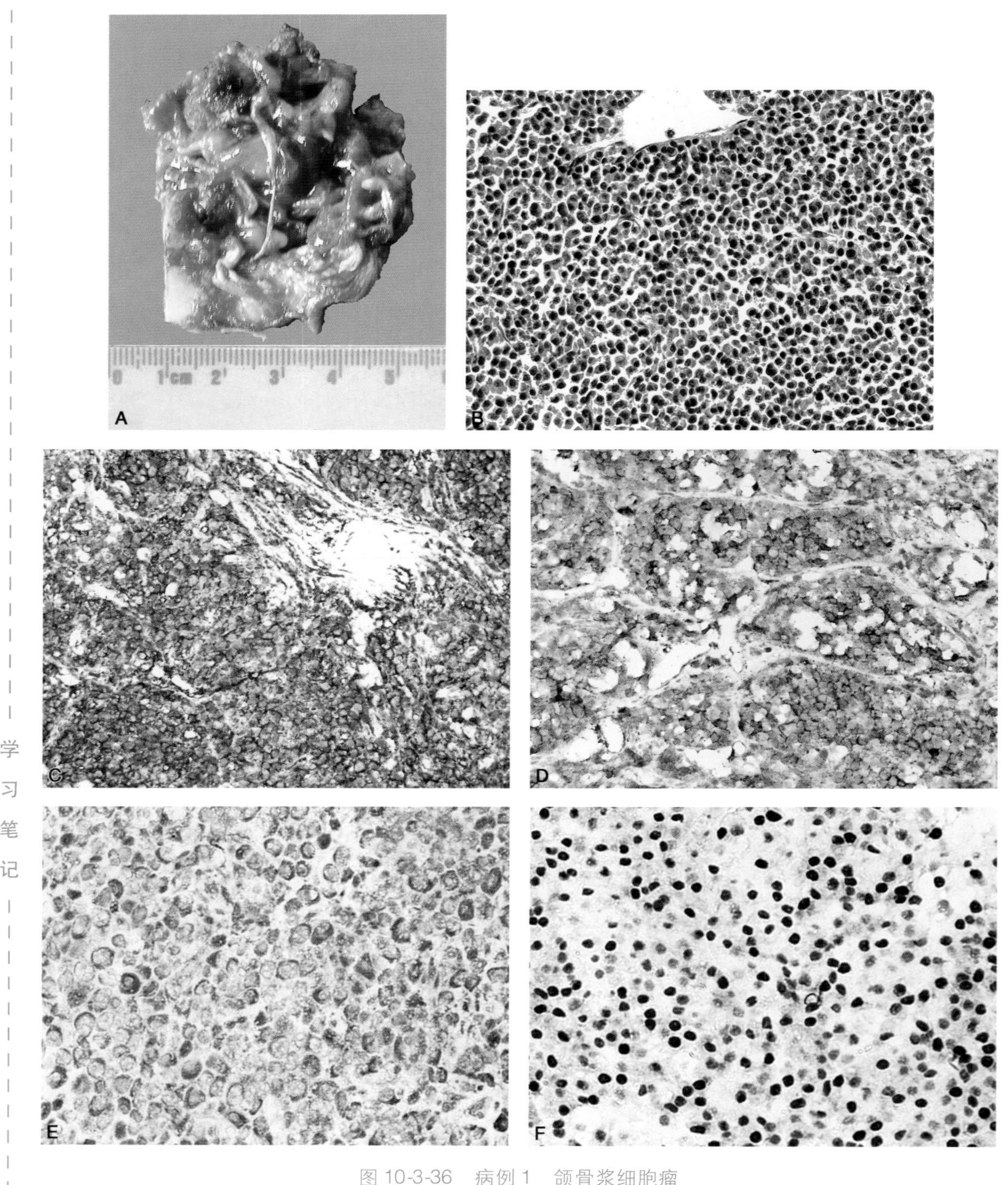

图 10-3-36 病例 1 颌骨浆细胞瘤

A. 肉眼所见。B. 浆细胞成片分布。HE，×400。C. 肿瘤细胞 CD38 表达阳性。SP，×200。D. 肿瘤细胞 CD138 表达阳性。SP，×200。E. 肿瘤细胞 kappa 表达阳性。SP，×200。F. 肿瘤细胞 MUM-1 表达阳性。SP，×200

学习笔记

【病例 1 讨论】

1. 颌骨浆细胞瘤的预后 浆细胞瘤通常采取化疗，肿瘤部位的照射剂量一般至少 4000cGy。不幸的是，对浆细胞的长期随访发现，大多数患者发展为多发性骨髓瘤。大约 50% 的患者在 2～3 年内出现弥散性病灶，但其中 1/3 的患者在 10 年内不会出现多发性骨髓瘤的症状。

2. 髓外浆细胞瘤 髓外浆细胞瘤是指骨外软组织发生的浆细胞瘤。患者多在 50 岁以上，男性多于女性，好发于上呼吸道及口腔，如牙龈、腭、口底和舌等处。临床表现为暗红、肿胀的软组织肿块。髓外浆细胞瘤对放疗敏感，预后较骨孤立性浆细胞瘤好(图 10-3-37A～E)。

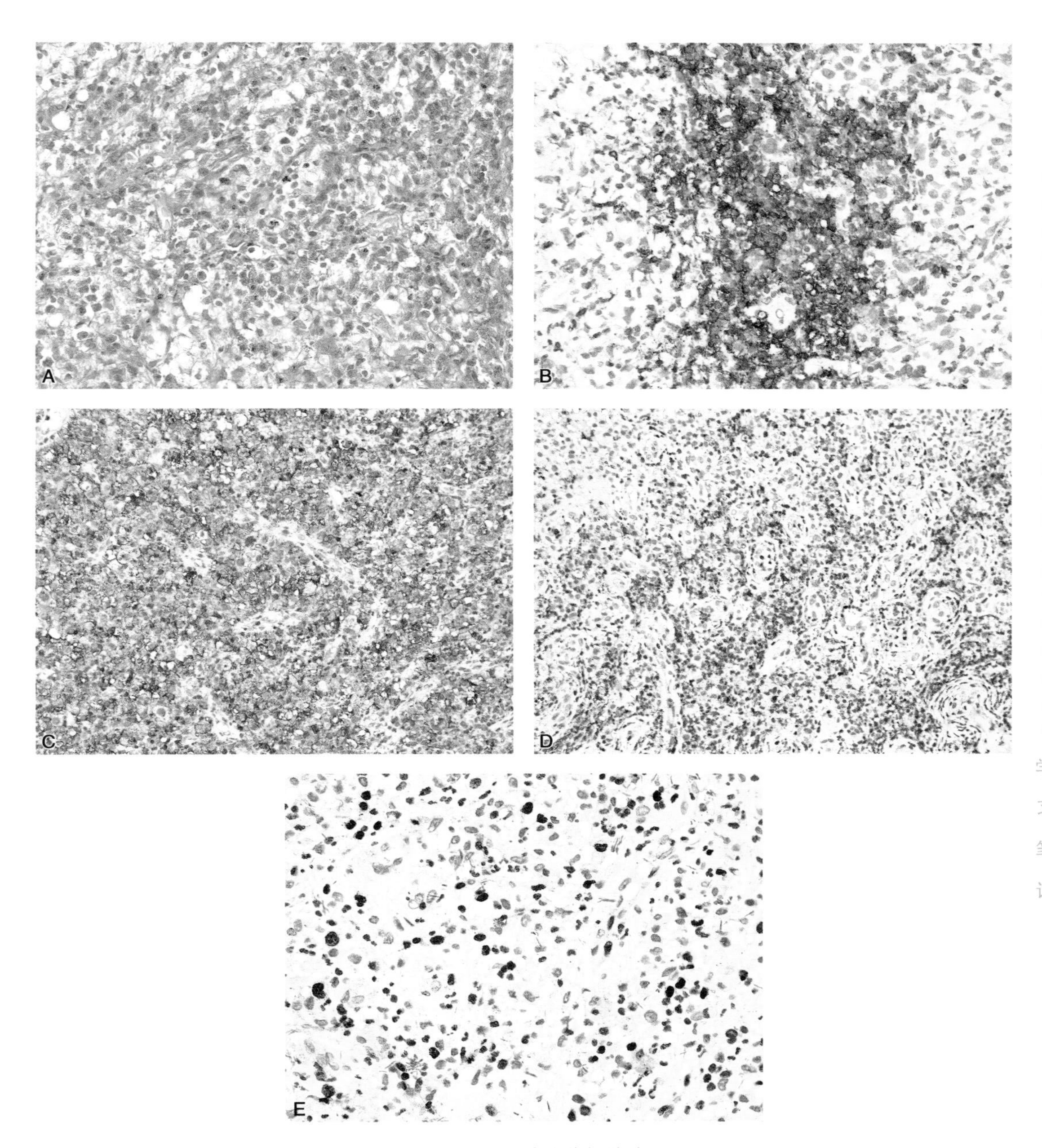

图 10-3-37　髓外浆细胞瘤

A. 肿瘤性浆细胞均匀成片分布,可见淀粉样物质和免疫球蛋白沉积。HE,×200。B. CD20 在肿瘤细胞细胞膜阳性表达。SP,×200。C. CD43 在肿瘤细胞细胞膜阳性表达。SP,×200。D. MPO 在肿瘤细胞细胞膜阳性表达。SP,×200。E. Ki-67 在肿瘤细胞细胞核阳性表达。SP,×200

学习笔记

知识拓展

常用抗体在骨髓活检中应用

（1）MPO 髓过氧化物酶,粒系细胞标记抗体,细胞质着色。该抗体敏感性高,特异性强,很少出现假阳性或假阴性结果,除了与单核细胞有交叉表达外,与其他系造血细胞很少有交叉表达,粒系与单核系可结合常规 HE 染色形态加以区别。

（2）CD20 为 B 淋巴细胞标记抗体,细胞膜着色。正常骨髓中仅有少量 B 细胞散在分布,因此主要用于初步筛查骨髓中是否有 B 淋巴细胞淋巴瘤、或淋巴瘤侵犯骨髓。

（3）CD3 为 T 淋巴细胞的标记抗体，细胞膜着色。正常骨髓中有少量 T 淋巴细胞散在分布，主要为小 T 淋巴细胞。当 T 细胞侵犯骨髓时，如果肿瘤细胞较少，要注意 CD3 标记并结合细胞形态才能准确判断。

（4）CD38 为浆细胞标记物，细胞质着色，通常以成熟浆细胞为主，少数幼浆或前浆细胞，呈簇状或散在分布，也可表达与原幼粒及红细胞，用于观察幼稚细胞的数量和分布。

（5）CD68 单核-吞噬细胞标记细胞质着色，正常骨髓中只有少数单核、组织细胞，无法用于鉴别粒细胞与单核细胞。CD68 用于粒细胞白血病、各种单核细胞来源肿瘤的诊断。

（6）CD43 常用的 T 淋巴细胞及其肿瘤的标记物。正常 T 淋巴细胞、浆细胞、一些巨噬细胞，粒细胞，红细胞，朗格汉斯细胞，组织细胞阳性。阳性定位：细胞膜（有时高尔基氏器会阳性）。T 淋巴细胞淋巴瘤、真性组织细胞肿瘤以及粒细胞肉瘤阳性。在部分 B 淋巴细胞淋巴瘤中呈阳性表达，尤其是小细胞型，如套细胞淋巴瘤；在 B 淋巴细胞淋巴瘤中如果 $CD43^+$ 则更加支持 B 淋巴细胞淋巴瘤的诊断。浆细胞瘤有时阳性表达。EBV 感染的 B 淋巴细胞 CD43 阳性表达。

（7）CD138 常用的浆细胞标记物。阳性定位细胞膜。在前 B 淋巴细胞、浆细胞、未成熟的 B 淋巴细胞、正常的上皮细胞、血管平滑肌细胞及内皮细胞阳性。在 B 淋巴母细胞性淋巴瘤、浆细胞淋巴细胞性淋巴瘤、浆细胞瘤以及浆母细胞淋巴瘤，尤其间变性浆细胞瘤的诊断上有较大的帮助（其他淋巴造血细胞标记物须阳性，如 LCA）。

（8）Kappa 和 Lambda 的组合：免疫球蛋白轻链抗体，表达于浆细胞、伴浆细胞分化 B 细胞。正常情况下两者表达数量相当 2～3：当比例明显相差提示恶性：大于 8∶1～10∶1，提示浆细胞瘤或浆样细胞分化的肿瘤。注意：有时候单克隆并不等于肿瘤。

（9）Ki-67 细胞增殖活性指数标记物，细胞核表达。在正常骨髓造血细胞中的表达不同，主要与幼稚细胞的数量多少有关。Ki-67 在骨髓良恶性病变诊断中只有参考意义，不能作为诊断依据。

学习笔记

【病例2】

患者女性，57 岁。右下颌骨浆细胞肉瘤术后化疗。

患者 2 个月前以右下颌骨膨隆收治入院，经“右下颌骨肿物部分切除术，左腓骨肌皮瓣游离移植修复”术后出院，回报“浆细胞肉瘤”。术前实验室检查均未见异常。

临床诊断：浆细胞肉瘤术后。

手术在局部麻醉下取活检。

肉眼观察：送检物为少量骨片及暗灰色组织。

光镜观察：浆细胞样细胞成片分布。肿瘤的细胞有高度的异型性，非常不典型，以大细胞或巨大细胞为主，胞浆深染，可有大量的空泡，细胞核有明显的多形性，伴染色过度，核仁大，可见病理分裂象（图 10-3-38A～E）。

病理诊断：浆细胞肉瘤。

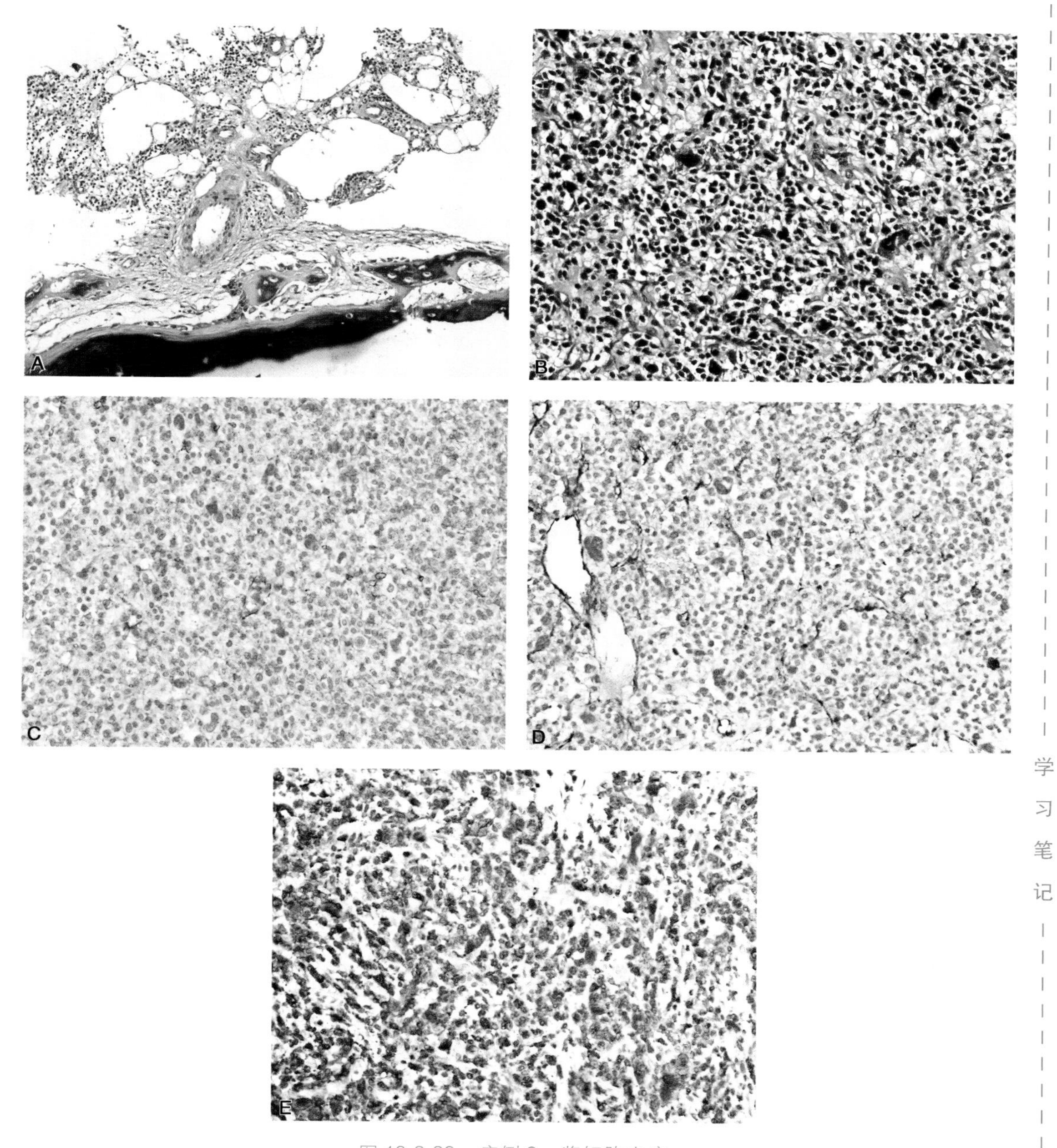

图 10-3-38　病例 2　浆细胞肉瘤

A. 发生于颌骨内肿瘤，可见周边残存骨组织。HE，×100。B. 肿瘤细胞散在排列，大小不一，核大深染，可见瘤巨细胞。HE，×200。C. 肿瘤细胞呈 CD138 阳性。SP，×200。D. 肿瘤细胞呈 F8 阳性。SP，×200。E. 肿瘤细胞呈 Lambda 阳性。SP，×200。

【病例 2 讨论】

浆细胞肉瘤诊断思路：浆细胞肉瘤起源于骨髓内浆细胞的一种恶性肿瘤，常为多发性，亦称骨髓瘤。浆细胞肉瘤多见于中、老年男性。肿瘤可单发或多发。局部剧烈疼痛为本病的主要症状，初起为间歇性，继为持续性。肿瘤好发于胸骨、肋骨，颌面部可见下颌骨、腭部、口咽等处。X 线摄片可见受累骨中多个大小不一的圆形凿孔状缺损。化验检查有进行性贫血、红细胞减少，白蛋白比例倒置、血清钙增高，多发者尿中有凝溶蛋白。骨髓穿刺检查有肿瘤性浆细胞即可确诊。

三、颌骨转移性肿瘤

骨是恶性肿瘤较常转移的部位之一，但颌骨转移瘤的发生率仅占口腔颌面部恶性肿瘤的1%。

【临床要点】

1. 颌骨转移性肿瘤较多见的原发瘤主要来自乳腺、肺、肾、甲状腺等，其次也可见到肠、胃、黑色素瘤、睾丸、膀胱、肝、子宫颈、卵巢等。

2. 颌骨转移性肿瘤早期往往没有明显自觉症状，随着肿瘤灶的渐进性长大，可以出现面部肿胀隆起、疼痛、局部麻木、黏膜溃疡，可同时伴有牙痛、牙松动移位和鼻出血等。通常下颌比上颌更易受累，下颌后部比下颌前部易受累。

3. X线片常见不规则溶骨性破坏，边界不清，有时也可有成骨性变化，或局部有成骨性改变。如果发生在上颌骨，常导致上颌窦壁程度不等的吸收和破坏。放射核素扫描常可追踪到骨内的肿瘤和破坏情况（图10-3-39A～C）。

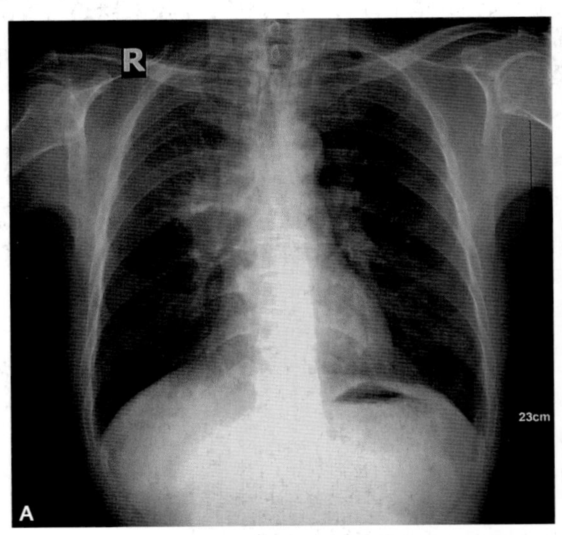

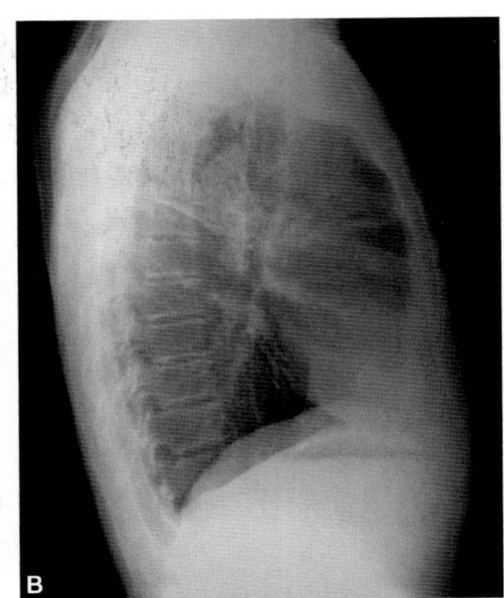

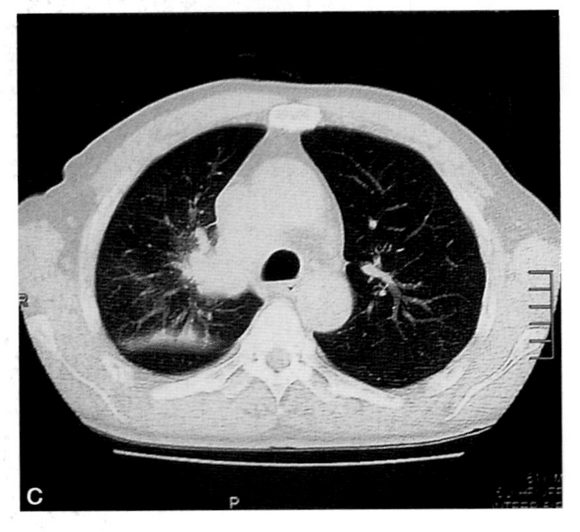

图10-3-39 肺小细胞癌
A～C. 胸部正侧位片及CT轴位片示右肺门占位性病变，边界呈毛刺状

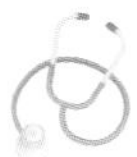

【病理学特征】

肉眼观察，颌骨转移性肿瘤往往呈多灶性，质地软；最常见的肿瘤多为来自乳腺、肺、肾等的不同类型肿瘤，因此其组织学可以为各种腺癌、透明细胞肿瘤等（图 10-3-40A ~ D）。

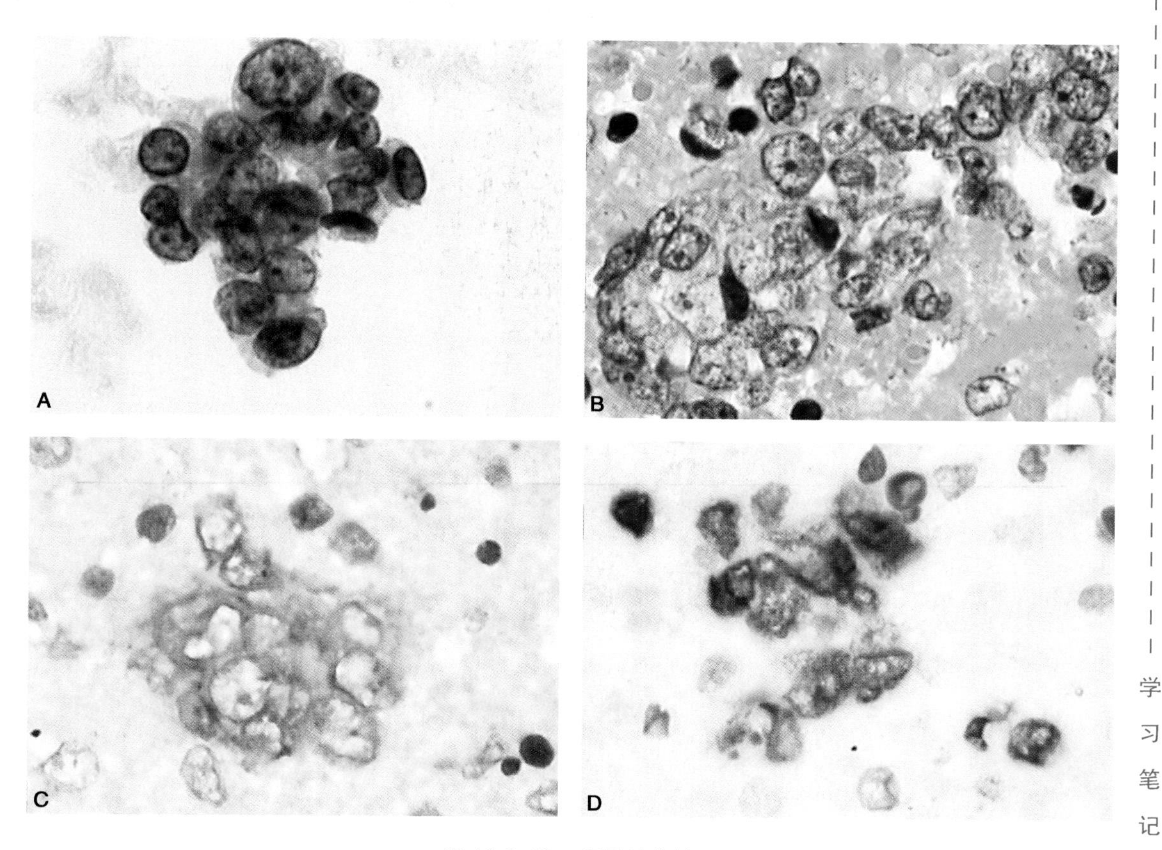

图 10-3-40 颌骨转移性

A. 肺小细胞癌 TCT。HE，×200。B. 肺小细胞癌 HE，×200。C. 肺小细胞癌 NSE 阳性表达。SP，×200。D. 肺小细胞癌 TTF-1 阳性表达。SP，×200

【问题 1】4 种常见的颌骨转移性肿瘤的免疫组织化学表型是什么？

思路：

抗体	乳腺	肺	结-直肠	前列腺
CK7	+	+	–	–
CK20	–	–	+	–
TTF1	–	+	–	–
PSA	–	–	–	+

【问题 2】下颌骨是最常见的转移部位。

思路：在口腔颌面部骨及软组织发生的转移性肿瘤中，下颌骨是最常见的转移部位，尤其是下颌磨牙区，其次为前磨牙区。有学者认为具有红骨髓的骨更容易吸引转移性肿瘤细胞，而下颌骨血供较丰富，骨代谢活跃，下颌骨后部往往在成年后还保留一定的造血功能。有研究表明发生在下颌骨的骨转移约占颌面部骨转移的 72%。

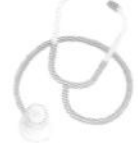

【病例1】

患者女性,44岁。腭部肿物一年伴右上后牙疼痛一年半。

患者曾于2005年10月右上后牙疼痛,腭部溃疡来诊未做任何处置。2006年局部疼痛难忍再次来诊同时发现肺部肿物,于外院行肺肿物手术切除,术后病理诊断为腺癌,同年9月来我院行右上颌肿物切除。

专科检查:右颧部膨隆,骨样硬,开口Ⅱ°,右上1~7牙齿牙龈膨隆,菜花样,压痛(+)。颌骨X线及CT可见右上颌骨占位性病变(图10-3-41A~D)。B超肝胆脾胰正常。

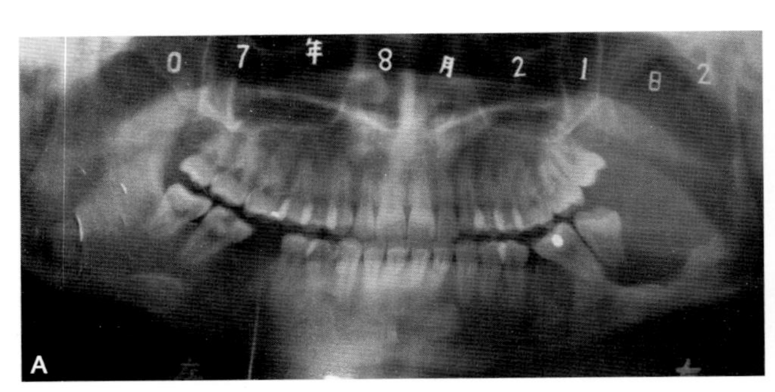

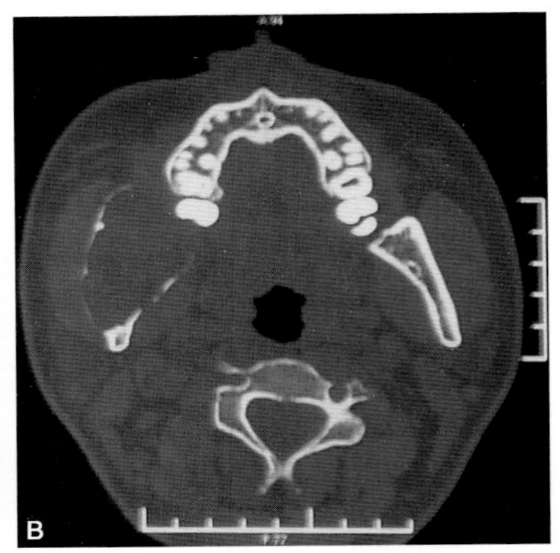

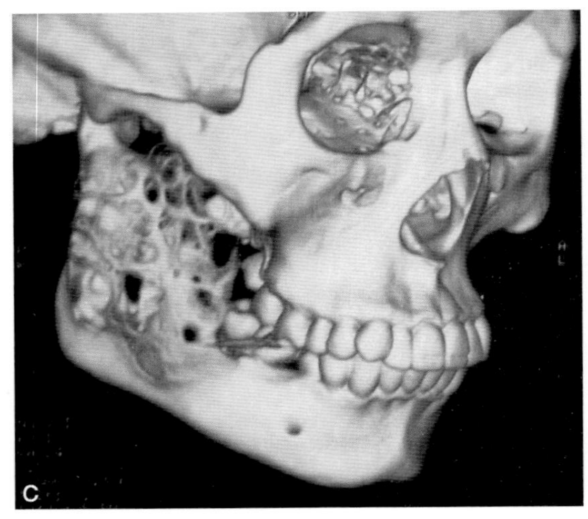

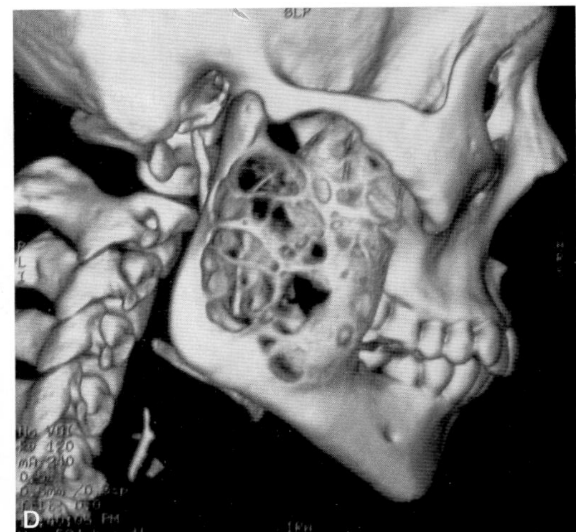

图10-3-41　病例1　颌骨转移性肿瘤

A. 曲面平展示右侧下颌角、下颌升支处巨大囊性肿物,肿物内有分隔。B. CT轴位示下颌升支囊性病变,骨质变薄。C,D. CT重建示右侧下颌升支见巨大囊性肿物,其内见大量大小不等网状分隔

临床诊断:右上颌骨肿物占位性病变。

手术在全身麻醉下行肿物扩大切除术。

肉眼观察:送检物上颌骨约5cm×4cm×4cm大小,带有一部分上腭和一侧牙槽骨,骨质破坏显著,肿瘤剖面灰白,无明显界限(图10-3-42A)。

光镜观察:瘤细胞呈上皮样及腺腔样排列,同时也有片状及微乳头样排列,细胞异型性明显,侵犯神经、肌层等部位,瘤细胞中可见坏死(图10-3-42B~E)。

分别对原发肺肿物及颌骨肿物进行免疫组织化学检测,结果示Vim(+),AAT(-),CD68(+),TTF1(+),CK20(-),actin(-),CK(+),EMA(+),Syn(-),chg(-)(图10-3-42F、G)。

病理诊断:肺腺鳞癌颌骨转移。

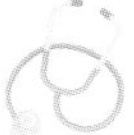

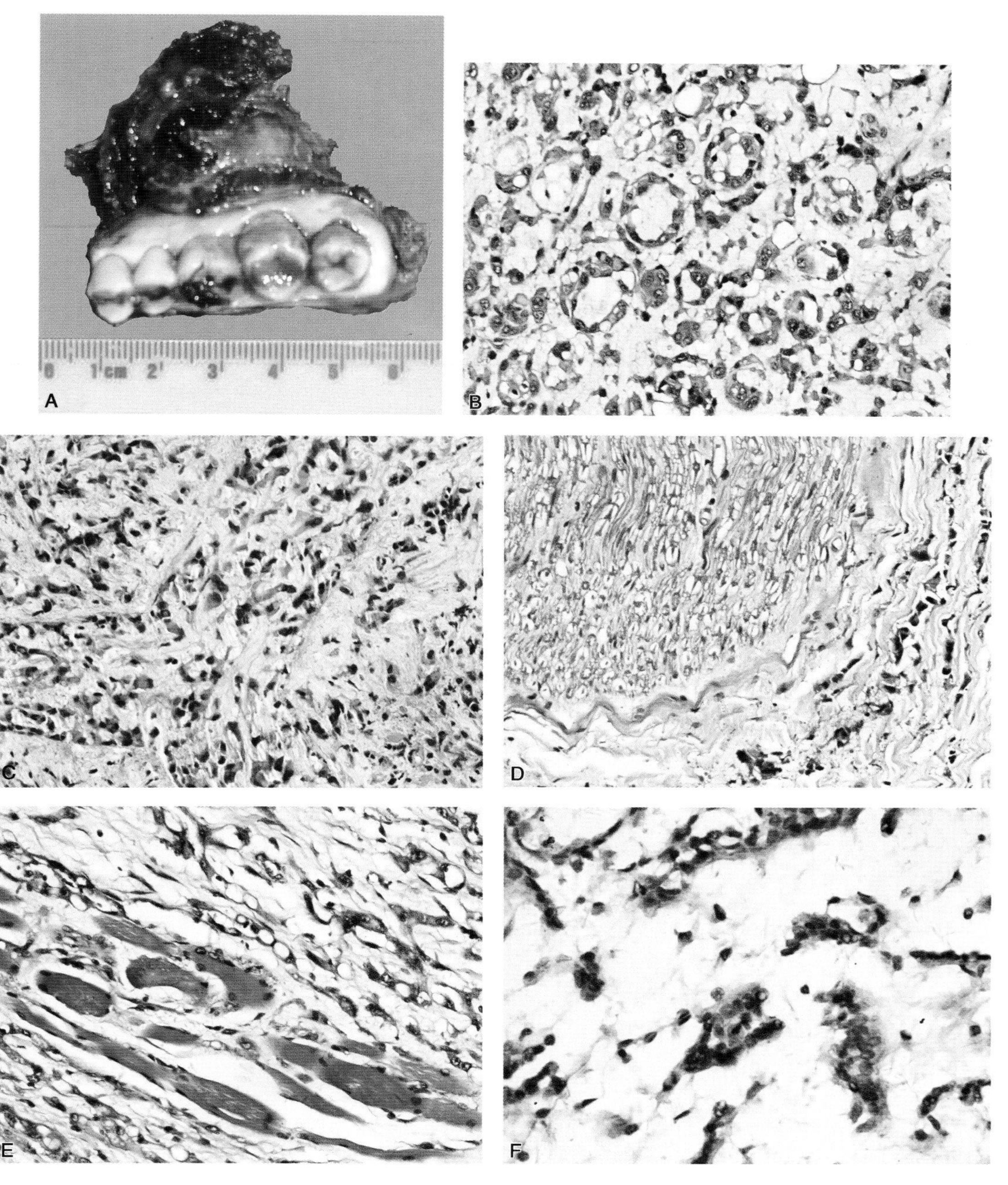

学习笔记

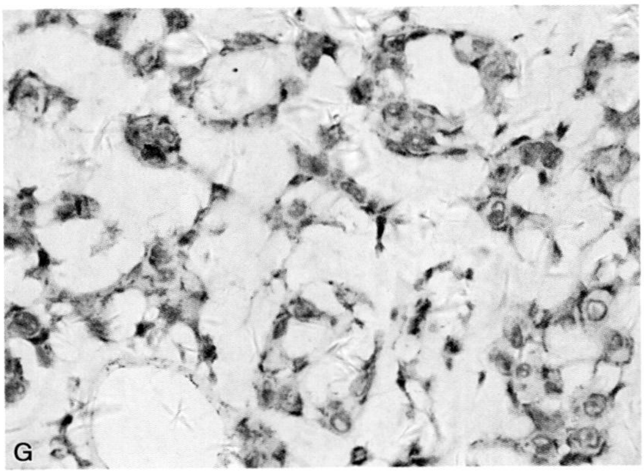

图 10-3-42 病例 1 转移性颌骨肿瘤

A. 术后切除标本，上颌骨约 5cm×4cm×4cm 大小，带有一部分上腭和一侧牙槽骨，骨质破坏显著，肿瘤剖面灰白，无明显界限。B. 肺部病灶中见瘤细胞散在排列，局部区域呈腺样结构，细胞核大深染，核浆比例失调。HE，×200。C. 颌骨内肿瘤细胞呈腺腔样排列，细胞核大小不一，核大深染，胞浆比例失调。HE，×200。D. 颌骨内肿瘤细胞浸润神经周边，围绕神经排列呈条索状。HE，×200。E. 颌骨内肿瘤细胞浸润至软组织肌层，呈腺腔样排列。HE，×200。F. 颌骨内呈腺腔样排列的肿瘤细胞中 TTF-1 在胞浆中为阳性表达。SP，×400。G. 甲状腺转录因子-1（TTF-1）在肺部病灶中肿瘤上皮胞浆中表达为阳性。SP，×400

学习笔记

【病例 1 讨论】

转移性颌骨肿瘤的诊断思路：全身软组织及骨组织发生的肉瘤转移到颌骨的非常罕见，有时转移性肿瘤分化少，不易于间变性小细胞肉瘤、淋巴瘤、恶性黑色素瘤鉴别。一般来说，能单纯依靠组织学检查确定原发部位的颌骨肿瘤并不多，需要结合病史和其他检查做出综合判断。建议进行的诊断步骤和方法包括：详细的病史收集及查体；如有肿瘤史，应取得以往的组织学切片、病理报告、影像学资料等进行复习；X 线胸片或胸部 CT 检查、腹腔及盆腔 CT、全身 PET 扫描；实验室检查如血、尿常规、肝功能检查、男性查血 PSA 及女性乳房 X 线透视检查；对病变组织进行组织学检查、组织化学检查，免疫组织化学检查、超微结构检查。

知识拓展

临床细胞学又称细胞病理学或诊断细胞学，是以观察细胞结构和形态变化来诊断和研究临床疾病的一门学科。根据细胞标本来源不同，又分为细针穿刺细胞学（fine needle aspiration cytology，缩写 FNAC）和脱落细胞学两大类。过去临床上实施的穿刺活检术是采用较粗的特制穿刺针，可抽吸出条索状组织，供细胞学涂片与组织切片检查，这种方法对于深部组织器官病变，既能减少创伤，又能获得较满意的细胞学标本，从而可提高诊断效果。然而，穿刺活检是否引起肿瘤转移，曾一度成为临床所困扰的问题。根据国内外大量文献统计，穿刺活检引起的肿瘤转移和严重并发症甚微。

细针吸取细胞学（fine needle aspiration cytology，FNAC），又称针吸细胞学，是通过细针穿刺病灶，吸取少许细胞成分作涂片检查的一种细胞学诊断方法。所吸取的细胞是人为的"脱落细胞"，有时可同时吸取少许组织，这种方法有独特的优点，目前已成为医学上一个重要的诊断手段。

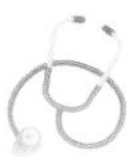

细胞学诊断优越性在于临床和 X 线很难定性的骨科疾患，如多发性骨髓瘤，尤因肉瘤以及转移性癌等较小的细胞肿瘤引起骨质破坏时，针吸活检能做出明确诊断。所以如果能将临床、X 线和 FNAC 三者密切结合起来，对骨科疾病的诊断会进一步提高确诊率。此方法的适应证：凡 X 线疑骨肿瘤不能确诊者；凡临床对骨科的炎症、结核肿瘤鉴别诊断困难者；X 线提示骨肿瘤、良恶性不易区分者；某些切开困难的解剖部位，如脊柱、骨盆等。

【病例 2】

患者女性，71 岁。左下颌骨肿物 2 个月。

2 个月前患者感觉左下颌骨肿胀，遂来就诊。

专科检查：开口受限，颌骨隆起。CT 示左下颌骨升支有一约 4.0cm×3.5cm 大小的肿物，骨质破坏。甲状腺彩超示右甲状腺肿物 2.2cm×1.8cm，光滑，双侧无肿大淋巴结（图 10-3-43A，B）。

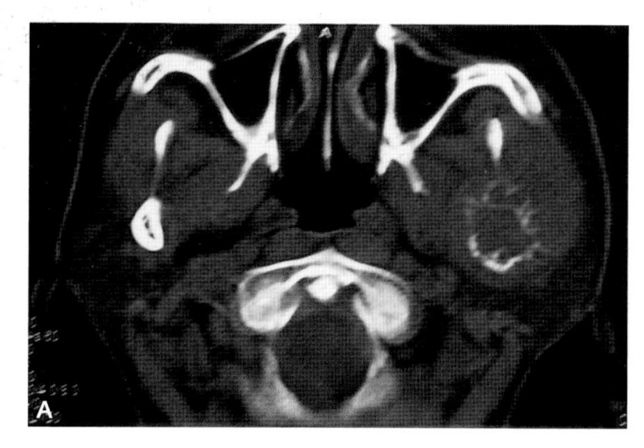

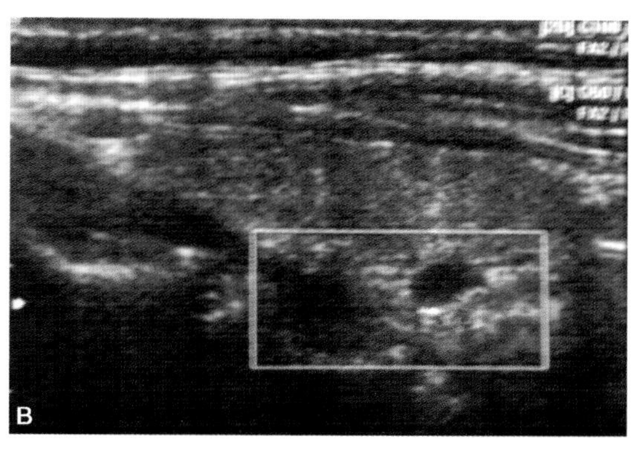

图 10-3-43　病例 2　转移性颌骨肿瘤

A. CT 显示左下颌骨转移灶，邻近的左腮腺也受波及。B. 彩超显示甲状腺内小结节

临床诊断：左下颌骨肿物。

手术在全身麻醉下行左下颌骨肿物切除术。

肉眼观察：送检物为左下颌组织，4.5cm×4.0cm×3.0cm，灰白色（图 10-3-44A）。

光镜观察：瘤组织成片或腺管样排列，细胞密集，核圆形或椭圆形，有粉染的类胶样物，偶见核分裂象，局部区域可见浸润性生长（图 10-3-44B，C）。免疫组织化学显示肿瘤细胞呈 TG（+），SMA（－），S-100 蛋白（－），P63（－）。

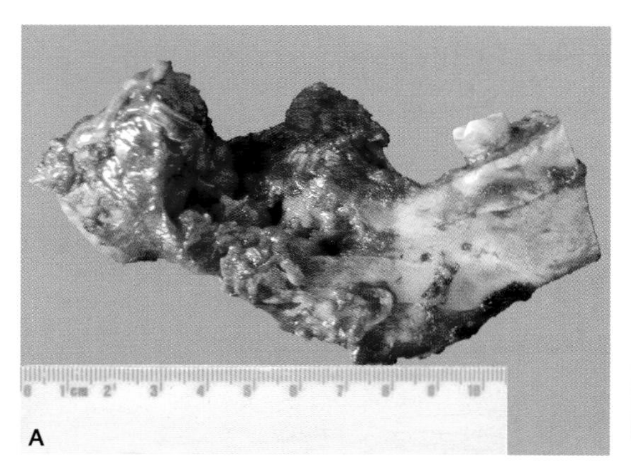

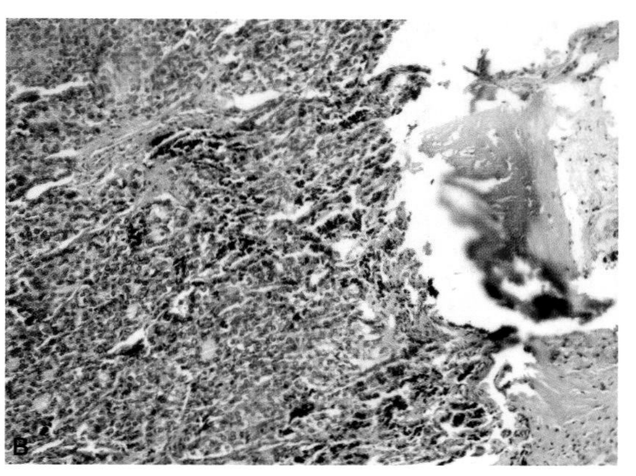

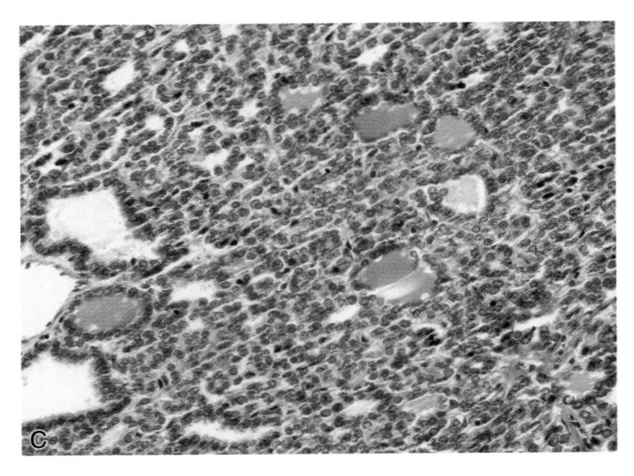

图 10-3-44　病例 2　转移性颌骨肿瘤
A. 送检物为左下颌骨，颌骨肉眼可见破坏明显。B. 颌骨内可见瘤细胞侵袭，显团块片状排列，可见破坏的骨组织。HE，×100。C. 组织学可见甲状腺滤泡样结构。HE，×200

【病例 2 讨论】

转移性颌骨肿瘤的影像学表现：颌骨发生转移性肿瘤史，X 线片最常见的表现是出现边界不清的“虫蚀状”溶骨性破坏。部分转移性颌骨肿瘤可引起成骨，表现为阻射影或透射/阻射混合影，如甲状腺腺癌、前列腺癌及乳房癌。有些转移性肿瘤的边界清晰，可类似于囊肿。有些颌骨肿瘤的转移灶，在常规 X 线检查不明显，不易发现。

学习笔记

2013 年 WHO 骨组织肿瘤分类解读

第 4 版重大的变动是，根据生物学潜能的不同将骨肿瘤分为良性、中间型（局部侵袭性或偶见转移型）和恶性 3 个级别。其定义如下：

良性：大多数良性骨肿瘤不会发生局部复发。确实复发者肿瘤也不具备破坏性，几乎都可经完全局部切除或刮除而治愈。

中间型（局部侵袭性）：此类骨肿瘤经常发生局部复发，呈浸润性和局部破坏性生长。肿瘤无转移潜能，但常规需要采用切除边缘正常组织的广泛切除术式，或者局部应用佐剂来确保控制病情。该分类的典型代表是 Ⅰ 级软骨肉瘤。

中间型（偶见转移型）：此类肿瘤常有局部侵袭性（如上述），但除此之外，偶尔有些肿瘤有明确的远处转移能力。其转移风险<2%，且根据组织形态学不能有效预测其转移潜能。这些肿瘤一般转移到肺脏。该分类的典型代表是骨巨细胞瘤。

恶性：除了具备局部破坏性生长和复发潜能，恶性骨肿瘤（即骨的肉瘤）有重大远处转移的风险。根据不同的组织学分类和分级，转移的几率从 20% 到几乎 100% 不等。有些组织学上的低级别肉瘤的转移风险仅为 2% ~10%，但这些肿瘤局部复发后可能肿瘤级别增高，因此远处播散的风险提高（如软骨肉瘤和骨膜型骨肉瘤）。

1. CHONDROGENIC TUMOURS 成软骨性肿瘤

-Benign 良性

Osteochondroma 骨软骨瘤 9210/0

Chondroma 软骨瘤 9220/0

Enchondroma 内生软骨瘤 9220/0

Periosteal chondroma 骨膜软骨瘤 9221/0

New：Osteochondromyxoma **骨软骨黏液瘤 9211/0 ***

* 骨软骨黏液瘤（osteochondromyxoma）为一种罕见的良性肿瘤，部分有局部侵袭性。肿瘤产生软骨及骨样基质并伴有明显黏液样变。被认为是 Carney 综合征骨的黏液瘤，约占 Carney 综合

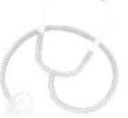

征的1%。好发部位为筛骨、鼻甲及胫骨。临床表现为无痛性肿块,常由 Carney 综合征患者经 X 线检查时偶然发现,表现为缓慢生长的骨质破坏,具有完整的硬化边,但一些侵袭性病变可突向软组织,症状及预后因涉及部位而异。眼观:病变边缘清楚,无包膜,表现为分叶状肿块,呈灰白或淡黄色凝胶样。可侵蚀骨皮质,但无渗透性破坏。镜下见肿瘤由于被大量细胞外基质分隔,肿瘤细胞稀疏,灶性区域可见细胞丰富区,呈片层状分布及边界清楚或模糊、大小不一的小叶状排列,此种结构形成透明或嗜酸性黏液样基质,导致间质缺乏血管。细胞呈卵圆形、多边形、星形、圆形或少量短梭形,混杂存在,偶尔类似软骨母细胞或组织细胞。核中等大小,苍白、空泡状,大小一致,形态温和,偶见核分裂,核仁较小。预后:可局部复发,但未见有转移的报道。

New:Subungual exostosis **甲下外生骨疣 9213/0** *

New:Bizarre parosteal osteochondromatous proliferation **奇异性骨旁骨软骨瘤样增生 9212/0** *

*甲下外生性骨疣(subungual exostosis)及奇异性骨旁 BPOP 又名 Nora 病。病变累及手足小骨的表面,最常发生于40岁左右。患指(趾)局部肿胀,伴或不伴疼痛。X 线显示边界清楚但表面不平的矿化性包块附着于骨皮质,与骨软骨瘤不同的是,病变并非完全与其下受累的骨皮质及松质骨相连。眼观:病变由分叶状软骨帽与骨柄构成。组织病理学与甲下外生性骨瘤病相似,但软骨与骨排列紊乱,出现丰富而肥硕的奇异性软骨母细胞及深染的"蓝骨"。与可治愈的甲下外生性骨瘤病不同,约1/2的 BPOP 术后复发。

Synovial chondromatosis **滑膜软骨瘤病 9220/0**

***旧版"关节病变"项下的"滑膜软骨瘤病"被调整到新版的"软骨源性肿瘤"**

-Intermediate(locally aggressive) **中间型(局部侵袭性)**

Chondromyxoid fibroma 软骨黏液样纤维瘤 9241/0

Atypical cartilaginous tumour/Chondrosarcoma grade Ⅰ **非典型软骨样肿瘤**/软骨肉瘤 Ⅰ 级 9222/1 *

***新版创造一新词:"非典型软骨样肿瘤",将它与软骨肉瘤(Ⅰ级)放在一起**

-Intermediate(rarely metastasizing) **中间型(偶见转移型)**

Chondroblastoma 成软骨细胞瘤 9230/1 *

Malignant 恶性

Chondrosarcoma Grade Ⅱ, grade Ⅲ 软骨肉瘤 Ⅱ 级, Ⅲ 级 9220/3

Dedifferentiated chondrosarcoma 去分化型软骨肉瘤 9243/3

Mesenchymal chondrosarcoma 间叶型软骨肉瘤 9240/3

Clear cell chondrosarcoma 透明细胞型软骨肉瘤 9242/3

2. OSTEOGENIC TUMOURS 成骨性肿瘤

-Benign 良性

New:Osteoma **骨瘤 9180/0**

*骨瘤(osteoma)又名象牙质外生性骨疣,起源于骨表面,形成致密骨质的良性成骨性肿瘤。有时向髓腔发展,称为内生骨疣,又叫骨岛。男女发病比例相等,但内生骨疣男性多见。骨瘤常发生于额窦、面骨及颌骨,颅外罕见。长骨骨骺及干骺端、骨盆和椎体可发生髓内病变。患者常无症状,可因鼻塞、局部肿胀而发现。X 线显示为密度均匀、边界清楚的骨化性肿块。眼观:典型者形成与骨相连、边缘光滑的骨性包块。髓内生长者多形成直径小于2cm 的致密针状骨化性肿瘤。组织病理学:骨瘤主要有板层骨构成,组织学分为致密型、松质型及混合型。松质区由成熟骨小梁组成,排列较宽伴不规则,被覆活化或静止的骨母细胞,其间可见血管及纤维间质,在额窦区类似骨母细胞瘤。骨瘤预后良骨软骨瘤样增生(bizarre parosteal osteochondromatousprolif-eration,BPOP)甲下外生性骨疣位于指(趾)末端甲床,发病高峰20~30岁,男性多见。最常发生于大踇趾,其他指(趾)少见。典型病例出现疼痛、肿胀及肌腱挛缩,有时可形成皮肤溃疡。X 线

学习笔记

示骨小梁过度增生，皮质与其下的骨髓不连续。眼观：病变由软骨帽与骨柄构成。镜下见从外周增生的梭形细胞、透明软骨到梁状骨，有逐渐成熟的趋势，其间散在梭形细胞。好，无症状者可不予治疗。

Osteoid osteoma 骨样骨瘤 9191/0

-Intermediate（locally aggressive）**中间型（局部侵袭性）**

Osteoblastoma 骨母细胞瘤 9200/0

**在成骨性肿瘤的分类中，主要的变化是将骨母细胞瘤（osteoblastoma）定义为中间型局部侵袭性肿瘤，但其生物学行为仍为/0。骨母细胞瘤由第1版（1972年）的骨样骨瘤和骨母细胞瘤（良性骨母细胞瘤）调至第2版（1993年）良性的骨母细胞瘤和中间型侵袭性骨母细胞瘤（恶性），然后变更为第3版（2002年）的良性骨母细胞瘤，直至最新的第4版（2013年）中间型局部侵袭性肿瘤。这40年的变化历程体现了学者们对这一疾病认识的不断深入，并最终在分类学上加以明确。骨肿瘤专科医生常常对于骨母细胞瘤的治疗小心谨慎，需要准确的病理诊断：对于范围较小的病灶可按良性肿瘤行刮除及残腔处理；对于范围广泛的肿瘤，常常行边缘或广泛切除，以降低局部复发率。而最新版的分类中骨母细胞瘤中间型局部侵袭性肿瘤的定义，为这种疾病更为积极地手术治疗提供了理论依据。

Malignant 恶性

Low-grade central osteosarcoma 低级别中心性骨肉瘤 9187/3

Conventional osteosarcoma 传统型骨肉瘤 9180/3

Chondroblastic osteosarcoma 成软骨型骨肉瘤 9181/3

New：Fibroblastic osteosarcoma 成纤维型骨肉瘤 9182/3

New：Osteoblastic osteosarcoma 成骨型骨肉瘤 9180/3

Telangiectatic osteosarcoma 毛细血管扩张型骨肉瘤 9183/3

Small cell osteosarcoma 小细胞型骨肉瘤 9185/3

Secondary osteosarcoma 继发性骨肉瘤 9184/3

Parosteal osteosarcoma 骨旁型骨肉瘤 9192/3

Periosteal osteosarcoma 骨膜型骨肉瘤 9193/3

High-grade surface osteosarcoma 高级别表面骨肉瘤 9194/3

3. FIBROGENIC TUMOURS 纤维源性肿瘤

-Intermediate（locally aggressive）中间型（局部侵袭性）

Desmoplastic fibroma of bone 骨的促结缔组织增生性纤维瘤 8823/1*

-Malignant 恶性

Fibrosarcoma of bone 骨的纤维肉瘤 8810/3

4. FIBROHISTIOCYTIC TUMOURS 纤维组织细胞性肿瘤

New：Benign fibrous histiocytoma/Non-ossifying fibroma 良性纤维组织细胞瘤/非骨化纤维瘤 8830/0

*良性纤维组织细胞瘤更名为“良性纤维组织细胞瘤/非骨化纤维瘤”。第3版将非骨化纤维瘤剔除后，引起许多争议和疑问，现已证明良性纤维组织细胞瘤和非骨化纤维瘤病理上是一致的，二者镜下无法区分，只能通过临床和影像特点鉴别。前者40%发生于长骨的非干骺端，25%发生于骨盆，尤其是髂骨。后者绝大多数发生于下肢长骨干骺端，尤其是股骨远端和胫骨的近端和远端。

5. HAEMATOPOIETIC NEOPLASMS 造血系统肿瘤

-Malignant 恶性

Plasma cell myeloma 浆细胞骨髓瘤 9732/3

学习笔记

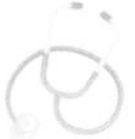

New:Solitary plasmacytoma of bone 骨的孤立性浆细胞瘤 9731/3

SPB 诊断标准:①血清和(或)尿中无或仅有少量 M 蛋白;②仅有单发骨质破坏;③无其他骨髓受累;④骨骼检查正常;⑤除骨的孤立性病变无其他终末器官受损。

Primary non-Hodgkin lymphoma of bone 骨的原发非霍奇金淋巴瘤 9591/3

6. OSTEOCLASTIC GIANTCELL RICH TUMOURS 富含破骨巨细胞的肿瘤

-Benign 良性

New:Giant cell lesion of the small bones 小骨的巨细胞病变

* 小骨的巨细胞病变(giant cell lesion of the small bones,GCLSB)GCLSB 又名巨细胞修复性肉芽肿,属于良性的“富于巨细胞的破骨细胞肿瘤”。其是手、足等小骨罕见的瘤样纤维性病变,由不规则分布的巨细胞及反应性骨构成,其间可见出血及含铁血黄素沉积。好发于 10 ~ 20 岁的青少年,一般发病于 30 岁以下。常见症状是疼痛与肿胀,可发生病理性骨折。X 线显示为骨端或干骺端溶骨性膨胀性病变,边缘清楚,很少向骨骺扩展,但不超过生长板。皮质菲薄,无渗透性破坏,一般无骨膜反应。眼观:典型的 GCLSB 表现为灰白、灰褐色,质脆而富于弹性的病变,可见出血。镜下观察病变由多少不等的纤维性间质构成,梭形(肌)成纤维细胞排列成漩涡状或束状,无明显异型性。骨母细胞样巨细胞病变比骨巨细胞瘤含有更少的核。诊断要点是瘢痕样间质分隔的围绕出血灶中出现簇状巨细胞。可见不成熟性反应性编织骨及被覆骨母细胞的骨小梁,有时出现动脉瘤样骨囊肿(aneurysmal bone cyst,ABC)伴有泡沫样组织细胞及炎细胞浸润。结合临床表现及基因检测,形态学需与实体型 ABC 及颌骨巨细胞病变相鉴别。预后:GCLSB 术后复发率 15% ~50%,但再次手术可治愈。

-Intermediate(locally aggressive,rarely metastasizing)中间型(局部侵袭性,偶见转移型)

Giant cell tumour of bone 骨巨细胞瘤 9250/1

-Malignant 恶性

Malignancy in giantcell tumour of bone 恶性骨巨细胞瘤 9250/3

7. NOTOCHORDAL TUMOURS 脊索组织肿瘤

-Benign 良性

New:Benign notochordal tumour 良性脊索细胞瘤 9370/0 *

* 良性脊索细胞瘤(benign notochordal cell tumours,BNCT)显示为脊索样分化的良性肿瘤,又称为巨大脊索样残余、脊索样错构瘤或颅内脊索瘤(ecchordosis physaliphora,EP),其发病率不明。发病年龄 7 ~82 岁。BNCT 的起源有争论,有人认为是持续存在的头索(一种中轴骨发育过程中与脊柱融合的杆状结构),正常情况下,10 周后原肠脊柱中的头索就会消失。也有人认为 BNCT 出生后才形成。BNCT 多位于颅底、椎体和骶尾骨,当位于硬脑膜内斜坡区称为 EP。大部分 BNCT 由意外发现,几乎不会转变成脊索瘤。眼观:病变似果冻样,位于骨内,不仅缺乏分叶状结构、纤维带及细胞外黏液样基质,还缺乏脊索瘤样丰富的血管及坏死。细胞无异型性,呈空泡状,居中或偏位的圆形或卵圆形核,类似成熟性脂肪细胞。有的细胞空泡不明显而胞质嗜酸性,包含嗜酸性玻璃样小球,无核分裂。受累骨小梁常硬化,骨髓岛往往陷入肿瘤组织内。与脊索瘤并存时,可能代表了脊索瘤中的良性成分。免疫表型与脊索瘤一样,可表达 S-100、EMA、CK(AE1/AE3)、CAM5.2 等。

-Malignant 恶性

Chordoma 脊索瘤 9370/3

8. VASCULAR TUMOURS 血管肿瘤

-Benign 良性

Haemangioma 血管瘤 9120/0

-Intermediate(locally aggressive,rarely metastasizing)中间型(局部侵袭性,偶见转移型)

学习笔记

New:Epithelioid haemangioma 上皮样血管瘤 9125/0

* 上皮样血管瘤。一种具有内皮细胞表型和上皮样形态的局部侵袭性肿瘤。发病率低，发病年龄 0～90 岁不等，平均 35 岁，男女发病比例 1.4∶1。该病常发生于长管状骨(40%)，下肢远端(18%)，扁骨(18%)，脊椎(16%)和手的小骨(8%)。18%～25% 的肿瘤为多发，呈区域性分布。患者一般因受累区域疼痛就诊，偶然发现者少见。影像上表现为边界清楚的溶骨性、有时呈膨胀性的多房肿块，有时可能侵犯骨皮质并延伸至软组织。

-Malignant 恶性

New:Epithelioid haemangioendothelioma 上皮样血管内皮瘤 9133/3

* 上皮样血管内皮瘤。一种低到中间级别的恶性肿瘤，包含具有内皮细胞表型和上皮样形态的肿瘤细胞和透明的、软骨样的、嗜碱性基质。该病罕见，患病率<1/106。发病年龄 0～80 岁不等，大多发生于 10～30 岁。任何骨均可发病，50%～60% 发生于长管状骨，特别是下肢骨，其次为骨盆、肋骨和脊柱。50%～64% 为单骨多发或多骨多发，多骨多发者倾向于局限于一个解剖部位。患者常因局部肿痛就诊，有时也可无症状。影像上表现为边界清楚或不清楚的溶骨性病变，可呈膨胀性并侵蚀骨皮质。

Angiosarcoma 血管肉瘤 9120/3

9. MYOGENIC TUMOURS 肌源性肿瘤

-Benign 良性

Leiomyoma of bone 骨的平滑肌瘤 8890/0

-Malignant 恶性

Leiomyosarcoma of bone 骨的平滑肌肉瘤 8890/3

10. LIPOGENIC TUMOURS 脂肪源性肿瘤

-Benign 良性

Lipoma of bone 骨的脂肪瘤 8850/0

-Malignant 恶性

Liposarcoma of bone 骨的脂肪肉瘤 8850/3

11. TUMOURS OF UNDEFINED NEOPLASTIC NATURE 未明确肿瘤性质的肿瘤

-Benign 良性

Simple bone cyst 单纯性骨囊肿

Fibrous dysplasia 纤维结构不良 8818/0*

Osteofibrous dysplasia 骨性纤维结构不良

Chondromesenchymal hamartoma 软骨间叶性错构瘤

* 即原来的“胸壁错构瘤”更名为软骨间叶性错构瘤

New:Rosai-Dorfman disease Rosai-Dorfman 病

* Rosai-Dorfman 病是一种组织细胞增生性疾病，又称“窦组织细胞增生伴巨淋巴结病”。该病罕见，常表现为淋巴结病变，2%～10% 的患者有骨骼累及，骨原发者罕见，发病年龄 3～65 岁(平均 27 岁)，发病率男女无差别。该病最好发于长骨干骺端和颅面骨，大多数单发，20% 可能累及多骨。患者常表现为局部疼痛。影像上表现为边界清楚、溶骨性、有时呈膨胀性的多房肿块。

-Intermediate(locally aggressive) 中间型(局部侵袭性)

Aneurysmal bone cyst 动脉瘤样骨囊肿 9260/0*

Langerhans cell histiocytosis 朗格汉斯细胞组织细胞增生症

New:Monostotic 单骨型 9752/1*

New:Polystotic 多骨型 9753/1*

学习笔记

*将朗格汉斯细胞组织细胞增生症分为"单骨型"和"多骨型"两型。

Erdheim-Chester disease Erdheim-Chester 病 9750/1*

12. MISCELLANEOUS TUMOURS 杂类肿瘤

Ewing sarcoma 尤因肉瘤 9364/3

***将原来的尤因肉瘤/原始神经外胚层肿瘤这一类删除，将该类中唯一的尤因肉瘤归于杂类肿瘤中。**

Adamantinoma 釉质瘤 9261/3

Undifferentiated high-grade pleomorphic sarcoma of bone 骨的未分化高级别多形性肉瘤 8830/3

***即 2003 版的骨的恶性纤维组织细胞瘤**

注：继第 3 版将"神经纤维瘤"删除后，第 4 版将该类中唯一的"神经鞘瘤"亦删除。从而完全将"神经源性肿瘤"从骨肿瘤分类中删除。

其他新病种：

1. 家族性巨颌症(cherubism) 是一种局限于上下颌骨的良性对称及双侧性纤维骨样肿瘤。病骨由梭形单核基质细胞和骨母细胞样细胞构成，后者在儿童期扩张，却形成青春期后那种特殊的面容，又称为家族性颌骨纤维结构不良或家族性颌骨多灶性囊性病。该病非常罕见，至今报道约 300 余例，可见于各人种与民族，男女发病率相当。诊断标准：临床诊断基于发病年龄、家族史、X 线及组织学所见，组织学上排除了其他骨的巨细胞病变，且能被 SH3 结构域结合蛋白-2(SH3BP2)细胞突变所证实。临床特点：典型病例发病于 2～6 岁，出现无痛性、对称及双侧性颌骨肿胀。X 线检查可见颌骨内不规则骨小梁间隔的多囊性透光区。镜下病变包含骨母细胞样细胞及梭形单核基质细胞，随着病变的进展，富于胶原的成纤维细胞越来越多，而骨母细胞样细胞越来越少。在溶骨区，早期病变有的破骨细胞核多达上百个，而病变晚期，破骨细胞显著减少。肿瘤几乎不形成骨组织，而是一种干扰骨边缘蛋壳样编织骨的病变。家族性巨颌症具有遗传倾向，由位于染色体 4p16.3 的 SH3BP2 突变引起，但也有约 50% 病例无家族史，可由其他新型基因突变所致。

2. Li-Fraumeni 综合征(Li-Fraumeni syndrome，LFS) 其经典型为显性遗传性疾病。该病的临床特点：①先证者在 45 岁之前诊断患有肉瘤；②45 岁之前一级亲属(父母、兄弟姐妹或子女)诊断患有癌；③45 岁之前其一级亲属的一方或二级亲属的一方(祖父/母、姑/姨、叔/舅、侄/甥及孙子/女)诊断患有癌或任意年龄诊断患有肉瘤。目前，尚无统一的影像及病理组织学诊断标准。全球报道已发现超过 600 个家庭患病，而实际发病率可能远远不止。约 80% 病例 TP53 发生突变，在 TP53 突变的携带者中，4.9%～31.2% 可发生多种肿瘤，故 LFS 又称为 SBLA(sarcoma，breast cancer，leukemia/lymphoma/lung carcinoma，adrenocortical carcinoma，SBLA)综合征，即肉瘤、乳腺癌、白血病/淋巴瘤/肺癌和肾上腺皮质癌综合征。

(钟鸣 肖晶)

参考文献

1. 李铁军. 颌骨肿瘤-实例图谱及临床病理精要. 北京：人民军医出版社，2010
2. 李铁军. 口腔病理诊断. 北京：人民卫生出版社，2011
3. 郑杰，译. Rosai&Ackerman 外科病理学. 第 10 版. 北京：北京大学医学出版社，2014
4. 张贤良. 对 WHO 骨肿瘤新分类的几点讨论. 中国骨肿瘤骨病，2005，4(5)：257-260
5. 朱增雄. 介绍 WHO(2002)骨肿瘤分类. 诊断病理学杂志，2002，10(4)：201-204
6. 李江，何荣根. 颌面部骨肉瘤 61 例临床病理研究. 中华口腔医学杂志，2003，38(6)：444-446
7. Bennett JH，Thomas G，Evans AW，et al. Osteosarcoma of the jaws：a 30-year retrospective review. OralSurg Oral Med Oral Pathol Oral Radiol Endod，2000，90：323-332
8. Christopher DM Fletcher，Julia A Bridge，Pancras CW Hogendoom. World Health Organization Classification of Tumours：Pathology and Genetics of Tumours of Soft Tissue and Bone. Lyon：IARCPress，2013

学习笔记

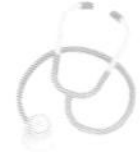

9. Johnson S, Tetu B, Ayala AG, et al. Chondrosarcoma with additional mesenchymal component (dediffrenciated chondrosarcoma) I. A clinicopathologic study of 26 cases. Cancer, 1986, 58(4): 278-286
10. 燕太强，郭卫，沈丹华. 畸形性骨炎. 中华骨科杂志，2002，22(2): 100-102
11. 戴金汉，李明山，曾幼鲁，等. 颌骨转移瘤的临床 X 线表现(附 5 例报告). 中国临床医学影像杂志，2005，16(6): 354-355
12. Yamada K, Kohno N. Efficacy of bisphophonates for bone paincontrol. Nihon Rinsho, 2007, 65(1): 152-156
13. 亓韵妮. 案例报告：疑似使用双磷酸盐药物导致下颚骨坏死. 慈济药讯，2009，65: 5-10
14. Miloro M, Quinn PD. Synchronous central giant cell lesions of the jaws. J Oral Maxillofac Surg, 1995, 53: 1350-1355
15. Inwards CY, Unni KK, Beabout JW, et al. Desmoplastic fibroma of bone. Cancer, 1991, 68: 1978-1983
16. Gnepp DR. Diagnostic Surgical Pathology of the Head and Neck. 2nd ed. Philadelphia: Saunders, 2009: 770-772
17. Barnes L, Eveson JW, Reichart P, et al. World Health Organization classification of tumours. Pathology and genetics head and neck tumours. Lyon: IARC Press, 2005: 284-327
18. Idowu BD, Al-Adnani M, O' Donnell P, et al. A sensitive mutation-specific screening technique for GNAS1 mutations in cases of fibrous dysplasia: the first report of a codon 227 mutation in bone. Histopathology, 2007, 50: 691-704
19. 李江，译. 口腔颌面病理学. 第 3 版. 北京：人民卫生出版社，2013
20. M. Forest, Btomeno, D vanel. Orthopedic Surgical Pathology. London: Churchill Livingstone, 1998
21. Joseph ARegezi, James J Sciubba, Richard CK Jordan. Oral pathology: clinical pathologic correlations. 6th ed. America, 2012
22. Bruce MWenig. Atlas of Head and Neck Pathology. 2nd ed. USA, 2008
23. 刘红刚，译. 头颈部病理学. 北京：北京大学医学出版社，2008
24. Leon Barnes, Jone W Eveson, Peter Reichart, et al. World Health Organization Classification of Tumours: Pathology and Genetics of Tumours of Head and Neck. Lyon: IARCPress, 2005

学习笔记

第十一章 软组织肿瘤

一、概　述

软组织(soft tissue)是指包括纤维组织、脂肪组织、平滑肌组织、横纹肌组织、血管和淋巴管以及外周神经系统的非上皮性的、骨外组织的总称。按胚胎发育的观点,大多数软组织均来源于胚胎时期的中胚层,少数来源于神经外胚层。目前主要是根据肿瘤细胞的分化方向即与瘤细胞最相似的正常细胞来命名,如:脂肪细胞肿瘤、成纤维细胞性/肌纤维母细胞性肿瘤、纤维组织细胞性肿瘤、平滑肌肿瘤、血管周细胞性肿瘤、骨骼肌肿瘤、血管性肿瘤、软骨性-骨性肿瘤(2002年WHO出版《软组织和骨肿瘤病理学和遗传学》分册第3版)。

2013年WHO出版的《软组织和骨肿瘤WHO分类》(第4版)还增加了胃肠间质肿瘤、周围神经系统肿瘤、未分化/未分类肿瘤,保留了2002年版的所有肿瘤及其变型均严格按照疾病来描述诊断标准、病理学特点和相关的遗传学改变的原则,包括了新的国际肿瘤学疾病分类(International Classification of Diseases for Oncology,ICD-O)编码、发病率、年龄和性别分布、部位、临床症状和体征、病理学、遗传学和预后因素,将肿瘤生物学行为分为良性,中间型(局部侵袭性)、中间型(偶有转移性)和恶性。并调整了一些肿瘤的命名和分类,删除部分不合适的诊断名称,增加了新的病种和形态学亚型,更新了部分肿瘤的分子遗传学改变。具体分类及命名见表11-0-1。

表11-0-1　2013年WHO软组织肿瘤分类

名称	ICD-O编码
脂肪细胞肿瘤	
良性	
脂肪瘤	8850/0
脂肪瘤病	8850/0
神经脂肪瘤病	8850/0
脂肪母细胞瘤/脂肪母细胞瘤病	8881/0
血管脂肪瘤	8861/0
平滑肌脂肪瘤	8890/0
软骨样脂肪瘤	8862/0
肾外血管平滑肌瘤	8860/0
肾上腺外髓脂肪瘤	8870/0
梭形细胞/多形性脂肪瘤	8857/0
冬眠瘤	8880/0
中间型(局部侵袭性)	
非典型性脂肪瘤性肿瘤/	8850/1
高分化脂肪肉瘤	8850/3
恶性	
去分化脂肪肉瘤	8858/3
黏液样脂肪肉瘤	8852/3
多形性脂肪肉瘤	8854/3
脂肪肉瘤,非特异性	8850/3
成纤维细胞性/肌纤维母细胞性肿瘤	
良性	
结节性筋膜炎	8828/0
增生型筋膜炎	8828/0
增生性肌炎	8828/0
骨化性肌炎	
指(趾)纤维骨性假瘤	
缺血性筋膜炎	
弹力纤维瘤	8820/0
婴儿纤维性错构瘤	
颈纤维瘤病	
幼年性透明性纤维瘤病	
包涵体纤维瘤病	
腱鞘纤维瘤	8813/0
促结缔组织增生性成纤维细胞瘤	8810/0
乳腺型肌纤维母细胞瘤	8825/0
钙化性腱膜纤维瘤	8816/0
血管肌纤维母细胞瘤	8826/0
富于细胞型血管纤维瘤	9160/0
项型纤维瘤	8810/0
钙化性纤维性肿瘤	8817/0
中间型(局部侵袭性)	
掌/趾纤维瘤病	8813/1
韧带样型纤维瘤病	8821/1
脂肪纤维瘤病	8851/1
巨细胞成纤维细胞瘤	8834/1

续表

名称	ICD-O 编码
中间型(偶见转移型)	
隆突性皮肤纤维肉瘤	8832/1
纤维肉瘤型隆突性皮肤纤维肉瘤	8832/3
色素性隆突性皮肤纤维肉瘤	8833/1
孤立性纤维性肿瘤	8815/1
孤立性纤维性肿瘤,恶性型	8815/3
炎症性肌纤维母细胞性肿瘤	8825/1
低度恶性肌纤维母细胞肉瘤	8825/3
黏液炎症性成纤维细胞肉瘤/非典型黏液炎症性成纤维细胞肿瘤	8811/1
婴儿纤维肉瘤	8814/3
恶性	
成人型纤维肉瘤	8810/3
黏液纤维肉瘤	8811/3
低度恶性纤维黏液样肉瘤	8840/3
硬化性上皮样纤维肉瘤	8840/0
所谓纤维组织细胞性肿瘤	
良性	
腱鞘巨细胞肿瘤	
局限型	9252/0
弥漫型	9252/1
恶性	9252/3
深在性良性纤维组织细胞瘤	8831/0
中间型(偶见转移型)	
丛状纤维组织细胞性肿瘤	8835/1
软组织巨细胞肿瘤	9251/1
平滑肌肿瘤	
良性	
深部平滑肌瘤	8890/0
恶性	
平滑肌肉瘤(除外皮肤)	8890/3
周细胞性(血管周细胞性)肿瘤	
血管球瘤(及其变异型)	8711/0
血管球瘤病	8711/1
恶性血管球瘤	8711/3
肌周细胞瘤	8824/0
肌纤维病	8824/0
肌纤维瘤病	8824/1
血管平滑肌瘤	8894/0
骨骼肌肿瘤	
良性	
横纹肌瘤	8900/0
成人型	8904/0
胎儿型	8903/0
生殖道型	8905/0
恶性	
胚胎性横纹肌肉瘤(包括葡萄状、间变型)	8910/3
腺泡状横纹肌肉瘤(包括实性、间变性)	8920/3
多形性横纹肌肉瘤	8901/3
梭形细胞/硬化性横纹肌肉瘤	8912/3
血管性肿瘤	
良性	
血管瘤	9120/0
滑膜血管瘤	
静脉性血管瘤	9122/0
动静脉血管瘤/畸形	9123/0
肌内血管瘤	9132/0
上皮样血管瘤	9125/0
血管瘤病	
淋巴管瘤	9170/0
中间型(局部侵袭性)	
Kapos Ⅰ 型血管内皮瘤	9130/1
中间型(偶见转移型)	
网状血管内皮瘤	9136/1
乳头状淋巴管内血管内皮瘤	9135/1
混合性血管内皮瘤	9136/1
假肌源性血管内皮瘤	9136/1
Kaposi 肉瘤	9140/3
恶性	
上皮样血管内皮细胞瘤	9133/3
软组织血管肉瘤	9120/3
软骨性-骨性肿瘤	
软组织软骨瘤	9220/0
骨外间叶性软骨肉瘤	9240/3
骨外骨肉瘤	9180/3
胃肠道间质瘤	
良性胃肠道间质瘤	8936/0
胃肠道间质瘤,恶性潜能未定	8936/1
胃肠道间质瘤,恶性	8936/3
周围神经肿瘤	
良性	
神经鞘瘤(包括变异型)	9560/0
色素性神经鞘瘤	9560/1
神经纤维瘤(包括变异型)	9540/0
丛状神经纤维瘤	9550/0
神经束膜瘤	9571/0
恶性神经束膜瘤	9571/3
颗粒细胞肿瘤	9580/0
皮肤神经鞘黏液瘤	9562/0
孤立性局限性神经瘤	9570/0
异位性脑膜瘤	9530/0
鼻神经胶质异位	
良性蝾螈瘤	
混合性神经鞘肿瘤	9563/0

续表

名称	ICD-O 编码	名称	ICD-O 编码
恶性		肌上皮癌	8982/3
恶性外周神经鞘膜瘤	9540/3	磷酸盐尿性间叶组织肿瘤,良性	8990/0
上皮样恶性外周神经鞘膜瘤	9542/3	磷酸盐尿性间叶组织肿瘤,恶性	8990/3
恶性蝾螈瘤	9561/3	**恶性**	
恶性颗粒细胞瘤	9580/3	滑膜肉瘤,非特殊类型	9040/3
外胚间叶瘤	8921/3	滑膜肉瘤,梭形细胞型	9041/3
不确定分化的肿瘤		滑膜肉瘤,双相型	9043/3
良性		上皮样肉瘤	8804/0
肢端纤维黏液瘤	8811/0	腺泡状软组织肉瘤	9581/3
肌内黏液瘤(包括富于细胞型)	8840/0	软组织透明细胞肉瘤	9044/3
关节旁黏液瘤	8840/0	骨外黏液样软骨肉瘤	9231/3
深部(侵袭性)血管黏液瘤	8841/0	骨外尤因肉瘤	9364/3
多形性玻璃样变血管扩张性肿瘤	8802/1	促结缔组织增生性小圆细胞肿瘤	8806/3
异位性错构瘤性胸腺瘤	8587/0	肾外横纹肌样肿瘤	8963/3
中间型(局部侵袭性)		具有血管周上皮样细胞分化的肿瘤(PEComa)	
含铁血黄素沉着性纤维脂肪瘤性肿瘤	8811/1	PEComa,非特殊类型,良性	8714/0
中间型(偶见转移型)		PEComa,非特殊类型,恶性	8714/3
非典型纤维黄色瘤	8830/1	内膜肉瘤	9137/3
血管瘤样纤维组织细胞瘤	8836/1	**未分化/未分类肉瘤**	
骨化性纤维黏液样肿瘤	8842/0	未分化梭形细胞肉瘤	8801/3
骨化性纤维黏液样肿瘤,恶性	8842/3	未分化多形性肉瘤	8802/3
多形性腺瘤,非特殊类型	8940/0	未分化圆细胞肉瘤	8803/3
多形性腺瘤,非特殊类型,恶性	8940/3	未分化上皮细胞样肉瘤	8804/3
肌上皮瘤	8982/0	未分化肉瘤,非特殊类型	8805/3

良性软组织肿瘤几乎都可经完整切除而治愈,大多数不会发生局部复发。确实复发者,肿瘤也不具破坏性。但常规组织学检查并不能预测转移。中间型(局部侵袭性)软组织肿瘤呈浸润性和局部破坏性生长,容易局部复发,但无转移潜能。临床手术中常需做局部扩大切除术,以确保局部无肿瘤组织残余。中间型(偶见转移型)指肿瘤除具备局部侵袭性生长外,还能发生远处转移,无可靠的组织学指标来预测转移。一般转移至局部淋巴结和肺,但转移率<2%。恶性软组织肿瘤亦称肉瘤,具有局部破坏性生长和复发潜能,并能发生远处转移,根据组织学类型和分级,转移率从20%到100%不等。虽然一些低级别肉瘤的远处转移率较低,但局部复发时恶性程度可能会升高,从而增加远处风险。

良性软组织肿瘤常见,发病率明显高于肉瘤。绝大多数良性软组织肿瘤位于浅表部位,脂肪瘤、纤维组织细胞性和纤维性肿瘤常见,发生率较高。软组织肉瘤在恶性肿瘤中所占比例低,一般都有各自独特的临床、治疗和预后特点。肿瘤的类型、症状、部位与患者年龄及性别有关,如脂肪瘤无疼痛,非常罕见于儿童。胚胎性横纹肌肉瘤几乎只发生于儿童。滑膜肉瘤患者多数为年轻人;脂肪肉瘤、平滑肌肉瘤主要见于老年人。而大多数软组织肿瘤病因不明,除少数几种肿瘤可能与环境因素、遗传因素、放射辐射、病毒感染、免疫缺陷有关外,绝大多数软组织肉瘤没有明显的致病因素。

软组织肿瘤进行病理学检查是临床上非常必要和重要的诊断手段,不仅是获得确诊的重要方法,也是进行术后病理分期(PTNM)的重要依据,对指导临床治疗和判断预后具有十分重要的价值。在临床工作中,对于所有直径>5cm的肿物(除非是非常明显的皮下脂肪瘤)和所有位于

学习笔记

筋膜下或位置深在的肿物，无论大小，一般均需在治疗前进行诊断性活检。

软组织肿瘤的组织学类型和亚型繁多，形态学表现又常相互重叠。尤其是一些分化差的肉瘤，而且不同类型肉瘤其治疗方法和预后也有较大差异，故病理学诊断中除常规应用 HE 染色观察标本外，还常用到免疫组织化学染色方法。目前免疫组织化学技术已广泛应用于病理诊断和研究。但免疫组织化学评估只是形态学评估的补充，并不能替代形态学诊断。

本章内容在基于全身软组织肿瘤病理诊断的基础上，主要介绍口腔以及头颈部常见软组织肿瘤。

二、脂肪组织肿瘤

（一）脂肪瘤（lipoma，WHO ICD code 8850/0）

脂肪瘤极少累及到唾液腺，常为唾液腺周围脂肪瘤推挤式生长方式导致唾液腺区形成肿块。脂肪瘤呈圆形、椭圆形或分叶状结构，光镜下观察肿瘤由成熟的脂肪细胞构成。

【临床特点】

1. 临床上最常见的软组织肿瘤。
2. 可发生在任何年龄。
3. 男女发病均等。
4. 临床表现为缓慢增大的一个肿块，界限清楚，可以推动。

【病理学特征】

学习笔记

1. 肉眼观察

（1）肿瘤为淡黄色组织，呈圆形、卵圆形或结节状。

（2）质地柔软，表面光滑，包膜完整。

（3）剖面实性，淡黄色。

2. 光镜观察

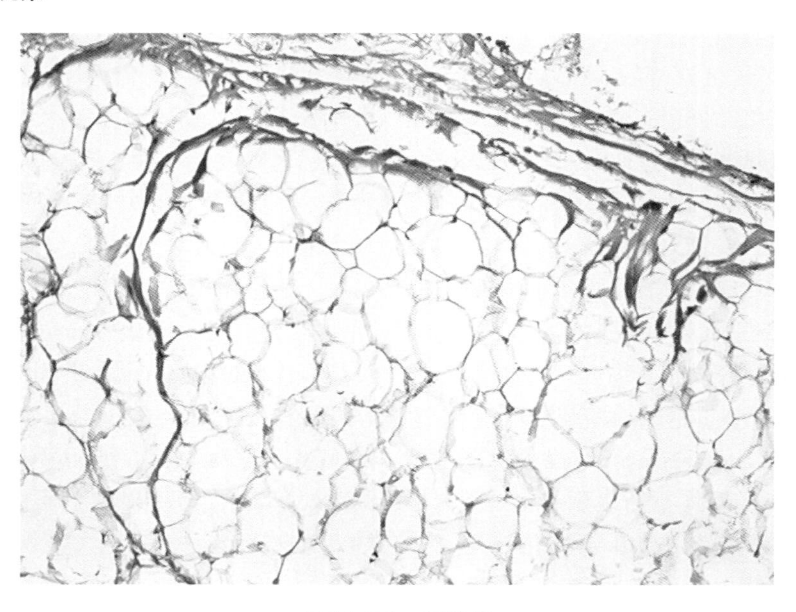

图 11-0-1　脂肪瘤

肿瘤包膜完整，呈分叶状结构。由分化成熟，大小一致的脂肪细胞构成。HE，×200

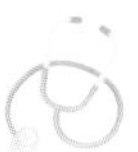

（1）肿瘤有完整包膜，可呈分叶状结构。

（2）肿瘤由成熟的脂肪细胞构成，形成的脂肪空泡大小一致（图 11-0-1）。

（二）脂肪肉瘤（liposarcoma，WHO ICD code 8850/3）

【临床特点】

1. 发病速度较快。
2. 常见于成年人，尤其是老年人。
3. 常发生在深部组织。常见部位是四肢，肩部，腹膜后，头颈部等。
4. 治疗后复发，且肿瘤可以向生物学行为更加恶性的类型转化，甚至发生去分化。

【病理学特征】

1. 肉眼观察

（1）肿瘤一般为淡黄色或灰白色，质地较软。

（2）剖面呈灰白色或灰黄色，鱼肉状。

（3）向周围组织浸润性生长，肿瘤界限不清楚。

2. 光镜观察及分类

（1）高分化脂肪肉瘤/非典型脂肪瘤性肿瘤（atypical lipomatous tumor/well differentiated liposarcoma，WHO ICD code 8850/3，/1）：大体与脂肪瘤相似。光镜观察可见肿瘤组织中出现大小不一脂肪空泡，在纤维束或脂肪间可见有些细胞核深染，这些细胞胞浆中常含有大小不一的脂肪空泡，细胞核边缘呈锯齿状或核压迹，具有脂肪母细胞的特点（图 11-0-2A，B）。

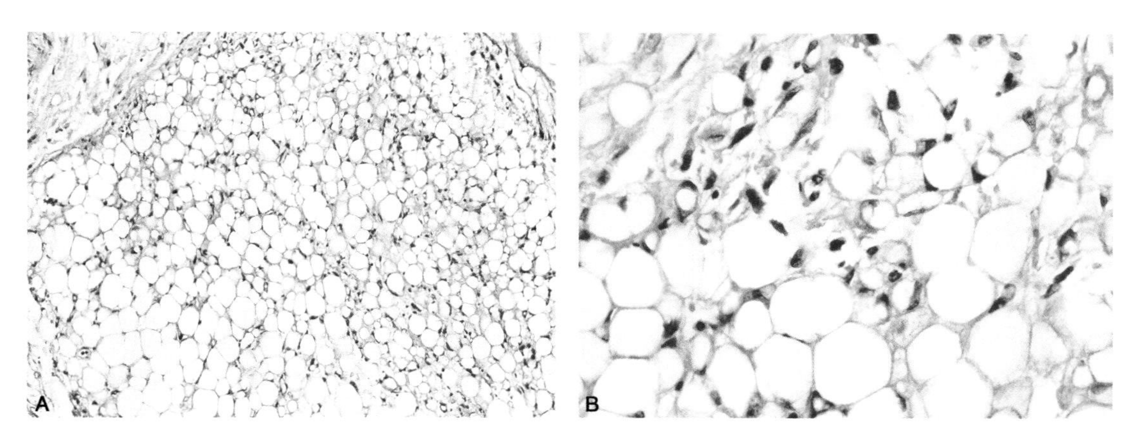

图 11-0-2 高分化脂肪肉瘤

A. 肿瘤中出现大小不一脂肪空泡。HE，×100。B. 脂肪间可见有些核深染的细胞，胞浆中含有大小不一的脂肪空泡，细胞核边缘呈锯齿状或伴有核压迹，具有脂肪母细胞的特点。HE，×400

有时非典型脂肪瘤性肿瘤与脂肪瘤难以鉴别，可以应用 FISH 检测染色体 12q13-15 区间的 *mdm2* 基因，80% 以上的非典型脂肪瘤性肿瘤出现 *mdm2* 基因扩增。

（2）黏液样脂肪肉瘤（myxoid liposarcoma，WHO ICD code 8852/3）：肿瘤中富含黏液背景，其中可见梭形细胞，以及胞浆中形成脂肪空泡的脂肪母细胞样细胞。肿瘤组织中形成纤细的新生毛细血管有助于与黏液瘤相鉴别（图 11-0-3A，B）。

（3）多形性脂肪肉瘤（pleomorphic liposarcoma，WHO ICD code 8854/3）：肿瘤富于细胞，细胞分化差，其中含有瘤巨细胞，一般都能找到脂肪母细胞，免疫组织化学 S-100 阳性有助于诊断。

（4）去分化脂肪肉瘤（dedifferentiated liposarcoma，WHO ICD code 8858/3）：肿瘤常见于复发性病变或转移的患者中，光镜下观察肿瘤组织可见分化好的脂肪肉瘤成分，如非典型脂肪瘤性

学习笔记

肿瘤和黏液样脂肪肉瘤。在分化好的脂肪肉瘤周围出现去分化肉瘤区域，形态类似纤维肉瘤，有时可见到异源性成分，如骨、软骨、骨骼肌等（图 11-0-4A，B）。

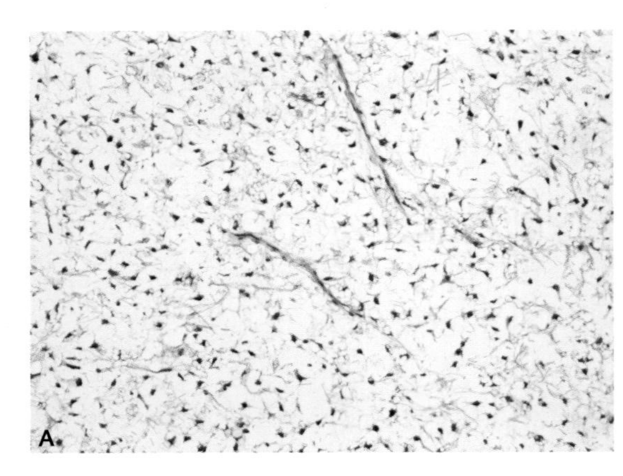
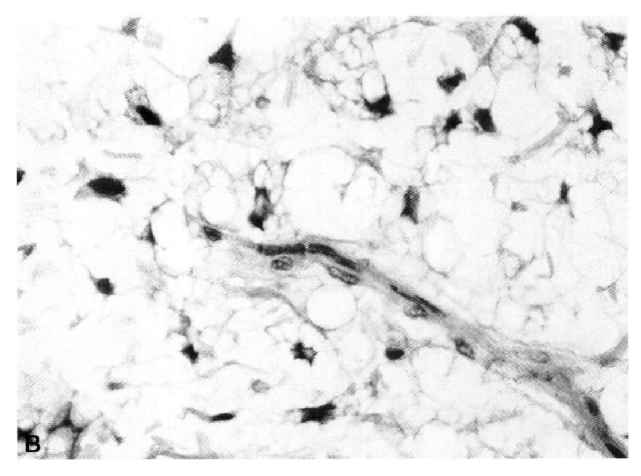

图 11-0-3　黏液样脂肪肉瘤

A. 黏液基质背景中，肿瘤组织中富含新生的薄壁毛细血管。HE，×100。B. 黏液液基质背景中，不同阶段的脂肪母细胞。HE，×400

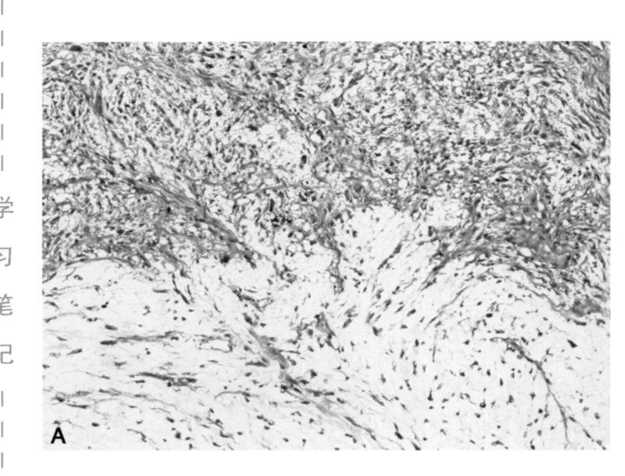
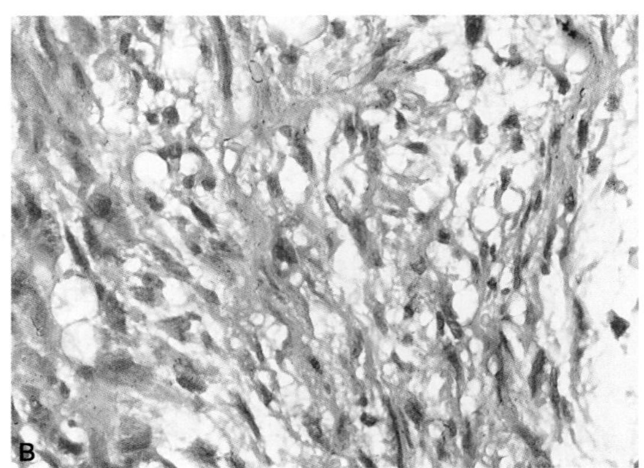

图 11-0-4　去分化脂肪肉瘤

A. 在分化好的黏液性脂肪肉瘤上方出现去分化肉瘤区域。HE，×100。B. 去分化肉瘤区域中可见脂肪母细胞。HE，×400

【免疫组织化学特征】

免疫组织化学 CK 阴性，表达 vimentin，S-100 蛋白恒定阳性有助于鉴别诊断。

【鉴别诊断】

主要是脂肪瘤与高分化脂肪肉瘤/非典型脂肪瘤性肿瘤。

脂肪瘤肿瘤有完整包膜，可成分叶状结构，肿瘤细胞由成熟的脂肪细胞构成，形成的脂肪空泡大小一致。

高分化脂肪肉瘤/非典型脂肪瘤性肿瘤组织中出现大小不一脂肪空泡，有些细胞核深染，胞浆中含有大小不一的脂肪空泡，细胞核边缘呈锯齿状或核压迹，具有脂肪母细胞的特点。

必要时应用 FISH 检测染色体 12q13～15 区间的 *mdm2* 基因，多数非典型脂肪瘤性肿瘤出现 *mdm2* 基因扩增。

【问题】脂肪瘤与高分化脂肪肉瘤/非典型脂肪瘤性肿瘤的鉴别。

学习笔记

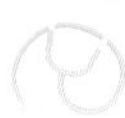

思路1：两种肿瘤大体形态相似，光镜下观察脂肪瘤有完整包膜，可呈分叶状结构，肿瘤细胞由成熟的脂肪细胞构成，形成的脂肪空泡大小一致。高分化脂肪肉瘤可有包膜，典型改变是脂肪空泡大小不一致，仔细查找可见脂肪母细胞。

思路2：免疫组织化学标记，两种肿瘤细胞表型一样，可能高分化脂肪肉瘤增殖指数略高，但在实际诊断工作中仅能提供参考。

思路3：必要时应用 FISH 检测染色体 12q13～15 区间的 mdm2 基因，多数高分化脂肪肉瘤/非典型脂肪瘤性肿瘤出现 mdm2 基因扩增。

【病例】

患者男性，85 岁。因右颊部肿块 2 个月入院。

患者 3 年前曾行右颊部肿块切除术，病理诊断为黏液样脂肪肉瘤。

专科检查：右颊部皮肤见一 3cm 陈旧性手术瘢痕。皮下扪及一 2. 8cm×2. 0cm×1. 5cm 肿物，质地中等，边界不清，无压痛。

手术在全麻下切除肿块。

临床诊断：右颊部脂肪肉瘤复发。

肉眼观察：带梭形皮肤灰白色组织一块，体积 3. 1cm×2. 0cm×2. 0cm。皮肤面积 3. 1cm×2. 0cm，皮肤表面见一长 3cm 陈旧性手术瘢痕。皮下见一灰白色区，大小 2. 8cm×1. 5cm×1. 6cm，质地中等，与周围界限不清。

光镜观察：低倍视野下肿瘤由梭形细胞构成，细胞分布不均，细胞稀少区域中可见黏液背景，中间有纤细的新生毛细血管，部分细胞中含有脂肪空泡。细胞密集区肿瘤细胞异型性明显，病理性核分裂象易见，其间可见脂肪母细胞（图 11-0-5A，B）。

病理诊断：黏液样脂肪肉瘤。

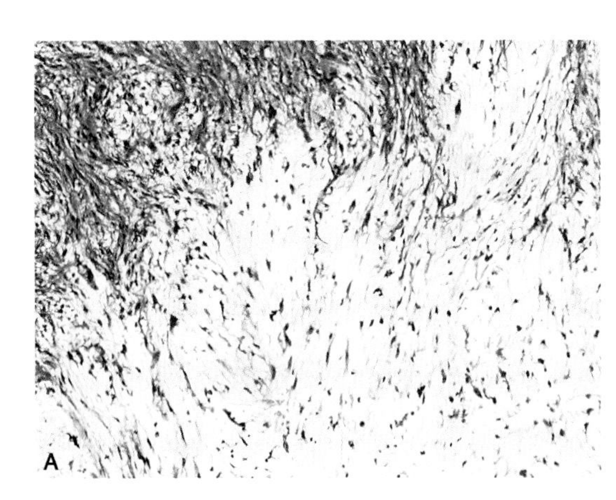

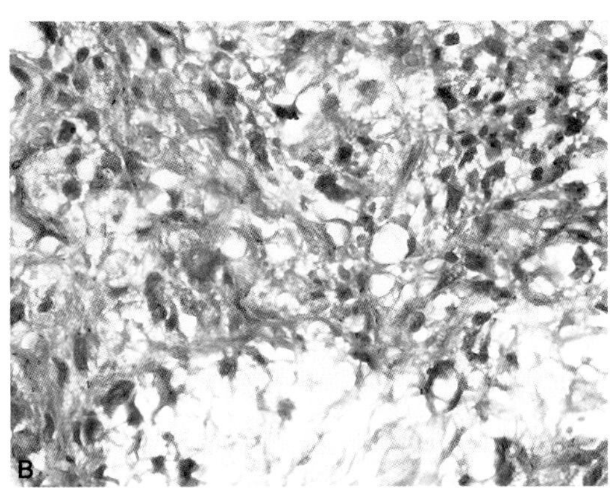

图 11-0-5　病例　黏液样脂肪肉瘤

A. 肿瘤由梭形细胞构成，细胞分布不均，细胞稀少区域中，可见黏液背景有纤细的新生毛细血管。HE，×100。B. 细胞密集区肿瘤细胞异型性明显，可见脂肪母细胞。HE，×400

三、成纤维细胞和肌纤维母细胞肿瘤及瘤样病变
（tumors and tumorlike conditions of fibroblasts and myofibroblasts）

（一）结节性筋膜炎（nodular fasciitis，WHO ICD code 8828/0）

结节性筋膜炎是一种常见软组织良性增生性病变，可发生于任何年龄。

学习笔记

【临床要点】

1. 常见于青壮年,发病高峰年龄为 40 岁。
2. 部位常为上肢,颈部和躯干。
3. 病程呈良性、自限性经过。
4. 发病特点为发病迅速,常为数周。

【病理学特征】

1. 肉眼观察

（1）一般肿块体积小。

（2）病变组织界限不清楚,呈浸润性生长。

（3）病变组织从筋膜中向上可长入皮下,向下可长入骨骼肌组织,或者在局部呈膨胀性生长。

2. 光镜观察

（1）黏液背景的疏松组织内,有丰富的梭形细胞增生。

（2）病变边缘可见瘢痕化的胶原纤维。

（3）可见血管增生,淋巴细胞浸润和红细胞外浸(图 11-0-6A,B)。

（4）病变组织中偶见病理性核分裂象,但无细胞核大而深染的不典型细胞。

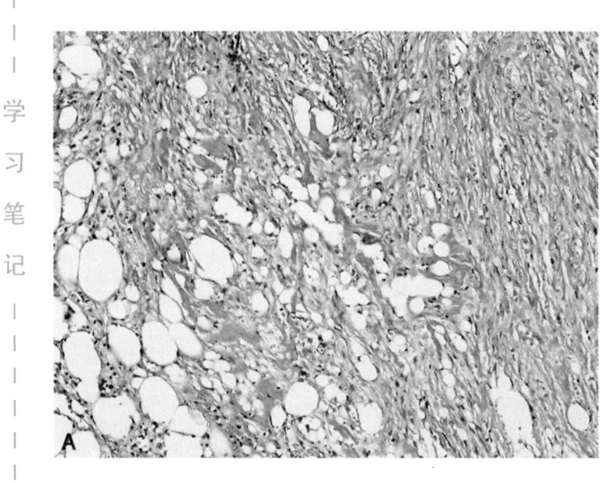

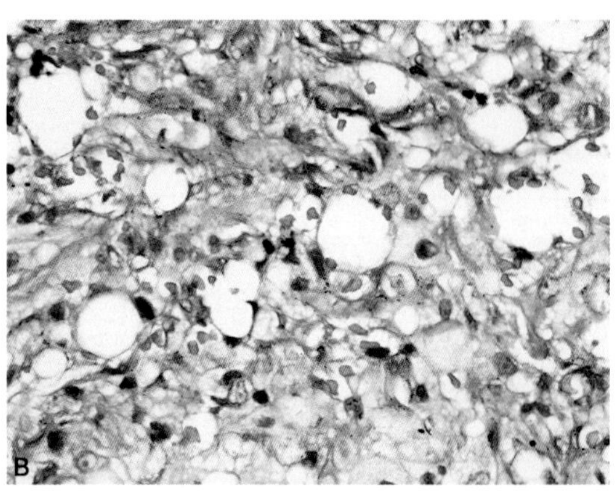

图 11-0-6　结节性筋膜炎

A. 梭形细胞浸润脂肪,病变组织中有明显的致密区和疏松区,部分区域胶原化。HE,×100。B. 可见红细胞外渗。HE,×400

【鉴别诊断】

1. 纤维肉瘤(fibrosarcoma,WHO ICD code 8810/3)　纤维肉瘤表现为肿瘤组织细胞密度明显增大,肿瘤细胞呈车辐状和鲱鱼骨样排列。肿瘤组织浸润性生长,细胞异型性明显,可见较多病理性核分裂象(图 11-0-7)。

2. 平滑肌肉瘤(leiomyosarcoma,WHO ICD code 8890/3)　头颈部平滑肌肉瘤可以发生在任何年龄,与机体其他部位的平滑肌肉瘤相似。肿瘤生长迅速,大体呈浸润性生长,常见肿瘤组织坏死。细胞胞浆较纤维肉瘤丰富而嗜伊红染色,梭形细胞呈杆状核,细胞异型性明显,病理性核分裂象易见。免疫组织化学染色,SMA 和 Desmin 恒定阳性,Ki-67 显示较高增殖指数(图 11-0-8A～C)。

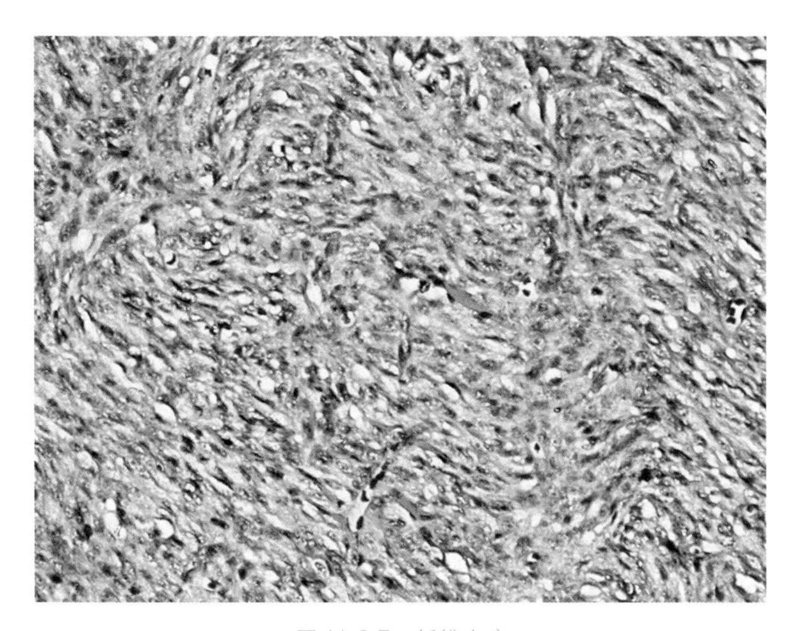

图 11-0-7　纤维肉瘤

典型的鲱鱼骨样结构，肿瘤细胞密度高，细胞异型性明显。HE，×200

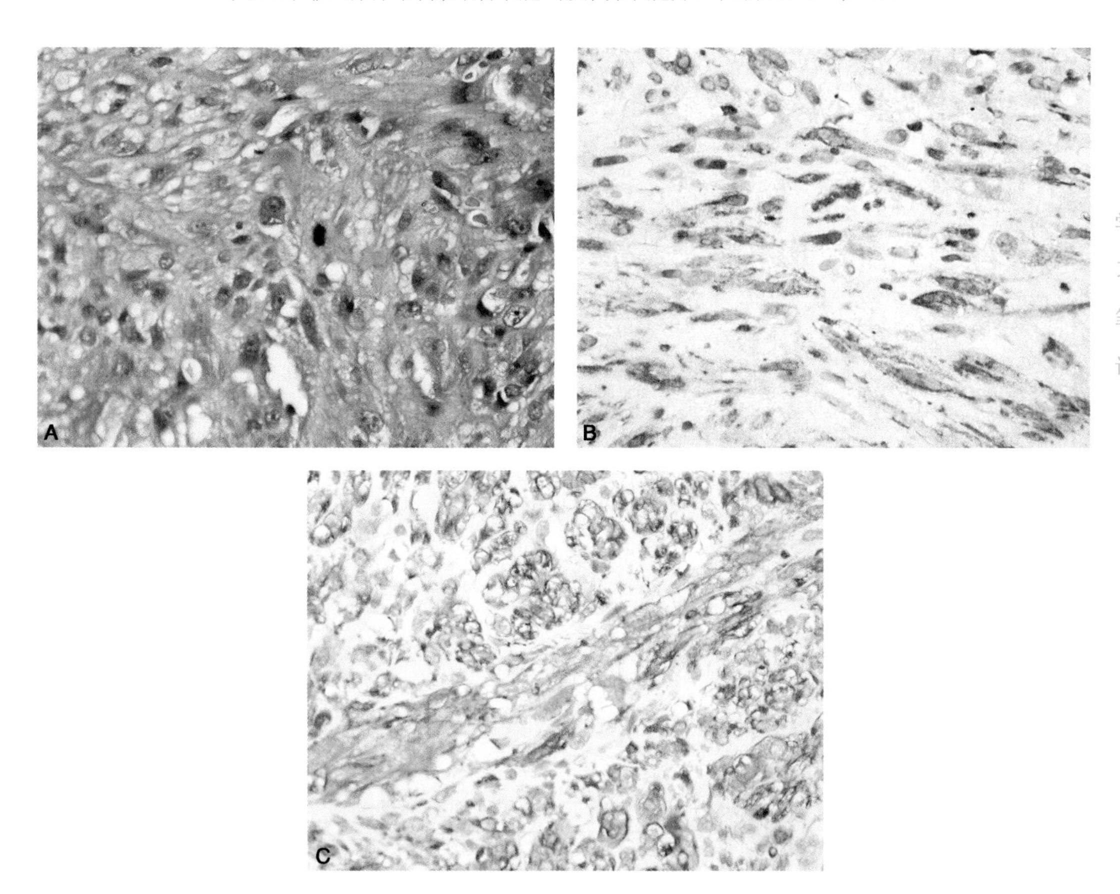

图 11-0-8　平滑肌肉瘤

A. 细胞胞浆丰富，红染，细胞异型性明显，病理性核分裂象易见。HE，×400。B. 细胞胞浆中 SMA 弥漫强阳性。SP，×400。C. 细胞胞浆中 Desmin 弥漫强阳性。SP，×400

【问题 1】结节性筋膜炎与纤维肉瘤的鉴别。

思路 1：两种病变均为梭形细胞构成，结节性筋膜炎表现为病程呈良性、自限性经过，且发病迅速，常为数周。虽然两种病变均表现为浸润性生长，但结节性筋膜炎病变一般较小，而纤维肉瘤一般体积较大。

学习笔记

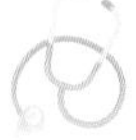

思路 2：组织学上结节性筋膜炎在黏液背景中梭形细胞增生，红细胞外渗，边缘瘢痕化，浸润性生长和细胞异型性不明显。纤维肉瘤则表现为肿瘤细胞密度大，肿瘤细胞呈车辐状和鲱鱼骨样排列，细胞异型性明显，可见较多病理性核分裂象。

思路 3：结合肿瘤组织背景和细胞密度，以及异型性与病理性核分裂象，考虑为梭形细胞肉瘤，需应用免疫组织化学染色如能排除其他梭形细胞肉瘤，则可诊断纤维肉瘤。

【问题 2】结节性筋膜炎与平滑肌肉瘤的鉴别。

思路 1：平滑肌肉瘤生长迅速，呈浸润性生长。镜下肿瘤组织常见坏死，细胞胞浆丰富而红染，梭形细胞呈杆状核，细胞异型性明显，病理性核分裂象易见。

思路 2：免疫组织化学染色平滑肌肉瘤，SMA 和 Desmin 恒定阳性，Ki-67 显示较高增殖指数。

知识拓展

结节性筋膜炎中有 *MYH9-USP6* 融合基因。在骨化性肌炎和动脉瘤样骨囊肿中也发现相似的 *USP6* 融合基因。这些疾病均有自限性，故在 2013 版新分类中提出了“一过性肿瘤”概念。

【病例】

患者男性，19 岁。下唇肿块 4 周就诊。

专科检查：左下唇表面一 0.8cm×0.7cm×0.7cm 大小肿物，质地中等，边界欠清，伴有压痛。

手术在局部麻醉下切除肿块。

临床诊断：左下唇肿物。

肉眼观察：灰白色肿物一块，体积 0.9cm×0.8cm×0.6cm。剖面灰白色，实性。

光镜观察：病变呈浸润性生长，侵犯脂肪组织。病变组织富含梭形细胞，细胞分布密度不一，细胞稀疏区出现黏液背景，细胞丰富区域的梭形细胞逐渐移行成胶原纤维。且病变边缘可见到瘢痕化的胶原。同时可见淋巴细胞和红细胞外（图 11-0-9）。

病理诊断：结节性筋膜炎。

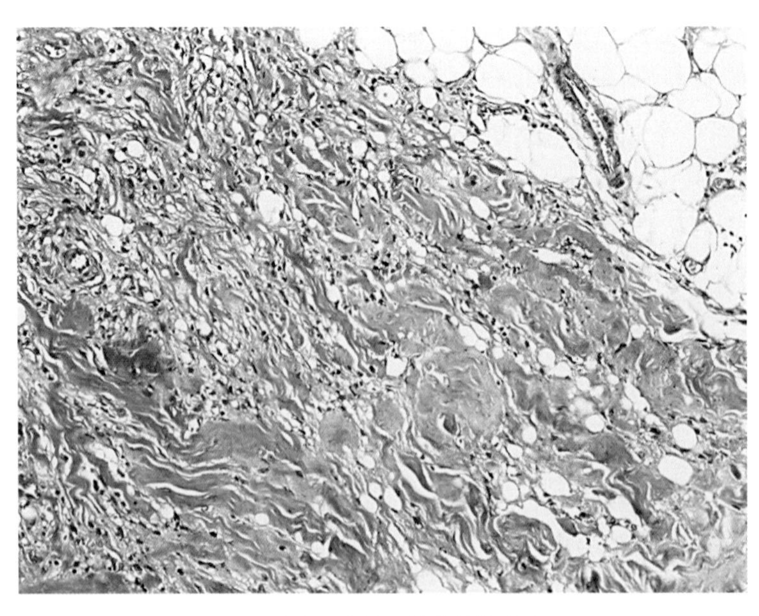

图 11-0-9　病例　结节性筋膜炎

病变组织富含梭形细胞，边缘可见到瘢痕化的胶原。HE，×100

（二）孤立性纤维性肿瘤（solitary fibrous tumour，WHO ICD code 8815/1）

唾液腺发生的孤立性纤维性肿瘤与软组织中发生的病变一致。

学习笔记

【临床特点】

1. 见于任何年龄。
2. 肿瘤生长缓慢，一般形成一个界限清楚的无痛性肿块。
3. 肿瘤生长巨大，可以产生压迫症状。

【病理学特征】

1. 肉眼观察

（1）肿瘤呈分叶状，界限清楚，质地较硬，直径 1～25cm。

（2）剖面灰白色或白色，呈漩涡状或编织状。

2. 光镜观察

（1）肿瘤界限清楚，不向周围浸润性生长。

（2）肿瘤组织有许多鹿角状分支的小血管，呈血管外皮瘤样改变。

（3）典型病例成纤维细胞样细胞缠绕，并伴有大量胶原纤维沉积。

（4）孤立性纤维性肿瘤中细胞异型不明显，病理性核分裂象少见。

（5）肿瘤组织富含细胞，有明显异型性，病理核分裂计数>4 个/每 10 高倍视野，灶性区域出现坏死。肿瘤边缘出现浸润，排除其他梭形细胞肉瘤，则诊断恶性孤立性纤维性肿瘤。

【免疫组织化学特征】

免疫组织化学标记，CK 阴性，Vimentin 阳性，有时 Desmin 阳性，CD99 阳性，本病恒定表达 CD34 和 BCL-2。20%～35%的病例可出现灶性区域表达 EMA，SMA，S-100 蛋白（图 11-0-10A～D）。

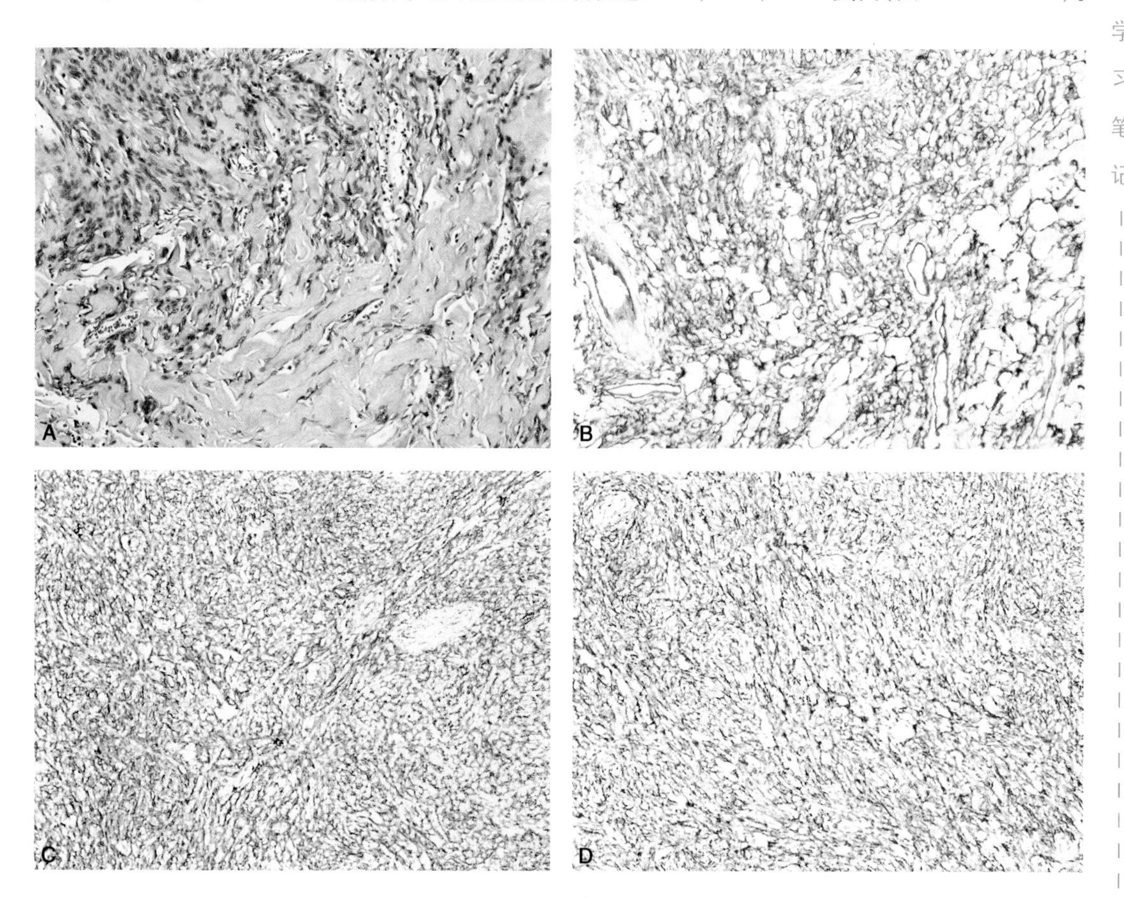

图 11-0-10　孤立性纤维性肿瘤

A. 血管周围成纤维细胞样细胞缠绕在一起，并伴有大量胶原纤维沉积。HE，×100。B. 肿瘤细胞表达 CD34。SP，×100。C. 肿瘤细胞 CD99 表达阳性。SP，×100。D. 肿瘤细胞 BCL-2 表达阳性。SP，×100

学习笔记

【鉴别诊断】

孤立性纤维性肿瘤鉴别诊断包括纤维瘤，部分孤立性纤维性肿瘤中细胞丰富，需要与纤维肉瘤和恶性外周神经鞘瘤相鉴别。

1. 纤维瘤(fibroma，WHO ICD code 8810/0)　纤维瘤由分化良好的纤维细胞或平滑肌样梭形细胞构成，肿瘤组织中可见到数量不等的胶原纤维。肿瘤组织呈浸润性生长，而界限不清楚。孤立性纤维性肿瘤组织学改变和细胞形态与纤维瘤相似，而且肿瘤组织也含有胶原纤维，但是肿瘤边界清楚，同时孤立性纤维性肿瘤弥漫强阳性表达 CD34，而纤维瘤不表达或局部区域表达 CD34。

2. 纤维肉瘤(fibrosarcoma，WHO ICD code 8810/3)　如孤立性纤维性肿瘤组织富含细胞，需要与其他梭形细胞肉瘤鉴别。最常见的肿瘤是纤维肉瘤。纤维肉瘤肿瘤细胞排列成车辐状或鲱鱼骨样，病理性核分裂象常见。孤立性纤维性肿瘤细胞异型性不明显。免疫组织化学纤维肉瘤灶性表达 CD34，网织纤维染色阳性。而孤立性纤维性肿瘤弥漫表达 CD34，网织纤维染色阴性。

3. 恶性外周神经鞘瘤(malignant peripheral nerve sheath tumor)　恶性外周神经鞘瘤中有明显的血管外皮瘤样区域，梭形细胞呈漩涡状或栅栏状排列，细胞丰富。肿瘤组织可见典型的地图状坏死，肿瘤呈浸润性生长。免疫组织化学特征性呈现 S-100 蛋白局灶性阳性表达，可部分区域表达 CD34。而孤立性纤维性肿瘤中无坏死，无浸润性生长，弥漫表达 CD34。

【问题1】孤立性纤维性肿瘤和纤维瘤的鉴别。

思路1：孤立性纤维性肿瘤组织学改变和细胞形态与纤维瘤相似，而且肿瘤组织也含有胶原纤维，但是肿瘤边界清楚与纤维瘤不同。

思路2：免疫组织化学显示，孤立性纤维性肿瘤弥漫强阳性表达 CD34，而纤维瘤不表达或局部区域表达 CD34。

【问题2】孤立性纤维性肿瘤和纤维肉瘤的鉴别。

思路1：纤维肉瘤肿瘤细胞排列成车辐状或鲱鱼骨样，病理性核分裂象常见。孤立性纤维性肿瘤细胞异型性不明显，无病理性核分裂象。

思路2：纤维肉瘤灶性表达 CD34，网织纤维染色阳性。而孤立性纤维性肿瘤弥漫表达 CD34，网织纤维染色阴性。

【问题3】孤立性纤维性肿瘤和恶性外周神经鞘瘤的鉴别。

思路1：恶性外周神经鞘瘤中有明显的血管外皮瘤样区域，梭形细胞呈漩涡状或栅栏状排列。肿瘤组织可见坏死并呈浸润性生长，有时可见到异源性的骨，软骨等成分。

思路2：恶性外周神经鞘瘤免疫组织化学特征性呈现 S-100 蛋白局灶性阳性表达，可部分区域表达 CD34。而孤立性纤维性肿瘤中无坏死和无浸润性生长，弥漫表达 CD34。

【病例】

患者男性，56 岁。因右面颊部肿块 5 年就诊。

专科检查：患者右面颊部见一 2.5cm×2.2cm×1.6cm 大小肿物，质地中等，边界清楚，无压痛。

手术在局部麻醉下切除肿块。

临床诊断：左颊部纤维瘤。

肉眼观察：灰白色肿物一块，体积 0.7cm×0.7cm×0.6cm。

光镜观察：肿瘤组织可见多处呈血管外皮瘤样改变，并伴有大量胶原纤维沉积。细胞异型

学习笔记

不明显,无病理性核分裂象。肿瘤界限清楚。

免疫组织化学:CK 阴性,vimentin 阳性,SMA 阴性,Desmin 阳性,S-100 蛋白阴性,EMA 阴性,CD34 阳性,CD99 阳性,Bcl-2 阳性,Ki-67 为 2%(图 11-0-11A,B)。

病理诊断:孤立性纤维性肿瘤。

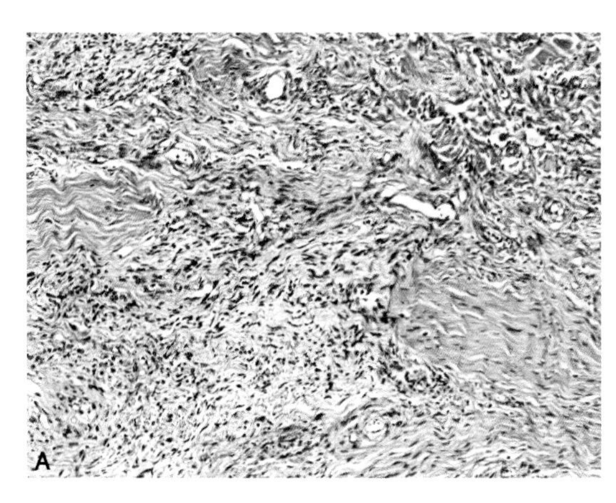

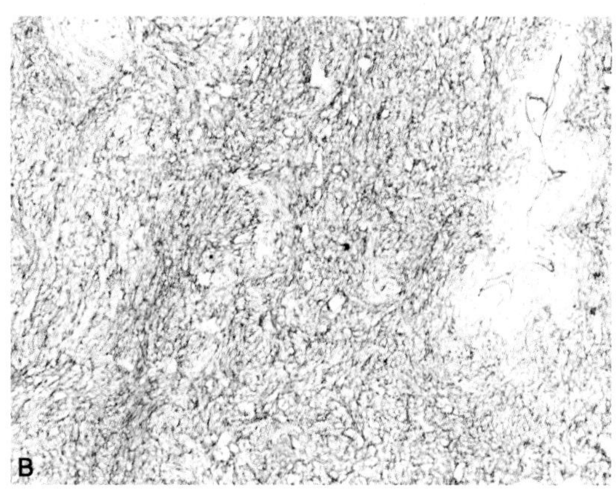

图 11-0-11　病例　孤立性纤维性肿瘤

A. 血管周围成纤维细胞样细胞缠绕在一起,并伴有大量胶原纤维沉积。HE,×100。B. 肿瘤细胞表达 CD34。SP,×100

（三）纤维肉瘤(fibrosarcoma,WHO ICD code 8810/3)

可发生在任何年龄的恶性肿瘤,常见部位是浅表或深筋膜组织,肿瘤一般界限不清楚。

【临床特点】

1. 临床发病较快。
2. 可发生在儿童和成年人,多见于年轻人。
3. 口唇,牙龈,舌,颊部等均可发病。
4. 形成肿块呈浸润性生长,与周围界限不清。
5. 临床过程表现反复复发,逐渐发生远处转移。

【病理学特征】

1. 肉眼观察

(1) 常发生在深部筋膜或肌肉组织,一般体积较大。

(2) 质地中等,剖面呈灰白色,呈漩涡状或编织状。

(3) 浸润性生长而界限不清,常浸润至周围组织中。

2. 光镜观察

(1) 细胞丰富,肿瘤细胞形态类似成纤维细胞,伴有出血和坏死。

(2) 肿瘤细胞排列呈束,可见车辐状或鲱鱼骨样排列。

(3) 可有不同程度的细胞核异型性,病理性核分裂象常见(图 11-0-12A,B)。

【组织化学特征】

网织纤维染色可见每个细胞周围有丰富的网织纤维包绕(图 11-0-12C)。

学习笔记

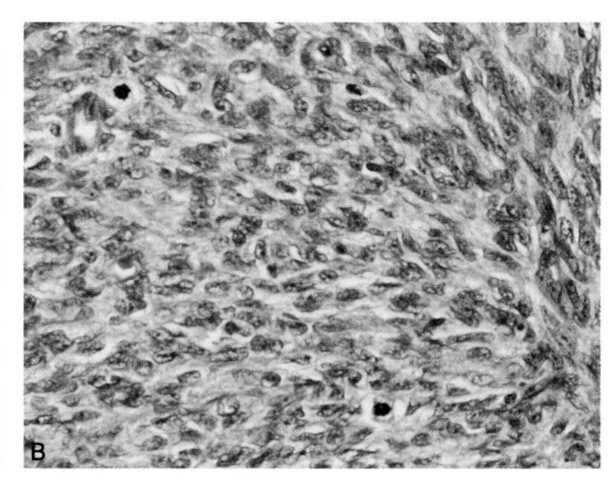

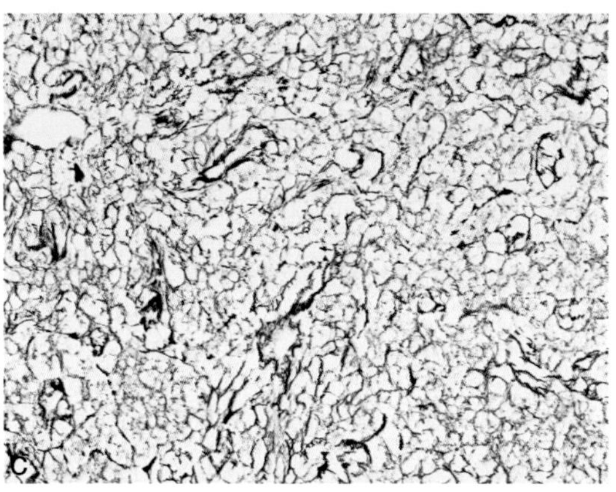

图 11-0-12　纤维肉瘤

A. 肿瘤浸润至脂肪组织中，梭形细胞呈鲱鱼骨样排列。HE，×100。B. 较多的病理性核分裂象。HE，×400。C. 网织纤维染色可见每个细胞周围有丰富的网织纤维包绕。网状纤维染色，×200

【免疫组织化学特征】

肿瘤细胞表达或不表达 CK，EMA；表达 vimentin，灶性区域中部分细胞表达 SMA 和 S-100 蛋白，一般 CD34，Desmin，CD68 阴性。肿瘤细胞有较高的增殖活性而导致 Ki-67 高表达。

【鉴别诊断】

纤维肉瘤诊断必须是应用免疫组织化学，排除肉瘤样癌和其他梭形细胞肉瘤。并且通过网织纤维染色证实梭形细胞周围有丰富的网织纤维，方可诊断。

1. 肉瘤样癌（sarcomatoid carcinoma）　发生在口腔的肉瘤样癌有时在 HE 染色上表现为异型性明显的梭形细胞浸润性生长，肿瘤细胞呈车辐状或鲱鱼骨样排列。与纤维肉瘤难以鉴别，通过免疫组织化学标记，肉瘤样癌表达 Pan-CK，EMA，并表达 CK34βE12 和 CK5/6 等高分子 CK。纤维肉瘤不表达上述标记，网织纤维染色证实梭形细胞周围有丰富的网织纤维，可鉴别两种恶性肿瘤（图 11-0-13A，B）。

2. 平滑肌肉瘤（leiomyosarcoma，WHO ICD code 8890/3）　平滑肌肉瘤向周围组织呈浸润性生长，肿瘤细胞排列呈束状、车辐状或鲱鱼骨样排列，常见成片的肿瘤性坏死，其中可见异型性明显的梭形细胞，病理性核分裂象常见。平滑肌肉瘤免疫组织化学 SMA，Desmin，caldesmon 弥漫阳性，网织纤维染色阴性。纤维肉瘤可以灶性表达 SMA，但不表达 Desmin，caldesmon，同时网织纤维染色阳性可鉴别两种恶性肿瘤（图 11-0-14A，B）。

3. 恶性外周神经鞘膜瘤（malignant peripheral nerve sheath tumor）　恶性外周神经鞘膜瘤中

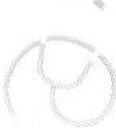

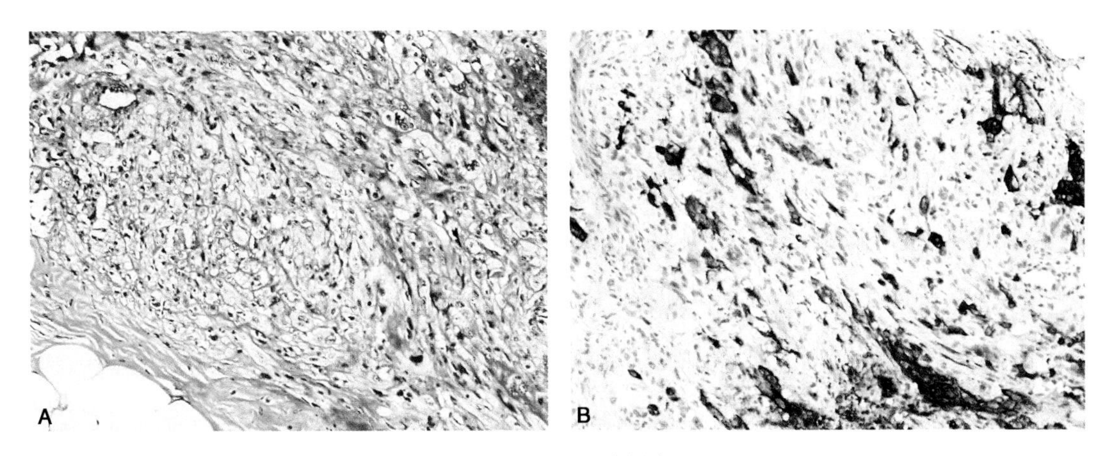

图 11-0-13　肉瘤样癌

A. 肿瘤细胞呈束状排列，浸润至周围脂肪组织。HE，×200。B. 部分肿瘤细胞表达 Pan-CK。SP，×200

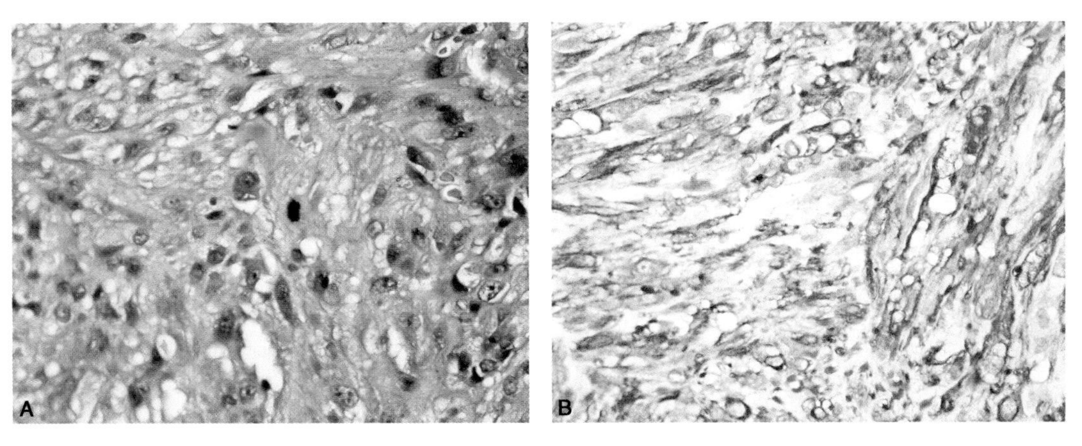

图 11-0-14　平滑肌肉瘤

A. 肿瘤中病理性核分裂象易见。HE，×400。B. 肿瘤细胞 SMA 表达阳性。SP，×400

梭形细胞呈漩涡状或栅栏状排列，细胞丰富，肿瘤组织有明显的血管外皮瘤样区域。可见典型的地图状坏死，坏死周围细胞呈栅栏状排列。有时肿瘤组织中可见化生的软骨、骨、平滑肌或横纹肌成分。免疫组织化学特征性呈现 S-100 蛋白局灶性阳性表达，网织纤维染色阴性。纤维肉瘤一般缺乏地图状坏死，肿瘤细胞可以灶性表达 S-100 蛋白，但网织纤维染色阳性可鉴别两种恶性肿瘤（图 11-0-15A ~ C）。

4. 滑膜肉瘤（synovial sarcoma，WHO ICD code 9040/3）　滑膜肉瘤尤其是梭形细胞型滑膜肉瘤需要与纤维肉瘤鉴别。梭形细胞型滑膜肉瘤细胞缺乏上皮样分化，肿瘤组织中无腺样结构或鳞状上皮样区域。主要由比较肥硕的梭形细胞构成，细胞呈编织状或鲱鱼骨样排列。滑膜肉瘤中梭形细胞可表达广谱 CK，CK7、14、19，EMA，vimentin，有时表达 S-100 蛋白。同时应用 FISH 可检测出 *SYT-SSX1/2* 融合基因，大多数梭形细胞型滑膜肉瘤有 *SYT-SSX2* 融合基因。网织纤维染色阴性。纤维肉瘤肿瘤细胞可以表达 vimentin，不表达 CK，CK7、14、19，EMA 等上皮标记，网织纤维染色阳性可鉴别两种恶性肿瘤（图 11-0-16A，B）。

学习笔记

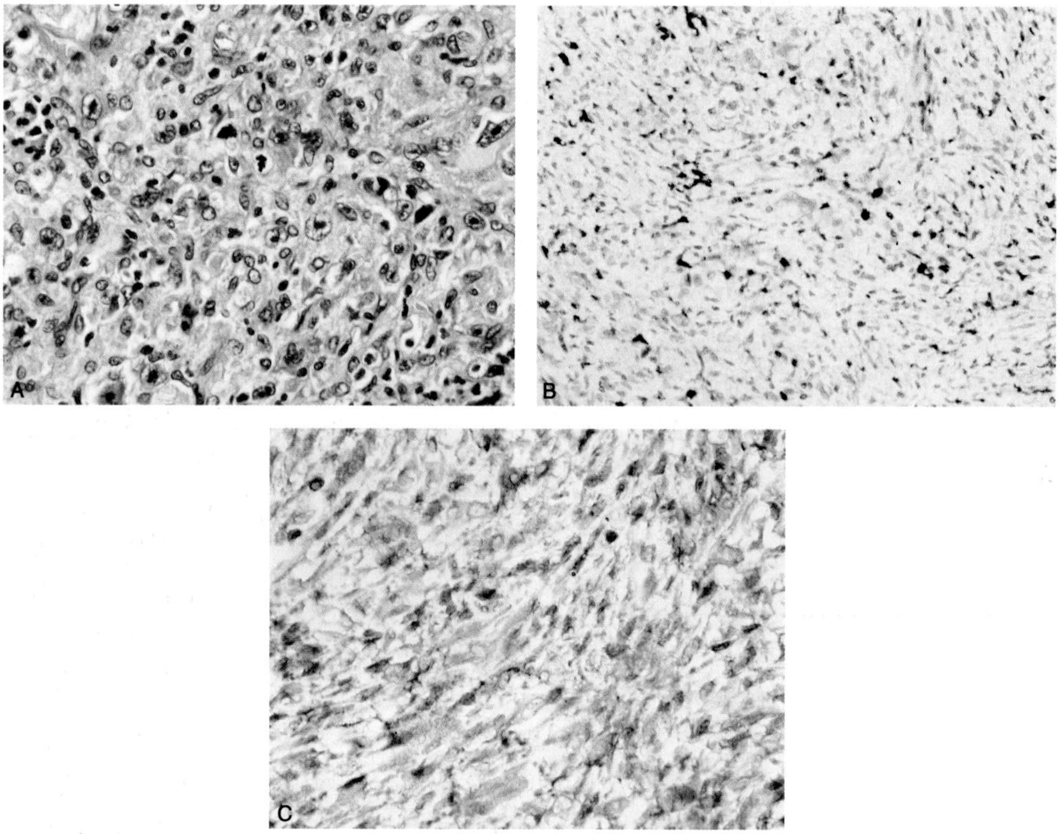

图 11-0-15　恶性外周神经鞘膜瘤

A. 细胞异型性明显，病理性核分裂象易见。HE，×400。B. 肿瘤细胞散在表达 S-100。SP，×200。C. 肿瘤细胞表达 vimentin。SP，×200

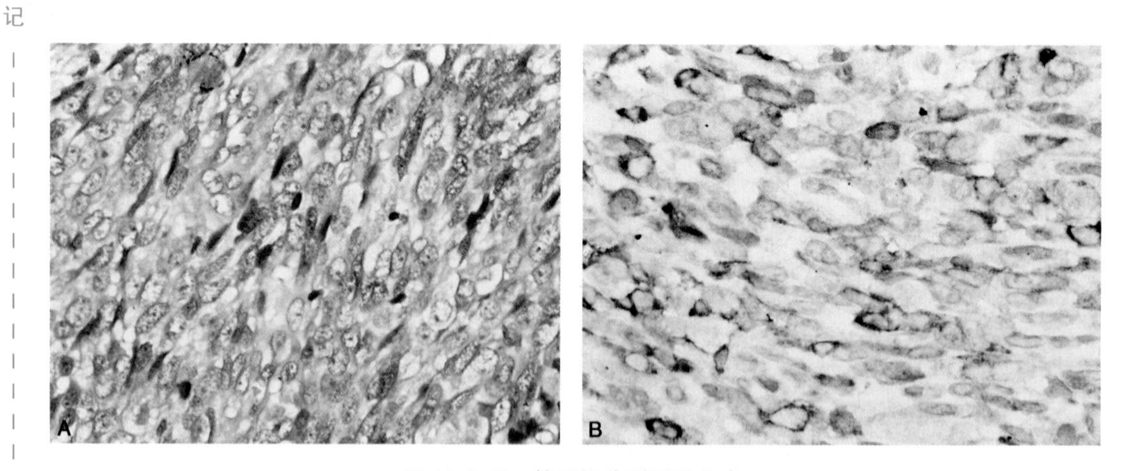

图 11-0-16　梭形细胞型滑膜肉瘤

A. 肿瘤细胞呈束状排列。HE，×400。B. 肿瘤细胞 EMA 表达阳性。SP，×400

【问题 1】纤维肉瘤与肉瘤样癌的鉴别。

思路 1： 肉瘤样癌表现为异型性明显的梭形细胞呈浸润性生长，肿瘤细胞呈车辐状或鲱鱼骨样。与纤维肉瘤难以鉴别。

思路 2： 免疫组织化学标记肉瘤样癌表达 Pan-CK，EMA，并表达 CK34βE12 和 CK5/6 等高分子 CK。纤维肉瘤不表达上述标记，网织纤维染色证实梭形细胞周围有丰富的网织纤维可鉴别两种恶性肿瘤。

【问题2】纤维肉瘤与平滑肌肉瘤的鉴别。

思路1：平滑肌肉瘤组织常见成片的肿瘤性坏死，肿瘤细胞排列呈束状，车辐状或鲱鱼骨样排列，病理性核分裂象常见。纤维肉瘤肿瘤细胞排列呈车辐状或鲱鱼骨样。

思路2：平滑肌肉瘤免疫组织化学SMA，Desmin，caldesmon弥漫阳性，网织纤维染色阴性。纤维肉瘤可以灶性表达SMA，不表达Desmin，caldesmon，同时网织纤维染色阳性可鉴别两种恶性肿瘤。

【问题3】纤维肉瘤与恶性外周神经鞘膜瘤的鉴别。

思路1：恶性外周神经鞘膜瘤中细胞呈漩涡状或栅栏状排列，细胞丰富，肿瘤组织有血管外皮瘤样区域。肿瘤组织可见典型的地图状坏死，坏死周围细胞呈栅栏状排列。有时肿瘤组织中可见化生的软骨、骨、平滑肌或横纹肌成分；纤维肉瘤一般缺乏地图状坏死。

思路2：恶性外周神经鞘膜瘤免疫组织化学特征性呈S-100蛋白呈局灶性阳性表达，网织纤维染色阴性。纤维肉瘤一般缺乏地图状坏死，肿瘤细胞可以灶性表达S-100蛋白，网织纤维染色阳性可鉴别两种恶性肿瘤。

【问题4】纤维肉瘤与滑膜肉瘤的鉴别。

思路1：滑膜肉瘤尤其是梭形细胞型滑膜肉瘤需要与纤维肉瘤鉴别。梭形细胞型滑膜肉瘤细胞缺乏上皮样分化，肿瘤组织中无腺样结构或鳞状上皮样区域。主要由比较肥硕的梭形细胞构成，细胞呈编织状或鲱鱼骨样排列。纤维肉瘤细胞呈编织状或鲱鱼骨样排列，使得两者难于鉴别。

思路2：滑膜肉瘤中梭形细胞可表达广谱CK，CK7、14、19，EMA，vimentin，有时表达S-100蛋白。网织纤维染色阴性。纤维肉瘤肿瘤细胞可以表达vimentin，不表达上皮标记，网织纤维染色阳性可鉴别两种恶性肿瘤。

思路3：可应用FISH可检测出*SYT-SSX1/2*融合基因，大多数梭形细胞型有*SYT-SSX2*融合基因。

【病例】

患者男性，23岁。左下颌肿块5个月就诊。

专科检查：左下第二磨牙腭侧可见一3.0cm×3.5cm×4.5cm大小肿物。表面呈淡红色，质地硬。边界不清楚，伴有轻压痛。影像学提示左下牙腭恶性肿瘤，肿瘤侵犯下颌骨。

手术在全麻下行肿块切除。

临床诊断：左下牙腭侧恶性肿瘤。

肉眼检查：带3枚牙齿下颌骨组织一块，一侧见一灰白色肿物，体积4.5cm×3.5cm×3.0cm，表面光滑呈灰白色。剖面肿瘤灰白色，实性，呈编织状，肿瘤组织累及下颌骨。

光镜观察：肿瘤为梭形细胞肿瘤，细胞丰富，肿瘤细胞排列呈束，可见车辐状或鲱鱼骨样排列。细胞核异型性明显，病理性核分裂象常见（图11-0-17）。

组织化学染色：肿瘤细胞周围见网织纤维包绕。

免疫组织化学：CK阴性，EMA阴性，vimentin弥漫阳性，灶性区域SMA阳性，S-100蛋白阴性，CD34阴性，Desmin阴性，CD68阴性，Ki-67为25%～30%。

病理诊断：（左下牙腭侧）纤维肉瘤。

学习笔记

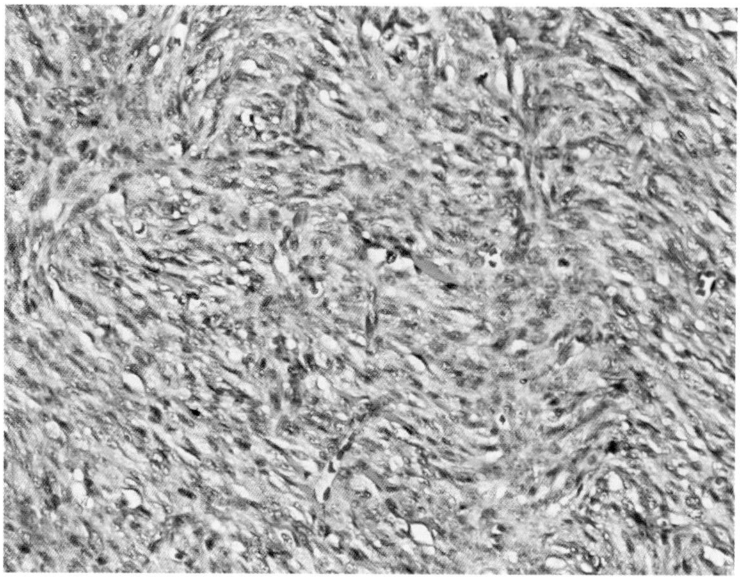

图 11-0-17　病例　纤维肉瘤
肿瘤细胞呈鲱鱼骨样排列。HE，×200

四、纤维组织细胞瘤

纤维组织细胞瘤（fibrohistiocytic tumor）是一组复杂，有争议的肿瘤。该类肿瘤除具有成纤维细胞的形态特征外，还具有组织细胞特征。电子显微镜下可见肿瘤细胞中富含溶酶体，并用免疫组织化学显示其表达溶酶体标记。因此，该类肿瘤细胞可能源自原始间充质细胞，同时向组织细胞和成纤维细胞双向分化。

良性纤维组织细胞瘤（Benign fibrohistiocytic tumor，WHO ICD 8830/0）：口腔良性纤维组织细胞瘤与发生机体其他部位的同类型肿瘤，具有相同的临床病理特征。

【临床特点】

1. 临床发病呈缓慢过程。
2. 可发生在任何年龄，多见于成年人。
3. 常见部位牙龈，颊部，舌部等。
4. 手术切除可治愈，部分患者可复发。

【病理学特征】

1. 肉眼观察

（1）一般呈圆形或椭圆形的结节状肿块。

（2）呈淡红色或灰白色。

（3）剖面呈灰白色的实性肿块，质地中等。

（4）肿瘤与周围组织界限清楚。

2. 光镜观察

（1）良性纤维组织细胞瘤在镜下表现为组织细胞样细胞，可见泡沫细胞和含铁血黄素，细胞单核或多核，与成纤维细胞相互交织在一起。

（2）有时在肿瘤部分区域可见肿瘤细胞丰富，具有一定的异型性，但是缺乏或偶见病理性核分裂象（图 11-0-18A，B）。

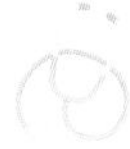

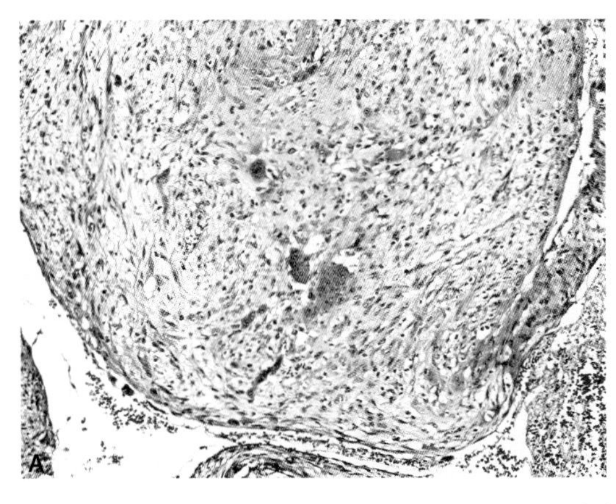

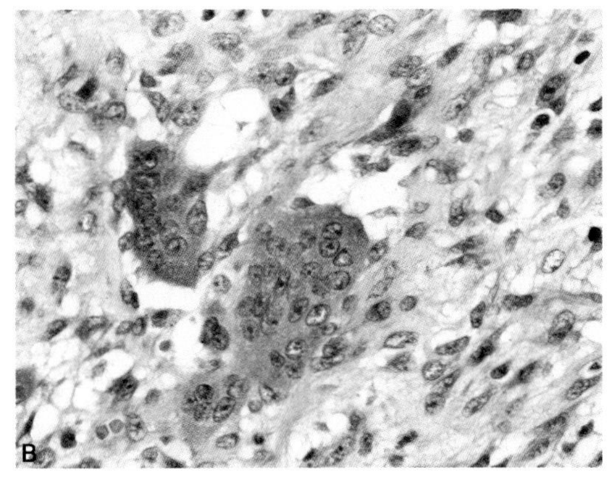

图 11-0-18　良性纤维组织细胞瘤

A. 以梭形细胞为主，其中可见少许多核巨细胞。HE，×100。B. 梭形细胞和多核巨细胞缺乏细胞异型性。HE，×400

【免疫组织化学特征】

免疫组织化学标记肿瘤细胞表达 vimentin，Ⅷa，α-抗胰蛋白酶，α-抗糜蛋白酶，CD68（克隆号 KP-1），溶菌酶阳性等。

【鉴别诊断】

巨细胞纤维瘤（giant cell fibroma）：巨细胞纤维瘤常见部位是舌部和牙龈。肿瘤体积较小，直径一般不超过 1cm。丰富的血管背景，肿瘤组织富含梭形细胞，有特征性的多核巨细胞，可见到含铁血黄素。组织学形态有时与良性纤维组织细胞瘤不易鉴别。免疫组织化学标记良性纤维组织细胞瘤表达 α-抗胰蛋白酶，α-抗糜蛋白酶，CD68，溶菌酶有助于与两种病变鉴别。

【问题】良性纤维组织细胞瘤和巨细胞纤维瘤的鉴别。

思路 1：巨细胞纤维瘤体积较小，直径一般为 2～10mm。良性纤维组织细胞瘤体积可以大于 1cm。

思路 2：两种肿瘤组织均含有梭形细胞，有含铁血黄素沉着，但巨细胞纤维瘤背景中毛细血管丰富。

思路 3：免疫组织化学标记良性纤维组织细胞瘤表达 α-抗胰蛋白酶，α-抗糜蛋白酶，CD68，溶菌酶。

【病例】

患者男性，42 岁。左侧舌部肿块 8 个月就诊。

专科检查：左侧舌部一皮下肿块，体积 1.8cm×1.6cm×1.0cm 大小的肿物。质地中等，边界清楚。

手术在局部麻醉下切除肿块。

临床诊断：左侧舌部纤维瘤。

肉眼检查：灰白色肿物一块，其中见一灰白色 1.8cm×1.8cm×1.1cm 肿块，质地中等，与周围界限清楚。

光镜观察：良性纤维组织细胞瘤在镜下表现为组织细胞样细胞呈编织状排列，其中可见多核巨细胞，灶性区域可见到少量胶原纤维。肿瘤组织中未见病理性核分裂象（图 11-0-19）。

免疫组织化学：肿瘤细胞表达 CD68，溶菌酶。

学习笔记

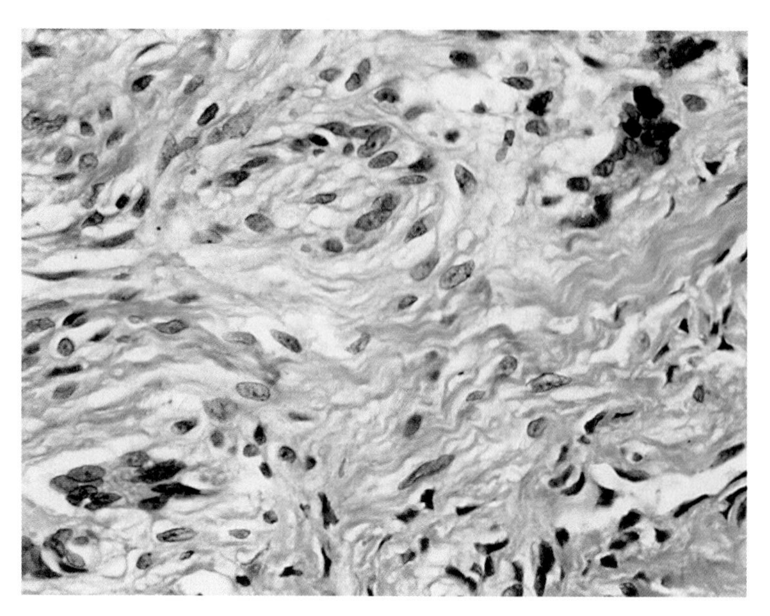

图 11-0-19　病例　良性纤维组织细胞瘤

病变中见组织细胞样细胞,其中可见多核巨细胞,灶性区域可见到少量胶原纤维。肿瘤组织中未见病理性核分裂象。HE,×400

病理诊断:(左舌部)良性纤维组织细胞瘤。

五、平滑肌组织肿瘤

(一) 平滑肌瘤(leiomyoma,WHO ICD code 8890/0)

头颈部也可以发生平滑肌瘤,常在局部形成肿块,手术切除后可以完全治愈。

学习笔记

【临床特点】

1. 见于任何年龄。
2. 口腔常见部位是舌部,也可发生在颊部。
3. 肿瘤生长缓慢,一般形成一个界限清楚的无痛性肿块。

【病理学特征】

1. 肉眼观察

(1) 肿瘤一般呈淡红色,表面光滑。

(2) 剖面灰白色或淡红色,编织状,质地中等,不向周围浸润性生长。

2. 光镜观察

(1) 口腔发生的平滑肌瘤与机体其他部位的平滑肌瘤形态相同。

(2) 肿瘤组织无坏死。

(3) 肿瘤细胞呈梭形,核呈杆状,胞浆红染,细胞异型性不明显。

(4) 偶见病理性核分裂象(图 11-0-20)。

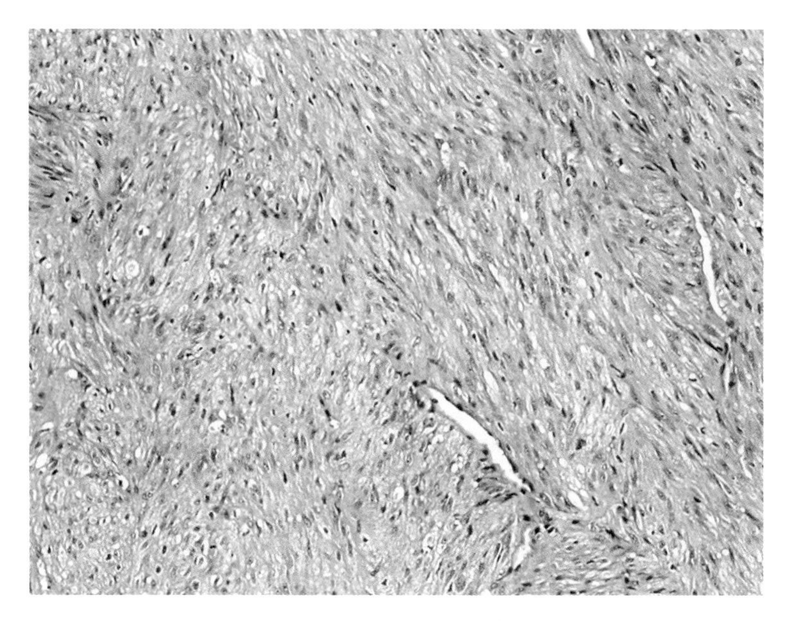

图 11-0-20　平滑肌瘤
细胞呈编织状排列，核呈杆状，细胞胞浆红染。HE，×100

【免疫组织化学特征】

免疫组织化学 SMA，Desmin，caldesmon 阳性是平滑肌的特征。

【鉴别诊断】

正确诊断平滑肌瘤需要排除平滑肌肉瘤，通过组织学改变，免疫组织化学标记，一般均能正确诊断。

（二）平滑肌肉瘤（leiomyosarcoma，WHO ICD code 8890/3）

【临床特点】

1. 见于任何年龄。
2. 肿瘤生长较快，形成界限欠清楚的肿块。

【病理学特征】

1. 肉眼观察

（1）发生在口腔的平滑肌肉瘤与其他部位的相似。

（2）肿瘤呈结节状生长。

（3）剖面灰白色，实性。可见坏死、出血和囊性变。

2. 光镜观察

（1）肿瘤细胞排列呈束状，可见成片的肿瘤性坏死。

（2）可见细胞异型性明显的梭形细胞和（或）多核瘤巨细胞。

（3）病理性核分裂象常见，核分裂象计数大于 5 个/每 10 个高倍视野。

（4）同时可见肿瘤组织向周围呈浸润性生长（图 11-0-21A，B）。

【免疫组织化学特征】

免疫组织化学 CK 阴性，EMA 阴性，vimentin 阳性，SMA 阳性，Desmin 阳性，caldesmon 阳性（图 11-0-21C，D）。

学习笔记

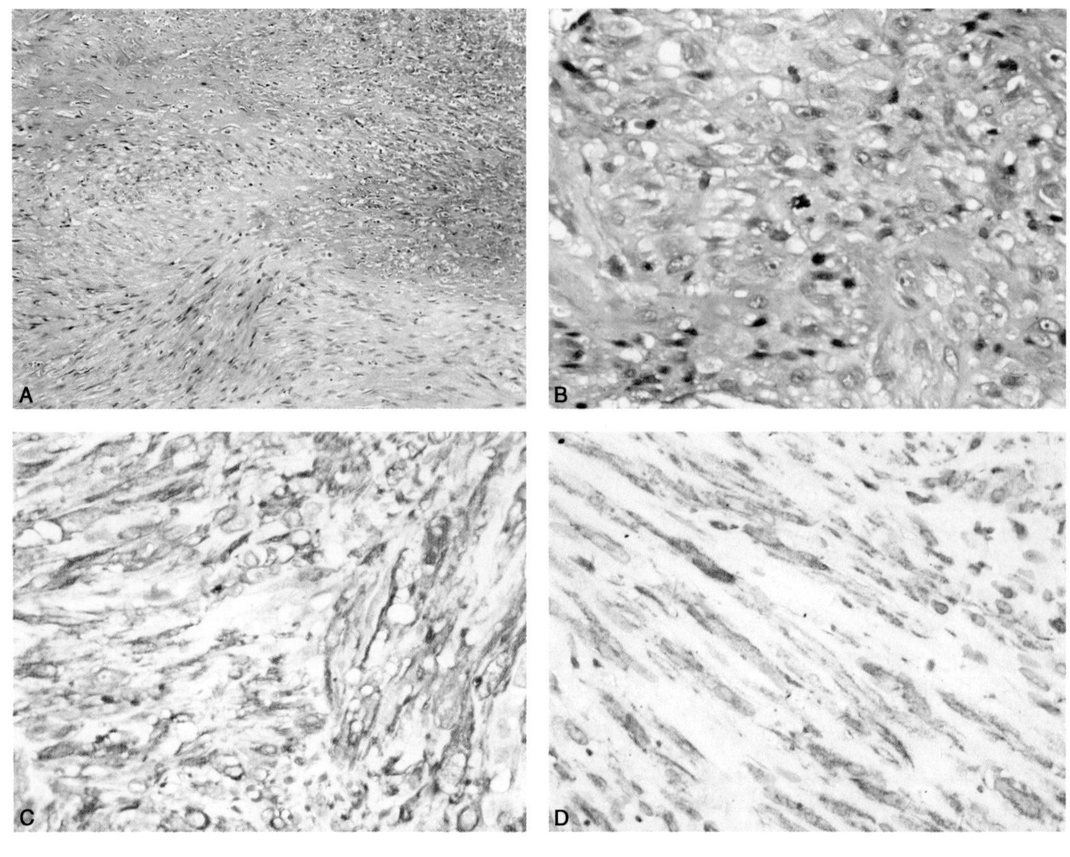

图 11-0-21　平滑肌肉瘤

A. 肿瘤性坏死易见。HE,×100。B. 肿瘤中易见病理性核分裂象。HE,×400。C. 肿瘤细胞 SMA 表达阳性。SP,×400。D. 肿瘤细胞 Desmin 表达阳性。SP,×400

学习笔记

【鉴别诊断】

平滑肌瘤(leiomyoma,WHO ICD code 8890/0):生长缓慢,一般形成一个界限清楚的无痛性肿块,见于任何年龄。肿瘤呈淡红色,表面光滑。切面呈灰白色或淡红色,编织状,质地中等。肿瘤不向周围浸润性生长,无坏死,肿瘤细胞呈梭形,核呈杆状,胞浆红染,细胞异型性不明显,偶见病理性核分裂象。

【问题】平滑肌肉瘤与平滑肌瘤的鉴别。

思路 1: 平滑肌瘤生长缓慢,平滑肌肉瘤生长较快。

思路 2: 平滑肌肿瘤不向周围浸润性生长,平滑肌肉瘤向周围浸润性生长。

思路 3: 平滑肌瘤中肿瘤组织无坏死,平滑肌肉瘤中肿瘤组织坏死常见。

思路 4: 平滑肌瘤肿瘤细胞呈梭形,核呈杆状,胞浆红染,细胞异型性不明显,偶见病理性核分裂象。平滑肌肉瘤可见细胞异型性明显的梭形细胞和(或)多核瘤巨细胞。病理性核分裂象常见,核分裂计数大于 5 个/每 10 高倍视野。

【病例】

患者男性,55 岁。发现左颊部肿块 4 个月。

专科检查:左面颊部 1.8cm×1.8cm×1.6cm 大小的肿物,质地中等,边界不清楚,伴有轻压痛。

手术在局部麻醉下切除肿块。

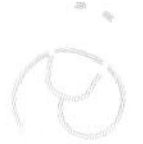

临床诊断：左颊部纤维肉瘤。

肉眼检查：灰白色肿物一块，体积 1.5cm×1.4m×2.6cm，表面皮肤面积 1.4×1.0cm。剖面灰白色，质地软。可见出血和坏死区，肿瘤呈浸润性生长。

光镜观察：梭形细胞肿瘤，肿瘤组织向周围呈浸润性生长。肿瘤细胞排列呈束状，可见成片的肿瘤性坏死。细胞异型性明显，可见多核瘤巨细胞，病理性核分裂象常见，病理性核分裂象计数 7 个/10 高倍视野（图 11-0-22A）。

免疫组织化学：CK 阴性，EMA 阴性，CD34 阴性，S-100 蛋白阴性，vimentin 阳性，SMA 阳性，Desmin 阳性，Ki-67 为 20% ~25%（图 11-0-22B，C）。

病理诊断：（左颊部）平滑肌肉瘤。

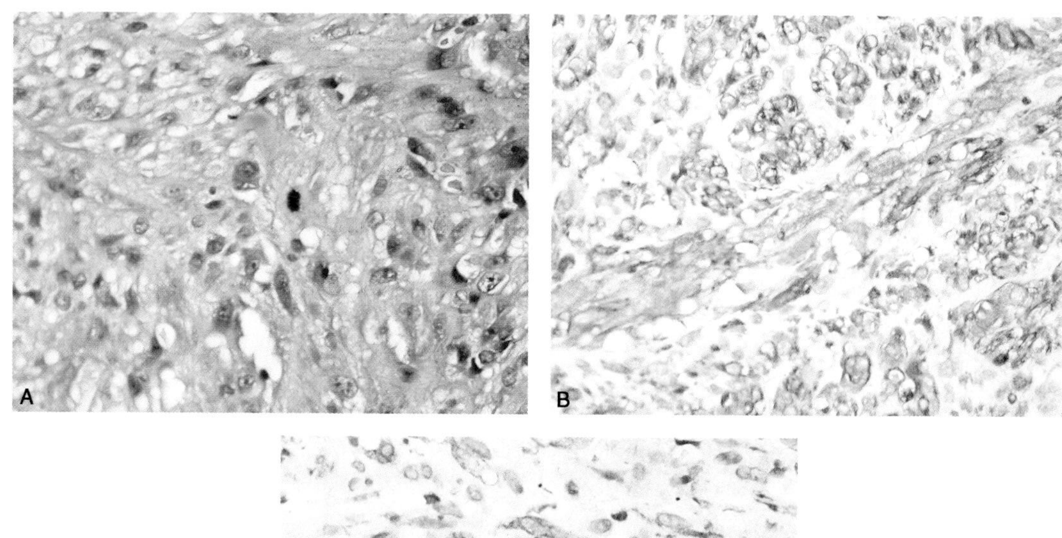

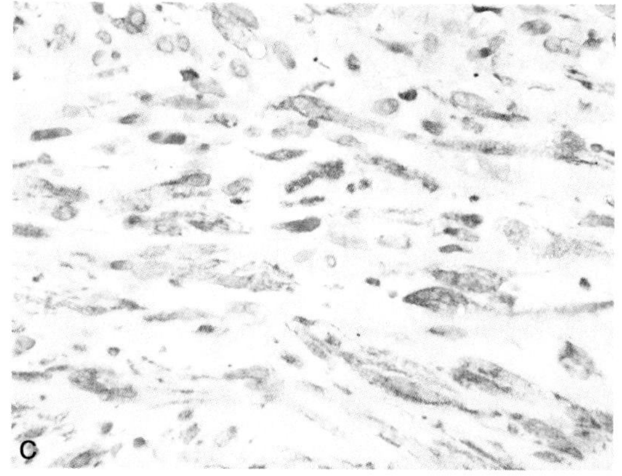

图 11-0-22　病例　平滑肌肉瘤

A. 肿瘤组织中梭形细胞异型性明显，病理性核分裂象易见。HE，×400。B. 肿瘤细胞 SMA 阳性。SP，×400。C. 肿瘤细胞 Desmin 阳性。SP，×400

六、骨骼肌肿瘤

横纹肌肉瘤（rhabdomyosarcoma）包括多形性横纹肌肉瘤（pleomorphic rhabdomyosarcoma，WHO ICD code 8901/3），胚胎性横纹肌肉瘤（embryonal rhabdomyosarcoma，WHO ICD code 8910/3），腺泡状横纹肌肉瘤（alveolar rhabdomyosarcoma，WHO ICD code 8920/3）。其中胚胎性横纹肌肉瘤好发在头颈部，尤其口腔，鼻腔，中耳和眼眶等。

【临床特点】

1. 大多数发生在 3 ~12 岁儿童。
2. 肿瘤生长迅速，常在局部形成结节状或息肉状肿块。
3. 肿瘤生长巨大时，可以产生压迫症状。

学习笔记

4. 肿瘤具有高复发率和低生存率。

【病理学特点】

1. 肉眼观察

（1）肿瘤呈结节状或息肉状生长。

（2）肿瘤浸润性生长而界限不清。

（3）剖面灰白色，质地软。

2. 光镜观察

（1）黏液疏松背景中可见小圆细胞或梭形细胞，胞浆红染，有时可见到横纹。

（2）肿瘤组织靠近上皮或黏膜层出现一致密的未分化的细胞带，称之为 Nicholson 新生成或形成层。

（3）肿瘤组织中有比较丰富的新生血管（图 11-0-23A，B）。

【免疫组织化学特征】

免疫组织化学 CK 阴性，EMA 阴性，CD34 阴性，S-100 蛋白阴性，SMA 阴性，Desmin 阳性，MyoD1 阳性，Myogenin 阳性，有助鉴别诊断（图 11-0-23C，D）。

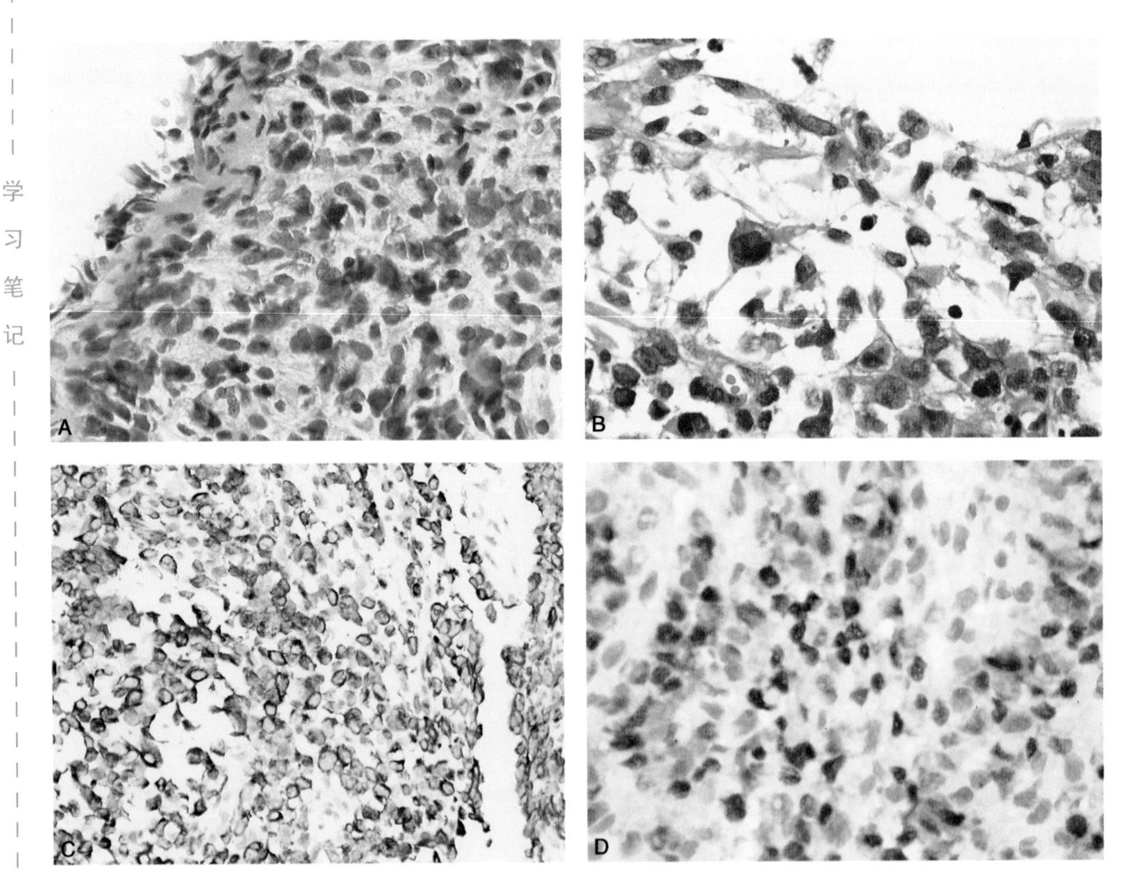

图 11-0-23　胚胎性横纹肌肉瘤

A. 幼稚细胞构成的形成层。HE，×400。B. 肿瘤组织可见核偏位，胞浆红染的蝌蚪状横纹肌母细胞。HE，×400。C. 肿瘤细胞表达 Desmin。SP，×400。D. 肿瘤细胞表达 Myogenin。SP，×400

【鉴别诊断】

1. 恶性外周神经鞘膜瘤（malignant peripheral nerve sheath tumor）　肿瘤组织部分区域可出

现黏液性水肿,需要与胚胎性横纹肌肉瘤鉴别。一般恶性外周神经鞘膜瘤发病年龄为成年人,多见于中老年人。肿瘤可见地图状坏死,肿瘤细胞表达 S-100 蛋白,不表达 Desmin,MyoD1,Myogenin。而胚胎性横纹肌肉瘤见于儿童,肿瘤组织中有新生层,圆形细胞胞核偏位,胞浆红染,梭形细胞呈蝌蚪状,胞浆中有时可见横纹,肿瘤细胞表达 Desmin,MyoD1,Myogenin。

2. 恶性淋巴瘤(malignant lymphoma)　一些恶性淋巴瘤出现去分化,部分区域可以出现梭形细胞区域而需要与胚胎性横纹肌肉瘤鉴别。免疫组织化学标记,恶性淋巴瘤表达 LCA,单克隆性表达 T 或 B 细胞标记,不表达 Desmin,MyoD1,Myogenin。胚胎性横纹肌肉瘤表达 Desmin,MyoD1,Myogenin,因而可以鉴别两者。

【问题】恶性外周神经鞘膜瘤与胚胎性横纹肌肉瘤的鉴别。

思路 1:恶性外周神经鞘膜瘤发病年龄为成年人,多见于中老年人,而胚胎性横纹肌瘤见于儿童。

思路 2:恶性外周神经鞘膜瘤可见地图状坏死,肿瘤细胞表达 S-100 蛋白,不表达 Desmin,MyoD1,Myogenin。

思路 3:胚胎性横纹肌肉瘤见于儿童,肿瘤组织中有新生层,圆形细胞胞核偏位,细胞浆红染。梭形细胞呈蝌蚪状,胞质中有时可见横纹。肿瘤细胞表达 Desmin,MyoD1,Myogenin。

【病例】

患者女性,9 岁。发现右舌后部肿块 3 个月。

专科检查:右舌后部见一 1.2cm×1.0cm×0.8cm 大小的息肉状肿物。质地软,边界清楚,伴有轻压痛。

手术在局部麻醉下切除肿块。

临床诊断:右舌后部息肉。

肉眼观察:灰白色息肉样肿物一块,体积 1.2cm×1.0cm×1.0cm,表面光滑,质地软。剖面质地嫩,灰红色。

光镜观察:靠近上皮或黏膜层出现富于细胞区域,细胞小而圆,缺少胞浆。其下方组织出现黏液水肿背景,肿瘤细胞异型性明显,圆形细胞核偏位,胞浆红染。梭形细胞核居于一侧,胞质细长呈蝌蚪状,胞浆红染,可见横纹。肿瘤组织含有多量的新生血管(图 11-0-24A,B)。

免疫组织化学:CK 阴性,EMA 阴性,LCA 阴性,CD34 阴性,S-100 蛋白阴性,SMA 阴性,Desmin 阳性,MyoD1 阳性,Myogenin 阳性(图 11-0-24C,D)。

病理诊断:(右舌后部)胚胎性横纹肌肉瘤。

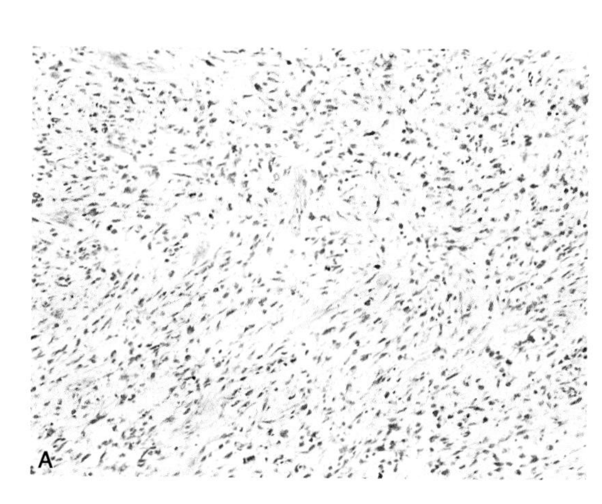

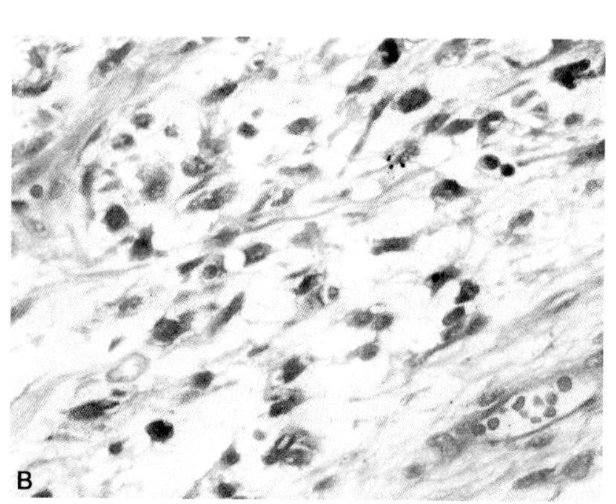

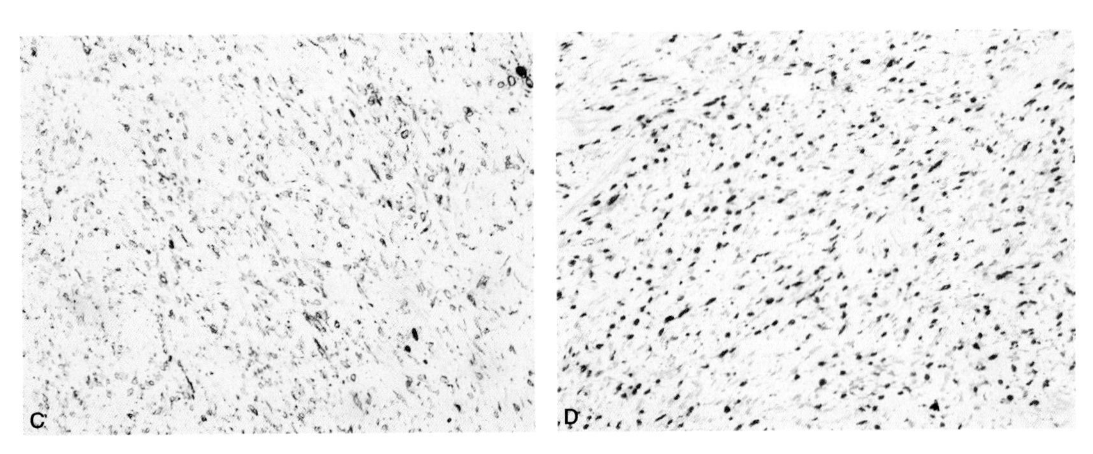

图 11-0-24　病例　胚胎性横纹肌肉瘤

A. 黏液背景中可见梭形和圆形的肿瘤细胞。HE,×100。B. 肿瘤组织可见核偏位,胞浆红染的蝌蚪状横纹肌母细胞。HE,×400。C. 肿瘤细胞表达 Desmin。SP,×400。D. 肿瘤细胞表达 Myogenin。SP,×400

七、血管性肿瘤

(一) 血管瘤和血管畸形(haemangiomas and vascula malformation)

血管瘤或血管畸形常发生唾液腺,口唇,颊黏膜,舌,牙龈等部位。

【临床特点】

1. 一般病程较长。
2. 发病年龄可以是儿童或成年人。
3. 良性病变,一般手术治疗后无复发。

学习笔记

【病理学特征】

1. 肉眼观察

(1) 常在局部形成肿块,直径几毫米至十几厘米。

(2) 色暗红,质地软。

(3) 剖面呈暗红色,一般病变界限清楚。

2. 光镜观察及分型

(1) 毛细血管瘤(capillary haemangiomas):婴幼儿患者多属于先天性病变。肿瘤可以不附着在皮肤,独立发生在腮腺中,在唾液腺腺泡和导管组织见交织排列的毛细血管。毛细血管内皮细胞可有明显的异型性甚至病理性核分裂象,并有较高的增殖活性,而易被误认为恶性肿瘤(图 11-0-25)。

(2) 海绵状血管瘤(cavernous haemangiomas):呈结节状生长,光镜下观察血管管腔呈囊性扩张,管壁较薄,有时血管腔中可有血栓形成,并伴有机化(图 11-0-26)。

(3) 动静脉畸形/血管瘤(arteriovenous malformation/haemangiomas,WHO ICD code 9123/0):病变中见到较大的动脉和静脉相互吻合的混合结构,管壁畸形而不易辨别出动脉或静脉。血栓或钙化较常见(图 11-0-27)。

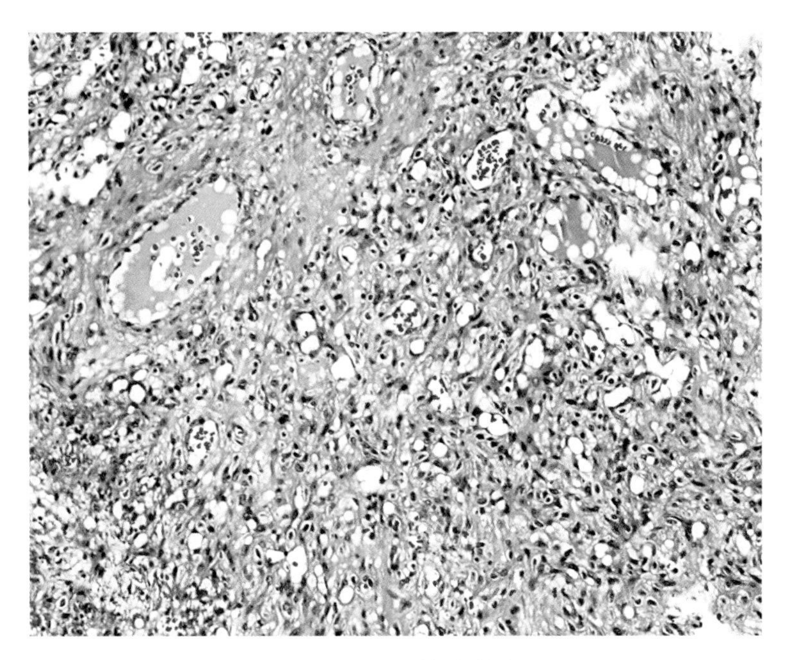

图 11-0-25　毛细血管瘤
HE，×200

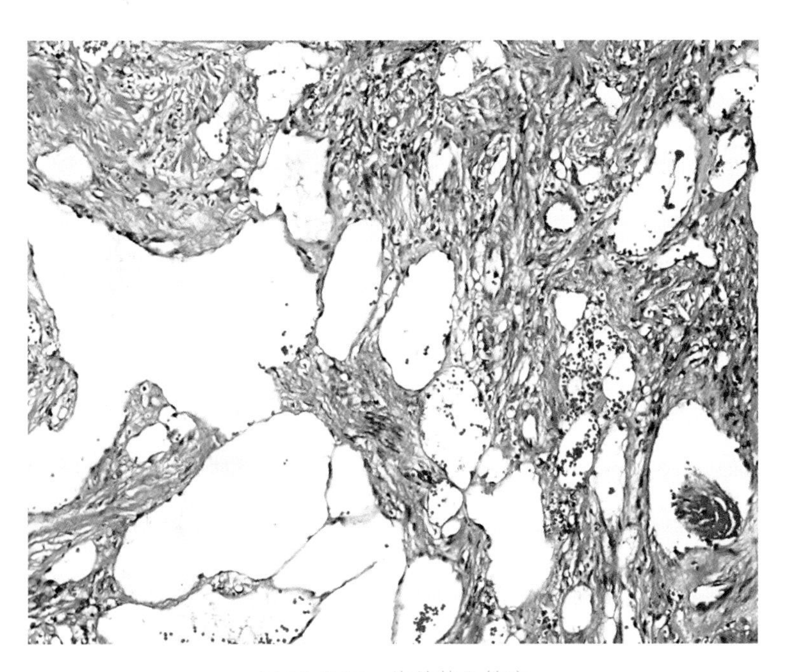

图 11-0-26　海绵状血管瘤
血管管腔呈囊性扩张，管壁较薄。HE，×200

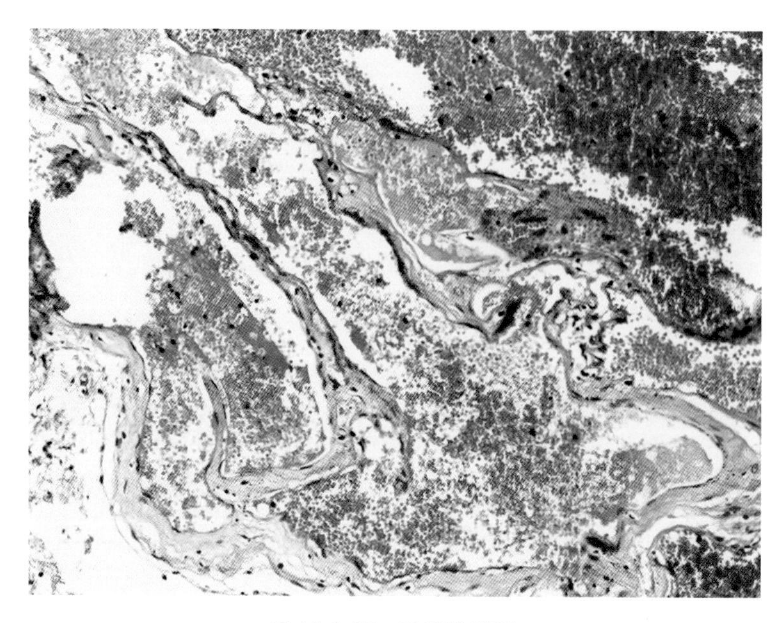

图 11-0-27　动静脉畸形

血管畸形的病变中见到较大的动脉和静脉相互吻合的混合结构，管壁呈畸形。HE，×200

【鉴别诊断】

学习笔记

掌握各型血管瘤的组织学特征，一般均能正确诊断。

（二）化脓性肉芽肿（granuloma pyogenicum）

也称为获得性血管瘤，为良性病变。

【临床特点】

1. 病程一般较长。
2. 可发生任何年龄。
3. 成年人多见。
4. 好发在口唇，鼻部，四肢。常为自限性病变，可自行消退或残留纤维包块。
5. 临床表现为单发性息肉状病灶，界限清楚。

【病理学特征】

1. 肉眼观察

（1）一般病变呈隆起，深红色。

（2）伴有或不伴有溃疡形成。

2. 光镜观察

（1）表皮明显变薄，有时有溃疡形成。

（2）最具特征性改变为毛细血管小叶形成，小叶中央有分枝状血管，毛细血管中一般无红细胞，周围是增生的血管内皮细胞（图 11-0-28）。

（3）毛细血管被周围含有炎症细胞的水肿间质分隔。

（4）化脓性肉芽肿的另一种组织学形态较少见，血管内皮形成乳头状增生，形态与机体其他部位的类似。有时单独发生，有时可与前者重叠发生。

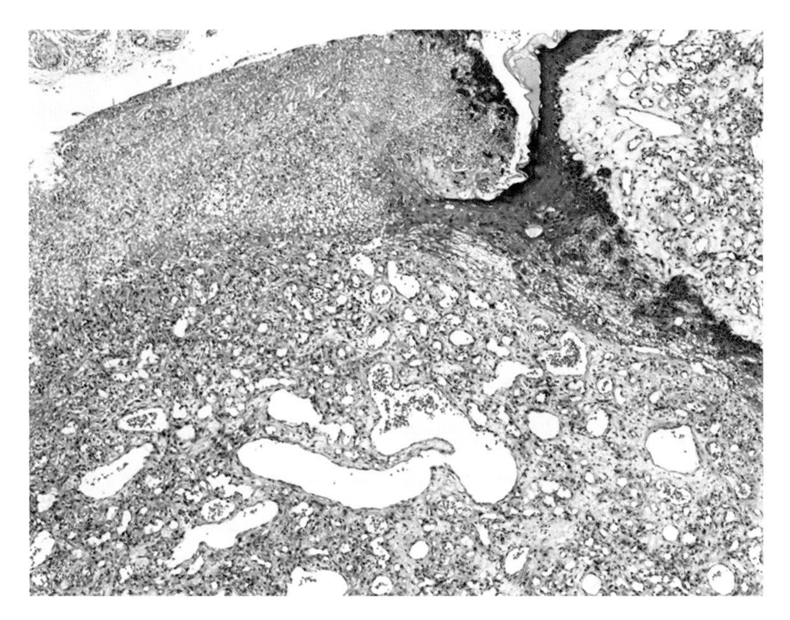

图 11-0-28　化脓性肉芽肿
被覆鳞状上皮坏死，下方为毛细血管瘤结构，中间可见分支状血管。HE，×200

【鉴别诊断】

化脓性肉芽肿作为血管瘤的一种特殊亚型，依据其发病部位和特征性形态学改变，尚能做出准确诊断。

（三）淋巴管瘤（lymphangioma，WHO ICD code 9170/0）

【临床特点】

1. 见于任何年龄。
2. 常见部位是舌部。
3. 肿瘤生长缓慢，一般形成一个界限清楚的无痛性肿块。
4. 肿瘤可因生长巨大，而产生压迫症状。

【病理学特征】

1. 肉眼观察
（1）常在局部形成肿块，直径几毫米至十几厘米。
（2）色暗红，质地软。
（3）剖面呈暗红色，一般病变界限清楚。
2. 光镜观察
（1）病变呈囊性扩张的淋巴管，囊内可见淋巴液和淋巴细胞（图 11-0-29）。
（2）淋巴管瘤包括毛细淋巴管瘤，海绵状淋巴管瘤和囊性淋巴管瘤。
（3）发生在婴幼儿颈部的囊性淋巴管瘤可冠以囊性水瘤。
（4）如果病变组织中有囊性扩张的淋巴管和血管同时出现，则为脉管瘤（图 11-0-30）。

学习笔记

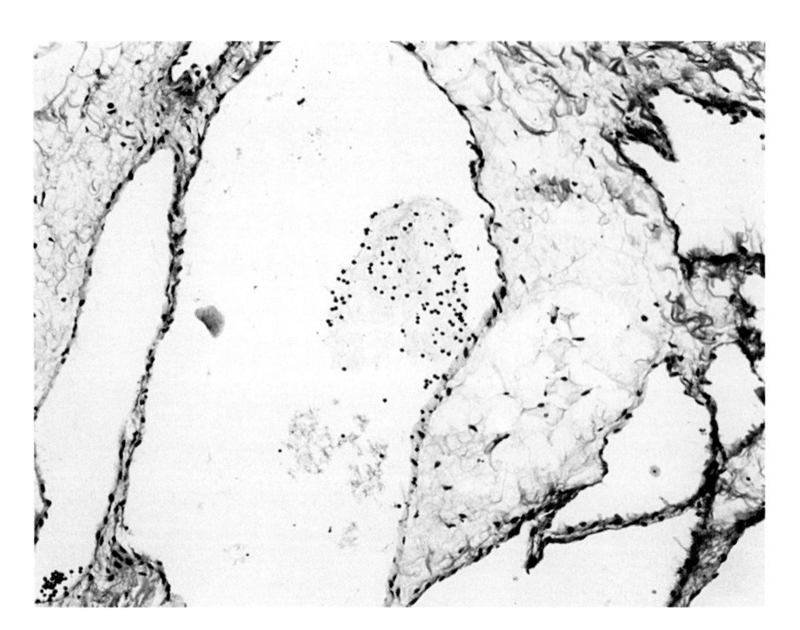

图 11-0-29　淋巴管瘤
淋巴管囊性扩张，其中可见淋巴液和淋巴细胞。HE，×100

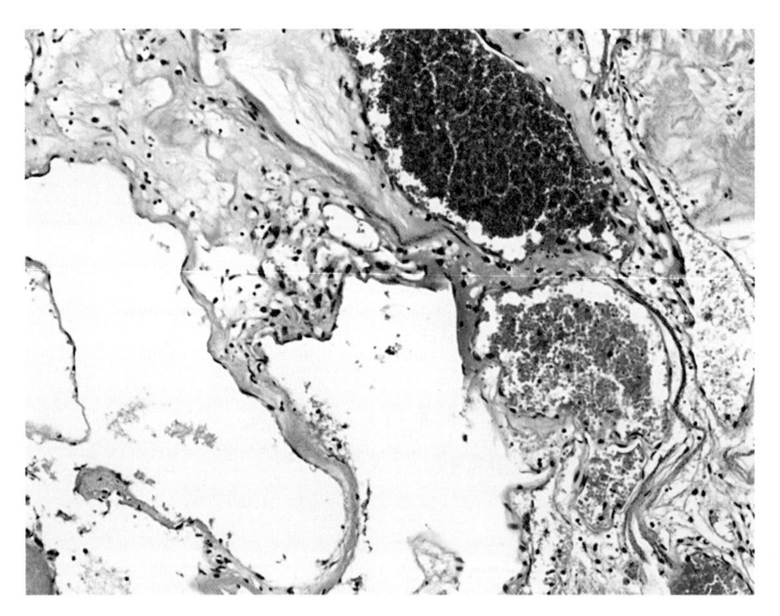

图 11-0-30　脉管瘤
囊性扩张的淋巴管和血管。HE，×100

【鉴别诊断】

掌握淋巴管瘤形态学特点，一般都能正确诊断。

（四）血管肉瘤（angiosarcoma，WHO ICD code 9120/3）

【临床特点】

1. 不同于其他软组织肉瘤，血管肉瘤于年轻人和儿童极为罕见。多数发生在老年人，发病高峰年龄是 70 岁的老人。

2. 口腔发生的血管肉瘤较少见，与机体其他部位的血管肉瘤相似。肿瘤中可见大片出血和肿瘤向深部组织浸润性生长。

3. 为高度恶性肿瘤，进展快，很容易转移到其他器官。

【病理学特征】

1. 肉眼观察

（1）常局部形成肿块，直径由几毫米至十几厘米不等。

（2）肿瘤质软，色暗红。

（3）肿瘤向周围呈浸润性生长，界限不清。

2. 光镜观察

（1）肿瘤组织呈结节状或弥漫性分布，肿瘤组织向周围呈浸润性生长。

（2）可见分化好以及分化差的肿瘤成分。

（3）分化好的肿瘤成分中可见血管瘤形态，肿瘤组织构成明显血管裂隙结构，裂隙中可见到红细胞。

（4）分化差的肿瘤成分，细胞以弥漫分布的梭形细胞为主，血管裂隙较少。

（5）肿瘤组织内常见出血。

（6）肿瘤细胞异型性明显，细胞大小不一，瘤巨细胞常见，可见较多的核分裂象（图 11-0-31A）。

【免疫组织化学特征】

血管肉瘤的肿瘤细胞表达 CD31，CD34，F8 因子。肿瘤细胞显示较高的增殖指数（图 11-0-32B ~ E）。

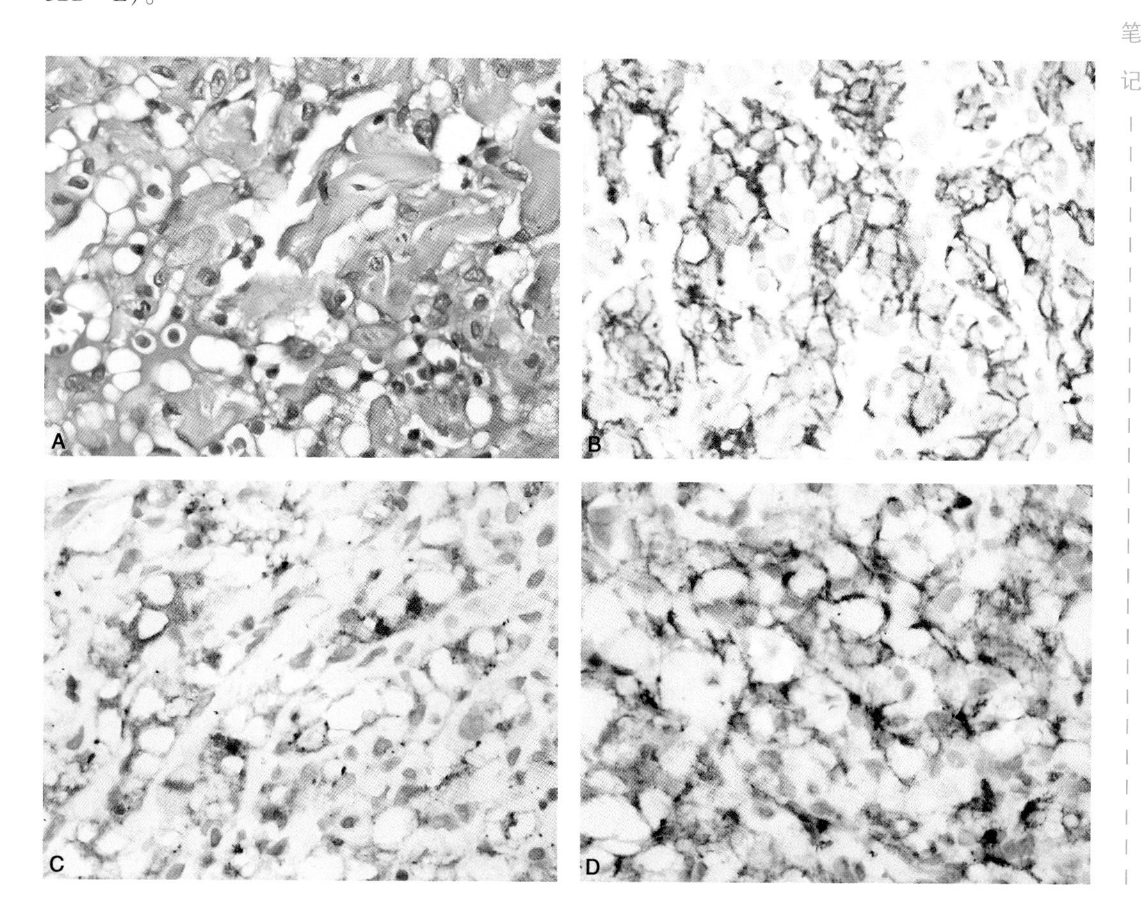

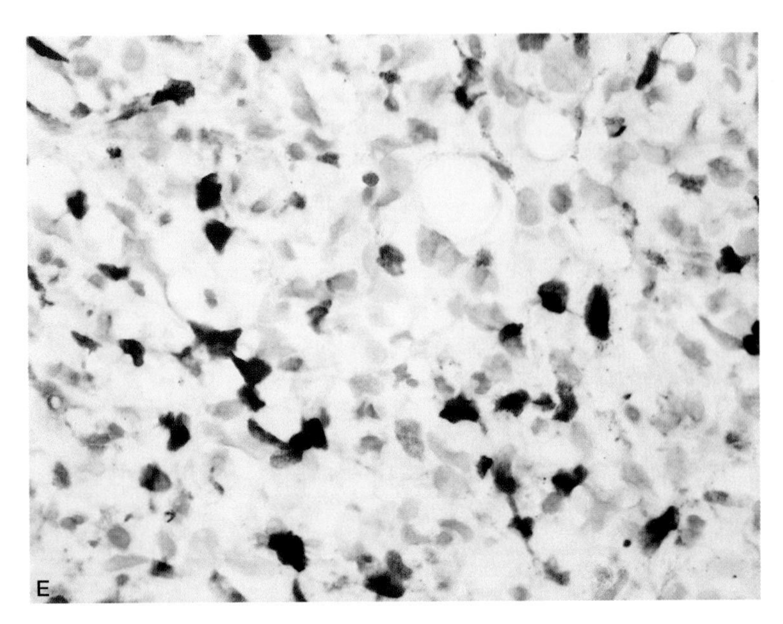

图 11-0-31　血管肉瘤

A. 肿瘤细胞异型性明显，可见到瘤巨细胞。HE，×400。B. 肿瘤细胞 CD31 表达阳性。SP，×400。C. 肿瘤细胞 CD34 表达阳性。SP，×400。D. 肿瘤细胞 F8 因子表达阳性。SP，×400。E. 肿瘤显示较高的增殖活性。SP，×400

【鉴别诊断】

血管肉瘤的组织学形态特殊，一般通过形态学观察，同时标记 CD31，CD34，F8 因子，能够明确肿瘤源自于血管组织，实际工作中主要为血管肉瘤和血管瘤的良恶性鉴别诊断。

血管瘤发病年龄可以是任何年龄，肿瘤呈结节状，不向周围浸润性生长。肿瘤组织中可见明显的血管裂隙，肿瘤细胞异型性不明显，年轻患者偶见核分裂象。

【问题】血管肉瘤和血管瘤的鉴别。

思路 1：血管瘤发病年龄可以是任何年龄，血管肉瘤于年轻人和儿童极为罕见，多数发生在老年人，高峰年龄段是 70 岁的老人。

思路 2：血管瘤呈结节状生长，不向周围浸润性生长。血管肉瘤呈结节状或弥漫性分布，肿瘤组织向周围呈浸润性生长。

思路 3：血管瘤可见明显的血管裂隙，肿瘤细胞异型性不明显，偶见核分裂象。血管肉瘤中可见分化好的血管瘤形态或以弥漫分布的梭形细胞为主。血管肉瘤中常见出血，肿瘤细胞异型性明显，细胞大小不一。瘤巨细胞常见，可见较多的核分裂象。

【病例】

患者男性，75 岁。发现左面部肿块 6 个月，进行性增大 3 个月。

专科检查：左颊部 1. 8cm×1. 2cm×1. 2cm 大小的息肉状暗红色肿物。表面见血痂，质地软。边界不清楚，伴有轻压痛。

手术在局部麻醉下切除肿块。

临床诊断：左颊部血管瘤，恶性待排？

肉眼观察：带皮肤暗红色肿物一块，体积 2. 5cm×1. 7cm×1. 6cm，皮肤面积 2. 5cm×1. 7cm。剖面见一 1. 5cm×1. 3cm×1. 0cm 暗红色肿块，肿瘤与周围界限不清，质地软。

光镜观察：肿瘤组织呈结节状，向周围浸润生长。肿瘤组织构成可见明显血管裂隙结构，裂隙中可见红细胞。肿瘤组织内常见出血,肿瘤细胞异型性明显,可见较多的核分裂象(图 11-0-32A)。

免疫组织化学:CK 阴性,EMA 局灶阳性,CD31 阳性,CD34 阳性,Ki-67 为 30%(图 11-0-32B)。

病理诊断:(左颊部)血管肉瘤。

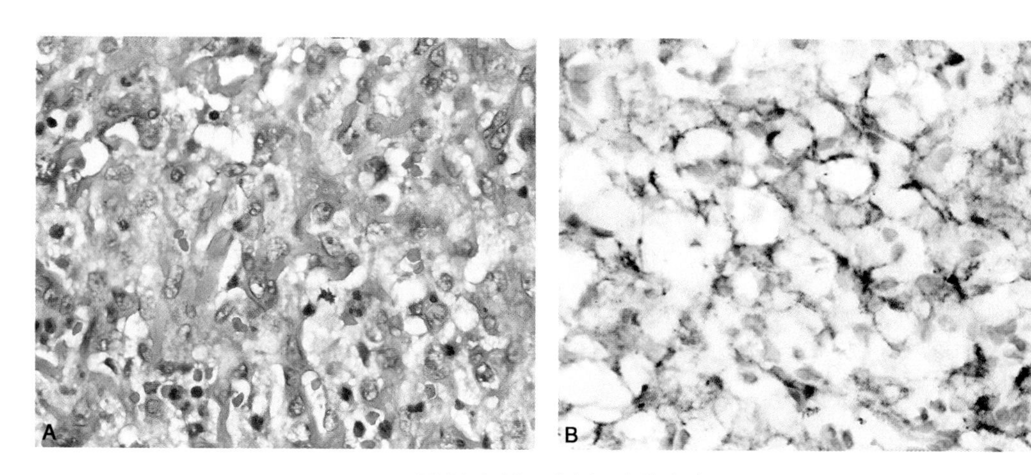

图 11-0-32　病例　血管肉瘤

A. 肿瘤组织中病理性核分裂象易见。HE,×400。B. 肿瘤细胞 CD31 表达阳性。SP,×400

八、外周神经肿瘤

(一) 创伤性神经瘤(traumatic neuroma)

头颈部发生的创伤性神经瘤与机体其他部位相似。在创伤发生后,近端神经再生过程中,神经纤维发生缠结形成局部肿块。

【临床特点】

1. 可见于任何年龄的患者。
2. 既往有明确的创伤病史。
3. 病程缓慢。

【病理学特征】

1. 肉眼观察

(1) 病变常在既往创伤部位,形成局限性肿块。

(2) 肿块呈灰白色。

(3) 剖面编织状,质地中等,界限清楚。

2. 光镜观察　外周神经组织的所有成分均可见到,包括轴索,施旺细胞,神经束衣细胞和成纤维细胞等(图 11-0-33)。

学习笔记

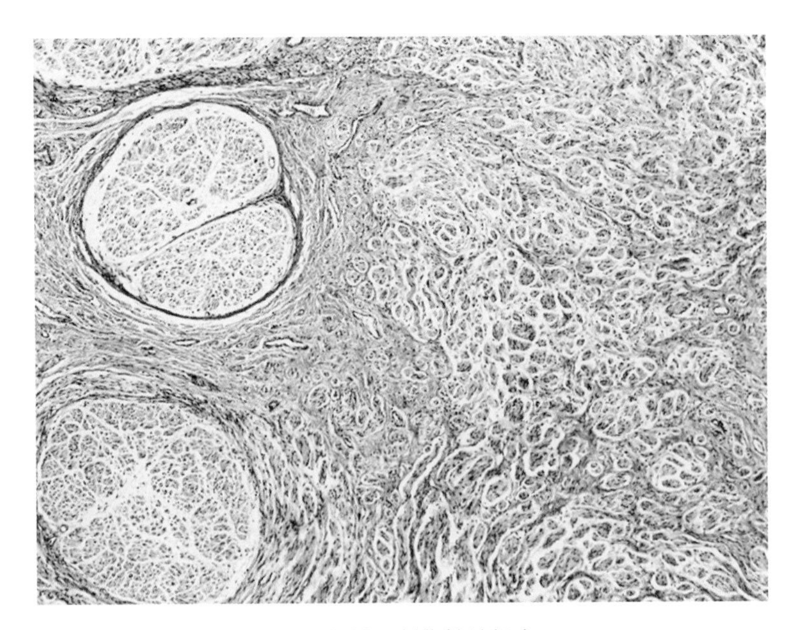

图 11-0-33　创伤性神经瘤
神经纤维发生缠结形成创伤性神经瘤。HE，×100

【免疫组织化学特征】

免疫组织化学 NF 阳性，S-100 蛋白阳性，部分区域 CD68 阳性。

【鉴别诊断】

有明确的创伤史，组织学改变可见外周神经组织所有成分，如轴索，施旺细胞，神经束衣细胞和成纤维细胞等。

（二）神经鞘膜瘤（neuilemoma Schwannoma，WHO ICD code 9560/0）

发生在头颈部的神经鞘膜瘤源自于面神经的细小分枝。

【临床特点】

1. 可发生于任何年龄。
2. 男女发病均等。
3. 临床过程缓慢。
4. 一般发病部位表浅。
5. 肿瘤界限清楚。

【病理学特征】

1. 肉眼观察

（1）肿瘤有完整包膜。

（2）剖面灰白色，实性，质地较硬。

2. 光镜观察

（1）完整包膜，肿瘤细胞由梭形细胞构成。

（2）同其他部位发生的神经鞘瘤，特征性的可有 Antoni A 区和（或）Antoni B 区构成囊性区。

（3）有时可见有梭形细胞呈栅栏状或器官样排列形成 Verocay 小体（图 11-0-34A～C）。

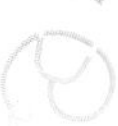

【免疫组织化学特征】

免疫组织化学 S-100 蛋白弥漫阳性(图 11-0-34D)。

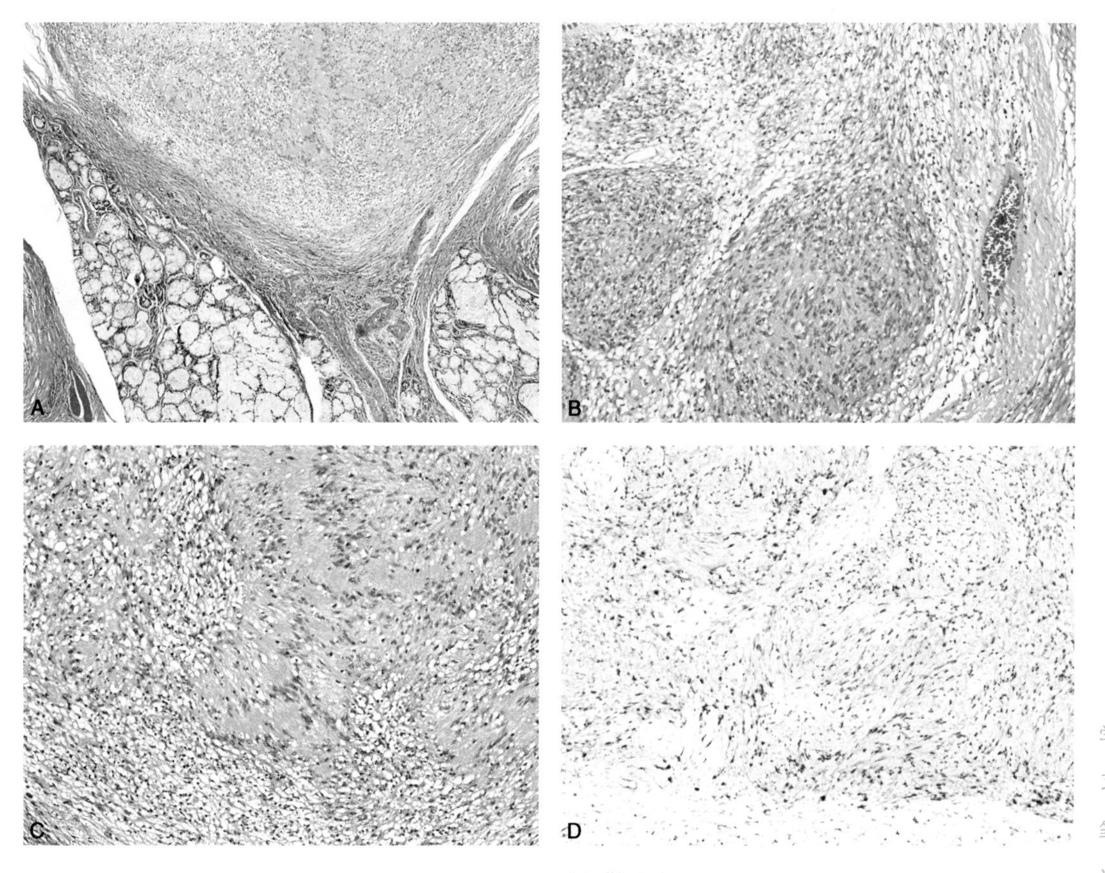

图 11-0-34　神经鞘膜瘤

A. 唾液腺周围发生的神经鞘膜瘤,肿瘤有完整包膜,与周围界限清楚。HE,×100。B. 可见致密区(Antoni A 区)和疏松网状区(Antoni B 区)。HE,×200。C. 梭形细胞呈栅栏状或器官样排列形成 Verocay 小体。HE,×100。D. 肿瘤细胞 S-100 蛋白弥漫强阳性。SP,×100

【鉴别诊断】

神经鞘瘤的临床病理特征和免疫组织化学 S-100 蛋白恒定弥漫阳性,诊断该病应该不困难。

（三）神经纤维瘤(neurofibroma,WHO ICD code 9540/0)

肿瘤由外周神经所有成分构成,与神经鞘膜瘤不同是肿瘤无包膜,且质地较软。

【临床特点】

1. 临床过程缓慢。
2. 可见各个年龄的患者。
3. 发病部位表浅,肿瘤界限不清楚。

【病理学特征】

1. 肉眼观察

(1) 肿瘤形成局限性肿块。

(2) 肿瘤呈灰白色,质地柔软。

学习笔记

（3）肿瘤与周围界限不清楚。

2. 光镜观察

（1）可见轴索、施旺细胞、神经束衣细胞和成纤维细胞。

（2）多数细胞表现出波浪状排列，细胞核呈两端尖而非杆状（图 11-0-35）。

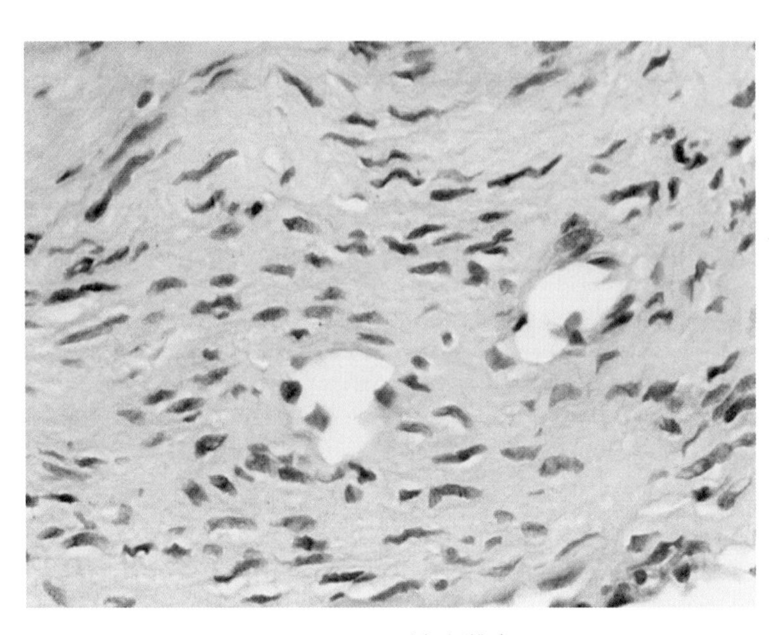

图 11-0-35　神经纤维瘤

肿瘤细胞形成典型的波浪状排列。HE，×200

学习笔记

【免疫组织化学特征】

免疫组织化学表达 NSE，NF 和各种神经肽等。施旺细胞表达 S-100 蛋白，神经束衣细胞表达 EMA。

【鉴别诊断】

纤维瘤病（fibromatosis）纤维瘤病由分化良好的梭形细胞构成，其间可见到数量不等的胶原纤维。神经纤维瘤免疫组织化学显示，肿瘤细胞弥漫强阳性表达 NSE，NF，S-100 蛋白。纤维瘤病的免疫组织化学显示，肿瘤细胞表达 vimentin，部分细胞表达 SMA 和 S-100 蛋白。

【问题】神经纤维瘤和纤维瘤病的鉴别。

思路 1：神经纤维瘤细胞呈波浪状排列，可见轴索、施旺细胞、神经束衣细胞和成纤维细胞，多数细胞核呈两端尖而非杆状。纤维瘤病的肿瘤由分化良好的梭形细胞构成。肿瘤组织中可见到数量不等的胶原纤维。

思路 2：神经纤维瘤免疫组织化学显示，肿瘤细胞弥漫强阳性表达 NSE，NF，S-100 蛋白。纤维瘤病的免疫组织化学则显示，肿瘤细胞表达 vimentin，部分细胞表达 SMA 和 S-100 蛋白，有助两种肿瘤鉴别诊断。

【病例】

患者男性，33 岁。右侧颊部肿块 8 个月就诊。

专科检查：右颊部直径 0.8cm 的肿物，质地柔软，边界不清楚，伴有轻压痛。

手术在局部麻醉下切除肿块。

临床诊断：右侧颊部纤维瘤肿物。

肉眼观察:灰白色肿物一块,体积0.7cm×0.7cm×0.6cm,无包膜。剖面灰白色,实性,质地柔软。

光镜观察:为梭形细胞病变,肿瘤细胞呈波浪状排列,与周围界限不清楚(图11-0-36)。

免疫组织化学显示肿瘤细胞NF阳性,S-100蛋白阳性。

病理诊断:(右颊部)神经纤维瘤。

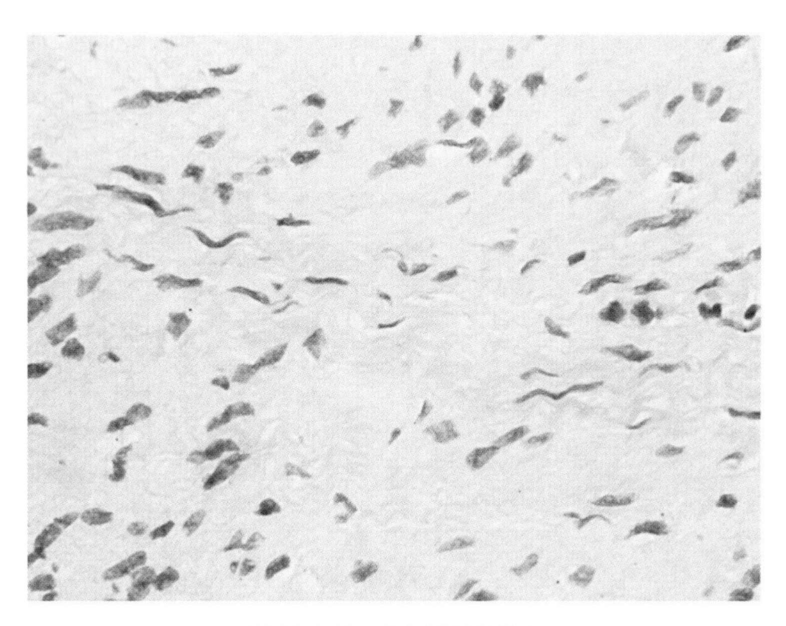

图11-0-36　病例神经纤维瘤

肿瘤细胞形成典型的波浪状排列。HE,×200

（四）恶性周围神经鞘膜瘤(malignant peripheral nerve sheath tumor, WHO ICD code 9540/3)

恶性周围神经鞘膜瘤是软组织常见的恶性梭形细胞肿瘤。常发生于成年人和神经纤维瘤病Ⅰ型患者,常见部位在神经走行区域,如头颈、纵隔、腹膜后等。

【临床特点】

1. 常发生在成年人,老年人多见。
2. 男女患病比例无差别。
3. 一般发病较快。
4. 肿瘤浸润性生长,边界不清楚。

【病理学特征】

1. 肉眼观察

(1)肿瘤体积可以有几厘米至几十厘米。

(2)肿瘤无包膜,质地中等。

(3)向周围呈浸润性生长,界限不清。

2. 光镜观察

(1)梭形细胞呈漩涡状或栅栏状排列。

(2)可见比较明显的血管外皮瘤样区域。

(3)可见典型的地图状坏死,坏死周围细胞呈栅栏状排列。

(4)可见到病理性核分裂象,超过4个/每10个高倍视野。

(5)有些肿瘤组织可在血管周围出现上皮样区域,如果肿瘤细胞多,胞浆丰富,嗜伊红染,上皮样排列，则冠以上皮样型恶性周围神经鞘膜瘤。

（6）可见化生的软骨、骨、平滑肌或横纹肌成分，如果含有骨骼肌成分可称为恶性蝾螈瘤。

【免疫组织化学特征】

免疫组织化学特征性呈现 S-100 蛋白局灶阳性表达，明显不同于神经鞘膜瘤的弥漫强阳性表达。

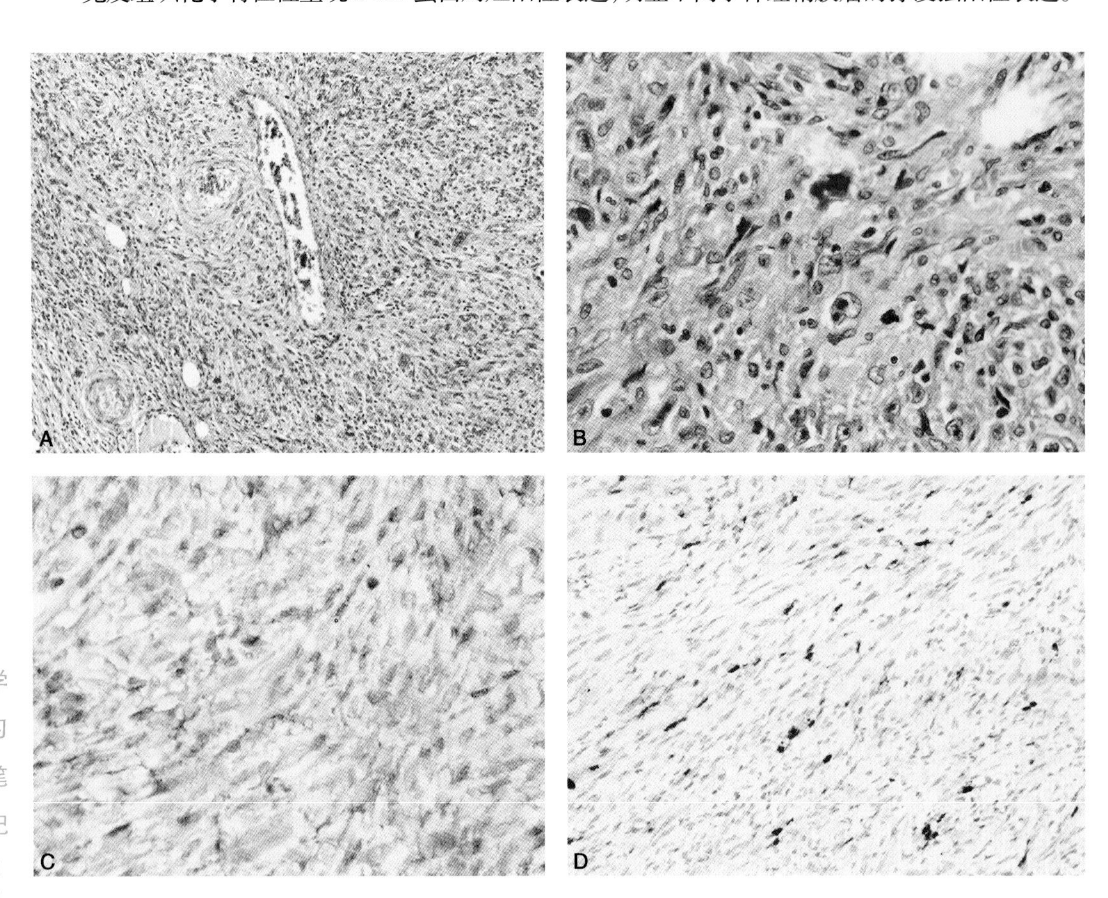

图 11-0-37　恶性周围神经鞘膜瘤

A. 肿瘤中出现血管外皮瘤样区。HE，×200。B. 肿瘤细胞异型性明显，可见瘤巨细胞和病理性核分裂象。HE，×400。C. 肿瘤细胞 vimentin 弥漫强阳性表达。SP，×200。D. 肿瘤细胞 S-100 蛋白散在阳性表达。SP，×200

【鉴别诊断】

需与纤维肉瘤，肉瘤样癌，多形性脂肪肉瘤，平滑肌肉瘤，恶性纤维组织细胞瘤和滑膜肉瘤等恶性梭形细胞肿瘤鉴别。

【病例】

患者男性，67 岁。左颈上部进行性肿块增大 6 个月就诊。

专科检查：左颈上部一 4. 4cm×3. 6cm×2. 6cm 大小肿物，质地中等。边界不清楚，不易推动。

手术在全麻下切除肿块。

临床诊断：左颈上部纤维肉瘤。

肉眼观察：带梭形皮肤组织一块，体积 5cm×4cm×3. 2cm，皮肤面积 5cm×4cm。剖面见一灰白色实性区域，质地中等。编织状，与周围界限不清。

光镜观察：肿瘤组织中细胞丰富，主要由梭形细胞构成，呈漩涡状排列。部分区域见血管外皮瘤样区域。肿瘤细胞异型性明显，病理性核分裂象计数 7 个/10 个高倍视野。肿瘤浸润到脂

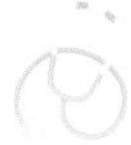

肪组织中(图 11-0-38A,B)。

组织化学染色:网织纤维染色阴性。

免疫组织化学:CK 阴性,EMA 阴性,vimentin 阳性,CD34 灶性阳性,SMA 阴性,Desmin 阴性,S-100 蛋白散在阳性,CD68 阴性,Ki-67 为 30% ~40%(图 11-0-38C,D)。

病理诊断:(左颈上部)恶性周围神经鞘膜瘤。

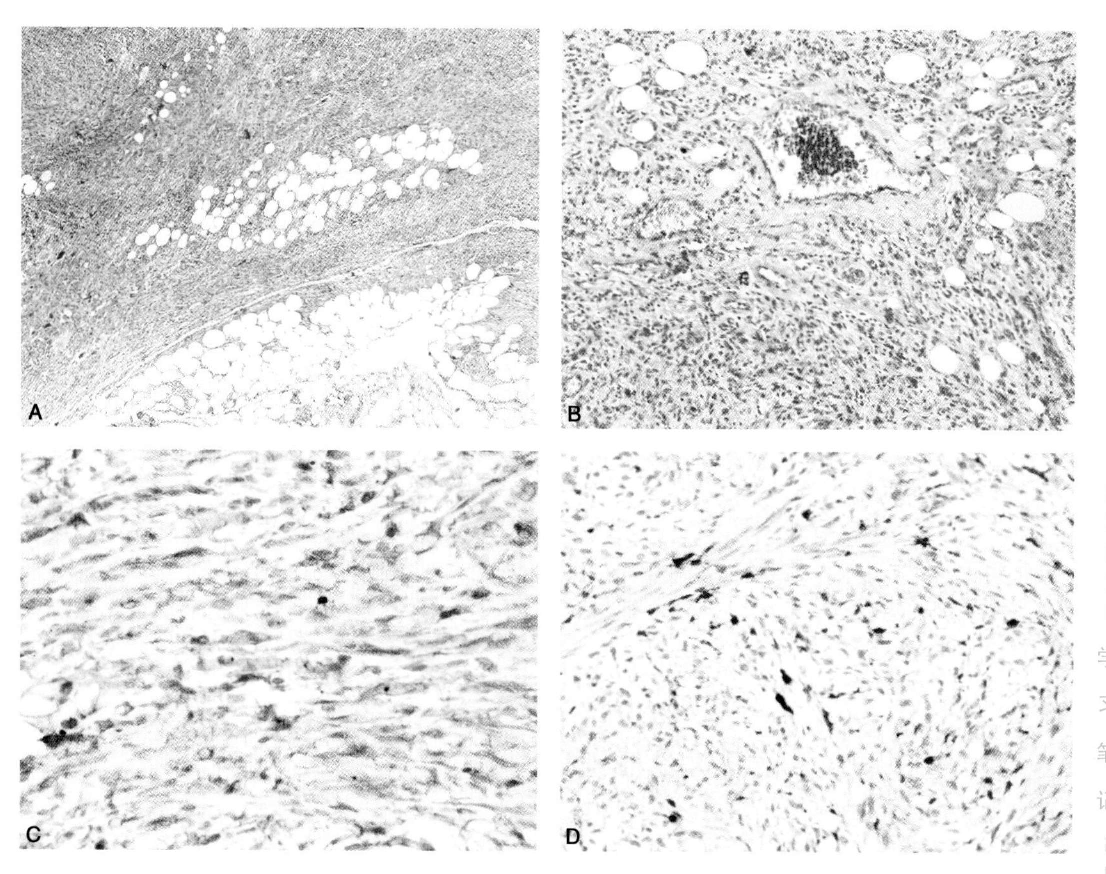

图 11-0-38　病例　恶性周围神经鞘膜瘤

A. 肿瘤浸润到脂肪组织中。HE,×100。B. 肿瘤部分区域见血管外皮瘤样区域。HE,×200。C. 肿瘤细胞 vimentin 弥漫强阳性表达。SP,×200。D. 肿瘤细胞 S-100 蛋白散在阳性表达。SP,×200

九、不确定分化的肿瘤

滑膜肉瘤(synovial sarcoma,WHO ICD code 9040/3)可发生人体任何部位,常见部位是深部软组织、头颈部(咽后区)、腹壁、腹膜后等。发生在头颈部的滑膜肉瘤与机体其他部位一样,可以出现梭形细胞型滑膜肉瘤(synovial sarcoma,spindle cell,WHO ICD code 9041/3)和双相型滑膜肉瘤(synovial sarcoma,biphasic,WHO ICD code 9043/3)。

【临床特点】

1. 见于任何年龄。常见发病年龄在 50 岁以前,高峰年龄为 15 ~35 岁之间。
2. 肿瘤生长缓慢,一般形成一个界限清楚的无痛性肿块。
3. 肿瘤生长巨大,可以产生压迫症状。

【病理学特点】

1. 肉眼观察

(1) 肿瘤大小 3 ~10cm。

学习笔记

（2）颜色为灰白色或黄色。

（3）剖面为实性或囊实性，可见坏死。

（4）边缘呈浸润性生长。

2. 光镜观察

（1）典型的滑膜肉瘤呈双相型，即肿瘤组织中有明显的短梭形细胞，细胞大小形态较一致，细胞呈编织状或鲱鱼骨样排列。

（2）有些病例可形成血管外皮瘤样区；此外，部分区域可见上皮样区域，典型的病例呈腺样排列，有时呈鳞状上皮样排列，有时可见肿瘤组织出现骨、软骨化生（图 11-0-39）。

（3）梭形细胞型滑膜肉瘤细胞主要由单一、比较肥硕的梭形细胞构成，细胞呈编织状或鲱鱼骨样排列，可见血管外皮瘤样区，缺乏上皮样分化，肿瘤组织中无腺样结构或鳞状上皮样区域（图 11-0-40）。

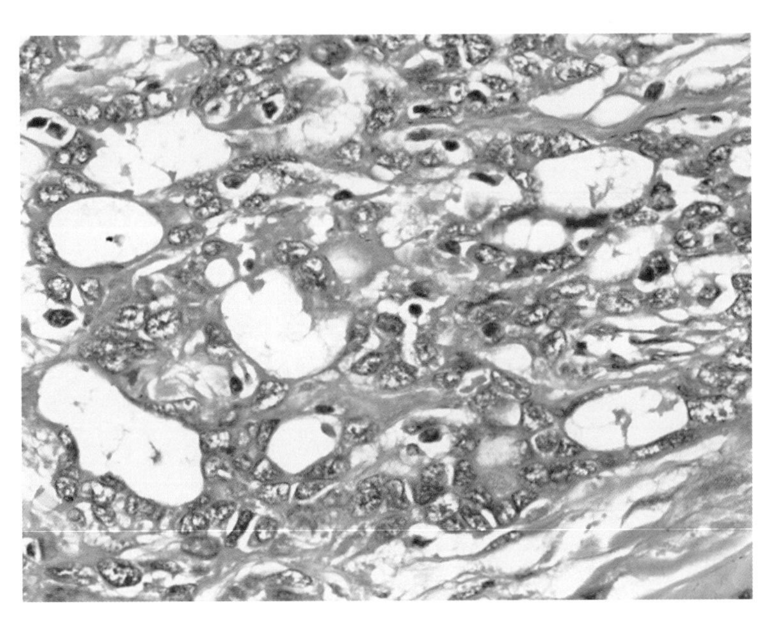

图 11-0-39　双相型滑膜肉瘤
肿瘤细胞有腺样区。HE，×200

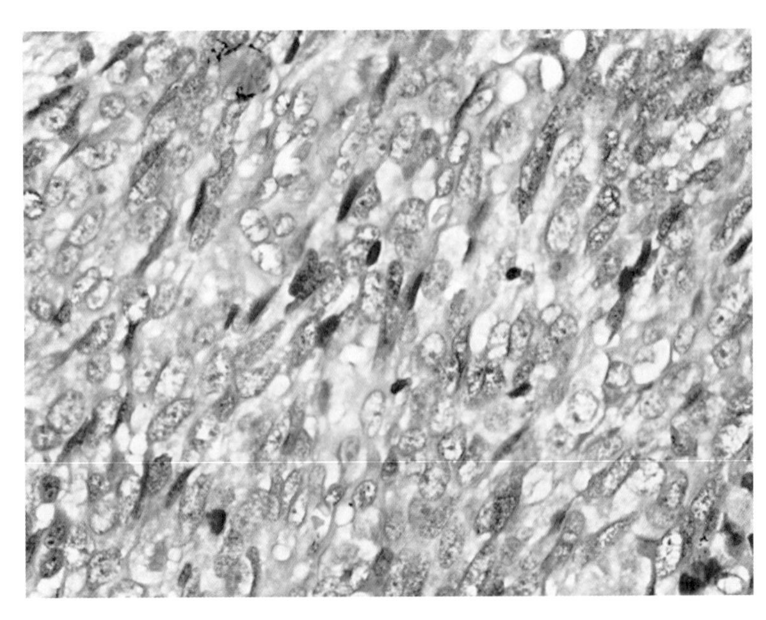

图 11-0-40　梭形细胞型滑膜肉瘤
肿瘤细胞呈束状排列。HE，×200

学习笔记

【免疫组织化学特征】

滑膜肉瘤中上皮样区域和梭形细胞表达广谱 CK, CK7、14、19, EMA, vimentin, 有时表达 S-100 蛋白(图 11-0-41, 图 11-0-42)。

同时应用 FISH 可检测出 *SYT-SSX1/2* 融合基因。其中几乎所有双相型都有 *SYT-SSX1* 融合基因, 大多数梭形细胞型有 *SYT-SSX2* 融合基因。

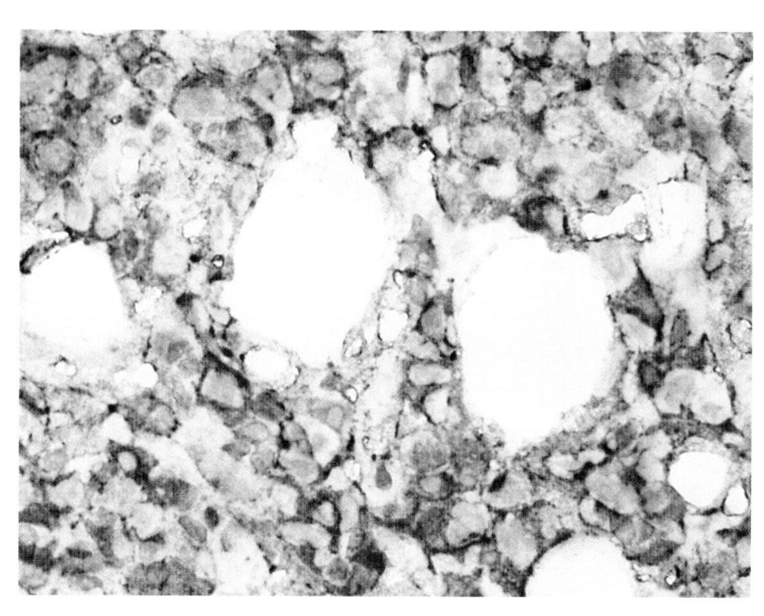

图 11-0-41 双相型滑膜肉瘤
肿瘤细胞 EMA 表达阳性。SP, ×200

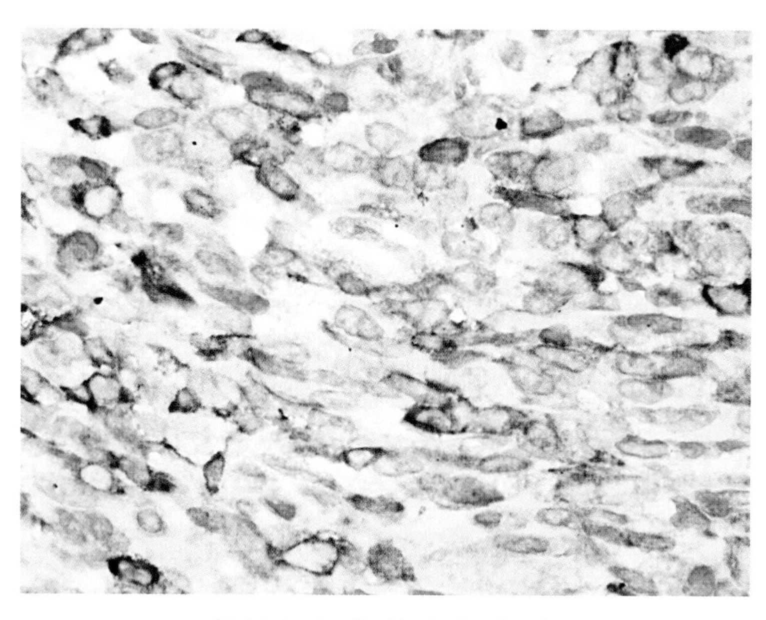

图 11-0-42 梭形细胞型滑膜肉瘤
肿瘤细胞 EMA 表达阳性。SP, ×200

【鉴别诊断】

双相型滑膜肉瘤的组织学特征性改变, 免疫组织化学标记, 一般均能与其他软组织肉瘤鉴别。梭形细胞型滑膜肉瘤需要与纤维肉瘤,肉瘤样癌,多形性脂肪肉瘤,平滑肌肉瘤,恶性外周神经鞘膜瘤,恶性纤维组织细胞瘤等鉴别,较为困难。梭形细胞型滑膜肉瘤细胞缺乏上皮样分化,主要比较肥硕的梭形细胞构成,细胞呈编织状或鲱鱼骨样排列。滑膜肉瘤中梭形细胞可表达广谱 CK,CK7,14,19,EMA,vimentin,有时表达 S-100 蛋白。

【病例】

患者女性,39 岁。发现左耳后包块 6 个月就诊。

专科检查:左耳后见一 2.6cm×1.8cm×2.6cm 大小的肿物,质地中等。边界欠清楚,无压痛。

手术在局部麻醉下切除肿块。

临床诊断:(左耳后)神经纤维瘤。

肉眼观察:灰白色肿物一块,体积 3.1cm×2.0cm×3.0cm,表面不光滑,未见包膜。剖面灰白色,实性,质地软,与周围界限不清楚。

光镜观察:肿瘤由梭形细胞构成,细胞成分单一。梭形细胞比较肥硕,呈编织状或鲱鱼骨样排列,部分区域可见血管外皮瘤样区(图 11-0-43A,B)。

免疫组织化学:肿瘤细胞 CK 阳性,vimentin 阳性,EMA 阳性,部分区域 CD34 阳性和 S-100 蛋白阴性,SMA 阴性,Desmin 阴性,NF 阴性,GFAP 阴性(图 11-0-43C,D)。

病理诊断:(左耳后)梭形细胞型滑膜肉瘤。

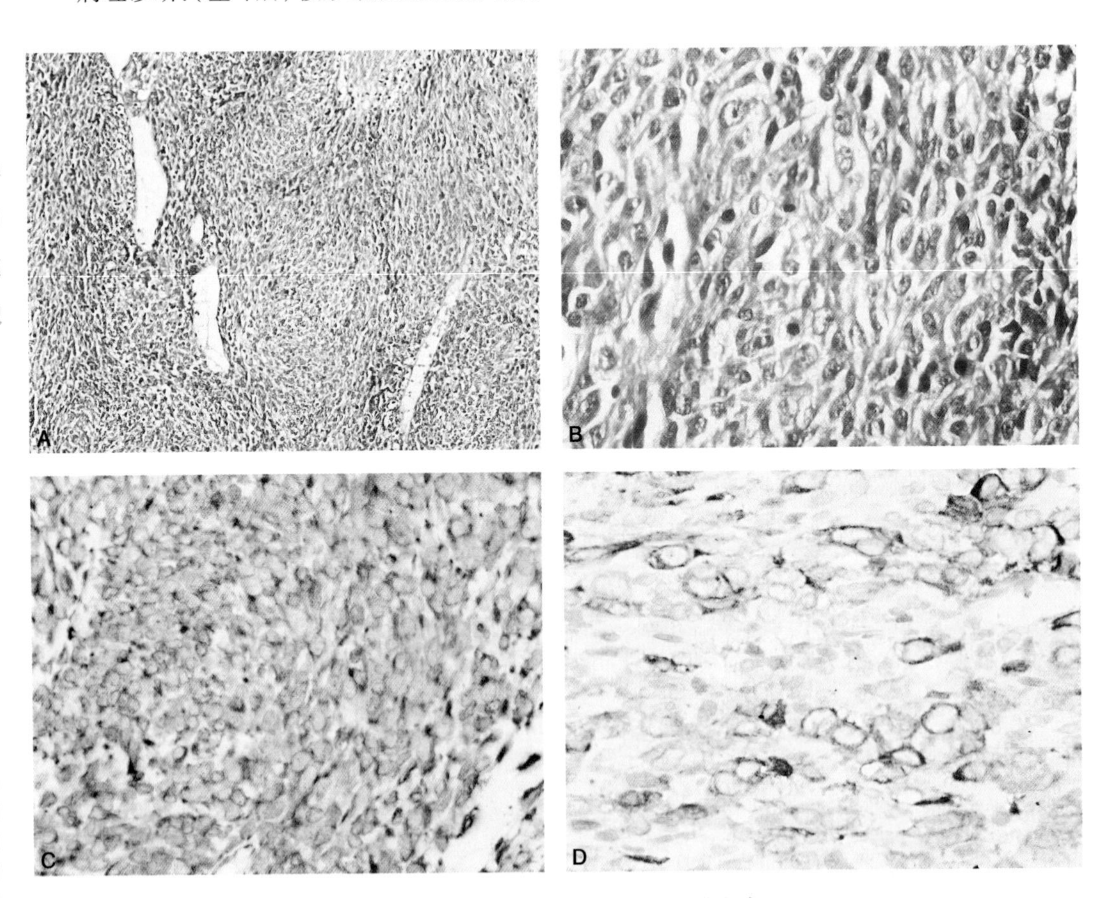

图 11-0-43　病例　梭形细胞型滑膜肉瘤

A. 梭形肿瘤细胞呈束状排列,肿瘤组织见血管外皮瘤样区。HE,×100。B. 高倍视野下肿瘤细胞呈短梭状。HE,×400。C. 梭形细胞型滑膜肉瘤 vimentin 阳性。SP,×200。D. 梭形细胞型滑膜肉瘤 CK 阳性。SP,×200

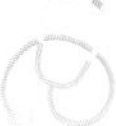

十、软组织转移性肿瘤

发生在机体其他部位的恶性软组织肿瘤可转移到头颈部,如恶性纤维组织细胞瘤,脂肪肉瘤,平滑肌肉瘤,横纹肌肉瘤,滑膜肉瘤等。诊断时候要注意与头颈部原发性恶性软组织肿瘤相鉴别,完善相应临床资料和患者既往病史有助明确诊断。

(胡赟　钟鸣)

参考文献

1. Reitzen SD, Dogan S, Har-El G. Nodular fasciitis: a case series. J Laryngol Otol, 2009, 123(5): 541-544
2. Sinhasan SP, Bhat RV, Hartimath BC. Intra-muscular Nodular Fasciitis Presenting as Swelling in Neck: Challenging Entity for Diagnosis. J Clin Diagn Res, 2014, 8(1): 155-157
3. Erickson-Johnson MR, Chou MM, Evers BR, et al. Nodular fasciitis: a novel model of transient neoplasia induced by MYH9-USP6 gene fusion. Lab Invest, 2011, 91(10): 1427-1433
4. Lin XY, Wang L, Zhang Y, et al. Variable Ki67 proliferative index in 65 cases of nodular fasciitis, compared with fibrosarcoma and fibromatosis. Diagn Pathol, 2013, 8: 50
5. Abe M, Nagai Y, Okada E, et al. Case of nuchal fibroma. J Dermatol, 2007, 34(7): 498-500
6. Michal M, Fetsch JF, Hes O, et al. Nuchal-type fibromA. a clinicopathologic study of 52 cases. Cancer, 1999, 85(1): 156-163
7. Díaz-Flores L, Gutiérrez R, García MP, et al. CD34+ stromal cells/fibroblasts/fibrocytes/telocytes as a tissue reserve and a principal source of mesenchymal cells. Location, morphology, function and role in pathology. Histol Histopathol, 2014, 29(7): 831-870
8. Adem C, Gisselsson D, Dal Cin P, et al. ETV6 rearrangements in patients with infantile fibrosarcomas and congenital mesoblastic nephromas by fluorescence in situ hybridization. Mod Pathol, 2001, 14(12): 1246-1251
9. Agaimy A, Wünsch PH, Schroeder J, et al. Low-grade abdominopelvic sarcoma with myofibroblastic features (low-grade myofibroblastic sarcoma): clinicopathological, immunohistochemical, molecular genetic and ultrastructural study of two cases with literature review. J Clin Pathol, 2008, 61(3): 301-306
10. Alaggio R, Barisani D, Ninfo V, et al. Morphologic Overlap between Infantile Myofibromatosis and Infantile FibrosarcomA. A Pitfall in Diagnosis. Pediatr Dev Pathol, 2008, 11(5): 355-362
11. Al-Abbadi MA, Almasri NM, Al-Quran S, et al. Cytokeratin and epithelial membrane antigen expression in angiosarcomas: an immunohistochemical study of 33 cases. Arch Pathol Lab Med, 2007, 131(2): 288-289
12. Swain N, Kumar SV, Dhariwal R, et al. Primary fibrosarcoma of maxilla in an 8-year-old child: A rare entity. J Oral Maxillofac Pathol, 2013, 17(3): 478
13. Yang J, Eddy JA, Pan Y, et al. Integrated Proteomics and Genomics Analysis Reveals a Novel Mesenchymal to Epithelial Reverting Transition in Leiomyosarcoma through Regulation of Slug. Mol Cell Proteomics, 2010, 9(11): 2405-2413
14. Tian W, Wang G, Yang J, et al. Prognostic role of E-cadherin and Vimentin expression in various subtypes of soft tissue leiomyosarcomas. Med Oncol, 2013, 30(1): 401
15. Bhattacharya B, Dilworth HP, Iacobuzio-Donahue C, et al. Nuclear beta-catenin expression distinguishes deep fibromatosis from other benign and malignant fibroblastic and myofibroblastic lesions. Am J Surg Pathol, 2005, 29(5): 653-659
16. Carlson JW, Fletcher CD. Immunohistochemistry for beta-catenin in the differential diagnosis of spindle cell lesions: analysis of a series and review of the literature. Histopathology, 2007, 51(4): 509-514
17. Hendriks MP, Driessen CM, van Laarhoven HW, et al. Aggressive fibromatosis in the head and neck region: Benign tumor with often mutilating effects. Head Neck, 2013, 35(8): E246-E250
18. Sharma A, Sengupta P, Das AKR. Isolated Plexiform Neurofibroma of the Tongue. J Lab Physicians, 2013, 5(2): 127-129
19. Chinn SB, Collar RM, McHugh JB, et al. Pediatric laryngeal neurofibromA. case report and review of the literature. Int J Pediatr Otorhinolaryngol, 2014, 78(1): 142-147
20. Hasegawa T, Matsuno Y, Shimoda T, et al. Extrathoracic solitary fibrous tumors: their histological variability and potentially aggressive behavior. Hum Pathol, 1999, 30(12): 1464-1473

学习笔记

21. McDonnell MJ, Hynes S, Connolly C, et al. Solitary fibrous tumours of the pleura. report of two cases and literature review. Irish Journal of Medical Science, 2013, 182(4): 729-733
22. Alves Filho W, Mahmoud RR, Ramos DM, et al. Malignant solitary fibrous tumor of the thyroid: a case-report and review of the literature. Arq Bras Endocrinol Metabol, 2014, 58(4): 402-406
23. Rodriguez FJ, Folpe AL, Giannini C, et al. Pathology of Peripheral Nerve Sheath Tumors: Diagnostic Overview and Update on Selected Diagnostic Problems. Acta Neuropathol, 2012, 123(3): 295-319
24. Jo VY, Fletcher CD. WHO classification of soft tissue tumours: an update based on the 2013 (4th) edition. Pathology, 2014, 46(2): 95-104
25. 王坚,朱雄增. 软组织肿瘤病理学. 北京:人民卫生出版社,2008
26. 王坚,朱雄增. 2013 版 WHO 软组织肿瘤新分类解读. 中华病理学杂志,2013,42(6):363-365
27. 陈晓东,韩安家,赖日权. 解读(2013)WHO 软组织肿瘤分类的变化. 诊断病理学杂志,2013,20(11):730-733
28. Juan Rosai. ROSAI & ACKERMAN 外科病理学. 第 10 版. 郑洁,译. 北京:人民卫生出版社,2014
29. Neville BW, Damm DD, Allen CM, et al. 口腔颌面病理学. 第 3 版. 李江,译. 北京:人民卫生出版社,2013

学习笔记

第十二章 恶性淋巴瘤

恶性淋巴瘤(malignant lymphoma,ML)是原发于淋巴结和结外淋巴组织的免疫细胞恶性肿瘤,起源于淋巴细胞及其前体细胞,是淋巴细胞分化成熟过程中某一阶段的淋巴细胞单克隆性增生所形成的一类恶性肿瘤。发生肿瘤性增殖的免疫细胞主要包括B淋巴细胞(简称B细胞)、T淋巴细胞(简称T细胞)、自然杀伤细胞(natural killer cell,NK cell)及其前体细胞等。传统上将恶性淋巴瘤分为霍奇金淋巴瘤(Hodgkin lymphoma,HL)和非霍奇金淋巴瘤(non-Hodgkin lymphoma,NHL)。目前恶性淋巴瘤经规范化治疗后,约60%的患者可被治愈或长期生存,而规范化治疗的前提是标准化病理诊断分类,凸显病理诊断对提高患者生存率和生存质量的重要性。

第一节 正常淋巴细胞分化

一、B淋巴细胞的发生、分化和成熟

1. 骨髓是B淋巴细胞产生和分化的场所,B细胞来源于造血干细胞,即前-前B细胞(progenitor B cell,也称为先祖B细胞),逐渐发育为前B细胞,然后成为早B细胞(immature B cell,也称为不成熟B细胞),经免疫球蛋白重链基因重排成功后发育为成熟B细胞(naive B cell,也称为原态B细胞、处女型B细胞或童贞B细胞),这些成熟B细胞是CD5+的休眠小淋巴细胞,还表达CD23和免疫球蛋白IgM、IgD。原态B细胞从骨髓迁移至淋巴组织(如淋巴结、淋巴滤泡和脾),位于初级淋巴滤泡和淋巴结皮质内(图12-1-1)。

2. 从前B细胞尚发展出一小群B细胞,这些细胞以后聚集在淋巴滤泡周围的套区,称为套

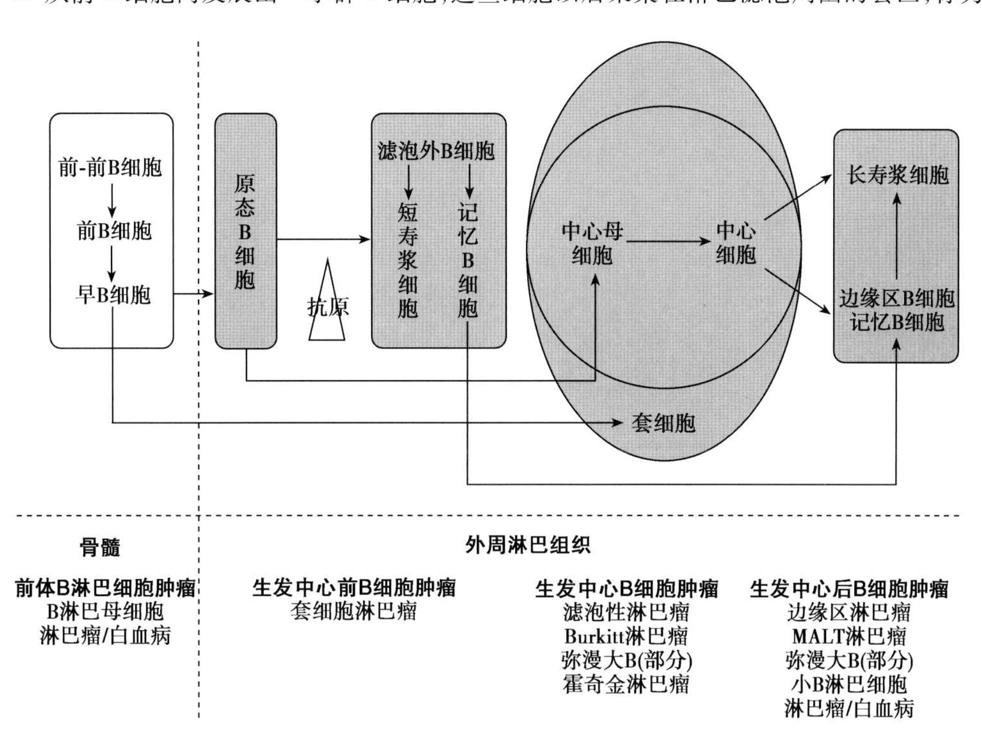

图12-1-1 B细胞分化成熟过程与B细胞淋巴瘤模式图

学习笔记

细胞，套细胞表达 CD5、IgM 和 IgD，但不表达 CD23。

3. 原态 B 细胞若遇相对应的抗体，可以进行转化、增生，分化为浆细胞和记忆 B 细胞。记忆 B 细胞再次遇到抗原刺激时，可直接转化为浆细胞，分泌抗体。该分化途径主要有两条：

（1）生发中心以外的原态 B 细胞若遇抗原，可直接成熟为短寿浆细胞，产生 IgM 抗体。该过程不依赖 T 细胞。

（2）更为重要的分化途径是位于初级滤泡中的原态 B 细胞遇抗原后开始向母细胞转化，形成生发中心；最早期转化的母细胞称滤泡母细胞，进一步发展成中心母细胞，此母细胞表面 IgD 丢失，但 CD10 及核转录因子 Bcl-6 阳性表达，且关闭 Bcl-2 蛋白的表达；中心母细胞继续分化形成中心细胞，中心细胞停止表达 Bcl-6，但表达 Bcl-2；中心细胞可继续分化至长寿浆细胞或形成记忆 B 细胞。

4. 记忆 B 细胞形态上与原态 B 细胞相似，位于淋巴滤泡的边缘区（边缘区 B 细胞），可长期存活，并通过淋巴细胞再循环，参与了黏膜相关淋巴组织（mucosa associated lymphoid tissue，MALT）的滤泡边缘区细胞的组成。边缘区 B 细胞典型地表达全 B 细胞标记，表达 IgM、IgA 或 IgG，不表达 CD5、CD23、CD10 和 IgD。

5. 经生发中心演化的浆细胞有的进入外周血，归巢至骨髓。浆细胞是 B 淋巴细胞分化的终末细胞，其细胞表面大多数 B 细胞抗原如 CD20，CD10 丢失，但表达 CD79a 和 CD138、CD38、Vs38c、IgG 和 IgA。

二、T 淋巴细胞的发生、分化和成熟

1. 骨髓中的未分化细胞产生前胸腺细胞，大约在胚胎第九周，前胸腺细胞迁移至胸腺，然后在胸腺内成熟和获得功能。

2. 前胸腺细胞在胸腺被膜下发育成被膜下胸腺细胞，表达 CD2 和 CD7，被膜下胸腺细胞向皮质移动，分化为皮质胸腺细胞，表达 TdT、CD1a、CD2、CD3、CD5 和 CD7，且 CD4 和 CD8 同时阳性表达，随后皮质胸腺细胞又向髓质移动，分化为髓质胸腺细胞，CD4 和 CD8 不再同时表达（即仅表达 CD4 或 CD8），显示在抗原不依赖期分化成熟的 T 细胞就具备了表达 CD4 或 CD8 的功能。随后，这些分化成熟的 T 细胞进入外周血，迁移至淋巴结、淋巴滤泡和脾（又称为外周 T 细胞）。

3. 外周 T 细胞和髓质胸腺细胞具有类似的免疫表型，这些 T 细胞通过其表面抗原受体（T cell receptor，TCR）识别抗原。TCR 基因有 4 种链，α、β、γ 和 δ，而成熟 T 细胞只表达 2 种 TCR，即 TCRαβ 和 TCRγδ，故外周 T 细胞存在两类细胞即 αβT 细胞和 γδT 细胞，前者占成熟 T 细胞的 95% 左右，后者只占 5% 左右。

4. αβT 细胞包括了细胞毒 T 细胞（Tc，CD8+，CD4-）及辅助或诱导 T 细胞（Th，CD4+，CD8-）；表达 TCRγδ 的 T 细胞通常不表达 CD4、CD5 和 CD8，仅有一亚群表达 CD8，只占正常 T 细胞的 5% 以下，主要分布在脾红髓、小肠上皮和其他上皮内，γδT 细胞淋巴瘤累及这些部位更为多见。

5. 通常 TCR 与另一种 T 细胞表面抗原 CD3 形成 T 细胞受体复合物，因此大多数 T 细胞 CD3 阳性表达，CD3 含有 γ、δ、ε 三种多肽链。

6. NK 细胞是一种在抗原和功能等许多方面与 Tc 细胞有相似之处的特殊类型细胞。起源于骨髓干细胞，无胸腺依赖性，对肿瘤细胞、异体细胞和病毒有较强的选择性杀伤作用。NK 细胞无完整的 TCR 复合物，但活化的 NK 细胞胞浆表达 CD3 的 ε 链。此外，NK 细胞还表达 CD16、CD56、CD57 和细胞毒性颗粒蛋白。

三、淋巴细胞分化、成熟与恶性淋巴瘤分类

1. 恶性淋巴瘤是成熟和不成熟 B 细胞、T 细胞/NK 细胞在分化的不同阶段发生的克隆性增

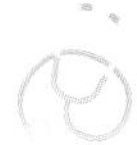

生；由于肿瘤性增生的免疫细胞在形态学、免疫表型和分子遗传学上的特征都部分相似与其相应分化阶段的正常免疫细胞，因此恶性淋巴瘤的分类在一定程度上是根据所对应的正常免疫细胞不同分化阶段的特征来决定的，特别是非霍奇金淋巴瘤。通常将非霍奇金淋巴瘤分为B细胞和T/NK细胞淋巴瘤，而近年来的研究发现绝大部分(98%)霍奇金淋巴瘤来源于生发中心B细胞，极少数(2%)来源于T细胞。

2. 除考虑肿瘤细胞形态、免疫学表型、遗传学特征之外，还结合疾病的临床特征(如部位)对恶性淋巴瘤进行分类，即所谓的“四结合原则”。

3. 按B细胞分化发育阶段，B细胞淋巴瘤大致可分为以下几类：B淋巴母细胞淋巴瘤/白血病、慢性淋巴细胞白血病/小淋巴细胞淋巴瘤、边缘区淋巴瘤、浆细胞肿瘤、淋巴浆细胞淋巴瘤、滤泡性淋巴瘤、套细胞淋巴瘤、弥漫大B细胞淋巴瘤、Burkitt淋巴瘤等。这几类几乎与正常B细胞的不同分化阶段一一对应，如前-前B细胞分化为前B细胞和早B细胞，此阶段对应的肿瘤是B淋巴母细胞淋巴瘤/白血病；慢性淋巴细胞白血病/小淋巴细胞淋巴瘤是CD5阳性、CD23阳性原态B细胞所对应的肿瘤；套细胞淋巴瘤是CD5阳性、CD23阴性的原态B细胞所对应的肿瘤、滤泡性淋巴瘤是生发中心B细胞——中心细胞和中心母细胞所对应的肿瘤、MALT边缘区淋巴瘤对应于生发中心后的记忆B细胞、浆细胞性骨髓瘤对应于归巢骨髓的浆细胞等(图12-1-1)。

4. 目前T/NK细胞淋巴瘤尚缺乏特征性标记物作为T/NK细胞克隆性增生的分类指标，不同肿瘤的区分和分类多需结合免疫标记、遗传特征、临床特点和组织学表现综合考虑。

5. T/NK细胞淋巴瘤大致可分为T淋巴母细胞白血病/淋巴瘤、T细胞前淋巴细胞白血病、T细胞大颗粒淋巴细胞白血病、慢性NK细胞增殖性疾病、侵袭性NK细胞白血病、成人T细胞白血病、结外鼻型NK/T细胞淋巴瘤、肠病相关T细胞淋巴瘤、肝脾T细胞淋巴瘤、皮下脂膜炎样T细胞淋巴瘤、蕈样霉菌病/Sezary综合征、原发皮肤CD30阳性T细胞淋巴组织增生性疾病、外周T细胞淋巴瘤非特殊类型、血管免疫母细胞T细胞淋巴瘤、间变大细胞淋巴瘤等。

(1) 免疫标记物作为T/NK细胞淋巴瘤分类主要参考指标：如CD30+是间变性大细胞的一个常见标记，CD56+是结外鼻型T/NK细胞淋巴瘤的标志，T淋巴母细胞性淋巴瘤表达TdT和CD99，并不同程度表达CD10和CD1a等。

(2) TCR基因克隆性重排作为T/NK细胞淋巴瘤分类主要参考指标：如根据TCR受体亚型，肝脾T细胞淋巴瘤又分为肝脾αβT细胞淋巴瘤和肝脾γδT细胞淋巴瘤两种亚型。又如皮肤的T细胞淋巴瘤若出现γ基因重排，则被分类为皮肤原发γδT细胞淋巴瘤。

(3) 病毒感染作为T/NK细胞淋巴瘤分类参考指标：如成人T细胞白血病/淋巴瘤由嗜人类T淋巴细胞病毒Ⅰ型(human T-cell lymphotropic virus type Ⅰ，HTLV-1)引起；结外T/NK细胞淋巴瘤鼻型与EB病毒(EB virus，EBV)感染有关。

(4) 在T/NK细胞淋巴瘤分类中，疾病的临床特点具有举足轻重的作用，组织学形态、免疫表型和遗传学特征是很好的辅助参考指标。

(5) 除了具有独特临床特点、组织学特点、免疫表型的T/NK细胞淋巴瘤可分类成为独立疾病外，那些缺乏独特的临床表现、免疫学或遗传学特点，组织形态多变，分类可重复性差且分类的临床意义不明显的外周T/NK细胞淋巴瘤都归为“外周T细胞淋巴瘤非特殊类型”。

学习笔记

第二节　淋巴细胞抗原受体基因的生理性重排

淋巴细胞有别于其他造血细胞的特点之一是淋巴细胞在个体发育过程中，其抗原受体基因(antigen receptor gene，ARG)不断发生重排，ARG包括编码B细胞表面免疫球蛋白(Ig)的基因和T细胞受体(TCR)基因，该基因转录翻译产物分别为免疫球蛋白(Ig)和TCR受体。

一、Ig 结构

Ig 分子由 B 细胞产生，各种 Ig 分子均为多二聚体，由 2 条相同的重链（IgH）和 2 条轻链（IgL）组成（图 12-2-1）。IgH 有 5 种亚单位，即 α、δ、ε、λ 和 μ 链，相对应的抗体分别为 IgA、IgD、IgE、IgG 和 IgM，IgL 有 2 种，分别为 κ 和 λ 链，通常一个 Ig 分子只能具有一种 IgL 链，即 κ 链（Igκ）或 λ 链（Igλ）。不同的 Ig 分子均由 N 端的可变区（variable region，V 区）和 C 端的恒定区（constant region，C 区）组成（图 12-2-1）。V 区氨基酸序列变化较大，而恒定区氨基酸序列相对保守，但在 V 区内也存在氨基酸序列相对保守的区域，这些区域往往是不与抗原结合的部位，被称为骨架区（framework region，FR）。

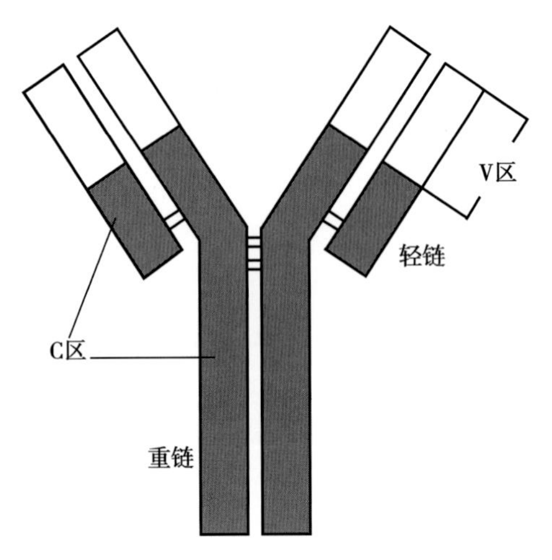

图 12-2-1 Ig 分子结构模式图

各种 Ig 分子由 2 条重链和 2 条轻链构成，形成 Y 形结构，N 端为可变区（V 区），C 端为恒定区（C 区）

二、TCR 结构

TCR 是 T 细胞表面特有的标志。有 4 种多肽链，即前述的 α、β、γ 和 δ 链，4 条链形成二种异二聚体，即 TCRαβ 和 TCRγδ。每条多肽链也均由可变区（V 区）和恒定区（C 区）组成。

三、Ig 基因结构及基因重排

1. IgH、Igκ 和 Igλ 基因分别定位于人染色体 14q32、2p12 和 22q11。各基因在发育的最初阶段是不连续的，形成多个 DNA 基因片段分散位于染色体的不同位置上，构成所谓的 Ig 胚系基因（图 12-2-2）。Ig 胚系基因无转录活性，必须通过各基因片段的重新组合才可形成一个连续的、完整的、具有转录活性的基因，这种基因片段重新组合的过程即称为基因重排（gene rearrangement）。

2. Ig 胚系基因包括可变区（V 区）、变异区（diversity region，D 区）、连接区（joining region，J 区）和恒定区（C 区）。

3. IgH（免疫球蛋白重链）胚系基因具有完整 V（V_H）、D（D_H）、J（J_H）、C（C_H）区，即一个 IgH 基因由 V_H-D_H-J_H-C_H四个片段连接而成。目前已知 V_H区包括 66 个片段（分为 7 个家族，V_H1～V_H7），D_H包括 27 个片段（分为 7 个家族，D_H1～D_H7），J_H包括 6 个片段（J_H1～J_H6），C_H包括 11 个片段。

4. Igκ 和 Igλ（免疫球蛋白轻链）胚系基因由 $V_κ$-$J_κ$-$C_κ$三个片段连接而成，不含 D 区，$V_κ$包括 76 个片段（分为 7 个家族，$V_κ1$～$V_κ7$），$J_κ$包括 5 个片段（$J_κ1$～$J_κ5$），$C_κ$只有 1 个片段；$V_λ$包括 38 个片段（分为 10 个家族，$V_λ1$～$V_λ10$），$J_λ$包括 7 个片段（$J_λ1$～$J_λ7$），$C_λ$也有 7 个片段（$C_λ1$～$C_λ7$）。

5. IgH、Igκ 和 Igλ 胚系基因在淋巴细胞分化早期，经基因重排连接成一个完整的有转录功能的活性基因，其中 IgH 蛋白氨基 V 区由 VDJ 基因片段重组形成（首先发生 D～J 区基因重排，然后 V 区再与 D～J 区重排产物重排，形成 V-D-J 重排基因，图 12-2-2），Igκ 和 Igλ 蛋白 V 区由 VJ 基因片段重组形成。一旦完成基因重排，IgH、Igκ 和 Igλ 基因即开始转录，在形成 mRNA 时与下游的 C 区结合从而翻译产生相应的抗原受体。

6. 在 V-(D)-J 基因重排过程中，由于 V 区、D 区、J 区各基因片段为多拷贝，因此重排的形式多种多样，可形成 $2×10^6$以上种类的基因重排形式。

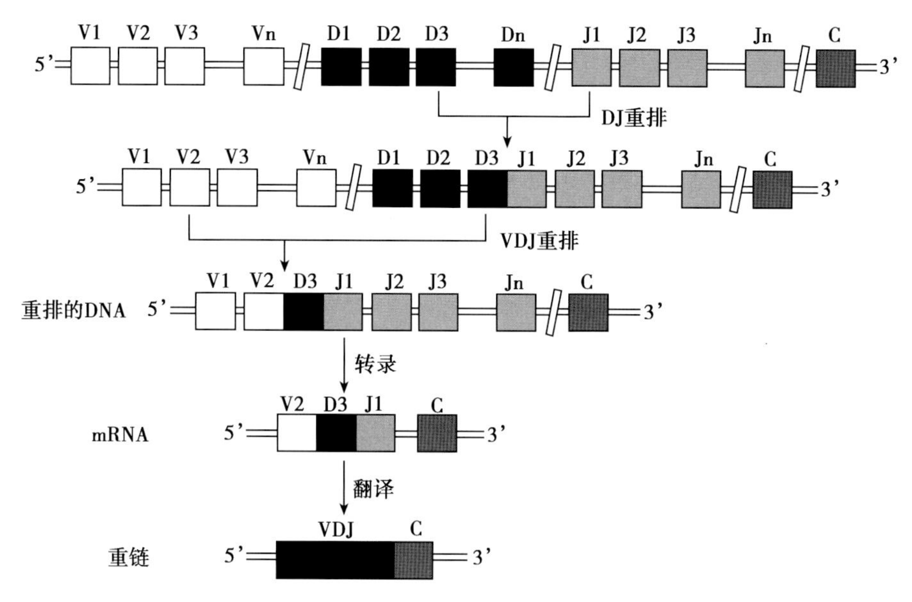

图 12-2-2 重链 IgH 的 V-D-J 重排模式图

通过 V、D、J 片段基因重排生成重链，胚胎期 DNA 中含有很多不同的 V、D、J 片段，因此产生众多不同的抗体

四、TCR 基因结构和基因重排

1. 编码 TCRα/δ、TCRβ、TCRγ 的编码基因分别位于人染色体 14q11、7q34 和 7p15，编码 TCRδ 链的基因位于编码 TCRα 的基因中，β、δ 链由 V、D、J、C 片段形成，V、D、J 编码抗原受体 V 区，C 片段编码抗原受体 C 区，α 和 γ 链由 V、J、C 片段形成，V、J 编码抗原受体 V 区，C 片段编码抗原受体 C 区。

2. TCRα 的 V_{α}包括 54 个片段（分为 32 个家族，$V_{\alpha}1 \sim V_{\alpha}32$），$J_{\alpha}$包括 61 个片段，$C_{\alpha}$只有 1 个片段；TCRβ 的 V_{β}包括 67 个片段（分为 30 个家族，$V_{\beta}1 \sim V_{\beta}30$），$J_{\beta}$包括 13 个片段，$D_{\beta}$和 C_{β}各有 2 个片段；TCRγ 的 V_{γ}包括 9 个片段（分为 4 个家族，$V_{\gamma}1 \sim V_{\gamma}4$），$J_{\gamma}$包括 5 个片段，$C_{\gamma}$包括 2 个片段；TCRδ 的 V_{δ}包括 8 个片段，J_{δ}包括 3 个片段，D_{δ}和 C_{δ}分别包括 3 和 1 个片段。

3. 与 Ig 相似，TCR 基因经过 V-（D）-J 基因重排过程，形成多种多样的 T 细胞表面受体抗原，其中 TCRαβ 分子大约有 3×10^{6}种，TCRγδ 分子约有 5×10^{3}种。

五、淋巴细胞基因重排的诊断意义

1. 正常 T、B 细胞在分化过程中均要发生抗原受体基因的 V-（D）-J 功能性重排，从而产生大量的多种类型 Ig 和 TCR 分子，以确保每一分化成熟的淋巴细胞都具有独一无二的抗原受体。

2. 正常淋巴组织和淋巴组织反应性增生病变中，发生免疫反应的 T、B 细胞往往表达多种不同的抗原受体，是多克隆性（polyclonal）的，表现为 Ig 或 TCR 基因多克隆性重排，DNA 电泳检测时呈现 smear 带；而在恶性淋巴瘤中，肿瘤细胞具有相同 Ig 或 TCR 基因序列，该序列可遗传给子代肿瘤细胞，形成相同类型的抗原受体基因，表现为单克隆（monoclonal）性，DNA 电泳时呈现为一条清晰的亮带。利用这一特性，通过检测 T、B 细胞抗原受体基因的多克隆/单克隆性，可鉴别淋巴细胞反应性增生和恶性淋巴瘤。

第三节 WHO 恶性淋巴瘤分类

1. 分类是医学的语言，充分反映了人们对于疾病本质的认知程度。关于恶性淋巴瘤分类的

学习笔记

争论由来已久，各种分类林立，直至2001年WHO发布了关于淋巴造血组织肿瘤的分类（第3版）后，才使“WHO分类”真正成为淋巴瘤分类的“世界语言”，为世界各国普遍接受。2008年WHO发布了第4版淋巴造血组织肿瘤分类。

2. WHO（2008年）造血和淋巴组织肿瘤分类包括了淋巴细胞、髓细胞（包括肥大细胞）、组织细胞和树突状细胞肿瘤，同时融入了世界卫生组织-欧洲肿瘤治疗与研究机构（World Health Organization-European Organization for Research and Treatment of Cancer，WHO-EORTC）关于皮肤淋巴瘤的分类，该分类和命名充分反映了目前人们对正常免疫系统的认识，是几十年来免疫学和分子遗传学深入发展的结晶。

3. 根据肿瘤细胞起源（B、T/NK细胞、霍奇金）、细胞分化程度（前体和成熟）和主要临床表现（淋巴结内、淋巴结外、白血病性），WHO（2008年）将恶性淋巴瘤分为前体淋巴细胞肿瘤、成熟B细胞肿瘤、成熟T细胞和NK细胞肿瘤（因为NK细胞和T细胞密切相关，部分免疫表型和功能相同，因此考虑将两类肿瘤放在一起）以及霍奇金淋巴瘤。延续原有习惯，霍奇金淋巴瘤之外的B、T/NK细胞恶性淋巴瘤也可笼统称为非霍奇金淋巴瘤。非霍奇金淋巴瘤与霍奇金淋巴瘤的不同之处在于前者具有发病部位随机性、病理形态学分类复杂性和临床表现多样性的特点。

4. WHO恶性淋巴瘤分类特点

（1）将每一个恶性淋巴瘤类型均定义为独立疾病（disease entity），而非传统上认为的一个（即恶性淋巴瘤）或两个（即霍奇金淋巴瘤和非霍奇金淋巴瘤）疾病，每一个独立的淋巴瘤都有其独自的定义，具有独特的临床表现、病理形态、免疫表型和遗传特征。而临床表现特别是肿瘤原发部位在确定某些淋巴瘤（尤其是T细胞淋巴瘤）中发挥着举足轻重的作用。

（2）不再认为恶性淋巴瘤和淋巴细胞性白血病是两种不同的疾病，两者只有临床表现不同，没有本质的差异，是疾病发展的实体瘤（恶性淋巴瘤）期和循环（白血病）期，可同时存在，如B细胞慢性淋巴细胞白血病与B细胞小淋巴细胞性淋巴瘤是同一肿瘤的不同表现。

（3）淡化以往对恶性淋巴瘤恶性程度截然分级的理念，2001年WHO分类根据肿瘤的全身化（generalization）程度，采用了惰性（indolent）、侵袭性（aggressive）和高侵袭性（highly aggressive）淋巴瘤的概念。目前恶性淋巴瘤的治疗正向着个体化治疗的方向发展，即根据肿瘤的组织学、免疫学、遗传学特点，结合临床分期、国际预后指数（international prognosis index，IPI）、患者个体情况进行治疗，因此对恶性淋巴瘤侵袭程度进行描述在一定程度上仍具有临床治疗参考价值。

（4）WHO（2001年）引入了亚型（subtype）和变型（variant）的概念。亚型是指淋巴瘤中独立的实体，具有独特的临床病理表现、免疫及遗传学特征，在治疗上不同；变型是指在组织形态学上具有可识别的特征，但在临床、免疫及遗传学上无独特之处，应归属于其所在亚型，治疗上与所归属亚型无明显不同。

5. 2008年WHO淋巴组织肿瘤分类和ICD-O编码

前体淋系肿瘤

B淋巴母细胞性白血病/淋巴瘤

B淋巴母细胞性白血病/淋巴瘤，非特殊性　9811/3

B淋巴母细胞性白血病/淋巴瘤，伴重现性遗传学异常

B淋巴母细胞性白血病/淋巴瘤，伴t(9;22)(q34;q11.2)；BCR-ABL1　9812/3

B淋巴母细胞性白血病/淋巴瘤，伴(v;11q23)；MLL重排　9813/3

B淋巴母细胞性白血病/淋巴瘤，伴t(12;21)(p13;q22)；TEL-ML1(ETV6-RUNX1)　9814/3

B淋巴母细胞性白血病/淋巴瘤，伴超二倍体　9815/3

B淋巴母细胞性白血病/淋巴瘤，伴亚二倍体（亚二倍体ALL）　9816/3

B淋巴母细胞性白血病/淋巴瘤，伴t(5;14)(q31;q32)；IL3-IGH　9817/3

学习笔记

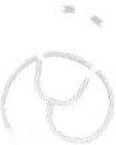

B淋巴母细胞性白血病/淋巴瘤，伴t(1;19)(q23;p13.3)；E2A-PBX1(TCF3-PBX1)	9818/3
T淋巴母细胞性白血病/淋巴瘤	9837/3
成熟B淋巴细胞肿瘤	
慢性淋巴细胞性白血病/小淋巴细胞性淋巴瘤	9823/3
B细胞幼前淋巴细胞性白血病	9833/3
脾B细胞边缘区淋巴瘤	9689/3
毛细胞白血病	9940/3
脾B细胞淋巴瘤/白血病，未能分类	9591/3
脾弥漫性红髓小B细胞淋巴瘤	9591/3
毛细胞白血病，变异型	9591/3
淋巴浆细胞性淋巴瘤	9671/3
Waldenström巨球蛋白血症	9671/3
重链病	9762/3
α重链病	9762/3
γ重链病	9762/3
μ重链病	9762/3
浆细胞骨髓瘤	9732/3
孤立性骨浆细胞瘤	9731/3
骨外浆细胞瘤	9734/3
黏膜相关淋巴组织结外边缘区淋巴瘤(MALT淋巴瘤)	9699/3
淋巴结边缘区淋巴瘤	9699/3
儿童淋巴结边缘区淋巴瘤	9699/3
滤泡性淋巴瘤	9690/3
儿童滤泡性淋巴瘤	9690/3
原发性皮肤滤泡中心淋巴瘤	9597/3
套细胞淋巴瘤	9673/3
弥漫性大B细胞淋巴瘤，非特殊性	9680/3
富于T细胞/组织细胞的弥漫大B细胞淋巴瘤	9688/3
原发性中枢神经系统的弥漫大B细胞淋巴瘤	9680/3
原发性皮肤的弥漫大B细胞淋巴瘤，腿型	9680/3
老年人EB病毒阳性弥漫大B细胞淋巴瘤	9680/3
慢性炎症相关的弥漫大B细胞淋巴瘤	9680/3
淋巴瘤样肉芽肿病	9766/3
原发性纵隔(胸腺)大B细胞淋巴瘤	9679/3
血管内大B细胞淋巴瘤	9712/3
ALK阳性的大B细胞淋巴瘤	9737/3
浆母细胞型淋巴瘤	9735/3
起源于HHV8相关多中心性Castleman病的大B细胞淋巴瘤	9738/3
原发性渗出性淋巴瘤	9678/3
Burkitt淋巴瘤	9687/3
B细胞淋巴瘤，特征介于弥漫大B细胞淋巴瘤和Burkitt淋巴瘤之间不能分类型	9680/3

学习笔记

B 细胞淋巴瘤，特征介于弥漫大 B 细胞淋巴瘤和

经典型霍奇金淋巴瘤之间不能分类型　9596/3

成熟 T 淋巴细胞和 NK 细胞肿瘤

T 细胞前淋巴细胞白血病　9834/3

T 细胞大颗粒淋巴细胞白血病　9831/3

慢性 NK 细胞淋巴增殖性疾病　9831/3

侵袭性 NK 细胞白血病　9948/3

儿童期系统性 EBV 阳性 T 细胞淋巴组织增殖性疾病　9724/3

种痘样水疱病样淋巴瘤　9725/3

成人 T 细胞白血病/淋巴瘤　9827/3

结外 NK/T 细胞淋巴瘤，鼻型　9719/3

肠病相关 T 细胞淋巴瘤　9717/3

肝脾 T 细胞淋巴瘤　9716/3

皮下脂膜炎样 T 细胞淋巴瘤　9708/3

蕈样霉菌病　9700/3

Sezary 综合征　9701/3

原发性皮肤 CD30 阳性 T 细胞淋巴组织增生性疾病

淋巴瘤样丘疹病　9718/1

原发性皮肤间变性大细胞淋巴瘤　9718/3

原发性皮肤 γδT 细胞淋巴瘤　9726/3

原发性皮肤 CD8 阳性侵袭性亲表皮性细胞毒性 T 细胞淋巴瘤　9709/3

原发性皮肤 CD4 阳性小/中等大 T 细胞淋巴瘤　9709/3

外周 T 细胞淋巴瘤，非特殊类型　9702/3

血管免疫母细胞性 T 细胞淋巴瘤　9705/3

ALK 阳性的间变性大细胞淋巴瘤　9714/3

ALK 阴性的间变性大细胞淋巴瘤　9702/3

霍奇金淋巴瘤

结节型淋巴细胞为主霍奇金淋巴瘤　9659/3

经典型霍奇金淋巴瘤　9650/3

结节硬化型经典霍奇金淋巴瘤　9663/3

淋巴细胞丰富型经典霍奇金淋巴瘤　9651/3

混合细胞型经典霍奇金淋巴瘤　9652/3

淋巴细胞消减型经典霍奇金淋巴瘤　9653/3

注：①斜体是暂定名，其 ICD-O 编码为暂定编码，尽管这些病种期待下一版 ICD-O 收录，但目前仍有可能修改。②斜体的组织学类型是暂定病种，WHO 工作小组认为目前尚没有足够证据识别为独立疾病。

学习笔记

第四节　流行病学概述

1. 非霍奇金淋巴瘤的发病率近年来呈现上升趋势，发达国家发病率明显高于发展中国家。在我国，非霍奇金淋巴瘤发病率亦呈上升趋势，以每年 5% 的速度在增长，从 10 年前位居中国常见恶性肿瘤的第 11 位上升至目前的第 8 位；沿海地区发病率高于内地，经济较发达区高于欠发达区。男性多于女性；好发年龄曲线呈现单峰型，40 岁左右为发病高峰年龄。

2. 霍奇金淋巴瘤是年轻人中最常见的恶性肿瘤之一　发病率在世界各地存在差异，美国、加拿大、北欧等地发病率最高，其次为南欧和东欧，亚洲（包括我国）发病率低。好发年龄曲线呈现双峰型，第一高峰年龄在15～30岁，第二高峰年龄为55岁以上；儿童患者中男性多见，成人患者中女性居多。

3. 头颈颌面部是恶性淋巴瘤的好发部位之一　随着恶性淋巴瘤发病率的逐年上升，发生于头颈颌面部的恶性淋巴瘤占全身恶性肿瘤的构成比已升至23.6%。

第五节　病因概述

一、非霍奇金淋巴瘤

1. 感染　包括各种病毒、细菌、衣原体感染。目前已知的与非霍奇金淋巴瘤相关的病毒有EB病毒（EB virus，EBV）、人类疱疹病毒8型（human herpers virus 8，HHV-8）、HTLV-1等。如T/NK细胞淋巴瘤鼻型是口腔颌面部好发的T/NK细胞淋巴瘤，EBV基因阳性表达；HTLV-1可导致成人T细胞白血病（adult T-cell leukemia，ATL）；HHV-8是最先在kaposi肉瘤中检出，以后在原发性渗出性淋巴瘤中也检出该病毒，被认为是导致上述两种疾病的主要致癌病毒。与非霍奇金淋巴瘤发病相关的细菌最经典的莫过于胃幽门螺杆菌，幽门螺杆菌可通过刺激T细胞，促使B细胞的肿瘤性增生，导致胃MALT淋巴瘤发生；幽门螺杆菌感染的人群中其MALT淋巴瘤发病率明显高于正常人群，抗幽门螺杆菌治疗后可导致肿瘤缩小，这些现象都表明了胃幽门螺杆菌感染与胃MALT淋巴瘤之间关系密切。鹦鹉衣原体与眼附属器边缘区淋巴瘤相关。

2. 化学毒物　如染发剂，女性应用染发剂与淋巴瘤发生有相关性；农药中有机氯和有机氮成分可导致淋巴瘤。

3. 免疫因素　患有自身免疫性疾病如桥本甲状腺炎、Sjögren综合征的患者，发生MALT淋巴瘤的危险性增加。器官移植后长期服用免疫抑制剂的患者、HIV感染者罹患淋巴瘤的风险高于正常人。

4. 物理因素　电离辐射可导致淋巴瘤，日本广岛和长崎等受原子弹影响的人群中，淋巴瘤发病率增高。

二、霍奇金淋巴瘤

1. 病毒感染　主要为EBV感染。30%的霍奇金淋巴瘤病例与感染性单核细胞综合征有关，存在感染性单核细胞综合征的患者发生霍奇金淋巴瘤的几率明显增高；在霍奇金淋巴瘤的R-S（Reed-Sternberg）细胞中检出EBV编码的小RNA。

2. 遗传因素　霍奇金淋巴瘤患者的一级亲属罹患霍奇金淋巴瘤的风险较正常人群高5倍。

第六节　前体淋巴细胞肿瘤简介

1. 前驱淋巴细胞肿瘤主要包括了前驱B急性淋巴细胞白血病/淋巴母细胞淋巴瘤（precursor B lymphoblastic leukaemia/lymphoblatic lymphoma，B-ALL/B-LBL）和前驱T急性淋巴细胞白血病/淋巴母细胞淋巴瘤（precursor T lymphoblastic leukaemia/lymphoblatic lymphoma，T-ALL/T-LBL），这是两种分别定向于B和T细胞系的淋巴母细胞（原始淋巴细胞）性肿瘤。

2. 前者可能来自于前驱B淋巴母细胞，包括前-前B细胞、前B细胞和早B细胞；后者可能来自于前驱T淋巴母细胞，包括前胸腺细胞、被膜下胸腺细胞和皮质胸腺细胞。

3. B-LBL临床表现与T-LBL明显不同，T-LBL中位发病年龄为25岁，B-LBL发病年龄稍大；

学习笔记

T-LBL 临床多表现为浅表淋巴结肿大、纵隔肿块、压迫邻近器官导致呼吸困难，皮肤、骨髓等结外累及少见，B-LBL 常表现为淋巴结肿大、结外累及如皮肤、软组织肿块，纵隔累及少见。

4. LBL 细胞呈小至中等大小，核圆形、卵圆形或曲核状，染色质细腻，小核仁或核仁不明显，胞浆少，嗜碱性，核浆比高。免疫组织化学（immunohistochemistry，IHC）标记 TdT 阳性。

5. 无论淋巴瘤还是白血病，这些肿瘤由于来源于原始淋巴细胞，表现出较强的增殖活性，为高度恶性肿瘤，好发于年轻人，但应用联合化疗后，患者的缓解率较高，有些患者甚至能完全痊愈，儿童疗效优于成人。

第七节　成熟 B 细胞肿瘤简介

一、套细胞淋巴瘤

套细胞淋巴瘤（mantle cell lymphoma，MCL）来源于部分起自前 B 细胞的 CD5+、CD23-的 B 淋巴细胞并定位于淋巴滤泡套区的外周 B 细胞。

1. 男性为主，多见于中、老年人，初期表现为进行性淋巴结肿大，进展期表现为全身淋巴结肿大和骨髓侵犯。

2. 镜下肿瘤细胞呈小到中等大，细胞核不规则，核仁模糊。镜下生长模式可呈现扩大的套区、模糊的结节、弥漫性或滤泡性。免疫标记 CD5、CyclinD1 阳性，CD23 阴性。

3. MCL 为侵袭性肿瘤，中位生存率为 3～5 年。但部分病例表现为惰性，称为“惰性套细胞淋巴瘤”。

学习笔记

二、滤泡性淋巴瘤

滤泡性淋巴瘤（follicular lymphoma，FL）起源于滤泡中心 B 细胞（包括中心母细胞和中心细胞），肿瘤细胞表达 CD10、Bcl-2、Bcl-6，组织学上至少部分区域形成滤泡结构。

1. FL 好发于老年人，中位年龄 60 岁，女性稍多见。

2. 镜下肿瘤细胞由中心细胞和中心母细胞组成，中心细胞为有裂细胞，小到中等大，核成角、扭曲或见裂沟，胞浆少，核仁不明显；中心母细胞为无裂细胞，中等到大细胞，核圆形或卵圆形，1～3 个小核仁且靠近核膜，胞浆少。

3. 滤泡性淋巴瘤按每个高倍视野（high power field，hpf）中的中心母细胞绝对数分为 1～3 级，0～5 个/每高倍视野为 1 级；6～15 个/每高倍视野为 2 级；>15 个/每高倍视野为 3 级（3A 级：仍存在中心细胞；3B 级：中心母细胞成片，无中心细胞残存）。

4. 免疫组织化学标记 Bcl-2 阳性，还可表达 Bcl-6、CD10，Mum-1 阴性。

5. 中心母细胞是处于细胞增殖期的细胞，故组织学分级与患者预后有一定相关性，1～2 级为惰性淋巴瘤，3 级有较强的侵袭性，3 级者其生物学特性及预后与弥漫大 B 细胞淋巴瘤类似，需采用较强的治疗方法。

三、弥漫大 B 细胞淋巴瘤

1. 弥漫大 B 细胞淋巴瘤（diffuse large B-cell lymphoma，DLBCL）是一组临床表现、形态学、免疫表型及分子生物学改变各异的淋巴瘤，也是最常见的 B 细胞淋巴瘤，可原发也可从其他低侵袭性的淋巴瘤如小淋巴细胞淋巴瘤、滤泡性淋巴瘤、边缘区 B 细胞淋巴瘤和结节性淋巴细胞为主型霍奇金淋巴瘤转化而来。老年人好发，男性略多于女性。可原发于结内或结外，超过 40% 的病例原发于结外。

2. DLBCL 可分为各种形态变型、分子及免疫表型亚型及独特病种，但很多病例在生物学上

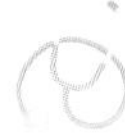

具有异质性，目前仍无明确的亚型分类标准，这些均归类为弥漫大B细胞淋巴瘤，非特殊性（DL-BCL, not otherwise specified）。弥漫大B细胞淋巴瘤，非特殊性不包括DLBCL中的主要亚型和独特病种。

（1）DLBCL常见形态变型包括中心母细胞性、免疫母细胞性、间变性、罕见形态学变异等。

（2）根据免疫组织化学表达特征，DLBCL也可分为CD5阳性DLBCL、生发中心B细胞样DLBCL和非生发中心B细胞样DLBCL三种免疫组织化学亚型。

（3）DLBCL主要亚型包括富于T细胞/组织细胞DLBCL、原发中枢神经系统DLBCL、原发皮肤DLBCL-腿型和EBV阳性的老年DLBCL。

（4）DLBCL独特病种包括原发纵隔（胸腺）DLBCL、血管内DLBCL、慢性炎症相关性DLBCL、淋巴瘤样肉芽肿、ALK阳性DLBCL、浆母细胞淋巴瘤、源于HHV-8相关多中心性Castleman病的DLBCL和原发性渗出性淋巴瘤。

3. 大多数DLBCL由体积较大的母细胞组成，主要为中心母细胞和免疫母细胞。免疫母细胞为大细胞，胞浆嗜碱性，核圆形、卵圆形，单一居中的大核仁。中心母细胞类似滤泡生发中心的中心母细胞，细胞核圆形或椭圆形，核仁近核膜处，可见1～3个小核仁。间变细胞体积大到非常大，核多奇异形，可类似霍奇金的R-S细胞，或类似间变大细胞的马靴形核。

4. 免疫组织化学标记全B抗原阳性，如CD19、CD20、CD79a阳性，间变细胞变异型CD30阳性，10%的病例CD5阳性。

5. Mum-1、Bcl-6和CD10联合应用可将DLBCL分为生发中心来源和生发中心后来源。若CD10阳性（30%以上瘤细胞阳性）或CD10阴性、Bcl-6阳性、Mum-1阴性提示DLBCL起源于生发中心，CD10阴性、Bcl-6阴性、Mum-1阴性或CD10阴性、Bcl-6阴性、Mum-1阳性或CD10阴性、Bcl-6阳性、Mum-1阳性提示为生发中心后来源。

6. DLBCL具有侵袭性，化疗敏感，超过半数的患者可完全缓解，生发中心源者较生发中心后源者预后好。在CHOP方案中加入CD20单克隆抗体Ritumab（R-CHOP），可提高患者生存率。

7. 浆母细胞淋巴瘤（plasmablastic lymphoma, PBL）是一种罕见的淋巴瘤，2008年被归为弥漫大B细胞淋巴瘤的一种亚型（独特病种）。本病起源于终末分化的B淋巴细胞。好发于成年男性，好发部位为HIV感染患者的口腔。镜下浆母细胞呈圆形或卵圆形，胞浆丰富，核偏位，核仁分散在核膜边缘。瘤细胞表达CD138、CD38、Vs38c、Mum-1，50%～85%病例CD79a阳性，可表达EMA和CD30，CD45、CD20、Pax-5等标记物阳性较弱或不表达，与浆细胞肿瘤不同的是浆母细胞淋巴瘤CD56多阴性表达（图12-7-1），CD56阳性表达应高度怀疑为浆细胞骨髓瘤；通常浆母细胞淋巴瘤Ki-67指数很高（>90%），口腔黏膜浆母细胞淋巴瘤几乎100%表达EBV。该肿瘤恶性程度较高，手术+放疗+化疗综合治疗效果不理想，平均生存期为10个月左右。

学习笔记

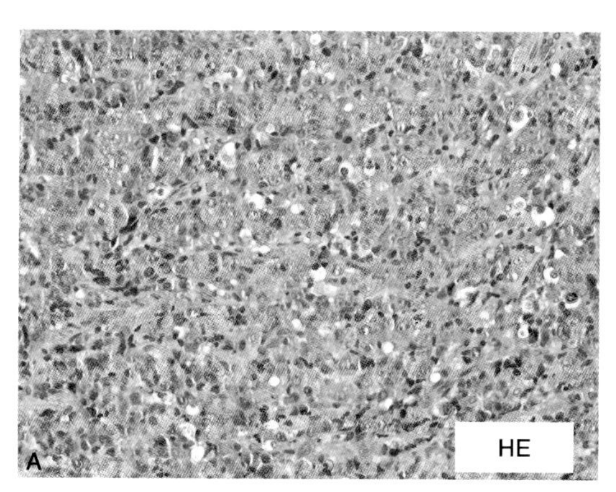

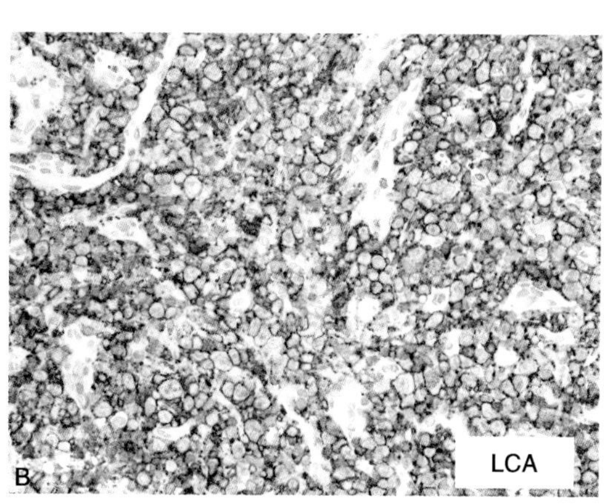

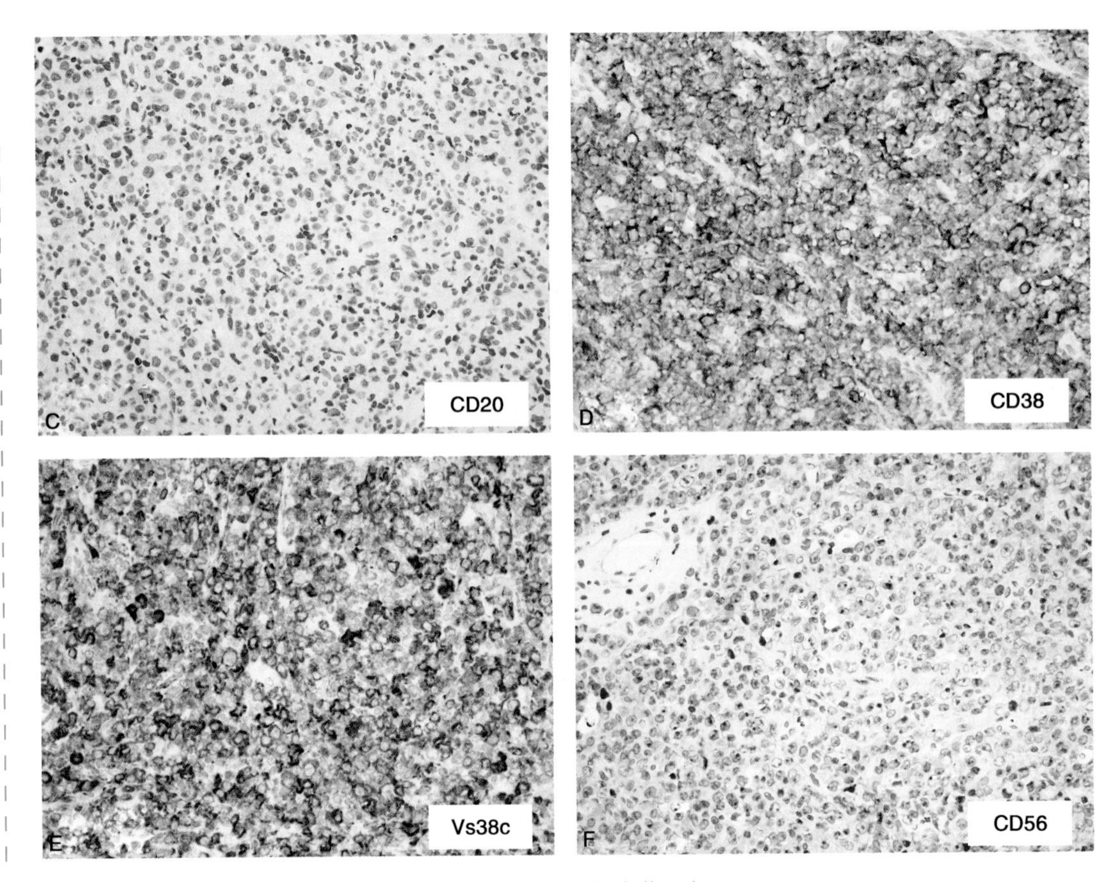

图 12-7-1　浆母细胞淋巴瘤

A. 镜下见肿瘤细胞呈圆形或卵圆形,胞浆丰富,染色质细致,见核仁。HE,×400。B ~ F. 免疫组织化学标记显示 LCA+,浆细胞标记物 CD38+、Vs38c+,而 CD20-,CD56-可与浆细胞肿瘤相鉴别。Polymer,×400

学习笔记

四、Burkitt 淋巴瘤

Burkitt 淋巴瘤(Burkitt lymphoma,BL)也被认为是生发中心来源,表达 CD10 和 Bcl-6,Ki-67 增殖指数近 100%。存在 8 号染色体的 C-MYC 基因易位。大多侵犯结外部位,可累及中枢神经系统。BL 有三种临床亚型,分别为地方性(非洲人的)BL、散发性(非地方性)BL 和 HIV 感染相关 BL,这三种 BL 病理表现相似,但在某些临床表现、基因改变和病毒学特征等方面有所不同,地方性 BL 与 EB 病毒感染密切相关。

1. 地方性 BL　非洲高发,多见于儿童,常累及上、下颌骨及其他颅颌面骨。散发性 BL:多见于儿童和青少年,表现为腹部肿块,颌骨肿块非常罕见。HIV 感染相关 BL,多累及淋巴结及骨髓。

2. 肿瘤细胞呈中等大小,形态单一,胞浆微嗜碱性,核圆形或卵圆形,1 ~ 3 个核仁,嗜碱性,近中心分布,染色质分散,核分裂象多见。肿瘤细胞增殖指数很高,存在明显的自发性凋亡现象,这些凋亡的肿瘤细胞被巨噬细胞吞噬,形成胞浆淡染、含吞噬碎片和包涵体样颗粒、散在分布于肿瘤细胞之间的巨噬细胞,呈现“星空”现象。

3. 免疫组织化学显示全 B 细胞抗原 CD20、CD79a 等阳性,表达 Bcl-6、CD10、IgM、不表达 Bcl-2、TdT,增殖指数 Ki-67 几乎 100% 细胞阳性。

4. 存在 C-MYC 基因和 IgH(80% Burkitt 淋巴瘤)基因易位,20% Burkitt 淋巴瘤发生 C-MYC 基因和 IgL 染色体易位。

5. BL 和 DLBCL 的瘤细胞都是增殖期细胞,具有高侵袭性,但对于联合化疗高度敏感,有治

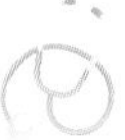

愈的可能性。儿童疗效优于成人。

五、边缘区 B 细胞淋巴瘤

边缘区 B 细胞淋巴瘤（marginal zone B-cell lymphoma，MZBL）来自于记忆 B 细胞。

1. 记忆 B 细胞主要位于淋巴滤泡的边缘区（边缘区 B 细胞），具有再循环和归巢的特性，由于细胞表面存在整合素，可使这些细胞回到原先受抗原刺激的组织，因此来自淋巴结外淋巴组织如黏膜相关淋巴组织的 B 细胞会回到原来的结外淋巴组织，同样原因来自淋巴结者也会归巢回到淋巴结。故来自生发中心边缘区 B 细胞的淋巴瘤即边缘区 B 细胞淋巴瘤分为黏膜相关淋巴瘤型（MALT lymphoma）、脾型（splenic marginal zone lymphoma）和淋巴结型（nodal marginal zone B-cell lymphoma），与它们相对应的是来自结外、脾和结内的边缘区记忆 B 细胞。

2. 结外 MALT 边缘区 B 细胞淋巴瘤（extranodal MALT marginal zone B-cell lymphoma）最常见部位为胃，与胃幽门螺杆菌感染有关。非胃组织结外 MALT 边缘区淋巴瘤好发部位为甲状腺、腮腺、眼及附属器、皮肤、乳腺等。患有 Sjögren 综合征、桥本甲状腺炎的患者，罹患 MALT 边缘区淋巴瘤的几率大大增加。眼附属器的 MALT 淋巴瘤可能与鹦鹉热衣原体有关。

3. 结外 MALT 边缘区 B 细胞淋巴瘤成人多见，中位发病年龄 60 岁，男女发病率接近。腺上皮被瘤细胞灶侵入形成淋巴上皮病变是 MALT 淋巴瘤最具特征性的改变，浸润的瘤细胞灶内需含 3 个以上瘤细胞，瘤细胞小至中等大，可呈中心细胞样，也可呈单核样 B 细胞，核染色质细腻，核仁不明显，胞质丰富、淡染，或为小淋巴细胞样，这 3 肿瘤细胞可相互混合，也可以其中某一种为主。浆样分化可见于部分结外 MALT 淋巴瘤病例。有时病变中还可见大细胞夹杂其中，通常数量不多，但若大细胞（中心母细胞和免疫母细胞）成片浸润时，应诊断为 MALT 淋巴瘤弥漫大 B 细胞淋巴瘤转化。

4. 免疫标记显示全 B 细胞抗原 CD19、CD20、CD79a 阳性，Bcl-2 常阳性表达，不表达 CD5、CD10、CD23 和 CyclinD1，Ki-67 指数不高。

5. 边缘区 B 细胞处于细胞静止期，因此临床过程较为惰性，为低度恶性肿瘤；大部分患者在诊断时为Ⅰ期或Ⅱ期，Ⅰ期患者 5 年生存率为 90% ~95%，Ⅱ期患者约为 80%，部分病例可进展为弥漫大 B 细胞淋巴瘤。

六、浆细胞肿瘤

浆细胞肿瘤（plasma cell neoplasms）是免疫分泌性疾病，其特征是瘤细胞合成并分泌单一类型的 Ig 或其片段。这些疾病包括浆细胞骨髓瘤（plasma cell myeloma，PCM）、骨的孤立性浆细胞瘤（solitary plasmacytoma of bone，SPB）、髓外浆细胞瘤（extramadullary plasmacytoma，EMP）、意义未明的单克隆免疫球蛋白血症等。

1. 浆细胞具有归巢的特性，归巢到骨髓，与归巢于骨髓对应的典型的肿瘤性病变是浆细胞骨髓瘤。

2. 浆细胞骨髓瘤是浆细胞恶性肿瘤，具有多发性，常累及多个部位骨骼，肿瘤好发于老年男性，最常位于颅骨，约 30% 病例可累及颌骨，15% 病例可累及口腔黏膜，尤其舌部可见软组织淀粉样沉积，也可播散至淋巴结和结外组织。

3. 骨痛是最常见症状，实验室检查可发现患者外周血 Ig 水平升高和（或）尿中查见克隆性蛋白，称为 Bence Jones 蛋白。

4. 肿瘤细胞可为成熟浆细胞样、浆母细胞样或混合细胞型。免疫组织化学检测表达浆细胞标记物，如 CD138、CD38、Vs38c，瘤细胞还表达 CD79a，约 75% 病例表达 CD56，通常不表达 CD20、CD10、LCA 和 CD19，选择性表达 Ig 重链蛋白，以 IgG 和 IgA 多见，并限制性表达一种 Ig 轻链 κ 或 λ（图 12-7-2）。

学习笔记

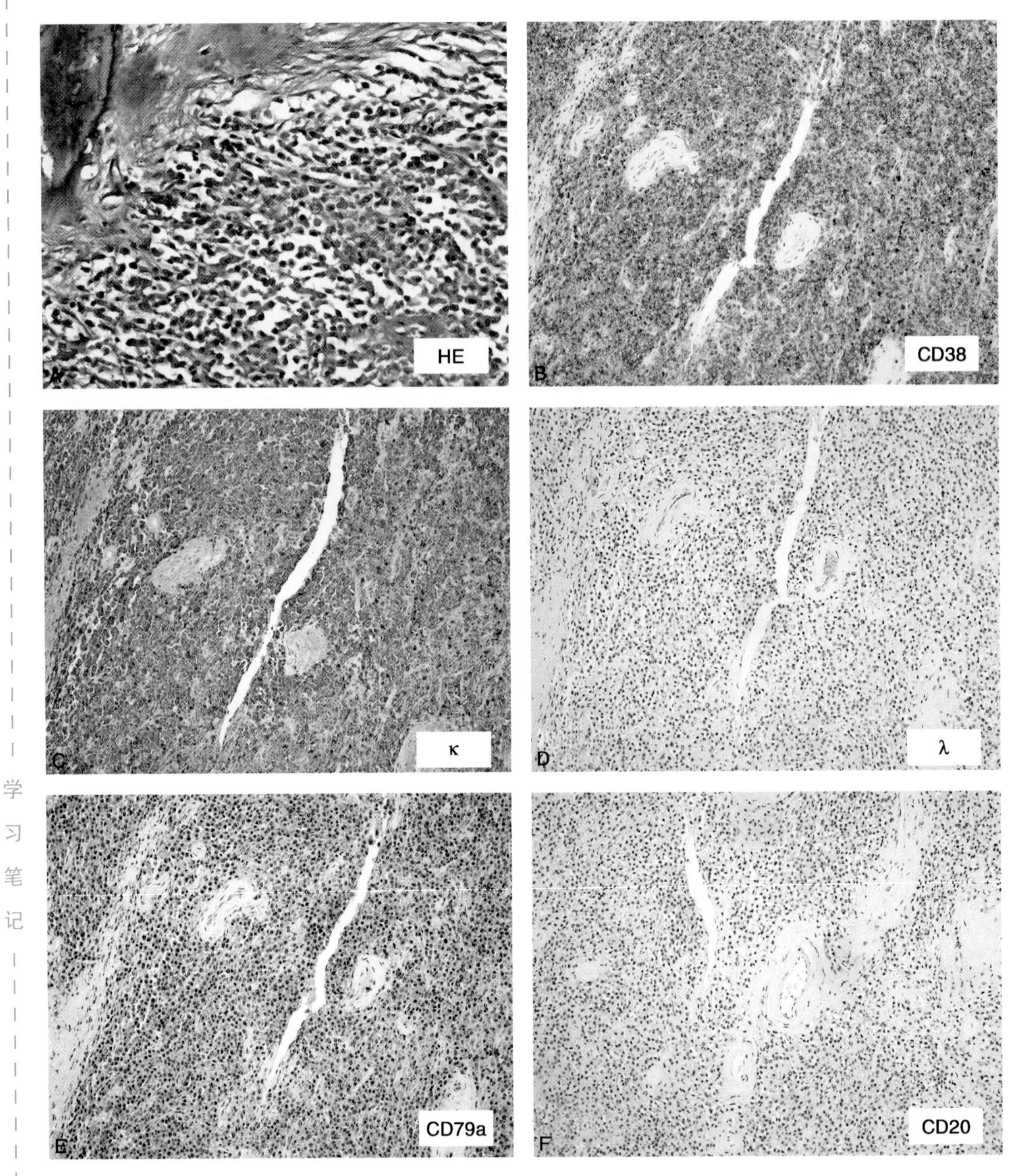

图 12-7-2　骨浆细胞骨髓瘤

A. 骨内弥漫性浆细胞样细胞浸润。HE,×400。B～F. 免疫组织化学显示肿瘤细胞浆细胞标记物 CD38+,B 细胞标记物 CD79a+,而 CD20-,限制性表达一种轻链,κ+,λ-。Polymer,×400

5. 患者预后差别很大,不治疗生存期仅为 6～12 个月,治疗后 50% 以上患者可缓解,中位生存期 3 年。

6. 骨的孤立性浆细胞瘤是原发于骨骼、单个孤立的浆细胞瘤。病变为单一骨病损,临床及影像学检查均未发现其他病变,骨髓检查浆细胞小于 5%,血清及尿单克隆蛋白浓度低,无免疫球蛋白异常。平均发病年龄 55 岁,男性多见。本病患者预后优于多发性骨髓瘤。

7. 髓外浆细胞瘤是起源于骨或骨髓以外的其他组织的单克隆浆细胞异常增殖性疾病,病变少见,发病年龄 50～60 岁,男性多见。80% ～90% 髓外浆细胞瘤位于头颈部(扁桃体、鼻咽部、鼻窦和喉部,表现为单一、髓外部位的浆细胞瘤。患者血清和尿中克隆性蛋白无或浓度低。患者预后较好,发生头颈部者优于胃肠道、皮肤等其他部位者。

学习笔记

七、淋巴浆细胞淋巴瘤

淋巴浆细胞淋巴瘤/Waldenstrom 巨球蛋白血症（lymphoplasmacytic lymphoma，LPL/Waldenstrom macroglobulinemia）来源于抗原刺激后向浆细胞分化的外周 B 细胞，是一种罕见的疾病。由小淋巴细胞、浆细胞样淋巴细胞和浆细胞组成。浆细胞样淋巴细胞体积近似浆细胞或稍大，圆形或卵圆形，胞质似浆细胞，嗜碱性着色，核似小淋巴细胞常偏位。由于细胞处静止期，因此该疾病临床表现惰性，中位生存时间 5 年。好发于老年人。

八、慢性淋巴细胞白血病/小淋巴细胞淋巴瘤

慢性淋巴细胞白血病/小淋巴细胞淋巴瘤（chronic lymphocytic leukemia/small lymphocytic lymphoma，CLL/SLL）是西方国家常见的成人白血病，我国发病率较低。病变常累及外周血、骨髓、肝脾和淋巴结。好发中老年人，女性略多见。肿瘤细胞体形小，核圆形，染色质聚集，偶见小核仁，胞浆少。免疫组织化学标记 CD5、CD23 阳性。CLL/SLL 患者预后存在异质性，2～20 年不等，临床分期、外周淋巴细胞计数、淋巴细胞倍增时间、骨髓浸润模式等是肿瘤预后判定的参考指标。

第八节 成熟 T/NK 细胞肿瘤简介

据统计，中国人群中 B 细胞非霍奇金淋巴瘤占 73%，T 细胞非霍奇金淋巴瘤占 26%，可见 T/NK 细胞淋巴瘤仅占非霍奇金淋巴瘤的 1/4；其中结外 NK/T 细胞淋巴瘤，鼻型（25%）、外周 T 细胞淋巴瘤，非特殊类型（26%）又占据了 T/NK 细胞淋巴瘤的 1/2 强，其次常见的 T/NK 细胞淋巴瘤是间变大细胞 T 细胞淋巴瘤，其他类型的 T/NK 细胞淋巴瘤均较少见，因此本章节主要介绍口腔颌面部好发且较常见的结外 NK/T 细胞淋巴瘤，鼻型，其他类型 T/NK 细胞淋巴瘤在此不做介绍。

结外 NK/T 细胞淋巴瘤，鼻型（extranodal NK/T cell lymphoma，nasal type）的曾用名包括恶性肉芽肿、致死性中线肉芽肿、多形性网织细胞增生症、血管中心性 T 细胞淋巴瘤等。

1. 主要发生在结外部位，常发生于中线部位，具噬血管性，多伴有血管破坏及坏死，易导致面部中线部位的毁损性破坏。该肿瘤与 EB 病毒感染有关，瘤细胞 EBV+，表达 CD56，但仍有部分病例 EBV+、CD56-，提示少数病例肿瘤细胞具有 Tc 细胞表型，因此该肿瘤被称为 NK/T 细胞淋巴瘤，而不是 NK 细胞淋巴瘤。

2. 本病呈现显著的地域分布的特征，我国东南部、日本、南美洲、中美洲和墨西哥等地较常见，但在欧洲、美国等地非常少见。该疾病好发于成人，儿童少见，男性居多。

3. 鼻和腭部是最常见部位，病变可累及整个上呼吸道、消化道。也可发生在鼻以外，如皮肤、胃肠道和软组织。临床上的典型表现是溃疡，组织坏死，形成洞穿性缺损，有恶臭。

4. 以形态多样为其特点。肿瘤细胞小、中等大，间杂大细胞，混合有浆细胞、免疫母细胞、嗜酸性粒细胞、小淋巴细胞和组织细胞，类似炎症性病变。肿瘤细胞核多不规则，染色质颗粒状，体积较大的细胞其核呈泡状，核仁不显著或有小核仁，胞浆淡染至透亮。异形淋巴细胞常侵犯血管壁，引起血管壁纤维素样坏死，或管腔内血栓形成引起血管阻塞，导致凝固性坏死。

5. 坏死为病变明显特征，因此活检取材时应避开坏死部位。

6. 肿瘤细胞 CD56 阳性。CD3ε、CD2 阳性。细胞毒颗粒蛋白，如颗粒酶 B（granzyme B，GB）、穿孔素（perforin）、TIA-1 阳性。

学习笔记

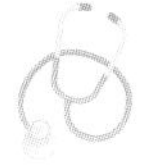

7. 该肿瘤呈侵袭性，需高强度化疗，部分病例可缓解，但仍有部分病例治疗反应较差，预后不良。

第九节　霍奇金淋巴瘤简介

1. 霍奇金淋巴瘤（Hodgkin lymphoma，HL）具有以下共同的特征：①年轻人好发；②结内多见，特别好发于颈部淋巴结；③组织学上由不等量的散在肿瘤细胞及其周围大量非肿瘤性反应性细胞组成，肿瘤细胞指经典型RS细胞（Reed-Sternberg cell）及其变异型细胞，统称为HRS细胞，共有7种细胞形态，包括单核型RS细胞（Hodgkin cell，H细胞，图12-9-1A）、经典型RS细胞（图12-9-1B）、多核型RS细胞、陷窝型RS细胞、固缩型RS细胞、奇异型RS细胞和LP型RS细胞。

2. 经典型RS细胞是一种巨细胞，直径15～45μm，胞浆丰富，微嗜碱性，两个分叶核，两叶核形态相似，对称，故称为"镜影细胞"，核圆形或卵圆形，染色质细腻，核膜清楚，嗜酸性大核仁，似"鹰眼"。

3. WHO将霍奇金淋巴瘤分为两个独立的疾病，即结节性淋巴细胞为主型霍奇金淋巴瘤（nodular lymphocyte predominant Hodgkin lymphoma，NLPHL）和经典型霍奇金淋巴瘤（classical Hodgkin lymphoma，CHL），后者又根据肿瘤细胞、淋巴细胞比例以及组织学构象分为4个亚型：结节硬化型、混合细胞型、淋巴细胞丰富型和淋巴细胞消减型。这两种HL在临床特点、生物学行为、形态学、免疫表型、Ig转录及背景中反应性细胞的组成等均有不同。

4. 通常霍奇金淋巴瘤被认为起源于生发中心B细胞或其衍生细胞。NLPHL起源于生发中心B细胞，中心母细胞分化阶段。有报道显示NLPHL和弥漫大B细胞淋巴瘤之间存在克隆性关系，因此有部分NLPHL可进展为大B细胞淋巴瘤。CHL起源于生发中心阶段分化的成熟B细胞，极少数起源于外周T细胞。4种CHL亚型具有相同的免疫表型和遗传学特点，但在某些方面可能有所不同，如EB病毒的感染程度，通常75%的混合细胞型CHL病例EB病毒检测阳性，而只有10%～40%的结节硬化型CHL病例EB病毒阳性。

5. 免疫组织化学标记CD30、CD15、Pax-5阳性（图12-9-2）。

6. 随着治疗技术改进，近十几年来HL患者的生存率显著提高，5年相对生存率约85%，但老年患者疗效并不令人满意，5年相对生存率为53%。

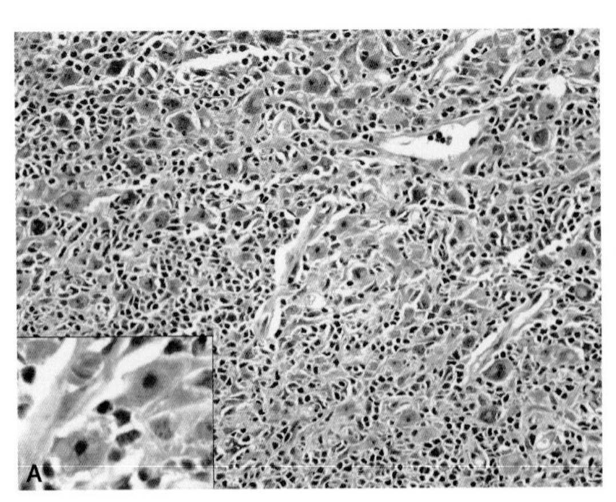

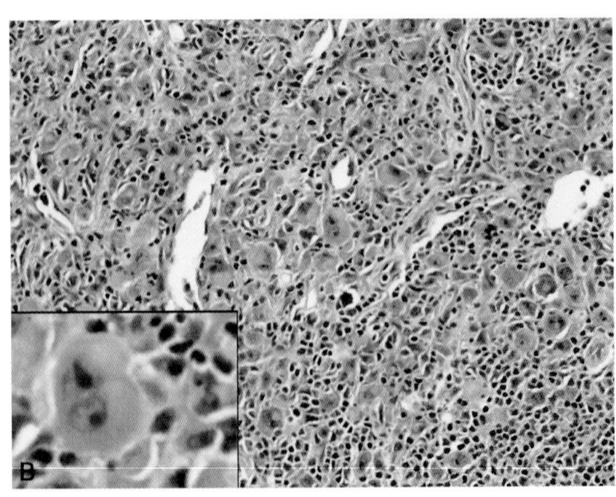

图12-9-1　霍奇金淋巴瘤

A，B. 反应性淋巴组织背景中见大细胞，细胞胞浆丰富，微嗜碱性，核大，圆形或椭圆形，核膜清楚，染色质细腻，嗜酸性大核仁。图A放大示大单核H细胞，图B放大示经典型R-S细胞，细胞核镜影对称，似"鹰眼"。HE，×400

学习笔记

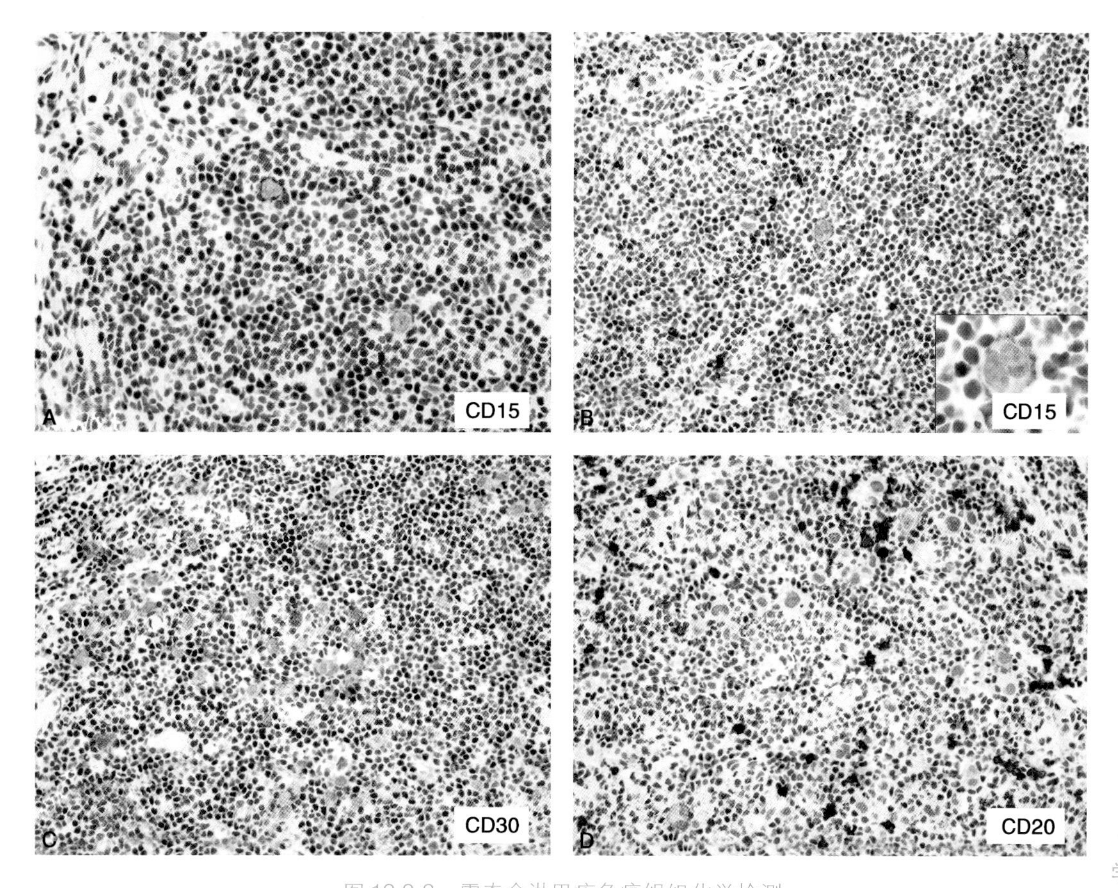

图 12-9-2　霍奇金淋巴瘤免疫组织化学检测

A～D. 肿瘤细胞 CD15+、CD30+，B 细胞标记物 CD20 部分细胞阳性，部分细胞阴性。Polymer，×400

第十节　口腔颌面部常见恶性淋巴瘤

1. 头颈部含丰富的淋巴结组织，而颈部淋巴结又是恶性淋巴瘤的好发部位，因此头颈部淋巴瘤并不少见。

2. 除颈部淋巴结之外，恶性淋巴瘤也可发生在口腔黏膜、唾液腺及颌骨内，即结外部位，这些结外淋巴瘤可能是其他部位淋巴瘤播散而来，也可为原发性恶性淋巴瘤。

3. 口腔黏膜结外恶性淋巴瘤的最常见部位是颊、硬腭后份、牙龈；唾液腺好发部位是腮腺；颌骨多见于下颌骨。

4. 口腔颌面部结外恶性淋巴瘤以非霍奇金淋巴瘤多见，其中又以弥漫大 B 细胞淋巴瘤最多见；此外口腔颌面部也是浆母细胞淋巴瘤、NK/T 细胞淋巴瘤、结外 MALT 边缘区 B 细胞淋巴瘤、Burkitt 淋巴瘤的好发部位。浆细胞肿瘤也可发生在颌骨。

5. 口腔黏膜恶性淋巴瘤多表现为无痛性、弥漫性肿胀，质地较软，病灶呈红斑或略带紫色，伴或不伴溃疡。唾液腺病灶表现为唾液腺区肿大，质地较硬，界限不清，可为双侧性。骨淋巴瘤可导致患者出现感觉异常、隐痛或不适感，易误以为是牙痛；影像学上通常表现为透光影，界限欠清晰，但在病变早期可无影像学改变或改变轻微，晚期病变可破坏局部骨皮质，并致软组织肿胀。

【病例 1】

患者男性，62 岁。2 个月前无意中发现右颌下肿块，数日前突然肿大伴疼痛，曾抗感染治疗

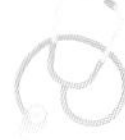

九天,肿块有缩小。

专科检查:发现右颌下肿块 2.8cm×2cm×2cm,质中偏硬,紧贴下颌骨内侧,界欠清,活动度差,表面未见明显结节状,双合诊未扪及结石,右颌下腺导管开口处未见明显液体溢出,双侧颌下、颈部未见明显肿大固定淋巴结。

肉眼观察:送检为一腺体 4.5cm×3.7cm×3.4cm,灰黄色,分叶状,一侧见一肿块 2cm×2cm×1.7cm,灰红灰黄,无包膜,界不清。

光镜观察:低倍镜下见成片的淋巴细胞样细胞,表面有纤维组织包膜与周围腺体组织相隔,似淋巴结组织;局部淋巴组织侵犯包膜,并累及周围腺体组织(图 12-10-1A)。中倍镜下淋巴结内正常结构破坏,不见皮质与髓质分区,不见淋巴滤泡,取而代之以弥漫成片的体积中-大的淋巴细胞(图 12-10-1B)。高倍镜下这些淋巴细胞呈圆形或椭圆形,胞浆嗜伊红,核圆形或椭圆形,部分似有分叶状,染色质细腻,核呈泡状,可见小核仁。细胞异型性明显,核分裂象易见(图 12-10-1C,D)。

免疫组织化学:CD20+、Mum-1+、Bcl-2+、CD3-、CD10-、Bcl-6-、Ki-67 80%+、Ckpan-、CKH-、PGM1 散+(图 12-10-2)。CD20+,CD3-提示肿瘤细胞为 B 细胞来源;Ki-67 增殖指数达 80% 提示肿瘤细胞增殖活性高;CD10-、Mum-1+、Bcl-6-提示肿瘤性大 B 细胞为生发中心后起源。

病理诊断:“右颌下”淋巴结弥漫大 B 细胞淋巴瘤,非特殊类型。

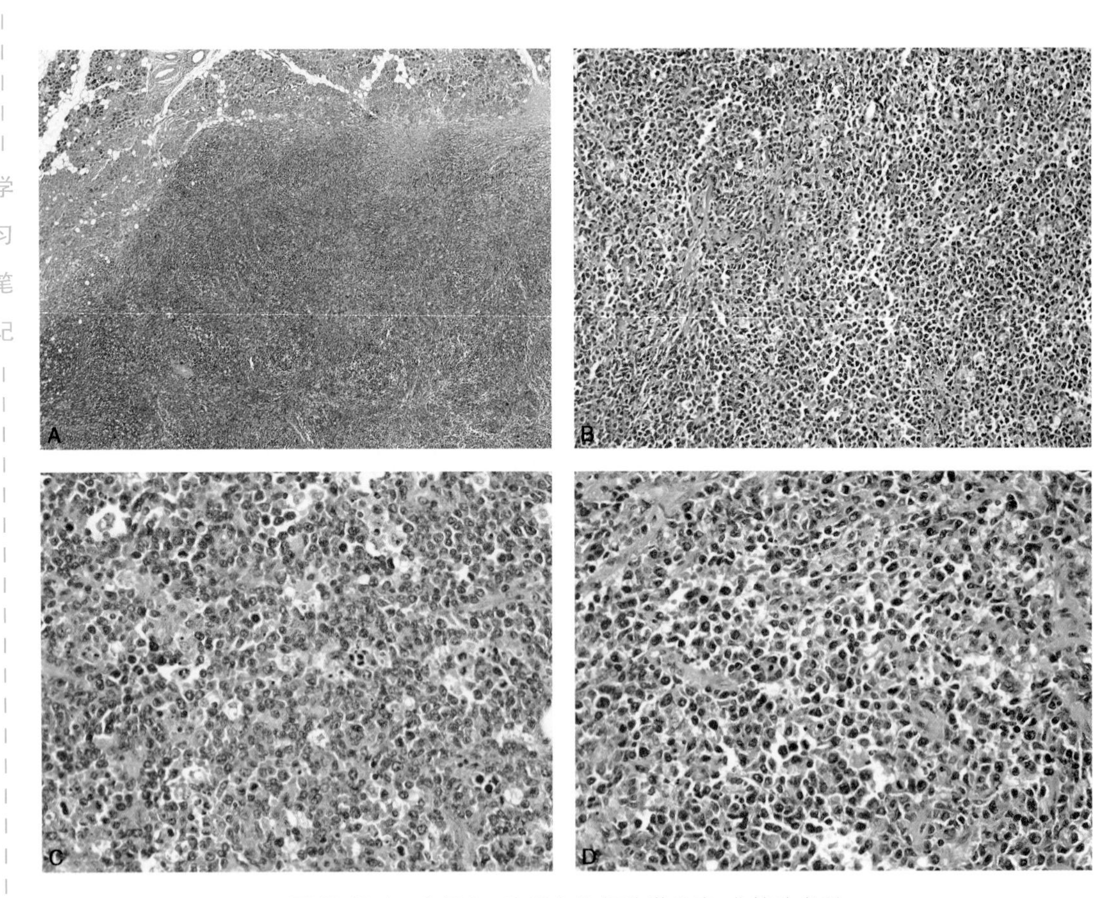

图 12-10-1　病例 1　弥漫大 B 细胞淋巴瘤,非特殊类型

A. 肿瘤性淋巴细胞侵犯周围腺体组织。HE,×40。B. 正常淋巴结组织被代之以成片的体积中-大的淋巴细胞。HE,×100。C,D. 淋巴细胞呈圆形或椭圆形,胞浆嗜伊红,核圆形或椭圆形,核呈泡状,可见小核仁,细胞异型性明显,核分裂象易见。HE,×400

学习笔记

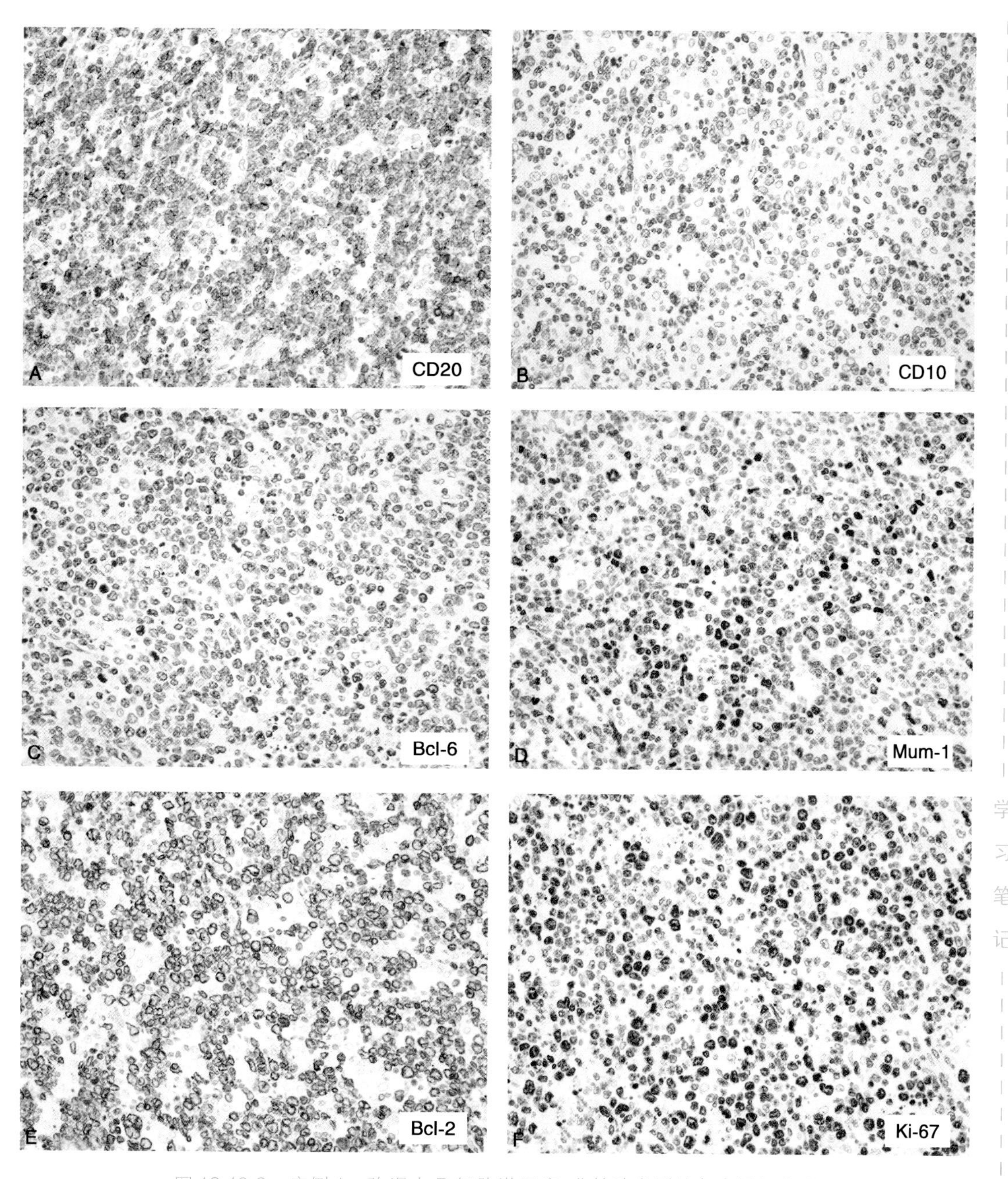

图 12-10-2　病例 1　弥漫大 B 细胞淋巴瘤，非特殊类型的免疫组织化学
A～F. 肿瘤细胞 CD20+、CD10-、Bcl-6-、Mum-1+、Bcl-2+、Ki-67 80%+。Polymer，×400

【病例2】

患者男性，46 岁。右腭部溃疡数周，不愈合，无明显自觉症状。

专科检查：见软硬腭交界处一溃疡，直径约 1.5cm，表面色黄，似有假膜，触之较硬。

肉眼观察：一黏膜组织 0.7cm×0.3cm×0.1cm，剖面灰白色。

光镜观察：低-中倍镜下见黏膜上皮下大量小圆细胞弥漫浸润（图 12-10-3A），无明显成巢分布特征，小圆细胞呈浸润性生长，侵及下方腺体组织。小圆细胞周围可见较多小淋巴细胞浸润。高倍镜下见小圆细胞呈裸核状，胞浆少，核大，染色质细腻，可见多个小核仁（图 12-10-3B）。核分裂象易见。

免疫组织化学：小圆细胞 CD20+、CD79a+、Pax-5+、CD3-、Perforin-、GB-、TIA-1-、CD56-、CD10-、Bcl-6-、Ckpan-，Ki-67 80%+，散在组织细胞 PGM-1+（图 12-10-4）。

原位杂交(EB 病毒检测):EBER-。

病理诊断:“软腭”弥漫大 B 细胞淋巴瘤,非特殊性。

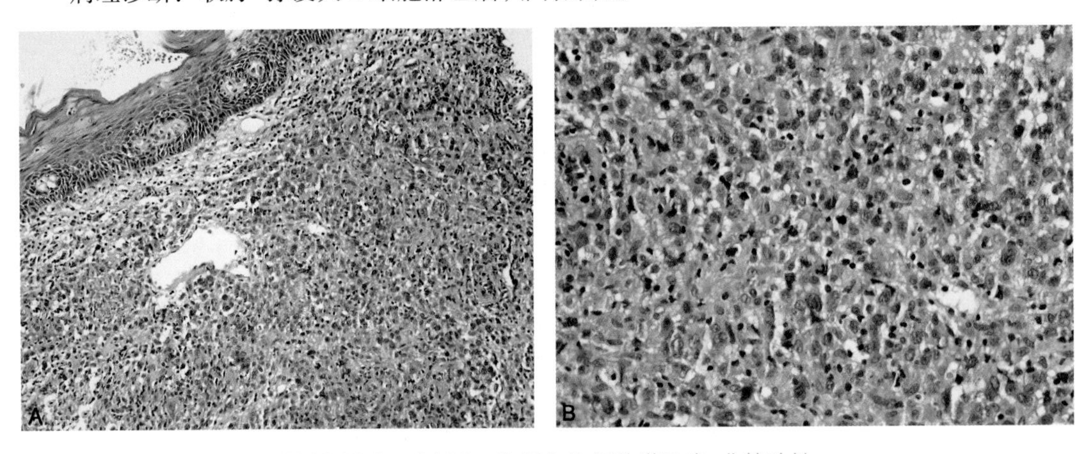

图 12-10-3　病例 2　弥漫大 B 细胞淋巴瘤,非特殊性

A. 黏膜上皮下见大量小圆细胞浸润,弥漫分布,无明显成巢性。HE,×200。B. 小圆细胞胞浆少,核大,染色质细腻,可见多个小核仁。HE,×200

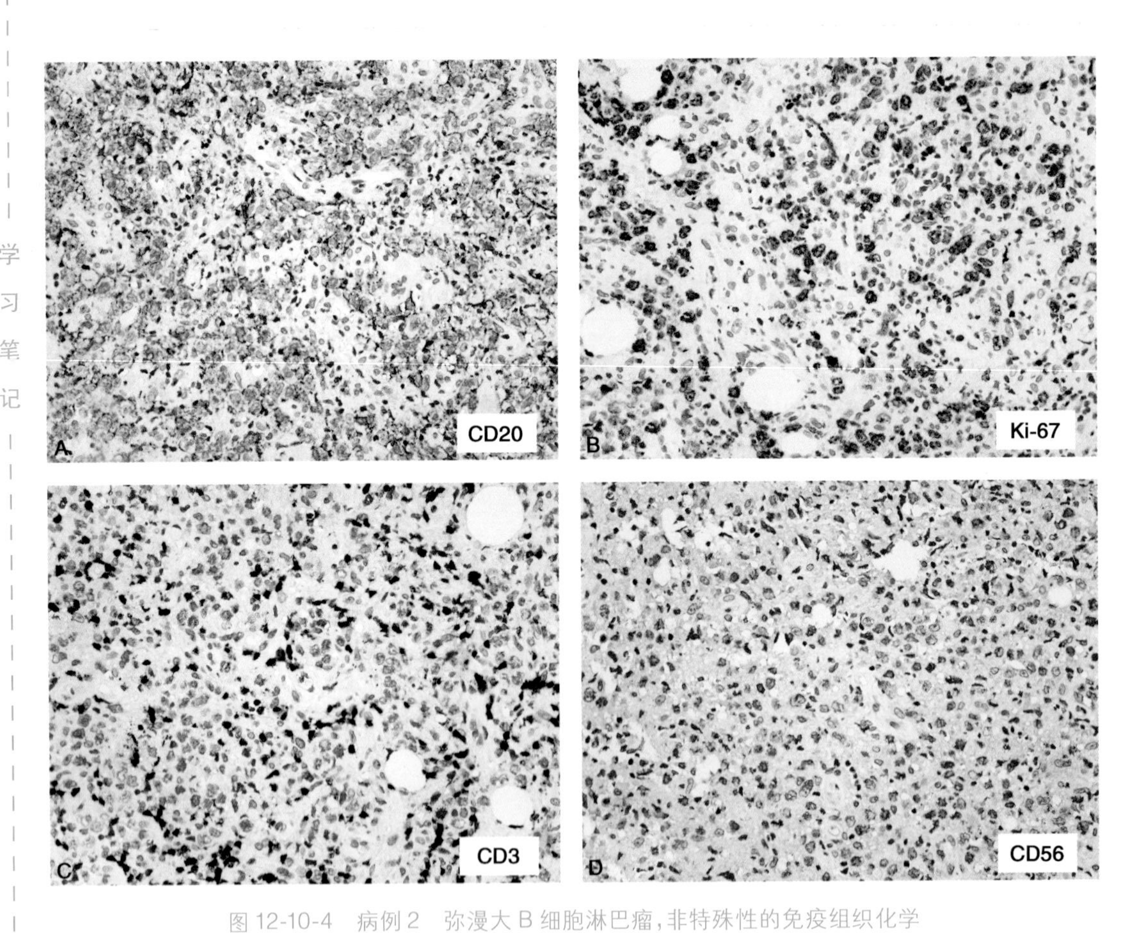

图 12-10-4　病例 2　弥漫大 B 细胞淋巴瘤,非特殊性的免疫组织化学

A ~ D. 小圆细胞 CD20+,CD56-,CD3 小圆细胞旁小淋巴细胞+、小圆细胞阴性,Ki-67 增殖指数为 80%。Polymer,×400

【问题】病例 1 为淋巴结内病变,病例中哪些病理表现提示病变为恶性,而非良性增生性病变?

思路 1:从生长方式来鉴别恶性和良性病变。和恶性淋巴瘤一样,反应性淋巴组织增生病变种类繁多,形态各异,依据主要生长方式淋巴结反应性增生可分为淋巴结反应性滤泡增生、反

学习笔记

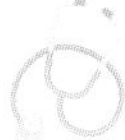

应性副皮质增生、反应性窦增生和反应性混合性增生。然而无论形态变化如何，反应性增生一般不破坏淋巴结或结外组织的正常结构，淋巴窦可见。而淋巴瘤往往侵犯周围组织，伴随淋巴组织正常结构破坏（图12-10-5）及淋巴窦破坏。病例一中明显的特征是淋巴结内无皮质和髓质分区，不见含生发中心的淋巴滤泡，提示正常淋巴结结构破坏，且病变累及至周围腺体组织。

思路2：从增生细胞形态一致性和细胞异型性来分析肿瘤性病变和良性增生性病变。正常淋巴结内有处于不同分化阶段的T细胞、B细胞，还可见浆细胞、组织细胞等，淋巴细胞大小不一，形态多样，而在病例一中淋巴结内见大量异形大淋巴细胞浸润，细胞核圆形或卵圆形，大核仁，胞浆少，染色质稀疏，细胞类型单一，呈一致性表现，理应怀疑是否存在淋巴细胞单克隆性增生。同时在淋巴组织反应性增生的病例中虽细胞的核分裂象可明显增多，但通常找不到真正的细胞异型性，而在本病例中，大细胞均出现显著的细胞异型性。

思路3：从免疫组织化学表型来分析肿瘤性增生和反应性增生。反应性增生的淋巴结中可见正常的免疫结构，即可见正常的T细胞、B细胞分布，T、B细胞均有较多的阳性细胞分布（图12-10-6），而肿瘤性增生中T、B细胞分布往往以T或B一类细胞占优势，如B细胞增生导致T区萎缩、T细胞增生导致B区破坏等。病例一中免疫组织化学显示CD20、CD79a全B细胞标记物阳性，而T细胞标记物CD3异形大细胞阴性表达，提示淋巴结内为一致性B细胞增生，再结合增生细胞形态、细胞异形程度、核分裂象多少和细胞增殖指数等情况，提示病例一为恶性淋巴瘤

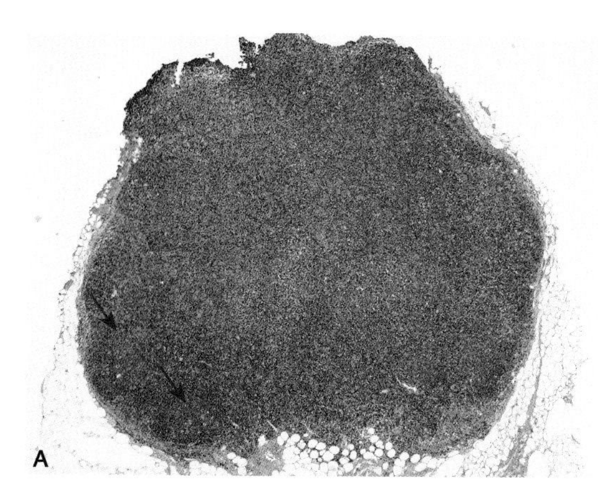

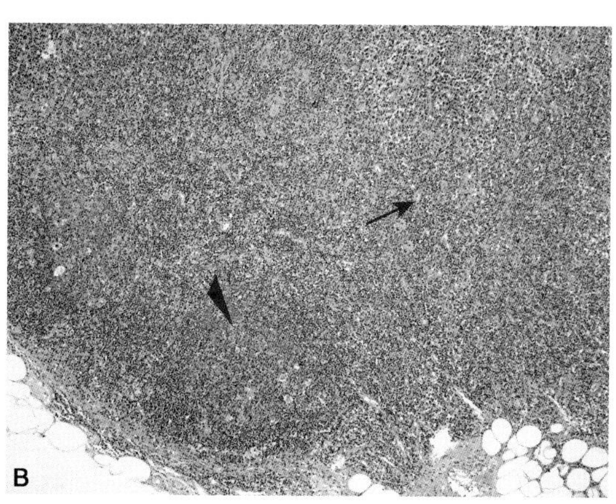

图12-10-5　恶性淋巴瘤破坏淋巴结正常结构

A. 弥漫增生的肿瘤细胞破坏正常淋巴结结构，几乎整个淋巴结无皮质和髓质的区分，仅在左下角显示残余的淋巴滤泡（箭头示）。HE，×40。B. 前图中倍，箭头显示的是增生的肿瘤性淋巴细胞，三角箭头显示残余的淋巴滤泡。HE，×200

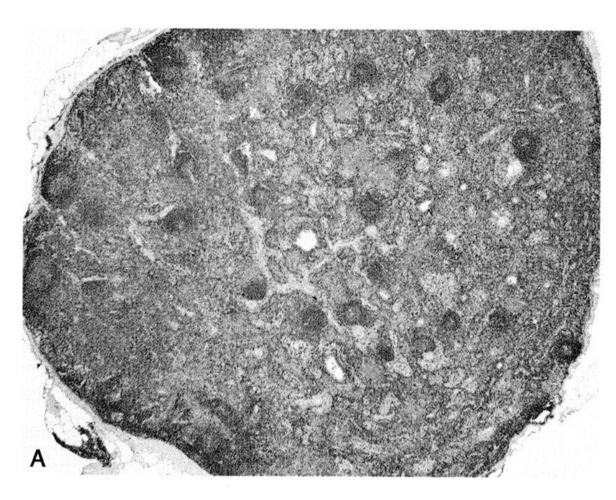

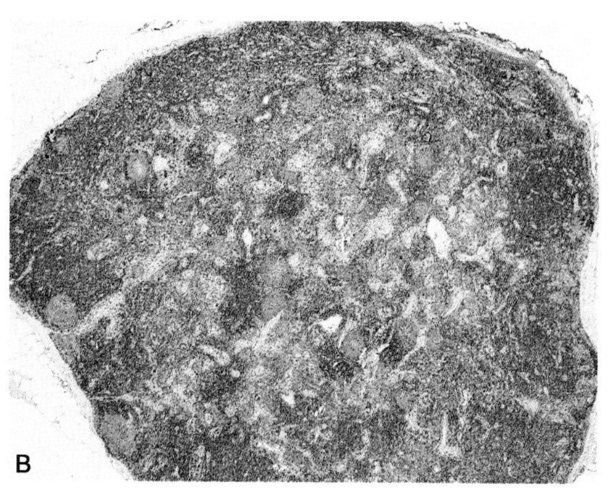

图12-10-6　反应性增生的淋巴结中T、B细胞均有较多分布

A. CD20标记显示B细胞分布区。Polymer，×40。B. CD3标记显示T细胞分布区。Polymer，×40

学习笔记

而非反应性增生。除此之外，通常情况下免疫组织化学表型还在下述方面有助于反应性增生和淋巴瘤的鉴别诊断：①异常免疫组织化学表型的出现往往提示病变为淋巴瘤而非反应性增生，如淋巴结内出现小淋巴细胞增生，且这些小淋巴细胞 CyclinD1 弥漫阳性，提示病变为套细胞淋巴瘤而非反应性增生。又如滤泡间区或全部淋巴结内弥漫性 B 淋巴细胞标记阳性，失去正常表达模式，提示 B 细胞淋巴瘤可能；相对应的若弥漫性 T 淋巴细胞标记阳性，并侵蚀滤泡，残留少数 B 淋巴细胞区和滤泡树突细胞网碎片，可提示 T 细胞淋巴瘤可能。②免疫球蛋白轻链 κ/λ 限制性表达对两者的鉴别诊断也有帮助，免疫球蛋白限制性轻链检测一般多用于含较多浆细胞/浆样细胞的增生性病变。若浆细胞/浆样细胞仅表达一种限制性轻链，κ^+/λ^- 或 κ^-/λ^+，或 κ^+ 细胞显著多于 λ^+ 细胞或 λ^+ 细胞显著多于 κ^+ 细胞，$\kappa:\lambda>10:1$ 或 $\kappa:\lambda<1:5$（正常情况下 $\kappa:\lambda\approx2:1$ 或 $3:1$），提示病变为肿瘤性。

思路 4： 分子遗传学检测区别反应性增生和肿瘤性增生。反应性增生通常不存在 Ig 和 TCR 基因克隆性重排，而肿瘤性增生的病例中存在 Ig 或 TCR 基因克隆性重排（下文详述）。

知识点

正常淋巴结结构

淋巴结是外周淋巴器官，是包膜化淋巴组织，通常直径 0.2～1cm，呈肾形，是淋巴系统的重要组成部分，其功能为截获来自组织液和淋巴液中的抗原。

1. 被膜　薄层致密结缔组织形成。被膜结缔组织伸入实质形成小梁结构。

2. 皮质区　位于被膜下方，皮质区为被膜下窦与副皮质区之间的带状区，主要结构为淋巴滤泡，淋巴滤泡是 B 细胞免疫功能区（非胸腺依赖区）；滤泡之间称为小结间区，含有较多的原态 B 细胞，是最先接受抗原刺激的部位，可诱发淋巴滤泡形成。

（1）淋巴滤泡又分为初级滤泡（primary follicle）和次级滤泡（secondary follicle）（图 12-10-7），初级滤泡由成熟小 B 细胞组成，中央无生发中心，次级滤泡是初级滤泡经抗原刺激后衍化而来，明显生发中心发育，含增殖 B 细胞和巨噬细胞，非反应小 B 细胞被推向滤泡边缘，形成套区（mantle zone）。

（2）生发中心内 B 细胞是高度活化的，主要由中心细胞与中心母细胞组成，尚有少量滤泡树突细胞（follicular dendritic cell，FDC）（图 12-10-8A）、着色体巨噬细胞（tingible-body macrophage）（图 12-10-7）及少量 T 小淋巴细胞（CD4+，CD57+）。在反应性增生淋巴结中可见到明显生发中心，套区可增宽或变窄，甚至消失呈裸生发中心状。

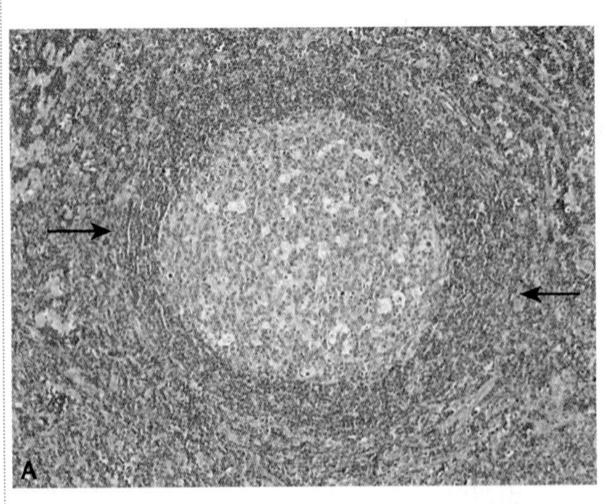

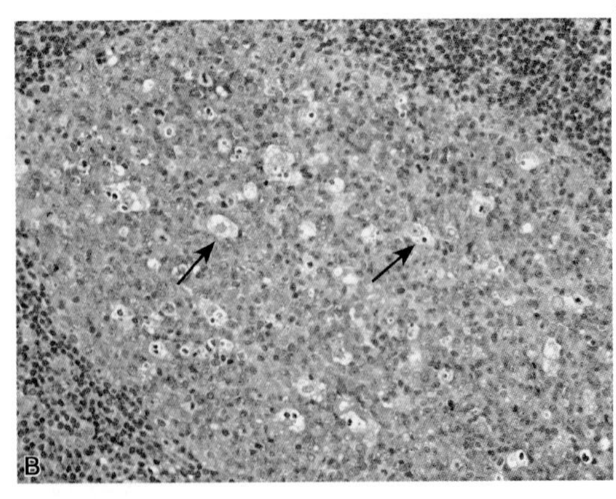

图 12-10-7　次级滤泡

A. 次级滤泡中央见明显的生发中心发育，非反应小 B 细胞被推向滤泡边缘，形成套区（箭头示）。HE，×200。B. 生发中心主要由中心细胞与中心母细胞组成，尚有散在着色体巨噬细胞（箭头示）等细胞。HE，×400

（3）套区外周可见由单核样B细胞形成的边缘区（marginal zone），为记忆B细胞聚集区。单核样B细胞在正常淋巴结中不易识别，而在反应性淋巴结病明显可见，如弓形虫病时的淋巴结病变（图12-10-8B）等。

（4）淋巴滤泡周围尚可见成纤维细胞性树突细胞（CK+）和毛细血管后微静脉（post capillary venules，PCV）（又称高内皮小静脉）（图12-10-9），高内皮小静脉是淋巴细胞由血液进入淋巴组织的通道。

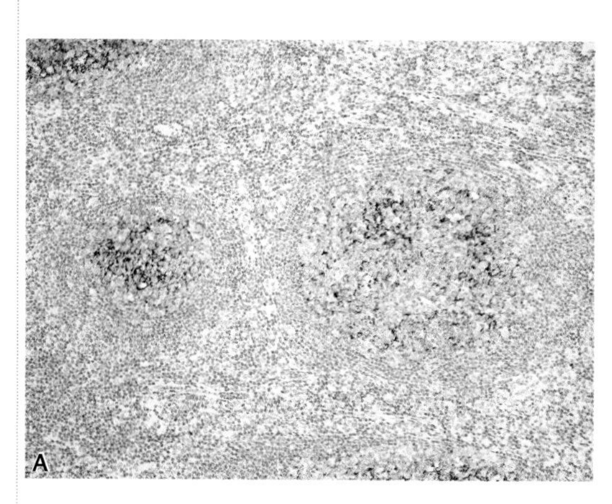

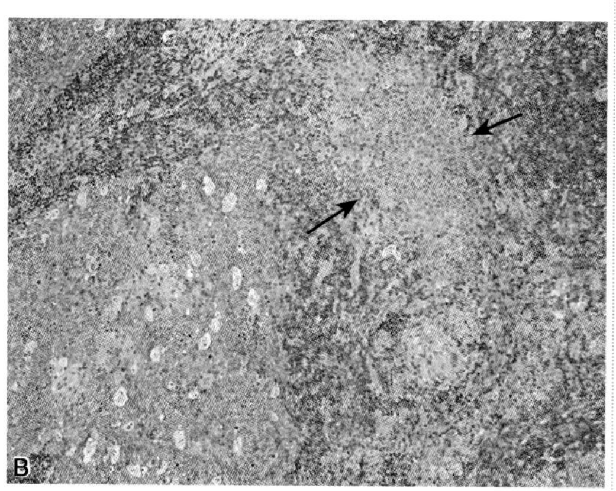

图12-10-8　滤泡树突细胞和单核样B细胞

A. CD21标记显示次级滤泡中的滤泡树突细胞。Polymer，×200。B. 弓形虫淋巴结病时滤泡旁见灶性单核样B细胞（箭头示）增生。HE，×200

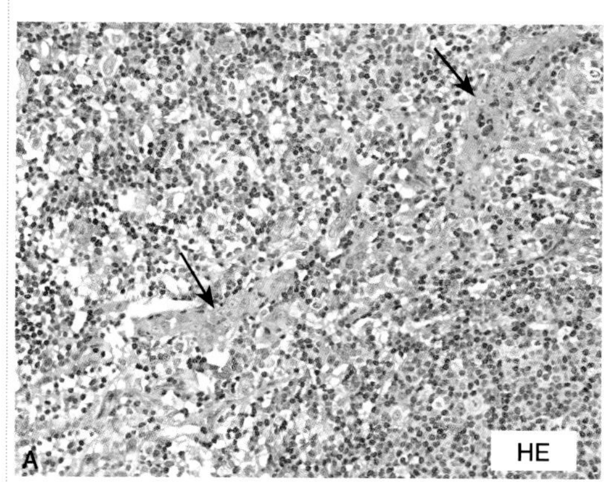

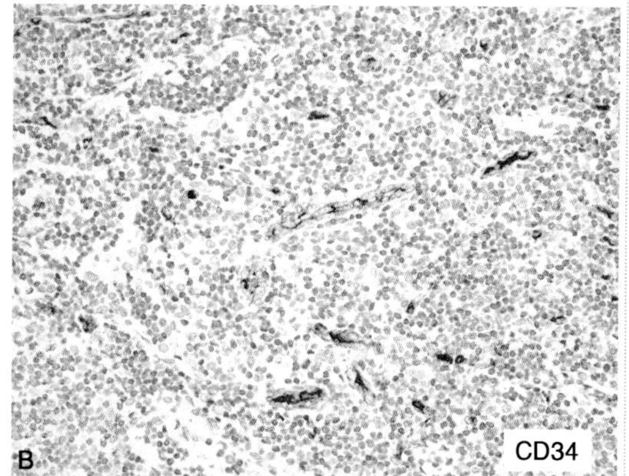

图12-10-9　淋巴结组织

A. 箭头示高内皮小静脉。HE，×400。B. CD34标记显示淋巴结内高内皮小静脉。Polymer，×400

3. 副皮质区　副皮质区为皮质区与髓索之间的带状区，主要为T淋巴细胞免疫功能区，主要由成熟T细胞组成，另有少量B细胞和指状突树突细胞（interdigitating dendritic cell，IDC）。副皮质区含有大量毛细血管后微静脉。

4. 髓质　由髓索和髓窦组成。髓索由索状的弥散淋巴组织构成，是B淋巴细胞免疫功能区。发生免疫时，原态B细胞在生发中心分化为中心细胞、中心母细胞、免疫母细胞，这些细胞穿过副皮质区到达髓索，进一步分化为浆母细胞、浆细胞，分泌免疫球蛋白发挥免疫功能。髓窦是髓质内淋巴窦，与皮质淋巴窦相连，含较多的巨噬细胞和网状细胞。

5. 淋巴窦　淋巴窦是淋巴液进出通道。输入淋巴管进入被膜→被膜下窦→皮质区淋巴窦→髓窦→输出淋巴管，部分淋巴液经淋巴组织渗入髓窦。淋巴窦内衬扁平的窦岸细胞，为特殊的内皮细胞。内皮外面有薄层基板、网状纤维和扁平的网状细胞，窦内含有星形网状细胞作为支架，其上见巨噬细胞。

知识拓展

淋巴结活检注意事项

1. 重要性 淋巴结或某些结外病灶的完整切除标本是淋巴瘤诊断最为理想的病理标本。一个成功的淋巴结活检是成功诊断的先决条件。

2. 淋巴结活检部位的选择 如有多个解剖区域的淋巴结可供选择，一般应选择颈部淋巴结及腋下淋巴结，应尽量避免选择腹股沟淋巴结，由于该处淋巴结易受慢性感染而影响诊断。一般应选择病变区域内肿大最显著的淋巴结。

3. 取活检时切勿用手术器械钳夹组织，手术刀片锋利，手术动作轻柔，尽量取完整淋巴结，切忌取成碎小块。

4. 淋巴结活检新鲜标本应立即放入10%中性甲醛溶液（最理想的固定液）中固定，并即送病理科。固定液量应是组织体积的5～10倍，不要用乙醇固定。组织固定时最好能切成厚0.2～0.3cm组织块，固定时间应少于12小时。为了备做分子遗传学检测，最好将组织块一半用甲醛溶液固定，另一半用液氮速冻后置-70℃冰箱保存。

5. 通过细针穿吸（fine-needle aspiration，FNA）活检获得的标本也能识别部分淋巴瘤，但是确诊淋巴瘤，特别是初诊病例，必须通过组织病理学而非细胞学检查确诊。FNA主要用于淋巴瘤初筛患者、复发病例和某些特殊淋巴瘤，如原发性渗出性淋巴瘤的诊断等。

知识拓展

恶性淋巴瘤诊断需要优质常规HE切片

1. 优质常规HE切片是淋巴瘤病理诊断的基础，是准确诊断的重要条件。目前淋巴瘤的治疗多采用多种方法联合治疗和个性化治疗，因此对于淋巴瘤病理诊断的要求大为提高。

2. 组织固定时间一般6～12小时，多梯度延长脱水时间，浸蜡温度应低于60℃。

3. 最好淋巴组织标本与其他标本分开脱水，浸蜡处理。

4. 石蜡切片厚度应小于4μm，最好2～3μm，无刀痕与褶叠。一般来说，小细胞性病变切片宜薄，大细胞性病变切片可略厚，观察细胞形态宜薄，观察组织结构可略厚。

学习笔记

【问题】正常情况下口腔黏膜上皮下为结缔组织、腺体、脂肪等组织，无病例二中弥漫的小圆细胞分布，出现这些小圆细胞的确要考虑是否为肿瘤性病变，且细胞异形明显，核分裂多见，恶性肿瘤不能除外，那么这些小圆细胞恶性肿瘤除了淋巴造血系统肿瘤之外，还需与哪些口腔黏膜发生的小圆细胞恶性肿瘤相鉴别呢？

思路：形态表现为小圆细胞的恶性肿瘤非常多，不仅有淋巴瘤，还有上皮性肿瘤、软组织肿瘤甚至骨肿瘤，几乎所有的小圆细胞肿瘤都可发生在口腔黏膜，有些骨组织起源的小圆细胞肿瘤可累及至牙龈黏膜，表现为黏膜肿块。口腔黏膜比较常见的小圆细胞肿瘤包括淋巴造血系统肿瘤、尤因肉瘤/外周原始神经外胚层瘤（PNET）、上皮性癌、横纹肌肉瘤、转移性肿瘤等。其他稍少见的包括差分化滑膜肉瘤、间叶性软骨肉瘤、小细胞性骨肉瘤、小细胞性恶性黑色素瘤、上皮样肉瘤、促结缔组织增生性小圆细胞肿瘤（desmoplastic small cell round cell tumor，DSRCT）、圆细胞脂肪肉瘤等，当然其中一部分病变可能是骨原发累及黏膜者。要鉴别这些肿瘤往往需要临床、影像、病理表现特别是免疫组织化学标记结果综合考虑。可参考如下诊断步骤：

1. 根据临床、影像学表现确定肿瘤的可能来源。儿童和青少年好发的肿瘤有PNET、横纹肌肉瘤、DSRCT、某些类型的恶性淋巴瘤等，如病灶主要位于骨组织内，黏膜为累及病灶（特别是牙龈黏膜的病灶），且病灶内存在高密度影，则需考虑病变是否为骨源性或牙源性肿瘤；又如若患者曾有其他脏器的肿瘤病史，则应排除肿瘤转移的可能。确认肿瘤的可能来源为免疫组织化学抗体的选择提供了参考依据。

2. 免疫组织化学标记是鉴别诊断这些小圆细胞肿瘤的主要方法及可靠依据。在肿瘤可能来源无法确定的情况下推荐采用如下的免疫抗体组合：广 CK（CKpan）、EMA、Vim、SMA、CD34、Des、LCA、CD99、ChgA、Syn、S-100，初步可确定小圆细胞的大致分化方向。具体见表 12-10-1。

表 12-10-1　小圆细胞恶性肿瘤的鉴别诊断

	CKp	EMA	Vim	SMA	CD34	Des	LCA	CD99	ChgA	Syn	S-100
上皮性癌	+	+	+/-	-	-	-		-	-	-	-
恶性淋巴瘤	-	-/+	+	-	-	-	+/-	-	-	-	-
恶性黑色素瘤	-	-	+	-	-	-	-	-	-	-	+
PNET/尤因肉瘤	-	-	+	-	-	-	-	+	-/+	+/-	-/+
横纹肌肉瘤	-	-	+	+/-	-	+	-	-	-	-	-
脂肪肉瘤	-	-	+	-	+/-	-	-	-	-	-	+
DSRCT	+	+	+	-	-	+	-	-	-	-	-
滑膜肉瘤	+	+	+	-	-	-	-	+	-	-	-
骨肉瘤	-	-	+	-	-	-	-	-	-	-	-
软骨肉瘤	-	-	+	-	-	-	-	-	-	-	+
上皮样肉瘤	+	+	+	-	+	-	-	-	-	-	-

3. 根据初步免疫组织化学结果，有针对性地再选择其他特异性抗体，最终确定肿瘤细胞的来源和分化方向，做出明确的诊断。如 LCA 阳性，可加做 CD20、CD3、CD79a、Pax-5 等，确定 B 细胞或 T 细胞淋巴瘤，若 Des 阳性，可加做 MyoD1、Myogenin 等确定是否为横纹肌肉瘤。

4. 分子遗传学检测　很多软组织肿瘤、淋巴瘤存在分子异常，如 90% 以上的滑膜肉瘤可检出 SYT-SSX1/2 融合基因等，对滑膜肉瘤的诊断很有帮助。

【病例 3】

患者女性，28 岁。右耳前区肿块 1 年，约黄豆大小，2 个月前出现酸痛感，给予抗感染治疗后疼痛缓解。外院 B 超示右腮腺混合回声肿块，考虑多形性腺瘤，磁共振示右腮腺肿块，双侧颈淋巴结肿大。

专科检查：见右耳前腮腺区约 2cm×2cm 肿块，质中，界清，轻压痛，右颌下可及一直径约 1cm 的淋巴结，无压痛。

肉眼观察：一肿块 2. 1cm×1. 3cm×0. 9cm，灰黄色，似有包膜，质中等。

光镜观察：低倍镜下见肿瘤由成片增生的淋巴细胞组成，似呈分叶状分布，其间可见上皮细胞团及衬复层上皮的囊腔，呈淋巴上皮病表现，增生的淋巴组织中可见淋巴滤泡形成。中倍镜下见成片增生的淋巴细胞中间杂着上皮细胞团块，上皮细胞团体积较小，与周边淋巴组织界限尚清晰，似有基底膜样嗜伊红物质间隔，上皮细胞巢周围可见胞浆透亮的、成片的淋巴细胞增生。高倍镜下见这些透亮的淋巴细胞呈中等大小，核略不规则，染色质细腻，有时可见小核仁，胞浆丰富、淡染，呈单核样 B 细胞样。这些胞浆透亮的单核样 B 细胞侵入上皮细胞团。（图 12-10-10）。

免疫组织化学：Ckpan 和 CK8 上皮团+，上皮团周围透亮淋巴细胞 CD79a+、CD20+、Pax-5+、Bcl-2+、Ki-67 10%+、CD3-（图 12-10-11）。

病理诊断："右腮腺"结外黏膜相关淋巴组织边缘区 B 细胞淋巴瘤。

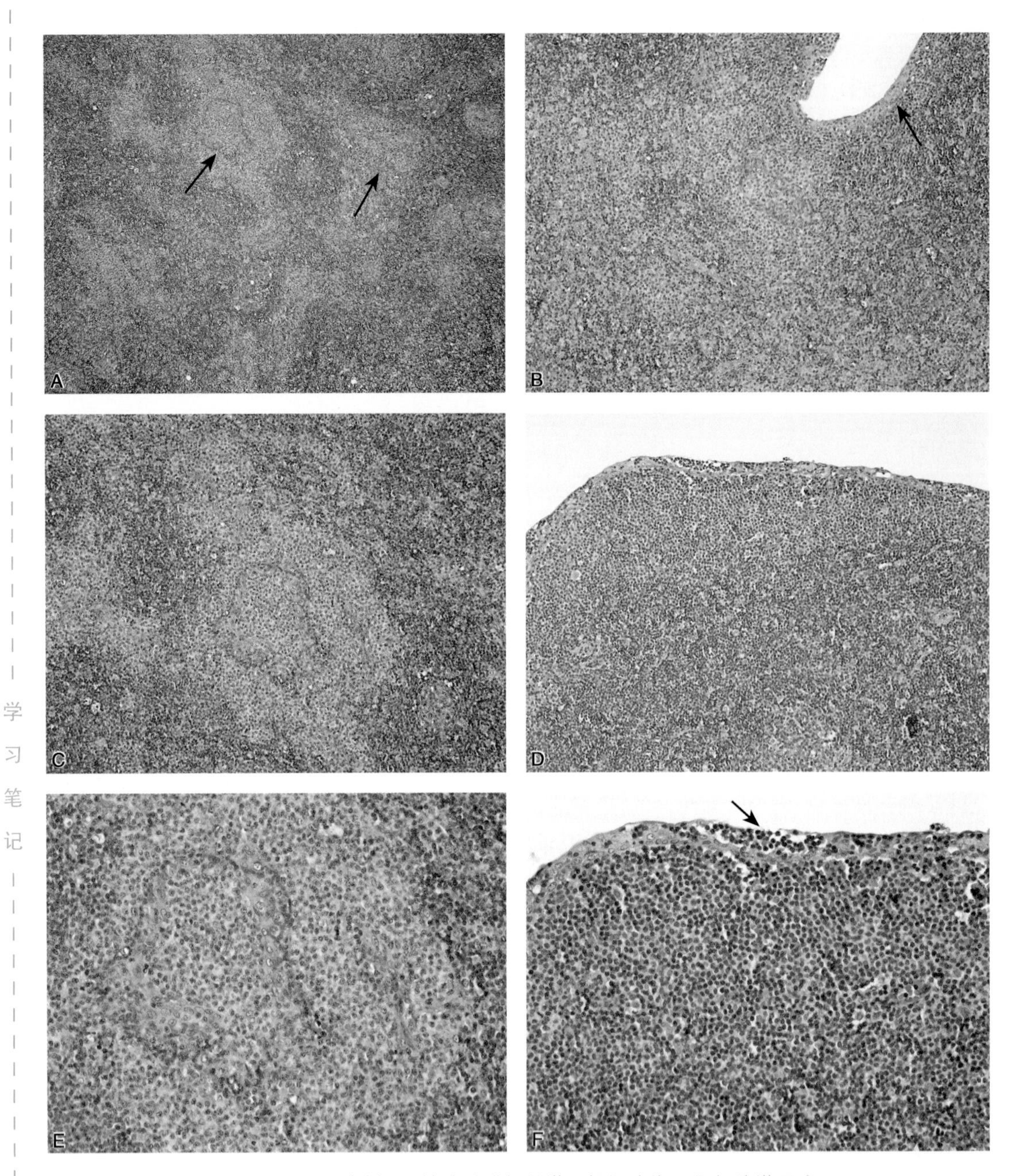

图 12-10-10　病例 3　结外黏膜相关淋巴组织边缘区 B 细胞淋巴瘤

A. 增生淋巴组织背景中见成巢的上皮细胞团(箭头示),呈淋巴上皮病表现。HE,×100。B. 病变部分区域见囊腔,上衬复层腺上皮(箭头示)。HE,×200。C. 图 A 中倍镜,上皮细胞巢周围可见胞浆透亮的、成片增生淋巴细胞。HE,×200。D. 图 B 中倍镜,囊腔上皮周边也可见较一致的淋巴细胞增生。HE,×200。E. 图 A 高倍镜,透亮的单核样 B 细胞中等大小,核略不规则,染色质细腻,可见小核仁,胞浆丰富、淡染。单核样 B 细胞侵入上皮细胞团。HE,×400。F. 图 B 高倍镜,囊腔上皮下成片单核样 B 细胞增生,箭头示侵入囊腔上皮的单核样 B 细胞。HE,×400

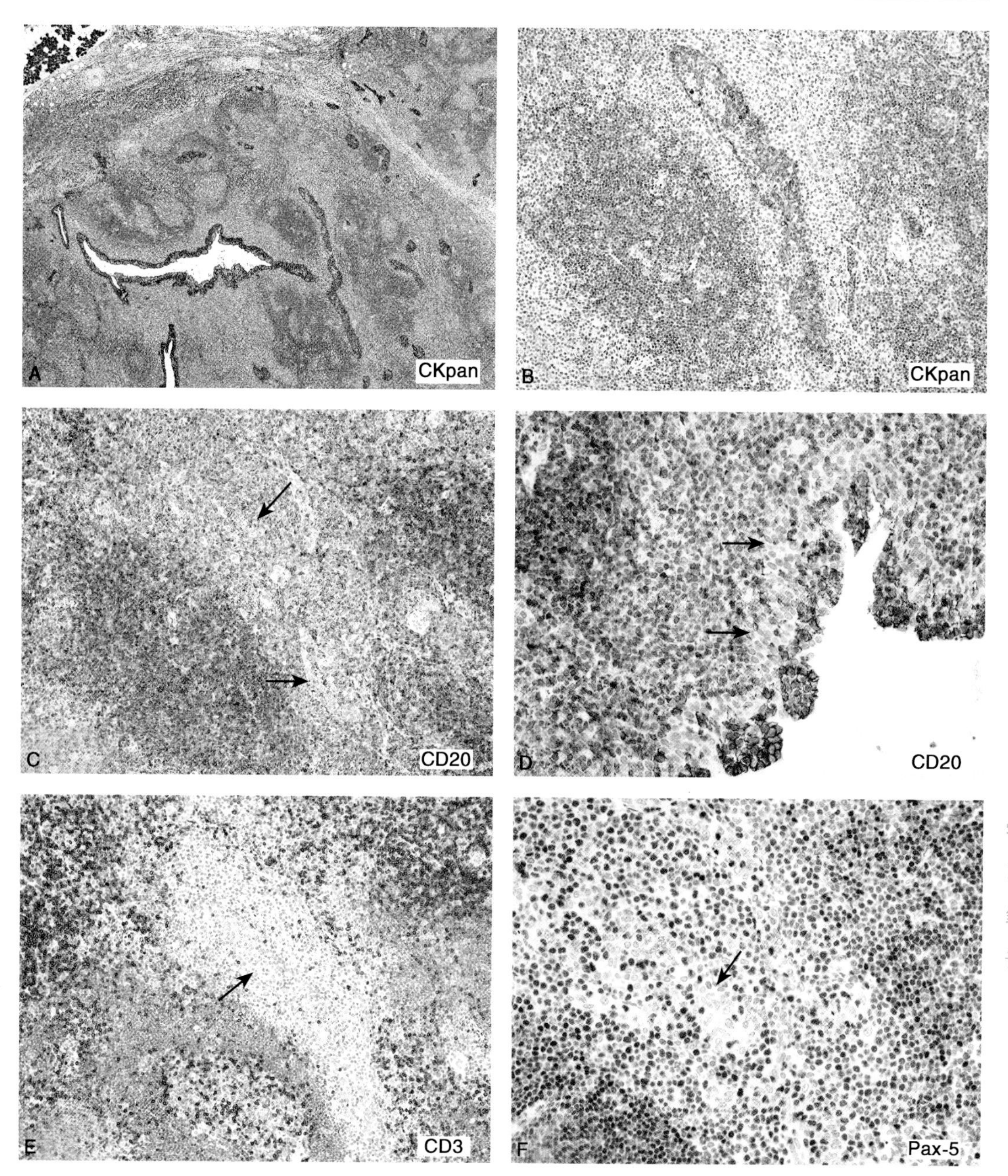

图 12-10-11　病例 3　结外黏膜相关淋巴组织边缘区 B 细胞淋巴瘤的免疫组织化学

A,B. 广谱 Ck(Ckpan)显示病变中的上皮细胞团,部分区域呈囊性,囊腔上衬复层上皮,上皮细胞巢周围可见透亮的、形态较一致的单核样 B 细胞增生(A. Polymer,×40,B. Polymer,×200)。C,D. 上皮巢(箭头示)周围单核样 B 细胞 CD20+,上皮细胞团内也可见 CD20 阳性的单核样 B 细胞,提示肿瘤细胞侵犯上皮(C. Polymer,×200,D. Polymer,×400)。E,F. 上皮细胞巢(箭头示)周围单核样 B 细胞 CD3-、Pax-5+(E. Polymer,×200,F. Polymer,×400)

【问题】本病例中镜下显示病变背景为淋巴组织,其内见上皮细胞团,呈现淋巴上皮病的镜下表现,这种类似的镜下表现也可见于腮腺好发的淋巴上皮性唾液腺炎和淋巴上皮癌,如何鉴别这些病理表现相似的病变?

思路 1:从上皮细胞团入手分析:①淋巴上皮性唾液腺炎(图 12-10-12)和 MLAT 淋巴瘤(图 12-10-13)中的腺上皮细胞团周围常可见基底膜样结构,一般与周围增生的淋巴组织有一定的边界,细胞团块体积通常较小,形态较规则,细胞团内细胞之间有时可见嗜伊红样物质;而淋巴上皮癌中的上皮细胞团通常形态不规则,与周围组织之间无明显的基底膜样结构,有些细胞巢的体积较大,可成片分布;②上皮细胞团被瘤细胞灶入侵并破坏是 MALT 淋巴瘤最具特征性的改变,而淋巴上皮癌中通常缺乏这种表现或表现不典型(图 12-10-14A)。

学习笔记

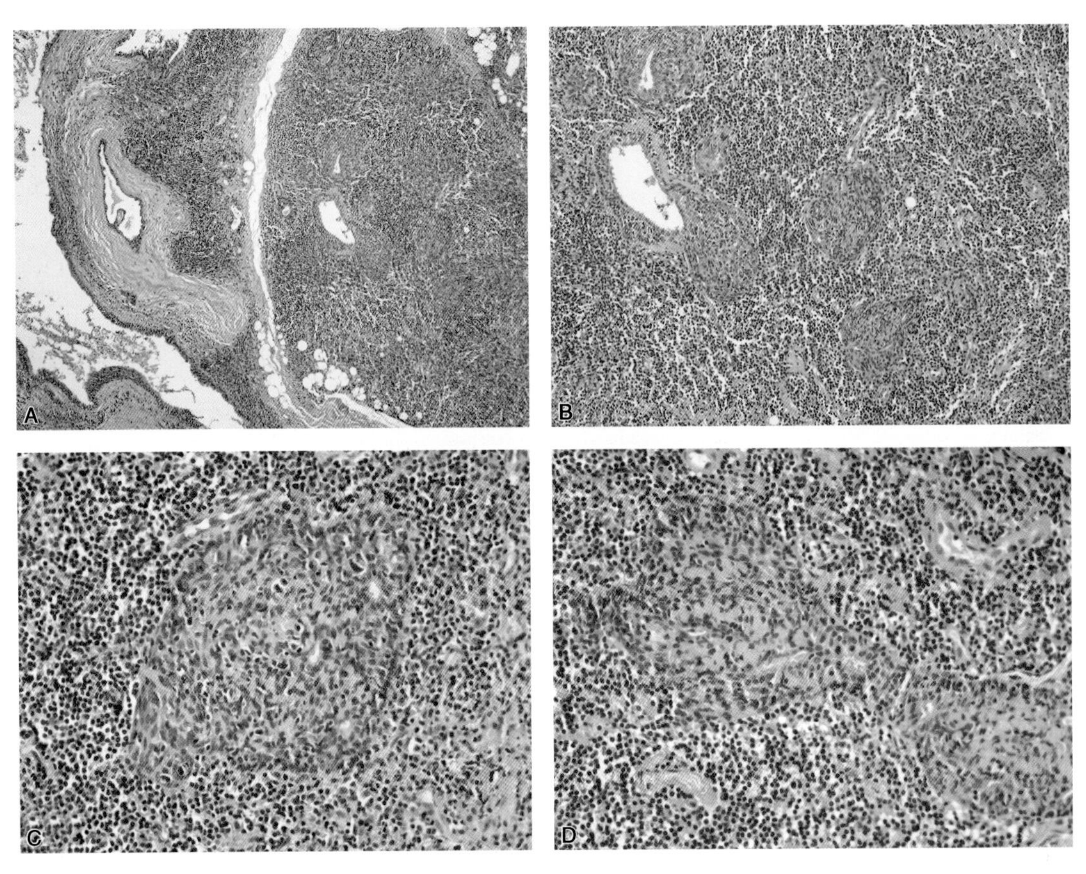

图 12-10-12　腮腺淋巴上皮性唾液腺炎

A. 增生淋巴组织背景中见上皮细胞巢，呈淋巴上皮病变表现，部分区域病变呈囊性，囊腔形成，上衬复层腺上皮。HE，×100。B. 图 A 中倍镜，增生淋巴组织背景中见多个实性上皮细胞巢，上皮细胞团块较小。HE，×200。C，D. 图 A 高倍镜，上皮细胞团与周边淋巴细胞之间有基底膜相隔，分界较清楚，上皮细胞无明显异型性，细胞之间可见嗜伊红样物质。上皮细胞巢周围缺乏一致性增生的单核样 B 细胞，缺乏上皮细胞巢内单核样 B 细胞侵犯现象。HE，×400

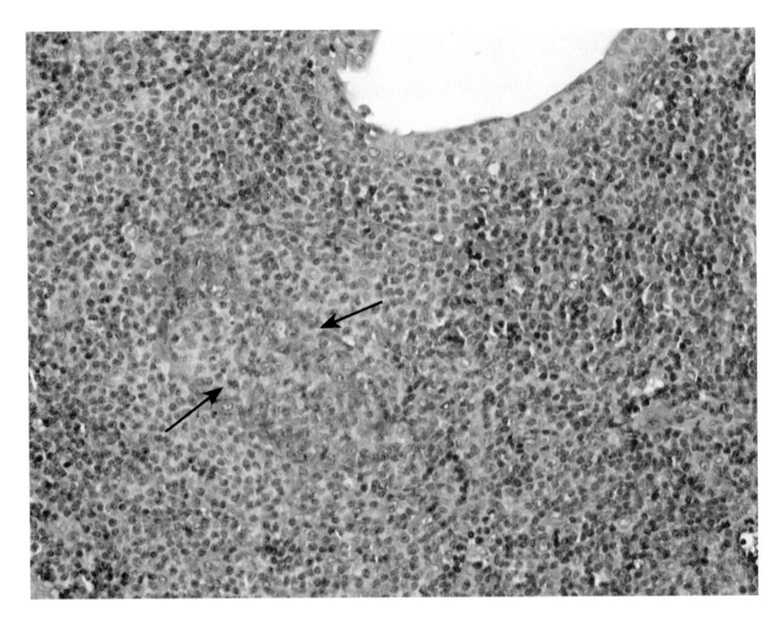

图 12-10-13　腮腺 MALT 边缘区 B 细胞淋巴瘤

上皮细胞巢（箭头示）与周围增生淋巴细胞之间有一定分界。HE，×400

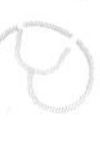

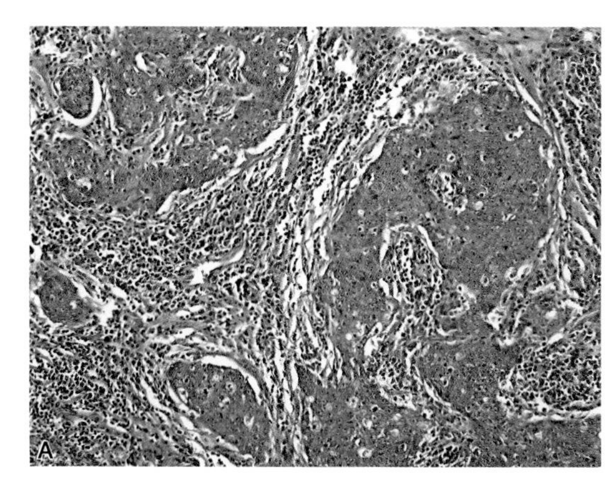

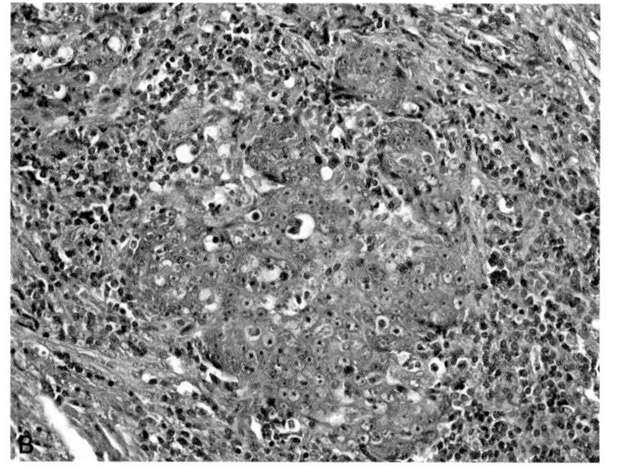

图 12-10-14　腮腺淋巴上皮癌

A. 上皮细胞巢周围缺乏一致性单核样 B 细胞增生，不见上皮细胞巢内瘤细胞入侵现象。HE，×200。
B. 上皮细胞具有明显异型性，核大，空泡状、可见核仁。HE，×400

思路 2：从上皮巢周边增生淋巴细胞形态和一致性来进行分析鉴别。MALT 淋巴瘤的边缘区 B 细胞通常为单核样 B 细胞，细胞胞质丰富、淡染，这些淡染的细胞常围绕上皮细胞团周围成片分布和浸润上皮细胞巢内；而在淋巴上皮性唾液腺炎中上皮细胞巢的形态虽然与 MALT 淋巴瘤相似，但上皮巢周围缺乏形态一致性的增生的单核样 B 细胞，且不见上皮细胞巢内瘤细胞入侵现象（图 12-10-12）；淋巴上皮癌中的淋巴细胞具有多克隆性，细胞种类多样，通常无明显的形态一致性的淋巴细胞增生，反之上皮细胞具有明显的异型性，裸核状，可见核仁（图 12-10-14B）。

思路 3：从分子遗传学检测结果判断。①EB 病毒（EBER）原位杂交检测。淋巴上皮癌中的上皮细胞 EBER 检测阳性，而淋巴上皮性唾液腺炎和 MLAT 淋巴瘤中的上皮细胞阴性；②Ig 基因重排检测。MALT 淋巴瘤 Ig 基因重排阳性，而淋巴上皮性唾液腺炎及淋巴上皮癌中 Ig 基因重排检测阴性。

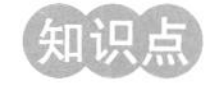

知识点

良性淋巴上皮病变、Mikulicz 病、Sjögren 综合征、结外 MALT 边缘区 B 细胞淋巴瘤的相关性

1. 良性淋巴上皮病变和 Mikulicz 病　良性淋巴上皮病变（benign lymphoepithelial lesion），过去也称为肌上皮唾液腺炎（myoepithelial sialadenitis），目前更多的专家建议称为淋巴上皮性唾液腺炎（lymphoepithelial sialadenitis，LESA）。十九世纪晚期，Johann von Mikulicz-Radecki 首先描述了双侧泪腺和所有唾液腺无痛性肿大的少见病例，组织学检查发现受累腺体中大量淋巴细胞浸润，其间可见增生的上皮岛，即今天被称为良性淋巴上皮病变的典型镜下表现。当时也将临床表现为双侧泪腺唾液腺肿大的疾病称为 Mikulicz 病，但后来发现 Mikulicz 病这一名称涵盖的是一系列疾病，而这一系列疾病中相当一部分并没有良性淋巴上皮病变的镜下表现，而是其他疾病如结核病、结节病和淋巴瘤累及唾液腺和泪腺，后来这些继发于其他疾病的腮腺和泪腺肿大的病例又被称为 Mikulicz 综合征（Mikulicz syndrome），以此与 Mikulicz 病相区别。由于命名繁复混乱，因此目前很多专家建议放弃 Mikulicz 病和 Mikulicz 综合征的名称。

2. Mikulicz 病和 Sjögren 综合征　以前 Mikulicz 病多被认为是 Sjögren 综合征的一个亚型，但事实上，Mikulicz 病和 Sjögren 综合征在很多方面存在不同，具体体现在：①性别分布不同，Mikulicz 病男、女性别分布相当，但 Sjögren 综合征主要发生在女性。②Mikulicz 病表现为持续性泪腺和唾液腺肿大。③Mikulicz 病患者唾液腺分泌功能正常或轻度受损。

学习笔记

④Mikulicz 病对糖皮质激素治疗高度敏感。⑤Mikulicz 病患者有高丙种球蛋白血症但是血清抗 SS-A 和抗 SS-B 抗体检测阴性。⑥Mikulicz 病的腺体组织中大量淋巴组织浸润，且伴较多淋巴滤泡形成。近年来的研究发现 Mikulicz 病患者中血清 IgG4 升高，唾液腺腺体内大量纤维组织增生，淋巴细胞、浆细胞浸润，灶性淋巴滤泡形成，浸润的浆细胞大多 IgG、IgG4 阳性（图 12-10-15），这些实验室和病理检查结果也被发现于自身免疫性胰腺炎（autoimmune pancreatitis）、硬化性胆管炎（sclerosing cholangitis）、间质性肾炎（tubulo-in-terstitial nephritis）、Riedel 甲状腺炎和 Küttner 瘤等疾病的患者，目前这些疾病被称为 IgG4 相关性疾病（IgG4-related disease，IgG4-RD），因此多数学者认为 Mikulicz 病是累及泪腺和唾液腺的 IgG4 相关性疾病，应称为 IgG4 相关性泪腺炎和唾液腺炎（IgG4-related dacryoadenitis and sialoadenitis）。而 Sjögren 综合征是与之不同的一种自身免疫性疾病。

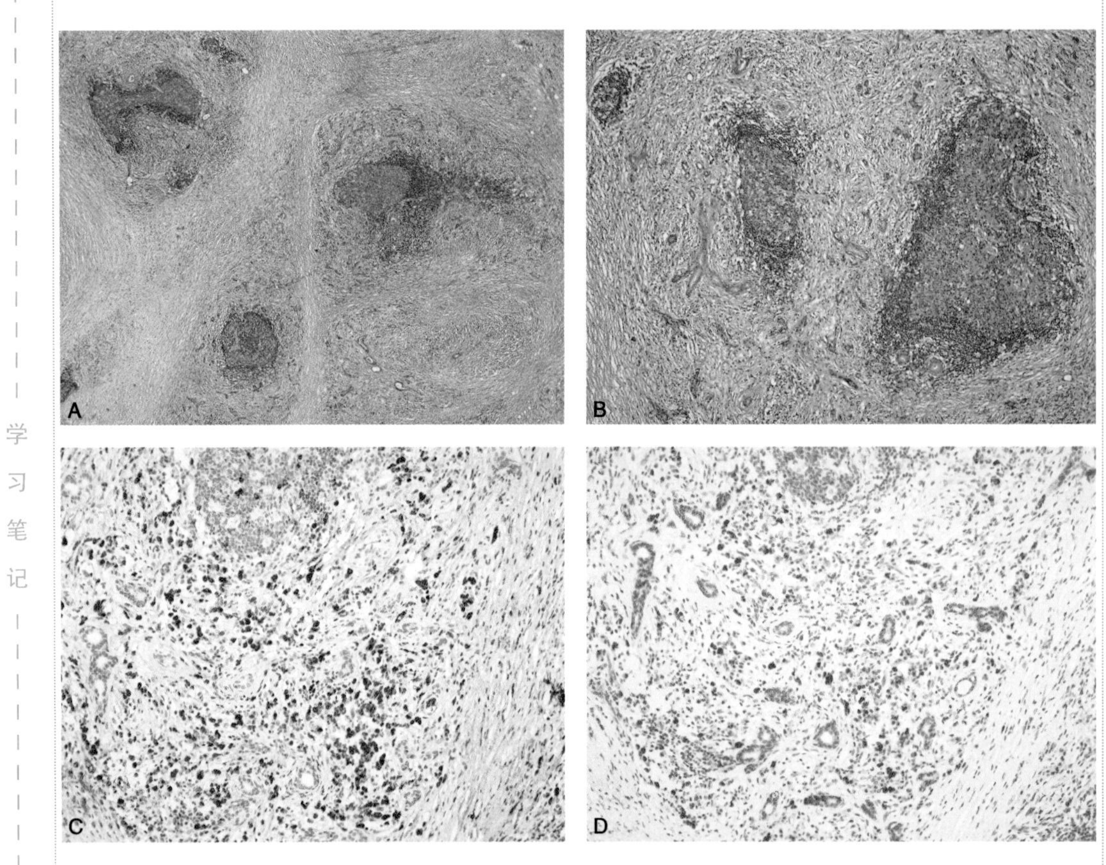

图 12-10-15　颌下腺 IgG4 相关性疾病

A. 腺体内腺泡萎缩，纤维组织增生，灶性淋巴滤泡形成。HE，×40。B. 腺体内残留及增生的导管，腺泡萎缩，纤维组织增生，淋巴滤泡形成，大量浆细胞浸润。HE，×100。C. 浸润的浆细胞 IgG 阳性。IHC，×200。D. 浸润的浆细胞 IgG4 阳性。Polymer，×200

3. Sjögren 综合征、良性淋巴上皮病变和结外 MALT 边缘区 B 细胞淋巴瘤　后来发现几乎所有的 Sjögren 综合征患者患有良性淋巴上皮病变，但仅一半的良性淋巴上皮病变患者是 Sjögren 综合征患者；很多良性淋巴上皮病变可能只是 Sjögren 综合征的局部表现。Sjögren 综合征是一种慢性全身性自身免疫性疾病，主要累及唾液腺和泪腺，引起口干症和眼干症，口干症和眼干症有时又被称为干燥综合征（sicca syndrome）。Sjögren 综合征临床上有两种表现形式：一为原发性，患者仅有干燥综合征，没有其他自身免疫病，二为继发性，患者主要的症状是干燥综合征，同时伴有其他相关的自身免疫病。良性淋巴上皮病变患者具有罹患结外 MALT 边缘区淋巴瘤的风险，而 Sjögren 综合征患者患淋巴瘤的风险比普通

学习笔记

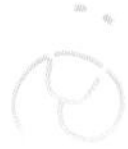

人群高40倍。随着现代分子生物学技术的发展，对病变中浸润的淋巴细胞的基因重排和单克隆性研究发现，一些原先认为是良性淋巴上皮病变实际上是MALT淋巴瘤的早期阶段，许多学者已经认识了腺体内淋巴细胞从良性淋巴上皮病变到交界性病变再到明显的淋巴瘤的整个恶变过程，因此一些学者建议取消“良性淋巴上皮病变”这一名称中的“良性”二字，称“淋巴上皮病变”，或者改称为“淋巴上皮性唾液腺炎”。

知识拓展

黏膜相关淋巴组织(MALT)简介

1. MALT是广泛分布于黏膜的淋巴细胞集合体，MALT概念的提出是建立在黏膜免疫系统理论之上，抗原与黏膜相接触后，在黏膜局部产生免疫应答。呼吸道、消化道等黏膜直接与外界抗原接触，因此在这些部位的上皮细胞下就存在局部免疫应答的淋巴组织，这些淋巴组织的特征成了MALT理论的基础。MALT也可表现为器官化的淋巴组织，如扁桃体、腺样体、阑尾和回肠部派氏集合淋巴组织等。这些组织是抵御病原微生物等抗原性异物入侵机体的重要防御屏障，也是发生局部特异性免疫应答的主要部位。

2. 有学者认为MALT淋巴瘤的好发部位如胃、甲状腺、腮腺其实并不存在MALT，所发生的边缘区淋巴瘤多继发于这些部位的慢性炎症或自身免疫性疾病基础之上，有研究发现，这些部位的慢性炎症或免疫性疾病改变与MALT在细胞构成和免疫表型上有很多相似之处，因此有人将这些部位发生的边缘区淋巴瘤称为“获得性MALT淋巴瘤”。

学习笔记

【病例4】

患者男性，64岁。10天前无意中发现左颌下肿块，约蛋黄大小，无疼痛不适等自觉症状。外院B超示左颌下腺实质性占位，考虑为良性肿瘤。

专科检查：发现左颌下肿块3cm×2cm，双合诊示肿物位于颌下腺内，质韧偏硬，无压痛，活动度良好，与周围组织无粘连，颌下腺导管开口处无红肿，分泌物清亮，无舌麻木，伸舌居中，无张口受限。

肉眼观察：一腺体5cm×3.2cm×2.5cm，灰黄色，分叶状，一侧见一肿块3.2cm×1.9cm×1.7cm，灰黄灰红色，边界尚清。

光镜观察：低倍镜下见增生的淋巴组织，周围有纤维组织包膜，为淋巴结组织。淋巴结皮质和髓质区见大量淋巴滤泡形成(图12-10-16A)，部分区域淋巴滤泡排列紧密，可见背靠背现象。中倍镜下见部分淋巴滤泡周围无套区，滤泡生发中心无极性，细胞单一，少见吞噬现象(图12-10-16B)；局部仍可见少量残余的反应性滤泡，内见吞噬现象(图12-10-16B)。高倍镜下见滤泡内大部分为小至中等大细胞，核型不规则，有裂，核仁不明显，胞浆少，另见散在分布大细胞，核圆形或椭圆形，空泡状，核膜下可见1~3个小核仁，大细胞约10个/每高倍视野(图12-10-16C、12-10-16D)。滤泡内尚可见嗜伊红物质沉积。

免疫组织化学：肿瘤性滤泡CD20+、CD79a+、Pax-5+、CD3-、CyclinD1-，Bcl-2+、Bcl-6+、CD10弱+、Mum-1少+、CD21-、CD23-，而残余反应性滤泡Bcl-2-、Bcl-6+、CD21+、CD23+，Ki-67肿瘤性滤泡20%+，而反应性滤泡90%+(图12-10-17)。

病理诊断：“左颌下淋巴结”滤泡性淋巴瘤Ⅱ级。

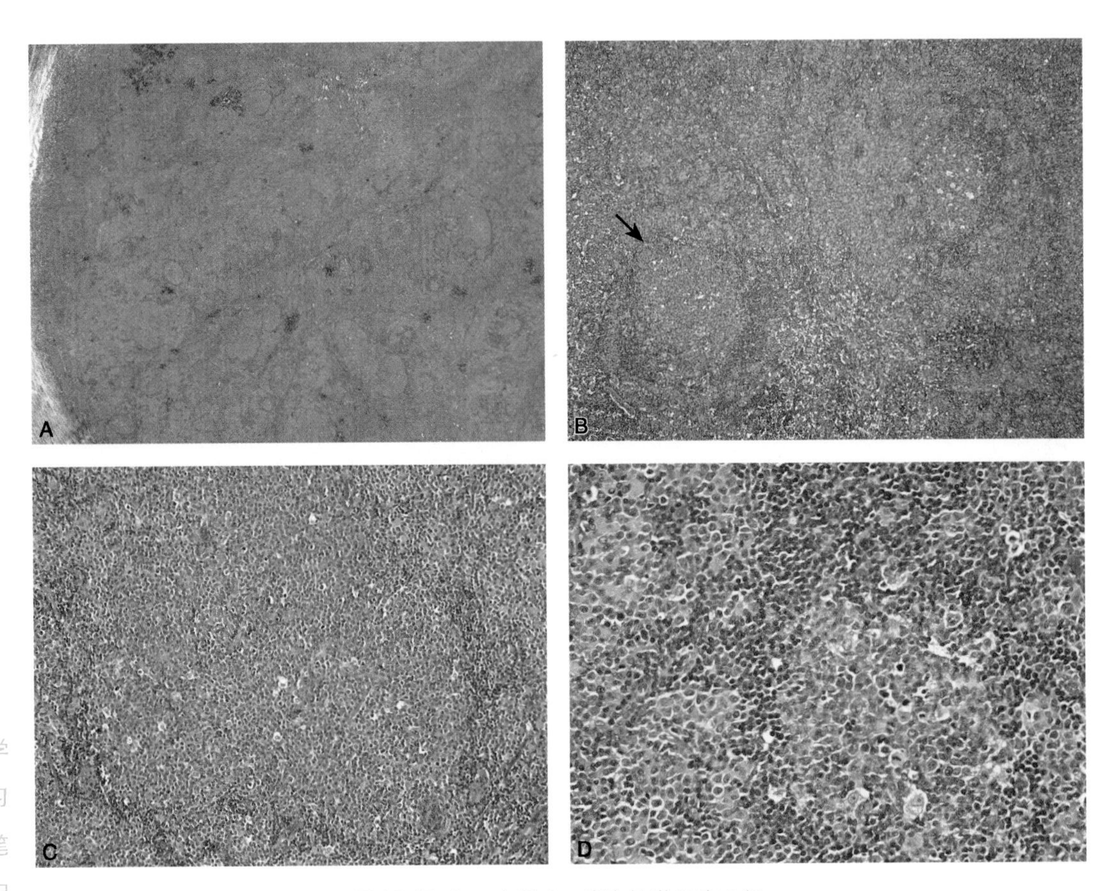

图 12-10-16　病例 4　滤泡性淋巴瘤 II 级

A. 淋巴结内见增生的淋巴滤泡，无明显髓质和皮质的正常区分。HE，×20。B. 肿瘤性滤泡（箭头示）的组成细胞成分单一，而残余的正常滤泡内细胞成分多样，可见着色体巨噬细胞，呈星空状。HE，×100。C. 肿瘤性滤泡由大量的中心细胞组成，其间见个别中心母细胞，滤泡周围套区破坏。HE，×200。D. 肿瘤性滤泡内中心母细胞，核圆形或椭圆形，空泡状，核膜下可见 2 个小核仁。HE，×400

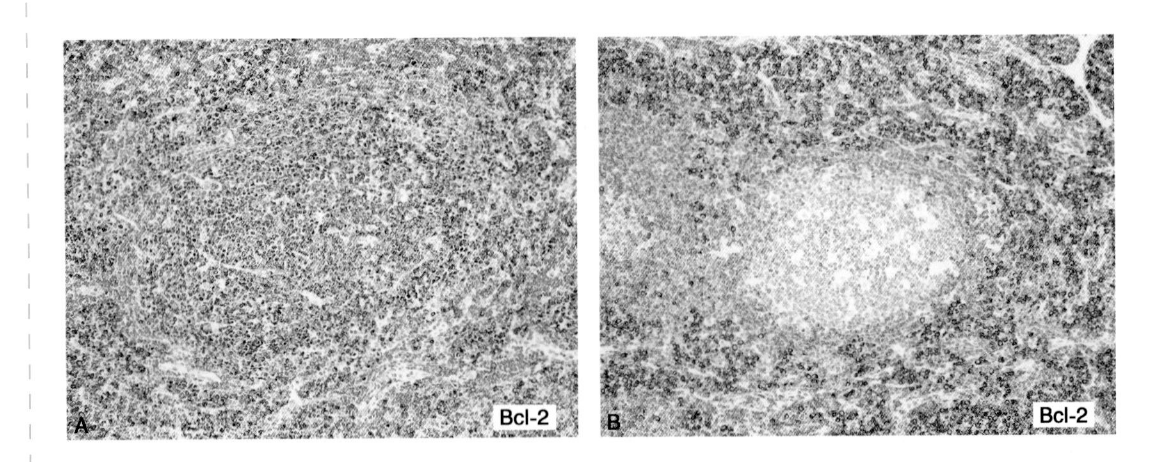

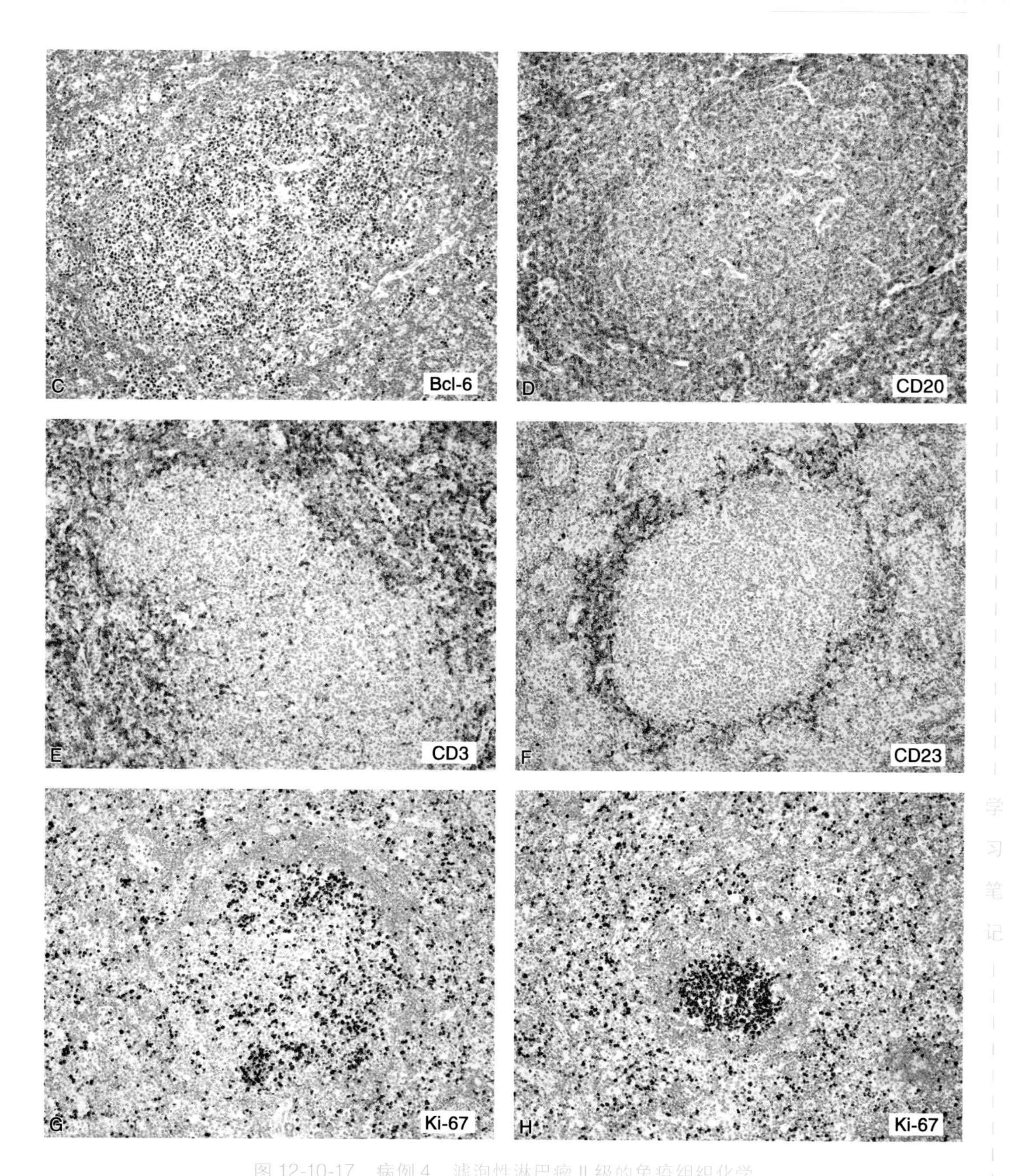

图 12-10-17　病例 4　滤泡性淋巴瘤 II 级的免疫组织化学

A. Bcl-2 肿瘤性滤泡+。B. 残余反应性滤泡 Bcl-2。C～F. 肿瘤性滤泡 Bcl-6+、CD20+、CD3-、CD23-。G,H. 肿瘤性滤泡中 Ki-67 增殖细胞阳性细胞数(G)较反应性滤泡(H)减少。Polymer,×200

【问题】淋巴结反应性增生中也可出现大量淋巴滤泡增生,这些增生的淋巴滤泡和滤泡性淋巴瘤中增生的肿瘤性滤泡应该如何鉴别?

思路 1:从滤泡分布、形态、数量等进行分析。反应性增生的滤泡通常限于淋巴结皮质区,滤泡密度低,滤泡间区宽,包膜外无滤泡分布,肿瘤性滤泡可占据整个淋巴结实质,滤泡密度高,常可累及包膜外脂肪组织;反应性滤泡一般大小形态不一致,套区存在,有时可见滤泡内细胞极向,肿瘤性滤泡通常大小形态一致,套区缺乏或不明显,通常不见滤泡内细胞极向;反应性滤泡内的细胞类型多样,为混合细胞群,核分裂活性高,可见着色体巨噬细胞,而肿瘤性滤泡内的细胞单一或为混合细胞群,核分裂活性低或中等,无或偶见着色体巨噬细胞。

思路 2:通过免疫组织化学检测来分析肿瘤性滤泡和反应性滤泡(图 12-10-18)。常用的抗原标记物主要有 3 种:①Bcl-2:滤泡性淋巴瘤滤泡生发中心 Bcl-2 阳性,而反应性增生的滤泡中心 Bcl-2 阴性；但需要注意的是高级别滤泡性淋巴瘤中的滤泡生发中心 Bcl-2 可阴性表达。②CD10和 Bcl-6：反应性增生和滤泡性淋巴瘤的生发中心 CD10 均阳性表达，但是若滤泡间或淋巴结外组织 CD10 或 Bcl-6 阳性则提示为淋巴瘤。③Ki-67：反应性增生的滤泡生发中心 Ki-67 高表达，低级别滤泡性淋巴瘤的滤泡生发中心 Ki-67 表达较反应性增生显著降低。需注意的是高级别滤泡性淋巴瘤的生发中心 Ki-67 也可较高表达。

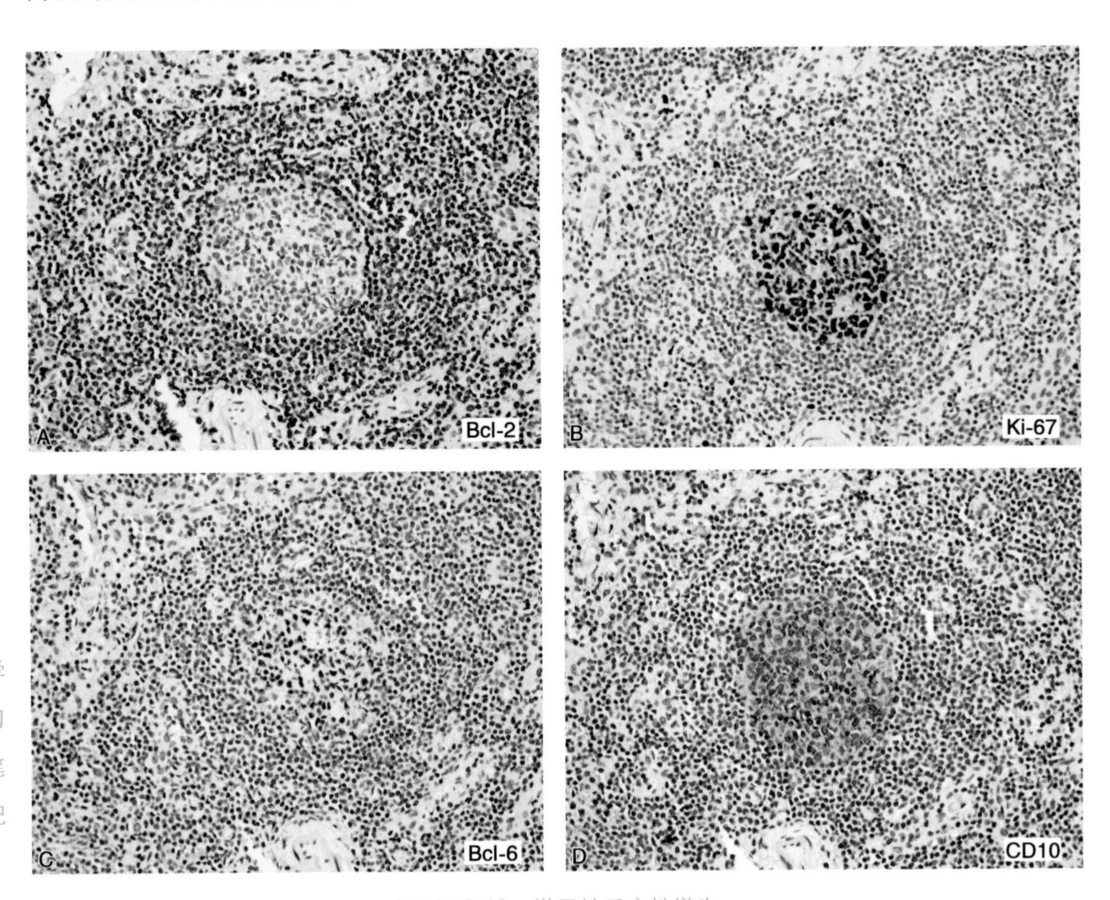

图 12-10-18　淋巴结反应性增生

A～D. 反应性增生滤泡的免疫显示 Bcl-2-、Bcl-6 核+、CD10+、Ki-67 高表达。Polymer，×400

思路 3：遗传学改变的检测。反应性增生通常不存在 Ig 基因重排，而约 80% 的滤泡性淋巴瘤存在 Ig 基因重排；80% ～90% 滤泡性淋巴瘤Ⅰ级和Ⅱ级病例存在 t(14;18)染色体易位，而反应性增生病例通常缺乏此分子异常。

知识点

Ig 和 TCR 分子克隆性基因重排检测是鉴别反应性增生和恶性淋巴瘤的主要分子诊断手段

1. 目标基因　IgH(B 细胞)和 TCRβ、TCRγ(T 细胞)的 V 区、(D 区)、J 区发生基因重排后的 V-(D)-J 重排 DNA 片段。

2. 检测实验方法　Southern 法和 PCR 法。后者常用。

3. PCR 检测 Ig 和 TCR 基因克隆重排的原理　淋巴组织反应性增生中淋巴细胞是多克隆性的，V-(D)-J 结合片段的 PCR 产物多样，大小各异，凝胶电泳显示产物弥散或梯状条带，而淋巴瘤组织中，V-(D)-J 结合片段的 PCR 产物单一，大小一致，凝胶电泳显示一条或两条(双等位基因重排)边缘锐利、预知范围大小的亮带。

4. PCR检测样本 外周血(抗凝)、骨髓穿刺物、新鲜活检组织、石蜡包埋组织等。

5. PCR检测的引物 一般PCR引物设计在V区相对保守的骨架区(即FR区,包括FR1、FR2和FR3)和J区,扩增FR1、FR2、FR3到J区的序列。其中FR3到J区片段较为常用。

6. Ig和TCR分子的克隆性基因重排检测的标准化——BIOMED-2方案 BIOMED-2方案由欧洲7国47个研究所的分子生物学、免疫学、血液学和病理学等领域的专家共同参与研发,已被推荐为可疑淋巴组织增生性疾病克隆性分析的标准方法。该方案将107种不同的引物组合在18个试管中,其中8个用于Ig基因重排分析,6个用于TCR基因重排分析;检测IgH基因重排的有5个试管,包括检测VDJ重排和VJ重排,2个试管用于检测Igκ,1个试管用于检测Igλ;检测TCRβ、TCRγ、TCRδ基因重排的试管分别为3个、2个和1个。另有4个试管用于检测染色体易位。PCR产物分析采用PAGE电泳异源双链分析法和毛细管电泳基因扫描分析法。

知识拓展

Ig和TCR基因克隆性重排检测的应用策略

一般情况下,通过形态学观察和免疫组织化学表型检测,90%以上的病例可做出良、恶性诊断,但仍有5%~10%的病例需进行分子学检测。具体情况如下:

1. 所有通过形态学和免疫组织化学检测未能明确诊断的、可疑为恶性T、B淋巴瘤的病例。
2. 免疫缺陷患者包括器官移植后患者的淋巴组织增生性病变。
3. 确定同一患者身上两个不同部位淋巴瘤之间的克隆关系。
4. 确定淋巴瘤的来源,B细胞源性还是T/NK细胞源性。
5. 形态和免疫表型均可考虑为淋巴瘤,但部位和发病年龄不典型病例的诊断。
6. 较小组织的诊断,如深部组织穿刺标本等。

学习笔记

【病例5】

患者男性,6岁。患儿于2个月前出现左扁桃体肿大,抗感染治疗后好转,后自觉出现左颊肿胀,伴触痛,肿物生长较快。CT检查见左下颌骨升支低密度影,骨质破坏,累及周围软组织,伴软组织肿胀,考虑恶性肿瘤(图12-10-19)。

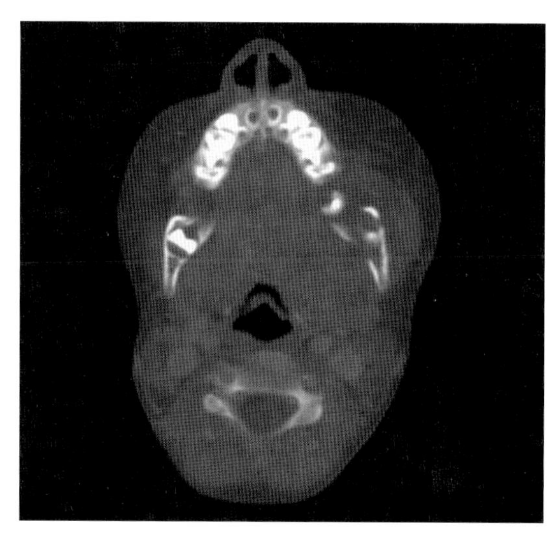
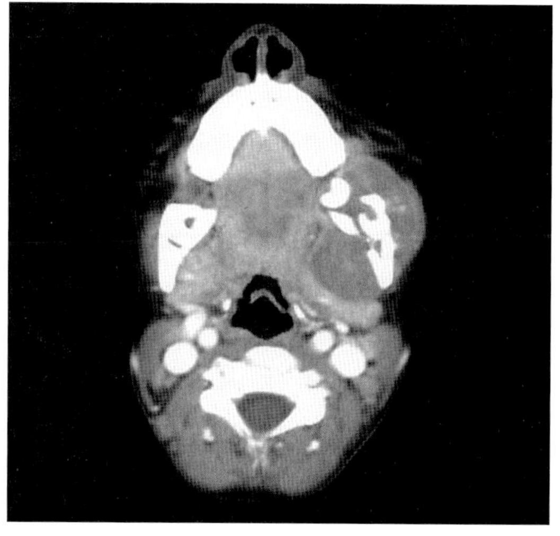

图12-10-19 病例5 Burkitt淋巴瘤的CT影像学
CT显示下颌骨升支骨质低密度影,破坏骨皮质,累及周围软组织,伴软组织肿块影

专科检查：左面颊部及咬肌区膨隆，约 4cm×3cm，表面光滑，边界不清，活动度差，质中偏硬，触痛明显。左下唇麻木，表面皮肤无红肿，无额纹消失，无闭眼不全，无口角偏斜。左颌下扪及一直径约 1cm 淋巴结，质中，边界清，活动度一般。

肉眼观察：送检为活检组织，一组织 3cm×1. 5cm×1. 2cm，灰黄色。

光镜观察：形态较单一的肿瘤细胞弥漫性生长，破坏骨组织；肿瘤细胞体积中等大小，胞浆嗜碱性，核圆形，染色质分散、致密，可见多个核仁，近中心分布；肿瘤细胞其间散在吞噬凋亡肿瘤细胞的巨噬细胞，呈现“星空现象”。核分裂象易见。（图 12-10-20）。

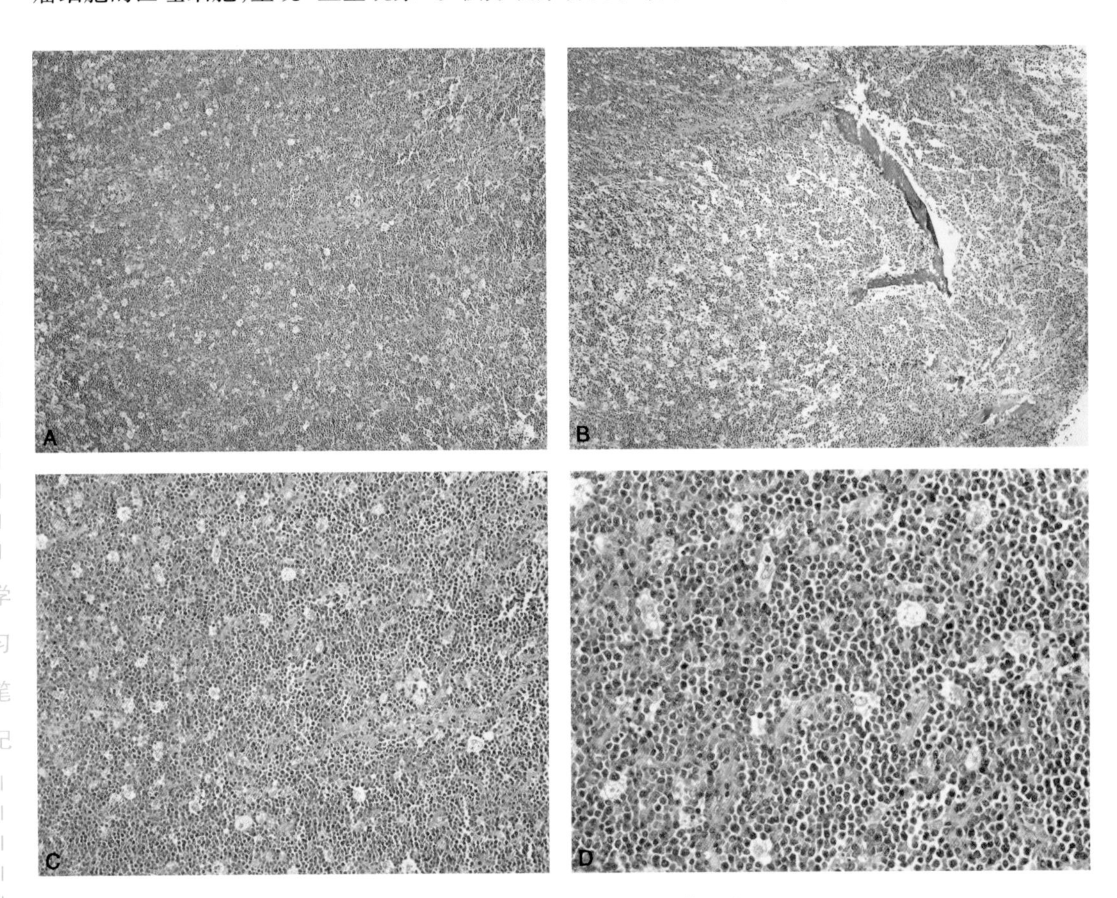

图 12-10-20　病例 5　Burkitt 淋巴瘤

A. 弥漫增生的淋巴细胞样细胞，瘤细胞形态相对单一，弥漫性生长。HE，×100。B. 肿瘤细胞侵犯破坏骨组织。HE，×100。C. 肿瘤细胞内散在巨噬细胞，呈“星空”现象。HE，×200。D. 肿瘤细胞体积中等大小，胞浆嗜碱性，核圆形，染色质分散，可见多个核仁，散在巨噬细胞。HE，×400

免疫组织化学：肿瘤细胞 CD20+、CD79a+、Pax-5+、CD10+、Bcl-6+、Vim+，Ki-67 近 100%+，CD3-、Syn-、Mum-1-、CD99-、ChgA-、Bcl-2-、Des-（图 12-10-21）。

病理诊断：“左下颌骨”Burkitt 淋巴瘤。

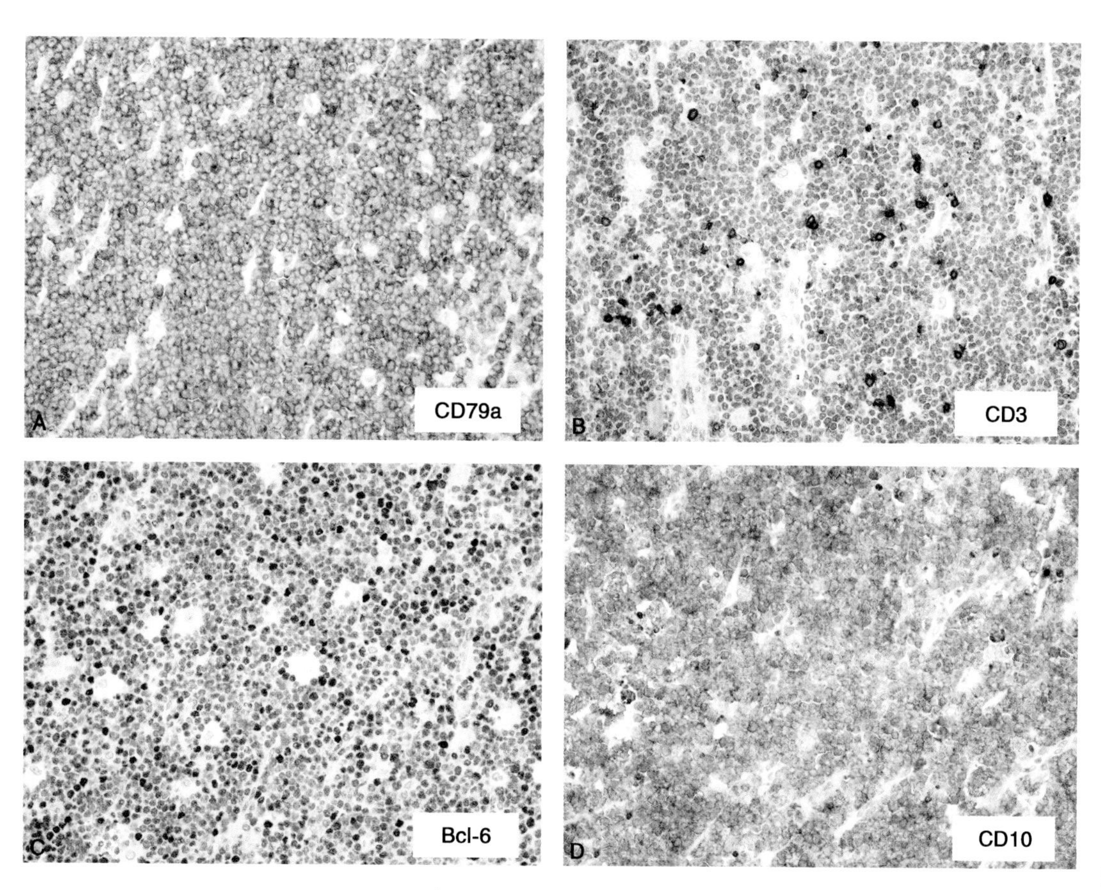

图 12-10-21　病例 5　Burkitt 淋巴瘤的免疫组织化学

A～D. 肿瘤细胞 CD79a+、病变内小淋巴细胞 CD3+而肿瘤细胞阴性，提示肿瘤细胞为 B 细胞来源，Bcl-6+、CD10+提示肿瘤细胞为生发中心起源。Polymer，×400

【问题】Burkitt 淋巴瘤和部分弥漫大 B 细胞淋巴瘤均为生发中心来源的高度侵袭性淋巴瘤，两者在组织学形态上均表现为一致性体积中-大 B 肿瘤细胞增生，特别是与弥漫大 B 细胞淋巴瘤中心母细胞亚型，瘤细胞形态十分相似，应该如何鉴别诊断？

思路 1：从临床病理特征进行鉴别。

（1）Burkitt 淋巴瘤的患者儿童多于成人，男性多于女性，结外病变多于结内病变，肿块体积可能较巨大；弥漫大 B 细胞淋巴瘤成人多于儿童，结内病变多于结外病变。

（2）Burkitt 淋巴瘤瘤细胞中等大小，核内可见 2～4 个小核仁，近中心排列；而弥漫大 B 细胞淋巴瘤瘤细胞体积更大，为大细胞，含 2～3 个核仁，贴核膜排列。

（3）Burkitt 淋巴瘤中存在明显的细胞凋亡现象，巨噬细胞吞噬凋亡细胞后散在分布于肿瘤细胞之间，形成“星空”现象，这是 Burkitt 淋巴瘤的组织学特征之一。弥漫大 B 细胞淋巴瘤仅少数可存在“星空”现象。

思路 2：从免疫组织化学表达特征进行鉴别。Burkitt 淋巴瘤和弥漫大 B 细胞淋巴瘤均表达 CD20、CD79a 等全 B 细胞标记物，但是 Burkitt 淋巴瘤 Bcl-6+、CD10+、Bcl-2 阴性，Ki-67 近 100%+；而弥漫大 B 细胞淋巴瘤 Bcl-6+/-、CD10-/+、Bcl-2+/-，Ki-67 高表达，但一般小于 90%。

思路 3：从分子学特征进行鉴别。Burkitt 淋巴瘤存在 C-MYC 基因和 IgH/IgL 染色体易位，通常不存在 Bcl-6、Bcl-2 异常。弥漫大 B 细胞淋巴瘤 Bcl-2 和 Bcl-6 多异常（IgH 和 Bcl-2 易位、Bcl-6 易位），仅少数病例可出现 C-MYC 基因异常。

学习笔记

知识点

关于对介于弥漫大B细胞淋巴瘤和Burkitt淋巴瘤之间的灰区淋巴瘤的认识

2008年WHO分类中列出了两种灰区(交界性)淋巴瘤,介于弥漫大B细胞淋巴瘤和Burkitt淋巴瘤之间不能分类淋巴瘤是其中的一种灰区淋巴瘤。Burkitt淋巴瘤和DLBCL的区分十分重要,因为临床上这两种疾病的治疗方案具显著差异。前述已知从理论上说Burkitt淋巴瘤和DLBCL分界清楚,但临床上仍存在一些侵袭性淋巴瘤病例兼具有DLBCL和Burkitt淋巴瘤形态学、遗传学特点,即形态学特征、免疫表型或遗传学特征只是部分符合Burkitt淋巴瘤诊断,以往多将这类淋巴瘤称为“非典型Burkitt淋巴瘤”或“Burkitt样淋巴瘤”,具体情况可能有以下几种:

1. 瘤细胞比DLBCL小,形态学表现与Burkitt淋巴瘤相似,但缺乏Burkitt淋巴瘤的免疫表型(如Bcl-2+)或遗传学特征(无MYC基因重排)。

2. 免疫表型与Burkitt一致,但瘤细胞较Burkitt淋巴瘤者大,核介于Burkitt淋巴瘤和DLBCL之间。

这类“Burkitt样淋巴瘤”或“非典型Burkitt淋巴瘤”究竟是Burkitt淋巴瘤还是DLBCL目前仍存争议,单从形态学表现来进行区分显然是粗糙的,有研究试图从分子水平来区分Burkitt淋巴瘤和DLBCL,MYC基因分子改变是Burkitt淋巴瘤的特征性变化,但光有这点是不够的,因为的确有少部分DLBCL也存在MYC基因重排;研究发现介于弥漫大B细胞淋巴瘤和Burkitt淋巴瘤之间的灰区淋巴瘤是一组具有异质性的疾病,其基因谱介于Burkitt淋巴瘤和DLBCL之间,或更接近于Burkitt淋巴瘤,35%～50%的病例存在MYC基因重排;除MYC基因异位之外,尚存在其他分子学异常,如15%的病例检出Bcl-2基因易位;某些病例存在MYC和Bcl-2双重异位,这些双重异位的病例发病年龄偏大,临床过程凶险,生存期短;Bcl-6易位少见。因此目前认为介于弥漫大B细胞淋巴瘤和Burkitt淋巴瘤之间的灰区淋巴瘤不是独立的疾病,是暂时的类型,仍需再定义。

学习笔记

【病例6】

患者男性,57岁。腭部溃疡2周,进行性发展,自觉口内异味。

专科检查:腭部中线处溃疡,溃疡深在,底部软组织破坏,与鼻腔贯通,溃疡面积约3cm×2cm,溃疡表面见灰黄色假膜。

肉眼观察:送检为3块碎组织1cm×0.6cm×0.3cm,灰黄灰白色。

光镜观察:低倍镜下见送检标本表面为大片坏死,坏死面下方大量细胞弥漫浸润,累及腺体组织,腺体组织萎缩、破坏。中高倍镜下见病变区浸润细胞种类多样,包括小淋巴细胞、组织细胞、中性粒细胞、浆细胞等,其间见散在及成片的胞核不规则的淋巴细胞样细胞,染色质颗粒状,核仁不明显,胞浆淡染,核分裂象可见,这些细胞浸润血管,血管内血栓形成(图12-10-22A～F)。

免疫组织化学:淋巴细胞样细胞CD56+、CD3+、LCA+、Perforin+、TIA-1+、GB+、Ki-67 40%+、CD20-(图12-10-23A～G)。

原位杂交(EB病毒检测):淋巴细胞样细胞核EBER阳性(+)(图12-10-23H)。

病理诊断:(腭部)NK/T细胞淋巴瘤,鼻型。

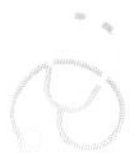

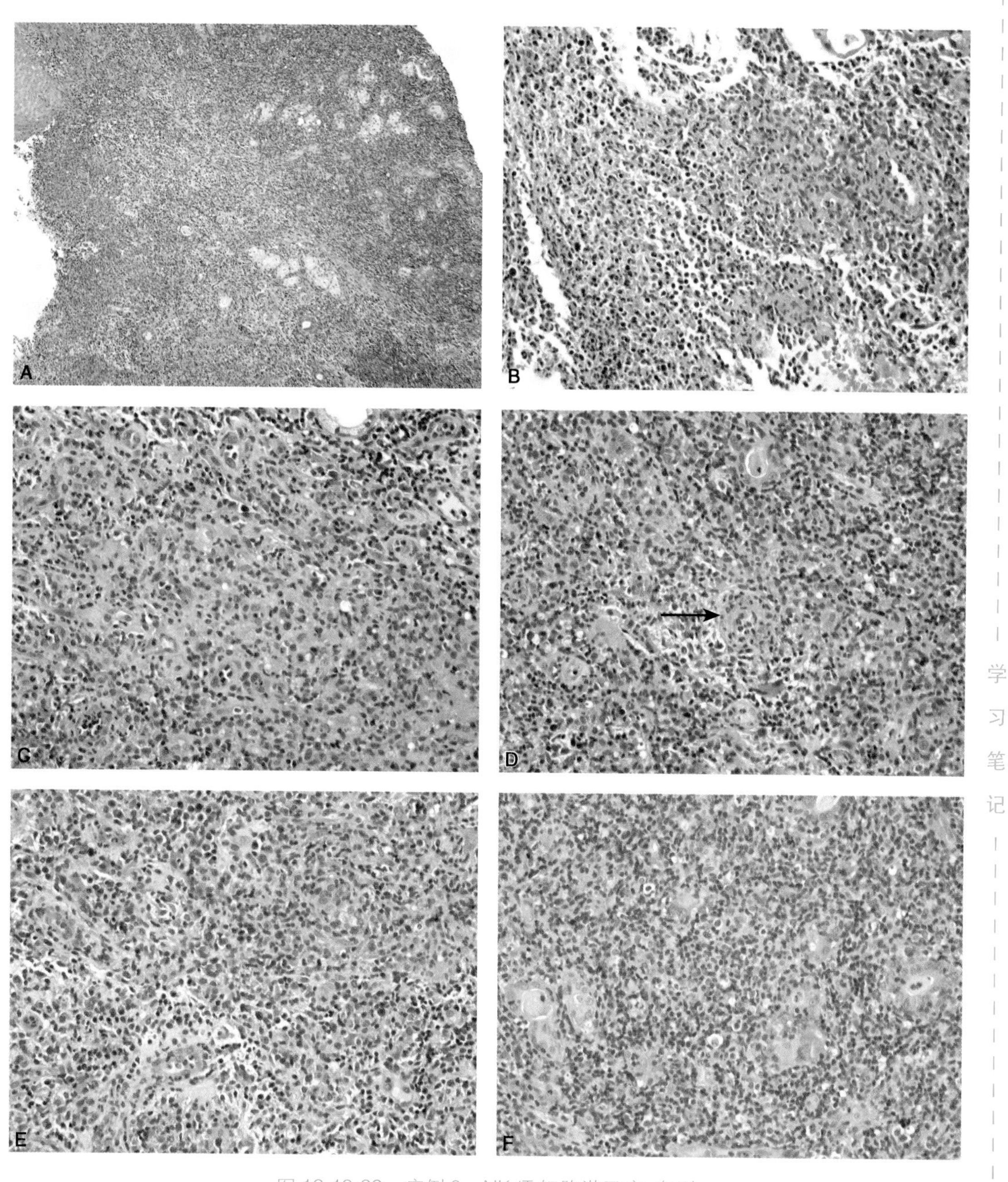

图 12-10-22　病例 6　NK/T 细胞淋巴瘤，鼻型

A. 黏膜溃疡，溃疡面下大量淋巴细胞样细胞浸润，累及腺体组织。HE，×100。B. 溃疡下方浸润肿瘤细胞。HE，×400。C. 病变区大量淋巴细胞样细胞浸润，细胞有异形，此外尚可见中性粒细胞、浆细胞浸润。HE，×400。D. 箭头示肿瘤细胞浸润血管。HE，×400。E. 肿瘤细胞可见核分裂象。HE，×400。F. 肿瘤细胞破坏腺体组织。HE，×400

学习笔记

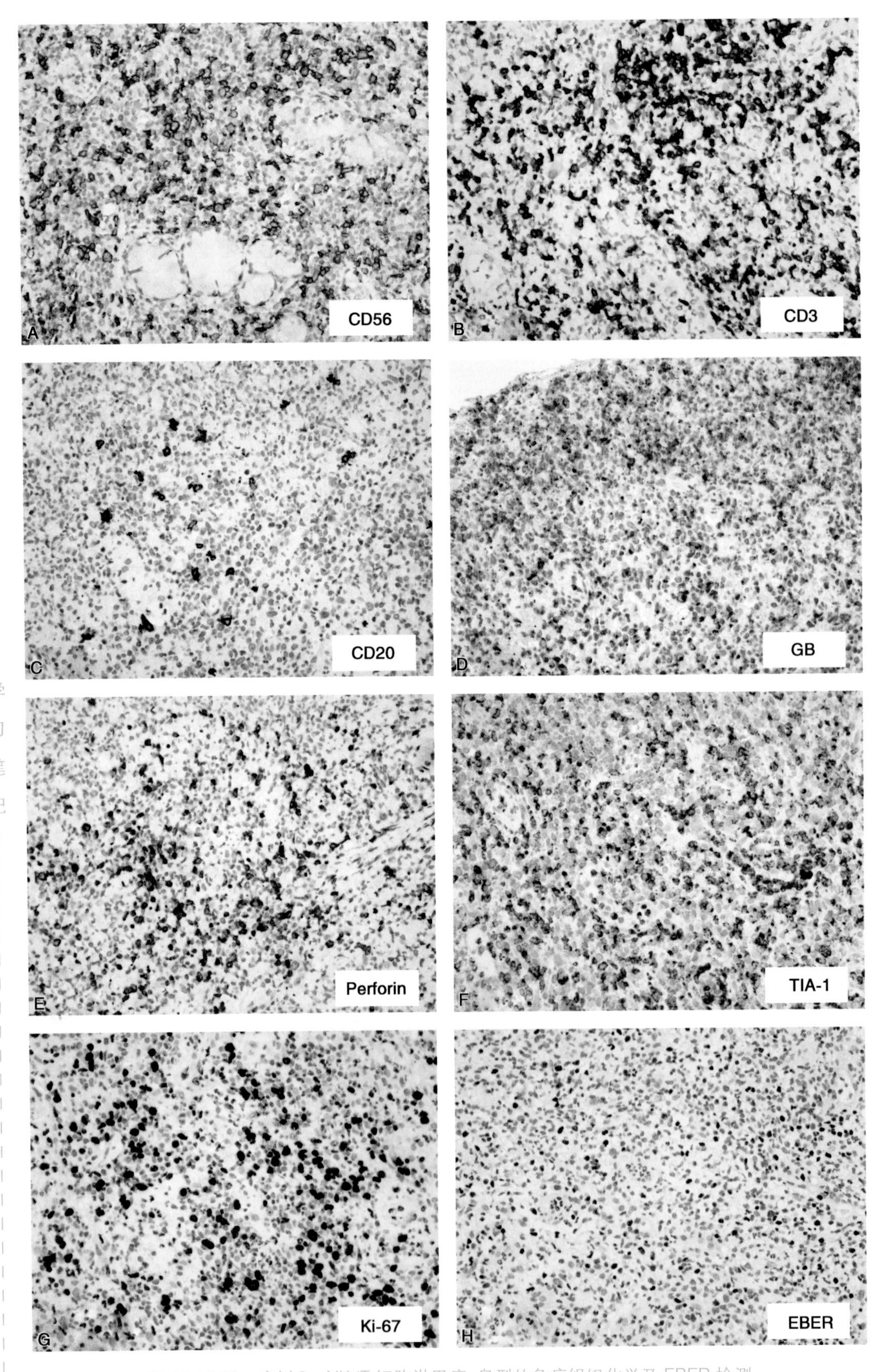

图 12-10-23　病例 6　NK/T 细胞淋巴瘤，鼻型的免疫组织化学及 EBER 检测

A～G. 淋巴细胞样细胞 CD56+、CD3+、CD20-、细胞毒标记物 Perforin+、TIA-1+、GB+，Ki-67 约 40%+。Polymer，×400。H. 肿瘤细胞 EBV 检测（EBER）阳性。原位杂交，×400

学习笔记

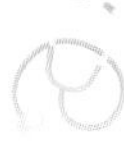

【问题】炎症和恶性淋巴瘤最重要的区别在于后者增生的细胞具有一致性。在NK/T细胞淋巴瘤中，大量的淋巴细胞、浆细胞等各种类型细胞浸润，病变和炎症有类似之处；且两者都表现为黏膜溃疡，如何避免NK/T细胞淋巴瘤的漏诊？

思路1：从临床表现进行分析，NK/T细胞淋巴瘤所导致溃疡往往比较深在，且易导致局部组织的洞穿性缺损，中线位置多见。而一般炎症引起的黏膜溃疡可发生在口腔内任何部位，且多可查见局部刺激因素或溃疡有自愈性，造成洞穿性缺损者少见。

思路2：从浸润细胞形态和浸润方式进行分析，除了小淋巴细胞、浆细胞、嗜酸性粒细胞、组织细胞浸润之外，NK/T细胞淋巴瘤中尚可查见小至中等大、染色质细腻、核仁不明显的淋巴细胞样细胞浸润。这些细胞在镜下呈现一定程度的细胞异型性，可见核分裂象。这些细胞与血管关系密切，往往浸润及破坏血管壁，导致血管栓塞，血管壁可见纤维素样变性。而在炎症性病变中，浸润的细胞可以生长活跃，出现核分裂象，但这些细胞往往没有细胞异型性，一般不浸润破坏血管。

思路3：CD56免疫组织化学标记和EB病毒检测结果进行分析，CD56的阳性细胞分布和数量非常重要。一般情况下，在鼻腔和口腔黏膜中可存在少量的NK细胞和细胞毒T细胞，因此若CD56弥漫阳性表达支持淋巴瘤的诊断，而个别散在细胞阳性则考虑为炎症性病变可能。同时进行EBER原位杂交检查，若CD56阳性的细胞EBV也阳性，则更支持为淋巴瘤诊断。

知识点

淋巴瘤诊断中常用免疫组织化学标记物

1. TdT　细胞核阳性。前驱B/T细胞淋巴瘤的主要标记物。白细胞共同抗原（LCA）：细胞膜阳性，T、B细胞均阳性，但浆细胞肿瘤、经典型HL、间变性大细胞淋巴瘤阴性表达。

2. B细胞淋巴瘤常用抗体

（1）CD20：细胞膜阳性。全B细胞标记物，大部分成熟B细胞淋巴瘤阳性，除外B淋巴母细胞性淋巴瘤、浆细胞瘤、浆母细胞淋巴瘤。

（2）CD79A. 细胞浆阳性。全B细胞标记物，包括前驱B细胞、浆母细胞和浆细胞在内的各发育阶段的B细胞均表达。

（3）Pax-5：细胞核阳性。全B细胞标记物，除浆细胞外的B细胞肿瘤均阳性，多用于经典型HL、B淋巴母细胞性淋巴瘤的诊断。

（4）Bcl-2：细胞浆阳性。与细胞凋亡相关。反应性增生的淋巴滤泡阴性表达，而滤泡性淋巴瘤中肿瘤性滤泡阳性。主要用于滤泡性淋巴瘤的诊断。需注意的是滤泡性淋巴瘤Ⅰ～Ⅱ级Bcl-2阳性，而Ⅲ级或皮肤滤泡性淋巴瘤则阴性表达。

（5）Bcl-6和CD10：细胞核阳性。生发中心细胞阳性。主要用于生发中心起源的淋巴瘤诊断，包括滤泡性淋巴瘤、Burkitt淋巴瘤等。和Mum-1联用可判断弥漫大B细胞淋巴瘤是否为生发中心起源。

（6）Mum-1：细胞核阳性。部分生发中心B细胞、浆细胞/浆母细胞、少数T细胞阳性表达。多用于浆细胞肿瘤、淋巴浆细胞性淋巴瘤、MALT淋巴瘤和弥漫大B细胞淋巴瘤的诊断，大部分HL、间变性大细胞淋巴瘤、部分外周T细胞淋巴瘤中也有阳性表达。

（7）IgD. 细胞膜或细胞质阳性。套区细胞阳性，多用于鉴别套细胞淋巴瘤和黏膜相关结外边缘区淋巴瘤的鉴别。

（8）CD5：细胞膜阳性。主要用于T细胞淋巴瘤的诊断。小淋巴细胞性淋巴瘤/慢性淋巴细胞性白血病和套细胞淋巴瘤也可阳性表达。

（9）CyclinD1：细胞核阳性。正常淋巴细胞阴性表达，而套细胞淋巴瘤阳性表达，是套细胞淋巴瘤的主要诊断标记物。

学习笔记

（10）CD23：细胞膜阳性。滤泡树突细胞阳性表达，多用于显示滤泡树突细胞网，还可用于诊断慢性淋巴细胞性白血病/小淋巴细胞淋巴瘤和原发纵隔（胸腺）大B细胞淋巴瘤。

（11）κ和λ：细胞膜和细胞浆阳性。一般淋巴组织增生κ：λ=3：1或2：1，大于10：1或小于1：5或单项阳性提示为B淋巴瘤可能，主要用于鉴别浆细胞/浆母细胞/免疫母细胞增生性病变的性质。

（12）Vs38c、CD38、CD138：细胞膜阳性。浆细胞/浆母细胞阳性表达，主要用于浆细胞肿瘤的诊断。

3. T/NK细胞淋巴瘤常用抗体

（1）CD3：细胞膜和细胞浆阳性。T细胞的可靠标记物。大部分T细胞淋巴瘤表达阳性，NK细胞也可阳性表达。

（2）CD2：细胞膜阳性。主要用于CD3阴性的T细胞淋巴瘤诊断。

（3）CD4：细胞膜阳性。辅助型T细胞标记物。蕈样肉芽肿和其他类型外周T细胞阳性表达。

（4）CD5：细胞膜阳性，常用于标记T细胞，也可用于套细胞淋巴瘤等诊断（前述）。

（5）CD7：细胞膜阳性。是T细胞最早表达的特异性抗体。常与CD3和CD5联合应用于T淋巴母细胞性淋巴瘤的诊断。

（6）CD8：细胞膜阳性。细胞毒T细胞标记物。皮下脂膜炎样T细胞淋巴瘤、原发皮肤CD8阳性侵袭性亲表皮性细胞毒性T细胞淋巴瘤阳性表达。对于外周T细胞增生性病变，若出现$CD4^-/CD8^-$或$CD8^+/CD4^+$的抗原标记物表达组合，则应高度怀疑为恶性淋巴瘤。

（7）CD43：细胞膜阳性。大部分T细胞淋巴瘤、NK细胞淋巴瘤阳性，套细胞淋巴瘤、慢性淋巴细胞性白血病/小淋巴细胞性淋巴瘤、浆细胞肿瘤也可表达。

（8）UCHL-1：细胞膜阳性。T细胞阳性，但组织细胞、髓细胞也可阳性表达。

（9）CD56：细胞膜阳性。细胞毒型T细胞、NK细胞阳性表达。主要用于结外NK/T细胞淋巴瘤、原发性皮肤γδT细胞淋巴瘤、肝脾T细胞淋巴瘤等淋巴瘤的诊断。

（10）GB、Perforin和TIA-1：细胞毒性分子，细胞膜阳性，呈颗粒状。NK细胞和细胞毒型T细胞阳性，主要用于结外NK/T细胞淋巴瘤、皮下脂膜炎样T细胞淋巴瘤等诊断。

（11）CD30：细胞膜阳性。活化大淋巴细胞阳性表达。主要用于间变性大细胞淋巴瘤、原发性皮肤CD30阳性T细胞淋巴组织增生性疾病、经典型HL等诊断。

知识拓展

主要各型淋巴瘤的常用标记物

1. 前驱细胞淋巴瘤　TdT。B-LBL可加CD79a、Pax-5，T-LBL可加CD99、CD3、UCHL-1、CD2、CD7、CD1a等。

2. 成熟细胞淋巴瘤　B系主要采用CD20、CD79a、Pax-5，T系主要采用CD3、UCHL-1、CD2等。

（1）小淋巴细胞性淋巴瘤/慢性淋巴细胞性白血病：CD5、CD23，CD20常为弱阳性

（2）套细胞淋巴瘤：CyclinD1、CD5、IgD。

（3）滤泡性淋巴瘤：CD10、Bcl-2、Bcl-6。

（4）浆细胞肿瘤：CD38、CD138、CD79a、Vs38c、κ、λ。

（5）边缘区B细胞淋巴瘤：CD20、CD79a、Pax-5、Bcl-2。

（6）弥漫大B细胞淋巴瘤：CD20、CD79a、Pax-5、CD10、Bcl-6、Mum-1。

（7）Burkitt淋巴瘤：CD10、Bcl-6、Ki-67。

（8）间变性大细胞淋巴瘤：CD30、ALK、CD3、EMA。

（9）NK/T细胞淋巴瘤，鼻型：CD56、CD3、TIA-1、Perforin、GB和EBER原位杂交。

学习笔记

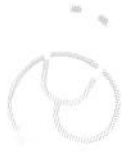

知识拓展

正确看待免疫组织化学在淋巴瘤诊断中的价值及检查注意事项

1. 没有一种抗原标记物对任何一种淋巴瘤是特异的。应用一组抗原标记物是正确诊断所必需的。

2. 镜下细胞、组织学表现是淋巴瘤诊断的基础。HE 切片是病理诊断的基础，免疫组织化学检测结果应与形态学改变相结合，而不是凌驾于组织形态学之上。当 HE 和免疫组织化学结果产生矛盾时，应以组织学特征做出诊断。

3. 应保证免疫组织化学染色的质量，避免假阳性和假阴性结果。

4. 学会利用内对照，正确判断免疫组织化学染色结果。

5. 熟悉各种抗体的反应谱系和使用范围。

（田　臻）

参考文献

1. 林桐榆，朱军，高子芬. 恶性淋巴瘤诊断治疗学. 北京：人民卫生出版社，2013
2. 沈志祥，朱雄增. 恶性淋巴瘤. 第 2 版. 北京：人民卫生出版社，2011
3. 朱梅刚，林汉良. 淋巴瘤病理诊断图谱. 广州：广东科技出版社，2010
4. Grossbard ML. 恶性淋巴瘤. 周立强，李陶主，译. 北京：中国医药科技出版社，2010
5. Iyengar P, Mazloom A, Shihadeh F, et al. Hodgkin lymphoma involving extranodal and nodal head and neck sites, characteristics and outcomes. Cancer 2010, 15: 3825-3829
6. Nassie DI, Berkowitz M, Wolf M, et al. Parotid mass as presenting symptom of lymphoma. Isr Med Assoc J, 2010, 12: 416-418
7. Seidal T, Balation AJ, Battfora H. Interpretation and quantification of immunostains. Am J Surg Pathol, 2001, 25: 1204-1207
8. Thériault C, Galoin S, Valmary S, et al. PCR analysis of immunoglobulin heavy chain (IgH) and TcR-gamma chain gene rearrangements in the diagnosis of lymphoproliferative disorders: results of a study of 525 cases. Mod Pathol, 2000, 13: 1269-1279
9. Kokovic I, Novakovic BJ, Cerkovnik P, et al. Clonality analysis of lymphoid proliferations using the BIOMED-2 clonality assays: a single institution experience. Radiol Oncol, 2014, 48: 155-162
10. Miyata-Takata T, Takata K, Yamanouchi S, et al. Detection of T-cell receptor γ gene rearrangement in paraffin-embedded T or natural killer/T-cell lymphoma samples using the BIOMED-2 protocol. Leuk Lymphoma, 2014, 55: 2161-2164
11. Kosari F, Shishehbor F, Saffar H, et al. PCR-based clonality analysis in diffuse large B-cell lymphoma using BIOMED-2 primers of IgH (FR3) on formalin-fixed paraffin-embedded tissue. Arch Iran Med, 2013, 16: 526-529
12. Ferry JA. Burkitt's lymphomA. clinicopathologic features and differential diagnosis. Oncologist, 2006, 114: 375-383
13. Teruya-Feldstein J. Diffuse large B-cell lymphomas with plasmablastic differentiation. Curr Oncol Rep, 2005, 7: 357-363
14. Nachman JB, Heerema NA, Sather H, et al. Outcome of treatment in children with hypodiploid acute lymphoblastic leukemia. Blood, 2007, 110: 1112-1115
15. Pereira Pinto L, de Souza LB, Gordón-Núñez MA, et al. Prevention of oral lesions in children with acute lymphoblastic leukemia. Int J Pediatr Otorhinolaryngol, 2006, 70: 1847-1851
16. Nikolaos N, Grigorios P, Konstantinos K, et al. Extranodal nasal-type NK/T-cell lymphoma of the palate and paranasal sinuses. Am J Case Rep, 2012, 13: 79-85
17. Ramanathan A, Mahmoud HA, Hui LP, et al. Oral extranodal non Hodgkin's lymphom A: series of forty two cases in Malaysia. Asian Pac J Cancer Prev, 2014, 15: 1633-1637
18. Cordes C, Tiemann M, Tiemann K, et al. Epstein-Barr virus-associated diffuse large B-cell lymphoma of the hy-

学习笔记

popharynx. B-ENT,2011,7:43-46
19. Shin J, Chute D, Milas M, et al. A rare case of chronic lymphocytic leukemia/small lymphocytic lymphoma presenting in the thyroid gland. Thyroid,2010,20:1019-1023
20. Peng Y, Wang HY, Molberg KH. Cutaneous colocalized invasive poorly differentiated carcinoma and chronic lymphocytic leukemia/small lymphocytic lymphoma of the head and neck region: a case report and review of the literature. Arch Otolaryngol Head Neck Surg,2009,135:606-610
21. Olszewski AJ, Desai A. Radiation therapy administration and survival in stage I/II extranodal marginal zone B-cell lymphoma of mucosa-associated lymphoid tissue. Int J Radiat Oncol Biol Phys,2014,88:642-649
22. Gabali A, Ross CW, Edwards PC, et al. Pediatric extranodal marginal zone B-cell lymphoma presenting as amyloidosis in minor salivary glands: a case report and review of the literature. J Pediatr Hematol Oncol,2013,35: e130-e133
23. Metikurke SH, Krishnappa R, Ramachar SM, et al. Primary malignant lymphoma of the parotid gland. J Cancer Res Ther,2012,8:641-643
24. Triantafillidou K, Dimitrakopoulos J, Iordanidis F, et al. Extranodal non-hodgkin lymphomas of the oral cavity and maxillofacial region: a clinical study of 58 cases and review of the literature. J Oral Maxillofac Surg,2012, 70:2776-2785
25. Krishnamurthy A, Shah A, Ganesan P, et al. Mantle cell lymphoma presenting as Mikulicz syndrome. J Cancer Res Ther,2011,7:372-375
26. Paliga A, Farmer J, Bence-Bruckler I, et al. Salivary gland lymphoproliferative disorders: a Canadian tertiary center experience. Head Neck Pathol,2013,7:381-388
27. Triantafillidou K, Dimitrakopoulos J, Iordanidis F, et al. Extranodal non-hodgkin lymphomas of the oral cavity and maxillofacial region: a clinical study of 58 cases and review of the literature. J Oral Maxillofac Surg,2012, 70:2776-2785
28. Kojima M, Tsukamoto N, Yokohama A, et al. B-cell lymphoma associated with Sjögren's syndrome among Japanese patients: a clinicopathologic and immunohistochemical study of 15 cases. J Clin Exp Hematop,2009,49: 89-95
29. Sahoo SR, Misra SR, Mishra L, et al. Primary diffuse large B-cell lymphoma in the anterior hard palate: A rare case report with review of literature. J Oral Maxillofac Pathol,2014,18:102-106
30. Singh A, Sood N, Kaur H, et al. Primary diffuse large B cell lymphoma of the base of tongue: a rare entity. Am J Otolaryngol,2014,35:435-438

学习笔记

中英文名词对照索引

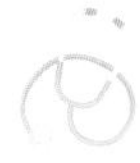

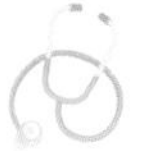

T

W

X

Y

Z

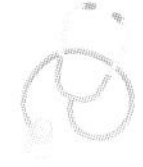